U0683719

简明神经内科综合治疗学

（下）

孙　军等◎主编

吉林科学技术出版社

第十一章 脑神经疾病

第一节 嗅神经疾病

嗅神经疾病是指由嗅觉传导通路损伤或嗅觉中枢病变所致的嗅觉障碍。其中，嗅觉传导通路损伤可导致嗅觉减退及缺失；嗅觉中枢病变可出现嗅幻觉、嗅觉过敏以及嗅觉异常。

一、嗅神经解剖

嗅神经（特殊感觉神经）起源于鼻腔上鼻甲及鼻中隔间黏膜的双极细胞，其轴突为无髓鞘纤维，穿过筛骨的筛板，于嗅球换元后，经嗅束行至前穿质附近分为内侧嗅纹和外侧嗅纹（或称嗅三角）。内侧嗅纹进入颞叶内侧面皮质，外侧嗅纹进入颞叶钩回。前者移行于大脑半球内侧面隔区，连接胼胝体下回，并经前连合与对侧嗅球联系；后者移行于梨状皮质，终止于颞叶、海马沟回内的杏仁复合体；中间嗅纹则进入嗅结节。嗅中枢分为初级嗅觉皮质（包括梨状皮质或梨状叶、前梨状区、前嗅区、杏仁周区和内嗅区）和次级嗅觉皮质（包括眶额皮质、丘脑背内侧核、下丘脑、杏仁核、海马），嗅球与初级嗅觉皮质之间的往返纤维联系在气味的主观识别方面起着主要作用，眶额皮质、岛叶皮质通过丘脑背内侧核将嗅觉冲动与味觉、内脏感觉甚至视觉和一般躯体感觉整合在一起。由于存在这些丰富的神经网络，因此嗅刺激会引起内脏反应和情绪活动。

二、病因和临床表现

许多病因均可导致嗅觉障碍，分述如下。

1. 先天性嗅觉障碍　胚胎期嗅神经发生异常可出现先天性嗅觉缺失。发生在鼻根部的鼻咽部脑膜膨出可出现一侧或双侧嗅觉缺失。家族性嗅神经－性发育不全综合征（familial olfactory sexual aplasia syndrome），或称嗅神经－性发育不全综合征（anosmia eunuchoidism，kallmann syndrome），为 X－性连锁隐性遗传疾病。由于先天性促性腺激素缺乏引起性腺发育不全，伴嗅觉缺失或减退。

2. 颅脑外伤　颅前窝、颅底骨折常可阻断嗅觉传导通路致嗅觉缺失。颅前窝底部骨折时，由于涉及筛板，可撕脱嗅丝和脑膜，常可使该侧嗅觉缺失，有时合并有脑脊液鼻漏。后枕部受力的对冲性脑挫裂伤时，由于挫伤主要集中在额叶的眶面，为两侧嗅神经所在，常常出现永久性双侧嗅觉缺失。有时脑损伤导致脑在颅内大块移动，两侧嗅球出现脱位。此外，外伤后颅内局部血肿亦可引起嗅神经的移位或脱位而影响嗅功能。

3. 颅脑占位　许多颅前窝、鞍区、鞍旁的肿瘤可侵犯嗅神经而引起嗅觉的减退或缺失。嗅沟旁脑膜瘤是最早能引起一侧嗅觉缺失者，并常可因这一症状的出现而确立定位诊断。蝶骨嵴的脑膜瘤、鞍旁肿瘤、鞍上肿瘤达到一定程度时均能影响嗅神经、嗅束、嗅三角区而引起嗅觉减退或缺失。垂体肿瘤向前方生长时亦有可能侵犯嗅神经而影响其功能。额叶的脑内病变如胶质瘤、脑脓肿等到达一定程度时亦可影响嗅神经而产生症状。颈内动脉的动脉瘤有时亦可侵及嗅神经而产生单侧的嗅觉障碍。在少见的情况下颅内压的增高、脑积水、狭颅畸形等均可引起嗅神经的压迫而产生嗅觉障碍。嗅觉缺失亦可为某些颅前窝手术后的后遗症。一般说来嗅觉障碍常不引起患者的注意，特别是早期单侧的缺失，但是在诊断上具有重要的定位意义。

4. 鼻腔疾病　局部鼻腔病变，上呼吸道感染、慢性鼻黏膜炎症、萎缩性鼻炎均可引起嗅觉缺失。鼻腔炎症或上呼吸道感染引起鼻塞时的嗅觉缺失又称为呼吸性嗅觉缺失（respiratory anosmia）。这种嗅觉缺失常是两侧性及暂时性的。常可合并鼻腔黏膜充血、鼻甲肥大、鼻腔分泌物增多并伴有鼻阻塞。嗅神经母细胞瘤（olfactory neuroblastoma，ONB）起源于嗅神经上皮细胞，又称嗅神经上皮瘤，是一种少见的鼻腔恶性肿瘤。临床上大多数有鼻衄、鼻阻塞症状，少数有嗅觉减退或丧失。当病灶侵犯邻近结构时，可出现相应的突眼、视力减退、头痛及脑神经受损表现。

5. 中枢神经系统退行性疾病　大脑老化的最早迹象发生在嗅区，52周岁以上的正常人群中约25%存在嗅觉丧失。某些伴有痴呆的中枢神经系统疾病，如早老性痴呆、柯萨可夫精神病、遗传性舞蹈病等，可有嗅神经萎缩引起双侧嗅觉减退。96%以上的帕金森病患者存在功能性嗅觉丧失或严重的嗅觉减退。嗅觉丧失在帕金森病的早期阶段即存在，是帕金森病出现运动障碍前的重要临床表现。

6. 癫痫　嗅觉中枢（包括颞叶内侧的海马回、钩回、杏仁核等）的刺激性病变可致嗅幻觉。患者嗅到客观不存在的特殊气味，如腐烂食品、尸体、烧焦物品、化学品、臭皮蛋、布帛烧焦等不愉快的难闻气味。嗅幻觉多为颞叶癫痫的先兆症状，随即患者可出现吮嘴、抵舌、咀嚼等动作，有时伴有肢体的抽动，或继发意识不清，梦境状态或自动症。醒来常不能记忆发作的经过。这样的发作称为钩回发作。

7. 癔症　嗅幻觉、嗅觉过敏、嗅觉异常亦可见于癔症及各种精神病患者，往往合并有其他幻觉和妄想，精神检查多能明确。以下方案有助于鉴别诊断：在神经性嗅觉缺失时，患者对于刺激性强的物质如甲醛液、醋酸、氨水等仍能感受，因这些物质足以引起三叉神经末梢的刺激。而在癔症性嗅觉缺失中，患者对这些强刺激剂都不能辨认其特殊气味。

三、治疗

虽然嗅觉障碍对人们的影响远不如视觉和听觉障碍严重，但是，嗅觉功能与饮食、生殖及信息沟通有密切关系。由于嗅觉障碍患者分辨不出异常的气味，可以误食有毒食物或误吸有毒的气味造成中毒，最常见的有煤气中毒，日久可造成精神压力和抑郁症状。嗅觉障碍的患者应作进一步检查以明确原因，然后进行病因治疗。对于非呼吸阻塞性嗅觉障碍，临床上试用药物有：维生素类，如维生素 B_1、维生素 B_{12}、α 硫辛酸（300 ~ 600mg/d），激素类，口服或肌注 ATP，营养治疗等。目前临床上对于嗅觉障碍的恢复尚缺乏完全有效的方法。

（沈瑞乐）

第二节　视神经疾病

一、视神经解剖

视神经由特殊躯体感觉纤维组成。感应神经元是视网膜的节细胞，它的轴突在视神经盘处聚集。穿过巩膜筛板后组成视神经。视神经在眶内长2.5～3cm，行向后内，经视神经孔入颅中窝。在蝶鞍上方垂体前方，两侧视神经鼻侧纤维进行交叉（视交叉）分别与对侧的颞侧纤维构成视束，向后绕过大脑脚外侧，大部分纤维在外侧膝状体换元后经视放射投射到枕叶视觉中枢。

由于视神经是胚胎发生时，间脑向外突出形成视器的一部分，故视神经外面包有三层由脑膜延续而来的被膜，脑的蛛网膜下腔也随之延伸至视神经周围。因此当颅内压增高时，常出现视神经盘水肿。

视觉通路从前向后贯经全脑，影响其中任何部位，均会产生相应的症状。临床上可依据视路受损所产生的视野缺损或视力障碍而作出病损部位的定位诊断。本章所述的视神经疾病仅指视神经病，不包括视网膜疾病以及视神经通路疾病。

常见的视神经疾病为视神经炎、视神经萎缩以及遗传性视神经疾病。

二、视神经炎

视神经的炎性病变可侵犯视神经的任何部位。临床上把视神经炎分为视盘炎和球后视神经炎两种。在视盘炎中，仅视盘（球内视神经）受侵，用检眼镜可看到视盘有明显的炎症变化。在球后视神经炎中，炎症发生于眶内球后、视神经孔内或颅内视交叉处的视神经，只能由视力障碍和视野缺损加以判断。球后视神经炎约占视神经炎的70%以上。

（一）病因

视神经炎病因众多，分述如下。但临床上常遇到原因不明的病例。

1. 局部病灶感染　眼球邻近组织的病灶感染，眼球炎症（视网膜脉络膜炎、葡萄膜炎和交感性眼炎，均可向视盘蔓延，引起球内视神经炎）、眶部炎症（眼眶骨膜炎、眼眶蜂窝织炎）、邻近组织炎症（鼻窦炎、面部感染）。

2. 全身传染性疾病　病毒感染如眼带状疱疹、脊髓灰质炎、淋巴细胞性脉络膜脑膜炎或传染性单核细胞增多症有时亦可累及视盘或视神经。视神经炎偶然亦见于布氏杆菌病、结节病、土拉伦斯菌病、钩端螺旋体病等。急性细菌性脑膜炎和结核性脑膜炎都较常见。在全身寄生虫病中，疟疾、弓形虫病及盘尾丝虫病（onchocerccoss）亦可引起视神经炎或球后视神经炎，许多病例尚可发生继发性视神经萎缩。视神经炎亦可因梅毒引起。但继发于肺炎、白喉或猩红热者很少见。

3. 代谢障碍与中毒　代谢性疾病，如：糖尿病、尿毒症、痛风等，甲醇或砷中毒等。

4. 脱髓鞘疾病　视神经脊髓炎、同心圆硬化、多发性硬化等。视神经炎常为多发性硬化的首发症状，经常伴有脑白质的临床或亚临床病灶。

5. 其他　蝶窦或筛窦黏液囊肿压迫视神经，多发性神经根炎，妊娠高血压综合征。

（二）临床表现

视神经炎是临床常见疾病，20~49 岁为高发人群，女性多于男性。临床表现多为亚急性单侧视力丧失，部分可以出现双眼视力同时或先后丧失。视盘炎特征性的临床表现为视力急速明显减退，出现中心暗点，盲点轻度扩大，畏光，患眼运动时有明显的眼球疼痛。多为单眼受侵。眼底检查显示：视盘呈现灰红色、水肿不显著，若有出血多甚轻微。多数病例症状发展极为迅速，往往在数天内中心视力显著减退，甚至完全失明。失明时瞳孔扩大，直接对光反射消失，但调节反应仍存在（Gunn 氏现象）。球后视神经炎的症状与视盘炎相同，患眼视力急速减退，有眼后疼痛，并出现中心暗点。因病变在视盘后方，所以早期的视盘形态正常，但在后期可以出现视盘萎缩。依据疾病严重程度不同，90% 的患者可出现不同程度的眼球周围疼痛和活动性眼球疼痛。疼痛可以出现于视觉症状产生前，持续时间短暂，多在数天内缓解。视力在数天到 2 周内恶化，之后逐渐缓解。如给予及时治疗，多数病例的症状在数周内开始改善，但恢复的程度不一，有的可完全恢复正常，有的则遗留一定程度的视力减退和视野缺损。如不恢复而继续进展，即演变成视神经萎缩。

眼底改变：视盘炎时视盘充血轻度隆起，边缘不清，生理凹陷消失。视盘表面或其周围有小的出血点，但渗出物很少。视网膜静脉充盈、纡曲，动脉一般无改变。视盘周围视网膜水肿、浑浊、火焰状出血及黄白色渗出，有时可波及黄斑部，导致黄斑部出现反射状水肿皱褶。视盘的外观可与因颅内高压所致的视盘水肿或假性视盘水肿相似。但依靠某些征象仍可鉴别这三种情况（表 11 - 1）。球后视神经炎时，早期眼底基本正常，晚期视盘颜色变淡，视神经萎缩。

表 11 - 1　视盘炎＼视盘水肿与假性视盘水肿鉴别

鉴别要点	视盘水肿	视盘炎	假性视盘水肿
视力减退	早期正常，晚期可明显减退	早期迅速明显减退	正常
眼球运动时疼痛	无	有	无
部位	多为两侧	常为单侧但亦可两侧	两侧
视盘隆起程度	大于 2 屈光度	小于 2 屈光度	小于 2 屈光度
出血	常有且广泛	可能有，轻	无
视网膜血管	静脉充血，动脉正常	静脉和动脉曲张	血管充盈
视野	正常	有中心暗点	正常
盲点	扩大	扩大	正常
出现视神经萎缩的时间	数月或 1~2 年	1~2 月	不出现
神经系统症状	有	通常无	无
头颅 CT、MRI、DSA 检查	常有改变	无改变	无改变

本病的另一重要体征是视野改变，多数患者有中央暗点或旁中央暗点，生理盲点不扩大，周边视野呈向心性缩小或楔形缺损，一般用红色视标或小白色视标易于查出，严重者中央视野可以全部丧失。

视觉诱发电位表现 P 波潜伏期延长，波幅值下降。眼底荧光血管造影显示：视盘炎早期，静脉期乳头面荧光渗漏，边缘模糊，呈强荧光。眼眶的脂肪抑制序列 MRI 可显示受累视神经增粗、信号增强，对部分特发性脱髓鞘性视神经炎有辅助诊断意义，但特异性不高。

（三）诊断与鉴别诊断

依据典型的临床表现，诊断并不困难。一般需与其他视神经疾病相鉴别。出现以下指征：发病年龄在 20~50 岁的范围之外，双眼同时发病，发病超过 14d 视力仍下降者，需要进行相应的检查以明确病因。

主要的鉴别诊断如下：

1. 皮质类固醇激素依赖性视神经病　临床表现为进行性、严重的双侧视力丧失，可同时或相继起病。本病可孤立存在或并存于多系统疾病中，如结节病、系统性红斑狼疮、自身免疫性视神经炎、慢性复发性炎性视神经病、视神经周围炎、白塞病以及视神经脊髓炎（Devic 病）的一部分。激素撤药后可复发。如果怀疑皮质类固醇激素依赖性视神经病，必须进行眼眶和脑部 MRI 常规和增强检查。在结节病、慢性复发性炎性视神经病（CRION）、视神经周围炎典型患者中可以见到视神经髓鞘强化。在结节病患者中还可见到脑膜强化和脑部病灶强化。通过腰穿检测到脑脊液细胞数增多、蛋白升高、局灶性或系统性寡克隆带的产生，有助于鉴别脱髓鞘性视神经炎和其他原因导致的炎性视神经病。

2. 前部缺血性视神经病（anterior ischemic optic neuropathy，AION）　临床表现为无痛性视力骤然丧失。本病常见视盘水肿，而视神经炎中视盘多正常，很少出现水肿。视盘肿胀趋于灰白色，视野缺损最常见为下方。非动脉炎性 AION 多见于 40~60 岁，病史中多数有可导致动脉粥样硬化性血管病的危险因素，如高血压、高血脂、糖尿病、长期吸烟史等。

3. 眼动脉栓塞　可引起急性单眼视力丧失，无眼痛。

4. 颅内肿瘤特别是蝶鞍区占位性病变　早期可呈球后视神经炎改变，视野及头颅 X 线有助诊断。头颅 CT 及 MRI 更有助于早期发现。

5. 感染性视神经病　主要表现为感染后进行性视力丧失，严重的视盘水肿，玻璃体内细胞反应。炎性或肉芽肿性视神经病中视力丧失较典型的视神经炎更为严重，无自发缓解。后巩膜炎或感染性、肉芽肿性视神经病患者眼球活动时剧烈疼痛甚至在睡眠中痛醒。

6. 中毒和营养相关性的视神经病　多表现为进行性、无痛性双侧视力丧失，可能继发于酒精，营养不良，贫血，各种毒素如乙胺丁醇、氯喹、异烟肼、氯磺丙脲、重金属等。

7. Leber 遗传性视神经病变　属线粒体遗传性疾病，常发生于十几岁或二十几岁的男性，女性为遗传基因携带者。一眼视力迅速丧失，对侧眼在数天至数月内视力也丧失。视盘旁浅层毛细血管明显扩张，但无荧光素渗漏，视盘水肿，随后出现视神经萎缩。线粒体 DNA 点突变检查可帮助鉴别诊断，90%~95% 的患者由 DNA 11778、14484 或 3460 位点突变所致。

（四）治疗

应尽力明确病因，进行相应的病因治疗。

一般在急性期以促进炎症消退，抢救视力为主。

不论视盘炎或球后视神经炎均可选用以下治疗：甲泼尼龙 1 000mg 加于 5% 葡萄糖溶液中每日静脉滴注 1 次，共 3~5d；后继以口服泼尼松 10~20mg，每日口服 2 至 3 次。目前尚无证据认为静滴丙种球蛋白对视神经炎有改善作用。其他的辅助治疗包括：维生素 B_1 20mg，维生素 B_6 20mg 每日口服 3 次，维生素 B_{12} 0.5mg 肌注，每日 1 次，或 0.5mg 口服，每日 3 次。

（五）预后

视神经炎是一种自限性疾病。值得注意的是：视神经炎可以是多发性硬化的首发表现。女性、伴有视网膜血管畸形、HLA - DR2 阳性、脑脊液寡克隆带阳性者发病风险明显增加。当脑部 MRI 存在无症状性病灶时提示发展成多发性硬化的风险增加。

三、视神经萎缩

视神经萎缩一般指发生于视网膜至外侧膝状体之间的神经节细胞轴突变性。任何疾病引起视网膜神经节细胞和其轴突发生病变，均可导致视神经纤维的变性和消失，传导功能障碍，出现视野变化，视力减退并丧失。视神经萎缩可分原发性和继发性两种。原发性视神经萎缩则除了视盘苍白外，眼底无其他异常。继发性视神经萎缩是指除了视盘苍白外视网膜或视盘尚有其他改变（如视盘水肿、视网膜病变等），并可有新生的胶质组织代替消失的神经组织。

（一）病理

视神经萎缩是视神经纤维变性的临床表现，其主要症状为视力减退和视盘颜色从原来的淡红变为苍白。如病变在于视网膜节细胞，即引起上行性变性，这种变性的发生较速。如变性位于视神经、视交叉或视束者，则引起下行性变性，这种变性的发生较前者为慢。压迫、炎症、变性、外伤和中毒等都可引起视神经萎缩。外侧膝状体以上的视放射至大脑枕叶的病损所引起的失明称中枢性盲，其眼底正常，瞳孔对光反射仍存在，与周围神经元萎缩性视盘苍白及瞳孔对光反射消失者不同。大部分中枢性盲的病例经数年后可发生明显的视神经萎缩，这种萎缩称为视神经元性变性，何以仅在一部分病例有此现象，原因不明。视神经萎缩时必出现视盘苍白。正常神经组织原为灰色，正常视盘所以呈淡红色是由供养视盘的血管所形成。视神经功能障碍时必伴有血液供应的减少，且在正常状态下可以看到的较小血管，此时也不复可见，血液供应减少是引起视盘苍白的主要因素。在继发性视神经萎缩时，神经胶质组织的增生也是视盘苍白的一个因素。此外，视盘苍白亦可见于先天性有髓鞘神经纤维病患者。必须指出，正常人的视盘颜色颞侧较鼻侧稍淡，只有发现视盘颞侧凹陷或鼻侧颜色亦变淡时，方可考虑有视神经萎缩。

（二）病因和临床表现

1. 原发性视神经萎缩　视神经、视交叉或视束因不同病因而阻断其传导时皆可引起原发性视神经萎缩。常因球后视神经炎、遗传性视神经病变（Leber 病）、眶内肿瘤压迫、外伤、神经毒素等原因所致。这些病变发生在球后，萎缩呈下行性。

在原发性视神经萎缩中，视盘呈白色或灰色，边缘齐整，筛板结构常清晰可见，萎缩经常出现于两眼，但可有迟早和轻重之别。病程若不断进展，最后必致失明，其初期引起的视野缺损以向心性缩小或扇形缺损最为多见。尽管萎缩状态已十分显著，但尚可全无自觉症状，直至后来中心视力及色觉相继发生障碍时，方引起患者注意。

（1）肿瘤：巨大垂体肿瘤是引起两侧原发性视神经萎缩较常见的原因。起初多先有两颞侧偏盲，然后逐渐发生单眼或双眼失明及视盘苍白。颅骨 X 线片如显示蝶鞍扩大，巨大垂体肿瘤的诊断即可确定。垂体瘤出血或破溃入蛛网膜下腔者可引起突然双目失明或蛛网膜下腔出血，称垂体卒中。其他如鼻咽癌向眶内伸展，蝶鞍附近蝶骨嵴上和嗅沟脑膜瘤、视神经胶质瘤及神经纤维瘤病等均可引起同侧视神经萎缩。

额叶底部的肿瘤（如嗅沟脑膜瘤）可压迫视神经引起同侧视神经萎缩和对侧视盘水肿（Foster – Kennedy 综合征）。颅咽管瘤虽也可引起原发性视神经萎缩，但此瘤多向鞍上发展易阻塞第三脑室而引起颅内压增高，产生视盘水肿。头颅 CT 或 MRI 检查有助于诊断和鉴别。

（2）炎症：球后视神经炎、脱髓鞘病，或由各种原因所致的脑膜炎影响视神经或视交叉时，常引起原发性视神经萎缩。常见于多发性硬化、结核性、化脓性或真菌性脑膜炎，或合并有筛窦炎或蝶窦炎的患者。原因不明的慢性视交叉蛛网膜炎也是引起双侧视神经原发性萎缩较少见的原因。梅毒，特别是脊髓痨，发生视神经萎缩者相当多见。

（3）外伤：头颅外伤，特别是颅底骨折或视神经管骨折可撕裂视交叉或视神经，引起原发性视神经萎缩。受伤后患眼立刻失明，3～6 周后视盘出现苍白。

（4）血管疾病：因中心动脉血栓形成或栓塞所形成的"血管性萎缩"都有突然失明的病史。其乳头边缘多很清晰，但也可先出现视盘水肿，以后产生视神经萎缩。动脉多极细小，筛板不能见到。颈内动脉血栓形成使眼动脉供血不良或颈内动脉硬化压迫视交叉的两外侧时均可引起视神经萎缩，后者常先产生两鼻侧偏盲。供养视神经的血管循环障碍，在视神经管内受硬化动脉的压迫或大量失血后的严重贫血患者均可出现视神经萎缩。高血压性视网膜病变，早期出现视盘水肿，后期出现视神经萎缩，这类患者早期还可伴有玻璃体或视网膜出血。

（5）中毒：中毒的病理改变虽亦可发生于视网膜，但视盘苍白迟早总要发生。可引起视神经萎缩的有害物质以甲醇和乙醇（特别是甲醇）中毒最为多见，奎宁、卤化羟基喹啉、氯霉素、乙胺丁醇、异烟肼、链霉素、麦角胺、氯磺丙脲及烟草毒有时亦可见到。

（6）眼球和眼眶病变：青光眼可引起视神经萎缩，生理凹陷变深，并常有特征性的鼻侧视野缺损和视力减退。恶性突眼及眼眶假瘤有时也可引起视神经萎缩。畸形性骨炎、小头畸形或眼眶骨膜炎引起视神经管狭窄时均可引起视神经萎缩。

（7）其他疾病：恶性贫血、慢性肾上腺皮质功能减退、慢性病兼有贫血、维生素缺乏症、糖尿病、黄色瘤病、妊娠高血压综合征及大面积烧伤等有时亦可出现视神经萎缩。

2. 继发性视神经萎缩　在继发性萎缩中，视盘呈苍白和边缘模糊，苍白程度常较原发性者稍轻，边缘模糊的程度不等，一般继发于视盘水肿者较重。因胶质组织增生致使筛板结构不能见到，生理凹陷不明显，血管细小，且常有血管周鞘。值得注意的是，按照视盘外观的不同来分类并不能阐明病因。连续性视神经萎缩，视盘苍白合并有视网膜明显的病变，如脉络膜炎、色素性视网膜炎、视网膜中心动脉的血栓形成或栓塞等，此种萎缩系由视网膜节细胞变性引起连续上行发展的萎缩过程，与原发性萎缩中的下行性萎缩不同。视盘水肿、视盘炎和离视盘甚近的球后视神经炎均可引起继发性视神经萎缩，如果先前的视盘病变是明确的，则尚可根据其为视盘炎或视盘水肿而再分为视神经炎后乳头萎缩或水肿后乳头萎缩。

原发性视神经萎缩与继发性视神经萎缩的鉴别见表 11–2。

表 11 - 2　原发性和继发性视神经萎缩的鉴别要点

	乳头颜色	乳头边界	乳头上胶质组织增生	筛板结构	原因
原发性萎缩	白色或灰白色	清晰锐利	无	清晰	视神经、视交叉、视束的压迫、炎症、脱髓鞘、外伤、中毒等。遗传性视神经萎缩
继发性萎缩	苍白,程度常较原发性轻,呈灰色、灰白色或灰红色	模糊不清	有	不能见到	视盘水肿、视盘炎或离视盘甚近的球后视神经炎

（三）诊断

依据眼底检查发现视盘灰白或苍白结合视功能检查以明确诊断。由于该病可有多种原因引起，必须尽可能同时作出病因诊断。

1. 视觉诱发电位（VEP）检查　可发现 P_{100} 波峰潜时延迟或/和振幅明显下降。VEP 对视神经萎缩的诊断、病情监测和疗效判定有重要意义。

2. 视野检测　可见向心性缩小。如发现双颞侧偏盲应排除颅内视交叉占位病变，巨大中心或旁中心暗点应排除 Leber 遗传性视神经病变。

3. 头颅或眼部 CT、MRI 检查　压迫性和浸润性视神经病变患者可见颅内或眶内的占位性病变压迫视神经；视神经脊髓炎、多发性硬化等病患者可见中枢神经系统白质脱髓鞘病灶。

4. 线粒体 DNA 或核基因进行检测　可见遗传性视神经病变导致的视神经萎缩患者存在相应基因位点的突变，如线粒体 DNA 的 11778、14484、3460 位点，核基因位点 OPA1（3q28 - q29）、OPA2（Xp11.4 - p11.2）、OPA3（19q13.2 - q13.3）、OPA4（18q12.2）、OPA5（22q12.1 - q13.1）、OPA6（8q21.13 - q22.1）等。

不论原发性或继发性视神经萎缩，首先应针对病因作局部或全身治疗。例如因肿瘤压迫引起的视神经萎缩，应切除肿瘤，使视力恢复。由各种病原菌引起脑膜炎导致视神经萎缩者，应使用相应的抗生素。因多发性硬化而致的球后视神经炎主要用皮质类固醇激素治疗。因眼底中心动脉或颈动脉阻塞所形成的"血管性萎缩"可选用抗血小板聚集剂以及钙离子拮抗剂。中毒或代谢病引起者，应尽快除去中毒原因或治疗代谢病。青光眼应降低眼压。视神经管狭窄用抗炎或手术治疗。继发性视神经萎缩最常由颅内压增高引起，有肿瘤者应尽早切除肿瘤；不能除去引起颅内压增高的病因者，可行颅脑减压或分流术以延长保存视力的时间。对原发性视神经萎缩尚无肯定的有效疗法，可试用 ATP 40mg 加于 5% 或 10% 葡萄糖液500ml 中静滴，每日 1 次，1 个疗程 10 ~ 14d；辅酶 A 每次 100u，肌注，每日 1 次，1 个疗程 10 ~ 14d。也可试用高压氧治疗。不论原发性抑继发性视神经萎缩都可使用 B 族维生素，如维生素 B_1（口服或肌注）、维生素 B_{12}（肌注或口服）。

四、Leber's 遗传性视神经病

在许多家族性疾病（Leber's 遗传性视神经病、家族性黑矇性痴呆、遗传性共济失调、色素性视网膜炎等）所致的遗传性视神经萎缩综合征中，以 Leber's 遗传性视神经病

（Leber's hereditary optic neuropathy，LHON）最为重要。这是一种较少见的家族性疾病，由 Leber 在 1871 年首先描述。20 世纪 80 年代末期以来，LHON 作为一种与线粒体 DNA 异常有关的母系遗传性疾病受到广泛关注。

（一）病因与发病机制

LHON 与线粒体基因点突变相关。所有临床诊断 LHON 的家系都为母系遗传。世界范围内 90%～95% 的 LHON 病例主要为线粒体 DNA（mtDNA）的三个点突变所致：11 778（占病例的 69%）、3460（占病例的 13%）和 14 484（占病例的 14%）。近年来亦有报道其他少见的原发位点。mtDNA 突变可以在 LHON 患者的所有母系家族成员中存在，即使无临床症状。

LHON 患者视网膜的神经纤维层、胶质细胞层和视神经明显萎缩。电镜观察发现视网膜胶质细胞层细胞内出现双层膜结构内含钙的包涵体，提示线粒体内钙化。线粒体功能下降后出现 ATP 产生减少和/或自由基损伤导致视网膜神经节细胞凋亡是主要的发病机制。无髓鞘的视神经板前部分具有高水平的线粒体复合物Ⅰ呼吸活性部分，此部分特别易受线粒体功能障碍影响。LHON 患者视力丧失的时间和程度取决于线粒体功能下降程度，线粒体能量产出随年龄减少，全身性疾病、营养缺乏、用药或毒素通过直接或间接方式抑制线粒体代谢可诱导疾病的表达。

（二）临床表现

LHON 起病年龄 2～80 岁，多见于 15～35 岁。男性多于女性。女性为遗传基因携带者而本身发病较少。主要临床表现为单眼中心视力下降，不伴有疼痛，几周或几个月后累及另一眼。亦有报道两眼同时起病，可能是两眼同时累及或者起病初期单眼视力下降未被发现。仅单眼罹患者罕见，97% 的患者在单眼发病一年内另一眼亦受累。

患者视力下降程度可轻度至完全无光感。病程早期即出现严重色觉障碍。视野缺损通常表现为中央视野缺损或中心盲点。未受影响的眼有微小的中心盲点性暗点，用红色视标易于查出。大多数 LHON 患者的视力丧失为永久性，部分患者视力在起病 6 个月至 1 年后逐渐恢复。视力恢复情况与发病年龄和线粒体 DNA 突变特征相关：20 岁前发病、14 484 位点突变者预后较好，11 778 位点突变者的视力预后较差。

除视力减退，LHON 缺少其他特异性伴随症状。视力丧失的急性期，可出现视神经乳头充血、膨胀，静脉曲张，视网膜和视盘出血，黄斑水肿、渗出，视网膜条纹，视盘边缘模糊。随着疾病的进展，毛细血管扩张和视盘假性水肿可消退。LHON 患者可有视盘周围毛细血管扩张性微血管征，视盘周围神经纤维层水肿（假性水肿）以及视盘或视盘区荧光血管造影无荧光素渗漏的三联征和 Uhthoff's 综合征，然而特异性不高。非特异性伴随症状包括头痛、眼部不适、肢体轻瘫、头晕等。一些家系成员中可合并有预激综合征。

（三）诊断与鉴别诊断

无痛性视力下降结合其遗传特征，需要考虑本病。

需与视神经炎，缺血性、中毒和营养相关性的视神经病等相鉴别。尤其是最初的充血消退后，LHON 患者的视盘一段时间内不会呈现苍白。这一特征，加上相对保留的瞳孔反射和眼球活动无疼痛，易致误诊。

（四）治疗

目前尚未有特异性治疗方案。

通过基因检测可以明确高危患者，在日常生活中指导患者避免使用烟草、过度酒精摄入和接触环境毒素等可能影响线粒体代谢的因素。

治疗上可尝试给予辅酶 Q10、艾地苯醌、左旋肉碱等改善线粒体代谢的药物，以及多种维生素，如维生素 K_1、维生素 K_3、维生素 C、硫胺素、维生素 B_2 和维生素 E。

开颅手术松解视交叉蛛网膜粘连以及基因治疗均尚无肯定的结果。

（沈瑞乐）

第三节　动眼、滑车及展神经疾病

动眼神经（Ⅲ）、滑车神经（Ⅳ）及展神经（Ⅵ）三对脑神经都是支配眼球肌肉的运动神经，三者形成一个功能单位，在叙述神经系检查或疾病时，三者总是归在一起讨论。

一、动眼、滑车及展神经解剖

（一）动眼神经

动眼神经（oculomotor nerve）为运动性神经，含有躯体运动和内脏运动两种纤维。躯体运动纤维起于中脑上丘水平的动眼神经核，大脑导水管腹侧的中央灰质中，包括外侧核、缩瞳核及中核，依次排列成行，其中外侧核为主核，左右外侧核头端分开，尾端相靠近，从头到尾依次为提上睑肌核、上直肌核、内直肌核、下斜肌核、下直肌核。其纤维经过红核，由中脑腹侧大脑脚间窝出脑，紧贴小脑幕切迹缘及后床突侧方前行，在大脑后动脉和小脑上动脉之间穿过，与后交通动脉伴行，向前经过海绵窦外侧壁上部，经眶上裂入眶，立即分为上、下两支。上支细小，支配上直肌和上睑提肌；下支粗大，支配下直、内直和下斜肌。由中核发出纤维到两眼内直肌，支配眼球集合运动。动眼神经上端的缩瞳核（Edinger - Westphal 核）发出的内脏运动（副交感）纤维经眶上裂入眶后，进入睫状神经节（ciliary ganglion）交换神经元后，分布于睫状肌和瞳孔括约肌，分别支配缩瞳、晶状体变厚而视近物，参与瞳孔对光反射和调节反射。

动眼神经麻痹时，出现上眼睑下垂，眼球向内、向上及向下活动受限而出现外斜视和复视，并有瞳孔扩大，调节和聚合反射消失。

（二）滑车神经

滑车神经核位于中脑下丘平面，动眼神经核下端，大脑导水管腹侧中央灰质中，其纤维走向背侧顶盖，在顶盖与上髓帆交界处交叉后在下丘下缘出脑干，再绕向腹面，穿过海绵窦外侧壁，与动眼神经伴行，经眶上裂进入眶内，越过上直肌和上睑提肌向前内侧行，支配上斜肌。

（三）展神经

展神经核位于脑桥下部、第四脑室底靠近中线处面丘深部灰质中，其纤维由脑桥腹面与延髓交界处穿出，向前上方走行，越过颞骨岩尖及蝶鞍两侧海绵窦之外侧壁，在颅底经较长的行程后，经眶上裂进入眶内，支配外直肌。外展神经在颅内行程较长，最易受损。

在眼外肌中只有外直肌及内直肌是向单一水平方向运动的，其他肌肉都有向几个方向运动的功能，通过相互协同作用，使向某一方向的运动得以完成。如上斜肌、下斜肌帮助外直肌外展时，它们的向下与向上力量、内旋与外旋力量相抵消。上直肌、下斜肌同时收缩时，使眼球向上，而其内收与外展的力量，内旋与外旋的力量相抵消。

二、动眼、滑车及展神经麻痹

（一）临床表现

动眼、滑车和展神经受损时发生眼球运动障碍（眼肌瘫痪）及瞳孔散缩功能异常。眼球运动神经的损害可分周围型、核型和核上型三种。根据眼肌肉瘫痪的程度和分布，又可分完全瘫痪及部分（不完全）瘫痪。如眼肌瘫痪仅限于眼外肌，而瞳孔散缩功能正常者，称为眼外肌瘫痪。只有瞳孔散缩功能丧失，而眼球运动正常者，称为眼内肌瘫痪。若眼球运动和瞳孔散缩功能均丧失者，则称为完全性眼肌瘫痪。

1. 周围型病变

（1）动眼神经完全性麻痹：表现为上睑下垂，眼球外斜，向上外、上内、下内、同侧方向运动障碍，瞳孔散大，对光反应及调节反应消失，头向健侧歪斜。完全性瘫痪多为周围性，而不完全性多为核性。因眼睑下垂，故复视被掩盖；患者睁眼时，因额肌代偿性收缩，使患侧眉毛高过健侧。患眼外斜是因内直肌瘫痪，外直肌失去拮抗作用所致。患眼不能向上、向下或向内运动，但仍能稍向外下运动，因上斜肌尚正常之故。因缩瞳纤维麻痹导致瞳孔扩大。此外，由于睫状肌的瘫痪则引起晶状体的调节障碍，以致近视模糊。

（2）滑车神经完全性麻痹：表现为上斜肌瘫痪。患眼向下及外展运动减弱，眼球偏斜多不明显，往往不易被发觉。患者向前直视及向上注视时无复视，仅于向下及向外注视时出现复视，虚像在实像下方，上端向实像倾斜，在高处向下注视（如下楼）时尤其明显。患者倾向于保持下颏向下，面转向健侧，头倾向健侧的姿势。单独的滑车神经麻痹罕见。

（3）展神经完全性麻痹：因外直肌瘫痪，内直肌失去拮抗作用，患眼内斜视不能外展，出现复视。

（4）动眼、滑车及展神经合并完全麻痹：产生完全性眼肌瘫痪，眼球固定，各方向运动均不能，眼睑下垂，瞳孔散大，对光及调节反应均消失。

2. 核型病变　核型眼肌瘫痪的特点为：①除展神经外，动眼及滑车神经的核性麻痹都是双侧性但不对称。②多合并有邻近组织的损害，例如动眼神经核的受损，均合并有内侧纵束的损害，出现两侧瞳孔扩大，眼肌瘫痪和两眼的同向运动障碍。③选择性地只损害一部分眼肌的功能，产生分离性眼肌瘫痪。④瞳孔常双侧缩小，对光反应消失，调节反应存在。⑤外展神经核受损时，常合并有面神经膝部、三叉神经核及内侧纵束的损害，而出现患侧的外展、面、三叉神经麻痹，两眼的同向运动障碍。⑥常合并长束（锥体束、感觉束）损害的体征。

3. 核上型病变　核上型眼肌瘫痪时，产生两眼联合运动障碍，但单眼活动没有障碍。因此患者既无斜视，又无复视，而是出现双眼在协同动作时不能向上、向下或一侧转动，称凝视麻痹。最常见者有两眼同向凝视麻痹和两眼同向垂直运动麻痹两种类型。枕叶病变时，可引起眼球的跟随动作消失，产生自发性定视（automatlc fixation）。

（1）两眼同向凝视：脑桥中枢（脑桥旁正中网状结构，pontlne paramedian reticular formation，PPRF）的核上纤维来自对侧大脑额中回后部的皮质（大脑凝视中枢）。当这里或从这里发出至脑桥中枢的纤维受到破坏时则两眼不能转向对侧，即双眼向病灶侧注视（患者凝视自己的病灶）。常见于急性脑血管意外患者。如大脑凝视中枢发生刺激性病变时，则两眼偏向病灶对侧，头部也转向该侧，产生对应偏斜，见于癫痫发作的初期。大脑凝视中枢或由其发出至脑桥中枢的纤维受损所引起的凝视麻痹都是暂时性的，常于数日之内自行恢复。一侧脑桥的同向凝视中枢受破坏时，则两眼不能向病灶侧凝视；而转向对侧注视，即患者凝视自己的瘫痪肢体。脑桥的病变（如脑桥胶质瘤）往往影响两侧，引起两侧凝视麻痹，脑桥性凝视麻痹常是持久性的。

（2）核间型眼肌瘫痪：由发生在内侧纵束内的核上型病变所造成。患者向患侧注视时，对侧的内直肌或是同侧的外直肌不能收缩。这种情况发生于基底动脉血栓形成、脑干炎症、肿瘤等。如一侧脑桥被盖部病变引起该侧脑桥旁正中网状结构（PPRF）和内侧纵束受损，出现一个半综合征，主要表现为双眼辐辏功能存在，侧视时眼球内直肌麻痹，无动眼神经麻痹的其他表现。眼球外展时出现向外展方向的单眼震颤；眼球向健侧注视时，麻痹的眼球停留在中间位，产生复视；同时出现分离性眼球震颤，即外展的健眼比内收的病眼震颤得更明显，多数还可出现轻度垂直性眼震。

（3）两眼同向垂直（上、下）运动的麻痹（Parinaud综合征）：由中脑四叠体上丘部的病变引起。最常见者为两眼向上运动瘫痪，向上下或单独向下运动瘫痪者少见，常合并有瞳孔对光反应的消失。

（4）动眼危象（oculogyric crisis）：系两眼反复同时向上窜动的痉挛性动作，向下或向两侧窜动则极少见。发作持续数秒钟至1~2h，有时还伴有颈肌、口肌及舌肌的痉挛。动眼危象系脑炎后帕金森综合征的特征性体征，亦可见于吩噻嗪类抗精神病药物过量者，痉挛的发病机制不明。

（二）病因

多种原因均可引起Ⅲ、Ⅳ、Ⅵ三对脑神经单独或联合受累，列举常见原因如下，并分述其特点。

1. 动脉瘤　脑底动脉环或颈内动脉的动脉瘤常可引起动眼和（或）外展神经麻痹。海绵窦内的颈内动脉动脉瘤可引起动眼、滑车、外展神经及三叉神经眼支的麻痹，称海绵窦综合征。另外，由于解剖上的关系密切，大脑后动脉、小脑上动脉、后交通动脉的动脉瘤均可导致动眼神经麻痹，但这一带动脉瘤从不引起单独的滑车神经麻痹。动脉瘤引起脑神经麻痹的原理可因囊状动脉瘤急性扩张，直接压迫或牵拉神经；或因动脉瘤出血，引起神经的推移；或因静脉淤血而致神经水肿；或因出血引起蛛网膜粘连等。如动脉瘤不继续扩张，而出现血栓形成时，眼肌瘫痪症状亦可因而减轻。瞳孔受累是因缩瞳纤维居动眼神经上方周边部，来自上方之压迫必引起缩瞳纤维的麻痹。眼睑下垂是因上睑提肌的纤维也居该神经的周边部，易遭受外力压迫。由动脉瘤引起的动眼神经麻痹，几乎均伴有瞳孔扩大及固定（90%~96.8%），患侧眼痛或头痛（92%），患侧眼睑下垂也较常见（约60%）。动脉瘤可由CT增强扫描、MRI、MRA、DSA或脑血管造影确诊。

2. 头部外伤　可影响眼外肌及Ⅲ、Ⅳ、Ⅵ对脑神经而引起各种形式的眼肌瘫痪。①眼外肌挫伤，继而肌肉出血，可使受损伤的肌肉瘫痪（以提上睑肌最易受累）。②眼眶骨折及因此而引起的眶内出血，可导致多个眼外肌瘫痪，上、下斜肌最易受损。③在眶上裂和视神经孔部位的眶尖骨折可引起视、动眼、滑车、外展神经及三叉神经眼支的麻痹；在此区内的动眼神经及交感神经纤维均严重受损时，可因副交感及交感两种神经纤维功能障碍的掺杂作用，而致瞳孔大小仍如常人，但对光反应消失。④因骨折而损害海绵窦，由于颈内动脉海绵窦瘘，而发生搏动性眼球突出及眼外肌瘫痪。⑤床突及颞骨岩尖部位的骨折，外展神经最易受损。⑥一侧颅内血肿引起的天幕裂孔疝，有同侧动眼神经麻痹和对侧偏瘫。⑦眼内肌瘫痪有时可因眼球被撞伤及睫状神经节受伤所引起。

损伤后的脑神经麻痹的预后取决于损伤的性质和程度，一般预后较好。颅内、眶内血肿用 CT 扫描即可确诊。颈内动脉海绵窦瘘可用 CT 增强扫描、听诊、MRA 或脑血管造影而确诊。

3. 感染　眶内和眶后的炎症都可引起各眼球运动神经的麻痹而产生下列各种综合征。

（1）海绵窦综合征：是由于海绵窦血栓形成或血栓性海绵窦炎所引起。常继发于面部疖痈、眼眶脓肿、蝶窦炎、筛窦炎、额窦炎、上颌窦炎、中耳炎、乳突炎、扁桃体周炎或拔牙感染等之后。临床表现为眼眶内软组织、上下眼睑、球结膜、额部头皮及鼻根部充血水肿；眼球突出，眼球各方向运动麻痹，瞳孔扩大，对光反应消失及眼与额部疼痛或麻木，伴有寒战和发热。眼球突出是由于球后组织淤血和水肿的结果。如果海绵窦内血栓阻塞重新沟通或侧支循环建立，则眼球突出可显著减轻。如眼眶内有化脓感染者，则眼球突出可更加明显，部分患者可出现视盘水肿，视力减退，甚至完全失明。两侧海绵窦由环窦相连，因此一侧海绵窦血栓形成往往可于数日内经环窦扩散至对侧，而出现两侧症状。海绵窦内的炎症可扩散及附近组织引起脑膜炎、脑脓肿等。

（2）眶上裂综合征和眶尖综合征：大多为鼻窦炎的蔓延而引起眶上裂或视神经孔处的骨膜炎所造成。此外，也可为肿瘤如蝶骨嵴脑膜瘤、脊索瘤、垂体瘤的侵袭此区所引起。眶上裂综合征表现为动眼、滑车和外展神经以及三叉神经眼支的功能障碍。但没有局部的炎症性表现。若兼有视力障碍者，则称眶尖综合征。

（3）神经炎：动眼、滑车和展神经麻痹可由神经本身炎症所引起，这类患者多数患有鼻窦炎，经鼻窦灌洗及抗生素治疗后，神经麻痹症状几乎都可恢复。但也有无鼻窦炎或其他任何可见的原因者。

（4）岩骨尖（Gradenigo 综合征）：中耳炎或合并有慢性乳突炎患者，若其炎症向颅内发展破坏岩骨尖时，可引起本综合征。表现为患侧眼球内斜及面部疼痛或麻木。后者是因半月神经节受侵引起。诊断根据耳道流脓、X 线片上可见岩骨尖骨质破坏等。

（5）其他感染：由各种病原体所引起的颅底脑膜炎（结核性、化脓性、真菌性、梅毒性），可影响动眼、滑车及展神经而使之麻痹。属梅毒性者，尚可有阿－罗（Argyll－Robertson）瞳孔（瞳孔缩小，对光反应消失，调节反应存在）。此外，眼眶蜂窝织炎引起的眼肌瘫痪亦常见。带状疱疹、白喉、猩红热、腮腺炎及水痘等也可引起眼肌瘫痪。脑炎可引起核性眼肌瘫痪。

4. 脑肿瘤　颅内原发性或转移性肿瘤均可引起眼球运动的麻痹。原发性肿瘤中的脑干肿瘤是引起动眼、滑车和展神经核型麻痹的常见原因。中脑肿瘤引起动眼和滑车神经麻痹，脑桥肿瘤引起外展和面神经麻痹，大脑半球的肿瘤可因天幕裂孔疝而有同侧动眼神经麻痹和对侧偏瘫。这是由于疝入幕下的肿块把脑干推向下方，使动眼神经受牵拉；也可因大脑后动脉和小脑上动脉随脑干下移而压迫通过其间的动眼神经所引起。蝶骨嵴内侧脑膜瘤涉及眶上裂，鞍旁脑膜瘤压迫海绵窦，斜坡上的脊索瘤、松果体瘤、垂体瘤、颅咽管瘤等，均可因肿瘤的扩大而压迫动眼神经、滑车神经、外展神经或三叉神经而发生麻痹。其中外展神经因在颅内的行程较长，最易被压迫在岩骨尖上，或在其行程中的任何部位受牵拉，而产生无定位价值的两侧外展神经麻痹。在转移癌中，鼻咽癌的直接浸润引起眼肌瘫痪者最为常见，此癌最先自颅底的破裂孔伸入颅内，侵犯半月神经节及邻近的外展神经，然后再向前后蔓延引起多个脑神经麻痹。CT 或 MRI 扫描是诊断颅内肿瘤最方便的方法。

5. 脑动脉硬化性血管病　有高血压及动脉硬化的老年患者，常可突然发生眼肌瘫痪。其发病原理是：①供应神经干或神经核的血管发生阻塞。②受邻近硬化的或扩张的血管压迫，如大脑后动脉和小脑上动脉的硬化或扩张可引起动眼和滑车神经麻痹；内听动脉和小脑前下动脉的硬化或扩张可引起外展神经麻痹。③脑干内出血或兼有蛛网膜下腔出血。CT 增强扫描、MRI、MRA 有助诊断。

6. 糖尿病性眼肌瘫痪　糖尿病并发的脑神经麻痹以动眼神经和外展神经麻痹最为多见。在后天性单发的动眼神经麻痹中，糖尿病性者占 6% ~ 25%；在后天性单发性外展神经麻痹中，糖尿病性者约占 15.4%。动眼神经受累时，瞳孔常保持正常，因缩瞳纤维居于动眼神经的上方周边部，不易受到糖尿病性缺血病变的影响，这与动脉瘤所引起的动眼神经麻痹几乎都有瞳孔扩大是不同的。眼肌瘫痪可随糖尿病的被控制而好转或恢复。

7. 肌肉疾病　肌肉疾病可导致多种眼外肌麻痹，需与Ⅲ、Ⅳ、Ⅵ三对脑神经受累所致眼肌麻痹相鉴别。

（1）重症肌无力：是眼肌瘫痪的常见原因。是神经肌肉接头间传递障碍所引起，并非神经本身的疾患，只侵犯眼外肌（横纹肌），不侵犯眼内肌（平滑肌），只有眼外肌瘫痪（复视、上睑下垂和眼球运动障碍），而瞳孔反应正常。延髓支配的各肌或肢体的横纹肌均可受累，以眼外肌受累多见。本病的特点为肌肉容易疲劳，症状可因连续运动而加重，休息后减轻。患者常于晨起时症状最轻，每到下午或傍晚症状加重。疲劳试验使症状加重，注射新斯的明后症状立即好转或消失。

（2）慢性进行性眼外肌瘫痪（CPEO）：为少见遗传性线粒体疾病，多在儿童期起病，首发症状为眼睑下垂，缓慢进展为全部眼外肌瘫痪，眼球运动障碍，双侧眼外肌对称受累，复视不常见；部分患者有咽肌和四肢肌无力。新斯的明对本病无效，可凭此与重症肌无力鉴别。

8. 眼肌瘫痪性偏头痛　有少数偏头痛患者在头痛发作时或发作后出现同侧程度不等的瞳孔扩大、眼外肌瘫痪（动眼或外展神经麻痹，出现复视），持续数天甚至数月后恢复。患者多有反复发作偏头痛或家族史。值得注意的是，眼肌瘫痪性偏头痛，常有颅内器质性病变，如有动脉瘤为基础，应注意鉴别，必要时可作 CT、MRA、DSA 或脑血管造影检查。

9. 其他　①先天性眼睑下垂及眼眶内假瘤均可出现眼肌麻痹。Tolosa - Hunt 综合征因海绵窦和蝶骨嵴的硬脑膜有非特异性炎症肉芽组织，并延伸至眶上裂，引起眼眶疼痛并出现动眼、滑车、展神经和三叉神经眼支功能障碍。②慢性酒精中毒、妊娠呕吐和胃癌患者可因维生素 B_1 缺乏而引起脑干的损害（又名 Wernicke 脑病），出现复视、眼球震颤、外直肌麻痹、共济失调和精神混乱等症状。应用大量维生素 B_1 治疗后，症状可迅速消失。③颈交感神经麻痹时可产生同侧瞳孔缩小，眼睑轻度下垂（眼裂变狭），眼球凹陷，面部、眼结膜和鼻腔黏膜充血，鼻道阻塞以及面部干燥无汗等症状，称为颈交感神经麻痹（Horner）综合征。病变累及间脑至睫状体脊髓中枢（ciliospinal center）之间的通路（脑干、颈髓）和颈交感神经干时均可出现此综合征。反之，若交感神经受刺激时，则产生瞳孔扩大、眼裂开大及眼球突出。④内分泌疾病如甲状腺功能亢进症或垂体功能失常可产生眼肌麻痹及眼球突出等症状。非浸润性突眼，主要因交感神经兴奋眼外肌群和上睑肌张力增高所致，患者眼裂增宽（Darymple 征），少瞬和凝视（Stellwag 征），眼球内侧聚合不能或欠佳（Mobius 征），眼向下看时，上眼睑因后缩而不能跟随眼球下落（Von Graefe 征），眼向上看时，前额皮不能皱起（Joffroy 征）。浸润性突眼较少见，病情较严重，主要由于眼外肌和球后组织体积增加、淋巴细胞浸润和水肿所致。⑤强直性（Adie）瞳孔，多为一侧瞳孔扩大，对光反应几乎完全消失，调节反应存在，但收缩迟缓，常伴有腱反射消失。对稀释的乙酰胆碱溶液如 2.5% 醋甲胆碱（Methacholine）溶液能立即反应，对正常人瞳孔则作用甚微，可资鉴别。醋甲胆碱不易迅速失效，故不适用于对老年患者进行试验。本病是因节后副交感神经纤维受累所引起，起因不明，多见于中年女性。⑥癔症性眼睑下垂常合并有其他癔症症状。

三、神经麻痹

（一）动眼神经麻痹

1. 核性及束性麻痹　动眼神经核受累出现同侧内直肌、下直肌和下斜肌麻痹，还导致双侧上直肌麻痹。核性损害多引起不全麻痹，为两侧性但不对称。特征的临床表现为病变节段同侧的核及核下性脑神经损害及节段下对侧的锥体束征。然而，小的局灶性损伤也可导致单独出现的上睑下垂或眼外肌麻痹。临床症状因病变节段水平和范围不同而异。同侧动眼神经麻痹和对侧共济失调称为 Claude 综合征，同侧动眼神经束性损伤和对侧偏瘫称为 Weber 综合征；同侧动眼神经麻痹合并对侧肌阵挛或震颤为 Benedikt 综合征。

束性损害多引起一侧动眼神经麻痹，表现为同侧瞳孔扩大，调节功能丧失及上睑下垂，眼球被外直肌及上斜肌拉向外侧并稍向下方。

核性及束性损伤的病因包括脑血管病、脱髓鞘病、炎症、非特异性炎症和肿瘤。脑干诱发电位、CT、MRI 可明确诊断。

2. 周围性麻痹

（1）大脑脚间池和蛛网膜下腔病变：颅底动脉瘤为常见原因。脑血管造影多能明确诊断。缩瞳纤维位于动眼神经的内上方，易于受到后交通动脉（PCOM）动脉瘤的压迫，需注意观察瞳孔是否受累，给予及时诊断和处理。颅内压增高导致的颞叶钩回疝可压迫在蛛网膜下腔走行的动眼神经导致突发瞳孔散大、对光反射消失。

（2）海绵窦综合征：海绵窦血栓形成及窦内动脉瘤可表现为海绵窦综合征，除了动眼神经瘫痪外，合并有三叉神经第一支损害，眼眶充血水肿，眼球突出或视盘水肿。炎症所致者常伴有全身感染症状，结合眶部 X 线片及腰椎穿刺及血常规检查可明确诊断。Tolosa - Hunt 综合征又称痛性眼肌麻痹综合征，是特发性、自限性海绵窦炎症，对激素治疗敏感。

（3）眶上裂与眶尖综合征：眶上裂综合征具有动眼、滑车、外展神经与三叉神经第一支功能障碍，眶尖综合征除此 3 对脑神经损害外，常伴有视力障碍，结合眶部视神经孔 X 线片，血液化验、眶部 CT 等多能明确诊断。

（4）单独动眼神经麻痹：糖尿病性动眼神经麻痹为常见原因。发病机制与微血管病变及代谢障碍有关。约有三分之一的微血管病所致动眼神经麻痹患者可出现双侧瞳孔不等大，平均相差 0.8mm，但保留瞳孔对光反射功能。

（二）滑车神经麻痹

1. 核性及束性麻痹　核性及束性损伤均导致对侧上斜肌麻痹，很难鉴别。单独滑车神经损伤罕见，常伴有脑干损伤体征。

2. 周围性麻痹

（1）蛛网膜下腔：滑车神经毗邻小脑幕，轻度的单侧或双侧头颅外伤即可导致损伤。炎症、脑膜癌病均可导致滑车神经受累。

（2）海绵窦：海绵窦综合征，除了滑车神经瘫痪外，合并有Ⅲ、Ⅵ以及三叉神经第一支损害。垂体卒中导致单独的滑车神经麻痹的情况极为罕见。

（3）眶尖：常合并动眼神经以及三叉神经 1、2 支、视神经同时受累，伴有眼球突出、球结膜水肿。病因多见于炎症、感染。

滑车神经麻痹很少单独出现，多与其他 2 对脑神经同时受累。

（三）展神经麻痹

1. 核性及束性麻痹　因与面神经在脑桥中关系密切，展神经的核性或束性麻痹常合并面神经麻痹。Millard - Gubler 综合征表现为病侧展神经及面神经的麻痹和对侧偏瘫，起病突然并迅速昏迷，双瞳孔针尖样改变。Foville 综合征为同侧外展麻痹、同侧周围性面瘫和对侧偏瘫。Raymond 综合征表现为同侧展神经麻痹和对侧偏瘫。眼球外展时扫视速度测定有助于鉴别中枢性或外周性展神经麻痹。展神经麻痹急性期（小于 1 个月），中枢性和外周性损伤患者扫视速度均下降，2 个月后外周性损伤患者扫视速度可恢复，而中枢性损伤者不能恢复。主要病因为脑桥血管病、脱髓鞘病、炎症、非特异性炎症和肿瘤。根据临床表现结合CT、MRI 检查诊断不难确立。

2. 周围性麻痹

（1）蛛网膜下腔：炎症、感染、脑膜炎均可导致展神经单独或合并其他脑神经损伤。展神经临近斜坡和椎 - 基底动脉，炎症动脉瘤以及基底动脉延长扩张症均可累及展神经。展神经自延髓脑桥沟中线两侧出脑，前行到颞骨岩部尖端穿入海绵窦，此部分在颅内压变化时易于受到牵伸和扭曲。自发性或腰穿后低颅压综合征，或任何原因所致的颅高压均可出现展神经麻痹。鼻咽癌最常侵犯颅底前部的展神经，常伴有鼻衄、鼻塞，可出现颈淋巴结肿大，作鼻咽部检查、活检、颅底 X 线检查可确诊。

（2）Dorello 管：从展神经离开蛛网膜下腔进入岩斜区硬脑膜层的出口处开始到穿过Gruber 韧带下进入海绵窦后部之前的一个静脉空间统称为 Dorello 管。Dorello 管位于岩斜静脉腔内，直径（1.93 ± 0.62）mm，长（5.09 ± 1.50）mm。急性中耳炎的岩骨尖部局限性炎症及岩骨尖脑膜瘤均可引起展神经麻痹，并伴有听力减退及三叉神经分布区的疼痛，称为Gradenigo 综合征；X 线摄片可发现该处骨质破坏或炎症性改变。结合病史及 CT 检查可确立诊断。

（3）海绵窦：可出现单独展神经麻痹或合并动眼神经、滑车神经，三叉神经第 1、2支，及交感神经损伤。展神经麻痹合并同侧 Horner 征，高度提示同侧海绵窦损伤。病因包括：炎症、肿瘤、颈动脉 - 海绵窦瘘、颈内动脉海绵窦内段动脉瘤或脑膜瘤。

（4）眶尖：常和滑车神经、动眼神经以及三叉神经第 1、2 支，以及视神经同时受累，合并有眼球突出、球结膜水肿。病因多见于炎症、感染（特别是糖尿病患者和免疫缺陷患者中曲霉菌病和毛霉菌病）、肿瘤浸润以及蝶窦黏液囊肿压迫。

中老年患者中，单发的、痛性展神经麻痹提示微血管缺血性病变或为岩骨尖局灶炎症所致，多数在 8～12 周会出现自发缓解。颅脑外伤是展神经受累另一个常见原因。单独的展神经麻痹罕见于脱髓鞘或副癌性脑干脑炎。双侧展神经受累多为外伤和颅内压增高，缺少定位价值。眼球外展不能越过中线以及双侧受累均提示预后不良。

四、多脑神经麻痹综合征

（一）Tolosa - Hunt 综合征

Tolosa - Hunt 综合征又称痛性眼肌麻痹综合征，是特发性、自限性海绵窦炎症，对激素治疗敏感。1954 年由 Tolosa 首先报道，1961 年 Hunt 报道了相似的患者，1966 年起称之为 Tolosa - Hunt 综合征。主要临床表现为间歇性的眶部疼痛，伴Ⅲ、Ⅳ和/或Ⅵ对脑神经的一支或多支受累。具有自发缓解及复发倾向，经糖皮质激素治疗可完全缓解。临床上仅将病变部位限于眶后、海绵窦、颈内动脉海绵窦段动脉外膜及其附近硬脑膜部位的非特异性炎性肉芽肿所致的痛性眼肌麻痹定为 Tolosa - Hunt 综合征。

1. 病因　Tolosa - Hunt 综合征的主要病变部位是海绵窦，病理改变包括海绵窦段颈内动脉外膜及其附近的硬脑膜增厚，眶上裂硬脑膜组织坏死，淋巴细胞浸润，导致邻近的Ⅲ、Ⅳ、Ⅵ以及三叉神经的第 1 支受累。部分病例的病理提示存在海绵窦、眶上裂或者眶内的肉芽肿。

2. 临床表现　本病发病无性别差异，男性略多，平均发病年龄 40～60 岁。单侧多见，双侧少见，左右无差异。多数患者病前有上呼吸道感染、咽峡炎、上颌窦炎、低热等病史。首先出现单侧眼球后、眶周剧烈疼痛，可放射到额部或颞部。可伴恶心、呕吐。疼痛的性质大多为持续性胀痛、刺痛或撕裂样剧痛。数天后痛侧眼肌出现不同程度的麻痹，以动眼神经受累为主，其次是外展神经。眼内肌受累和全眼麻痹罕见。部分 Tolosa - Hunt 综合征病例有三叉神经（大多为第 1 分支）或者视神经、面神经或听神经受累，但少见。少数患者因海绵窦段颈内动脉壁上的交感神经受侵犯，出现 Horner 征，表现为上睑下垂、眼球凹陷、瞳孔缩小。病变亦可使眼球、眼眶部静脉回流受限，产生眼睑浮肿、结膜充血，也可有视盘水肿。病程长短不一，一般为 1～6 个月。少数患者可出现两侧交替病变。本病的预后良好，症状可有自行缓解和再发的倾向。仅个别患者遗留有部分神经功能不全。

脑脊液可表现为蛋白和细胞计数增高，其他各项数值正常。外周血白细胞、血沉、血浆 γ 球蛋白、C 反应蛋白可出现增高。通过眼眶和海绵窦水平行冠状位和水平位 MRI T_1W、T_2W，T_1W 增强与脂肪抑制成像，92.1% 的患者可发现病变侧海绵窦形态发生改变，在 T_1W 上呈等或稍低信号，T_2W 呈稍高信号，边缘清楚，颈内动脉被包绕，管腔不同程度变窄，增强扫描病灶明显强化。少数患者脑血管造影表现为颈内动脉末端到虹吸部狭窄。

3. 诊断　2004 年国际头痛协会制定的诊断标准如下：

（1）1 次或 1 次以上的单侧眶部疼痛在未治疗的情况下持续数周；

（2）第Ⅲ、Ⅳ和（或）Ⅵ对脑神经的 1 支或多支受累，和（或）MRI、病理证明有肉芽肿存在；

（3）脑神经麻痹与眶部疼痛同时存在或者发生在疼痛后的 2 周内；

（4）应用皮质激素后眶部疼痛和脑神经麻痹在 72h 内缓解；

（5）通过检查排除可致痛性眼肌麻痹的其他原因，包括肿瘤、血管炎、颅底脑膜炎、结节病、糖尿病和眼肌麻痹性偏头痛、甲状腺眼病和外伤。

4. 鉴别诊断　本病应与颈内动脉瘤、三叉神经痛、海绵窦血栓形成、海绵窦部肿瘤、眼肌麻痹型偏头痛等疾病鉴别。胶原病、颅底动脉瘤、颅内肿瘤、头部外伤、眶内炎性假瘤、鼻咽癌颅底转移、蝶窦囊肿、垂体卒中等所致的痛性眼肌麻痹也可误诊为 Tolosa – Hunt 综合征。因此在诊断前需进行血管造影、CT 及 MRI 检查以鉴别。

5. 治疗原则与方案　主要应用大剂量糖皮质激素，一般可给予泼尼松 60~80mg/d，症状消失后逐渐减量。同时应用抗生素和维生素。对疼痛明显的患者可给予镇痛药物。由于本病对糖皮质激素特别敏感，用药后 24~72h 内疼痛症状可有显著缓解。眼肌麻痹的恢复较慢，一般需要数周或数月（2~8 周）。个别患者遗留眼外肌不全麻痹或视神经萎缩。糖皮质激素的早期足量应用对促进炎症改善和减少后遗症具有重要意义。对个别不耐受激素治疗患者以及复发患者可选用其他免疫抑制剂及放疗。

（二）海绵窦综合征

海绵窦综合征（cavernous sinus syndrome）由 Foix 在 1921 年首次报道，又称为 Foix 综合征，垂体蝶骨综合征，海绵窦血栓形成综合征。海绵窦综合征是由各种损害累及海绵窦所致的一组症状和体征的总称，主要临床表现为眼肌麻痹、球结膜水肿、眼球突出、Horner 综合征及三叉神经第 1、2 支分布区痛觉减退及角膜反射消失。

1. 病因　海绵窦综合征多继发于面部感染后的海绵窦血栓形成或血栓性海绵窦炎，其他病因包括：外伤性海绵窦动静脉瘘、海绵窦内动脉瘤、肿瘤、颅骨骨折等。

2. 临床表现　主要临床表现为同侧眼球突出，上下眼睑和球结膜充血、水肿，眼球向各方向运动麻痹，眼睑下垂，瞳孔扩大，对光反射和调节反射消失，同侧眼及额部疼痛、麻木，角膜反射减弱或消失。

依据病变位于海绵窦的前、中、后部不同的部位，将海绵窦综合征分为前、中、后三类。前海绵窦综合征表现为Ⅲ、Ⅳ、Ⅵ和Ⅴ1 脑神经受损并伴有眼球突出；中海绵窦综合征表现为Ⅲ、Ⅳ、Ⅵ和Ⅴ1、Ⅴ2 脑神经受损症状；后海绵窦综合征表现为Ⅲ、Ⅳ、Ⅵ和Ⅴ1、Ⅴ2、Ⅴ3 脑神经受损症状。

不同病因所致海绵窦综合征的特点分述如下：

（1）海绵窦内动脉瘤：海绵窦动脉瘤的患者都存在持续、痛性、逐渐加重的多脑神经受累。动脉瘤突然扩大时，先有同侧头痛和面痛，继有三叉神经第 1、2 支感觉障碍，复视，眼睑下垂，瞳孔扩大、缩小或固定等异常。

（2）感染：为免疫受损状态、糖尿病、乳突炎及副鼻窦感染的致命性并发症。糖尿病及其他免疫系统缺陷患者可表现累及海绵窦和矢状窦区的无痛性感染，多为真菌感染，如白念珠菌、新型隐球菌属、毛霉菌病，并常引起海绵窦血栓形成。病程发展较快，出现完全性眼肌麻痹。球后蜂窝织炎或脓肿向后扩散时，也可累及海绵窦，这些患者通常有感染体征和眼球运动时剧烈疼痛，并可累及视神经。

（3）海绵窦血栓形成：海绵窦血栓形成常由于眶周、鼻部及面部的化脓性感染（如中耳炎、乳突炎、鼻窦炎）或全身性感染所致，极少因肿瘤、外伤、动静脉畸形阻塞等非感染性病因引起。病变累及一侧或两侧海绵窦。急性起病，出现发热、头痛、恶心呕吐、意识障碍等感染中毒症状。眼窝和咽部有感染时，则为亚急性或慢性起病，但也伴有发热和菌血症的全身症状。化脓性血栓形成在病初常累及一侧海绵窦，可通过环窦迅速波及对侧。颈内动脉海绵窦段感染和血栓形成，可出现颈动脉触痛及颈内动脉闭塞的临床表现。

（4）海绵窦内或其邻近结构肿瘤：脑膜瘤、脊索瘤及神经鞘瘤（最常见为三叉神经鞘瘤）是最常见的起源于海绵窦区的良性肿瘤。这些肿瘤通常为良性，生长缓慢，但也有侵袭性类型，易侵蚀颅底和海绵窦，常见动眼神经麻痹等持续性单脑神经病变的表现，如海绵窦外侧壁受压，逐渐出现Ⅲ、Ⅳ、Ⅵ、Ⅴ（第1支）脑神经麻痹，即眼睑下垂，眼睑和结膜水肿，眼球突出以及眼外肌麻痹。临近结构的肿瘤包括垂体腺瘤、眶部肿瘤、蝶骨区其他肿瘤和转移瘤。垂体腺瘤通常为无痛性、非侵袭性病变，缓慢扩展后侵蚀骨性蝶鞍可扩展入海绵窦，较常累及动眼神经及三叉神经眼支。海绵窦转移瘤常表现为快速起病的完全性眼肌麻痹。鼻咽癌与向外侧侵犯的垂体腺瘤不同，较多侵犯第6对脑神经及三叉神经下颌支。

（5）颈动脉海绵窦瘘：闭合性头外伤或颅底骨折可导致创伤性颈动脉-海绵窦瘘，常可立即引起海绵窦综合征或迟发性海绵窦综合征。临床表现为搏动性突眼、眼肌麻痹和结膜充血，可闻及眶部血管杂音，指压颈动脉突眼可减轻。外伤也可直接造成颈内动脉海绵窦段血管壁损伤而致动脉瘤。动脉瘤向下突入蝶窦，可引起致命性鼻出血。颈内动脉虹吸部动脉瘤引起动眼神经麻痹，破裂后血液直接流入海绵窦也可导致颈动脉海绵窦瘘。

3. 治疗　尽早明确海绵窦综合征的原因，针对病因治疗。

（沈瑞乐）

第四节　三叉神经疾病

一、三叉神经解剖

三叉神经是最大的脑神经，为一般躯体感觉和特殊内脏运动两种纤维混合神经，主要是感觉神经。

三叉神经半月神经节位于颞骨岩部尖端，由假单级神经元胞体组成，其中枢突聚集成粗大的三叉神经感觉根，由脑桥基底部与小脑中脚交界处入脑，止于三叉神经中脑核（深感觉）、三叉神经感觉主核（部分触觉）及三叉神经脊束核（痛、温觉及粗触觉）。换神经元后发出纤维交叉至对侧，组成三叉丘系上升至丘脑腹后内侧核，换神经元后，纤维经内囊，终止于中央后回的下1/3区。

三叉神经的周围突在颞骨岩部尖端的三叉神经压迹处，颈内动脉外侧，海绵窦的后方分出三条分支，传导痛、温、触等浅感觉。第1支为眼神经（ophthalmic branch），第2支为上颌神经（maxillary branch），第3支为下颌神经（mandibular branch）。

眼神经是三条分支中最小的一支，在半月神经节处与上颌神经及下颌神经分开后，穿入海绵窦外侧壁，在动眼神经和滑车神经下方经眶上裂进入眶部。眼神经又有三条分支，即泪腺神经（lacrimal nerve）、额神经（frontal nerve）、鼻睫神经（nasociliary nerve）。它分布于头顶前部、前额、鼻根及上睑的皮肤，以及眼球、泪腺、角膜、结膜及一部分鼻黏膜和额窦。

上颌神经从三叉神经节出发后同样进入海绵窦外侧，在圆孔（foramen rotundum）处出颅后进入翼腭窝上部，经眶下裂进入眶部，延续为眶下神经。它的主要分支有眶下神经（infraorbital nerve）、颧神经、翼腭神经、上牙槽神经（superior alveolar nerves）。它分布于下睑、颧部、面颊及上唇的皮肤，以及上颌的牙齿、硬腭、上颌窦和鼻黏膜。

下颌神经是三条分支中最粗大的分支，为混合神经，包括了三叉神经运动支。下颌神经离开半月神经节并从卵圆孔（foramen ovale）出颅后，在翼外肌深面分为前、后两干。前干细小，发出颊神经（ouccal nerve）；后干粗大发出耳颞神经（auriculotemporal nerve）、舌神经（lingual nerve）、下牙槽神经（inferior alveolar nerve）、咀嚼肌神经（运动性神经）。它支配面部以及下颌皮肤、下颌的牙齿、舌和口腔黏膜。这三支神经都有返支发出，分布于脑膜。

特殊内脏运动纤维始于脑桥的三叉神经运动核，其轴突组成三叉神经运动根，自脑桥腹侧面与小脑中脚移行处出脑，位于三叉神经下颌支的下内侧，纤维并入下颌神经，经卵圆孔出颅，随下颌神经分布至咀嚼肌、颞肌、翼状内肌、翼状外肌、鼓膜张肌和腭帆张肌。

二、三叉神经痛

三叉神经痛（trigeminal neuralgia，TN）是面颊部三叉神经供应区内的一种特殊的阵发性剧烈疼痛。1756 年由法国 Nicolas Andri 首先报道。由于发作时多数伴有面肌抽搐，故称之为"痛性抽搐"（tic douloureux）。19 世纪初，Charles Bill 对面部的运动与感觉神经分布做了详尽的研究，清楚地分清了三叉神经主司面部感觉，面神经主司面部运动，使本病得以正名为三叉神经痛。

（一）病因与病理

三叉神经痛可分为原发性与继发性，以原发性者居多数。

多数研究认为原发性三叉神经痛病变位于三叉神经的外周，包括三叉神经的后根、半月神经节及其周围分支，在这些部位存在的异常或损伤导致三叉神经痛。可能的病因有：①感染：如病毒感染，这可解释作三叉神经后根切断后，常有该神经供应区内的单纯疱疹出现，表明该神经根有疱疹病毒的感染。②压迫：三叉神经可受到缩窄的神经外膜、较高的岩骨嵴、床突间纤维索带的压迫。③颈动脉管顶壁的缺陷：三叉神经后根、半月节及各分支的腹面与颈动脉接触，受到动脉搏动的影响而产生疼痛。这些损伤导致轴突的高兴奋性，发作性放电产生疼痛，在感觉神经中尤为明显。感觉神经的高兴奋性导致了"后放电"（after discharge）现象。"后放电"由各种内源性刺激诱发，并延伸至刺激间期后，在邻近的神经元间传递，导致电活动的叠加，产生一次阵发性的疼痛。由于神经纤维之间的隔离消失，伪突触形成，伪突触之间电流传递进一步将其放大。三叉神经痛的特征是发作性突发的闪电样疼痛。

一次三叉神经痛发作后存在数秒至数分钟的不应期，此时刺激不能促发疼痛发作，Devor 等认为每次发作后钾离子内流，细胞复极化，产生下一次兴奋的不应期。另外，神经纤维脱髓鞘将导致不应期延长，神经根受压后神经内膜缺血，使得线粒体产生 ATP 障碍，导致一次电冲动发生后细胞内外离子浓度的恢复时间延长，在邻近脱髓鞘区域的神经纤维细胞外液离子电流缺乏，产生电流抵抗。

以前一直认为在 TN 中，没有明显的病变可见。近年的研究发现三叉神经感觉纤维的脱髓鞘和髓鞘再生是主要的病理变化。大多数患者三叉神经根脱髓鞘发生在神经近端或神经根的中枢神经系统部分，由于该部位被邻近的动脉或静脉压迫所致。受压迫部位局部发生脱髓鞘，脱髓鞘后的轴索互相靠近，由于没有胶质细胞隔离，形成伪突触。伪突触之间电流传递进一步将神经冲动放大。在伴有三叉神经痛的多发性硬化患者及血管压迫的患者中，常有三叉神经根受累。这提示了传导轻微触觉的纤维和产生疼痛的纤维在神经根这个区域相距很近，当这个区域的这两种纤维发生脱髓鞘时即可形成伪突触，并传递电冲动。

由于 TN 发作历时短暂，出现突然，没有预兆，停止亦突然，有明显的阵发性，在间歇期间完全正常；用抗癫痫药如卡马西平等均能有效控制或减少发作，很类似癫痫病发作，故有人认为这是一种感觉性痫病，其病变应在中枢。触碰三叉神经分布区域以外的部位，有时甚至是灯光或者噪声偶尔也可促发疼痛的发生，亦表明中枢传导也可能参与其中。Nashela（1966）曾在 TN 患者发作时成功地记录到在脑干（中脑）有痫样放电。但是目前证据尚不足。

继发性 TN 的病因是三叉神经节和后根受到邻近病变的侵犯所造成。常见的有：①脑桥小脑角内的占位病变，如上皮样囊肿（最为常见）、前庭神经鞘瘤、三叉神经鞘瘤、脑膜瘤、血管畸形等。②邻近结构的炎症，如三叉神经炎、蛛网膜炎、岩尖炎、结核等。③颅底骨质的病变，如骨软骨瘤、颅底部转移瘤、颅底骨纤维结构不良症等。④鼻咽癌、中耳癌的转移。⑤多发性硬化症等。

（二）临床表现

TN 常见于 40 岁以上女性，发病率有随年龄增长而增长的趋势。TN 只影响三叉神经的感觉部分，除疼痛外没有其他感觉或运动的障碍。

1. 疼痛的性质　疼痛是阵发性的，起病很快，没有先兆而且很严重。痛被描述为如电击、尖锐的刺痛、像被烧烫的针刺一样，痛区犹如刀割或如撕裂。疼痛的范围可以很广，但从不超出三叉神经分布区域，也不会有面部感觉障碍。严重发作时面肌可因疼痛而抽搐。有的患者常以手掌或毛巾紧按痛区，并用力擦面，以冀求得缓解。亦有在疼痛发作时不断做咀嚼动作。疼痛历时短暂，仅数秒至 1~2min 而即骤然停止。每次发作中均有数阵这样的剧痛，随以短暂的间歇。有时候疼痛之间间隔很短导致患者很难区分每次发作，患者常诉说为持续性疼痛。一般晚间发作较少较轻，但偶亦有通宵达旦，不能入眠者。病的初期发作较少，发作一阵后可有数天至数月甚至数年的缓解期。在此期内患者如常人。随着病程的迁移，发作次数逐渐增多，发作时间延长而发作间歇期缩短，从而严重影响患者的生活、饮食、营养。许多患者的发作周期与气候有关，春冬季节发病较多，低气压、风雨天发作亦多。尽管 TN 有时有较长的间歇期，但没有自愈的可能。

2. 诱发因素及触发点　TN 患者在间歇期，其患侧面部常较敏感，特别是患侧的鼻翼、上唇、下唇、口角、眶下、牙根，上下犬齿等处。这些部位稍加触摸，即可引起一阵闪电般的发作，称之为“触发点”。另外，患者在咀嚼、大声说话、张大口、擤鼻、刷牙、洗脸、饮食、冷热风吹时亦容易引起发作，为避免发作患者不敢洗脸、刷牙，饮食亦有困难。长期如此使患者的个人卫生每况愈下，营养亦受影响。

3. 疼痛的分布　TN 大多为单侧，偶有双侧者，但起病往往不在同时，发作亦有先后。单侧 TN 以下颌支最多，约占60%，上颌支次之，占30%，第 1 支受累者最少见。多支同时发病者以 2、3 支合并疼痛者为多，约占80%，三支合并发病者很少见。一般患者都能用手指正确地将疼痛范围圈出。在患者手指时手指不触及脸部皮肤，唯恐引起发作。这与不典型面痛患者不同，后者常以手指紧紧点压脸部，以表明疼痛位于脸的深部。

4. 体征　TN 患者的体征很少，一般都由于疼痛剧烈使其生活上不便所引起，主要有以下各点：①患者因恐惧发作，不敢洗脸、刷牙、剃须、进食，使面部积垢较多，口腔卫生较差，营养不良，精神萎靡，情绪低落。②长期发作病例由于发作时经常以手抹擦面部，导致面部局部皮肤粗糙、眉毛脱落。③由于起病初期常疑为牙痛，多数患者就诊于牙科，并有多枚磨牙被拔除。④神经系统检查常无阳性体征发现。但病程中如曾做过封闭或射频治疗者，患侧面部可发现有浅感觉的轻度减退、角膜反射减弱或消失。应注意与继发性 TN 作区别。

（三）诊断与鉴别诊断

原发性 TN 凭其典型的面部疼痛发作，疼痛局限于三叉神经分布范围内，面部有触发点，神经系统检查无阳性发现等诊断应无困难。但仍需与下列疾病作鉴别。

1. 不典型面痛（Sluder 病）　疼痛位于面的深部，为持续性钝痛，程度不如 TN 那么剧烈，范围超出三叉神经分布区域，可集中于面部的中央区、眼眶、头后部，甚至背部。发作时有鼻塞、流涕。患者常有精神因素。采用 TN 的药物治疗常不起作用，有的甚至更加重。用棉片蘸以 1% 丁卡因或 4% 可卡因填塞于鼻中甲后部，可获得止痛效果，对鉴别有帮助。

2. 鼻咽癌　可自鼻咽部延伸至颅底，影响及三叉神经而引起面痛。但疼痛常为钝性、持续性。在三叉神经区域内可查到有感觉障碍，并伴有其他脑神经如眼球运动神经障碍。面部无"触发点"。颅底 X 线片可见有骨质破坏，蝶鞍被侵蚀及鼻咽腔有肿块。鼻咽镜检查将有助于鉴别诊断。

3. 牙痛　TN 的早期常被误为牙痛所引起。很多患者都曾就诊于牙科，甚至有将正常的磨牙拔除。但牙痛为持续性疼痛，有牙病根源可见。疼痛性质不像 TN 那么剧烈，脸部没有触发点，一般可以鉴别。

4. 疱疹性疼痛　疱疹初期尚未出皮疹时，有时难以识别。但疼痛为持续性且无明显的间歇期。一旦出现疱疹则可明确诊断。一般疱疹较多影响三叉神经的第一支区。

5. 颅内肿瘤　脑桥小脑（CP）角内的上皮样囊肿、前庭神经鞘瘤、脑膜瘤及血管畸形等常为继发性 TN 的主要病因，疼痛的性质可以与原发性 TN 非常相似。但患者均有神经系统的体征可见，如患侧听力减退、角膜反射消失、面部浅感觉减退、眼球震颤、前庭功能不正常等。头部 CT 或 MRI 检查可以明确诊断。

6. 舌咽神经痛　痛的性质与 TN 十分相似。呈闪电般突然发作，为短暂的阵发性剧烈疼痛伴有短暂的间歇。痛的消失也很突然。但痛的部位主要在咽喉部、舌根、扁桃体窝，有时可累及外耳道。发作与讲话、吞咽等动作有关。用 1% 丁卡因喷涂于咽喉壁可获得暂时缓解，对鉴别诊断有助。

7. 三叉神经病　病史中有近期上呼吸道感染史或鼻窦炎病史。疼痛为持续性，并不剧烈。在三叉神经分支处可有压痛点，面部感觉检查可有减退或过敏。有时可见三叉神经的运动支亦被累及。

（四）治疗

继发性三叉神经痛应针对病因治疗，原发性三叉神经痛的治疗有下列几种。

1. 药物治疗　对原发性三叉神经痛，一般的止痛药物都不能达到止痛的目的，即使是吗啡亦不能止痛。可选用以下各药。

（1）卡马西平：为一种抗惊厥药，作用于网状结构－丘脑系统，可抑制三叉神经系统（脊核－丘脑）的病理性多神经元反射，70%～80%有效。初服每次100mg（1片），每日2次。以后每日可增加100mg，直至疼痛停止。最大剂量可达每日1 000～1 200mg。此药孕妇忌用，使用时需小剂量逐步增加，不良反应有头晕、嗜睡、口干、恶心、皮疹、消化道障碍、血白细胞减少等，停药后可恢复正常。中毒剂量可产生共济失调、复视、再生障碍性贫血、抽搐、昏迷、肝功能损害、心绞痛及精神症状。

（2）奥卡西平：为卡马西平10－酮基的结构类似物。奥卡西平以及体内代谢的单羟基衍生物可以阻断电压依赖性钠通道，从而阻止病灶放电的散布。开始剂量为300mg/d〔或8～10mg/（kg·d）〕，分2次给药，以后可每隔1个星期增加每日的剂量，每次增加剂量不要超过600mg。维持剂量范围在300～1 200mg/d之间。其与卡马西平交叉过敏反应为25%～30%，过敏也可发生在无卡马西平过敏史的患者，一旦发生需立即停药。老年患者使用时需注意低钠血症。

（3）苯妥英钠：亦为一种抗痫病药物，早年不少学者都认为三叉神经痛是一种感觉性痫样放电，而苯妥英钠对突触传导有显著的抑制作用，使用以后确有一定效果，但缺乏大型RC1研究的证实。常用剂量为0.1g，每日3次口服。如无效可加大剂量至每日4次，或每日增加25～50mg。也可与其他抗癫痫药如苯巴比妥、氯丙嗪、氯氮平等合用，以提高疗效。

（4）加巴喷丁：是γ氨基丁酸（GABA）的衍生物。第一次睡前服300mg。以后每日增加300mg，分3次口服，剂量随疗效而定，维持量为每日1 800～3 600mg。肾功能不良者须减少剂量。

（5）拉莫三嗪：是一种电压性的钠离子通道阻滞剂，此药需从极小剂量缓慢增加，否则易致皮疹，一旦发生需停药。维持量为200～400mg/d。可与卡马西平联用。不良反应的报道包括头痛、疲倦、皮疹、恶心、头晕、嗜睡和失眠。

其他可选用的药物：巴氯芬片50～80mg/d，对多发性硬化所致的三叉神经痛有一定效果；普瑞巴林150～600mg，每日2次口服，可有一定效果，但缺乏大型RCT研究的证实。

中药可选用七叶莲，其为木通科野木瓜属草本植物，又名假荔枝。片剂每片0.4g，每次2～4片，口服，每日4次。既往报道止痛效果约60%，可与苯妥英钠、卡马西平等药合用。

2. 外科治疗　主要从以下三个部位进行干预：①周围神经：从半月神经节远端到特定触发点；②半月神经节；③半月神经节后感觉神经根。外科治疗方法中仅微血管减压术可以保存三叉神经的功能，其他方法均为破坏性的或销毁性的。分述如下。

（1）周围神经外科治疗

1）周围支切除术或抽出术：由于周围神经支再生较快，疗效短，目前均已弃用。

2）三叉神经节后感觉根部分切断术：这是较早年采用的经典手术，始于20世纪的二三十年代、主要的有经颞和枕下两种手术入路。目前已少用。

3）神经封闭治疗：将药物注射到三叉神经的分支上。使之破坏，以达到阻断其传导作用。注射后面部感觉减退，从而达到止痛的效果。注射的药物有无水乙醇、酚、热水、甘油等。目前均推荐甘油，因其疗效较持久。可封闭三叉神经的各分支，如下额神经、眶下神经、眶上神经、颌孔神经等。因其疗效期短，一般仅1～6个月，并缺少RCT研究的证据支持，除应用于眶上神经痛外，其他神经分支的疼痛均已少用。

（2）半月神经节治疗：半月神经节疗法是给手患者深度镇静或短暂全身麻醉后，经皮通过卵圆孔将穿刺针插入三叉神经节，可以通过加热损毁半月神经节（射频热凝疗法），也可注入甘油，或使用球囊压迫。目前尚缺乏 RCT 研究或仅有很少的前瞻性队列研究来观察患者预后。90%以上患者手术后可以马上缓解疼痛，但是效果逐渐减小，约50%的患者5年后疼痛复发。这种方法患者的死亡率很低，但由于是破坏性手术，术后40%的患者存在轻微麻木感。三叉神经第一支受累则可能出现眼部症状，如角膜麻木、角膜炎。脉冲式射频热凝疗法是在半月神经节水平发放脉冲式电流而不是持续性电流进行射频热凝，这种方法可以减少术后感觉缺失，但是患者疼痛缓解情况较传统的射频热凝疗法差。

1）三叉神经半月节封闭：将药物注射到半月节处，以破坏节内感觉神经细胞。此法疗效较持久，但注射技术较难，注射药物目前较多推荐甘油。

甘油注射前先给患者肌内注射地西泮 10mg。穿刺采用前路法（Hakanson 法），在针尖抵达颅中窝底后，调整针尖方向！使通过卵圆孔，进入 1～1.5cm，拔出针芯，当无脑脊液流出，注入1%丁卡因 O.2ml，1min 内患者会感到注射侧三叉神经区域麻木，证明针尖已达到 Meckel 囊内。此时让患者坐起，头部前倾，缓慢注入纯甘油 0.4～0.5ml，拔针，并局部压迫 5min，以防止皮下出血。然后根据患者疼痛部位嘱患者保持头位前倾30°～80°。第3支疼痛患者头前倾30°～40°，第1支疼痛患者头前倾40°～80°，保持此头位 1h 左右。

甘油为一种黏度较大的化学剂，注射到半月节后能逐渐破坏痛觉细胞，其止痛作用需数小时至数天才能显示。优点是操作简单、可反复注射，适于不能耐受手术和药物治疗的患者。甘油神经根阻滞术的成功依赖于穿刺位置的精确。复发率高，疼痛复发可能与损伤区髓鞘重新修复形成有关。

适应证主要为：①经药物治疗无效者；②患者拒绝手术治疗，而药物治疗效果又不明显者；③患者身体健康情况不适合做手术者，如年龄过高，有严重心、脑血管疾病及多脏器功能不全者；④因剧烈疼痛影响患者进食及休息，致身体极度衰弱，可作过渡性封闭治疗，为手术治疗创造条件；术前作封闭治疗使患者能习惯于手术后肘面部异样感觉；⑤作为鉴别诊断之用，对临床表现不典型的病例可作封闭治疗，以与其他面部疼痛情况鉴别。

2）经皮半月节射频热凝疗法：为 Sweet 及 Nugent（1972）首先应用。在 X 线荧屏监视下或在 CT 导向下将射频针经皮穿刺入三叉神经节处，用射频发生器加热，使针头处加热达 65～75℃，维持 1min。传导疼痛的无髓鞘细纤维在 70～75℃ 时就发生变性，而传导触觉的有髓鞘粗纤维则较能耐受更高的温度，在控温条件下可只损伤痛觉纤维而不损伤触觉纤维。此温度可选择性地破坏半月节后无髓鞘的 A、C 细纤维（传导痛温觉），保留有鞘的 Aa 及 β 粗纤维（传导触觉），疗效可达 90% 以上。因其手术操作简便、安全、效果良好，并发症少，适用于年老体衰有系统性疾患，或不能耐受手术者。射频治疗后的患区麻木感是常见的并发症。如三叉神经中的运动根受损，出现张口受限和咀嚼无力。其他并发症包括角膜炎、复视、带状疱疹等。长期随访复发率21%～28%。但复发后重复应用仍可有效。触觉部分消失者术后复发率高，触觉完全消失者术后复发率低。

（3）半月神经节后感觉神经根术

1）三叉神经微血管减压术：又称 MVD（microvascular decompression），是由 Jannetta（1966）首先报道。手术是在显微外科技术下进行。他发现在三叉神经根进入到脑桥处（又称神经根入口处，Root entry zone，REZ），经常可发现有血管袢的压迫，使神经根受累，认为这是引起三叉神经痛的原因。

三叉神经根 REZ 的异常血管大多为小脑上动脉或其分支（占 80.6%），于脑桥前压迫三叉神经根进入区引起三叉神经 2、3 支或 2 支的疼痛，如果自外侧方压迫三叉神经进入区，则引起三叉神经 2 支或 1、2 支疼痛。其他有小脑前下动脉（8.1%）、小脑上动脉及小脑前下动脉（7.6%）、基底动脉（1.1%）、小脑后下动脉（0.3%）、无名动脉（2.2%）。另外也有静脉的压迫，压迫来自神经内侧或神经外侧的神经根前部的背根进入区，引起典型的 2 支疼痛。

微血管减压术需要在耳后区域行枕下乙状窦后入路，暴露三叉神经，寻找异常血管，移开压迫三叉神经的血管，充分游离神经根，采用减压材料如涤纶片、Tefflon 毡（及明胶海绵）等由神经根近端向远端垫隔于血管与神经之间，隔开血管和神经，垫片位于两者之间。Sindou M 报道 362 例首次接受微血管减压术治疗的三叉神经痛患者，术后 1 年 91% 的患者疼痛完全缓解，15 年随访疼痛完全缓解率仍达 73.38%。目前这一手术已确定为三叉神经痛的推荐治疗，可以使患者获得最长时间的疼痛缓解，是治疗三叉神经痛唯一的非破坏性，但也是侵入性最大的手术。与外科手术有关的死亡率为 0.2% ~ 0.5%。术后并发症较少，包括术后面部感觉异常或减退、早期的脑脊液漏、颅内血肿、无菌性脑膜炎、复视以及面听神经功能障碍。

2）伽马刀治疗：目标结构为三叉神经根的 REZ，照射部位、照射剂量尚有待统一。多数将放射线聚焦投射于三叉神经出脑干至进入 Meckel 腔段，单一等中心剂量照射，最大剂量 10 ~ 90Gy，超过 90Gy 容易造成三叉神经功能障碍。术后三叉神经痛的缓解程度和持续时间各异，部分患者的疼痛延迟到手术后数月才缓解。早期缓解率为 53%，2 年复发率为 15.4% ~ 25.7%。并发症少见，术后 6 个月可出现感觉缺失。适于老年患者，尤其是不能耐受手术的高龄患者。

二、三叉神经麻痹

（一）先天性三叉神经麻痹

先天性三叉神经麻痹（congenital trigeminal anesthesia）非常罕见。主要症状为婴、幼儿时出现严重角膜溃疡，需要给予眼罩或缝合眼睑。角膜溃疡可随年龄增长好转。本病主要有三个亚型，即单独三叉神经麻痹、三叉神经麻痹伴随间质发育异常、三叉神经合并其他脑神经麻痹。

单独三叉神经麻痹患儿，多为双侧三叉神经受累，具有常染色体显性遗传特征。角膜溃疡发生在 10 ~ 12 个月龄。推测病因为三叉神经核团发育不全，但缺少病理证实。

三叉神经麻痹伴随间质发育异常为先天性三叉神经麻痹合并 Goldenhar 综合征或 Mobius 综合征。Goldenhar 综合征又名眼 - 耳 - 脊椎发育异常综合征，患儿出生后即有程度不等的听力障碍、半侧颜面短小、口面裂、颌发育不良以及皮样瘤、视力障碍等眼部表现。男性新生儿多见，多为散发病例，偶可表现常染色体显性遗传特征。Mobius 综合征包括先天性面神经麻痹和水平凝视障碍。尸检发现患者脑神经核团正常，肌肉异常，提示间质发育不良可能是主要病理改变。

先天性三叉神经麻痹合并其他脑神经麻痹者非常罕见，往往提示脑桥内部局灶性损伤。

（二）继发性三叉神经麻痹

外伤、肿瘤、中毒、外科手术等众多原因均可导致继发性三叉神经麻痹。主要表现为面部感觉减退、角膜反射迟钝和（或）伴有嚼肌、颞肌无力或萎缩。临床表现依据病损原因和部位不同有所差别，有助于定位和定性。最常见病因为水痘带状疱疹病毒感染和外伤，其他常见病因包括桥小脑角肿瘤、颈部肿瘤、麻风病等。鼻咽癌转移浸润三叉神经感觉支可导致剧烈持续性的神经痛，经常合并有其他相邻部位的脑神经麻痹。下颌麻木综合征（numb chin syndrome，NCS），以单侧下颌麻木为主要表现，如排除下颌骨损伤、含牙囊肿等齿科疾病，常常提示转移性肿瘤，以淋巴瘤和乳腺癌常见。治疗黑热病的二脒替、麻醉药三氯乙烯等均能引起双侧三叉神经感觉支为主的受累，偶可伴有运动支受累。化疗药奥沙利铂可导致与剂量相关的急性口周感觉异常、神经性肌强直，可演变为感觉性神经病。

不同部位损伤的临床表现如下所述。

1. 三叉神经核损伤　病因为脑干出血、脑干梗死、多发性硬化及延髓空洞症、炎症以及肿瘤。不同核团损伤可出现相应感觉和咀嚼功能障碍。三叉神经感觉主核，位于中脑中部被盖的背外侧区，主司触觉和两点辨认觉，如损伤三叉神经感觉主核可引起触压觉丧失而痛温觉正常；三叉神经脊束核位于中脑到脊髓上段，主司痛温觉；若病变损及脊束核则出现痛温觉丧失而面部触压觉正常。脊束核与面部感觉分布呈"洋葱皮状"。三叉神经中脑核，主司颞肌和嚼肌的本体觉；三叉神经运动核，位于中脑，主司咀嚼肌，还支配腭帆张肌和鼓膜张肌。三叉神经运动核受对侧皮质支配，核上性损害不产生咀嚼功能障碍，如核性损害则影响同侧咀嚼功能。

2. 三叉神经根部损伤　指三叉神经离开脑干到进入半月神经节段。如完全损伤可出现损伤侧面部感觉消失和咀嚼障碍，如不全损伤可出现面部相应区域感觉障碍，运动支不受累时则无咀嚼障碍。

3. 半月神经节损伤　半月节完全损伤可使三叉神经的功能全部丧失，即同侧颜面部、口腔的感觉及咀嚼肌的功能。由于半月节内三叉神经纤维排列顺序由里到外，即第1支纤维靠内，其次为第2支，第3支纤维靠外。因此，根据三叉神经分布区的感觉检查可判定半月节损伤的部位和程度。

4. 三叉神经外周支损伤　第1支损伤，可出现同侧额部、角膜的感觉减退或消失。如第1支完全损伤，由于角膜不能感觉外来刺激产生角膜反射及瞬目反应，多会发生角膜溃疡而导致失明，需予注意。第2支损伤后主要产生同侧面颊部感觉减退或消失。第3支损伤则发生同侧颏部感觉减退或消失。第2、第3支损伤后还可出现口腔内相应区域感觉减退或消失。外伤造成三叉神经外周支损害，如未完全离断，多数患者可在数月后恢复三叉神经功能。离断后如三叉神经对位良好，相当一部分患者的功能也能得到恢复。

诊断时需根据临床表现、详细的三叉神经功能检查，结合相关辅助检查，明确三叉神经损伤的部位和程度，继而甄别引起继发性三叉神经麻痹的病因，如肿瘤、炎症、血管病变、损伤等，从而选择进行手术或药物治疗。继发性三叉神经麻痹的治疗效果，主要取决于损伤原因和程度，以及解除病因的措施是否及时和有效。

如各种病变压迫三叉神经根、半月节或外周分支，解除压迫后三叉神经能在一定程度上恢复功能。可辅以采用神经生长因子、B族维生素、理疗、针刺及血管扩张剂等，有助于神经再生和功能恢复。核性、神经根及半月节的完全性损害造成的三叉神经功能障碍多为不完全损害，较难恢复，需解除病因并进行积极相关治疗，以保留或恢复三叉神经的功能。由于三叉神经外周支再生能力较强，三叉神经外周支损伤，特别是外周支离断，多数在半年和一年时间左右其功能可有不同程度的恢复。

（三）特发性三叉神经病

特发性三叉神经病（idiopathic trigeminal neuropathy，或称 idiopathic trigeminal sensory neuropathy）是一种少见疾病。临床上表现为一侧面部仅限于三叉神经分布区域的感觉障碍，不伴有其他神经障碍。良性病程，大多慢性。经数月或数年趋向恢复正常。偶见双侧性病变。

多数病例发病缓慢，出现一侧面部进行性感觉丧失，在感觉丧失之前可有感觉异常症状；时常伴发同侧一半舌头的烧灼感。感觉丧失通常从上唇及鼻孔周围开始，然后缓慢扩展，多在数月内波及面颊、下颚及口腔内部。痛觉障碍可较触觉障碍更为严重。第 2 支与第 3 支的发病率大致相等，第 1 支较少被累及。鼻孔与上唇可以发生无痛性溃疡。

少数病例急性起病，有的伴发面部疼痛，咀嚼肌很少被累及；可能出现眼睑下垂或颈交感神经麻痹综合征。一部分病例在 4、5 个月之内完全恢复，但亦有经 2 年之久毫无恢复者。

本病的病因和病理不明。有研究发现全身性红斑狼疮等结缔组织病中出现三叉神经病，亦有提出血管压迫半月神经节。个别患者起病前有牙源性败血症，或进行过牙科治疗、有鼻窦炎史，怀疑局灶轻度慢性炎症上调了组织相容性抗原 II，导致半月神经节炎症所致，但缺少病理证实。

诊断时需排除导致三叉神经感觉支受累的任何继发性因素，如鼻咽癌、三叉神经节或神经根的神经瘤、脑膜瘤、脑桥肿瘤与脑桥部小的梗死以及多发性硬化等。

本病无特效治疗方案，可考虑予以对症治疗，如大量维生素 B 族、局部按摩、理疗及针刺疗法。亦有报道阿米替林可有效改善麻木症状。

（四）三叉神经节肿瘤

三叉神经半月节肿瘤约占颅内肿瘤的 0.2%。起源于三叉神经髓鞘的施万细胞，生长缓慢，诊断时多数直径已达 2.5cm 以上。常见囊性变和出血坏死，有包膜，属脑外肿瘤，但易与硬膜或海绵窦粘连。半数起源于三叉神经半月节，居颅中窝的硬膜外，生长缓慢，可向海绵窦及眶上裂扩展。四分之一起源于三叉神经根，居颅后窝的硬膜内，可侵犯周围脑神经。另四分之一为哑铃形生长，位于颞骨岩部尖端，跨越颅中窝、颅后窝的硬膜内外。除三叉神经鞘瘤，其他常见的有神经节细胞瘤、脊索瘤以及神经纤维瘤病 2 型。

多见于中年患者。临床表现多样，首发症状均为三叉神经分布区疼痛、麻木等，其中三叉神经痛常不典型，持续时间长。肿瘤侵犯海绵窦出现相应症状。肿瘤位于后颅窝导致听力下降、耳鸣、共济失调等症状。晚期出现颅高压和视盘水肿。

影像学表现主要为颅中窝和颅后窝交界处可见卵圆形或哑铃形肿块；有强化，较小的实性者呈均一强化，囊性变者呈环状强化；周围一般无脑水肿；中颅窝三叉神经瘤压迫鞍上池与海绵窦，后颅窝三叉神经瘤压迫桥小脑角与第四脑室；可有颞骨岩部尖端破坏。需与听神经瘤以及脑膜瘤相鉴别。

一旦明确诊断需要手术。在临床和影像学上难以鉴别是否恶性，需要病理证实。如为神经纤维瘤病 2 型，则不宜手术。

（常文广）

第五节　面神经病

一、面神经解剖

面神经为混合性神经，含有四种纤维成分：①躯体运动纤维（为面神经的大部分）起于脑桥的面神经核，支配除了咀嚼肌和提上睑肌以外的所有面肌的运动。面上部各肌（额肌、皱眉肌及眼轮匝肌）的神经元接受双侧皮质脑干束的控制，面下部各肌（颊肌、笑肌等）的神经元只接受对侧皮质脑干束的支配。②内脏运动纤维（副交感）起于脑桥的上泌涎核，在翼腭神经节和下颌下神经节换元后的节后纤维分布于泪腺、下颌下腺、舌下腺及鼻和颌部的黏膜腺，控制其分泌。③内脏感觉纤维（味觉纤维），其神经元胞体位于面神经管内的膝状神经节，周围突分布于舌前 2/3 黏膜的味蕾，中枢突则终止于脑干孤束核。④躯体感觉纤维传导耳部皮肤的躯体感觉和面部肌的本体感觉至脑干的三叉神经脊束核。

面神经由较大的运动根和较小的混合根，也称中间神经两个根组成，两个根自脑桥小脑角出脑，两根合成一干，穿内耳道底进入面神经管，先水平前行，再垂直下行由茎乳孔出颅。

面神经病损后可出现相关的症状与体征。由于面神经与中间神经的解剖特点，病损部位不同，所出现的症状亦有差异，有助于定位诊断。面神经核以上至其大脑皮质中枢（中央前回下 1/3）间的病损所引起的面肌瘫痪为核上性面瘫，或称中枢性面瘫。其特点为：①病损对侧面下部肌肉瘫痪；②常伴有面瘫同侧的肢体偏瘫；③无味觉、涎液分泌障碍。面神经核及面神经病损所引起的面瘫称周围性面瘫。其特点为：①病变同侧所有的面肌均瘫痪；②如有肢体瘫痪常为面瘫对侧的肢体受累，例如脑干病变而引起的交叉性瘫痪；③可以有患侧舌前 2/3 的味觉减退及涎液分泌障碍。

引起中枢性面瘫最常见的病因是大脑半球脑梗死、脑出血、肿瘤等。引起周围性面瘫最常见的病因有面神经炎（Bell 麻痹）、脑桥小脑角肿瘤、脑干梗死、出血、肿瘤及炎症等。

二、面神经麻痹

（一）面神经炎

面神经管内急性非化脓性炎症，引起周围性面神经麻痹，或称贝尔（Bell）麻痹。

1. 病因与病理　病因未明。一部分患者在局部被风吹或者着凉后发病，可能与局部营养神经的血管受冷而发生痉挛有关，导致面神经分布区域缺血、水肿、受压而发病。一部分患者与病毒感染有关，如疱疹病毒等。病理变化早期主要为面神经水肿，髓鞘或轴突有不同程度的变性，以在茎乳突孔和面神经管内的部分为显著。部分患者乳突和面神经管的骨细胞也有变性。

2. 临床表现　任何年龄均可发病，以 20～40 岁最为多见，男性多于女性，绝大多数为一侧性。通常呈急性起病，一侧面部表情肌突然瘫痪，于几小时或数天内达到顶峰。在起病前几天可有同侧耳后、耳内、乳突区的轻度疼痛。多数患者往往于清晨洗脸、漱口时突然发现一侧面颊动作不灵、嘴巴歪斜。患侧面部表情肌完全瘫痪者，额纹消失，眼裂扩大，鼻唇沟平坦、口角下垂，露齿时口角歪向健侧。患侧面部不能做皱额、蹙眉、闭目、鼓气和撅嘴等动作。闭目时，因眼球转向上方露出角膜下缘的巩膜，称为贝尔（Bell）现象。鼓颊和吹口哨时，患侧口唇不能闭合而漏气。进食时，食物残渣滞留于病侧的牙颊间隙内，并常有口水自该侧淌下。泪点随下睑外翻，泪液不能按正常引流而外溢。患侧的角膜反射减弱或消失，面部感觉检查完全正常。

除上述症状外，还可因在面神经管中的被侵部位不同而出现一些其他症状。如面神经受损在茎乳突孔以上而影响鼓索神经时，有患侧舌前 2/3 味觉障碍。如在发出镫骨肌分支以上处受损，则有味觉损害和听觉过敏。膝状神经节受累时，除有面神经麻痹、听觉过敏和舌前 2/3 的味觉障碍外，还有病侧乳突部疼痛，以及耳郭部和外耳道感觉减退，外耳道或鼓膜出现疱疹，构成 Ramsay – Hunt 综合征（急性带状疱疹病毒感染所致）。

面神经麻痹如不恢复或不完全恢复时，常可产生瘫痪肌的挛缩、面肌痉挛或联带运动，成为面神经麻痹的后遗症。瘫痪肌的挛缩表现为患侧鼻唇沟加深、眼裂缩小，常易误将健侧认为是患侧。但若让患者作主动运动，如露齿时，即可发现挛缩侧的面肌并不收缩，而健侧面肌收缩正常。面肌痉挛为患侧面肌发生不自主的抽动。常见的联带运动是当患者瞬目时即发生患侧上唇轻微颤动；露齿时患侧眼睛就不自主闭合；或试图闭目时，患侧额肌收缩；更有在进食咀嚼时即有患侧眼泪流下（鳄泪征），或出现颞部皮肤潮红、局部发热、汗液分泌等现象。这些情况可能是由于病损后神经纤维再生时长入邻近的属于其他功能的神经鞘细胞膜管道中所致。面神经麻痹恢复后，少数病例可复发。

3. 诊断与鉴别诊断　根据本病的起病形式和临床特点，诊断并不困难，主要需与能引起周围性面肌瘫痪的其他疾病相鉴别。

（1）吉兰 – 巴雷综合征：可有周围性面神经麻痹，但常为双侧性。其典型的临床表现有前驱感染史，对称性的肢体运动和感觉障碍，四肢下运动神经元性瘫痪，末梢型感觉障碍，及脑脊液中有蛋白质增加而细胞数不增加的蛋白质细胞分离现象。

（2）腮腺炎或腮腺肿瘤、颌后的化脓性淋巴结炎：均可累及面神经而引起患侧周围性面瘫，因有原发病的局部体征不难鉴别。

（3）颅后窝病变：如桥小脑角肿瘤、颅底脑膜炎及鼻咽癌颅内转移等原因所致的面神经麻痹，多伴有听觉障碍、三叉神经功能障碍及各种原发病的特殊表现。脑桥病变如梗死或出血、肿瘤、炎症等所致面神经麻痹常伴有面神经核邻近的脑神经核或长束受损，例如伴有患侧三叉神经、展神经麻痹和对侧肢体偏瘫等体征。

（4）大脑半球病变：例如脑梗死、脑出血和脑肿瘤等出现的中枢性面瘫仅仅限于病变对侧下面部表情肌的运动障碍，而上面部表情肌运动如闭眼、皱额则仍正常，且伴有肢体偏瘫，不难鉴别。

（5）Lyme 病：面神经麻痹也可由蜱感染引起，但此病常有发热、肌肉痛、慢性游走性红斑等症状。根据流行病学资料和血清学检验可证实。

4. 治疗　治疗原则是立即采取措施改善局部血液循环，促使局部水肿、炎症的消退，以免面神经进一步受损，并促进面神经功能的恢复。尚需保护病侧暴露的角膜免受损害或感染，防止瘫痪肌被健侧面肌过度牵拉等。

（1）药物治疗：可选用以下药物。

1）激素：口服泼尼松，每日总量 30mg，于起病早期短期应用 1～2 周。也可以静脉滴注地塞米松 5～10mg/d，连用 7d，后继以口服泼尼松。

2）地巴唑：每次 10mg 口服，每日 3 次。

3）呋喃硫胺：每次 25mg 口服，每日 3 次。

4）维生素 B_{12}：500μg，肌内注射，每日或隔日 1 次。

（2）理疗：于急性期在茎乳突孔附近部位给予热敷，或给予红外线照射，或短波透热，有利于改善局部血液循环，消除水肿，并能减轻局部疼痛症状。

（3）体疗：患者自己对镜用手按摩瘫痪的面肌，每日数次，每次 5～10min，可促进局部血液循环，并可减轻瘫痪肌受健侧的过度牵引，是简便而有效的体疗方法。当神经功能开始恢复时，患者可以对镜练习瘫痪侧面肌的随意运动，加速瘫痪肌的早日康复。

（4）针灸疗法：可用于辅助治疗。

（5）保护因面瘫而暴露的角膜及预防结合膜炎：可采取眼罩、滴眼药水、涂眼药膏等方法。

（6）手术治疗：对肯定面神经功能不能恢复的某些病例，可考虑做面－副神经或面－膈神经吻合术。将面神经的远端与副神经或膈神经的近端吻合，使副神经或膈神经的神经纤维长入面神经远端及其支配的肌肉，以恢复面肌功能。手术的主要目的是恢复瘫痪面肌的张力，使安静时面部外形能对称。其随意动作则需经练习、锻炼才能进行，表情动作更难以建立。由于此种手术疗效尚不甚肯定，且吻合术还需牺牲其他运动神经（如副神经、膈神经）功能，所以不宜广泛采用。也有人主张于早期或病后 5～7 周时面神经功能尚未恢复或面神经瘫痪复发的病例作面神经管减压术，但其疗效并不肯定。

5. 预后　取决于病情严重程度及处理是否及时适当。约 75% 的病变在 1～3 个月内恢复。在发病后 2 周做面神经的电兴奋性测验，对于预后的估计有帮助。轻症病例多无变性反应，经过 2～3 周后即开始恢复，于 1～2 个月内可恢复。呈部分变性者，需 3～6 个月恢复。若 2 个月后仍有完全变性反应者，则恢复需半年以上或者不能恢复。

（二）先天性面神经麻痹（Mobius 综合征）

Mobius 综合征由 Von Graefe 在 1880 年首先报道，德国学者 Mobius 于 1888 年报道了伴有两侧外展神经麻痹的先天性双侧面神经麻痹患者，并提出该病系脑神经发育不全所致，从此命名为 Mobius 综合征，又称先天性眼面麻痹。

1. 病因与发病机制　尚未明确。大多认为是局部脑神经核及神经发育不良所致。可能与母亲妊娠 4～6 周受外界有害因素的影响，如孕期患病、用药、感染、酗酒等导致胚胎发育早期有关部位缺血、发育不良。遗传因素也起一定作用，具体染色体的异常各文献报道不一。

发病机制方面，外胚叶学说认为该病主要是脑神经核发育不良或受损，其中面神经和外展神经区域受损最为严重。也有人认为这不能解释同时存在的成骨障碍及血管肌肉的畸形，提出中胚叶发育缺陷学说。

2. 临床表现　该病是一种罕见的先天性神经系统疾病，男性多于女性，出生后不久即可发现症状，病程为非进展性。以双侧或单侧面瘫和眼球外展受限为主要症状。如是双侧周围性面瘫，则呈假面具面容，眼裂不能闭合，口不能紧闭，不能做蹙额、皱额、鼓腮、露齿等动作。两侧外直肌瘫痪，内直肌收缩相对增强，眼姿为内收位。两眼垂直运动正常，辐辏反射正常。常伴有其他脑神经的先天性异常，如动眼、三叉、舌咽、迷走、副及舌下神经。除脑神经外，可同时伴有颅面畸形、肌肉畸形、四肢骨骼畸形、牙齿畸形和智力减退。有些患者有指（趾）细长呈蜘蛛状，或多指（趾）、并指（趾）、指（趾）缺少、趾间粘连等；有些有颈、胸、臂、唇和舌肌萎缩或发育不全；有些患者智力低下。

3. 诊断与鉴别诊断　根据先天性周围性面神经麻痹和双眼外展受限并伴有其他畸形应考虑本病。

需与吉兰 – 巴雷综合征、产伤引起的面神经损害、脑干肿瘤等鉴别。

4. 治疗　本病无特效疗法。只能对症处理，可对眼睛、面部和肢体等身体各部分的畸形进行相应的矫正术。

（三）遗传性家族性面神经麻痹

是一罕见疾病，国内外均有数例家系报道。为常染色体显性遗传，一个家系几代中可有数人发病，表现为反复发作的面神经麻痹，单侧或两侧交替出现，治疗有效。

有人将遗传性家族性面神经麻痹与 Mobius 综合征等同，但目前的病理研究已证实两者是不同的临床疾病，有各自不同的病理改变。家族性面神经麻痹患者的面神经核神经元数量显著减少，未观察到神经元变性坏死以及神经胶质增生或钙化，脑与其他相关结构未见异常，皮质脊髓束发育正常。而 Mobius 综合征属于更为复杂的脑干发育不全的先天性疾病，有后颅窝异常，并累及贯穿其中的神经束，表现为神经元变性和其他先天性脑部异常。

（四）复发性口 – 面水肿症

复发性口 – 面水肿症又称梅 – 罗综合征（Melkersson – Rosenthal 综合征，MRS），是一种罕见的神经、皮肤黏膜疾病，是复发性面神经麻痹的一种少见病因。MRS 由 Melkersson 在 1928 年首先报道，当时仅把唇面部水肿及反复发作的面瘫作为该病的临床特征，1931 年 Rosenthal 将皱襞舌列为该综合征的第三个主要临床表现。

1. 病因与病理　目前本病的病因不明，研究提示其可能与自身免疫紊乱、感染、过敏、局部创伤等因素有关。亦有研究认为其与遗传因素有关，并将致病基因定位于 9p11，属常染色体显性遗传。此病与免疫功能紊乱相关，活检显示在病变组织浸润的淋巴细胞中，T 细胞聚集成灶或弥漫分布现象较 B 细胞明显，其中 T4 细胞明显多于 T8 细胞。免疫球蛋白标记 IgA 阴性，IgG 弱阳性，IgM 弥漫阳性，故此病的局部免疫反应是以 T4 细胞为主的细胞免疫反应，T8 细胞和 B 细胞及体液免疫在某种程度上也参与其中。

病理上，MRS 患者的病变组织活检显示镜下组织水肿，淋巴管扩张，血管周围可见淋巴细胞、浆细胞及组织细胞浸润，并可出现组织纤维化及朗格汉斯细胞。非干酪样上皮细胞肉芽肿为该病典型的病理改变，若未见也不能排除该病，因肉芽肿的形成与消退与临床表现不完全一致。

2. 临床表现　MRS 可发生于任何年龄，最常见于 20 ~ 40 岁，无明显性别和种族差异，可呈家族性及散发性存在。多数患者以口面部水肿为首发症状，水肿常为无痛、非凹陷性，多局限于口唇周围，尤以上唇为主，眼睑、鼻部、面颊和下唇也可受累。口面肿胀多发生于周围性面瘫之前，但也有之后或两者同时发生。MRS 出现周围性面瘫很常见，可为单侧、双侧或两侧交替。皱襞舌见于大部分患者，为先天性。该病的特征性临床表现为复发性周围性面瘫，复发性唇、面部水肿及皱襞舌。这三主征可同时出现，或分别出现在病程的不同阶段。同时出现者为完全型，较少见。若有三主征中任意两种或只有一种主要症状加上典型病理结果（非干酪样上皮细胞肉芽肿）为不完全型。除三主征外，MRS 其他相关症状有三叉神经痛、精神障碍、视觉障碍、角膜炎、偏头痛等。由于多数患者不能同时表现出全部特征性的症状,有时诊断比较困难。

3. 诊断与鉴别诊断　对于反复发作的唇、面部水肿、周围性面瘫及皱襞舌的患者应考虑到复发性口-面水肿症的可能,拟诊为该病的患者都应行病理检查以明确诊断。

临床上需与脑膜炎、肿瘤引起的多脑神经损害,口腔疾病,淋巴管炎,面神经炎,Lyme 病,Guillain-Barre 综合征,急性过敏反应,接触性皮炎,传染性肉芽肿,唇神经纤维瘤,肉样瘤病的口腔表现等鉴别。

4. 治疗　国内外多数研究认为局部或全身应用糖皮质激素有效。早期治疗效果好,病程长、复发次数多者治疗效果较差。对于反复发生面瘫及水肿严重的患者,应尽早行面神经减压术。

三、面肌抽搐

面肌抽搐又称偏侧面肌痉挛(hemifacial spasm),为阵发性偏侧面肌的不自主抽搐。通常抽搐仅限于一侧面部,无神经系统其他阳性体征。

(一)病因

发病原因不明,有人推测面肌抽搐的异常神经冲动可能是面神经通路上某些部位受到病理性刺激的结果。其中部分患者可能是由于椎-基底动脉硬化性扩张或动脉瘤压迫,有的是正常血管变异压迫,有的是面神经炎后脱髓鞘变性以及桥小脑角肿瘤、炎症所致。

(二)临床表现

原发性面肌抽搐患者多数在中年以后起病,女性较多。开始时多为眼轮匝肌间歇性抽搐,逐渐缓慢地扩散至一侧面部的其他面肌。抽搐的程度轻重不等,可因疲倦、精神紧张、自主运动而加剧。入睡后抽搐停止,两侧面肌均有抽搐者甚少见。若有,往往一侧先于另一侧受累。少数患者于抽搐时伴有面部轻度疼痛,个别病例可伴有头痛,患侧耳鸣。神经系统检查除面部肌肉阵发性抽搐外,无其他阳性体征发现。少数病例于病程晚期可伴有患侧面肌轻度瘫痪。

根据面肌抽搐的强度,Cohen 和 Albert 的强度分级将其分为 5 级。0 级:无痉挛;Ⅰ级:外部刺激引起瞬目增加;Ⅱ级:眼睑、面肌轻微颤动,无功能障碍;Ⅲ级:痉挛明显,有轻微功能障碍;Ⅳ级:严重痉挛和功能障碍。

本病为缓慢进展的疾病,一般不会自然好转,如不给予治疗,部分病例于晚期患侧面肌瘫痪,抽搐停止。

(三)诊断与鉴别诊断

根据本病的临床特点为阵发性,一侧面肌抽搐而无其他神经系统阳性体征,诊断并不困难。肌电图上显示抽搐的面肌有肌纤维震颤和肌束震颤波。脑电图检查正常。头颅 MRTA 检查在一部分患者可能发现椎动脉、基底动脉系统血管变异、动脉扩张等病变,造成对面神经的压迫。

需与下列疾病鉴别:

1. 继发性面肌抽搐　桥小脑角肿瘤或炎症、脑桥肿瘤、脑干脑炎、延髓空洞症、运动神经元疾病、颅脑外伤等均可出现面肌抽搐,但往往伴有其他脑神经或长束受损的表现。面肌局限性抽搐亦可能是部分性运动性癫痫，其脑电图上可有癫痫波发放，可以鉴别。

2. Meige 综合征　表现为双眼睑痉挛，可伴口、面部对称性不规则多动，常见于老年人。

3. 三叉神经痛　为面部阵发性短暂的剧烈疼痛，疼痛严重时可伴有面部肌肉抽搐。虽然原发性面肌抽搐发展至严重时，抽搐时间较久亦可引起面部疼痛，但面肌抽搐在先，因此不难区别。

（四）治疗

对病因明确者应治疗其原发疾病，例如用显微外科手术解除压迫面神经的异常血管，切除肿瘤等。对于多数确切病因不明的患者，只能对症治疗，以下数种方法可选用。

1. 药物治疗　可选用镇静、安定、抗癫痫等药物，如卡马西平、苯妥英钠、氯硝西泮、地西泮、硫必利、巴氯芬、加巴喷丁等。可选用：

（1）卡马西平：小剂量开始，逐步加量，通常剂量为 0.1～0.2g/d，分次服。

（2）氯硝西泮：1～2mg，每日 1 次或每日 2 次。

2. 肉毒杆菌毒素局部注射　A 型肉毒杆菌毒素是梭状芽孢杆菌属肉毒杆菌在厌氧环境中产生的外毒素，注射后作用于局部神经肌肉接头处，抑制运动神经末梢突触前膜释放乙酰胆碱，使肌肉松弛、麻痹，从而使面肌痉挛的症状得以改善。于面肌痉挛侧面肌做多点注射，疗效可保持 3～6 个月，总有效率可达 80% 以上。注射后部分患者可出现轻微的不良反应，如眼睑下垂或轻度闭合不全，流泪或眼干燥，口角轻垂，咀嚼乏力，食物滞留于注射侧颊部等。不良反应多在注射后半个月至 1 个月左右消失。选择抽搐点部位和适当剂量是提高疗效、预防面肌无力等不良反应的关键。复发者可以重复注射。此法目前国内已广泛使用。

3. 手术疗法　微血管减压术（microvascular decompression）：如果头颅 MRTA 显示有血管压迫患侧面神经，可用此手术。具体方法为：在患侧乳突后开一小骨窗，在手术显微镜下牵开小脑底部，达到脑桥脚，将该处压迫于面神经根部的血管用少量涤纶絮隔开即可。此手术方法成功率高，现已被国内外神经外科医师广泛接受。

四、偏侧面肌萎缩症

进行性偏侧面肌萎缩症（progressive hemifacial atrophy）亦称为 Parry - Romberg 综合征。为一种少见的进行性单侧面部组织（皮下脂肪、皮肤、软骨和骨）萎缩的疾病，少数病变范围累及肢体或躯干，称为进行性偏侧萎缩症。

（一）病因与病理

病因未明。脂肪代谢异常和遗传因素可能与本病相关。

病理显示表皮萎缩变薄。真皮结缔组织嗜碱变性，胶原纤维同一化，弹力纤维减少，汗腺、皮脂腺、毛囊等均有萎缩，血管减少，皮下脂肪消失。

（二）临床表现

好发于 20 岁前的青少年，女性多见。起病隐袭，缓慢进展，患侧面部初期可有感觉异常、感觉迟钝或疼痛等感觉障碍。早期患侧颊部、下颚可呈现白色或褐色皮肤色素改变。萎缩过程可以从面部任何部位开始，多为一侧面颊、额等处。局部皮肤干燥、皱缩，毛发脱落。患侧与健侧分界清楚，起始点称为"刀痕"。患部缓慢萎缩凹陷并逐步扩展至同侧面部及颈部，皮肤因而紧贴肌肉但可以移动，后期可累及舌肌、喉肌、软腭等。严重病例的面部骨骼，甚至大脑半球也可萎缩。由于偏侧组织萎缩，眼、耳、下颌、口腔等均可变形。因肌肉受累较轻，肌纤维尚完好，所以肌力多保持正常。部分病例患侧可出现 Horner 征。有些患者可有癫痫发作。严重病例可发展为偏侧萎缩，偶有对侧躯体交叉萎缩。该病常缓慢进展数年或十余年后停止发展。

（三）诊断与鉴别诊断

依据患者出现典型的单侧面部组织萎缩，诊断不难。

需与以下疾病鉴别：

1. 运动神经元病　表现为肌无力、肌萎缩、延髓麻痹及锥体束征，较少累及偏侧面部，肌电图可明确诊断。

2. 肌营养不良症　有多种类型，表现为对称性的肌无力和肌萎缩，一般有遗传史，肌酶升高，肌电图显示肌病电位。

3. 硬皮病　是一种风湿科疾病。头面部是少发部位，该病的皮肤与下面组织粘连不易移动。

4. 进行性脂肪营养不良　是一种遗传疾病。不仅在面部，四肢和躯手都有脂肪萎缩。

（四）治疗

尚无有效的治疗方法。

（常文广）

第六节　耳蜗、前庭神经疾病

前庭蜗神经（vestibulocochlear nerve），又称听神经，是特殊感觉性脑神经，由传导听觉的耳蜗神经（cochlear nerve）和传导平衡觉的前庭神经（vestibular nerve）两部分组成。它们在入颅处紧密相接，在内听道内分成前后两支，前支为耳蜗神经，后支为前庭神经，各自的周围神经分布、中枢联系及功能均不相同分述如下。

一、耳蜗神经疾病

耳蜗神经的感觉神经元胞体位于耳蜗的蜗轴内的蜗神经节（或称螺旋神经节），为双极神经元，其周围突呈放射状进入骨螺旋板再到达螺旋器的毛细胞接受听觉冲动的刺激。螺旋神经节双极细胞的中枢突穿内耳道底，组成耳蜗神经，与前庭神经伴行，经内耳门于脑桥延髓沟入脑，终于脑干的蜗神经荫侧核和腹侧核。蜗神经背侧核和腹侧核发出的第 2 级神经元发出纤维有部分交叉，形成斜方体和对侧的外侧丘系，止于对侧的上橄榄核，还有部分纤维终止于同侧上橄榄核。自上橄榄核第 3 级神经元发出传入纤维沿外侧丘系上行，止于下丘，其中大部分纤维经下丘核中继后止于内侧膝状体，少部分纤维直接终止于内侧膝状体。内侧膝状体发出听辐射，即第 4 级神经元，经内囊后部上行，止于颞横回的听皮质。由于在第 2、3 级神经元有交叉及不交叉的纤维，当一侧外侧丘系听皮层受损时，可导致两侧听力减退，且对侧较重；当一侧蜗神经或蜗神经核损坏时，可引起同侧全聋。

螺旋器、位觉斑和壶腹嵴还分布有传出纤维，将信号转达到外周听觉器官或者低位的听觉中枢。这些纤维为抑制性的，对传入的信息起反馈作用。传出神经元起源于脑干的上橄榄核，受高位听觉中枢的下行纤维的控制。按照神经元的起源和路径，耳蜗传出神经系统分为内侧橄榄耳蜗传出神经系统和外侧橄榄耳蜗传出神经系统。内侧橄榄耳蜗传出神经元的胞体位于上橄榄复合体内侧的上橄榄核，它的大部分纤维于第四脑室交叉到对侧，少部分纤维分布到同侧耳蜗，极少数纤维投射到双侧耳蜗。内橄榄耳蜗神经纤维末梢与外毛细胞的传入纤维形成突触联系。外侧橄榄耳蜗传出神经元则大部分投射到同侧耳蜗，少部分投射到对侧，与内毛细胞的传入纤维形成突触联系。

（一）耳聋

听力损害可分为传导性耳聋和感音性耳聋。传导性耳聋见于外耳和内耳疾病，后者更为多见。常见的病因有中耳炎、耳硬化症和肿瘤。感音性耳聋是由于听觉感音器（包括内耳末梢感受器、位听神经及其中枢通路、听觉皮质中枢）病变所致的听力减退或消失。本节只介绍感音性聋。

1. 病因　各种急性、慢性迷路炎，药物中毒（如链霉素、新霉素、庆大霉素、奎宇等），损伤（内耳震荡、颞骨骨折），梅尼埃病（Meniere disease），听神经炎，脑膜炎，蛛网膜炎，脑桥小脑角肿瘤（特别是听神经瘤，首发症状为一侧耳鸣，缓慢、进行性听力减退或眩晕。随着病变的增大，多破坏周围结构如前庭神经、小脑、面神经和三叉神经，可产生相应的临床症状），脑桥侧部胶质瘤及老年性动脉硬化性耳聋等。此外尚有遗传及妊娠期、分娩期各种病因所致的先天性聋。

产生感音性聋的病损部位多数在耳蜗末梢感受器或耳蜗神经。病变位于脑桥，累及耳蜗神经核团，虽可引起病侧感音性聋，但由于耳蜗纤维进入脑干后分散，常仅部分受损，病侧听力障碍并不严重。脑干内的听觉中枢通路易受血管疾病造成的循环障碍以及炎症和肿瘤的损害，产生听力减退。只有双侧听觉通路损害才导致双侧性耳聋。颞叶病变可造成听觉性失语，颞叶癫痫发作多有听幻觉症状。大脑颞叶听觉中枢受损引起的聋较少发生。

2. 临床表现　根据病变解剖部位的不同，感音性聋可分为耳蜗性、神经性、中枢性聋三种。其听力障碍的共同特点是听力减退以高音频率为主；气导大于骨导，骨导偏向健侧，可发生完全性听力丧失（全聋）。

（1）耳蜗性（末梢性）聋：凡病变位于耳蜗，影响内耳末梢感受器所致听力减退，皆属耳蜗性聋。由于蜗管内基底膜上不同区域接受不同频率之音调，耳蜗中局限性病变常引起山谷状之听力缺损，典型的听力曲线为最初出现在 4 000Hz 处陡峭形下降，例如噪音性聋。耳蜗性聋常以高音频率听力首先受障碍，其原因可能是感受高音时部位在耳蜗基底部中，而此处接近圆窗与卵圆窗，故易受影响。此外，该区局部血供比较脆弱，因此易受损害。耳蜗性听力障碍电测听检查特点如下：①复聪现象：又称重振现象，即听力损失的程度因刺激声强增加而减轻或消失；②强声耐量降低：正常人对于 105～110dB 之声强并不感到难受，当声强提高到 120dB 以上时才感到耳部疼痛；耳蜗性耳聋的患者则在声强未达到上述阈限时即感耳部难受或有疼痛感；③复听：对同种音调（纯音）患者感到两耳听到的不一致，一高一低；④病理性听觉适应：在持续性声音刺激时，其听阈显著提高。

（2）神经性聋：凡病变影响发自螺旋神经节至进入脑干处的耳蜗神经所产生的听力障碍称神经性聋。其特点如下：①高音频率听力首先受影响，然后渐向中低音扩展，造成斜坡向高音的听力障碍曲线，最后普遍下降；②气导仍大于骨导，但均缩短，BC/AC（骨导/气导）之比例不变；③语言审别率常低于正常，并常与纯音听力不相称，即纯音听力尚属正常或仅轻度减退，而语言审别率明显下降；④有明显的病理性适应现象。

（3）中枢性聋：凡病变位于脑干或大脑，累及耳蜗核及其中枢通路、听觉皮质中枢所产生的听觉损害称中枢性聋。又可分为两类。

1）脑干性：病变位于脑桥、延髓，影响耳蜗神经核可产生病变一侧耳聋，但并不严重。若病损累及一侧耳蜗神经核及对侧的交叉纤维，则可发生两侧性耳聋。因耳蜗神经进入脑干后纤维分散，常为部分受损，因此常呈部分性感音性聋。

2）皮质性：由于每侧耳蜗神经核的纤维投射至两侧颞叶皮质听觉区（主要至对侧），因此一侧皮质听觉区受损，或其传导径路一侧性损害，可产生对侧或两侧听觉暂时的减退。例如颞叶肿瘤可引起对侧或双侧部分性耳聋。有时虽然一般的听觉（纯音测定）无明显影响，但对侧耳的语言审别率降低。皮质性耳聋对于声音的距离、性质难以辨别。若病变程度较轻而范围较广，例如大脑老年性退行性病变，患者难以理解复杂的或速度较快的语言，在噪声较强的环境中对语言的理解也感困难。

3. 治疗　耳聋的治疗首先是病因治疗。由于中耳炎并发迷路炎的患者，应由耳科医生作有关的处理及抗感染治疗。因药物中毒性损害引起者，则应立即停药，并给予维生素 B 族以助神经的恢复。噪音性耳聋患者需佩戴防音器。由于迷路血供不足而引起者，可应用各种抗血小板药物以及扩血管药物。亦可给予高压氧舱治疗。治疗内耳眩晕病，减少发作，以防止听力进一步减退。因脑桥小脑角肿瘤引起的听力减退，需手术治疗。

耳聋的对症治疗包括应用维生素 B 族、扩张血管药物、辅酶 A、三磷酸腺苷（ATP），亦可应用高压氧治疗。某些严重的听力障碍而又难以恢复的患者可予以助听器、人工耳蜗以及振动声桥等听觉补偿手段。对于聋哑症患者给予听觉训练（以大声如喇叭、铃等强大音响进行刺激，促使尚有功能的听觉细胞"苏醒"，然后逐渐减低声音强度），并进行唇语教学。亦可试用针灸治疗。

（二）耳鸣

耳鸣是指听觉器并未受到外界声响刺激而感觉到不正常声音，如嗡嗡、呜呜、吱吱、嘘嘘、丝丝之声。听觉的传导器、感音器、位听神经传导径路的病损均可发生耳鸣，亦可由全身其他系统疾病所引起。

1. 病因　根据病变的部位和病理分类如下：

（1）外耳道：如外耳道耵聍或异物阻塞。

（2）中耳：急性或慢性中耳炎、卡他性咽鼓管炎、耳硬化症。

（3）内耳：迷路损伤、内耳药物性中毒（如奎宁、水杨酸、链霉素、新霉素等）、病毒性或化脓性迷路炎、内耳动脉病变（动脉瘤、动脉痉挛、阻塞）、Meniere 病（亦称内耳眩晕病）。

（4）耳蜗神经：如听神经瘤、耳蜗神经炎等。

（5）脑干：如脑桥被盖外侧部分的病损（肿瘤）。

（6）全身其他系统疾病：如贫血、高血压、心血管疾病（心脏瓣膜狭窄和闭锁不全及动脉硬化等所造成的杂音可传入耳内）、胃肠道疾病（通过自主神经的反射，引起内耳血管的扩张或痉挛而产生耳鸣）。

（7）神经症：亦常有耳鸣，每在夜晚明显，晨起减轻或消失。

2. 发病机制　耳鸣可大致分为颤动性耳鸣和非颤动性耳鸣两类。颤动性耳鸣亦称客观性耳鸣，是有真正的颤动声源存在的耳鸣。正常人颅面部肌肉收缩或血液流动所产生的声音，均可以形成颤动性耳鸣。因为正常的传导器可以使这些发自体内的声浪从外耳道散逸，所以在通常情况下并不感觉有响声。但在中耳病变或外耳道阻塞时，传导器不能很好地使这些发自体内的声音消散，就有耳鸣。人们若以手掩耳，耳内即觉轰轰作响，就是这一现象的例证。非颤动性耳鸣亦称主观性耳鸣。此种耳鸣是由于耳蜗神经受到病理刺激所引起，并非因颤动声源所致。

3. 诊断及鉴别诊断　根据耳鸣的性质、听力、耳部及其他体征予以诊断并甄别病因。

（1）耳鸣的音调：低音性耳鸣，如轰轰、嗡嗡似雷声、飞机声，往往是传导器的病变。高音性耳鸣，如吱吱、丝丝似蝉鸣、鸟叫声，常为感音器的病变。若高低音同时存在或交替出现，则提示传导器与感音器均有病变。

（2）耳鸣的时间：耳鸣可以短暂，亦可以持久存在，或间歇地出现。传导器病变的耳鸣持续时间随病情而异，可短可长。药物中毒性病损或听神经肿瘤、损伤等引起的耳鸣常经久存在。内耳眩晕病于发作期耳鸣增加，间歇期耳鸣减轻或消失。颅内动脉瘤或血管畸形的杂音往往为与脉搏搏动节律一致的响声。神经症患者的耳鸣，往往朝轻晚重，时减时增，与其他神经症症状的出现或好转相一致。

（3）听力：耳鸣患者常伴有听力减退，伴有传导性耳聋的耳鸣，提示为传导器病变，伴有感音性耳聋的耳鸣提示由感音器病变所引起。若听力正常者，除可能是早期的传导器或感音器病变外，尚需考虑可能为颅内动脉瘤、血管畸形、颅内动脉狭窄、全身其他系统疾患所引起，应予注意。

（4）耳部及其他体征：有鼓膜穿孔、充血、凹陷、瘢痕等体征，则提示有中耳病变。有颅部血管杂音，常提示有颅内动脉狭窄、动脉瘤或血管畸形的存在。耳鸣侧除听力减退外还有Ⅴ、Ⅵ、Ⅶ对脑神经受损的体征，提示有耳蜗神经受累。发现有高血压、心脏杂音或周围动脉硬化体征时，提示这些疾患可能与耳鸣有关。

4. 治疗　首先应明确耳鸣的原因，针对病因治疗。对症治疗可给予各种镇静剂、安定剂，例如地西泮、苯巴比妥等。由感音器疾患引起的耳鸣尚可应用维生素B族及辅酶A、三磷酸腺苷等药物。由于内耳血供不足引起的耳鸣，可适当应用扩血管药物及抗血小板药物。针刺治疗有时有效。对于久治无效，有陡降型听力曲线的耳鸣患者，可采用掩蔽法治疗。戴用助听器或耳鸣掩蔽器，即用声音以掩蔽其耳鸣。掩蔽器采用语言频率以上的高频，音量控制范围为40～85dB。长期耳鸣患者尚需重视联合心理学治疗、认知疗法，必要时可选用抗焦虑和抗抑郁药。

二、前庭神经疾病

（一）前庭神经解剖

前庭神经（vestibular nerve）传导平衡觉（位置觉）冲动。前庭神经的感觉神经元胞体位于内耳道底的前庭神经节（Scarpa's ganglion）内，为双极神经元，其周围突穿内耳道底，分布于内耳三个半规管的球囊斑、椭圆囊斑和壶腹嵴，感受身体和头部的空间移动。前庭上神经的分支有前壶腹神经、外壶腹神经和椭圆囊神经，分别接受来自前半规管壶腹嵴、外半规管壶腹嵴和椭圆囊斑的感觉传入，前庭下神经的分支有后壶腹神经、球囊神经，分别接受来自后半规管壶腹嵴和球囊斑的感觉传入。前庭上、下神经之间，前庭神经和耳蜗神经以及前庭神经及面神经之间还有细小的分支相吻合。其中枢突组成前庭神经，经内耳门入颅，终于脑桥和延髓的前庭神经核群（内侧核、外侧核、上核和脊髓核），一小部分纤维经过小脑下脚止于小脑的绒球小结叶脑干的前庭神经核和小脑。由前庭神经外侧核发出的纤维构成前庭脊髓束，至于同侧前角细胞，调节躯体平衡；来自其他前庭神经核的纤维加入内侧纵束，与眼球运动神经核和上颈髓联系，调节眼球及颈肌反射性活动。

（二）前庭神经疾病概述

前庭神经的功能是反射性调节机体平衡（包括头部、眼球、躯体、肢体），调节机体对于各种加速度（包括角加速度、线加速度、重力加速度）的反应。正常情况下，人们很少感到前庭器在活动，只有在前庭功能障碍时（病变时）或受到异常刺激（各种前庭功能诱发试验），才感受到。

1. 病因

（1）耳源性：如迷路炎、梅尼埃病、晕动病（又称动晕病）、良性发作性位置性眩晕病（benign paroxysmal positional vertigo，BPPV）、内耳震荡、迷路动脉供血障碍及药物中毒性损害等疾患。

（2）第Ⅷ对脑神经病损：如听神经瘤、脑桥小脑角其他肿瘤、耳蜗神经炎、耳蜗神经损伤（颞骨骨折）、脑桥小脑角蛛网膜炎。

（3）脑干病损：如血管性病变、肿瘤、延髓空洞症、多发性硬化、前庭神经元炎。

（4）小脑病损：蚓部肿瘤、脓肿、损伤。

（5）血管源性疾病：如高血压、低血压、脑动脉硬化症、后循环血供障碍。

2. 临床表现　前庭神经病损的主要表现有眩晕、眼球震颤、过指及倾倒，并可伴有恶心、呕吐、面色苍白、出汗、血压降低等症状。

（1）眩晕：是患者感觉周围环境或自身在旋转或移动的一种幻觉（或称运动幻觉），常伴有眼球震颤、平衡失调、恶心、呕吐。内耳或前庭神经损害时，眩晕常较严重，伴有恶心、呕吐、耳鸣和耳聋等。眼球震颤与身体倾斜均较明显。前庭神经核损害时眩晕多不严重，眼球震颤较恒定，并伴有脑干与其他脑神经损害症状。

（2）眼球震颤：前庭神经病损后常有自发性眼球震颤，为由慢相与快相所组成的节律性眼球震颤。前庭周围性疾病，如内耳眩晕病、急性迷路炎、前庭神经损伤等，出现的眼震多为水平性，持续时间较短（一般不超过 2～3 周），伴有明显的眩晕，闭眼后并不能使眩晕症状减轻。倾倒与过指向着眼震的慢相侧。前庭神经中枢性病损，如脑桥病变时，眼震方向不一，可为水平、垂直或旋转性，其快相常朝向周围，而慢相则朝向休止位。眼震持续时间常较长。倾倒方向与眼震方向无一定的关系，不一定伴有明显眩晕，可以无听力障碍。

（3）过指：系肢体的平衡失调，亦称自发性上肢偏斜。嘱患者闭目，两上肢向正前方伸直，有前庭神经急性病损时肢体常向患侧偏斜。或嘱患者将上肢在正前方垂直方向内做上下运动，如有肢体平衡失调，可显示其偏斜的情况。

（4）倾倒：系躯体的平衡失调，表现为站立不稳或向一侧倾倒。在作闭目难立试验时，可以观察此种倾倒现象。前庭神经病损时，躯体常向一侧倾倒，通常倒向眼震的慢相侧，而前庭中枢性损害，则方向不定。

3. 诊断 前庭神经病损的诊断需考虑以下三个方面。

（1）是否是前庭神经损害：凡是前庭神经的病损大部分均一有上述临床表现，前庭功能试验常有异常发现。部分患者亦常有听力障碍。

（2）是前庭周围性病变还是前庭中枢性病变：可根据眩晕的性质、自发性眼震的特点，倾倒、过指等情况，再结合各种前庭功能试验的结果来鉴别。

（3）进一步的定位和定性：可根据各个疾病的临床特征及有关的辅助检查确定。

4. 治疗 包括病因治疗与对症治疗。

（1）病因治疗：迷路炎者作抗感染治疗，听神经瘤则手术摘除，迷路动脉血供障碍用扩血管药物治疗等。

（2）对症治疗：主要针对眩晕症状进行治疗，可应用前庭抑制药物以减轻其症状，如各种镇静剂、安定剂。伴有恶心、呕吐的患者，同时应用各种止吐剂。抗组胺药物如盐酸苯海拉明、异丙嗪、氯苯那敏、茶苯海明（晕海宁）等，兼有镇静及止吐作用，亦常为临床所应用。

（三）内耳眩晕病

梅尼埃病（Meniere 病）又称内耳眩晕病，可导致外周性平衡障碍和听力损失，主要表现为发作性眩晕、波动性感音性聋，常伴有恶心、呕吐、耳鸣和耳胀满感。

1. 病因 梅尼埃病的病因为特发性、有症状的内耳膜迷路积水。由于自主神经功能失调引起迷路动脉痉挛，局部缺氧，血管壁渗透性增高，继而使内淋巴产生过多或吸收障碍，导致迷路水肿及内淋巴系压力增高，从而产生内淋巴腔扩大及内耳末梢器缺氧、变性等病理变化。上述血管痉挛可由精神紧张、过度疲劳、变态反应等因素产生。家族性梅尼埃病为常染色体显性遗传，基因定位在 12p12 区，但具体发病基因仍有待明确。Morrison 认为梅尼埃病是一个或多个基因与环境因素共同作用而导致的多因素疾病。

外伤、细菌或病毒感染、代谢性疾病、药物中毒、先天性发育不良、血管原因等可损伤内耳，可产生类似内耳眩晕病的临床表现，但具有相应的其他临床症状。

2. 临床表现 多数患者于中年起病，发病年龄为 40～60 岁，男性略多。典型的四联症状为发作性眩晕、波动性感音神经性耳聋、耳鸣和耳胀满感。

（1）眩晕：发作突然，为四周景物或自身在旋转或摇晃的感觉，严重时往往伴有恶心、呕吐、面色苍白、出汗等迷走神经刺激症状，并可出现短暂的水平性眼球震颤。发作时患者多闭目卧床，不敢翻身或转动头部，唯恐因此而加剧眩晕。发作持续时间历数分钟、数小时甚至数天不等，多数患者于一二天内逐渐减轻而自行缓解。在发作后短期内部分患者仍有轻微的眩晕，特别是在头部转动时易出现。发作间歇期长短不一，多数为数月或数年发作一次，亦有频繁发作达 1 周数次者。眩晕发作时患者神志清楚。发作频率往往随耳聋的进展而逐渐减少，至完全耳聋、迷路功能消失时，眩晕发作亦常终止。亦有听力障碍虽不甚严重而发作性眩晕经几年自行停止者。

（2）听力障碍：因病变多好发生于一侧，故常为一侧性听力减退。约有半数患者听觉障碍的发生先于眩晕，但在病程早期因其障碍程度较轻而未被注意。每次眩晕发作常使听力进一步减退，发作后可有部分恢复，但难以恢复到原来的水平。早期以低频率听力减退为主的上升型听力曲线，屡发后高频听力亦有影响。听力检查呈典型的感音性耳聋，并有复聪现象。

（3）耳鸣：耳鸣为高音调性，若发生于患侧，常与耳聋同时发生，多为持续性，亦可呈间歇性，在每次眩晕发作前耳鸣常加剧。

发作间歇期检查可发现多数患者有感音性听力障碍，前庭功能冷热水试验于一部分病例中显示功能减退，在间歇期无自发性眼球震颤，闭目难立试验阴性。

3. 诊断与鉴别诊断　梅尼埃病的诊断主要为症状学诊断，根据典型的临床特点，诊断一般并不困难，但应与以下疾病相鉴别。

（1）全身性疾病：如高血压、低血压、各种心脏病、贫血、中暑、神经症、尿毒症及低血糖症等均可引起头昏、头晕，但大多数并非为真正的运动幻觉，无眼球震颤及听力减退，症状持续时间往往较长，可根据原发疾病的特点加以鉴别。

（2）急性化脓性迷路炎：多为中耳炎并发症，体检可见鼓膜穿孔、中耳病变，伴有明显的听力障碍，眩晕症状严重者出现明显的眼球震颤。

（3）前庭神经元炎：常发生于上呼吸道病毒感染或胃肠道感染后，一部分患者有身体其他部位的感染症状。起病急，有剧烈眩晕、恶心、呕吐，但无耳聋与耳鸣，前庭功能冷热水试验常显示迷路功能明显减退，症状持续数周至数月，可自行缓解而不再复发。

（4）良性发作性位置性眩晕：为内耳耳石器病变所引起，多见于成年人。患者常于某种头位出现短暂的眩晕，持续数秒至数十秒钟，重复该种头位时眩晕可重复出现。做头位位置试验时，在引起眩晕的同时可有为时短暂的水平性兼旋转性眼震。若于短期内连续多次重复检查，患者可暂时适应而不出现症状，无听力障碍，变温试验正常。

（5）听神经瘤：起病缓慢，听力渐进性减退，呈感音性耳聋，无复聪现象，前庭功能变温试验显示病侧功能早期即明显减退或消失。病变进一步发展则有其他邻近脑神经受损的表现，病侧内听道扩大及脑脊液中蛋白质含量增加均有助于鉴别诊断。

（6）脑干病变：脑干的血管性或肿瘤性病变亦可产生眩晕及轻度听力减退。眩晕症状持续较久，常有眼球震颤并有其他神经系统体征，例如由于小脑后下动脉血栓形成引起者，除眩晕外尚有面部麻木、吞咽困难、讲话不清、共济失调及病变对侧肢体的痛、温觉减退或消失。

4. 治疗　以保守治疗为主，通过低盐饮食、适当休息及药物治疗大多患者可取得良好的效果。

药物治疗包括急性发作期的处理和发作间歇期的处理。

（1）发作期的处理：治疗目的是为了减轻眩晕、恶心、呕吐及伴随的焦虑紧张症状，可用镇静剂、安定剂、利尿剂、镇吐剂或抗胆碱类药物治疗。

（2）间歇期的处理：若无症状则无需任何治疗。但对于发作较频者，可继续应用上述药物，及口服钙通道阻滞剂氟桂嗪5～10mg，每晚1次。此外，尚可应用倍他司汀（betahistine）4mg，每日3次口服。

（3）手术治疗：由于本病的发作有自行缓解或减轻趋势，眩晕的发作往往随耳聋的增剧而减轻，最后可完全停止，因此多数患者不需作手术治疗。但对于少数患者，发作次数较频，眩晕程度严重，影响工作和生活，伴重度不可逆的听力损失，药物治疗无效时，则可考虑施行手术或内耳破坏性方法治疗。手术治疗的原理是破坏患侧的前庭神经，使具有刺激性的前庭冲动不能传入中枢。可选用的方案包括：内淋巴囊减压术以减轻内耳膜迷路积水控制眩晕、化学性迷路切除术和前庭神经切断术。手术疗效取决于是否能将患侧前庭神经的病理冲动完全阻断，因此在施行单侧手术时，正确的定侧诊断甚为重要。在术前应了解耳鸣的部位，并作仔细的听力学及前庭功能检查，对病变的定侧有一定帮助。

（四）良性发作性位置性眩晕

良性发作性位置性眩晕（BPPV）于 1921 年由 Barany 首次报道。主要临床表现为由一定的头位所诱发的，持续短于 30s 的剧烈眩晕。1952 年 Dix 和 Hallpike 提出的手法测试方法是重要诊断依据。本病为内耳疾病，但常在神经科首诊，故本节介绍其主要表现及治疗方案。

1. 病因及发病机制　膜迷路的前庭部分由三个半规管（semicircular canal），即前半规管、后半规管和水平半规管组成。半规管内的壶腹（cupula）是感受运动的器官，可通过感受内淋巴的相对运动起到探测运动的作用。由于椭圆囊斑中的耳石脱落到半规管中运动，引起发作性位置性眩晕。当头位变化导致耳石在半规管中移动时，引起内淋巴的流动，刺激所在半规管的壶腹部，从而产生眩晕。受累半规管壶腹部所产生神经冲动引起相应眼外肌收缩所产生的方向为眼震的方向。不同的半规管受累，产生的眼震方向不同。

内耳迷路包括两种耳石结构：椭圆囊（utricle）和球囊（saccule）。椭圆囊的囊斑（macula）是引起 BPPV 的钙颗粒的主要来源。钙颗粒从囊斑上脱落的原因尚不清楚，推测可能的原因有外伤、病毒感染或骨质疏松。

后、前、水平半规管均可受累，有时多个半规管可同时累及。由于重力的作用，后半规管最常累及，占所有 BPPV 的 85% ~ 90%。水平半规管受累约占有所有 BPPV 的 10%。前半规管受累或是多个半规管受累少见。

2. 临床表现　平均发病年龄 54 岁，女性多见。患者通常主诉某个特定的动作可诱发眩晕发作，如卧倒、起床或翻身。每次眩晕发作持续 10 ~ 30s，除了恶心外不伴有其他症状。两次发作间多数患者没有不适感，少数患者可有持续头晕、恶心症状。

眩晕的主要特征如下：①潜伏期：头位变化后 1 ~ 4s 后才出现眩晕；②旋转性：眩晕具明显的旋转感，患者视物旋转或闭目有自身旋转感；③短暂性：眩晕在不到 1min 内自行停止；④转换性：头回到原来位置可再次诱发眩晕；⑤疲劳性：多次头位变化后，眩晕症状逐渐减轻。

3. 诊断　诊断需要结合病史及手法检查，不同半规管表现不同，分述如下。

（1）后半规管：采用 Dix - Hallpike 手法：患者坐于检查台上，在检查者帮助下迅速取仰卧悬头位，并向一侧偏 45°，头转向患侧时经数秒潜伏期后出现短暂眩晕和垂直旋转性眼震，反复实验有疲劳性。可明确诊断。

（2）水平半规管：多采用水平头部移动法（Pagnini - McClure 方法）。患者坐于检查台上，迅速取平卧位，随即头向一侧转 90°，立刻出现剧烈旋转性眩晕和水平向性眼震。水平眼震最显著侧为患侧。这种眼震较少出现疲劳性，如反复检查可使患者感到不适。

（3）前半规管以及多半规管型：慢性、持续性的前半规管型眼震很少见，常可自行缓解。前半规管型眼震主要为向下型位置眼震，与脑干、小脑肿瘤伴有的眼震类型相似，需谨慎鉴别。有时进行 Dix - Hallpike 手法复位时，可引出轻微的旋转眼震。两个或更多的半规管同时受累的类型少见。最常见的情况为后半规管型合并水平半规管型，但眼震通常只表现为一种类型的 BPPV 形式。

由于相邻半规管之间联通，在治疗过程中，任意运动的耳石偶可从一个半规管的管腔移动到邻近半规管中，称为"半规管转换"（canal switch）。由于受累半规管改变，眼震形式也相应改变。最常见的半规管转换是从后半规管转至水平半规管以及后半规管转至前半规管。

4. 鉴别诊断 典型的BPPV通常较容易识别，且对手法复位治疗反应好。

如出现以下症状需重视与中枢性疾病的鉴别：①自发性眩晕；②持续时间1~2min；③非头位改变引起；④向下的眼震，或者是那些并非由手法复位诱发，但在头位改变时较明显的眼震；⑤手法复位效果不佳。

5. 治疗 主要为手法复位治疗，无特殊有效药物。在手法复位前，可预防性服用前庭功能抑制剂，如苯海拉明片、盐酸倍他司丁或地西泮片。

后半规管型手法复位是利用碳酸钙的重力作用将钙碎片从后半规管移回前庭窗。经过数天后碳酸钙结晶可被吸收。如操作正确，约85%患者可治愈。手法复位主要采用Epley手法，如无效者亦可试予Semont法，但耐受性差。如钙粒固定或是黏附于壶腹，手法复位治疗效果不佳，可外科手术治疗，但少见。Epley手法主要步骤如下：①患者坐于治疗台上，在治疗者帮助下迅速取仰卧悬头位，并向患侧扭转45°；②头逐渐转正，然后继续向健侧偏45°；③将患者头部连同身体向健侧翻转，使其侧卧于治疗台上，头部偏离仰卧位达135°；④坐起，头前倾20°。完成上述4个步骤为1个治疗循环，每一体位待眼震消失后再保持1min。

患者亦可自我在家进行辅助治疗方法（Brandt – Daroff练习），但效果较手法复位差。

外侧半规管型BPPV通常对治疗后半规管型手法复位反应欠佳，可能对其他试图将耳石从侧半规管移至前庭的手法的治疗有效。

针对水平半规管型BPPV最常使用的方法是Barbecue翻滚法或与之相似的复位方法，但疗效尚难明确oBarbecue翻滚法主要步骤如下：①患者坐于治疗台上，在治疗者帮助下迅速平卧，头向健侧扭转90°；②身体向健侧翻转，使面部朝下；③继续朝健侧方向翻转，使侧卧于患侧；④坐起。完成上述4个步骤为1个治疗循环，每一体位待眼震消失后再保持1min。复位最常见的并发症是恶心、呕吐，晕厥。约6%患者会因"半规管转移"引起侧半规管BPPV。

值得注意的是，在做Dix – Hallpike手法检查以及复位时可诱发眩晕，会引起患者恐惧、不合作，检查前需交代清楚目的，取得患者的充分配合。有严重心脏病、颈椎病、颈动脉狭窄的患者慎用或禁用。

6. 预后 BPPV手法复位后的5年随访复发率为40%~50%。有些患者会出现多次复发，但手法复位依然有效。

（五）前庭神经元炎

前庭神经元炎（vestibular neuronitis）最早于1952年由Dix和Hallpike提出。病灶累及前庭神经，或是前庭神经核及其二级神经元而导致眩晕症状。当前庭神经元炎出现疾病流行时，被称为流行性眩晕（epidemic vertigo）。

1. 病因与病理 前庭神经元炎病灶位于迷路中央的前庭神经元，可能是单神经病或是多神经病累及前庭神经及其联接。尸检发现患者前庭神经及前庭神经节孤立或散在的神经纤维减少伴髓鞘变性。

前庭神经元炎的发病被认为与病毒感染、局部血栓、局部水肿压迫有关，或认为是由自身免疫反应引起。患者血清学检查可发现有近期上呼吸道病毒感染的证据，特别是流感病毒

A、流感病毒 B 和腺病毒，也有单纯疱疹病毒、巨细胞病毒、EB 病毒、风疹病毒和副流感病毒者。但患者血、呼吸道及脑脊液中未分离出病毒抗体，提示感染诱发的免疫介导的反应可能是前庭神经元炎的病因之一。

2. 临床表现　前庭神经元炎好发于 20 ~ 60 岁的成年人，平均起病年龄 39 岁，男女之间无差异。起病前常有前驱感染病史或合并有感染性疾病。冬、春季节好发。主要临床症状为突发眩晕，通常发作前无任何征兆。发病后眩晕逐渐加重，可持续 2 ~ 3d，甚至 1 周或更长。症状常见于晚上睡醒时。轻症患者仅为发作性不平衡感，重症患者为持续性眩晕伴随严重恶心、呕吐，影响患者正常工作和生活。头部的运动可诱发或加重眩晕。无其他伴随症状。疾病初期症状较为严重，恢复期主要以轻度或逐渐缓解的眩晕，或是不稳感为主，通常持续数天或数周。整个病程平均 6 周，也可持续 9 周甚至更长。可在数个月中反复发作，但每次发作程度都比前一次程度轻。

眼震是前庭神经元炎的主要阳性体征，通常是细微的水平或旋转眼震。眼震方向指向健侧。眼震通常只出现在急性期，一般在发病 7 ~ 25d 后缓解。患者常出现步态不稳，易向病灶侧倾倒。听力检查正常。前庭神经元炎通常为单侧，但也有可能是双侧，或是相继出现的双侧受累。

诊断需符合以下三条主要临床诊断标准：①急性起病的眩晕；②没有耳蜗神经受累的症状及体征（耳聋、耳鸣）；③没有伴随其他神经系统受累的症状及体征。

次要诊断标准是，冷热试验证实前庭功能损害。

3. 鉴别诊断　主要鉴别诊断如下：

（1）脑血管病：包括椎 - 基底动脉供血不足，脑干梗死或出血。椎 - 基底动脉供血不足在老年人中较常见，特别是有高血压病的患者。突发的眩晕是最常见的症状，但通常伴随有其他的脑干症状和体征，比如复视、吞咽困难及偏瘫。部分患者眩晕可能是唯一临床表现。头颅 CT、MRI 可帮助鉴别诊断。

（2）脑干脑炎：有前驱感染史，但多伴有脑干受累的症状和体征。

（3）内耳眩晕症：在该病早期较少出现听力下降，可能与前庭神经元炎混淆。但是眩晕的性质可资鉴别：内耳眩晕症的眩晕通常是发作性的，持续数小时；而前庭神经元炎中，眩晕通常可持续数天。

（4）急性迷路炎：易于与前庭神经元炎混淆。急性迷路炎具有明确的特定病毒或细菌的感染，眩晕同时伴有听力下降。

（5）听神经瘤：除眩晕外通常会引起耳聋、耳鸣。

（6）耳毒性药物使用：如氨基糖苷类抗生素、苯妥英钠、链霉素等可影响前庭神经引起眩晕，多为双侧性，无自发性眼震，详细的药物使用史可帮助排除诊断。

（7）多发性硬化：年轻患者中需要注意鉴别。但多发性硬化较少导致单纯性眩晕。

（8）老年性平衡失调：是由于周围迷路退行性变所致，突然头部运动可致不稳感，渐进性起病，程度不剧。

4. 治疗　急性期以对症治疗为主，可予以镇静、抗焦虑治疗。必要时可试用激素。

（六）药物中毒性前庭耳蜗神经损害

1. 病因　引起耳蜗神经损害的药物较多，常见者有奎宁、水杨酸盐类、磺胺类、硫酸链霉素及双氢链霉素、新霉素、卡那霉素、庆大霉素、万古霉素、抗痫药、安眠药、镇静药如氯氮平、苯巴比妥以及呋塞米、含砷制剂等。其中以新霉素毒性损害最为严重，而链霉素引起者最为常见。各种药物对于耳蜗神经的损害部位不尽相同，有偏重于耳蜗，有偏重于前庭，或两者兼有之。例如硫酸链霉素、庆大霉素主要影响前庭，而双氢链霉素、新霉素、卡那霉素、万古霉素则主要影响耳蜗，其中又以新霉素影响耳蜗为最。奎宁中毒常发生于治疗疟疾或引产时服用过量。孕妇服用后不仅对自身且可引起胎儿的耳蜗中毒。水杨酸类药物引起耳聋者并不多见，仅限于对该药敏感者或服用过量时可以发生，其主要病变为螺旋神经节细胞变性，听力损失较轻，恢复较易，但往往伴有严重耳鸣。磺胺类药物为耳蜗神经中毒的较常见原因，常为短时期的听觉障碍和耳鸣，若同时出现前庭症状者，则听觉障碍难以恢复。药物中毒性耳聋，其听力障碍常为双侧感音性听力减退。症状初起时常有耳鸣，如能及时停药，病情可能停止发展。已有听力减退者，亦可有不同程度的恢复。但亦有少数患者虽经停药，听力仍继续减退，例如新霉素中毒即如此。

2. 临床表现　药物中毒性前庭耳蜗神经损害可分前庭系及耳蜗系两类，分述如下。

（1）前庭系损害：临床主要表现为眩晕、行走不稳、头部转动或行走时眩晕更为明显，觉外界景物摇晃、动荡，严重时在每一动作已停止时仍有继续动荡的感觉。向左、右侧转时似觉持续滚转，前俯时似乎要直冲到地的感觉。看到运动的物体、行人、行驶的车辆，常觉原有的眩晕症状加剧。患者步态不稳、摇晃、容易跌跤，夜间行走更觉困难。前庭功能检查常无自发性眼球震颤，闭目难立征阳性，倾倒方向不定。头位位置试验阴性。变温试验显示双侧前庭功能均减退或消失。直流电试验在一部分病例中反应减退或消失。视动性眼震试验呈正常反应。

（2）耳蜗系损害：症状为耳鸣与耳聋，常在用药数月后发生，持续的耳鸣往往为耳聋的先兆，听力障碍的程度视药物剂量、总量、疗程而异。听力丧失逐渐发生，两侧耳蜗受损的程度大致对称。如在耳鸣发生时及时停药，耳聋或可避免。若已有听力障碍再行停药，常不能使已丧失的听力完全恢复。

3. 防治

（1）预防：凡对听力、前庭有影响的药物应慎重应用。鉴于耳蜗神经药物中毒性损害一般与患者对该药物敏感性有关，与用量过多、原有听力减退、肾功能障碍、老年、有耳聋家族史等亦有一定关系，因此上述情况必须予以注意。用药期间应经常了解有无耳鸣、眩晕症状，监测听力。一有症状发生，立即停药，更换其他药物。尽量避免在鞘内、脑室内、脑池内应用庆大霉素、链霉素，若病情需要必须鞘内注射时，链霉素的每次剂量（成人）不宜超过 100mg，庆大霉素的每次剂量（成人）不宜超过 1 万 U，因为鞘内注射比肌内注射毒性大 10 倍。如为链霉素所致，可早期应用二巯基丙醇（BAL），配合神经营养药物治疗。亦有人建议在必须应用链霉素而疗程又较长时，例如治疗结核病，可适当减少每日剂量，成人用 0.75g/d 硫酸链霉素，疗效不减而中毒发生率明显减少。鉴于双氢链霉素对耳蜗的毒性，导致耳聋，预后较差，目前已很少再被应用。

（2）治疗：耳蜗神经药物中毒性病损后尚缺乏肯定有效的治疗方法。维生素 B 族、维生素 A、泛酸钙等药物可能有一些效果。硫酸软骨素、辅酶 A、三磷酸腺苷亦可应用。亦可选用扩血管药物或高压氧治疗，但疗效均尚未肯定。对于前庭受损而产生的眩晕症状可应用镇静剂或安定剂以减轻症状。听力丧失严重而又难以恢复的病例，可佩戴助听器。

（常文广）

第十二章 周围神经疾病

第一节 神经根疾病

一、外伤性神经根病

（一）根性撕脱

在神经根 – 脊神经 – 神经丛复合体中，神经根的连接非常薄弱，这是由于神经根含有较少的胶原组织，并且缺乏神经外膜和神经束膜的包裹，其抗拉强度只有周围神经的十分之一。因此，在严重的上肢牵拉伤中，神经根常常从脊髓上撕脱。前根比后根更容易发生撕脱，因为后根并入到背根神经节（DRG），并且具有较厚的硬脊膜鞘。在大部分病例，根性撕脱发生在颈神经根，腰骶神经根撕脱则非常少见，后者常常是并发了骶髂关节骨折伴耻骨联合分离，以及耻骨支骨折。

颈神经根的撕脱常常是完全性撕脱，例如见于摩托车司机的撞伤；也可能表现为部分性撕脱。部分性撕脱包括两组典型临床症状，一组命名为 Erb – Duchenne 瘫，是 C_5 和 C_6 支配肌肉（冈上肌、冈下肌、三角肌和肱二头肌）的瘫痪，表现为肩外展、肘内旋伸展位；另一组命名为 Dej erine – Klumpke 瘫，是 C_8 和 T_1 支配肌肉的瘫痪，表现为手部肌肉的无力萎缩，形成特征性的"爪形手"。Ero – Duchenne 瘫是由于急剧的屈颈动作，产生直线应力作用，从臂丛上部直接传到 C_5 和 C_6 神经根，摩托车事故是造成这种损伤最常见的原因，但是经典的见于生产中的新生儿。Dejerine – Klumpke 瘫见于上肢举高超过 90°，臂神经丛的下干、C_8 和 T_1 神经根的张力突然下降，可发生于高空坠落时，伸手抓住物体后 C_7，C_8 和 T_1 神经根受到突然、严重的牵拉，或者见于产科牵引新生儿上肢时。

1. 临床特征及诊断　在根性撕脱的早期，出现神经根支配区的迟缓性瘫和完全性感觉障碍。结合电生理及影像学检查方法可以鉴别根性撕脱还是髓外神经丛受损。临床特征，例如，C_5 神经根撕脱导致菱形肌、冈上肌和冈下肌的完全性瘫痪（由 C_5 支配），以及三角肌、肱二头肌、肱桡肌和前锯肌不同程度的肌力减退（同时接受 C_6 支配）。T_1 根性撕脱表现为同侧 Horner's 综合征，是由于节前交感神经纤维向颈上神经节延伸过程中，在穿过前根时受损。电生理检测方法包括测定颈部脊旁肌的感觉神经动作电位（SNAP）和肌电图。在 C_5 神经根撕脱早期，尽管相应皮节区出现完全性感觉障碍，SNAP 常无明显变化，这是因为所分出的周围神经和 DRG 细胞体尚无明显损伤。由于脊神经后支位于 DRG 旁，支配颈部脊旁肌，因此这部分肌肉的肌电图有助于鉴别神经丛与前根损伤，颈脊旁肌出现纤颤电位支持根性撕脱的诊断。根性撕脱并发脊旁肌损伤也可以通过影像学方法进行检测。颈脊旁肌 MRI 对比增强扫描，如果显示出严重的肌萎缩，对于确诊根性撕脱具有重要意义，多裂肌出现不正常的增强信号更直接提示脊旁肌受损。利用 CT 或 MRI 进行椎管内影像学检测，在撕脱神经根处常显示出硬脊膜外翻，内部充满脑脊液等，这是由于根性撕脱后硬脊膜和蛛网膜持续分泌液体造成。MRI 分辨率的进一步提高，使得直接显示撕脱神经根成为可能，避免了使用脊髓造影术等检测方法。

在绝大多数病例，这些检测手段可以确诊根性撕脱，但是，少数病例难以确诊。体格检查因剧烈疼痛而检查受限。SNAP 缺失提示投射到 DRG 的感觉神经丧失，但是不能排除同时存在根性撕脱，即使感觉功能检测提示后根撕脱，但是如果未能检测到脊旁肌的纤颤电位，仍不明确前根是否受损。这种前根受损而纤颤电位缺失的原因有两个：其一，在轴突损伤后 7~10d，并不显示纤颤电位；第二，即使 EMG 检测时间正确，由于脊旁肌受多个节段的神经支配，这些纤颤电位也可能不出现。

2. 治疗　目前常用的治疗方法包括神经松解术、神经移植术或神经移位术、神经根修复再植术。颈神经根撕脱后经常会出现顽固性疼痛，通过凝固进入脊髓对应的后根有可能得到治疗。

（二）椎间盘突出症

当人的年龄进入 30~40 岁时，颈或腰椎间盘容易突出至椎管或椎间孔，对脊髓（多见于颈椎间盘）、神经根（见于颈或腰骶部）产生挤压作用，或者两者同时受累（见于颈椎水平，发生位于中央或近中央的大面积椎间盘突出，导致脊髓神经根病）。椎间盘发生病变与两个因素有关：变性和外伤。随着年龄的增长或反复牵拉，围绕在髓核周围的纤维环纤维变长、变脆，使椎间盘膨胀，受到轻微损伤就可以使纤维撕裂，发生椎间盘突出。

纤维环后部的加固主要通过后纵韧带。在腰椎节段，后纵韧带中央部较肥厚，外侧部相对薄弱，因此椎间盘容易向后外侧突出，压迫位于侧隐窝的神经根。向侧方的突出比较少见，容易将椎间孔内的神经根压迫于椎弓板上。偶然会见到比较严重的椎间盘变性，在纤维环和后纵韧带间形成大的裂缝，容易使椎间盘结构脱落至椎管，向上或向下移行，压迫马尾处神经根。颈椎间盘的突出大部分是向后外侧或突向椎间孔。

在颈段和腰段，由于脊椎逐渐变性导致椎间盘完整性的改变，称作脊椎病。其特征是椎间盘本身变性，髓核由正常的半固体、凝胶状变成干燥、皱缩状，脊柱关节及脊椎小关节发生炎性改变。通过免疫组化方法检测突出的椎间盘，显示出炎性反应特征，表现为新生血管的形成，基质金属蛋白酶和可诱导型一氧化氮（NO）合成增加。椎间盘细胞释放的 NO 可能通过诱导细胞凋亡，促进椎间盘变性。由于骨赘形成越来越多，造成椎管内脊髓及椎间孔内神经根的存在空间越来越小，加上黄韧带的增厚肥大，进一步加重这种骨性管道的狭窄，在那些先天性椎管狭窄的患者，情况就变得更加严重。

在颈段，对于年龄大于 50 岁的患者，其神经根受压常常是由于椎间盘突出合并慢性脊椎关节硬化所造成。孤立的、"软"的颈椎间盘突出多发生于青年人，常见于颈部外伤。在腰部，急性孤立的椎间盘突出是青年人神经根病变的常见原因。大于 50 岁的患者常常是由于骨性卡压神经根所造成，可伴或不伴椎间盘突出。

1. 临床表现　由于椎间盘突出所造成的神经根受压具有特征性的临床表现，包括根性痛，感觉障碍，肌无力，以及腱反射减弱或消失。根性疼痛可以呈刀割样，扩散范围广，可放射到由该神经根支配的肌肉及骨骼。更具特征性的是，这种疼痛常常在咳嗽、打喷嚏、便秘等使椎管内压力增高的情况下而明显加重。伴随着疼痛，还常有相应皮节区的感觉丧失，尤其是远端皮节支配区域。实际上，这些感觉异常强烈提示由神经根受压所造成的损害，而不是由脊椎小关节硬化所产生。由于邻近神经根的交叉支配，单神经根受损造成的感觉丧失，往往难定位。

绝大部分神经根病发生在腰骶段，占全部的 62% ~ 90%，发生在颈椎的占 5% ~ 36%。在腰骶段，95% 的椎间盘突出发生在 $L_4 \sim L_5$ 或 $L_5 \sim S_1$ 水平，$L_4 \sim L_5$ 及 $L_5 \sim S_1$ 椎间盘突出常常分别出现 L_5 和 S_1 神经根受压症状。

S_1 神经根病，疼痛会放射到臀部及大腿后部，即经典的坐骨神经痛，这种疼痛常延伸至膝盖以下，并伴有外侧踝和足部的感觉异常，踝反射常减弱或消失，跖屈肌群和臀大肌可能出现肌无力。

L_5 神经根病，其疼痛的分布范围与 S_1 相类似，不同的是，足背及腓肠肌的外侧部出现感觉异常。更具特征性的是，踝反射表现正常，但是腘窝肌腱反射可能减弱。由 L_5 支配的肌肉可能出现无力，包括趾伸长肌、胫前肌和腓骨肌（受腓神经支配）、胫骨后肌（受胫神经支配）和臀中肌（受臀上神经支配）无力也可能只限于趾伸长肌。直腿抬高试验对于检测 L_5 或 S_1 神经根受损是一个敏感的指标，当下肢抬高 ≥60°，如果出现从背部到臀及大腿的放射痛即为直腿抬高试验阳性。直腿抬高试验阳性率达到 95%。交叉的直腿抬高试验是一项敏感性较低但特异性高的检测方法，阳性表现为抬高对侧腿，出现同侧的放射痛。

L_4 神经根病相对少见，表现为膝盖和小腿中间部分的疼痛和感觉异常，膝反射减弱，可能伴股四头肌和股内收肌无力（分别由股神经和闭孔神经支配）。当在 $L_4 \sim L_5$ 或 $L_5 \sim S_1$ 中线水平出现大范围的椎间盘突出，许多经由这个部位及其下椎间孔穿出的神经根可能受压，出现马尾综合征，表现为双侧神经根痛、感觉异常、肌无力、腱反射减弱及尿潴留，这属于外科急症，需要及时减压治疗。

在颈椎节段，由于 $C_5 \sim C_6$ 及 $C_6 \sim C_7$ 的高度灵活性，促进了纤维环磨损及随后的椎间盘突出。颈神经根在脊椎上部发出，并与颈椎节段数命名相同，因此 C_7 神经根位于 $C_6 \sim C_7$ 椎体之间，当出现脊椎关节硬化时，无论伴不伴椎间盘突出，都可能压迫 C_7 神经根。类似地，$C_5 \sim C_6$ 及 $C_7 \sim T_1$ 椎间盘突出可能分别压迫 C_6 和 C_8 神经根。YOSS 等在 1957 年经典的研究中，通过临床及放射学检测发现颈神经根病大部分发生在 C_7（70%），其次 C_6（19% ~ 25%），C_8（4% ~ 10%）和 C_5（2%）较少见。放射学方法显示出 T_1 神经根病变是非常罕见的。

C_6 神经根病伴发的疼痛位于肩膀，可以放射到上臂、前臂外侧部和拇指，伴有拇指和示指的感觉异常；肱桡肌反射和肱二头肌反射出现减弱或消失；也可能出现肌无力，包括肱二头肌（肌皮神经）、三角肌（腋神经）和旋前圆肌（正中神经的骨间前神经分支）。C_5 神经根病的临床特征与 C_6 的相似，只是斜方肌和棘肌更容易出现肌无力。

C_7 神经根受压迫，疼痛放射的范围更广，包括肩膀、胸、前臂和手，感觉异常包括中指的背侧面，可出现肱三头肌反射减弱或消失，一组或多组肌肉的肌无力，尤其是肱三头肌和桡侧腕屈肌。

C_8 神经根受累较少见，出现的疼痛症状与 C_7 神经根受累相类似，但是感觉异常出现在第四和第五手指，肌无力位于手的内侧肌群，包括指伸肌（桡神经的骨间后神经分支）、指外展肌和内收肌（尺神经）、拇外展肌和对掌肌（正中神经）。

2. 诊断　诊断主要依靠影像学手段，包括放射线摄影、脊髓造影术、CT 或 MRI 等方法，以及 EMG 检测。影像学手段显示解剖结构的改变，而肌电图显示神经电生理的变化，两种检测结果在 60% 患者中表现相一致，40% 患者只显示出其中一项结果异常。虽然放射线摄影对辨认颈椎或腰椎椎间盘突出本身没有帮助，但是可以显示出椎关节硬化等，也有助于显示某些少见病引起的神经根病变，如骨转移、感染、骨折或脊椎前移等。

在颈椎节段，明确神经结构与周围纤维骨组织的关系，最好的显像方法是造影 CT 增强扫描（未增强 CT 只显示骨性结构）和 MRI。MRI 与造影 CT 的诊断价值相类似，因为不使用造影剂，因此更具有优势。在腰骶椎节段，CT 对于评估椎间盘疾病是一种有效的方法。由于 MRI 的高分辨率、多维显像、可以显示整个腰椎结构包括圆锥，以及无离子辐射等，被认为是更优的显像方法。另外，MRI 对检测结构性神经根病具有高度敏感性，在许多医疗中心，只通过 MRI 及 EMG 检测来确诊临床可能的神经根病。

许多神经电生理的方法被用于检测椎间盘突出，包括感觉、运动神经传导测定，迟发反应，躯体感觉诱发电位，神经根刺激和针电极检测等。感觉传导测定有助于诊断神经根病，因为神经根病即使临床出现感觉缺失，SNAPs 仍表现正常，相对于神经丛和周围神经干的损害，这具有特征性。究其原因，神经根病变相对于背根神经节是位于嘴侧，相对于神经丛、周围神经干则相反，因而对于后者的损害，SNAPs 表现为减弱或消失。但是作为一个特例，L_5 神经根病，由于 L_5 DRG 靠近神经孔，如果椎管内的病变足够严重，L_5 DRG 受压迫会导致浅表腓神经 SNAP 的消失。

3. 治疗 对于颈部椎间盘突出和椎关节硬化引起的神经根病，主要的治疗方法是保守治疗，包括减少体力活动、颈托固定、物理疗法及使用消炎止痛药物等。大部分患者，包括合并轻、中度运动功能缺陷的患者，经治疗后症状有所改善。但是，在下列情况下可以考虑手术治疗：①经过反复的保守治疗仍有持续性疼痛；②受压迫神经根支配肌肉的肌力持续下降；③表现出新的脊髓病征象。

在腰骶段，保守治疗对 90% 以上的椎间盘突出和椎关节硬化有效。卧床休息、背部牵引治疗，可以更快缓解疼痛，恢复正常功能。利用 MRI 随访研究，发现经过保守治疗，突出的髓核有所减小或者完全消失，与临床症状的改善相一致。硬膜外注射皮质类固醇可能有助于缓解疼痛，但是不能改善神经功能或者避免手术。静脉注射大剂量皮质类固醇（500mg）可以暂时缓解急性坐骨神经痛（小于 6 周），但是不能有效恢复功能，并且维持时间短，只维持 3d 左右。对于规律性坐骨神经痛、病史超过 10 年的患者，外科手术治疗，与非手术治疗组相比，可以更好地缓解疼痛，恢复部分功能，并且提高满意度，但是两组在缓解主要症状和运动功能上并无明显差异。

在下列条件下推荐手术治疗：①出现马尾综合征，可能需要急诊手术；②神经功能缺损非常严重或者进行性加重；③保守治疗 4~6 周后仍存在严重的神经根痛。

二、糖尿病性多发性神经根神经病

（一）临床表现

糖尿病性神经病在解剖上分为两类：对称性多发性神经病和非对称性局部或多部位性神经病，后者可包括单发性脑神经病，胸腹及腰骶多发性神经根性神经病等。同一位患者常常合并以上几种疾病；少数情况下，几种疾病可以同时发生在颈神经根。

当主要累及胸神经根时，临床症状表现为胸腹壁广泛的疼痛和阵发性感觉异常，可伴有严重的躯干疼痛，描述为烧灼痛、刺痛或搏动样痛等。有时临床表现类似急性心脏病或腹部急诊，也可能类似椎间盘疾病。糖尿病性胸腹多发性神经根性神经病的临床表现包括对轻触觉的高度敏感，躯干的斑片状感觉缺失，以及由于腹壁局部肌肉松弛，可出现单侧腹部膨胀。

当病变累及到下肢，尤其是大腿前面，表现为疼痛、感觉减退、肌无力，提示上部腰神经根受累。用于描述这些病变的词汇比较多，如糖尿病性肌萎缩，近端糖尿病性神经病，糖尿病性腰骶神经丛病，糖尿病性股神经病，以及 Bruns - Garland 综合征等。由于主要累及神经根，因此被命名为糖尿病性多发性神经根性神经病。运动、感觉、自主神经纤维均可被累及。在大部分患者，起病较急，症状在数天到数周内发展。在疾病的早期，常表现为 $L_2 \sim L_4$ 单侧神经根支配肌肉的无力（髂腰肌、股四头肌：髋内收肌群），膝反射减弱或消失，大腿前部感觉轻微减退。病情可呈持续性或阶梯式进展，扩展到肢体或躯干的近端、远端或对侧。病情发展到顶峰可能需要几周的时间，症状从单侧下肢的轻微无力发展到 $L_2 \sim S_2$ 神经根支配区域的双下肢明显无力。有15%患者合并最上端神经根受累，表现为单侧或不对称性感觉运动神经病，主要影响手和上肢。罕见地，病灶发展至广泛区域，沿整个脊髓累及到多数神经根，导致全身严重无力，这种情况被命名为糖尿病性恶病质。

糖尿病性多发性神经根性神经病多见于六七十岁的老年人，常合并数年的非胰岛素依赖的糖尿病。当多发性神经根性神经病合并疼痛，不管是否累及胸部或腰骶部神经根，都提示患有糖尿病。在30%～50%患者中，出现疼痛前常伴有明显的体重减轻。

（二）诊断

1. 血糖　水平升高。

2. 电生理学　表现为感觉、运动神经动作电位减少，末梢潜伏期正常或轻度延长，神经传导速度正常或轻度降低。

3. EMG　检测发现在脊旁肌、骨盆带肌、下肢肌肉表现出活化或者慢性去神经改变的电生理变化。虽然临床症状表现为单侧受累，但是电生理检测常常提示双侧受累。

4. 脑脊液　蛋白水平常升高，平均值约在 1 200mg/L 水平，部分可达到 3 500mg/L 水平。

5. 病理学　发现轴突丧失和脱髓鞘，更严重的可发现炎性细胞浸润和血管炎表现。

电生理学研究提示糖尿病患者常常伴脱髓鞘性多发性神经病。

鉴别诊断，需要与椎间盘变性、感染、炎症及肿瘤等引起的多发性神经根性神经病相鉴别。

（三）治疗

治疗目的常常是为了缓解剧烈的疼痛。常用三环类抗抑郁剂尤其去甲替林，还可以选择 5 - 羟色胺再摄取抑制剂（如舍曲林或盐酸奈法唑酮）、抗惊厥药（加巴喷丁及卡马西平）、氯硝西泮、力奥来素、可乐定、美西律、静脉用利多卡因、局部用辣椒碱等，单独或联合使用可能具有治疗作用。

大部分患者的病情会有所好转，但是恢复过程比较漫长，从 1 个月到 18 个月不等，平均 6 个月。85%患者的疼痛或感觉减退症状得到缓解或者完全消失，50%患者的麻木症状得到缓解或消失，70%患者的肌无力症状部分或全部缓解。在一部分患者这些异常症状可能再次出现。

三、肿瘤性多神经根神经病

众所周知，许多肿瘤可以扩散到软脊膜，包括乳房癌、肺癌和黑色素瘤、非 Hodgkin's 淋巴瘤、白细胞增多症、血管内淋巴瘤病等。虽然肿瘤性多发性神经根性神经病常常出现在已经确诊的肿瘤患者，但是脊膜症状可能是首先提示恶性疾病的表征。大约 5% 的恶性肿瘤患者会伴发这种疾病，临床表现包括根性痛、下运动神经元瘫、感觉障碍、反射消失。感觉、运动功能障碍分布的区域有时会非常广泛，类似严重的感觉、运动性多发性神经病。一些临床症状，如颈项强直、精神症状、颅内多发神经炎等，常常是由于脊膜的渗透性增加所造成。

尸检发现马尾上出现散在的神经根瘤或局灶的颗粒状肿瘤。显微镜下发现脊神经根被肿瘤细胞所包绕，可能已经扩散进入神经根。受侵犯的神经出现功能障碍可能源于几个机制，包括神经压迫和缺血等。

对诊断最有帮助的检测方法是腰穿，大多数患者的脑脊液出现异常，可以表现为：单核细胞增多，葡萄糖水平降低，蛋白质水平升高或发现肿瘤细胞。然而至少有 1/3 软脊膜癌确诊的患者，脑脊液细胞学检测始终无异常。电生理学检测 +，对神经根受累较敏感的指标主要为 F 波的改变。对于出现临床症状的肿瘤患者，如果 F 波潜伏期延长或者 F 波反应消失，应该考虑到软脊膜发生转移。CT 增强扫描，如果神经根出现多发结节状信号缺损，则进一步支持神经根发生肿瘤转移。脊椎 MRI，尤其是钆增强扫描，应该是肿瘤患者怀疑发生软脊膜转移的首选检测方法，近 50% 的患者在这些检测中显示异常。脑部 MRI 钆增强扫描亦可能显示异常，表现为基底池、皮层凸面的异常增强信号以及脑水肿。

对肿瘤性多发性神经根性神经病的治疗主要是保守治疗，可以稳定病情，减缓神经疾病恶化口通过对病灶部位的放射治疗，鞘内或侧脑室内注射化学试剂（如氨甲蝶呤、硫替派、胞嘧啶阿糖胞苷）等侵犯性治疗方法，中位生存期可达到 3~6 个月。侵犯性治疗的并发症主要是坏死性脑白质病，见于放射治疗及鞘内注射氨甲蝶呤数个月后出现临床症状。

四、感染性神经根病

（一）脊髓痨

脊髓痨是由于感染螺旋体（苍白密螺旋体）引起的脊膜炎，是神经梅毒最常见的类型。经过 10~20 年的持续感染，对背侧神经根造成广泛而严重的破坏，出现一系列临床症状和体征。临床症状包括电击痛、共济失调、排尿障碍；体征包括阿罗瞳孔、反射消失、本体感觉消失、Charcot 关节、营养性溃疡等。电击痛或刀割痛发作短暂、尖锐，在下肢更容易出现；常伴感觉异常，如寒冷、麻木，与轻触觉、痛觉及温度觉受损有关。约 20% 的患者会出现突发的内脏危象，表现为突发的上腹痛，上升到胸部，或者沿整个身体蔓延。

大部分脊髓痨的症状可以通过后根受损来解释。共济失调是由于本体感觉纤维受损造成，痛觉减退与小的有髓或无髓纤维部分缺损有关，膀胱张力减退伴尿失禁、便秘及性无能则是骶神经根受损造成。病理学检测发现后根，尤其是腰骶节段的后根变细，颜色变暗；脊髓后柱也出现变性改变，背根神经节 DRG 神经元轻度减少，但是周围神经无明显的病理改变，炎症可能一直沿着后根蔓延。

在疾病的急性期，脑脊液出现异常。约 10% 的患者脑脊液压力升高，50% 单核细胞数增加（5～165/ml），超过 50% 的蛋白浓度轻度升高（450～1 000mg/L，罕见病例达到 2 500mg/L）；72% 的患者脑脊液血清学检测阳性。在全部神经梅毒患者中可以检测到针对苍白密螺旋体的特异性抗体。

脊髓痨的有效治疗是使用水溶性青霉素 G，并监测脑脊液指标。治疗 6 个月后脑脊液细胞数应该恢复正常，蛋白质水平降低，否则应该进行新一轮治疗。脑脊液检测应该每 6 个月进行一次，连续两年，或者到脑脊液完全正常为止。

（二）巨细胞病毒或 HIV 感染者合并多发性神经根性神经病

巨细胞病毒（CMV）感染合并多发性神经根性神经病是一种进展快，为机会性感染的疾病，常见于 HIV 感染者的晚期，这个时期 CD4 计数非常低（＜200/ml），艾滋病指征性感染即出现，但 CMV 感染很少以艾滋病的首发表现而出现。患者常常呈全身 CMV 感染的表现，如出现视网膜炎、胃肠炎等，其中以下肢及会阴部急性起病的疼痛、感觉异常、尿潴留以及四肢末端上升性、进展性肢无力为特征。体检发现下肢的弛缓性瘫，腱反射消失，括约肌张力减弱或消失，轻触觉、震动觉和关节位置觉不同程度的减弱或消失。

实验室检测显示脑脊液蛋白水平升高，糖水平降低，多形核白细胞数增加，CMV PCR 检测阳性，脑脊液培养可能分离出 CMV。EMG 检测显示肢端肌肉出现广泛的纤颤电位，感觉诱发电位检测可能显示出远端感觉神经病变的特征。在 HIV 感染的后期，这些表现非常常见。腰骶部影像学检测常正常，也有报道发现粘连性蛛网膜炎。病理学特征表现为明显的炎症反应，背侧、腹侧神经根的广泛坏死；在内皮细胞及施万细胞的胞质及胞核中可见到巨细胞包涵体。

未经治疗的 CMV 多发性神经根性神经病，病情进展迅速，生存期只有近 6 周。如果治疗及时，如使用抗病毒类药物更昔洛韦等，可能对部分患者有效，症状改善常需要数周到数月。如果脑脊液细胞数居高不下，糖水平明显降低，提示病毒对更昔洛韦耐药，应该迅速采用其他治疗方法，如使用膦甲酸。

艾滋病患者合并迅速进展的腰骶多发性神经根性神经病的其他原因，可能是合并脊膜淋巴瘤、结核，或者 HIV 相关的轴突多发性神经根性神经炎。另外，还要考虑到合并急性炎症性脱髓鞘性多发性神经根性神经病。艾滋病合并梅毒，病情进展相对较快，梅毒性多发性神经根性神经病可表现为快速进展的疼痛、下肢轻瘫、肌萎缩、腱反射减弱。实验室指标，除了明显升高的 CSF 蛋白、糖水平降低、白细胞明显增多之外，脑脊液及血清学的性病相关检测指标均阳性。治疗上，静脉给予青霉素，病情会有迅速改善。其他还需要考虑的疾病包括单纯疱疹病毒 2 型及水痘带状疱疹病毒感染，这些病毒会侵犯腰骶神经根和脊髓，表现为脊髓脊神经根病。弓形虫感染也可能导致脊髓炎，表现为亚急性脊髓圆锥综合征，与 CMV 感染所致的多发性神经根性神经病临床表现相类似。弓形虫感染，MRI 检测可能发现脓肿形成。

（三）Lyme 神经根神经病

Lyme 病是由于感染伯氏包柔螺旋体引起，经鹿蜱传播。Lyme 病是一种多系统疾病，可以侵犯皮肤，神经系统，肌肉、骨骼系统和心脏。为了更好地理解这种疾病，临床上将病情发展分为三个阶段。①蜱叮咬后的 1 个月内，60%～80% 患者出现特征性皮疹，称作慢性游走性红斑，即在叮咬区出现椭圆或环状，有清晰中心点的皮疹，伴流行性感冒样症状，如疲乏、发热、头痛、颈项强直、肌痛和关节痛。②也称作螺旋体播散期，在出疹后数周显现，可表现为周围神经、关节或心脏的异常。③表现为慢性神经系统综合征，如神经病、脑病、脊髓病、精神异常及游走性关节炎等，是由于迟发性或持续性感染所造成，可在叮咬后2年内发生。

在美国约15%未经治疗的患者，在第二阶段出现特征性的神经根及周围神经受损症状。在慢性游走性红斑出现的数周也可能出现一些其他症状，包括头痛伴无菌性脑膜炎、脑神经病（25%的患者双侧面神经受累）、多灶性神经根性神经病、神经根神经丛病、多数单神经炎、脊髓炎、脑病、小脑性共济失调等。神经根受累的临床特征包括烧灼痛伴感觉障碍，支配区反射减弱。神经传导研究发现本病主要与轴突丧失有关，引起多发性神经病。第三阶段所见的慢性神经螺旋体病，在近5%未经治疗的患者中可出现，主要表现为轴突变性的多发性神经病，临床症状表现为根性痛或远端感觉异常。利用灵长类神经疏螺旋体病模型进行研究，发现伯氏疏螺旋体可在神经系统内传播，包括软脑脊膜，运动、感觉神经根，背根神经节，但是脑实质不受累。观察该模型的周围神经，在神经束膜也发现了螺旋体。治疗上，通过静脉给予头孢三嗪，也可以头孢菌素和青霉素交替使用来治疗，连续使用2~4周，大部分患者的症状和体征得到缓解或消退。

（四）带状疱疹

带状疱疹是一种常见的、表现为疼痛的水泡样皮疹，呈节段性或根性分布，主要由潜伏在DRG的带状疱疹病毒再激活所引发。初次感染疱疹病毒常在儿童时期，出现水泡样皮疹，在易感性高的儿童间传播。病毒可侵犯任何节段的轴突，最常见于胸部皮区，其次是面部，可出现在三叉神经的眼支，常伴角膜炎，是导致失明的一个潜在原因，需要急诊处理；还可以出现在上颌神经、下颌神经支配区。如果影响到第Ⅶ对脑神经，常出现面瘫及同侧的外耳道及硬腭部位出现水泡，称为Hunt综合征。比较少见地，病毒感染后只表现为支配区的疼痛，不伴有皮疹，称为无泡型带状疱疹。

人群中10%~20%会感染带状疱疹病毒，但是发病率仅0.3%~0.5%。年轻人中发病率相对较低，随年龄增加，身体抵抗力下降，明显增加，大于75岁超过1%。在HIV阳性患者中其发病率更高，是对照组的15倍。

初次感染疱疹病毒后，病毒潜伏于DRG，可以潜伏数十年，直到被再次激活。激活可以是自发性，也可以是在病毒特异性细胞介导的免疫反应下降时，常继发于下列情况下：淋巴组织增生异常、使用免疫抑制剂、器官移植接受者、HIV感染者或者正常老年人，并且沿感觉神经蔓延。病理特征表现为在皮肤、DRG及脊神经根有淋巴细胞浸润和出血。偶尔前根及脊髓也被侵犯，这可以解释一些患者出现的运动症状。

带状疱疹特征性的临床表现为刀割样痛或灼烧样痛，可伴有瘙痒、感觉减退或感觉异常，有时伴发烧、全身不适和皮疹。在受感染的皮肤，表现为感觉减退，但常常有异常疼痛，即对正常刺激产生疼痛感觉。皮疹位于单侧或者中线附近，开始表现为红色斑丘疹，经过3~5d聚集形成边界清晰的囊泡，再经过3~4d演变成脓疱，10d左右结痂。在免疫功能正常的人群，病损在2~4周消退，常遗留局部感觉减退、瘢痕和色素沉着。囊泡退去后疼痛也消失，但是有8%~70%的患者会遗留持续性、严重的疼痛，称之为带状疱疹后神经痛（PHN），临床治愈后持续疼痛超过30d即为PHN。这种并发症在老年人更易出现，超过60岁的发生率为50%。合并PHN的患者，有一半在2个月内缓解，70%~80%在1年内无疼痛再发，疼痛持续数年者罕见。

在免疫功能正常的患者，疱疹病毒的扩散非常少见，发生率小于 2%。在免疫缺陷患者，发生率达到 13% ~ 50%，最常扩散至远隔部位的表皮，也可以累及内脏，包括肺、胃肠道和心脏，以及中枢神经系统。眼部带状疱疹的一个严重合并症就是拖延形成大脑血管炎，导致对侧偏瘫，这种合并症常常在感染后 1 周到 6 个月内出现，而且可发生于任何年龄段，其中 50% 的患者有免疫功能受损。合并脑血管病患者的死亡率为 25%，只有近 30% 幸存者可以完全恢复。

另一种皮肤带状疱疹少见的并发症为节段性肌无力，见于 5% 以上的病毒再激活患者。肌无力在上肢和下肢发生率基本相等，伴中线肌无力以及膀胱和肠道系统功能异常，分别提示颈部及腰骶部神经根受累，膈肌和腹部肌肉也可能受累。从出疹到肌无力的平均时间间隔接近 2 周，从 1d 到 5 周不等，罕见的可在病后 4 ~ 5 个月出现膈肌麻痹。无力可在数小时或数天达到高峰，分布区域常常与带状疱疹的分布相一致。预后常较好，经过 1 ~ 2 年，55% 的患者完全回复，约 33% 有明显改善，有 20% 留有严重而持久的后遗症。

带状疱疹的病理学特征为炎症反应和 DRG 神经元丧失。当淋巴细胞渗出性炎症及血管炎影响到附近的运动神经根和脊髓灰质时就会导致运动神经纤维变性。另有研究显示，一种低恶性度病毒感染的神经节炎可能与 PHN 发生有关。

治疗的主要目的是缓解局部不适，阻止病毒扩散，减轻 PHN 的严重性。阿昔洛韦、万乃洛韦和伐昔洛韦被指定用于免疫功能正常，年龄大于 50 岁的患者。治疗应该在病毒感染后 48h 内开始，以获得最佳的治疗效果。这些药物可以缓解疼痛，缩短病毒脱落的持续时间，限制新病灶的形成，加速治愈，使用安全，耐受性好。由于阿昔洛韦的药物代谢动力学特征及便捷的给药方式，因此更具有优势。美国食品与卫生管理部门批准使用带状疱疹疫苗，以降低免疫功能正常的老年人感染带状疱疹病毒的概率。

带状疱疹后神经痛，即 PHN，可被描述为深部持续痛、烧灼痛、尖痛、刺痛、放射痛，轻触患区皮肤可引发，常使患者全身虚弱，难以治愈。治疗可单用或联合使用三环类抑郁剂（阿米替林或去甲丙咪嗪）、选择性 5 - 羟色胺再摄取抑制剂（舍曲林或盐酸萘法唑酮）、抗惊厥用药（卡马西平或加巴喷丁）、口服类罂粟碱（羟氢可待酮）等，局部使用辣椒辣素膏及利多卡因贴剂在 50% 的患者有效。对于顽固性疼痛，90% 以上的病例鞘内注射甲泼尼龙及利多卡因可以缓解，并且无蛛网膜炎及神经毒性等不良反应发生。最近的一份研究报告显示，静脉注射阿昔洛韦，之后口服伐昔洛韦，在 50% 以上的患者可以缓解疼痛。

五、获得性脱髓鞘性多发性神经根性神经病

获得性脱髓鞘性多发性神经根性神经病临床上主要表现为两种形式：一种发展迅速，被称为吉兰 - 巴雷综合征，另一种呈慢性、进展性，或者复发、时轻时重的形式发展，被称为慢性炎症性脱髓鞘性多发性神经根性神经病（CIDP）。这些疾病由于累及的脊神经根病理变化可能非常明显，尤其是前根，因此在这里作简单介绍。这种疾病的病理特征表现为大量单核、淋巴细胞浸润和血细胞渗出，伴节段性脱髓鞘，而轴突相对保持完整。MRI 影像学显示在 GBS 及 CIDP 腰骶部神经根都有对比增强的信号。由于容易侵犯神经根，因而解释了一些临床特征，包括 CSF 改变，神经电生理变化，自主神经功能改变等，在 GBS 上述改变更明显。

脑脊液蛋白细胞分离是这种疾病的典型特征。腰部脑脊液蛋白浓度升高，而脑池中蛋白浓度正常，支持升高的脑脊液蛋白来源于脊神经根周围的毛细血管渗出的假说。神经传导测定常常显示减慢的运动神经传导速度和部分传导阻滞，其他异常包括延迟的或者无反应的 F 波反应或 H 反射，提示神经根脱髓鞘。实际上，在 10%～20% 的 GBS 患者中，这些迟发反应可能是发病最初几周的唯一发现。GBS 伴自主神经功能异常可能是由于节前交感神经纤维受累所引起，这些纤维经由前根到达脊旁交感神经节。

六、获得性背根神经节病

背根神经节容易特异性地受到一些恶性肿瘤或非恶性肿瘤疾病的侵犯，导致感觉异常综合征，这些症状的特征与不同大小 DRG 神经元的丧失有关。大神经元丧失导致肌肉运动觉、定位觉异常，手部精细动作丧失，共济失调及反射消失；小神经元丧失与痛觉过敏有关，表现为烧灼痛、痛觉异常。感觉神经异常在电生理上表现为长度非依赖性的 SNAPs 异常，即 SNAP 幅度广泛降低。MRI 的 T_2W 显示出背侧脊髓的高信号。

最为人们熟悉的相关疾病可能就是类肿瘤性亚急性感觉神经病。病程从数周到数月不等，临床表现为共济失调、痛觉过敏，肌力常正常。一些患者还伴有脑干和大脑受损的症状，提示这种疾病是一种受累范围广的脑脊髓炎。这些病变可在确诊肿瘤前数月到数年出现，常伴发小细胞肺癌。CSF 检测显示蛋白水平升高，单核细胞轻度渗出。神经传导速度检测显示广泛的感觉神经电位缺失。神经病理学特征包括炎症反应和 DRG 感觉神经元被吞噬。这种病变与体内产生抗神经元特异性抗体（anti-Hu）有关，后者属于多克隆 IgG 抗体，与补体结合，并与中枢神经系统神经元及感觉神经节的核发生反应，而与非神经元的核不发生反应。被抗 Hu 抗体辨认的抗原是一种分子量为 35～40kD 的蛋白。在小细胞肺癌的细胞及神经元的核存在相同抗原，提示这种疾病是由免疫机制介导，受肿瘤抗原刺激产生抗体，发生交叉反应。形态学研究发现这种疾病的发生与具有细胞毒性的 T 细胞介导的细胞及体液免疫有关。让人失望的是，免疫治疗未能取得良好的治疗效果，而早期发现、早期治疗肿瘤，对于争取机会，避免病情恶化具有重要意义。

其他造成 DRG 神经病的原因包括遗传、毒素和自身免疫性疾病。遗传性感觉神经病的特征常表现为慢性肢端营养障碍性溃疡、骨折、发作性脊髓炎，不伴感觉异常。滥用维生素或者顺铂等神经毒素造成的 DRG 病，一般容易发现。干燥综合征可能伴有共济失调和运动觉丧失，这种表现类似于亚急性感觉性神经病，核抗原对应抗体的检测，如抗 Ro（SS-A）和抗 La（SS-B）抗体有助于诊断，但是缺乏这些抗体也不能排除干燥综合征，需要对较小唾液腺进行活检，发现成簇的炎性细胞，可能有助于确诊。一些患者静脉使用丙种球蛋白，可能改善病情。其他急性自身免疫性共济失调综合征包括共济失调性格林巴利综合征，Fisher's 综合征及 Bickerstaff's 脑干脑炎。在这些综合征中，血清抗 GQIB IgG 抗体水平常常升高。这些疾病对丙种球蛋白及血浆交换治疗等可能有效。

七、类似运动神经元病的神经根病

运动神经根疾病的一些临床症状可能与运动神经元病的部分症状相类似。当一个表现为下运动神经元受累的患者出现单克隆免疫球蛋白病时，必须尽可能寻找有无前根受损的体征。脑脊液蛋白水平的升高，单克隆免疫球蛋白的出现，以及神经传导检测显示脱髓鞘病变，表现为多发性运动神经根性神经病。在极少数病例，免疫治疗可以降低血清中抗神经节苷脂 GM1 抗体，并且发现与改善下运动神经元综合征相关，因此提示抗神经节苷脂抗体可能具有致病作用。

多年来已经知道下运动神经元疾患的一些表现与淋巴瘤具有相关性，并且被命名为亚急性运动神经元病，但是主要的病变部位尚不明确，可能是在神经根或者神经元水平。其特征常表现为亚急性、进展性的斑片状、非对称性下运动神经元瘫，上肢比下肢更容易受累，不伴疼痛。疾病进展速度与淋巴瘤的活动度无相关性，倾向于呈良性病程，有些患者会自发缓解。

放射后下运动神经元综合征，累及到腰骶区，可能是一种多神经根病，据报道在睾丸癌及淋巴瘤放射治疗后的 4 个月~25 年内出现。有些患者 MRI 增强扫描显示出圆锥和马尾的异常信号，类似于软脊膜肿瘤的表现。对一位睾丸癌患者进行神经病理学研究，发现放射治疗诱发近神经根部位的血管病变，而运动神经元相对保存。这种疾病典型的会进展 1~2 年，之后趋于稳定。

（张艳霞）

第二节　神经丛疾病

一、臂丛神经疾病

鉴于臂丛神经位于颈和肩这两个活动度极大的结构间，故易发生损伤，且其易受临近组织，如淋巴结、血管、肺实质等病变的影响而产生继发疾病，故臂丛神经病变包含着一大类疾病。大多数臂丛神经病变是由创伤、肿瘤浸润、压迫、原因不明的感染（可能为病毒）及放射治疗的迟发效应所致。

（一）特发性臂丛神经病

本病有很多的名称，也称为急性臂神经根炎、神经痛性肌萎缩、臂丛神经炎、肩胛带局限神经炎、Parsonage – Turner 综合征等。

1. 病因和病理生理　确切的病因尚不清楚，可在正常人中突然发病，约半数的病例未发现有任何相关事件。有的认为与应用血清或接种伤寒、天花、白喉、流感疫苗，以及注射破伤风类毒素有关；也有在患单核细胞增多症、红斑性狼疮、霍奇金病、巨细胞病毒感染、Enters – Danlos 综合征，或产后、外科手术后、外伤及一些精神应激情况下发病。

有以家族形式出现的臂丛神经病变，即所谓的遗传性神经痛性肌萎缩，是一种常染色体显性遗传疾病，其造成受累肢体反复发生剧烈疼痛、无力和感觉异常。和其他的特发性疾病一样，其可能存在相似的一前驱触发事件，刚出生或幼儿时发病者，其每次发作后都将恢复，预后较好，目前发现遗传性神经痛性肌萎缩和常染色体 17q25 的 3 个位点突变相关。

发病机制同样不清楚，其急性起病提示似乎其中有缺血的机制，前驱病毒感染史或免疫相关病史提升了免疫介导疾病的可能性，有研究认为补体依赖的，抗体介导的周围神经脱髓鞘病变可能参与其中，有的神经活检发现多灶性的单核细胞浸润，提示同时存在着细胞免疫的介导。在一些迅速好转的病例中，神经的脱髓鞘及髓鞘修复可能为主要机制，而症状持续时间较长的患者则可能存在轴索损伤。

对遗传性神经痛性肌萎缩患者的神经活检可以发现血管周围炎性浸润及血管壁破坏，提示其可能是免疫调节的基因异常而导致的遗传性免疫疾病。

2. 临床表现　本病可发生在任何年龄，多见于 30～70 岁，有的呈家族性，男性得病为女性的 2～3 倍。疾病的特点是急性发病，有严重的肩区疼痛，有时涉及背、颈、臂和手，疼痛在夜间尤甚，为了避免疼痛，患者尽量减少肩部活动，因此其上肢常处于肘屈、肩内收位，反之则可引起疼痛。但也有个别病例没有疼痛的现象。一般疼痛在肢体无力达到高峰后持续数周，但也有少数患者将间断持续一年甚至更久。本病往往在疼痛后几小时或几天可产生上肢无力，有统计资料报道，大多在疼痛后 2～3 周后出现乏力和肌无力，主要涉及肩和臂近端的肌肉，大约 50% 的患者肌无力限于肩带肌肉，三分之一的患者同时累及臂丛的上下两部分，还有约 15% 的患者只累及下臂丛。单侧肢体完全瘫痪罕见。如果病变持续时间较久，则可产生肌肉萎缩。

随着识别度的增加，发现臂丛神经病的典型症状不一定和神经干索损伤相关，可以由离散的单个周围神经的受累引起，包括肩胛上、腋、胸长、正中、桡、前骨间神经等，此又可视为单神经性的臂丛神经病，其中腋神经和肩胛上神经是最易受累的。其还可以累及第Ⅶ、Ⅹ对脑神经及膈神经。通常右侧患病较多见，约三分之一的患者双侧患病，但很少有对称性的。有少数患者会发生单侧或双侧的膈肌麻痹，故突发的肩痛伴呼吸系统症状提示臂丛神经病的诊断。其中存在很少部分特发性臂丛神经病的患者只有孤立的膈神经病变（有时可为双侧），而肢体未发现临床或电生理检查上的异常。

约有 2/3 的患者可有感觉障碍，主要影响肩和上臂的外侧以及前臂的桡侧，虽然其不如运动乏力明显，但临床或电生理显示的孤立的感觉障碍的病患亦属臂丛神经病变的范围。

3. 实验室检查

（1）脑脊液检查：常无异常改变，偶有出现轻微的脑脊液细胞增多（10～50/ml）和蛋白轻度增加。25% 的患者血液中被发现存在抗神经节苷抗体，有些患者 CSF 中寡克隆蛋白增高，这些反映子这种疾病可能存在一定前免疫祝制前介导。在一些严重的伴有膈神经累及的双侧臂丛神经病患者中，可以发现肝酶的增高。

（2）肝酶：可能是亚临床肝炎的前驱反应。

（3）电生理检查：NCV 示神经的感觉和运动电位振幅降低，而传导速度相对正常。EMG 呈失神经改变，同时可明确病变部位在臂丛、单个周围神经或者周围神经分支。脊神经根无变化。此外 EMG 可在无症状侧亦发现异常改变，提示臂丛神经病可存在亚临床状态。

（4）神经活检：在远端的感觉神经有轴突变性，在复发性的受累神经有的有梭样节段肥大、神经内膜下水肿、局限慢性炎症和洋葱球样形成。

（5）影像学检查：臂丛 MRI 可以显示受累肌肉弥漫性的 T_2 异常高信号及脂肪萎缩，同时可以排除一些症状相似的结构性病变（如肿瘤及肉瘤样病变）。

4. 鉴别诊断　有很多上肢无力和疼痛疾病需要加以鉴别。首先要和神经根型颈椎病相鉴别，通常会有持续的疼痛和颈部僵直，且这种根痛不会随着肢体无力的出现而缓解。臂丛上干的臂丛神经病往往和 C_5 及 C_6 神经根的病变相似，伴有神经根受累的颈椎骨质增生或伴椎间盘突出，往往在相应节段发生肌萎缩和感觉障碍，可以通过 EMG 来鉴别。

上肢的无力和萎缩还需考虑运动神经元病，当然疼痛和感觉障碍均非其常见症状。肿瘤性的臂丛神经病也需要鉴别，临床可以表现为持久的疼痛，且多显示下臂丛病变。

胸廓出口综合征亦可有神经根压迫症状，但同时还有血管压迫的症状，颈椎摄片常可见有颈肋等骨结构异常的表现。

上肢的单神经病变如桡神经受损，则有腕垂、手背桡侧针刺觉减退。正中神经受损时则握拳不能，手掌桡侧针刺觉减退。尺神经病变常有爪形手的表现，手背和手掌尺侧有针刺觉减退，因为症状特殊易于鉴别。

5. 治疗　目前没有确切的随机对照研究来提供可靠的治疗方法。

（1）严重疼痛时可应用阿片类镇痛剂。

（2）使用2周的皮质类固醇［泼尼松，1mg/kg（kg·d）］可以减轻疼痛及改善预后。

（3）急性期疼痛时，则尽量减少手臂的活动，必要时可以使用固定装置。

（4）运动锻炼有助于防止挛缩，可辅以理疗、针灸、推拿等综合措施。康复期特别要预防肩关节活动受限，少数遗留永久性功能障碍的患者，可以使用矫形器。

另外可应用维生素B族药物、ATP、辅酶A和中药等协同治疗。

6. 预后　预后一般是良好的，36%的患者在1年内恢复，75%的患者在2年内恢复，90%的患者可在3年恢复。三分之二的患者在症状发生后的1个月内有明显改善。恢复与疾病在急性期的病程、部位和严重度没有直接关系，存在相当程度肌萎缩的患者也可恢复良好，单侧病变较之双侧者在第一年内恢复较快。75%的患者可以完全恢复功能。也有存在永久的功能缺陷者。如有下列情况预后较差：①严重和较长时间的疼痛或反复疼痛。②发病后3个月没有任何改善的迹象。③全臂丛或下臂丛病变者。5%的患者有复发和缓解过程。

（二）创伤性臂丛神经病

一般分为三类：①直接损伤，多是由于车祸、运动、枪击等造成臂丛神经剧烈的撞击或牵拉而发生的瘫痪，锁骨上损伤较之锁骨下损伤更为常见且严重，一般预后更差。②继发于颈或肩部周围结构创伤的病变，如锁骨和第一肋骨的骨折。③医源性损伤，多为神经传导阻滞治疗的并发症。还有一种臂丛神经的牵拉伤见于背囊性麻痹，双肩背负重物时对臂丛神经上干的局部施加重压而导致肩胛上神经和腋神经所支配的肌肉无力以及C_5、C_6分布区感觉减退。

1. 临床表现

（1）畸形：上肢呈松弛性瘫痪，肩下垂、变狭，眼裂变小、眼球内陷、瞳孔缩小，呈Homer征。

（2）运动：①臂丛上干损伤：表现为肩关节不能外展、上举，肘关节不能屈曲。腕关节和手的功能正常。如耸肩活动丧失则是C_5、C_6神经根撕脱。②臂丛下干损伤：表现为手指与拇指不能屈曲和伸直，拇指不能对掌、对指，手不能合拢和分开。而肩、肘、腕关节功能尚正常。如有Horner征则为C_8、T_1根性撕脱。③全臂丛根性损伤：表现为上瘫痪，无任何运动功能。

（3）感觉：①臂丛上干损伤表现为肩外侧、上臂及前臂外侧皮肤感觉障碍。②臂丛下干损伤表现为手及前臂内侧皮肤感觉障碍。③全臂丛损伤表现为上臂内侧外皮肤感觉障碍。

2. 诊断

（1）上肢五大神经（腋、肌皮、正中、桡、尺）任何两根神经同时损伤（非切割）即可定位在臂丛部位损伤。

（2）胸大肌和背阔肌功能障碍，臂丛损伤的部位在锁骨上。该两肌功能正常，臂丛损伤的部位在锁骨下。

（3）耸肩不能或有 Horner 征，臂丛损伤的部位在节前或称根性撕脱伤。

（4）肌电检查上肢五大神经 SNAP 存在而 SEP 消失者为节前损伤，SNAP 与 SEP 均消失者为节后损伤。

3. 治疗

（1）臂丛节后损伤：应观察 3 个月，进行保守治疗。

（2）臂丛损伤的手术指征：①节前损伤。②伴有锁骨下动脉（或腋动脉）损伤。③开放性损伤。④经 3 个月保守治疗，无好转的节后损伤。

（3）臂丛损伤的手术方法：①节后损伤按损伤性质不同进行粘连松解、神经减压、神经缝合、神经移植。②节前损伤进行神经移位术。移位方式为膈神经至皮神经；副神经至肩胛上神经肋间神经至腋神经或桡神经；健侧 C_7 神经至正中神经。

4. 预后　一般情况下，神经移植后，肘部的屈肌和伸肌以及肩胛带肌的预后相对较好，但前臂以及手部肌肉恢复较差。加强物理治疗及矫形器的使用对功能的恢复有很大的帮助。

（三）放射治疗后的臂丛神经病

乳腺癌等肿瘤的放射治疗时，接受大于 6 000cGy 的分次剂量，可以造成臂丛神经的放射性损害。机制可能来自放射直接对髓鞘和轴索的破坏，以及放射引起血管闭塞而导致的神经内膜和外膜纤维化。放射治疗与臂丛症状发病之间的潜伏期为 5 个月至 20 年，平均为 6.5 年。感觉症状（疼痛、感觉异常、麻木）远较运动症状为显著，但也有病例在感觉症状出现之前先发生肌肉无力，无力主要发生在臂丛上干神经支配的肌肉。

放射治疗引起的臂丛损害与癌肿转移所引起的臂丛损害在临床上很难区分。若臂丛下干剧烈性的疼痛同时伴有 Horne r's 征强烈提示癌肿转移引起的臂丛损害；若臂丛上干损害伴有无痛性淋巴水肿，则提示放射性损害的可能性较大。经过长期随访，转移病例都是预后恶劣，放射损伤病例预后较好。电生理检查可发现早期病变为脱髓鞘改变，而晚期则是轴索损伤。肌纤维放电和束颤电位则特别提示放射性损害。MRI 很难准确鉴别两者，其均显示 T2W 的高信号以及造影剂后存在增强，当然辐射性的纤维化为弥漫性增厚和增大，而不存在局部的肿块。对诊断不明确的病例，可考虑进行手术探查，如证实为放射损害所引起，则可以及早切除挛缩的臂丛神经的纤维组织。根据文献报道，碘塞罗宁（三碘甲状腺氨酸）对放射后纤维化有治疗作用。

（四）转移性臂丛神经病

最常继发于肺癌和乳腺癌，淋巴瘤、肉瘤、黑色素瘤等则相当少见。转移多是通过淋巴途径，腋淋巴结最为常见。转移性的臂丛神经病最突出的病状为剧烈疼痛，一般位于肩带处，可向肘、前臂正中及第 4、5 手指放射，以 C_8、T_1 脊神经和臂丛下干损害为主，一半以上的患者伴有 Horner 征。治病主要通过原发肿瘤的化疗以及臂丛局部的放疗来进行，预后较差。通常约 50% 的患者可以缓解疼痛，但对肌力的恢复没有作用。其他止痛治疗包括阿片类镇痛药或非阿片类制剂，如抗抑郁药物及抗痫药物等药物治疗，以及经皮电刺激、椎旁交感神经阻滞、背侧神经根切断术等方法。对于 Pancoast's 肿瘤（肺上沟瘤）患者，一般采取术前放疗并扩大手术切除范围，其 5 年生存率一般为 20% ~ 35%。

（五）胸廓出口综合征

在锁骨及第一肋骨间的狭窄区域中，由前斜角肌、颈肋、肥大的第 7 颈椎横突及正常或先天畸形的第一肋骨压迫臂丛，产生感觉运动症状，如锁骨下动脉同时受累则尚伴有上肢循环障碍的表现。不完全性颈肋是最常见的畸形，其末端由一条边缘锐利的前位带与第一肋相连，C_7 伸长并下弯的横突由一条拉紧的纤维带与第一肋相连，并伴有前中斜角肌的异常，因此，C_8 和 T_1 神经根、下臂丛及血管存在受压的潜在可能性。此外一些非特异性的胸廓出口综合征还可并发于创伤后，如车祸、工作相关性的损伤，有些运动员亦可发生，如举重、游泳、网球及棒球运动员。

1. 分类　旧分类：根据存在畸形及其症状的发生机制，分为颈肋综合征、前斜角肌综合征、肋锁综合征等。临床上常以 Adson 试验（锁骨下动脉受压试验）来区分颈肋综合征或前斜角肌综合征。请患者取坐位，两手置于大腿上，掌面向上，做深吸气，将头过度后伸并先后尽量向左右旋转，如果在此过程中病侧桡动脉搏动消失或明显减弱而另一侧搏动正常，则称为 Adson's 征阳性。与脉搏消失的同时右锁骨上窝常能听到杂音者，通常提示为颈肋综合征。颈部有时可看到或摸到骨性肿物，此即颈肋。患肢垂直上举后，将头尽量转向患侧，如桡动脉搏动消失而试验另一侧时桡动脉搏动不受影响，则提示为前斜角肌综合征。

新分类：分为神经性、血管性及非特异性胸廓出口综合征

2. 临床表现　儿童、青少年罕见，发病年龄为 30～50 岁，平均年龄为 32 岁，女性多见。有时颈肋是双侧性的，而症状仍以右侧较为多见，这可能是由于右手多提重物，肩关节牵引加速了症状的发生。症状一般逐渐发生，均以疼痛起病，程度不一。轻则有周期性肩胛疼痛，向下放射至手臂内侧。重则疼痛尖锐，可为钻刺或烧灼性质。发作时疼痛位于肩胛后面，但以后即向颈侧放射并下达手臂内侧、前臂及手掌。除疼痛外，尚可伴有手及前臂尺侧的麻木感、针刺感或其他感觉异常。上肢的伸展及外展运动如举物、背物或提物等均可使疼痛加剧。如使手臂置于内收及屈位时较为舒适。某些病例中，如将手上举达头部以上，亦可使疼痛减轻。感觉检查时，在手的尺侧及前臂尺侧区可有感觉过敏或减退。运动症状表现为肌力减弱及肌肉萎缩，这常是后期的症状。运动症状通常局限于手部诸小肌，或从正中神经或尺神经支配的肌群开始。前臂肌群受累较为少见。偶有颈交感神经麻痹综合征出现。因锁骨下动脉受压可出现患侧手发冷，阵发性苍白及发绀，有时还可出现类雷诺现象。在牵引上肢时可使桡动脉明显减弱或消失。

另一类不伴有结构上异常的患者，症状通常较有结构畸形者为轻，而且多属感觉性，运动症状表现较少，体格检查时客观异常表现不明显。有的患者症状几乎全在夜间出现，当平卧一会儿后始发生，称为"静止性感觉异常性臂痛"，常见于中年妇女。

3. 实验室检查

（1）影像学检查：X 线检查可确诊颈肋或其他畸形结构的存在，可同时结合正侧位片。对胸廓出口处的 MRI 检查对提示此处神经血管扭曲及受压等异常很有帮助。

（2）电生理检查：需满足以下标准：①尺神经感觉神经动作电位振幅减低（$<12\mu V$），或前臂内侧皮神经 SNAP 振幅减低（$<10\mu V$）。②患侧正中神经复合运动电位振幅的减低（$<5mV$），或尺神经 F 波潜伏期的延长（$>33ms$），或 EMG 发现臂丛下干两条不同神经支配的肌肉均显示去神经改变，而臂丛上干及中干支配肌肉正常，并排除其他局灶神经病变或多神经病变。③正中神经的 SNAP 正常（$\geq 15\mu V$）。④肘部尺神经的运动神经传导速度正常（$\geq 50m/s$）。

4. 鉴别诊断　本病较为少见，只有当符合临床及肌电图诊断标准时，才能考虑本诊断。

本综合征在诊断上需要与颈椎病、肌萎缩侧索硬化症、脊髓空洞症、正中神经和尺神经的损害等相鉴别。本综合征有剧烈的特征性疼痛和感觉障碍而无肌束颤动，借此可与肌萎缩侧索硬化相鉴别。脊髓空洞症有手部小肌肉萎缩，同时有特征性的感觉分离表现，且感觉障碍范围广，并可能有锥体束征而与本综合征相鉴别。正中神经和尺神经的损害可依其运动和感觉的典型分布来决定。

5. 治疗

（1）一般治疗：包括肩部伸展和上举运动、患者教育、姿势训练、物理治疗及抗炎药物治疗等。对夜间臂痛患者，可根据患者自己经验，放置垫枕，睡觉时采取适当姿势而获得症状的缓解。

（2）手术治疗：在有结构畸形的严重病例中，及早手术可获得良好的效果。手术的种类有切除纤维带、颈肋、切除肥大的第 7 颈椎横突与第一肋骨的中间部或切断前斜角肌以消除对臂丛的压迫，需根据病情的不同而采取不同的手术。

（3）其他：关节或肌肉内注射皮质类固醇可以减轻炎症。对斜角肌注射 A 型肉毒素可以缓解症状，但存在一定技术上的风险和潜在的不良反应。

二、腰骶神经丛疾病

（一）解剖

腰骶丛包括腰丛和骶丛，腰丛主要由 $L_1 \sim L_4$ 神经根的前支组合而成，位于腰大肌的深部，通过 L_4 前支连接于骨盆内的骶丛。腰丛的分支包括由 L_1 发出的髂腹下神经和髂腹股沟神经（包括部分 T_{12} 神经）、由 L_2 和 L_3 后支组成的大腿股外侧皮神经，及 L_1 和 L_2 前支组成的生殖股神经。其他分支尚包括由 $L_2 \sim L_4$ 后支组成的股神经，位于腰肌内，及 $L_2 \sim L_4$ 前支组成的闭孔神经。

腰丛通过 L_4 前支与骶丛相联系，L_4 前支与 L_5 在位于骶骨支的腰大肌内侧缘组成腰骶干，后者进入骨盆，在梨状隐窝连接于骶丛。骶丛由 L_4，L_5，S_1 和 S_2 前支在骶髂关节前组成。和腰丛一样，骶丛也分前支和后支，前支主要组成坐骨神经的胫神经部分，后支主要组成其腓神经部分。坐骨神经经骨盆的坐骨大切迹离开骨盆。许多重要的神经都是源于骶丛，臀上神经和臀下神经源于骶丛的后支，分别支配臀大、中和小肌；股后皮神经是由 $S_1 \sim S_3$ 前支组成，通过坐骨大孔进入臀部；会阴神经源于 $S_2 \sim S_4$ 连续的前初级支，通过坐骨大孔伸至臀部。

（二）临床表现

腰丛病会出现 $L_2 \sim L_4$ 支配节段的肌无力，感觉障碍和反射异常，骶丛病则导致 $L_5 \sim S_3$ 支配节段相类似的改变。腰丛病的病变特征包括闭孔神经和股神经支配区域的肌无力、感觉障碍，膝反射减退或消失。屈髋、伸膝和髋内收肌均出现无力，伴大腿前内侧面的感觉丧失。髋屈肌及髋内收肌同时无力提示神经丛或神经根疾病。更精细的定位需要借助辅助检测手段，包括肌电图及 CT、MRI。

骶丛病变表现为臀部神经（只有运动纤维受累）、腓神经和胫神经支配区域的肌无力和感觉障碍。可能出现广泛的下肢无力，包括髋伸肌、髋外展肌、屈膝肌、踝跖屈肌和背屈肌。感觉丧失位于大腿后侧面、膝盖以下的小腿前外侧面和后面，以及足背外侧面和跖面。

可伴踝反射降低或消失。在这些区域也会出现血管舒缩功能异常及营养障碍。臀肌无力意味着靠近骨盆梨状肌的骶丛纤维受累，甚至骶神经根受累。至于骶丛病，确诊常需借助于电生理学及神经影像学检测。

（三）实验室检查

1. 电生理学检测

（1）EMG 有助于鉴别神经丛或神经根病变：如果 EMG 提示至少两个腰骶节段，并且至少两根不同周围神经支配的肌肉出现变性改变（纤颤电位及正尖波）及减少的募集反应（减少的运动单位数目，快速发放），可以确诊为神经丛病。但是，神经根和神经丛可能同时受侵犯，可见于糖尿病、放射疾病、炎症、血管炎和肿瘤疾病等，产生神经根神经丛病。其次，EMG 有助于明确一个腰骶神经丛病是否同时伴发多发性神经病。如果伴发，去神经和神经再生的 EMG 特征在双侧都出现，尤其在远端肌肉。再次，EMG 示有肌纤维颤搐放电提示放射性神经丛病。

（2）神经传导研究有助于诊断神经丛病：感觉神经，如腓肠神经和腓浅神经，动作电位幅度降低分别提示 S_1 及 L_5 DRG 远端轴突的丧失。F 波潜伏期的延长，而远端运动神经传导速度正常，提示近端的损害，可能是在神经根或神经丛水平。最后，在神经丛疾病，通过刺激神经根测定经腰骶神经丛传导的数据，可能会发现经过神经丛的特定部分，出现潜伏期的延长。

2. 神经影像学检测

（1）X 线片可显示腰、骶椎骨或骨盆骨质破坏病变。

（2）静脉肾盂造影可能显示输尿管或膀胱畸形。

（3）钡剂灌肠可发现肠移位。

（4）CT 或 MRI，从 $L_1 \sim L_2$ 水平的腹部及骨盆到耻骨联合水平以下扫描，可以详细显示整个腰骶神经丛附近的解剖结构，可以显示出腰骶神经丛结构异常的严重程度，但是仍然不能区分良、恶性肿瘤，炎症包块及血肿。如果 MRI 显像正常，基本不可能是结构性神经丛病。

（四）诊断

1. 血肿　血友病或者接受抗凝治疗的患者可能出现髂腰肌群出血。解剖结构上，腰丛、股神经、闭孔神经的主要成分从腰部脊柱旁发出，到达大腿部分，期间覆盖在一层紧的筋膜下，在髂肌之上称作为髂肌筋膜，之后随着下行逐渐增厚，在腹股沟韧带处，形成一个致密而难以扩张的漏斗状结构，包裹在髂肌和腰肌的下段部分。与髂腰肌血肿有关的，在解剖上主要有：①股神经是腰丛中唯一受累的结构，为髂肌出血导致位于腹股沟韧带之上的致密筋膜膨胀所致；②腰肌出血或者髂肌出血扩散到腰肌，导致神经丛的其他成分、闭孔神经及股外侧皮神经受累。

腹膜后血肿常常首先表现出严重的疼痛，这种疼痛位于腹股沟，并且放射到大腿前部和腰部，伴逐渐加重的肌无力和感觉异常。当股神经被累及，出现相应支配区域的肌无力和感觉异常；神经丛的其他成分受累，所涉及的范围更广泛，而且与受累神经支配的范围相一致。如果出血量较大，可在下腹部形成肿块，并且伴发一系列全身性症状，如心动过速、低血压和降低的红细胞比容。典型的血肿常从骨盆侧壁产生，CT 扫描可以看到髂骨翼内侧面正常的凹面变得模糊。由于髂肌痉挛，患者常常呈特征性的卧姿，即臀部屈曲侧卧，以避免臀部伸展加重这种疼痛。血肿发生后的几天，在腹股沟及大腿前面可能出现淤青。在一部分患者，尤其是血肿较小、临床症状轻微的患者，通过保守治疗如抗凝治疗，治疗效果可能比较满意，但是有 10%～15% 患者的病情改善并不明显。一些医疗中心进行抗凝治疗后行小的腹膜后切口，进行剖腹探查，之后通过髂肌筋膜切开术清除血肿，缓解对股神经的压迫，有利于痊愈。

2. 脓肿　急性非结核性髂肌脓肿可以伴发股神经病。

3. 动脉瘤　背痛和腹部痛往往是腹部动脉瘤的早期表现。一个扩张的腹部动脉瘤可能压迫髂腹下神经和髂腹股沟神经，导致疼痛放射至下腹部及腹股沟区域；对生殖股神经的压迫会产生腹股沟区域、睾丸及大腿前侧的疼痛。L_5～S_2 神经干恰好位于髂内动脉后方，受压迫后会产生坐骨神经痛，13% 髂动脉瘤患者表现出坐骨神经痛。

腹主动脉瘤破裂出血，由于血肿位于腹膜后或者形成假动脉瘤，可能会表现出明显的神经系统症状。如果形成大的腹膜后血肿，可能伤及股神经和闭孔神经，甚至骶丛的一些分支。髂动脉瘤或者髂内动脉瘤破裂，血液会扩散至骨盆，压迫 S_2～L_5 神经干。对于难以解释的背痛、腿痛或者放射至腰丛皮神经支配区的疼痛，应该怀疑大动脉及其主要分支的动脉瘤。当触诊腹部或者直肠指检时感觉到一个大的搏动性包块，都高度提示动脉瘤。腰骶部放射线检测可能发现曲线状似钙化的高密度影。腹部超声和 CT 扫描可以确诊。

4. 外伤　骨盆、髋臼、股骨骨折，或者股骨及髋关节附近的手术可能伤及腰骶神经丛。骶骨骨折或者骶髂关节分离造成的损伤占外伤性腰骶神经丛的大部分（68%），而髋臼及股骨骨折相对少见，分别占 14% 和 9%，然而后者更容易损伤邻近神经丛所发出的神经。

5. 怀孕　在产程的第二阶段，腰骶神经干可能受胎儿头的压迫，多见于母亲个头小而胎儿相对较大，产程延长并且使用中位产钳旋转的情况下。生产后，当患者起床时会发现由于踝关节内翻力弱而难以走路；体检发现背屈和内翻肌无力，伴随下肢侧面和足背面的感觉减退。神经传导检测显示小腿浅表的 SNAP 减弱或消失，EMG 发现膝盖以下受 L_5 支配的肌肉有失神经支配现象。病理特征主要表现为脱髓鞘。预后一般较好，5 个月内能完全恢复。在随后的怀孕中，只要无胎位不正等异常表现，仍可尝试生产，但是应该小心使用产钳。对先前有过产伤造成腰骶干损伤的妇女，使用中位产钳的危险度相对较高。如果生产不成功或者胎儿比较大，应该谨慎行剖腹产手术。

消瘦患者在剖腹产过程中使用自固定牵开器会压迫腰肌，可能伤及股神经导致股神经病。术后患者会出现股神经支配区的肌无力和麻木。恢复常常快速而完全。闭孔神经损伤可能是受近骨盆边缘的胎儿头或者镊子的压迫，表现为腹股沟区及大腿前面的疼痛，以及闭孔神经支配区的肌无力和感觉异常。

6. 肿瘤　腰骶神经丛可以被肿瘤所破坏，可以是腹腔内肿瘤直接扩散或者从其他部位转移所至，直接扩散占大部分，约 75%，转移只占约 25%。最常见的原发性肿瘤，包括结肠直肠癌、泌尿生殖系肿瘤、颈部肿瘤、乳腺癌、肉瘤和淋巴瘤。临床症状主要表现为三种：上段神经丛病，累及 L_1～L_4 节段（31%），最常见于结肠直肠癌；下段神经丛病，累及 L_4～S_1 节段（51%），最常见于肉瘤；全神经丛病，累及 L_1～S_3 节段（18%），最常见于泌尿生殖器肿瘤。典型的肿瘤性神经丛病起病隐袭，早期主要表现为严重而剧烈的疼痛，似绞痛，从下背部放射到下肢末端。之后的数周到数月，麻木、感觉异常、乏力和下肢浮肿逐渐出现，大小便失禁或性无能在小于 10% 的患者出现。绝大部分肿瘤引起的神经丛病是单侧性，双侧性只见于 25% 的患者，常常是由于乳腺癌侵犯所致，预后较差。

三组综合征并不是简单地符合上、下和全神经丛病的分类。在第一组综合征中，可伴有下腹的四分之一或腹股沟区的感觉异常或疼痛，很少或不伴有运动异常，这些患者被发现在紧靠 L_1 处有肿瘤，导致髂腹股沟、髂腹下或者生殖股神经受累。第二组，在足背内侧和足底有麻木感，伴膝反射减弱，踝背屈及旋转力弱。这些患者在骶骨翼水平有损伤，伴腰骶干受累。第三组伴会阴区感觉丧失和括约肌无力，被发现尾丛受肿瘤侵犯，常常是直肠癌转移所致。

通过 CT 或 MRI 显像可以诊断肿瘤性神经丛病，MRI 显像常更为敏感。由于骨盆肿瘤可以扩散到硬膜外空隙，常常低于脊髓圆锥，因此大部分腰骶部 MRI 显像可以显示。在少数情况下，有的神经丛肿瘤即使用最好的显像方法也难以显示。对这种现象的解释是，首先，之前接受放射治疗的患者可能出现组织的纤维化，后者不能与新发肿瘤相鉴别。其次，一些肿瘤沿神经丛或神经根扩散，未能长成一个可以辨别的包块，在这些情况下，需要借助其他影像学检测方法，如高分辨率 MRI、骨扫描、平片、静脉肾盂造影，或者神经丛活检，或者两者联合使用。前列腺癌可以沿着神经束膜扩散至腰骶丛，造成腰骶神经根神经丛损伤，后者与明显的小便功能障碍有关，这个扩散过程一般会持续 8 年左右，到后期 MRI 显示出不均匀的神经增粗，但是骨盆和腹部显像正常。

7. 放射性神经丛病　放射性神经丛病常常起病隐袭，进展缓慢，初期表现为无痛性肌无力。有一半的患者会逐渐出现疼痛，但常常并不严重。大部分患者最终表现为双侧肌无力，症状常不对称，主要影响 $L_5 \sim S_1$ 支配的远端肌肉，伴下肢反射减弱或消失，表浅感觉异常。肠道及泌尿道症状常常是直肠炎或者膀胱纤维化的结果。从接受放射治疗到出现神经系统表征的时间间隔在 1~31 年（平均 5 年），也有小于 6 个月的报道。但是，放射治疗后到出现相关症状的持续时间，与放射剂量无明显相关性。

在大部分患者，放射性神经丛病是逐渐进展的，最终导致严重的功能障碍。腹部及骨盆 CT 或 MRI 显像正常。EMG 检测，在 50% 患者出现纤颤电位，提示放射线除了破坏神经丛也破坏神经根，因此更恰当的命名应该是放射性神经根神经丛病。在近 60% 的患者，EMG 显示出肌颤搐放电，这个特征在肿瘤性神经丛病非常罕见。

8. 血管炎性神经丛病　血管炎神经病一般与多发的单神经病相联系，但是也可能出现其他类型的神经疾病，包括表现为疼痛的腰骶神经丛病。在周围神经系统，邻近肱骨和股骨中段的神经对血管炎诱发的缺血最敏感，因为这些神经正好位于神经滋养血管的交界区，邻近的神经干和神经根也可能受到影响。当一位已经确诊为血管炎的患者出现腰骶神经丛病的临床表现，例如结节性多动脉炎或风湿性关节炎，很显然要诊断为血管炎性神经丛病。对于一个看起来像特发性多发性神经病或者神经丛病的患者，临床鉴别诊断相对比较困难，因为这种病变可能是单系统性，而且仅限于周围神经系统。在这样的病例，可能需要神经活检来确诊。

9. 特发性腰骶神经丛病　腰骶神经丛病可以在毫无临床症状及体征的情况下发生，因此被认为与特发性臂丛病极其相似。这种疾病可能以突发疼痛起病，经过数天到数周，出现肌无力。在一些患者，病情就此稳定，也有患者缓慢进展，或者复发，或者时轻时重。50% 患者在上部分及下部分腰骶神经丛支配的区域出现肌无力，其中 40% 出现于上腰骶丛，

10%出现于下腰骶丛。大部分患者经过2年左右恢复，但症状恢复常不完全。EMG检测显示受累神经丛支配区域出现斑片状失神经电位表现，但是脊柱旁肌肉常不受累，提示这个病变一般不影响腰骶神经根。Dyck等（2001）定义特发性腰骶神经丛病为非糖尿病引起的腰骶神经根神经丛病，但是其临床表现（表现为亚急性、非对称性疼痛，恢复延缓，不完全恢复）及病理特征（缺血性损害及小血管炎）与糖尿病性多发性神经根神经丛病非常类似，提示可能有免疫机制参与发病。MRI检测显示在腰丛有增强信号，使用免疫球蛋白治疗后，随着症状和体征的消失，增强信号也逐渐消失。免疫调节治疗可能只对小部分特发性腰骶神经丛病患者有治疗效果。

（张艳霞）

第三节　单神经干疾病

一、桡神经麻痹

桡神经可在腋部受压（"拐杖麻痹"），但下部受累更常见，桡神经在肱骨中下1/3处贴近骨干，此处切割伤，捆缚过久或应用压力过大的止血带，肱骨骨折骨痂生长过多，钢板固定与去除的不当等，易使桡神经受损。桡骨头前脱位可压迫牵拉桡神经深支，手术不慎也可伤及此神经。

（一）临床表现

1. 畸形　由于伸腕、伸拇、伸指肌瘫痪，手呈"腕下垂"畸形。由于旋后肌瘫痪，前臂旋前畸形。肘以下平面损伤时，由于支配桡侧腕伸肌的分支未受损，故腕关节可背伸，但向桡偏，仅有垂拇、垂指不能和前臂旋前畸形。

2. 感觉　损伤后在手背桡侧、上臂下半桡侧的后部及前臂背侧虎口背侧感觉减退或消失。

3. 运动　桡神经在腋部损伤后，特征性地出现肱三头肌、肱桡肌、旋后肌和腕指伸肌无力，出现伸腕、伸拇、伸指不能。由于肱二头肌的作用，前臂旋后能够完成，但力量明显减退，拇指不能作桡侧外展。如桡神经损伤平面在肘关节以下，主要表现为伸拇、伸指不能。

（二）诊断

1. 典型的外伤史　如肱骨干中下1/3骨折，桡骨小头脱位等。

2. 典型的症状与体征　腕下垂、伸拇、伸指不能。

3. 肌电图检测　可明确损伤部位性质。

（三）治疗

1. 非手术治疗　包括药物、理疗及功能训练，适合于轻度损伤或病程短者。

2. 手术治疗　适合于经保守治疗3个月无恢复或开放性神经损伤。根据损伤性质选择不同手术方式。骨折所致神经损伤一般先保守治疗观察1~2个月后再决定治疗方案。

二、尺神经麻痹

在肘部，尺神经可直接受外伤或骨折脱臼合并损伤。严重肘外翻畸形及尺神经滑脱可在损伤数年后引起尺神经损伤，又称慢性尺神经炎，同样，肘关节炎形成的骨赘、腱鞘囊肿、脂肪瘤、Charcot 肘、肱尺腱膜韧带的肥厚、滑车上肘肌的压迫也可造成慢性尺神经炎。尺侧腕屈肌的纤维变性增厚造成尺神经在肘管入口处受压所引起的尺神经病较为常见，称为肘管综合征。在尺骨髁上的尺神经沟中延伸的尺神经，可因其位置表浅而易受压迫性损害，如经常长时间地屈肘并置于硬物表面，如课桌、扶手椅等可造成慢性的尺神经受压。颈肋或斜角肌综合征时，尺神经最容易受累，造成不全损伤。在腕部，尺神经易受切割伤，卡压性疾病较肘部少见，腕关节退行性变、类风湿关节炎、远端畸形的血管或长时间用手紧握工具可发生该部位的损伤。

（一）临床表现

1. 畸形　尺神经损伤后可出现手部爪状畸形（大多限于环、小指），低位损伤爪状畸形较高位损伤明显。手内肌广泛瘫痪，小鱼际肌萎缩，掌骨间隙明显凹陷，由此继发掌指关节处过伸和指间关节屈曲。

2. 运动　尺神经在肘损伤时，前臂尺侧腕屈肌和指深屈肌尺侧半瘫痪，不能向尺侧屈腕及屈环指、小指远侧关节。各手指不能内收外展。小指处于外展位，拇指和示指不能对掌成"O"形。由于拇内收肌及第一背侧骨间肌瘫痪，故拇指和示指夹纸试验显示无力；而为弥补这种无力，夹纸时拇长屈肌、正中神经支配的肌肉会无意中愈加灵活，并屈拇指远端指节（Froment's 征）。骨间肌的无力是因手内肌瘫痪，手的握力减少约 50%，手失去灵活性。

3. 感觉　手掌尺侧、小指全部及环指尺侧半感觉障碍。不完全损伤可出现典型的烧灼性疼痛。

（二）诊断

1. 外伤史　有腕、肘部外伤史。

2. 典型症状和体征　环、小指爪形手，第一背侧骨间肌萎缩，手肌不能内收外展，环、小指感觉障碍。

3. 电生理检查　可明确损伤部位及性质。

4. MRI　肘部损伤 MRI 可发现局部占位性病变及结构异常，并可显示神经增粗及信号增强，特别适用于电生理检查未发现局灶性病变者。腕部损伤 MRI 若发现尺骨管结构性损害者需手术探查。

5. 超声检测　肘部的高分辨率超声可发现尺神经的增厚。

（三）治疗

保守治疗包括避免屈肘和肘部压迫、使用护肘等。外科手术前需接受至少 3 个月的保守治疗。外科手术包括尺神经干前移位、尺侧腕屈肌腱膜松解术及内上髁切除术等。尺神经干前移位的并发症高于松解术，而手术的获益取决于手术的方式、神经病变的持续时间及严重程度。一般症状持续 1 年内的患者或电生理检查示脱髓鞘者预后较好，超声显示神经增厚明显者预后较差。

三、正中神经麻痹

腕部的正中神经位置表浅，易被锐器伤，并常伴有屈肌腱损伤。肱骨髁上骨折与月骨脱位，常合并正中神经损伤，多为挫伤或挤压伤。继发于肩关节、肘关节脱位者为牵拉伤。此外，正中神经可因腕部骨质增生、腕横韧带肥厚或旋前圆肌的肥大，而长生慢性神经压迫症状。

（一）临床表现

1. 腕部正中神经损伤

（1）畸形：早期手部畸形不明显，1个月后可见大鱼际肌萎缩、扁平、拇指内收呈猿掌畸形。伤后时间越长，畸形越明显。

（2）运动：大鱼际肌即拇对掌肌、拇短展肌及拇短屈肌浅头瘫痪，拇指不能对掌，不能与手掌平面成90°角，不能用拇指指腹接触其他指尖。大鱼际肌萎缩形成猿手畸形。拇短屈肌有时为尺神经支配。

（3）感觉：正中神经损伤对手部感觉影响最大。在掌侧，拇、示、中指及环指桡侧半，在背侧，示指、中指远节均有感觉障碍，由于感觉障碍，手功能受到严重影响，如无实物感，拿东西易掉，容易受到外伤及烫伤等。

（4）营养改变：手部皮肤、指甲均有显著营养改变，指骨萎缩、指端变得小而尖，皮肤干燥不出汗。

2. 肘部正中神经损伤

（1）运动改变：除上述改变外，尚有旋前圆肌、旋前方肌、指浅屈肌、指深屈肌桡侧半、拇长屈肌及掌长肌瘫痪，故拇指和示指不能屈曲，握拳时拇指和示指仍伸直。部分患者的中指仅能部分屈曲，示指和中指的掌指关节部分屈曲，但指间关节仍伸直。

（2）感觉与营养改变：腕部正中神经断裂、正中神经损伤常可能合并灼性神经痛。

3. 正中神经的卡压综合征

（1）腕管综合征：为最常见的卡压性神经病变，多由于过度用手和反复的职业损伤所致，诱发因素还包括妊娠、糖尿病、肥胖、高龄、类风湿关节炎、甲状腺功能减退、淀粉样变性、痛风、肢端肥大症、黏多糖增多症、动静脉分路术、腕部骨折史以及腕部肌腱或结缔组织的炎性病变。偶有家族性。常见症状为夜间神经痛和感觉异常，主要累及拇指、示指和中指，疼痛常放射到前臂，甚至到达肩部，患者常因此而从睡眠中转醒。客观体征主要以正中神经分布区的感觉障碍为主，涉及两点辨别觉、针刺觉及轻触觉的减弱，偶有拇指、示指及大鱼际肌的感觉过敏，若压迫持续存在，则可出现大鱼际肌的无力和萎缩。腕管综合征一般是双侧的，但优势手更重。查体时叩击腕管处可引起腕关节远端正中神经分布区的感觉异常，称作Tinel's征，在腕管综合征患者中的阳性率约为60%，但特异性低。患者屈腕关节持续1min（哈伦手法）或者过伸腕关节（反哈伦手法）均可诱发上述症状。电生理检查可以明确诊断。治疗方面，症状较轻者可用夹板固定腕部，避免手腕屈曲，使用NSAIDs类药物或腕管内注射皮质类固醇。严重的感觉障碍或鱼际肌的萎缩提示需进行外科腕管松解术。

（2）旋前圆肌综合征：肘部的正中神经在肥大的旋前圆肌两头间易受压，或被二头肌腱膜压迫而产生旋前圆肌综合征。有时反复从事前臂旋前动作也可引起，外伤性因素包括肘关节脱位、前臂骨折等。患者常出现前臂或肘部掌侧不明原因的疼痛，抓握或前臂旋前动作可加重或诱发，亦可有类似腕管综合征的手掌麻木或感觉异常，但一般无夜间加重现象。查体时可以发现拇长屈肌和拇短展肌无力，触诊时旋前圆肌可有触痛，在肘部亦可引出Tinel's

征。电生理检查可发现肘腕间的正中神经传导速度减慢，和腕管综合征不同的是腕部远端的正中神经运动和感觉潜伏期均正常。治疗方面可以通过在旋前圆肌内注射皮质类固醇，使用NSAIDs类药物或者将手臂肘屈90°并轻度旋前位进行固定，均可缓解症状。

（二）诊断

1. 外伤史　在腕、肘部有明显外伤史。

2. 典型症状和体征　有典型的猿手畸形，桡侧3个半手指感觉障碍，拇指对掌功能丧失，拇、示指末节屈曲不能（肘部受损时）。

3. 肌电图检查　可明确损伤部位及性质。

（三）治疗

1. 非手术治疗　包括药物、理疗及功能训练，适合于轻度损伤或病程短者。

2. 手术治疗　适合于经保守治疗3个月无恢复者或开放性神经损伤。根据损伤性质选择不同手术方式。

四、腓神经麻痹

腓总神经发自 $L_1 \sim S_2$ 节段的神经根，是坐骨神经的延续，后者走行到大腿下段分出腓总神经。在腓骨小头外侧，分出腓肠外侧皮神经，支配小腿外侧面，之后分出腓浅神经和腓深神经。腓浅神经支配腓骨长肌和腓骨短肌，主要功能是使足外翻和背屈；其感觉纤维分布于小腿下半部的前外侧及足、趾背侧皮肤。腓深神经支配胫骨前肌、趾长伸肌和趾短伸肌，主要功能是足背屈和内收，感觉纤维分布在第1、2趾间的小块皮肤。

腓总神经病变好发部位是腓骨小头。最常见的原因是压迫、腓骨头骨折和穿通伤等，如下肢石膏固定时可损伤腓总神经；盘腿坐、蹲位时间长及穿膝部收紧的长筒靴等也可在腓骨小头处压迫腓总神经，其他原因还包括糖尿病及滑囊炎等在腘窝后间隙压迫该神经等。腓深神经可在踝部受损。腓浅神经则常在其穿出前间隔筋膜处（踝以上约10cm处）受损。

（一）腓总神经麻痹

常见病因有腓神经炎，多见于受寒或者感冒后。其他常见于机械性压迫、牵拉和穿刺伤等。突然地足背屈和内翻是常见的损伤机制；因该神经在腓骨颈处位置表浅，所以也极易受到挤压。若无明显的外伤史，导致腓总神经轻度功能障碍的最常见原因是"交叉腿麻痹"，常见于习惯性将两腿交叉而坐的女性或体重急剧下降的肿瘤患者，也可见于因职业原因需要长时间保持蹲位或跪位姿势者以及昏迷或麻醉患者被放置于不良体位时。全身性疾病，如麻风、糖尿病、偶尔也可为致病原因。

1. 临床表现　最常见的症状和体征为足下垂和足背屈和外翻无力及相应肌群的萎缩，走路时呈跨阈步态，不能用足跟行走。小腿前外侧和足背侧的感觉障碍。

电生理学检测对于定位诊断具有一定价值，有助于明确病因及诊断。肌电图可见腓总神经支配的肌肉呈神经源性损害，腓总神经SCV和MCV减慢及波幅降低，特别是腓骨小头上下最明显。

2. 鉴别诊断　应注意与坐骨神经病变及 L_5 节段的神经根病等鉴别。坐骨神经损害时，肌电图可见股二头肌神经源性损害，无局灶性运动神经传导速度的异常改变。L_5 神经根病变时，腓总神经传导速度正常，而 L_5 神经根支配的非腓总神经支配的肌肉可见神经源性损害。单纯的腓总神经麻痹需要与胫前间隔综合征相鉴别，后者主要是前间隔内肌肉，由于外伤、高强度锻炼或缺血等膨胀而压迫腓深神经，导致急性、严重的下肢疼痛、肿胀和足部及趾伸肌无力。这种胫前腔隙的压迫必须通过筋膜切开术迅速缓解压力，以避免不可逆转的神经、肌肉损害。

3. 治疗　如果是压迫因素造成的损害，去除这些致病因素，则可使神经功能得到满意的恢复。若不存在上述促发因素，且在排除了一般性的周围神经病或血管炎所致和单神经炎后，应对该神经进行手术探查，有时可发现胫腓关节处腱鞘囊肿所致的神经受压。其他如全身疾病伴发者，给予原发病的对症治疗。

急性受压迫所致的腓神经麻痹，其预后都相对较好，由于牵拉导致的损伤，其恢复则相对缓慢。使用定做的塑料踝足支具在一定程度上可以改善严重的足下垂。对于3个月后症状无明显改善的极少数患者，或者伴有疼痛或缓慢进展的腓神经麻痹症状的患者，有必要进行磁共振影像学检测或外科探查。

（二）腓深神经麻痹

腓深神经麻痹相对少见，多为嵌压损害所致，最初由 Kopell 与 Thompson 两位学者描述。该神经在踝背侧的嵌压损害发生在前跗管内，通过此管的腓深神经和胫前血管在背侧受到距骨和舟骨上方筋膜的限制，在腹侧受到趾长伸肌纤维、肌腱及下方的伸肌支持带的束缚。前跗管综合征的临床表现包括踝部和足背的疼痛或紧缩感，可有第一趾间隙背面皮肤的感觉异常。患足呈跖屈、内翻畸形，可见趾短伸肌萎缩和无力。保守治疗或手术减压可以控制症状，包括穿楔形矫形鞋纠正足过度内翻，局部注射类固醇等。

（三）腓浅神经麻痹

Henry 于1949年首次报道了腓浅神经的嵌压损害，此后间断有相关报道，腓浅神经通常在其穿出筋膜处，即胫骨前外侧、踝上10cm处受到嵌压及慢性损伤，先天性筋膜缺损、相关的小脂肪瘤或肌腹疝可与上述情况并存。嵌压患者常有踝关节扭伤史。临床表现为小腿外侧和足背的疼痛及麻木感，通常无相关肌肉的肌无力或感觉异常，在该神经穿出筋膜处常有明显的压痛。对腓浅神经嵌压水平的诊断性神经封闭治疗有助于本病的确诊。

腓浅神经嵌压的手术治疗为切开嵌压处的深筋膜（即该神经穿出筋膜处），直至该神经能自由地走行于腓骨长肌与趾长伸肌之间。

五、股外侧皮神经病

股外侧皮神经为纯感觉神经，发自腰丛，由 $L_2 \sim L_3$ 节段神经根前支组成。在髂嵴水平从腰大肌下方穿过，越过髂肌表面，在髂前上棘的内下方，腹股沟韧带附着点之间的间隙出骨盆。出骨盆后，股外侧皮神经折向下走行形成明显的角度，缝匠肌收缩时是腹股沟韧带受牵拉，导致大腿的伸屈动作，此角度随大腿的屈伸而减小或增大。在腹股沟韧带下方约4cm处，股外侧皮神经穿出阔筋膜。股外侧皮神经分为前支和后支，小的后支支配自大转子以下直至前支分布区皮肤的感觉，前支支配大腿外侧至膝部的皮肤感觉。部分正常人股外侧皮神经发自生殖股神经或股神经。

（一）病因和病理

股外侧皮神经经过腰大肌外侧缘下行到腹股沟时，走行角度大，而且要穿过腹股沟韧带，因此易受损。在股外侧皮神经出骨盆时，站立、行走或其他使该神经尖锐成角的姿势动作，都可能导致持久而显著的临床症状。受压部位通常在髂前上棘处，常见的原因包括局部嵌压、妊娠、肥胖、腹水、外伤、血肿、骨折或腹膜后肿瘤压迫等。腰带、腹带及背包固定带等局部刺激也是常见的促发因素。也是糖尿病单神经病或酒精中毒性神经病最容易累及的神经。部分患者受损伤的原因不清。其病理改变包括大纤维的局部脱髓鞘和华勒变性，某些神经纤维存在结间的肿胀断裂以及神经内膜和血管的增厚。

（二）临床表现

股外侧皮神经病的发病率约为 0.4%。男性较女性多见，多发生于中年人，通常一侧受累，仅 20% 的患者为双侧症状，左右两侧受累概率相当。部分患者有家族聚集倾向。

大腿外侧感觉异常是最常见的早期症状，表现为麻刺感、烧灼感和疼痛等。另外，股外侧皮神经支配区出现触觉、痛温觉缺失，压觉保留。在久病患者，大腿外侧皮肤可见增厚，汗毛脱失，有时可见皮疹或触及皮下结节。没有肌肉萎缩和无力等运动受累的症状和体征。腱反射正常。感觉检查可见大腿外侧痛觉减退或过敏，部分患者腹股沟外侧有压痛或 Tinel征，即叩击受损神经部位或其远端，出现相应支配区的放电痛、麻木感或蚁走感。一些患者呈卧位姿势可能缓解疼痛。

（三）诊断和鉴别诊断

本病的诊断主要依据病史和体格检查。由于该神经是纯感觉神经，肌电图检查无意义，神经传导速度的测定也受到部位的限制。皮节刺激体感诱发电位检查，特别是两侧对比对本病的诊断具有重要意义。使用局麻药进行局部神经阻断可能具有一定的诊断价值。

临床上应与股神经病变和 L_2 神经根病变相鉴别。股神经病变同时累及运动支，有相应支配区的肌无力和肌肉萎缩；肌电图可见股四头肌神经源性损害和股神经传导速度减慢及波幅降低等。L_2 神经根病变临床上较少见，感觉障碍分布在大腿的前内侧，可伴有髂腰肌和股二头肌无力等。

（四）治疗

通常采用保守治疗，包括去除或避免刺激性因素如腰带、疝带、腹带和野营装备等，建议将腰带换成宽松的工作裤或背带裤，鼓励肥胖者减肥，镇痛，矫正姿势等。如果症状仍持续存在，且对患者工作或生活影响较大时，建议手术治疗。在股外侧皮神经穿出骨盆处行神经切断术是一个简单有效的治疗方法，但这种方法常导致大腿外侧的麻木感。有些外科医生主张在腹股沟韧带下方，该神经受嵌压处切开该韧带，在髂前上棘附着处的下方给予衬套以松解神经，使神经自内侧通过，且减小其成角角度，而且术中要保证该神经不受任何损伤。尽管如此，这种简单的解压术失败率很高，之后往往仍需行神经切断术。

六、坐骨神经痛

坐骨神经痛是指沿坐骨神经通路及其分布区的疼痛，即在臀部、大腿后侧、小腿后外侧和足外侧的疼痛。这是多种疾病所引起的一种症状。在诊断坐骨神经痛时应进一步查出引起坐骨神经的疾病。

（一）病因

坐骨神经痛的病因有原发性和继发性（症状性）两大类。原发性坐骨神经痛即坐骨神经炎，临床上少见。主要是坐骨神经的间质炎，多由牙齿、鼻窦、扁桃体等病灶感染，经血液而侵及神经外膜引起，多和肌炎及纤维组织炎伴同发生。寒冷、潮湿常为诱发因素。继发性坐骨神经痛是因坐骨神经通路中遭受邻近组织病变影响引起。按照病理变化的部位又可分为根性和干性坐骨神经痛两种。根性神经痛的病变主要位于椎管内如腰椎间盘突出、椎管内肿瘤等（特别是硬脊膜外的转移癌和硬脊膜下髓外的神经鞘膜瘤）。此外，脊椎本身的疾病，如脊椎骨关节病、骨肿瘤、骨结核、损伤以及蛛网膜炎等也可在椎间孔区压迫神经根，引起根性坐骨神经痛。干性坐骨神经痛的病变主要位于椎管外，常见的为腰骶神经丛及神经干邻近的病变，如骶髂关节炎、骶髂关节半脱位、骶髂关节结核、髂内淋巴结的转移癌、腰大肌脓肿、髋关节炎、盆腔内子宫附件炎、肿瘤、妊娠子宫的压迫、各种损伤、神经本身的肿瘤等。某些代谢疾病如糖尿病和下肢的动脉内膜炎亦可有坐骨神经痛的表现。

（二）临床表现

坐骨神经痛以单侧性为多，中年男性多见。起病常急骤，但也有缓起的。急性起病的坐骨神经炎常先为下背部酸痛和腰部僵直感，数日后即出现沿坐骨神经通路的剧烈疼痛。亦有在起病前数周已在步行或运动而牵伸神经时会引起短暂的疼痛，并逐步加重而发展为剧烈的疼痛。疼痛多由臀部或髋部向下扩散至足部。在大腿部大转子内侧、髂后坐骨孔、大腿后面中部、腘窝、小腿外侧和足背外侧最为严重。疼痛呈持续性钝痛并有发作性加剧，发作性疼痛可为烧灼和刀刺样，常在夜间更剧。

为了减轻疼痛，患者常采取各种特殊的减痛姿势，例如在睡眠时喜向健侧侧卧，病侧髋关节和膝关节微屈。如果要求仰卧的患者起坐时，病侧的膝关节弯曲，这是保护性的反射性弯曲，称为起坐症状。当坐下时，首先是健侧臀部着力。站立时身体略向健侧倾斜，病侧下肢在髋、膝关节处微屈，造成脊柱侧凸，多数凸向病侧，即躯干向健侧倾斜以减轻椎间孔处神经根的压力。少数亦可凸向健侧，以减轻神经干的张力。俯拾物件时，患者先屈曲患侧膝关节，以免牵拉坐骨神经。

根性坐骨神经痛在咳嗽、喷嚏和屏气用力时疼痛加剧并呈放射痛的性质。腰椎棘突和横突的压痛最为明显，而沿坐骨神经通路各点的压痛则较轻微或无疼痛。直腿高举试验也呈阳性，但以下两种试验阳性常为根性坐骨神经痛的特点。①颏胸试验：患者仰卧，检查者将其头颈被动前屈使下颏触及胸壁，如激发或加剧下肢疼痛称颏胸试验阳性。②压迫两侧颈静脉至头内出现发胀感时，如激发或加剧下肢疼痛亦提示为根性神经痛。

干性坐骨神经痛时，可在下列各点测出明显压痛。①坐骨孔点：在坐骨孔的上缘，相当于针灸穴位的秩边穴。②转子点：在坐骨结节和转子之间，相当于环跳穴。③腘点：在腘窝内，相当于委中穴。④腓点：在腓骨小头之下。⑤踝点：在内踝之后，胫神经的外显神经处。⑥跖中央点：在足底的中央（图 12-1）。移动患肢使神经牵伸或要求患者仰卧做患肢直腿高举时均可引起疼痛。坐骨神经所支配的肌肉张力松弛和轻微萎缩，常见的有腘腱肌群及腓肠肌等。肌肉压痛以腓肠肌、比目鱼肌肌腹处最为明显。小腿外侧和足背区可有针刺、烧灼和麻木等感觉异常，但客观的感觉障碍较少见。膝反射有时可稍增强，这是由于腘腱肌群（对股四头肌有对抗作用）的肌张力减低的缘故。如果 L_4 神经根受损，膝反射可能减低。踝反射多数减低，在严重和慢性期则可消失，这是由于 S_1 神经根受损所致。

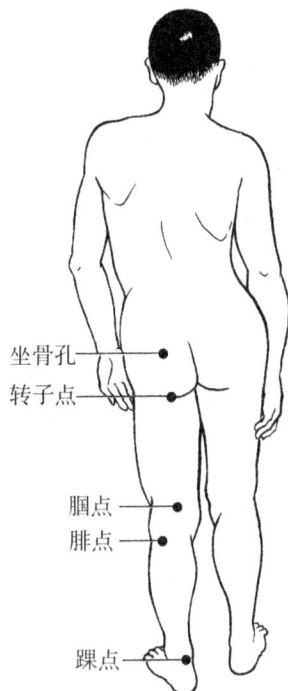

图 12 - 1　左侧坐骨神经痛的脊柱侧弯和压痛点

　　腰骶椎间盘突出所引起的根性坐骨神经痛临床上最常见，本书有详细介绍，这里不再赘述。

　　坐骨神经痛的病程依病因而异。疼痛的严重程度和时间长短亦各不相同。一般患者在病后经卧床休息可使疼痛迅速缓解或消失。坐骨神经炎在最初 5 ~ 10d 疼痛最为剧烈，此后逐渐减轻，在恰当的治疗措施下，一般在 6 ~ 8 周内恢复。有些病例变为慢性，时好时坏，常持续至数月。一般说来，急性发作而疼痛剧烈的，其复发机会较亚急性或缓慢性发病者为少。

（三）诊断

　　根据疼痛的分布与性质作出坐骨神经痛的诊断一般不难。但为了确定其原因，需详细询问有关感染、受冷、损伤和肿瘤等方面的病史。检查时应重点注意感染病灶及脊柱、骶髂关节、髋关节等的情况。为排除盆腔内器官疾患所引起的坐骨神经痛常需作肛指检查，有时需请妇科医师协助检查。仔细的神经系检查可区分是神经根还是神经干受损。根性神经痛应考虑腰椎间盘突出、椎管内肿瘤、腰骶神经根炎、脊椎关节炎和肥大性脊椎骨关节病等。干性坐骨神经痛在坐骨神经的通路上有压痛，有明显的肌肉压痛，直腿高举试验阳性。病因方面应多注意感染性坐骨神经炎、骨盆内疾病、髋关节病以及臀部肿瘤或损伤等。脑脊液检查在干性坐骨神经痛时无变化，而在根性坐骨神经痛时可有异常。臀部纤维织炎及腰腿部肌肉劳损可引起腿部的牵涉痛，应注意鉴别。两者均无感觉障碍，腱反射不受影响，在臀部或腿部压痛点上作普鲁卡因封闭后，局部及牵涉痛均可消失。X 线检查对查明坐骨神经痛的病因有重要意义，常可发现脊柱、椎间盘、骶髂及髋关节的病变。必要时尚可进行 CT、MRI 或椎管造影以明确有无椎间盘突出、肿瘤压迫或蛛网膜的粘连性病变。

（四）治疗

应针对病因进行治疗。坐骨神经炎的急性期需要卧床休息，卧硬板床更为适宜，一般需3~4周。止痛药物如阿司匹林、氨基比林、抗炎松（醋柳酸妊娠烯醇酮）、保泰松、安乃近等可选择使用。镇静剂及维生素（维生素 B_1、B_{12}）亦可做辅助应用。坐骨神经炎的急性期可用肾上腺皮质激素治疗，理疗、热敷、红外线、短波透热等方法能消除神经肿胀。坐骨神经干普鲁卡因封闭疗法以及骶骨内硬脊膜外封闭疗法可使疼痛缓解。碘离子透入法亦可应用。推拿和针灸疗法也均有良效。

（张艳霞）

第四节　多发性周围神经病

一、多发性周围神经病的分类与临床症状

多发性周围神经病也称末梢性神经病，是肢体远端的多发性神经损害，主要表现为肢体远端对称性的感觉、运动和自主神经障碍。

（一）病因分类

引起多发性周围神经病的原因很多。

1. 感染性疾病　见于带状疱疹、巨细胞病毒、人类免疫缺陷病毒1（HIV-1）、白喉、Lyme病、麻风、锥虫病、败血症。

2. 免疫介导性疾病　见于吉兰-巴雷综合征及其变异（GBS）、慢性炎症性脱髓鞘性神经病（CIDP）、多灶性传导阻滞的运动神经病（MNMCB）、感觉性神经病或多发性神经病（神经节神经炎）、自主神经病。

3. 血管炎性疾病　见于系统性红斑狼疮、干燥综合征、类风湿关节炎、巨细胞动脉炎、硬皮病、冷沉淀球蛋白血症、Churg-Strauss综合征。

4. 副肿瘤性疾病　见于肺癌、淋巴瘤。

5. 肉芽肿性疾病　见于类肉瘤病。

6. 代谢和内分泌疾病　见于尿毒症、肝功能衰竭、甲状腺功能低下、肢端肥大症、糖尿病。

7. 营养性疾病和酒精中毒　见于酒精中毒、维生素 B_1 缺乏、维生素 B_{12} 缺乏、维生素 B_6 缺乏或过多、维生素E缺乏。

8. 中毒　见于铅、砷、汞、铊、有机磷等中毒。

9. 药物诱发　氯喹、氨苯砜、戒酒硫、呋喃妥英、长春新碱、异烟肼、顺铂、氯霉素、乙胺丁醇、甲硝唑、胺碘酮、苯妥英钠、青霉胺、丙咪嗪、吲哚美辛等引起的嗜酸粒细胞增多症-肌痛综合征。

10. 副蛋白血症（IgG或IgA）　见于非恶性肿瘤、骨髓瘤、POEMS综合征、淀粉样变性、冷球蛋白血症及IgM自身抗体（单克隆或多克隆）、抗MAG抗体、抗GMI或GDIa抗体、抗脑硫脂或抗GDIb和双唾液酸神经节糖苷抗体等相关性周围神经疾病。

11. 淀粉样变性

12. 遗传性疾病　见于腓骨肌萎缩症（CMT）、压力性麻痹的遗传性神经病、卟啉病、Dezerine – Sottas 病，遗传性感觉和自主神经病（HSAN）、Refsum 病、Krabbe 病、无 β 脂蛋白血症、异染色性脑白质营养不良、脊髓小脑性共济失调伴神经病、原发性红斑性肢痛症、Tangier 病、线粒体细胞病的多神经病和巨轴突神经病。

（二）临床表现

本病由于病因不同，病程可有急性、亚急性、慢性、复发性之别。本病可发生在任何年龄。大部分患者症状在几周到几个月内发展。其临床症状大致相同。

1. 感觉障碍　在肢体远端有感觉异常，如刺痛、蚁走感、灼热、触痛等感觉。客观检查时可发现有手套 – 袜子型的深、浅感觉障碍，病变区皮肤有触痛及肌肉压痛。

2. 运动障碍　肢体远端对称性无力，其程度可自轻瘫以至全瘫，大多有垂腕、垂足的表现。肌张力减低。如果病程较久则可出现肌萎缩，上肢以骨间肌、蚓状肌、大鱼际肌、小鱼际肌，下肢以胫前肌、腓骨肌为明显。

3. 腱反射　上肢的桡骨膜、肱二头肌、肱三头肌反射，下肢的踝、膝反射常见减低或消失。

4. 自主神经功能障碍　肢体末端皮肤菲薄、干燥、变冷、苍白或发绀，汗少或多汗，指（趾）甲粗糙、松脆。

（三）辅助检查

1. 脑脊液　少数患者可见蛋白质增高。

2. 神经传导速度和肌电图　如果仅有轻度轴突变性，则传导速度尚可正常。当有严重轴突变性及继发性髓鞘脱失时则传导速度变慢，肌电图则有去神经性改变。在节段性髓鞘脱失而轴突变性不显著时，则传导速度变慢，但肌电图可正常。

3. 血生化检查　对某些患者可检测血糖、血维生素 B_{12} 水平、尿素氮、肌酐、T_3、T_4、SGPT 等。

4. 免疫检查　对疑有免疫疾病者，可做免疫球蛋白、类风湿因子、抗核抗体、抗磷脂抗体等检测，以及淋巴细胞转化试验和花环形成试验等。

5. 神经活检　如怀疑为遗传性的患者，可做腓肠神经活检。

（四）治疗

针对不同的病因加以治疗，一般常用的药物有 B 族维生素药物（如维生素 B_1、B_{12}、B_6）、烟酸、ATP、胞二磷胆碱、辅酶 A 等。对某些早期的多发性神经病，如感染性、血清性、胶原疾病等引起的则可选用激素治疗。有严重疼痛的则作对症处理，单纯止痛剂作用有限，三环类抗抑郁剂（TCAs）、抗惊厥药物、钠通道阻滞剂、鸦片类或非麻醉性止痛剂、一些皮肤外用止痛剂被证实疗效确凿且安全性好。TCAs 能同时阻滞去甲肾上腺素和 5 – 羟色胺这两种疼痛相关递质的再摄取，并能阻滞钠离子通道。阿米替林、去甲替林或去甲丙咪嗪从 10～25mg 小剂量起用，逐渐加量至 75～150mg 治疗剂量，对疼痛有效。TCAs 用于老年患者剂量酌减，对有缺血性心脏病、窄角性青光眼或前列腺肥大患者慎用或禁用。选择性 5 – 羟色胺再摄取抑制剂（selective serotonin reuptake inhibitors，SSRIs）对神经病理性痛不如 TCAs 有效。但去甲肾上腺素和 5 – 羟色胺双重再摄取抑制剂（serotomn and norepinephrine reuptake inhibitors，SNRIs）如文拉法辛和度洛西汀对神经病理性疼痛疗效好，不良反应较 TCAs 少。与抗抑郁药相比，抗惊厥药（卡马西平、奥卡西平、拉莫三嗪、加巴喷丁和普瑞巴林）是二线用药，但对于刺痛疗效较好。有研究提示非麻醉型中枢止痛剂曲马多对糖尿病引起的神经病理痛有效。有重金属中毒的则用螯合剂。肢体瘫痪严重的则宜维持其功能位，预防破损及发生压疮。理疗、体疗、针灸等方法均可促使其恢复。

二、继发性多发性周围神经病

（一）中毒性周围神经病

周围神经病是神经系统对毒性化学物质的最常见反应。工业性、环境、生物制剂、重金属均会导致中毒性周围神经病，药物是临床实践中导致中毒性周围神经病的最常见原因。神经毒性制剂会导致远端轴突变性（轴突病）、神经细胞体变性（神经元病）或原发性脱髓鞘（髓鞘病）。临床诊断需满足以下两点：①明确的毒物接触史。且在时间上与临床症状相关，需要有神经系统体征和异常电生理表现。②去除毒物后症状停止进展，但可能两者之间有一定的滞后，有些轴突病可能在停止接触毒物 2 个月内症状仍在加重。

临床实践中，需详细询问患者的职业背景、环境及药物接触史。

（二）营养缺乏性和代谢性周围神经病

新中国成立以来，人民生活水平不断提高，营养缺乏性神经病已近绝迹，仅偶见于胃大部切除后和长期消化道疾病的个别病例，因此不作专门介绍。糖尿病、尿卟啉病所致周围神经病，将在某些内科病的神经系统并发症中介绍。本节仅述酒精中毒性周围神经病、低血糖性神经病、黏液水肿性神经病和淀粉样变性多发性周围神经病。

1. 酒精中毒性多发性神经病　慢性酒精中毒主要见于长期饮酒者，如果按其酒龄往往在 20 年以上，而在国内又以饮用白酒者为多。至于其量目前亦无肯定的数据，一般均在每日 250g 以上。

酒精中毒性多发性神经病常隐潜发病，呈慢性进行性，但也有病情在几天内迅速发展。主要症状为肢体无力，感觉异常和疼痛。症状先发生在下肢，然后影响上肢，但通常仅限于下肢，并以远端为主。运动和感觉症状常同时发生，患者诉在足和小腿有疼痛，此常为一种特征性症状，间歇性有锐痛或撕裂痛，也有诉在足底有冷感或烧灼感，严重者不能行走或不能耐受被褥的触碰。2/3 的患者有手套–袜子型的感觉障碍，深浅感觉常同时受累，也有 25% 的患者仅有浅感觉障碍，而 10% 的患者仅有深感觉障碍。无力症状也以肢体远端为主，严重者可有腕垂、足垂，如近端受累则不能起坐，但完全瘫痪者极少见。全身肌肉有明显按痛，但以足和腓肠肌为突出。

腱反射常减退，但踝反射的减退或丧失为最早的征象，因此常早于肌无力症状的出现，并且即使运动和感觉症状均已恢复，而踝反射仍可持久消失。

肢体远端常有出汗异常，通常为出汗减少，但有些患者有手、足过度出汗。

下肢皮肤常变得菲薄，常有淤滞性水肿、色素沉着和发亮。

在严重的酒精性神经病患者可有足底溃疡、吞咽困难、声哑、低血压、食管蠕动障碍或心率变慢等现象。

脑脊液检查大多正常，亦有少数患者可出现蛋白质中度增高现象。慢性酒精中毒性神经病往往伴有全身症状，如有皮肤干燥、面部色素沉着（特别在前额和颧骨突）、痤疮、酒渣鼻、糙皮病、贫血、肝肿大、肝功能异常、黄疸、腹水、蜘蛛痣、肝性脑病、眼震、眼外肌瘫痪、直立性低血压或精神错乱等。

本病的主要病理变化是周围神经非炎症性的变性，神经髓鞘和轴索均有破坏，以神经远端为主，偶有背根神经节细胞丧失，脊髓前角细胞有"轴反应"，脊髓后柱、迷走神经、交感神经和神经节亦可有变性。

电生理检查示运动和感觉传导速度有轻到中度的减慢，感觉动作电位明显减低。曾有人研究长期饮酒者，虽然临床上尚未证实有周围神经病，但 H 反射、F 反应、单纤维肌电图已可显示在肢体远端有周围神经功能受累的征象。足趾神经的动作电位也可减低。

关于本症的病因认为是营养不良而非酒精的毒性所致，因为饮酒者常常进食不平衡，缺乏维生素 B_1、叶酸。至于其他诱发因素亦可能与肝功能不良、胃肠消化吸收功能减退等有关。

治疗宜补充多种维生素，注意肠胃道疾病，调整饮食结构，宜摄取高碳水化合物，热量每日需 12 552J（3 000cal）。

药物可应用维生素 B_1、烟酸、维生素 B_2、维生素 B_6 等。肢体疼痛可应用镇痛剂如卡马西平、七叶莲片、虎杖方（虎杖 30g，丹参 15g，延胡索 15g，土大黄 30g，银花藤 30g，婆婆针 30g），有足垂可用理疗、推拿、针灸等治疗。宜及时戒酒，使身体早日恢复健康。

2. 低血糖性神经病　胰岛细胞腺瘤患者有低血糖症者，主要表现为中枢神经系统症状，有时尚有周围神经受损症状，如四肢远端麻木、感觉异常、肢体远端肌肉软弱无力，检查时可有感觉减退，甚至有肌萎缩及垂足，肌萎缩可在临床低血糖发生后数周出现。

3. 黏液水肿性神经病　黏液性水肿主要是由于甲状腺功能减退所致，除有全身症状外，在神经系统可产生周围神经病，常见有单神经病，以正中神经受累为主，主要是由于在腕管处受压。另外也可产生多发性神经病，在肢体上有感觉异常和疼痛，在肢体的远端有深、浅感觉障碍。有肌肉痉挛、肌肉收缩和松弛期延长，使动作变慢。肢体远端肌无力或有共济失调现象。腱反射特别是踝反射的松弛期变慢。远端周围神经的运动和感觉传导速度变慢。

脑脊液中蛋白质含量增高，可高达 1 000mg/L，γ 球蛋白明显增高。血清中胆固醇增高，甲状腺 ^{131}I 吸收率低于正常，24h 低于 10%。

病理上出现髓鞘神经纤维的脱髓鞘和复髓鞘变化，轴索可有变性，在施万细胞的细胞质内有糖原颗粒沉积。中枢神经系统尤其在小脑也有糖原的局限性增加。骨骼肌可见肌纤维肥大坏死，大纤维内有糖原增加、线粒体丧失等变化。

本症可应用甲状腺素治疗，可使临床症状及病理变化都得到改善。其他可合用维生素 B 族药物，有助于神经病变的恢复。

（三）淀粉样变性多发性神经病

淀粉样变性是一种代谢性疾病，主要是一种淀粉样物质沉积在血管壁及组织中而引起病变。该沉积物主要是微纤维蛋白，其化学特性目前所知有两种，一为轻链免疫球蛋白，另一为非免疫性蛋白质 A，它们沉积在细胞外，随着沉积物的增多而产生血管阻塞或组织被压逐渐引起脏器功能障碍。

1. 分类　本病的临床分类较多，下面介绍 Heller 的一种分类法。

（1）血液病伴淀粉样变性

1）原发性淀粉样变性。

2）多发性骨髓瘤。

3）Waldenstrom 巨球蛋白血症。

（2）无丙种球蛋白血症伴淀粉样变性。

（3）慢性病变淀粉样变性

1）慢性感染（如骨髓炎）。

2）慢性炎症（如风湿样关节炎）。

3）霍奇金病。

4）肾癌和其他实质性肿瘤。

（4）遗传性淀粉样变性

1）家族性地中海热。

2）家族性淀粉样多发性神经病（如 Portuguese 型）。

（5）与内分泌器官有关：甲状腺髓质癌。

（6）老年淀粉样变性：①心脏；②心房；③脑。

（7）局限性浆细胞瘤（髓外）。

2. 病理　本病的神经病理变化主要是有淀粉样物质浸润神经上的血管壁，严重者可导致血管阻塞，由于缺血引起神经继发性变性（轴突变性和脱髓鞘），因球样淀粉样物质的沉积，可压迫神经纤维，造成神经纤维扭曲和轴索变性。自主神经节亦可见有结节样沉积物，还可有无髓纤维丧失。

3. 临床表现　不管哪一种类型的淀粉样变性，其临床症状取决于淀粉样物沉积部位、程度及器官功能受累的结果。肾脏、消化道、肝、肺、脾、皮肤、神经、肌肉、舌、血液均可产生相应的症状，有关内科情况此处不再赘述，现将神经系统受累的情况叙述于下。

（1）感觉障碍：常在早期出现，以下肢为主，远端有麻木、过敏、感觉异常，偶尔有不能缓解的疼痛，呈烧灼感或固定的疼痛，亦可整个下肢有尖锐的抽痛发作，在检查时可有温觉丧失而触觉过敏现象。

感觉丧失常呈对称性手套－袜子型，疼痛丧失者其皮肤可有萎缩性溃疡出现，随着病情的发展，症状可进而扩展到上肢。

（2）运动障碍：常发生在后期，肢体远端无力，有时有束颤，日久可见手肌萎缩，行走步态蹒跚。由于下肢的运动感觉障碍可并发水肿、溃疡，手足屈曲挛缩甚至骨折。偶有形成 Charcot 关节，导致严重行动不能。当正中神经受压，则常见腕管综合征。

（3）反射：腱反射常减低，以踝、膝反射为主。

（4）自主神经系统：受累时引致自主神经功能不良，常发生在原发性淀粉样变性中，而继发性者少见。其症状可有阳痿、直立性低血压、吞咽不良、间歇性便秘、腹泻、夜间泄泻、出汗减少、味觉减退、声音嘶哑、大小便功能障碍，因此如果患者没有糖尿病而有自主神经障碍伴感觉运动周围神经病时则应强烈考虑有淀粉样神经病。

（5）体征：在体格检查时如发现有针刺皮肤或者在轻度压迫皮肤后有斑点，可怀疑有淀粉样变性病，这种现象是由于损伤了皮下浅的有淀粉样沉积的血管所致。

4. 辅助检查　可作神经传导速度检查，通常变慢，有时患者尚未出现临床症状前即可有此种改变。检查正中、尺和腓神经时常可显示异常。

脑脊液可有轻到中度的蛋白质增加，但亦可正常。

腓肠神经活检常有助于明确诊断。

5. 诊断　对本病的确切诊断常要依靠活检，其阳性率直肠为 80%，牙龈 60%，皮肤

50%，肝、肾90%。但活检必须慎重，以防出血。有人提出作腹部皮下脂肪活检较为可取。活检后经刚果红染色，在偏振光显微镜下可显示绿色双折光像，可明确诊断。本－周蛋白检查或可协助诊断。

6. 治疗　本病的防治应积极预防各种伴发病。对系统性者可选用青霉胺、泼尼松、苯丙酸氮芥、环磷酰胺、秋水仙碱等，肾功能严重障碍者可做肾移植。有人局部应用二甲硫氧化物，认为对周围神经病有效。宜防止外伤、烫伤，以免发生溃疡，有时需用广谱抗生素，以控制肠道细菌过度生长。其他亦可辅以理疗、针灸，以改善肢体的症状。

（四）麻风性神经炎

麻风是麻风分枝杆菌引起的一种慢性传染病，主要侵犯皮肤和周围神经，少数病例也可累及内脏器官。在周围神经的病理变化上可有各种不同类型。在结核型中表现为神经轴突变性，髓鞘破坏，神经膜增生变厚；在瘤型麻风中则有神经受压，神经膜不增生而变薄；在未分类型中表现为神经束膜周围有袖口状浸润，神经束内细胞增多。本病在施万细胞中或可找到麻风杆菌。后根神经节、半月神经节、交感神经节、脊髓前角细胞均可受累。

麻风常侵犯的周围神经依次为尺、耳大、正中、腓总、眶上、面、桡及胫神经。触摸时可感到神经呈梭状、结节状或均匀粗大，压之有疼痛，以尺神经沟中的尺神经及耳后的耳大神经最易摸到。

本病起病缓慢，神经症状依不同受累神经而异，在受累神经支配区有：①感觉障碍：主观症状有感觉过敏、感觉异常，客观检查以浅感觉受损较重，依次为温、痛，触觉发生障碍。②运动障碍：有肌肉萎缩、无力，尺神经受累时呈"爪形手"；正中神经受累时呈"猿手"；桡神经受累呈垂腕形；腓总神经受累呈垂足形；胫神经受累时脚外翻畸形，不能跖屈；面神经受累则有周围性面瘫的表现。③反射：受累神经支配的腱反射减低或消失。④自主神经障碍：在皮肤上出现发绀、变冷、肿胀、干燥萎缩，易发生水疱或溃疡，指甲增厚，变脆易断裂，或骨质疏松等症。

诊断可根据病史、临床表现，皮损或组织切片内找到麻风杆菌，病理检查中有特异性病变可作出诊断。但本病常需与周围神经损伤、肘管综合征、腕管综合征、脊髓空洞症、进行性脊肌萎缩症、肌萎缩侧束硬化症、颈椎病、周围神经肿瘤、肥大性间质性多发性神经病、颈髓血管畸形、胸腔出口综合征等鉴别。治疗可选用抗麻风杆菌药，认为从氨苯砜、利福平、氯苯吩嗪及丙硫异烟胺等药物中，选用三种联合用药效果较好，可收效快，复发少，并减少对某一种药物的耐药性。

（靳明伟）

第十三章　自主神经疾病

第一节　原发性直立性低血压

一、概述

原发性直立性低血压又称为 Shy – Drager 综合征，过去又称为原发性体位性低血压或特发性直立性低血压、特发性自主神经功能不全等。而原发性直立性低血压或 Shy – Drager 综合征与特发性直立性低血压的概念有所不同，后者仅为单纯的直立性低血压而不伴有其他的自主神经及中枢神经系统的症状。Shy – Drager 综合征是一种缓慢进展的自主神经功能障碍疾病，发病年龄常在 50 岁以后，早期为单纯的自主神经受累的表现，如直立性低血压、尿便失禁、出汗减少及阳痿。在病情进展 1～6 年后由于纹状体 – 黑质变性及（或）橄榄桥小脑变性，出现小脑及锥体外系受累的表现，又称为多系统萎缩。根据受累部位的先后及临床表现主次的不同，可分为 Shy – Drager 综合征或原发性直立性低血压、橄榄脑桥小脑萎缩、纹状体 – 黑质变性三种疾病，在后期三种疾病临床表现均有重叠，因此又统称为多系统萎缩。

二、病因及发病机制

原发性直立性低血压为变性疾病，病因尚不清楚，但从病理检查，多系统萎缩患者脑中的神经胶质细胞及神经元胞浆内存在包涵体，而其他神经系统变性疾病均无此结构，故考虑此包涵体是原发性直立性低血压的一个主要病因。

直立性低血压是一种常见的疾病，该组疾病共同特点是直立时血压下降，并出现脑供血不足的症状群。直立时与平卧时血压比较，收缩压下降 4.0kPa（30mmHg）以上，平均血压下降 2.7kPa（20mmHg）以上。直立时常出现头昏、乏力、嗜睡、视物模糊、面色苍白、眼花、黑矇，甚至晕厥等脑供血不足的表现。

直立性血压的正常生理调节：正常人从久蹲位或卧位突然改变为直立位时，由于重力的作用大约有 300～800ml 血液蓄积于下肢，而致回心血量骤减，心排出量明显减少，动脉血压下降。这种改变迅速作用到颈动脉窦和主动脉弓的压力感受器，使其发放到血管运动中枢引起抑制冲动减少，导致肾上腺能交感神经张力增高，引起心率加速和小动脉收缩，以保持有足够的心排血量，因而维持脑灌注量。另外，直立位时下肢骨骼肌的肌张力增高和等长收缩产生"肌肉泵"作用，促使血液回流心脏，加上体位改变产生过度换气，胸腔内负压增大，会反射性产生静脉张力增高，有助于心脏充盈，心排血量恢复及血压上升，这是一系列的重要生理调节机制。直立性低血压患者因这些调节功能缺陷，故于直立时血压下降，且持续较长时间不恢复正常，这样发生脑缺血产生晕厥。

直立性低血压可分为神经源性和非神经源性两大类。非神经源性直立性低血压常见于药物反应（三环类抗抑郁药、氯丙嗪等镇静药、利尿剂、各种抗高血压药），内分泌病（肾上腺功能减退、甲状腺功能减退、垂体功能减退等），各种原因引起的贫血、血容量不足、老年人长期卧床后突然起立等。神经源性直立性低血压最常见的原因有真性自主神经衰竭、多系统萎缩、糖尿病性自主神经衰竭、吉兰-巴雷综合征、干燥综合征、急性自发性全自主神经病、急性副癌性全自主神经病、原发性直立性低血压。

所谓特发性直立性低血压是指仅有血压的改变而无其他神经系统受累的表现，有学者证明这是交感神经节后神经元的病变；而 Shy - Drager 综合征是交感神经节前神经元的变性。这两种不同的低血压可通过临床及药理学反应进行鉴别。特发性直立性低血压血浆中去甲肾上腺素水平降低，而 Shy - Drager 综合征血浆中去甲肾上腺素水平正常。二者在从仰卧变成直立时，血浆的去甲肾上腺素水平均无相应的升高。

三、病理

Shy - Drager 综合征的病变部位非常广泛而多样化，中枢神经系统及周围神经系统各部位均可累及，但主要病变部位在胸腰髓中间外侧柱（侧角）的交感神经细胞、脑干及骶髓的副交感神经细胞、节前交感神经细胞及节前后纤维，其次在黑质、苍白球、壳核等，而小脑病变蚓部较半球多见。病理改变主要为萎缩与变性及弥漫性神经元变性，神经细胞消失和反应性神经胶质增生，可见染色质溶解，细胞固缩空泡形成。由于纹状体黑质变性、橄榄脑桥小脑变性及 Shy - Drager 综合征在病理上存在共同特征——少突胶质细胞浆包涵体，所以把它们三者归为一种疾病，即多系统变性。

四、临床表现

中年起病，男性多见，隐匿起病，病程缓慢。首发症状为头昏、眼花，突然起立后症状加重，甚至昏厥。也有以性功能减退为起病症状，病程发展到一定程度，相继出现小脑、自主神经、锥体外系等多系统损害症状。

主要临床表现有：

（1）平卧和直立时，收缩压下降 4kPa（30mmHg）以上，直立后有头昏、疲乏、嗜睡、视物模糊、眼花、面色苍白、黑矇等脑供血不足的表现，每次数分钟后消失。随着症状加重，站立时间不能过长，否则出现昏厥、抽搐等症状，严重时长期卧床不起。

（2）其他自主神经症状，有局部或全身出汗减少或无汗、阳痿、小便淋漓、尿频、尿潴留，甚至尿失禁，也有夜间多尿和遗尿，少数有便秘和腹泻等肠道功能障碍。皮肤划痕试验减弱或消失，冷热试验后血管收缩反应消失，皮肤温度异常，有 Horner 征。

（3）锥体外系症状：表情呆板、肢体强直、动作减少、肌张力增高、慌张步态等类帕金森病的表现。

（4）有假性球麻痹、四肢腱反射亢进、双下肢巴氏征阳性、肌萎缩等锥体系损害表现。

（5）其他：少数患者有感觉障碍或智能减退，甚至痴呆。

五、诊断及鉴别诊断

根据病史，中年男性起床或站立过久有脑供血不足或昏厥病史；有性功能减退伴小便淋

漓患者，均应考虑本病。令患者平卧并直立测血压，两者比较，收缩压在直立后下降
4.0kPa 以上或者平均血压（舒张压 + 1/3 脉压）下降 2.7kPa 以上，脉搏不变，并有小脑、
锥体外系等多系统病损症状，则原发性直立性低血压诊断可成立。本病应与其他直立性低血
压的非神经源性和神经源性的疾病、排尿性或心源性晕厥、遗传性小脑性共济失调、帕金森
病等鉴别，直立后血压有上述数值的变化是本病的重要特征。

六、治疗

目前尚无根治原发性直立性低血压的办法，但通过综合治疗，病情可以有相当程度的
改善。

（靳明伟）

第二节　红斑性肢痛症

一、概述

红斑性肢痛症（Erythromelalgia）的英文来源于 3 个希腊字，即 Erythros（红色）、Melos
（肢端）、algos（疼痛），是由 Mitchell 于 1878 年提出的，当时概括了肢端的红、肿及烧灼样
疼痛。到 1994 年，国际上将传统的"红斑性肢痛症"分为红斑性肢痛症或称血小板增高的
红斑性肢痛症、原发性红热痛和继发性红热痛症三种不同的临床实体。很可能原发性红热痛
症是我们过去所认为的"肢端红痛症"或"红斑性肢痛症"，是一种少见的原因不明的阵发
性血管扩张性的自主神经系统疾病。

二、病因及发病机制

红斑性肢痛症病因为血小板的升高，血小板介导了血管的炎症及血栓。原发性红热痛症
是常染色体显性遗传的疾病，具体病因不明。继发性红热痛症是由于药物、中毒或其他疾病
所引起。后两者不伴有血小板的升高，但三种不同病因的疾病均累及自主神经系统所支配的
血管而产生了相似的临床症状。

发病机制尚不清楚，可能由于自主神经功能紊乱，引起肢端血管运动性功能失调，造成
局部充血，压迫或刺激临近的神经末梢而产生疼痛。有学者发现患者血液流变学异常，如全
血黏度及血浆黏度下降，体外血栓形成时间延长，红细胞比容略高，血小板黏附增加，红细
胞变形能力低，红细胞电泳增快。红细胞电泳快，说明红细胞所带的电荷数密度高于正常
人，从而加快了红细胞在体内的循环。变形能力下降是因为红细胞表面黏附的钙物质及黏球
蛋白过多导致红细胞之间发生桥连。另外，红细胞含钙物质多增加了红细胞的脆性和硬度，
严重影响了变形能力。

另有学者发现，红斑性肢痛症除了与血小板数量有关外，血小板的生存时间比正常明显
缩短，经过治疗后血小板数量下降，血小板生存时间可恢复正常。

组织病理学上红斑性肢痛症区域皮肤活检可见在非特异性的炎症背景上有着特异的变
化，即小血管或小动脉的肌纤维增生及血栓性闭塞，但却缺乏以前血管病变的表现。Drench
等对原发性红热痛症行皮肤活检发现，患处血管周围水肿明显，轻度单核细胞浸润，内皮细

胞中度肿胀，血管基底膜增厚呈板层结构，这些改变尽管是非特异性的，但是可以和红斑性肢痛症及继发于皮肤血管炎（特别是系统性红斑狼疮）的红热痛症进行鉴别。

三、临床表现

主要共同临床特征是肢体远端，如手、足、足趾、足底的血管极度扩张，造成局部皮肤温度增高、皮肤潮红肿胀及剧烈的肢端灼痛，症状可随环境温度、局部因素、精神状态等改变而变化。冬季有的可出现冻疮，女性患者可伴有月经不调，患者于运动、行走、站立、遇热时，容易发作，休息、冷敷、浸入凉水或抬高患肢均可使症状减轻或消失，患部皮肤温度超过一定界限时，疼痛可立即发作，而降低温度有可能缓解症状。疼痛可表现为阵发性或持续性，可持续数分钟、数小时或数日，多数反复发作，可持续数年或终身。而且夜间发作次数较多。

体检所见：局部皮肤发红，压之可暂时褪色，皮温高，足背动脉与胫后动脉搏动增强，多汗。重的可导致皮肤萎缩、指（趾）变形，甚至局部皮肤溃疡，或继发感染，一般无感觉及运动障碍。

四、诊断

1. 红斑性肢痛症的诊断标准

（1）临床特征：肢端远端受累为主，可单侧也可双侧，但不一定对称，表现为肢端发红、湿热、充血及烧灼样疼痛。

（2）站立、运动和/或暴露于热环境下，症状易诱发或加重。休息、抬高受累的肢端及暴露于较冷的环境中可减轻症状。

（3）肢端感觉异常（如足趾和手指的麻刺感、针刺感及麻木感等）常常先于烧灼样疼痛感。

（4）小剂量或单一剂量的阿司匹林能够特异而快速地减轻或消除疼痛，并且可维持数天。因此可作为红斑性肢痛症的特征性诊断标准。

（5）如不治疗，此病常不断进展，受累的足趾或手指可为剧烈烧灼感、搏动感以及剥皮样疼痛，以后肢端患部可变凉发绀，甚至出现坏疽。

（6）红斑性肢痛症（的原发型）与血小板增高症密切相关，或与真性红细胞增多症相关。所有症状是在微循环动脉内由血小板介导的炎症和血栓所致。

（7）局部皮肤病理活检。显示为非特异性炎症，即小血管的肌纤维增生及血栓性闭塞，但缺乏以前有血管病变的表现。

（8）由于小剂量阿司匹林对血小板环氧化酶活性不可逆性的抑制，此症可完全缓解，缺血的循环紊乱可获得改善。

（9）红斑性肢痛症常在成年起病。

2. 原发性红热痛症的诊断标准

（1）症状出现在两侧对称的部位，如双手、足或小腿。

（2）站立、运动或暴露于热环境中可诱发或加重症状。

（3）休息、抬高受累的肢端及暴露于较冷的环境中可减轻症状。

（4）发病期间受累部位发红、充血、局部温度升高。

（5）自发于儿童及青春期，持续终身，表现为足、踝、小腿等部位的红色充血及烧灼样疼痛。

（6）足趾受累及手足发绀现象少见。由于皮肤营养的改变造成的溃疡及坏死，不是由疾病本身造成，而是由于暴露于过冷的环境所致。

（7）此病有遗传倾向，为常染色体显性遗传。

（8）组织病理学改变为非特异性的，缺乏特征性改变。

（9）无有效的治疗办法。

3. 继发性红热痛症 可以是药物的不良反应或其他疾病所致。钙离子拮抗剂、血管活性药物、甲硝唑、氨苄西林等均可引起继发性红热痛症。可引起继发性红热痛症的疾病有原发性高血压、系统性红斑狼疮、类风湿性关节炎、糖尿病、皮肤血管炎、多发性硬化、痛风、HIV 感染后、传染性单核细胞增多症、乙醇中毒等。重金属中毒也可引起继发性红热痛症。

五、治疗

1. 治疗原则 应根据不同类型进行治疗，即红斑性肢痛症可用阿司匹林等治疗，对于原发性红热痛症的有效治疗是局部神经阻滞，对于继发性红热痛症，应消除或干预其继发的原因或疾病。

2. 一般治疗 急性期应卧床休息、避免久站，可抬高患肢，局部宜行冷敷，避免过热及其他各种引起患部血管扩张的刺激。

3. 药物治疗

（1）阿司匹林：红斑性肢痛症可用此药治疗，剂量一般每 100mg 以下。

（2）血管收缩剂：可用麻黄素、肾上腺素、甲基麦角酸丁醇酰胺、米多君（α_1 - 肾上腺能受体激动剂）进行治疗，收缩血管以缓解症状。

（3）血管扩张剂：有的患者须用异丙肾上腺素、硝酸甘油和普萘洛尔等扩张血管治疗。如普萘洛尔每次 20～40mg，每日 3 次，有低血压及心衰者禁用。

（4）利血平及氯丙嗪合用：口服利血平 0.25mg 及氯丙嗪 25～50mg，每日 3 次可控制发作。

（5）普鲁卡因：静点，用 0.15% 普鲁卡因 500～1 000ml，缓慢静点，每日 1 次，5d 为一个疗程。

（6）维生素治疗：谷维素、维生素 C、维生素 B_1 及维生素 B_{12} 等对缓解症状有利，同时可用卡马西平辅助治疗。

（7）糖皮质激素：短期内应用或冲击治疗有可能控制或减轻症状。

（8）赛庚啶及苯噻啶：具有 5 - HT 及组胺的拮抗作用，对于原发性红热痛症效果较好。

（9）低分子右旋糖酐加氯喹：先用 10d 低分子右旋糖酐，每日 1 次静点 500ml，以后改为隔日静点，同时服用氯喹每次 0.5g，每日 3 次，1 周后改为每次 0.25g，每日 3 次，共用 3～4 周。

（10）硝普钠：某些青少年的红斑肢痛症对阿司匹林无效，但对硝普钠的治疗十分敏感。

4. 物理疗法 可用超声波或超短波治疗。

5. 局部神经阻滞治疗法　可选择踝上做环状封闭，或于骶部硬膜外封闭或进行腰交感神经节阻滞，可用 2% 利多卡因 10ml 加 0.25% 布比卡因 5ml，再加醋酸泼尼松龙注射液 2ml，或再加维生素 B_{12} 500μg。

6. 外科手术　少数患者各种治疗无效，可采取交感神经切除术或局部神经切除术起到缓解或根除症状的作用。

（张燕平）

第三节　雷诺综合征

一、概述

雷诺综合征为周围血管功能调节紊乱所引起的肢端小动脉痉挛性疾病。分为原发性与继发性两类，原发性者原因不明，称为雷诺病；继发性者常继发于硬皮病、系统性红斑狼疮等，称为雷诺现象。以阵发性、间歇性指端发白、发绀为其临床特点，常由情绪激动或受寒所诱发。

二、病因及发病机制

雷诺综合征为肢端小动脉痉挛引起，其病理生理机制尚不完全清楚。内皮、血管平滑肌与支配血管的自主神经和感觉神经的复杂的相互作用维持肢端小动脉血管运动功能的稳定，其中的一个或多个因素酶功能出现异常均可引起肢端小动脉的血管运动功能调节紊乱。

1. 依赖内皮细胞的血管调节　依赖血管内皮的调节在雷诺综合征特别是继发的雷诺现象加重过程中可能起主要作用。内皮细胞可通过合成和释放细胞因子、生长因子、前列腺素及其他生物活性大分子调节血管张力，其前列环素和氧化亚氮（NO）可引起血管舒张，内皮素 - 1 可引起血管收缩。内皮细胞还释放神经递质 P 物质、降钙素、乙酰胆碱等对血管有直接影响。雷诺综合征患者血浆内皮素浓度增加，未受影响部位的皮肤动脉对内皮素呈现正常血管反应，提示内皮参与了其病理生理过程，特别是起病后的恶化或加重。继发的雷诺现象内皮细胞损害常见，内皮细胞损害可加重血管痉挛。继发的内皮增生反应和平滑肌收缩可影响其灌注，凝血功能的增强和纤溶活性的降低可促进血管内微血栓的形成，趋化因子和黏附因子的释放可激活局部炎性反应，这些均可加重雷诺综合征。

2. 非依赖内皮细胞的血管调节　支配周围血管的交感神经通过作用于血管平滑肌上的 α_2 肾上腺素能受体引起血管收缩。由冷刺激诱发的雷诺综合征患者皮肤血管收缩主要由仅 α_2 肾上腺素能受体所介导，而非 α_1 肾上腺素能受体介导，α_2 肾上腺素能受体阻断剂可改善皮肤血管的痉挛状态，α_1 肾上腺素能受体阻断剂无此作用，雷诺综合征患者皮肤血管对 α_2 肾上腺素能受体激动剂有放大作用。支配血管壁的神经释放的降钙素可直接作用于血管平滑肌，引起血管扩张；雷诺综合征患者支配受累动脉的神经功能障碍，释放降钙素减少，引起血管扩张障碍。雷诺综合征加重导致伴随再灌注的反复缺血发作，缺血与再灌注损伤导致局部组织损伤，两者相互影响，形成恶性循环。

血Ⅷ因子浓度增高、纤溶活性降低，血同型半胱氨酸升高，血小板聚集与活性增加，白细胞活性增加均与雷诺综合征的严重程度和发作频率有相关性。血小板释放血栓烷 A2 与继发雷诺现象的严重性相关，血小板释放 5 – HT 增加与血管痉挛有关。

3. 非血管因素 雷诺病常有家族史，受影响家族成员的基因组分析显示可能存在基因缺陷。女性易患雷诺病，常在月经期诱发或加重，可能与体内雌激素变化有关。情绪应急和季节变化可能为雷诺现象的触发因素。

雷诺现象的常见病因见表 13 – 1。

表 13 – 1 雷诺现象的常见病因

结缔组织疾病	巨细胞性关节炎
硬皮病	原发性胆汁性肝硬化
类风湿性关节炎	各种损伤
系统性红斑狼疮	使用振动工具
混合性结缔组织病	以手指叩击的工作者，如打字员等
皮肌炎与多发性肌炎	
Takavasu 关节炎	寒冷损害的晚期
胸腔出口综合征	中毒
腕管综合征	重金属：铅、砷等
反射性交感性营养不良	药物：麦角碱、β 受体阻滞剂等
动脉病变	
头臂动脉硬化症	接触聚氯乙烯
血栓闭塞性脉管炎	血液病
结节性多动脉炎	冷球蛋白血症
偏头痛或血管性头痛	冷凝集素增多症等
神经系统疾病	巨球蛋白血症
多发性硬化	多发性骨髓瘤
周围神经病	真性红细胞增多症
脊髓横贯性病变	白血病
脊髓空洞症	其他
偏瘫	原发性肺动脉高压症
灼性神经痛	黏液性水肿等

三、临床表现

雷诺病多发生在 20 ~ 30 岁女性患者，好发于手及手指，亦可累及趾、鼻尖、耳轮，甚至波及较大区域，两侧对称。多在遇冷或情绪激动时发作，表现为肢体末端对称性变冷、苍白、麻木、疼痛及出冷汗，随后肢端变青紫，再逐渐转为潮红，局部温度升高，然后恢复正常，反复发作，每次持续数分钟到数小时不等。有的患者可仅有指端的苍白，可无随后的发绀和潮红改变。反复发作后可引起血管壁改变而导致手指指端的营养障碍，皮肤出现溃疡、硬变及坏死。检查时可有感觉障碍，皮肤温度低于正常，肢体周围动脉搏动正常；如将病肢浸于冰水或冷水中可激发之，局部加温则可使之缓解。每于寒冷季节发作加剧，入夏而缓解。

雷诺现象临床表现与雷诺病类似，但以下表现提示雷诺现象而非雷诺病：①有原发病表现（表13－1）。②起病年龄在30岁以后，特别是男性患者。③单侧性肢端动脉痉挛现象，特别是局限于1~2指者。④起病后较快发生溃疡，以及广泛性溃疡或坏死者。⑤伴有发热、全身症状、贫血及血沉增快等其他临床表现者。⑥一支或几支周围动脉搏动减弱或有症状的肢体的动脉搏动消失。⑦血抗核抗体等自身抗体阳性。⑧甲皱微循环检查发现血管袢轮廓模糊、扩张、管腔内压力增高。

四、诊断

雷诺综合征的诊断主要依靠病史，典型发作时的表现，结合激发试验多可作出诊断。雷诺综合征应区分原发性和继发性雷诺综合征，及时给予相关疾病治疗。

五、治疗

1. 一般治疗　一般治疗是所有雷诺综合征治疗的基础，比较温和的雷诺综合征可通过单独的一般治疗而获得缓解。一般治疗包括戒烟、避免接触冷水、避免情绪激动等，在冬季注意整个身体和暴露皮肤的保暖尤为重要，手套、保暖袜、面罩、围巾的使用有积极效果。避免使用有血管收缩作用的药物如β受体阻滞剂、麦角碱、安非他明、可卡因和咖啡等可减少发作。

2. 血管扩张剂　对雷诺病的治疗效果比雷诺现象好。最常用的为钙通道拮抗剂硝苯地平，对血管平滑肌具有选择性作用。常从小剂量开始，逐渐加量，对难控制的雷诺现象，日维持量可超过60mg。其他钙通道拮抗剂如尼卡地平、尼莫地平、阿罗地平（amlodipine）、非洛地平（felodipine）等也有一定临床效果。

血管紧张素转化酶抑制剂氯沙坦（losartan）可减轻雷诺现象发作的频率和严重程度，其短期效果优于硝苯地平。前列环素、选择性5－HT重摄取抑制剂、罂粟碱、利血平等也有一定效果，在对其他药物治疗效果不满意者可试用。

3. 抗栓剂　雷诺综合征，特别是继发的雷诺现象常有手指缺血和血栓形成，对这部分患者血管扩张剂治疗效果多不满意，有报道通过长期抗凝治疗可获满意疗效，甚至可使手指溃疡愈合。常用药物为低分子肝素4 000IU，每日2次，皮下注射。

4. 手术治疗　常用方法为手指交感神经切除，适用于药物治疗无效而病情又严重的顽固性患者，可减轻发作的严重程度，结合纤维化动脉外膜切除以开放减压效果更好。

（张燕平）

第四节　特发性自主神经功能不全

自主神经功能不全是指一组以自主神经功能障碍为主要表现的疾患，症状累及自主神经系统的各个部分，包括直立性低血压、瞳孔固定、泪腺分泌减少或消失、唾液分泌减少、无汗、恶心、呕吐、便秘、膀胱充盈、阳痿、心率异常等，不伴有或伴有轻度周围性感觉或运动障碍。自主神经功能不全主要为周围性损害，交感或/和副交感神经的神经节或节后纤维均可受损。

目前多按病因分为：家族性、获得性和特发性自主神经功能不全。

1. 家族性自主神经功能不全

2. 获得性自主神经功能不全　指由于各种疾病所伴发的自主神经功能不全，包括以下几种病因：①多发性神经病：糖尿病、淀粉样变、慢性肾功能不全引起的多发性神经病。②自身免疫病：吉兰-巴雷综合征、重症肌无力、多发性硬化、类风湿性关节炎、系统性红斑狼疮、干燥综合征等。③代谢病：维生素 B_{12} 缺乏症、血卟啉病等。④肿瘤癌性自主神经病等。⑤感染神经梅毒等。⑥药物：抗精神病药、抗抑郁药、阿托品类药、心血管疾病用药、消化系统用药、抗肿瘤化疗药。⑦神经毒物：乙醇、金属、肉毒毒素等。

3. 特发性急性或亚急性全自主神经功能不全　特发性自主神经功能不全即急性或亚急性全自主神经功能不全，此病非常罕见，是一种急性或亚急性发病的全自主神经功能障碍的周围神经病。病前常有上呼吸道感染或肠道感染等病毒性感染的前驱症状，数天后即出现四肢无汗、皮肤干燥、瞳孔异常或不等大、瞳孔反射消失、视力模糊、口干（唾液减少）、眼干（泪腺分泌障碍）或有时唾液和眼泪分泌过多；心率固定或加快十分明显，直立性低血压或血压升高，无张力性膀胱、阳痿等。少数患者存在温度和痛觉异常。但大部分患者无中枢神经系统和周围神经损害的其他表现。约 40% 患者有脑脊液含量增高，而细胞数正常。部分病例的肌电图检查显示神经源性损害。

腓神经活检无异常发现，但也有报道少量有髓纤维有脱髓鞘和轴索变性，部分无髓纤维出现变性萎缩。神经膜细胞增生和胶原纤维增多，亦见单核细胞和吞噬细胞浸润。

本病发病机制尚不清楚，协和医院报道5例中，2例合并周围性感觉、运动障碍；脑脊液检查2例有蛋白-细胞分离现象；肌电图有轻度神经源性损害或传导速度减慢，临床符合吉兰-巴雷综合征，还有1例周围神经活检符合干燥综合征，这两种疾病都已被公认为免疫障碍性疾病，因此推测全自主神经功能不全也与免疫障碍有关；而且有的患者用糖皮质激素治疗有一定疗效。但本病是否为一独立的疾病单元还有待于进一步探讨。

本病必须与糖尿病性周围神经病、肉毒杆菌中毒、有机磷中毒、遗传性自主神经功能不全鉴别。

患者可自发痊愈，但也可能死于营养不良、麻痹性肠梗阻或心律失常等并发症，所以对症治疗不能忽视，如促进胃肠蠕动、胃肠减压、灌肠、导尿、加强营养、补充维生素、输血、输液、穿弹力袜等都有助于患者恢复。直立性低血压可用盐皮质激素，如氟氢可的松等，但要注意经常测量卧、立位血压，以免血压过高；升脉饮注射液也有一定疗效。

（张燕平）

第十四章 锥体外系疾病

第一节 帕金森病

一、概述

帕金森病（Parkinson's disease，PD）又名震颤麻痹（paralysis anitans），由詹姆斯·帕金森（JamesParkinson，1817 年）首先描述了本病的症状群，它是一种中老年常见的缓慢进展的中枢神经系统变性疾病，以静止性震颤、肌强直、运动减少和姿势步态异常为典型临床表现。其病理改变主要是中脑黑质致密部（substantia nigra pars compacts，SNPC）多巴胺（DA）能神经元脱失、变性和路易小体（Lewy body）形成。

国外（欧洲）的流行病学研究显示，PD 在普通人群中的患病率为 0.3%，而 65 岁以上老年人群的发病率为 1.8%，并且随年龄增长其患病率逐渐增高。各种族之间在患病率上未发现显著差异；而在性别上，男性较之女性则更易患病。我国的研究报告显示：65 岁以上的中国人帕金森病患病率，男性为 1.7%，女性为 1.6%。PD 的平均发病年龄在 60 ~ 65 岁，约 5% ~ 10% 患者在 50 岁以前出现临床症状。

二、病因及发病机制

本病的病因及发病机制迄今尚未明了，目前认为可能与下列因素相关。

1. 年龄老化 PD 主要发生于中老年人，40 岁以前发病十分少见，提示年龄老化与发病有关。研究发现黑质 DA 能神经元、酪氨酸羟化酶（TH）、多巴脱羧酶（DDC）活性和纹状体 DA 神经递质自 30 岁以后随年龄增长而逐年减少或降低，然而，仅少数老年人患 PD，说明生理性 DA 能神经元退变不足以引起本病；因此，年龄老化只是 PD 发病的促发因素。

2. 遗传因素 绝大多数 PD 患者为散发性，约 5% ~ 10% 的患者有家族史，流行病学的研究已显示 PD 阳性家族史是该病重要的危险因素，PD 的遗传类型为常染色体显性遗传或隐性遗传，但外显率不高。总之，遗传因素在 PD 发病中仅有一定作用。

3. 环境因素 近 20 年来，研究人员加强了对 PD 危险因素的流行病学调查。调查结果表明，长期接触除草剂、杀虫剂、金属（铅、铁、汞、铝、铜和锰）和一些有机溶剂与 PD 发病危险度增加有关；有研究指出明尼苏达沙门菌分泌的脂多糖也是 PD 的致病因素。其他如氰化剂、一氧化碳、联二苯杀虫剂、二硝基苯酚、氟烃、某些除草剂及有机氯杀虫剂，通过抑制电子传递链和 ATP 的合成，从而影响细胞的能量代谢。

目前认为，PD 是多种因素所致，个体的易感性（遗传因素）是发病的基础，在环境因素和年龄老化的相互作用下，通过氧化应激、细胞凋亡、兴奋性氨基酸毒性、免疫异常等机制导致线粒体复合物 I 活性降低，最终引起黑质 DA 能神经元大量变性、丢失而发病。

本病的主要病理改变是进行性黑质神经细胞变性、消失。

已知 PD 患者神经递质的改变以黑质纹状体系统 DA 能神经通路最为突出。纹状体的 DA 主要储存于黑质纹状体通路的神经末梢囊泡中，PD 患者因黑质细胞丧失，导致纹状体神经末梢处的 DA 不足。DA 是纹状体的抑制性调节递质，而纹状体局部回路神经元 Ach 则为兴奋性调节递质。在正常人，此两种神经递质是处于动态平衡状态。PD 患者纹状体的 DA 减少，导致 Ach 的兴奋性作用相对增强，两者的平衡破坏后就可出现 PD 的症状。在临床上补偿外源性 DA，重建起纹状体的抑制性作用，或使用抗 Ach 的药物，以抑制 Ach 的兴奋性作用，均可使 PD 症状缓解。

三、临床表现

PD 多于 60 岁以后发病，偶有 20 岁以上发病。起病隐匿，进展缓慢。"运动迟缓、肌强直和静止性震颤"是临床三主征。初发症状以震颤最多，其次为运动迟缓、步行障碍和肌强直。症状常自一侧上肢开始，逐渐波及同侧下肢、对侧上肢及下肢，常呈"И"字形进展（65%～70%），有的病例症状先从一侧下肢开始（25%～30%）。症状出现先后顺序因人而异。

1. 运动迟缓（bradykinesia）　表现为随意运动的减少和主动运动的缓慢，是帕金森病临床表现的核心症状。由于四肢、躯干和颈部肌强直使患者站立时呈特殊屈曲体姿，头前倾，躯干俯屈，肘关节屈曲，腕关节伸直，前臂内收，髋和膝关节略弯曲。早期走路拖步，起步困难，迈步前身体前倾，随病情进展呈小步态，行走时自动摆臂动作消失，躯干与颈部僵硬使转弯时用连续小步。由于姿势平衡障碍导致重心不稳，晚期由坐位、卧位起立困难；行走呈"慌张步态"（festination），迈步后以极小的步伐前冲，愈走愈快，不能立刻停步，下坡时更明显。面部表情呆板，常双眼凝视，瞬目少，笑容出现和消失减慢，如同"面具脸"（maskedface）。书写时越写越小，呈现"写字过小征"（micrographia）。其他还可表现为起床、翻身、步行、变换方向等运动缓慢；手指精细动作如系纽扣或鞋带困难；口、咽和腭肌运动障碍使讲话缓慢、音量低（发音过弱）、流涎，严重时吞咽困难；与他人交谈时，也没有手势、面部表情的变化来配合。

2. 静止性震颤（statictremor）　是帕金森病最具特征性的临床症状，患者往往因此症状的出现而寻求诊治。常为首发症状，多由一侧上肢远端开始，手指呈节律性伸展和拇指对指运动，如"搓丸样"（pill - rolling）动作，频率为 4～6 次/s，静止时出现，精神紧张时加重，外展上肢或执行随意动作时减轻，睡眠时消失，可逐渐扩展到同侧及对侧上下肢，下颌、口唇、舌及头部一般较少受累。少数患者，尤其 70 岁以上发病可不出现震颤。

3. 肌强直（rigidity）　肌强直是屈肌与伸肌张力同时增高的表现，如关节被动运动肘始终保持阻力增高，称为"铅管（leadpipe）样强直"；如肌强直与伴随的震颤叠加，检查时可感觉在均匀阻力中出现断续停顿，称为"齿轮样（cogwheel - like）强直"。

4. 其他症状　反复叩击眉弓上缘产生持续眨眼反应（Myerson 征），正常人反应不持续。可有眼睑阵挛（闭合的眼睑轻度颤动）或眼睑痉挛（眼睑不自主闭合）。常见皮脂腺、汗腺分泌亢进引起脂颜（oilyface）、多汗，消化道蠕动障碍引起顽固性便秘，交感神经功能障碍导致直立性低血压等，括约肌功能不受累。部分患者晚期出现轻度认知功能减退，抑郁、焦虑、睡眠障碍、视幻觉、嗅觉障碍等临床表现也并不少见。典型者无腱反射改变，跖反射屈性。

四、辅助检查

1. 实验室检查　常规实验室检查一般均在正常范围内，有些病例血常规呈轻度小细胞性贫血改变，但不具有特异性。部分病例血液中 T 淋巴细胞比例降低而 B 淋巴细胞比例升高。血生化检查常无异常。炎症性 PDc 患者脑脊液中蛋白轻度升高，细胞数轻度升高（8～15 个/Hp），原发性 PD 患者脑脊液中胆碱水平较正常人降低，DA 含量减少，DA 代谢产物高香草醛酸（HVA）及 5－HT 代谢产物 5－羟吲哚乙酸（5－HIAA）含量减少，γ－氨基丁酸（GABA）含量低下或正常，亮氨酸脑啡肽（LEK）含量常常升高，CSF 中生长抑制素（SS）含量可能下降。

2. 头颅 CT 及 MRI 检查　PD 患者一般无特征性改变，有智能障碍者头颅 CT 及 MRI 显示不同程度脑萎缩，表现为蛛网膜下腔增宽、腔室扩大、脑沟加深变宽，有些病例可合并脑梗死。

3. 功能影像学检查　功能成像技术（PET 和 SPECT）可以选择性的对多巴胺受体，神经递质显像和多巴胺转运蛋白（DAT）显像。

（1）多巴胺受体显像：目前一般应用 SPECT 和特异性 D_2 受体标记物（$^{123}I-lBZM$）来检测多巴胺受体 D_2，未经多巴胺制剂治疗的帕金森病患者纹状体突触后多巴胺受体 D_2 出现超敏和受体数目增加，而长期服用多巴胺制剂的中晚期患者多巴 D_2 数目减少，因此它可以用来评价多巴胺类和受体激动类药物对 PD 的治疗作用。

（2）神经递质显像：在 $^{18}F-DOPA-PET$ 显像中注射 $^{18}F-DOPA$，基底节摄取 $^{18}F-DOPA$ 的多少可以定量地反映突触前多巴脱羧酶的活性，早期帕金森病患者壳核对 $^{18}F-DO-PA$ 的摄取常数减少，而尾状核摄取正常。随着病情的发展，整个纹状体对 $^{18}F-DOPA$ 的摄取均降低，且下降的程度与临床病情分级密切相关，因此可用于帕金森病的早期诊断和病情监测。

（3）多巴胺转运蛋白（DAT）显像：DAT 是位于中枢多巴胺能神经元的突触前膜的蛋白复合物，是 DA 的摄取位点，其主要功能是在 DA 能神经元发放冲动后，再摄取突触间隙的 DA，调控突触间隙内 DA 的浓度，维系突触前 DA 合成和储存功能。其显像直接反映其功能和密度的变化，它的变化较突触后膜受体的变化更敏感和直接，因此可用于帕金森病的早期，甚至是亚临床诊断。

五、诊断及鉴别诊断

（一）诊断标准

（1）中老年发病，缓慢进行性病程。

（2）三项主征（静止性震颤、肌强直、运动迟缓）中至少具备两项，前两项至少具备其中之一；症状不对称。

（3）左旋多巴治疗有效。

（4）患者无眼外肌麻痹、小脑体征、体位性低血压、锥体束征和肌萎缩等。

（二）鉴别诊断

本病需与下列疾病鉴别：

1.（继发性）帕金森综合征　有明确病因可寻，如脑外伤、脑卒中、病毒性脑炎、药物、金属及一氧化碳中毒等；病因治疗可使帕金森症状可逆。药物性帕金森综合征症状常发生在治疗或用药后数月，包括神经安定剂（酚噻嗪类及丁酰苯类）、利血平、部分止吐药、氟桂嗪等。

2. 变性（遗传性）帕金森综合征

（1）弥散性路易体病（diffuse Lewybody disease，DLBD）：多见于 60~80 岁，以痴呆、幻觉、帕金森综合征运动障碍为临床特征，痴呆最早出现，进展迅速，可有肌阵挛，对左旋多巴不敏感。

（2）肝豆状核变性（hepato lentcular degeneration，HLD）：可引起帕金森综合征。青少年期发病，可有一侧或两侧上肢粗大震颤，随意运动时加重，静止时减轻；以及肌强直、动作缓慢或不自主运动等。但患者有肝损害和角膜 K-F 环，血清铜、铜兰蛋白、铜氧化酶活性降低，尿铜增加等。

（3）亨廷顿病（Huntington disease，HD）：如患者运动障碍以肌强直、运动减少为主，易被误认为 PD，但根据家族史或伴痴呆可资鉴别，遗传学检查可以确诊。

3. 其他震颤综合征

（1）特发性震颤（essential tremor，ET）：多在早年起病，震颤为姿势性或动作性（非静止性），点头、摇晃、声音震颤多见，无肌强直和运动迟缓，常无进行性加重；约 1/3 的患者有家族史，饮酒或服用心得安震颤可显著减轻；部分患者可为帕金森病早期表现，且两者可并存。

（2）复合静止-姿势性震颤（combined resting-postural tremor）：它主要表现为静息和运动状态下手震颤，是特发性震颤的变异型，也可表现为下颌震颤，无锥体外系损害体征，常规抗 ET 或 PD 药物无效。

六、治疗及预后

1. 药物治疗

（1）抗胆碱药物：此类药物能抑制乙酰胆碱的不良作用，相应提高 DA 的效应而达到缓解症状的目的。适合早期、年轻 PD 患者，对震颤效果好；也适于对 L-dopa 类的不良反应不能耐受的患者。

目前在此类药物中应用较多的是安坦（artane），每次 1~2mg，每天 3 次。主要不良反应有口干、视物模糊、便秘、排尿障碍，可有记忆力减退、幻觉、妄想等精神症状。有青光眼及前列腺肥大者忌用。因该药可引起或加重认知功能障碍和记忆力减退，老年患者要慎用。

（2）金刚烷胺：金刚烷胺为抗病毒药物，用于少动和肌张力增高的轻症帕金森病患者。对震颤也有作用。对运动障碍有辅助治疗作用。伴有心脏病的患者可以选用服药，1~10d 见效，每日剂量不宜超过 0.2g。不良反应：嗜睡、幻觉、烦躁不安、下肢皮肤出现网状青斑，踝部水肿。严重肾功能衰竭、癫痫、严重精神障碍禁用。

（3）左旋多巴及复方左旋多巴：此种疗法是补充神经递质 DA 的不足，使 Ach-DA 系统重获平衡而改善症状。DA 本身不易透过血脑屏障，故选用能透过血脑屏障的 DA 前体-左旋多巴或消旋多巴在脑中脱羧成 DA。左旋多巴经多巴脱羧酶转变成多巴胺，可以弥补纹状体中多巴胺的缺失，改善运动过慢及僵硬症状，但它对其他症状如震颤、痴呆、肢体不稳定性等影响较小。

这是治疗 DA 最有效的疗法，但是大多数患者随治疗时间的延长，药物有效时间会逐渐缩短，终至完全失效，且会出现"开－关"现象及严重的不自主运动（异动症）；认知障碍及精神障碍的不良反应也很常见，尤其是老年患者。

美多芭（Madopa）是左旋多巴与羟苄丝肼（4∶1）的混合剂，息宁（Sinemet）是左旋多巴与卡比多巴（10∶1 或 4∶1）的混合剂。复方左旋多巴治疗的原则仍遵循左旋多巴使用原则。特别是高龄 PD 患者应及早进行复方左旋多巴治疗。

复方左旋多巴治疗的禁忌证：严重心力衰竭、精神病、窄角青光眼、胃溃疡、糖尿病或体位性低血压。

美多芭和息宁都有 3 种制剂：标准制剂、控释剂、水剂或弥散型剂。治疗应从小剂量开始，每次 62.5mg，每日 1~2 次，逐渐增加至能改善症状的最小维持量，一般每日不超过 3 片或 4 片。餐前 1h 或餐后 2h 服药疗效较好。因为进食后蛋白质分解的高分子中性氨基酸明显增高，会影响左旋多巴在小肠的吸收，并阻碍左旋多巴通过血脑屏障，影响药物疗效。

（4）DA 受体激动剂：DR 激动剂作用于纹状体突触后 DR，并且对黑质 DA 能神经元可能有保护作用。DR 激动剂可以作为第一线药物，在疾病早期单独使用，DR 激动剂应从小剂量开始，逐渐增加至适当剂量，既能控制症状又不出现不良反应如体位性低血压、精神症状、水肿、红斑。

DR 激动剂有麦角类衍生物与非麦角类衍生物两大类。

溴隐亭（bromocriptin）：具有 DR_2 激动作用，微弱 DR_1 拮抗作用，轻度 DR_3 激动作用。剂量 7.5~15mg/d。

协良行、硫丙麦角林（pergolide）：对 DR_1 与 DR_2 均有激动作用，剂量 0.375~1.5mg/d，最大不超过 2mg/d。

麦角乙脲（lisuride）：为 DR_2 激动剂，该药可供静脉输注或皮下泵入，主要用于"开－关"现象患者。

卡麦角林（Cabergoline）：为长效 DR_2 激动剂。剂量为 2~10mg/d。

泰舒达缓释片（Trastal SR）：对 DR_2 与 DR_3 均有激动作用，对 DR_1 也有作用。临床治疗改善 PD 三主症：肌张力增高（31%）、震颤（41%）、运动障碍（48%）。与左旋多巴合用可增加疗效，减少服药次数，延迟并发症和增加耐受性。剂量为 150~250mg/d。

（5）B 型单胺氧化酶抑制剂（MAO－BI）：选择性 MAO－BI 抑制 DA 再摄取，抑制突触前膜的 DR，促进 DA 的释放和加速 DA 的合成，增加脑内 DA 含量，有效治疗 PD。一般剂量为 2.5mg，bid 或 5~10mg，qd，不宜傍晚用药，以免引起失眠。

2. 外科治疗

（1）苍白球或丘脑毁损术：手术目的在于破坏丘脑核、苍白球或其传出纤维，以缓解 PD 的症状。

丘脑毁损术对震颤的疗效好。

（2）深部脑核团刺激术（DBS）：深部脑核团刺激术（DBS）是一种定位精确、安全性高、疗效持久且并发症少的手术方法，可通过调节刺激参数来提高疗效；双侧受累的患者可进行双侧手术。适应证为严重运动并发症的 PD，左旋多巴疗效不佳的终末期卧床患者。

3. 细胞移植　细胞移植治疗 PD 始于 20 世纪 70 年代，动物试验表明移植组织可部分逆转 PD 动物模型的生理、生化和行为方式。在此基础上，1982 年开始了 PD 患者的脑内组织移植性手术，短期效果明确，但长期效果不明显，为功能重建性手术。其难题包括供体细胞的来源，目前热点是采用神经干细胞，以及如何延长植入细胞的成活期。曾用神经生长因子脑内注射，也研究同时植入转染了神经生长因子的细胞，由植入的细胞不断产生神经生长因子以延长植入胆碱能神经元的成活期。

4. 基因治疗　目前尚处于动物实验阶段，研究方法包括将应用基因工程技术处理的可植入的细胞或通过病毒载体直接注射入脑。其次是调节脑内候选基因的表达水平，包括采用反义寡核苷酸的方法。

5. 康复治疗　应鼓励早期患者多做主动运动，尽量继续工作，多做医疗体育活动，包括太极拳、剑术、气功等，多吃蔬菜、水果，避免刺激性食物及饮酒，早餐及午餐避免用高蛋白饮食，饮食中保持一定的纤维素食物。对晚期卧床的患者勤翻身、加强被动运动，避免压疮及坠积性肺炎。

（苑振云）

第二节　肝豆状核变性

一、概述

肝豆状核变性又称 Wilson 病（WD），是以铜代谢障碍为特征的常染色体隐性遗传病。由于 WD 基因（位于 13q 14.3）编码的蛋白（ATP7B 酶）突变，导致血清铜蓝蛋白合成不足以及胆管排铜障碍，血清自由态铜增高，并在肝、脑、肾等器官沉积，出现相应的临床症状和体征。本病好发于青少年，临床表现为铜代谢障碍引起的肝硬化、基底节变性等多脏器病损。

二、临床表现

1. 肝症状　肝脏受累程度和临床表现存在较大差异，部分患者表现为肝炎症状，如倦怠、乏力、食欲不振，或无症状的转氨酶持续增高；大多数患者表现为进行性肝大，继而进展为肝硬化、脾肿大、脾功能亢进，出现黄疸、腹水、食管静脉曲张及上消化道出血等；一些患儿表现为暴发性肝衰竭伴有肝铜释放入血而继发的 Coomb 阴性溶血性贫血。也有不少患者并无肝大，甚至肝缩小。

2. 神经系统症状　铜在脑内的沉积部位主要是基底节区，故神经系统症状突出表现为锥体外系症状。最常见的症状是以单侧肢体为主的震颤，逐渐进展至四肢，震颤可为意向性、姿位性或几种形式的混合，振幅可细小或较粗大，也有不少患者出现扑翼样震颤。肌张力障碍常见，累及咽喉部肌肉可导致言语不清、语音低沉、吞咽困难和流涎；累及面部、颈、背部和四肢肌肉引起动作缓慢僵硬、起步困难、肢体强直，甚至引起肢体或（和）躯干变形。部分患者出现舞蹈样动作或指划动作。

3. 精神症状　精神症状的发生率为 10% ~51%。最常见为注意力分散，导致学习成绩下降、失学。其余还有：情感障碍，如暴躁、欣快、兴奋、淡漠、抑郁等；行为异常，如生活懒散、动作幼稚、偏执等，少数患者甚至自杀；还有幻觉、妄想等。

4. 眼部症状 具有诊断价值的是铜沉积于角膜后弹力层而形成的 Kayser - Fleischer（K - F）环，呈黄棕色或黄绿色，以角膜上、下缘最为明显，宽 1.3mm 左右，严重时呈完整的环形。应行裂隙灯检查予以肯定和早期发现。7 岁以下患儿此环少见。

5. 肾症状 肾功能损害主要表现为肾小管重吸收障碍，出现血尿（或镜下血尿）、蛋白尿、肾性糖尿、氨基酸尿、磷酸盐尿、尿酸尿、高钙尿。部分患者还会发生肾钙质沉积症和肾小管性酸中毒。

6. 血液系统症状 主要表现为急性溶血性贫血，推测可能与肝细胞破坏致铜离子大量释放入血，引起红细胞破裂有关。还有继发于脾功能亢进所致的血小板、粒细胞、红细胞减少，以鼻、齿龈出血、皮下出血为临床表现。

7. 骨骼肌肉症状 2/3 的患者出现骨质疏松，还有较常见的是骨及软骨变性、关节畸形、X 形腿或 O 形腿、病理性骨折、肾性佝偻病等。少数患者发生肌肉症状，主要表现为肌无力、肌痛、肌萎缩。

8. 其他 其他病变包括：皮肤色素沉着、皮肤黝黑，以面部和四肢伸侧较为明显；鱼鳞癣、指甲变形。内分泌紊乱如葡萄糖耐量异常、甲状腺功能低下、月经异常、流产等。少数患者可发生急性心律失常。

三、诊断及鉴别诊断

（一）诊断

（1）肝、肾病史：肝、肾病征和（或）锥体外系病征。

（2）铜生化异常：主要是 CP 显著降低（<0.08g/L）；肝铜增高（237.6μg/g 肝干重）；血清铜降低（<9.4μmol/L）；24h 尿铜增高（>1.57μmol/24h）。

（3）角膜 K - F 环阳性。

（4）阳性家族史。

（5）基因诊断。

符合（1）、（2）、（3）或（1）、（2）、（4）可确诊 WD；符合（1）、（3）、（4）而 CP 正常或略低者为不典型 WD（此种情况少见）；符合上述（1）～（4）条中的 2 条，很可能是 WD［若符合（2）、（4）可能为症状前患者］，此时可参考脑 MRI 改变、肝脏病理改变、四肢骨关节改变等。

基因诊断虽然是金标准，但因 WD 的突变已有 200 余种，因此基因检测目前仍不能作为常规检测方法。

（二）鉴别诊断

应注意和小舞蹈病、青少年亨廷顿舞蹈病、肌张力障碍等疾病鉴别。

四、辅助检查

1. 实验室检查 对所有疑似患者都应进行下列检查：

（1）血清铜蓝蛋白（ceruloplasmin，CP）：CP 降低是诊断 WD 的重要依据之一。成人 CP 正常值为 270～370mg/L（27～37mg/dl），新生儿的血清 CP 为成人的 1/5，此后逐年增长，至 3～6 岁时达到成人水平。96%～98% 的 WD 患者 CP 降低，其中 90% 以上显著降低

（0.08g/L 以下），甚至为零。

（2）尿铜：尿铜增高也是诊断 WD 的重要依据之一。正常人每日尿铜排泄量为 0.047 ~ 0.55μmol/24h（3 ~ 35μg/24h）。WD 患者尿排铜量可略高于正常人甚至达正常人的数倍至数十倍，少数患者也可正常。

（3）血清铜：正常成人血清铜为 11 ~ 22μmol/L（70 ~ 140μg/dl），90% 的 WD 患者血清铜降低，<9.4μmol/L（60μg/dl）有诊断价值。

2. 影像学检查　颅脑 CT 多显示双侧对称的基底节区、丘脑密度减低，多伴有不同程度的脑萎缩。MRI 多于基底节、丘脑、脑干等处出现长 T_1、长 T_2 异常信号，约 34% 伴有轻至中度脑萎缩，以神经症状为主的患者 CT 及 MRI 的异常率显著高于以肝症状为主的 WD 患者。

五、治疗

1. 药物治疗

（1）螯合剂：①右旋青霉胺：是首选的排铜药物，以神经症状为主的患者服用青霉胺后 1 ~ 3 个月内症状可能恶化，而且有 37% ~ 50% 的患者症状会加重，且其中又有 50% 不能逆转。使用前需行青霉素皮试，阴性者方可使用。青霉胺用作开始治疗时剂量为 15 ~ 25mg/kg，宜从小剂量开始，逐渐加量至治疗剂量。然后根据临床表现和实验室检查指标决定逐渐减量至理想的长期维持剂量。本药应在进餐前 2h 服用。青霉胺促进尿排铜效果肯定，10% ~ 30% 的患者发生不良反应。青霉胺的不良反应较多，如发热、皮疹、胃肠道症状、多发性肌炎、肾病、粒细胞减少、血小板降低、维生素 B_6 缺乏、自身免疫疾病（类风湿性关节炎和重症肌无力等）。补充维生素 B_6 对预防一些不良反应有益。②曲恩汀或三乙撑四胺双盐酸盐：本药排铜效果不如青霉胺，但不良反应低于青霉胺。250mg，每日 4 次，于餐前 1h 或餐后 2h 服用。本药最适合用于不能使用青霉胺的 WD 患者。③其他排铜药物：包括二巯基丙醇（BAL，因不良反应大已少用）、二巯基丁二酸钠（Na - DMS）、二巯基丁二酸胶囊、二巯基丙磺酸钠（DMPS）等重金属离子螯合剂。

（2）阻止肠道对铜吸收和促进排铜的药物：①锌制剂：锌制剂的排铜效果低于和慢于青霉胺，但不良反应低，是用于 WD 维持治疗和症状前患者治疗的首选药物；也可作为其他排铜药物的辅助治疗。常用的锌剂有硫酸锌、醋酸锌、甘草锌、葡萄糖酸锌等。锌剂应饭后服药，不良反应有胃肠道刺激、口唇及四肢麻木、烧灼感。②四硫钼酸胺（ammonium tetrathiomolybdate，TTM）：该药能在肠道内与蛋白和铜形成复合体排出体外，可替代青霉胺用作开始驱铜治疗。

2. 对症治疗　非常重要，应积极进行。神经系统症状，特别是锥体外系症状、精神症状、肝病、肾病、血液和其他器官的病损，应给予相应的对症治疗。脾肿大合并脾功能亢进者，特别是引起血液三种系统都降低者应行脾切除手术；对晚期肝衰竭患者肝移植是唯一有效的治疗手段。

3. 低铜饮食治疗　避免摄入高铜食物，如贝类、虾蟹、动物内脏和血、豆类、坚果类、巧克力、咖啡等，勿用铜制炊具；可给予高氨基酸或高蛋白饮食。

（苑振云）

第三节 肌张力障碍

一、概述

肌张力障碍（dystonia）是组综合征，指持续的、不自主的、不规则的肌肉收缩，导致一定形式的扭转、反复运动或异常姿势，常是遗传性神经变性性疾病或代谢性疾病的表现。

按照受累部位，可分为局灶型、节段型、多局灶型、偏侧型。

肌张力障碍可在安静时出现，但多在自主运动时明显。只在完成书写、演奏乐器或其他特别的任务时出现的肌张力障碍，称为任务特异性肌张力障碍（task specific dystonia）。

二、病因及发病机制

原发性肌张力障碍是最常见的类型，多有家族史，呈显性遗传，1/3 患者的一级亲属有肌张力障碍或震颤。家族成员间可表现不同。一些基因携带者可无症状。

主要类型为 DYT1 型肌张力障碍。DYT1 基因位于 9q34，编码蛋白 torsinA，属于天然的 ATP 结合蛋白，与 Clp 蛋白酶或热休克蛋白功能相关。突变为 3bp 的缺失，外显率 30%。推测可能的遗传机制是三核酸重复的不稳定。

肌张力障碍的基本生理特点是收缩时拮抗肌过度收缩，还可有相邻或远处肌肉的过度收缩，另一个特点是被动缩短肌肉的反常收缩。在一些局灶型或节段型肌张力障碍患者中，安静时测不到肌肉活动，但在全身型者中，即使休息也可记录到持续的肌肉活动。推测反射和自主运动时脊髓抑制缺乏和脑干过度兴奋是肌张力障碍的基本机制，皮质运动兴奋性增高也是重要原因。

三、临床表现

临床表现除肌张力障碍外，一般没有其他的异常。不同年龄起病者的临床表现不同。早发者多由下肢开始，数年后逐渐波及躯干和全身，多不累及颅、颈部。晚发者则多为局灶型（睑、口上颌、颈、咽或上肢）或节段型。

1. 睑痉挛（blepharospasm） 睑痉挛多在 50 岁后发病（76%），女性多见（女男比为 3：1）。表现为眼轮匝肌的持续、不自主收缩，开始为眼中有沙子的感觉，不断眨眼，以后加重致双眼闭合或睑裂缩小。症状常在遇亮光、风吹或紧张时加重，患者喜戴墨镜。严重者影响患者的阅读、行走、看电视、驾车及其他工作能力。

睑痉挛还伴有眉、额、上颌部、下面部、咽或颈部肌肉的肌张力障碍性收缩，称为颅颈性肌张力障碍。

对 250 例患者的分析，发现半数的患者在起病后 4～10 年才被确诊；75% 的患者的症状进行性加重，11% 维持不变，14% 自发或经治疗后改善。

2. 颈部肌张力障碍（cervical dystonia） 最常见的局灶性肌张力障碍。表现为转颈、伸颈、屈颈、提肩及头偏离中线。部分患者还伴有脊柱侧弯及其他部位的肌张力障碍。多数患者有颈肌的痉挛性收缩，产生节律性或跳动样头的运动。

患者的症状在紧张、疲劳时加重，在放松或注意力转移时减轻。70%患者有颈部疼痛，原因可能是肌肉痉挛，或颈椎骨质增生导致的脊髓神经根病（占1/3）。

3. 喉部肌张力障碍（痉挛性发音障碍，spasmodicdysphonia） 多数为过度、无法控制的声带闭合，产生用力、绷紧和不连续的发音；少数为持续的声带开放，产生喘气样、吹哨样发音，可能为心源性病因所致。

起病多呈任务特异性，仅在讲话或唱歌时发生，以后加重，讲话和唱歌均受累。多数患者还伴有发音震颤。

4. 肢体肌张力障碍（limb dystonia） 原发性肢体肌张力障碍多以动作性肌张力障碍起病，而继发性肌张力障碍多以静止性肌张力障碍起病。最常见者为职业性痉挛所常伴的任务特异性局灶性肌张力障碍。远端肢体的肌张力障碍常伴有肢体震颤。

下肢的肌张力障碍最多见于儿童的原发性肌张力障碍。

5. 躯干肌张力障碍（trunk dystonia） 躯干肌张力障碍导致前屈、后伸或侧弯。起病时只在行走时发生，之后固定，在卧位或坐位时仍有躯干的扭曲，并产生不同的怪异步态。

6. 偏身肌张力障碍（hemidystonia） 多为继发性，75%患者的头颅CT或MRI检查可发现对侧底节的病变，如脑卒中、外伤、脑炎后改变、围产期损伤、先天性病变等。

7. 多巴反应性肌张力障碍（dopa - responsive dystonia，DRD） 表现为下肢肌张力障碍，僵硬步态，足尖行走。症状昼夜波动，晚间加重。症状缓慢加重，波及全身，出现姿势性肌张力障碍，部分患者有轻度帕金森综合征表现。

四、辅助检查

肌张力障碍患者的神经电生理学特点是：①在收缩活动时，EMG记录的拮抗肌兴奋发放过度。②相同间隔的每1~2s的重复和缓慢痉挛，EMG记录呈静息（以往称为myorhythmia）。③6~10Hz的姿势性震颤。④交互抑制减少。⑤H反射和眨眼反射异常。EMG最容易发现受累肌肉，而且有助于判别伴随的震颤的性质（原发震颤频率高于肌张力障碍性震颤）。

部分患者的高场强MRI的T_2像上可见壳核和苍白球的信号增高。

五、诊断及鉴别诊断

根据病史，不自主运动和（或）异常姿势的特征性表明和部位等，作出诊断。需与肌张力障碍性抽动、舞蹈病发作性肌张力障碍鉴别。

六、评估

有多种方法，包括：①西多伦多痉挛性斜颈分级量表（TWSTRS）。②全面性肌张力障碍严重度分级量表（GDS）：将全身部位分10处（眼和上面部、下面部、下颌、咽、颈、肩和上肢近端、手和上肢远端、骨盆和下肢近短、下肢远端和足、躯干）分别判定，0为没有，1为轻微，5为中等，10为最严重。分值范围0~100。③Fahn - Marsden分级量表，分别评估眼、口、言语/吞咽、颈、躯干和4个肢体的肌张力障碍的促发因素（0~4分）和严重程度（0~4），其中眼、口、颈的得分须除以2，合计总分0~120，见表14-1。

表 14 – 1   Fahn – Marsden 分级量表

项目	0	1	2	3	4
促发因素	无	特殊动作时发生	多个动作时发生	肢体远端动作时或安静时间段发生	安静时发生
促发因素：言语和吞咽	无	偶尔	一项频繁	一项频繁，另一项间断两者频繁	
严重度：眼	无	轻眨眼	频繁眨眼，无痉挛闭眼	痉挛闭眼，多为睁眼状态	痉挛闭眼，闭眼30%以上
严重度：口	无	轻微口、舌运动	运动时间少于50%言语理解难，频繁咀嚼	多数时间中等度运动或收缩	多数时间明显运动或收缩
严重度：言语和吞咽	无	轻度，言语可懂	言语难懂，吞咽硬物难	言语不能理解，吞咽流质难	
严重度：颈	无	偶尔转头	轻度转头	中度转头	剧烈转头
严重度：上肢	无	轻，临床无意义	中度，不导致功能障碍可完成部分动作	不能抓握	
严重度：躯干	无	轻弯腰	明确弯腰，不影响站立行走	明显弯腰，影响站立行走	行严重弯腰，不能站立行走
严重度：腿	无	轻，临床无意义	影响行走，不需扶持	严重影响行走，需扶持不能站立或行走	

七、治疗

由于肌张力障碍的病因多种，表现多样，且发病机制并不完全了解，故治疗多为对症和支持疗法。

DRD 对左旋多巴反应良好，每日小剂量左旋多巴即可有效控制症状。

几乎各种药物都被试验用于治疗，均疗效不佳。可试用苯二氮䓬类药物、氯苯氨丁酸（含鞘内注射）、抗胆碱能药、局部注射酚、多巴胺能激动剂和多巴胺能拮抗剂。

肉毒素注射已成为各种形式的肌张力障碍的首选治疗。肉毒素通过结合、内化和抑制三个步骤达到抑制神经肌肉接头的乙酰胆碱释放。剂量为 5～100U，肌肉，每次 20～500U。肉毒素 A 注射的基本指南见表 14 – 2。

表 14 – 2   肉毒素 A 注射指南

所有年龄
  通常的剂量为 5U/0.1ml；喉部注射剂量为 0.1ml；每部位注射剂量不超过 50U，体积不超过 0.5ml；重复注射应间隔 3 个月以上
成人
  总量不超过 400U
儿童
  每次注射总量不超过 12U/kg 或 400U；大肌肉每次剂量不超过 12U/kg 或 400U，小肌肉不超过 1～2U/kg

（贾汉伟）

第四节 亨廷顿病舞蹈病

亨廷顿病舞蹈病（Huntington's chorea）又称亨廷顿病（Huntington's disease，HD）、遗传性慢性进行性舞蹈病。1842 年 Waters 首先述及此病，1872 年 GeorgeHuntington 对之做了较为全面的描述，并阐明了它的遗传形式，故而得名。

本病呈常染色体显性遗传，多发生在中年，隐袭起病，缓慢进展，主要症状为舞蹈样不自主运动与缓慢进展的痴呆。

本病广布世界各地，影响所有民族，但以欧美白种人受累为多，具有地区性群集现象，白种人的罹患率为 4～8/10 万人，委内瑞拉的马拉开泼湖区（LakeMaracaibo region），其罹患率高达 100/10 万人。我国和日本属低罹患区，国内约有 200 多例报道。

一、病因和发病机制

本病呈常染色体显性遗传，外显率 100%。HD 的相关基因 IT15（interesting transcript 15）位于第 4 号染色体 4p16.3，编码为约含 3 144 个氨基酸的多肽，被命名为 Huntingtin（亨廷顿因子，Ht）。在该基因开放阅读框架的 5 端有多态性的（CAG）n 三核苷酸重复序列，HD 患者（CAG）重复拷贝数异常增加，其数值在 39～73 甚至更多，而正常人多在 11～38 或更低。目前认为 IT15 基因编码区（CAG）三核苷酸重复序列动态突变导致 CAG 拷贝数异常增加是引起 HD 的主要病因。CAG 拷贝数愈多，发病年龄愈早，临床症状愈重。

CAG 拷贝数扩展如何导致神经元变性？对这一问题尚在探讨之中。CAG 编码谷氨酰胺，CAG 拷贝数增加将导致 Huntingtin 蛋白分子中谷氨酰胺残基增加，进而影响其功能。Huntingtin 属未知功能蛋白，在皮质锥体细胞，小脑蒲金野细胞、纹状体的大、中型神经元中含量较多，初步研究发现正常 Hun-tingtin 能延迟神经细胞的凋亡，与细胞存活有关。有关 HD 患者纹状体细胞变性机制目前有多种假说，包括兴奋性氨基酸毒性作用、氧化应激、线粒体功能障碍、细胞凋亡等，每种假说虽都有一些证据，但均证据不够充分。

数量极少的散发病例通过新生 CAG 三核苷酸重复序列动态突变致病。在其父母可检测到中间型基因座（intermediate allele），CAG 拷贝数介于正常与致病之间（约在 34～42），这种基因变异无临床症状，但在逐代下传时，通过动态变异使 CAG 拷贝数进一步增加致病。

值得一提的是有研究发现极少数临床符合 HD 的病例未能检测到（CAG）突变，提示 HD 可能存在遗传异质性。

二、病理及生化改变

主要的病变部位在纹状体和大脑皮质。外观检见尾状核、壳核明显萎缩，大脑皮质亦见萎缩，尤以额、顶、岛叶明显，侧脑室扩大。镜检可见尾状核与壳核内神经元丢失，特别是中、小型棘状神经元大量丢失，星形胶质细胞增加。留存的神经元可见深染、胞体皱缩、核形瘦长，核仁消逝，少数有卫星现象与被噬征。皮质深层锥体细胞亦大量丢失。此外，苍白球、间脑、黑质、小脑也可见类似改变，但程度较轻。

病损的程度和时间次序与临床症状基本一致：最早损及的是投射到外侧苍白球的纹状体传出神经元（含 GABA 与脑啡肽，参与间接通路），它是引起舞蹈样不自主运动的基础；随疾病进展，投射到内侧苍白球的纹状体传出神经元（含 GABA 与 P 物质，参与直接通路）也受到影响，通常认为这是发生肌强直及肌张力障碍的原因；痴呆则归因于大脑皮质与深部神经核受累之故，现今认为尚与尾状核病损有关。

纹状体传出神经元的主要神经递质 GABA 及其合成酶谷氨酸脱羧酶明显减少，与 GABA 共存的神经调质脑啡肽、P 物质亦减少，胆碱乙酰化酶也减少，多巴胺含量的研究结果不一。

三、临床表现

1. 患病情况　临床病征多始于 35～40 岁，起病年龄 2～80 岁，有 5%～10% 的 HD 患者于 20 岁以前起病，即所谓少年型 HD（Westphal 变异型）。无性别差异。隐袭起病，缓慢进展，病程 10～25 年。临床症状主要集中于锥体外系症状和智能损害、行为异常。几乎所有患者都有家族史。起病症状可为上述症状中的一种或几种，但程度轻重不一。

2. 临床症状

（1）锥体外系症状：以舞蹈样不自主运动最常见、最具特征性，通常为全身性，程度轻重不一，典型表现为手指弹钢琴样动作和面部怪异表情，累及躯干可产生舞蹈步态，可合并手足徐动及投掷征。随着病情进展，舞蹈样不自主运动可逐渐减轻，而肌张力障碍及动作迟缓、肌强直、姿势不稳等帕金森综合征变得越来越明显。疾病晚期以帕金森综合征为主，舞蹈症轻微。

（2）精神障碍及痴呆：精神障碍可表现为情感、性格、人格改变及行为异常，如抑郁、激惹、幻觉、妄想、暴躁、冲动、反社会行为等。患者常表现出注意力减退、记忆力降低、认知功能减退，呈现皮质下痴呆之特点，进行性发展。

（3）其他：晚期构音障碍和吞咽困难常见。快速眼球运动（扫视）常受损，且出现较早。年轻患者可伴有癫痫发作。可合并抽动、肌阵挛等其他运动症状。舞蹈样不自主运动大量消耗能量可使体重明显下降。睡眠和性功能障碍常见。抑郁可导致自杀行为。

少年型 HD 运动症状以帕金森综合征和肌张力障碍为主要表现，舞蹈症轻微甚至缺乏，常合并锥体束征、痴呆、癫痫。

四、辅助检查

1. 基因检测　分析 CAG 重复序列可发现拷贝数增加，大于 40 有诊断价值。该方法若结合临床特异性高、价值大，几乎所有的病例可通过该方法确诊。

（1）典型病例一般无须进行基因检测即可明确。

（2）无家族史，但临床表现符合 HD，可做基因检到以确定之。

（3）需注意 CAG 重复序列拷贝数增加不仅见于 HD，还见于其他疾病［脆性 X 征群、强直性肌营养不良、球 - 脊肌萎缩（bulbo - spinal - muscular actrophy，kennedy 征群）、齿状核 - 红核 - 苍白球 - 丘脑底核萎缩、Ⅰ与Ⅱ型脊髓 -／小脑萎缩、Machado - Joseph 病］，但这些疾病的临床表现与本病明显不同。

（4）由于该病多在 35 岁以后发病，发病时患者常已结婚生育后代。对高危人群（如患者同胞）进行基因检测，可发现症状前患者，建议其避免生育后代。

2. 影像学检查　CT 及 MRI 显示尾状核萎缩，脑室扩大。MRI 示 T_2 加权像时，壳核信号增强，以 Westphal 变异型患者尤为明显。MR 波谱（MRS）显示大脑皮质及基底节乳酸水平增高。^{18}F 氟-脱氧葡萄糖 PET 检测显示尾状核、壳核代谢明显降低，且先于 CT、MRI 所示的尾状核萎缩。

3. 电生理检查　脑电图呈弥漫性异常。感觉诱发电位及听觉诱发电位显示波幅降低，但潜伏期在正常界限内。由机械或电诱发的长潜伏反射（long latency reflexes）的早期反应可能缺失。

五、诊断和鉴别诊断

1. 诊断　依据特征性的舞蹈样动作、行为人格改变及痴呆三联症，结合家族史可诊断本病。没有家族史时，临床确诊有一定困难。基因检测、神经影像学与神经心理学检查能有帮助。其中以基因检测最具诊断价值。

2. 鉴别诊断　就舞蹈样不自主运动及异常运动而言，常需与多种有类似异常运动的疾病鉴别，如妊娠舞蹈病、小舞蹈病、良性遗传性舞蹈病、老年性舞蹈病、血管性舞蹈病、肝豆状核变性、迟发性运动障碍、发作性运动障碍、多发性硬化、神经棘红细胞增多症、系统性红斑狼疮、抗磷脂抗体综合征、伴舞蹈病的甲状腺机能亢进、齿状核红核苍白球路易体萎缩等。

少年型 HD，以肌强直、癫痫发作及精神障碍为主要表现时，需与神经系统其他遗传性疾病，如某些白质营养不良症、神经节苷脂沉积病区别。也需与青少年型帕金森病鉴别。

成人 HD 的后期，以精神障碍及痴呆为突出表现时，需与 Alzheimer 病、Pick 病鉴别。

六、治疗

目前尚无阻止或延迟疾病发生、发展的方法，尚缺乏有效的治疗措施。治疗重点集中在心理与神经病征两方面，同时注意必要的支持疗法，加强照料，注意营养，防止间发病均属重要。对吞咽困难的患者，给予鼻饲，甚至胃造瘘。

1. 对舞蹈样不自主运动的治疗　宜着眼于既能减少舞蹈样动作又能改善活动质量，可选用抑制或耗损多巴胺能性药物等。

（1）多巴胺受体阻滞剂：氟哌啶醇 2～4mg，每日 2～3 次；氯丙嗪 12.5～50mg，每日 2～3 次；硫必利 100～150mg，每日 3 次；舒必利 0.1～0.2，每日 2～3 次；奋乃静 2～4mg，每日 3 次；亦可用哌咪腈、氯氮平、奥氮平、奎的平等。均应从小剂量开始，逐渐增量，须注意锥体外系副作用。

（2）耗竭中枢多巴胺储藏的药物：利血平 0.1～0.25mg，每日 3 次；丁苯那嗪（tetrabenazine）25～50mg，每日 3 次。

（3）补充中枢 GABA 或乙酰胆碱药物：曾试用增强 GABA 能性传递的药物如异烟肼、丙戊酸、γ-乙烯-GABA，均未获成功。巴氯酚也无效。

（4）苯二氮䓬类药：地西泮或硝西泮对症处理，可缓解舞蹈动作和减少躁动。

2. 对动作迟缓、运动不能-强直征群的治疗　可选用抗帕金森病药物，如复方左旋多巴、DA 受体激动剂、金刚烷胺或/与抗胆碱能药物，用药也应从低剂量开始，缓慢增量，以期改善运动功能而尽可能减少副作用。其副作用包括加强舞蹈样不自主运动、幻觉及精神混乱等。

3. 对心理与精神障碍的治疗　对于抑郁、焦虑的患者，一般优先采用选择性 5 – 羟色胺再摄取抑制剂（SSRls），如氟西汀、帕罗西汀、舍曲林、喜普妙、怡诺思等，也可使用三环类抗抑郁剂，如阿米替林、丙咪嗪、氯丙咪嗪及多虑平。但须注意抗抑郁剂的抗胆碱能作用可加重患者的异常运动。有自杀倾向的顽固性抑郁可行电休克治疗。对合并痴呆的患者，尤须加强护理与支持疗法，并适当应用促智药物。

4. 改善线粒体能量代谢药物　可选用辅酶 Q_{10}、维生素 C、维生素 B_2、维生素 BT（康胃素、肉碱）。

5. 试验性治疗药物　有兴奋性氨基酸受体拮抗剂（巴氯酚、拉莫三嗪、美沙芬）、抗氧化剂（维生素 E、艾地苯醌、谷胱甘肽）等，已有的资料显示大多无效。细胞移植、基因治疗尚处于动物实验阶段。

七、预后

本病属慢性进展性疾病，病程约 10～25 年，平均为 19 年。最后常因口咽功能障碍，进行性体重下降与长期卧床不起，发生感染、衰竭等并发症致死。通常认为起病愈早，病情进展愈快。

（郑东焕）

第十五章　神经系统变性疾病

第一节　运动神经元疾病

运动神经元疾病（Motor neuron disease，MND）是一组原因未明的选择性损害脊髓前角细胞、脑干运动神经元、皮质锥体细胞以及锥体束的慢性进行性变性疾病。临床表现主要为下运动神经元损害所引起肌萎缩、无力、肌纤颤或束颤和上运动神经元（锥体束）损害的体征，感觉系统不受侵犯。临床上有进行性脊肌萎缩、进行性延髓麻痹、原发性侧索硬化和肌萎缩侧索硬化等类型。有人认为各类型是同一疾病的不同阶段，也有人认为各类型是互相独立的不同疾病单元。

一、病因和发病机制

病因迄今未明。可能和下列因素有关，但尚未肯定。

1. 中毒因素　有报道本病与某些植物毒素或重金属中毒有关，如木薯中毒或摄入过多的铝、铅、锰、铜、硅等元素，可能影响中枢神经系统细胞的正常代谢，引发退行性变。

2. 病毒感染　由于 MND 与脊髓灰质炎均侵犯脊髓前角运动神经元，引起人们推测有无可能 MND 是脊髓灰质炎病毒或脊髓灰质炎样病毒的慢性感染，其证据为在脊髓灰质炎发病数年后可发现少数患者表现为慢性进行性 MND。但在 MND 患者的血清和脑脊液中均未发现脊髓灰质炎病毒抗体，在 MND 患者的神经组织中亦未找到脊髓灰质炎病毒、病毒有关的抗原以及核酸系列。至今尚未有灵长类动物接种成功的报道，但仍有人认为本病与某些慢病毒感染有关。

3. 遗传因素　大多数 MND 为散发，但约有 5%～10% 的病例有家族史。推测遗传可能是导致发病的一个因素。现已知，家族性成年型肌萎缩性侧索硬化（Alnyotrophic latera，sclerosis，ALS）为常染色体显性遗传，而青年型则为常染色体显性或隐性遗传。近年来，利用分子生物学技术，发现本病的某些生化缺陷与基因异常有关。

4. 免疫因素　有人认为本病与免疫功能异常有关。有报道在 MND 患者血清中发现了多种自身抗体，血清内发现循环免疫复合物（Immune complexes，IC），以及在患者肾脏中发现了 IC 的沉积，但目前为止 MND 与免疫的关系仍不十分清楚，而且大多数学者认为 MND 并非神经系统自身免疫性疾病。

5. 谷氨酸中毒　有多个研究认为肌萎缩性侧索硬化存在谷氨酸代谢、摄取异常。运动神经元病选择性神经元损伤可能是由于内源性或外源性氨基酸受体激动剂过度激活受体所致，可能主要是通过 Ca^{2+} - AMPA（α - 氨基 - 3 - 羟基 - 5 - 甲基 - 4 - 异恶唑丙酸）/KA（红藻氨酸）受体介导的兴奋性氨基酸中毒引起的。

二、病理

皮质脊髓束和皮质延髓束变性，脊髓前角细胞消失以及脑干运动神经核的损害是主要病理特征。

1. 肉眼观察　可见脊髓扁平、变细，大脑半球的蛛网膜变厚，中央沟略宽，两侧脑回略窄，尤其是中央前回。

2. 显微镜观察　大脑皮层中央前回锥体细胞减少，特别是贝茨（Betz）细胞的减少明显。锥体细胞深染固缩，核与核仁不易辨认，呈三角形。伴星形胶质细胞增生。皮质脊髓束和皮质延髓束变性。锥体束的变性最早出现在低位脊髓，随着病程的进展，可向高位脊髓和脑干内发展。脑干运动神经核的变性，以舌下神经核、疑核、迷走神经背核、三叉神经运动核、面神经核最为严重，细胞多呈固缩、脱失，胶质细胞增生。眼外肌运动核常不受侵犯。脊髓前角细胞严重变性，数目减少，残存的前角细胞可有单纯性萎缩，伴有不同程度的胶质细胞增生。髓鞘染色示锥体束有脱髓鞘现象。肌肉为神经源性肌萎缩，在严重病例可见周围神经轴索变性和不同程度的脱髓鞘。

三、临床表现

运动神经元疾病由于损害部位的不同，临床表现为肌无力与肌萎缩、锥体束征的不同组合。仅损害脊髓前角细胞，表现为肌无力和肌萎缩而无锥体束征者，为进行性脊髓性肌萎缩；单独损害延髓运动神经核，表现为咽喉肌瘫痪和舌肌萎缩者，为进行性延髓麻痹；仅累及上运动神经元，表现为肌无力和锥体束征者，为原发性侧索硬化；如上、下运动神经元均有损害，表现为肌无力、肌萎缩和锥体束征者，为肌萎缩性侧索硬化。但有不少病例先出现一种类型的表现，随后又出现另一类型的表现，最后演变为肌萎缩性侧索硬化。因此，在疾病早期有时难以确定属哪一类型。

（一）肌萎缩性侧索硬化

肌萎缩性侧索硬化（Amyotrophic lateral sclerosis，ALS）为最多见的类型。发病年龄多在 30~50 岁，男性多于女性，也有少数在 30 岁前发病。

首发症状为一侧或双侧手指活动笨拙、无力，继而出现手部小肌肉萎缩，以大小鱼际肌、骨间肌、蚓状肌为明显，双手可呈鹰爪形。随后逐渐延及前臂、上臂和肩胛带肌群。此时萎缩肌群可出现粗大的肌束颤动。随着病程的延长，肌无力和肌萎缩扩展至躯干和颈部，最后到咽喉肌和面肌。双上肢肌萎缩，远段较为严重，肌张力不高，但腱反射亢进，Hoffmann 征阳性。双下肢痉挛性瘫痪，肌张力高，腱反射亢进，病理反射阳性。患者一般无客观的感觉障碍，但常有主观的感觉症状，如麻木等。括约肌功能常保持良好。患者意识始终保持清醒。延髓麻痹一般发生在本病的晚期，可出现构音不清、饮水呛咳、咽下困难等。舌肌萎缩出现较早，而且严重，可见明显的舌肌震颤，似蚯蚓样蠕动。由于同时有双侧皮质延髓束受损，故可出现强哭、强笑、下颌反射亢进等假性延髓麻痹表现。面肌中口轮匝肌受累最明显。眼外肌一般不受侵犯。少数病例从下肢萎缩开始，逐渐延及双上肢，最后出现锥体束征，为本病的变异型。

预后不良。最后患者常被迫卧床，需鼻饲饮食，多在 3~7 年内呼吸肌受累，死于呼吸肌麻痹或肺部感染。

（二）进行性脊髓性肌萎缩

进行性脊髓性肌萎缩（Progressive spinal muscular atrophy）较少见。发病年龄在 20～50 岁，多数在 30 岁前后。男性较多。

运动神经元变性限于脊髓前角细胞，表现为下运动神经元损害的症状和体征。首发症状常为双手小肌肉萎缩、无力。也可从一侧开始，再发展到对侧。逐渐累及前臂、上臂及肩胛带肌群。少数病例肌萎缩从下肢开始。受累肌肉萎缩明显，肌张力降低，可见肌束颤动，腱反射减弱，病理反射阴性。感觉和括约肌功能一般无障碍。本病进展较慢，病程可达 10 年以上。晚期发展至全身肌肉萎缩、无力，生活不能自理，最后常因肺部感染而死亡。

此外，尚可见到婴儿型和少年型进行性脊髓性肌萎缩。

1. 婴儿型进行性脊髓性肌萎缩（Werdnig – Hoffmann 病）　本病为常染色体隐性遗传，可在母体内发病或出生后发病。病变局限于脊髓前角细胞，很少累及延髓运动神经核。若在母体内发病，到妊娠后期，母亲可感到胎动减少或消失，出生后哭声微弱，吮奶无力，呼吸和吞咽困难，四肢肌张力极低，存活约数月。出生后发病的婴幼儿，出生时正常，生后数月至一年内发病，表现为肢体无力、肌萎缩、肌张力低下、腱反射消失、关节被动活动呈过伸位，无锥体束征及感觉障碍。对环境反应良好，智力正常。病程进展快，多死于病后 1～2 年内。

2. 少年型进行性脊髓性肌萎缩（Kugelberg – Welander 病）　本病为常染色体隐性或显性遗传。发病年龄在 2～17 岁，极少数在成年后才发生。首发症状多为双下肢无力，登楼及从蹲位站起困难，其后双上肢也无力，举臂困难。肌张力低，肢体近端肌萎缩明显，可见肌束颤动，腱反射减弱或消失，站立时腹部前挺，走路摇摆，呈鸭步。无感觉异常，智能正常。本病易误诊为进行性肌营养不良，但电生理及肌肉活检所见均证实为运动神经元损害。此型进展极其缓慢，某些病例在发病 20 年后仍可独自行走，存活时间较长。

（三）进行性延髓麻痹

进行性延髓麻痹（Progressive bulbar palsy）少见。发病年龄较晚，多在 40～50 岁以后起病。

病变侵及延髓运动神经核。主要表现为进行性发音不清、声音嘶哑、吞咽困难、饮水呛咳、咀嚼无力。舌肌明显萎缩并伴有肌束颤动，软腭运动及咽喉肌无力，咽反射消失。有时双侧皮质延髓束可同时受损，出现强哭强笑、下颌反射亢进，呈典型的真、假球麻痹共存。此型进展较快，多在 1～2 年内死于肺内感染。

（四）原发性侧索硬化

原发性侧索硬化（Primary lateral sclerosis）临床上罕见。多在中年以后发病，起病隐袭。

病变主要选择性地损害皮质脊髓束而无下运动神经元受损。首发症状为双下肢对称性乏力、僵硬，行走时呈痉挛步态。病情进展缓慢，逐渐累及双上肢。四肢肌张力增高，腱反射亢进，病理反射阳性。一般无肌萎缩和肌束颤动，感觉无障碍，括约肌功能不受累。如双侧皮质延髓束受损，可出现假性球麻痹表现。

此型进展缓慢，可存活较长时间。

四、辅助检查

一般血、尿常规检查正常；脑电图、脑脊液检查无异常；当病变侵犯下运动神经元时，肌电图示典型的神经源性损害的表现，神经传导速度往往正常；肌活检示神经性肌萎缩的病理改变有助诊断，但特异性不强。

五、诊断与鉴别诊断

MND 的诊断根据中年以后发病，慢性进行性加重，临床主要表现为不同组合的上、下运动神经元损害，包括肌无力、肌萎缩、延髓麻痹及锥体束征，无感觉障碍，肌电图呈神经源性损害，脑脊液正常，影像学无异常，一般不难作出诊断。应与下列疾病鉴别。

1. 脊髓型颈椎病　可有手肌萎缩，四肢腱反射亢进，双侧病理反射阳性。常有上肢或肩部疼痛，客观检查有感觉障碍，括约肌障碍常见，无延髓麻痹表现。颈椎 X 片、CT 或 MRI 显示颈椎骨质增生、椎间孔变窄、椎间盘变性或脱出，甚至脊膜囊受压，可与之相鉴别。

2. 延髓和脊髓空洞症　临床上也往往有双手小肌肉萎缩，肌束颤动，可进展为真性球麻痹，也可出现锥体束征。但临床进展缓慢，且有节段性分离性感觉障碍，MRI 可见延髓或脊髓空洞形成，可资鉴别。

3. 颈段脊髓肿瘤　因脊髓受压，可有上肢肌萎缩和四肢腱反射亢进，双侧病理反射阳性。但一般无肌束颤动，常有神经根痛和传导束性感觉障碍。腰穿可有椎管阻塞，脑脊液蛋白含量往往增高。椎管造影、CT 或 MRI 显示椎管内占位病变有助于确诊。

4. 上肢周围神经损伤　可有上肢的肌无力和肌萎缩，但多为一侧性，且有感觉障碍，可与之鉴别。

六、治疗

本组疾病的治疗，目前尚无有效措施。因病因不明故难以阻止疾病的进展。主要采取支持对症疗法，如服用神经营养药物、各种维生素、中药、理疗、针灸、康复等治疗，可改善症状。对于晚期患者应加强护理，防止褥疮和肺部感染。气管切开、鼻饲饮食、间歇吸氧有助延长生命。

现代疗法包括应用神经生长因子、细胞神经肽等促神经再生因子进行较长期肌肉注射治疗，对早期某些病例可能有一定效果，但确切疗效尚有争议。国外有报道用新抗病毒制剂核酸酶、人体白细胞干扰素、胰岛素样生长因子 –1、减毒活性脊髓灰质炎病毒疫苗或肠道病毒疫苗注射等疗法有一定疗效。据研究，力鲁唑（Riluzole）是第一个能延长 ALS 患者生命的药物，主要通过抑制突触前谷氨酸的释放，阻滞兴奋性氨基酸（EAA）受体以及抑制神经末梢和神经细胞体上的电压依从性钠通道而发挥效应。但该药价格昂贵，国内罕见较长时间应用的研究报道。分子遗传学的研究可望在治疗上有新的突破，将编码神经保护剂如神经营养因子的基因或神经丝轻链基因等移植至患者的中枢神经系统可能是未来基因治疗的方向之一。

（郑东焕）

第二节　多系统萎缩

一、概述

多系统萎缩（Multiple system atrophy，MSA）是中枢神经系统一组散发的、进行性的主要累及自主神经、锥体外系和小脑的变性疾病。主要包括 3 种疾病：①散发性橄榄脑桥小脑萎缩（Sporadic olivopontocerebellar atrophy，SOPCA），临床上以小脑性共济失调为主要表现。②Shy-Drager 综合征（SDS），临床上以自主神经功能失调（直立性低血压）为主要表现。③纹状体黑质变性（Striatonigral degeneration，SND），临床上以帕金森综合征为主要表现。三者尽管在起病时的主要临床表现各不相同，但随着病程的进展，最终都表现为锥体外系统、小脑系统和自主神经系统三大系统损害的临床症状和体征，部分患者还可以出现锥体束损害的表现。

对 MSA 概念的认识有一个发展过程。由于 SOPCA、SDS、SND 三者无论在临床表现上，还是在病理改变上都具有极大的相似性，Graham 和 Oppenheimer 于 1969 年首次提出了 MSA 的概念，认为三者是具有异质性的同一种疾病。Taker 和 Mirra（1973）曾把 SOPCA、SDS、SND 归类于多系统变性（Multiple system degeneration，MSD），但 Quinn（1989）认为，MSD 还应包括亨廷顿病、皮克病、弗里德赖希（Friedreich）共济失调等其他疾病。MSD 是指任何原发性神经元变性，造成多个系统损害的疾病，其包括范围大，特异性较低，MSA 则是专指 SOPCA、SDS、SND。而 Jancovic（1995）则认为 MSA 是指一组在临床表现和病理改变上具有很大相似性的临床病理综合征。

在多系统萎缩中，尽管各系统变性组合的方式不同，但常常有一个先发病的或主要损害的系统及次要损害的系统组成。如 Shy-Drager 综合征中主要损害为进行性自主神经系统功能障碍（直立性低血压，膀胱、直肠和性功能障碍等），次要损害系统，有肌张力增高和运动减少的黑质纹状体损害的帕金森病；共济失调的小脑损害；肌萎缩的前角损害等表现。在病理上，SOPCA、SDS、SND 三者都表现为黑质、尾状核、壳核、下橄榄核、脑桥诸核、小脑浦肯野细胞、脊髓中间外侧柱细胞及骶髓 Onuf 核等部位的神经细胞脱失、胶质细胞增生，但其严重程度略有差异。另外，蓝斑、迷走神经背核、前庭神经核、锥体束和脊髓前角亦可受累。均未发现 Lewy 小体和神经元纤维缠结。Papp 等（1989）发现，在 MSA（SOPCA、SDS、SND）患者的少突胶质细胞及神经元的胞质内有一种嗜银性包涵体，由微管缠结而成，与阿尔茨海默病（AD）和进行性核上性麻痹（PSP）时的 NFTs 不同，这种微管缠结对 α 微管蛋白、β 微管蛋白、tau 蛋白及泛蛋白（Ubiquitin）均有免疫反应。这种包涵体主要出现在与有髓轴索平行的白质内，在顶叶皮质深层及皮质下白质、锥体束、小脑白质数量最多，亦可出现于壳核和苍白球。目前，多数学者认为这种嗜银性胞质包涵体仅见于 MSA，而在其他神经疾病中尚未发现过，因而认为对 MSA 的诊断具特异性。这种病理改变支持三种疾病是相同疾病过程变异的概念。

二、散发性橄榄脑桥小脑萎缩

散发性橄榄脑桥小脑萎缩（Sporadic olivopontocerebellar atrophy，SOPCA）又称Dejerine-

Thomas 综合征，属神经系统变性病。以进行性小脑性共济失调为主要临床表现，可伴有自主神经损害症状和（或）帕金森综合征（PDS）、锥体束征等。

（一）病因和发病机制

SOPCA 的确切病因尚未阐明。有学者从 SOPCA 患者小脑皮质中找到病毒壳核而认为本病的发生与病毒感染有关，但未能证实两者间有肯定因果关系。Duvoisin 等（1983）发现，SOPCA 患者脑组织内谷氨酸脱氢酶活性仅是对照组平均值的 40%，并认为谷氨酸脱氢酶缺陷与 SOPCA 发病有关。谷氨酸是中枢神经系统（CNS）中一种重要的兴奋性神经递质，谷氨酸脱氢酶缺陷使谷氨酸在突触处不能降解而积聚过多，产生兴奋性毒性作用，使神经细胞由"兴奋"而致死亡，可能与 SOPCA 发病有关。Living – stone 等（1984）发现患者组织中丙酮酸脱氢酶活性仅是正常人的 15% ~ 30%。小脑中线部对丙酮酸氧化异常有选择性易感性，认为丙酮酸脱氢酶缺乏与小脑性共济失调有关。Truong 等（1990）提出线粒体 DNA 异常可能在 SOPCA 发病中起重要作用。Kish 等（1991）认为吡啶 – 2，3 – 二羧酸核糖转换酶活性改变可能与 SOPCA 有关。

（二）病理

SOPCA 的病理改变在大体标本上可见脑桥、下橄榄和小脑明显萎缩，大脑额叶亦可有改变。镜下可见橄榄核有严重的神经元脱失和明显的胶质细胞增生；脑桥腹侧萎缩、神经元脱失、桥横纤维数量减少并有髓鞘脱失；小脑颗粒细胞层变薄，浦肯野细胞脱失，小脑半球白质和小脑中脚纤维脱髓鞘，小脑上脚和齿状核也可见轻度变性改变。即使是临床上无 PDS 表现的 SOPCA 的患者，在病理上也可显示亚临床性黑质、纹状体变性。胶质细胞尤其是皮质、壳核、苍白球、脑桥基底部、延髓网状结构中的少突胶质细胞中出现嗜银性胞质包涵体是诊断 SOPCA 的重要依据。SOPCA 时脊髓病变主要表现为脊髓小脑束、背柱、皮质脊髓束及脊髓中间外侧柱变性，细胞脱失，脊髓前角亦可受累。

（三）临床表现

SOPCA 多在中年以后起病，平均发病年龄为（49.22 ± 1.64）岁。男、女性发病无明显差异。SOPCA 的主要症状是进行性小脑性共济失调。多数患者随着病程进展，可逐渐出现帕金森综合征（PDS）、自主神经损害症状、锥体束征、痴呆、肌阵挛、构音障碍等其他症状。

1. 小脑性共济失调　小脑性共济失调多从双下肢开始，表现为自主活动缓慢、步态不稳，两足分开。以后逐渐累及双上肢、双手，出现动作笨拙与不稳。亦可累及延髓肌，多在病程早期出现构音障碍，主要是由咽喉肌的共济失调引起。在病程后期常伴有吞咽困难。还可出现躯干姿势不稳、眼球震颤、意向性震颤等。

2. 帕金森综合征　SOPCA 时 PDS 的临床特征主要表现为运动不能、肌强直及各种形式的震颤（姿势性震颤、静止性震颤、动作性震颤、搓丸样震颤）等。且左旋多巴治疗无效或疗效甚微。约 10% 的患者 PDS 表现甚为严重，并可因此而减轻或掩盖其小脑损害症状和体征。

3. 自主神经功能障碍　其出现率达 94%。男性患者 93% 表现为阳痿，48% ~ 67% 的患者可出现尿失禁。其他自主神经损害症状有姿势性晕厥、尿潴留等。还可有反复晕厥发作、直立性低血压等。大便失禁较少见。

4. 锥体束征 46%～50%的患者可出现锥体束征，如腱反射亢进或有伸性跖反射。

5. 眼球运动障碍 也是SOPCA时较常见的症状。除眼球震颤外，还可出现辐辏障碍、眼外肌运动障碍及凝视麻痹。凝视麻痹以向上凝视麻痹最常见，亦可出现向下或水平凝视麻痹。SOPCA时的凝视麻痹属核上性凝视麻痹，其病变可能在脑桥旁正中网状结构，亦可能系橄榄和脑桥神经元脱失，苔状纤维和爬行纤维减少，使小脑经脑桥旁正中网状结构的视觉传出紊乱所致。

6. 不自主运动 表现为肌阵挛、痉挛性斜颈、舞蹈样或手足徐动样运动，多出现于病程后期。

7. 其他临床表现 约11.1%的患者可出现痴呆，痴呆特征为皮质下型。22%的患者出现声带麻痹，表现为呼吸喘鸣。SOPCA时较少出现视网膜变性、视神经萎缩。虽然病理上脊髓内的锥体束、后索及前角常有病理改变，但临床上很少出现周围神经病、下肢振动觉减退、反射消失等。

（四）辅助检查

1. 脑脊液 脑脊液多正常。

2. 头颅CT 主要显示小脑、脑桥和中脑萎缩；第四脑室、基底池、四叠体池、小脑上池扩大。

3. 头颅MRI 在显示脑干和小脑病变方面较头颅CT具有明显的优越性。SOPCA时的头颅MRI主要表现为延髓腹侧面、脑桥、小脑中脚、双侧小脑半球及大脑皮质萎缩，第四脑室、脑桥小脑角池扩大。累及基底核的病例，在T_2加权像可见壳核、黑质致密带信号明显较苍白球信号低，还可显示萎缩的下橄榄核、脑桥核、展神经核、面神经核及齿状核信号明显降低，并认为这是SOPCA的特征性MRI表现。

4. 脑干听觉诱发电位 常可发现脑干电活动异常。SOPCA时第Ⅰ、Ⅱ、Ⅲ波潜伏期明显延长，提示SOPCA时听觉传导通路损害主要出现于耳蜗神经核至脑桥下段橄榄复合体之间。

5. PET 可显示小脑、脑干葡萄糖代谢降低，且与其萎缩程度一致，有助于诊断。

（五）诊断与鉴别诊断

1. SOPCA的诊断 SOPCA的诊断主要依靠多系统损害的临床表现，头颅CT和MRI、PET等检查可辅助诊断。Quinn于1994年提出的关于SOPCA的临床诊断标准目前已被广泛接受，该诊断标准把SOPCA的临床诊断分成可疑SOPCA、拟诊SOPCA、确诊三个等级。

（1）可疑SOPCA：有5个条件，必须全部具备。这5个条件是：①呈散发性，无家族史。②成年发病。③临床上主要表现为小脑性共济失调。④可伴或不伴PDS和锥体束损害症状。⑤无痴呆，全身腱反射消失．明显的核上性向下凝视麻痹，无其他明确的疾病。

（2）拟诊SOPCA：除必须具备可疑SOPCA的诊断条件外，还必须有严重的自主神经损害症状如无法解释的姿势性晕厥、阳痿、尿失禁或尿潴留，及（或）括约肌EMG异常。

（3）确诊SOPCA：经组织病理检查证实的患者。

2. 鉴别诊断 临床上，SOPCA主要应与家族性橄榄脑桥小脑萎缩（Familial OPCA, FOPCA）、Homles病、特发性帕金森病（idiopathic Parkinson disease, IPD）鉴别。

（1）FOPCA：SOPCA和FOPCA无论是在临床表现，还是在病理改变上都极其相似，临床上很难鉴别。两者临床鉴别的主要依据是 FOPCA 有明确的家族发病史，且 FOPCA 发病年龄较早（平均28~39岁），平均病程较长，约 14.9 年。

（2）Holmes 病：又称单纯小脑皮质萎缩症、橄榄小脑萎缩、小脑皮质变性。是一种常染色体显性遗传病，仅少数呈散发；本病平均发病年龄 57 岁，较 SOPCA 略晚；平均病程 15~20 年，较 SOPCA 长。其临床特征是隐匿起病、缓慢进展的小脑性共济失调，但罕见眼球震颤，膝反射增高而踝反射消失，且无脑干萎缩的临床表现，借此可与 SOPCA 鉴别。

（3）IPD：以小脑性共济失调为突出临床表现的 SOPCA 不难与 IPD 鉴别。但是，倘若小脑损害症状不明显，或 PDS 甚为严重并因此而减轻或掩盖了小脑损害症状，则易于与 IPD 混淆，但 SOPCA 常常有腱反射增高及伸性跖反射，应用左旋多巴治疗，大多数患者无效。两者可资鉴别。

（六）治疗

对 SOPCA，尤其是小脑损害症状迄今尚无有效治疗。曾试用过毒扁豆碱、氯化胆碱、磷脂酸胆碱、促甲状腺释放因子，疗效均不肯定。Botez 等（1996）应用金刚烷胺（每日剂量200mg，口服3~4个月）治疗无 PDS 的 SOPCA 30 例（双盲安慰剂随机对照）发现，35% 的患者双上肢共济失调积分明显改善，双上肢的协调运动也明显改善，并认为其作用机制可能与增加 DA 释放或抑制 DA 重摄取有关，因此金刚烷胺治疗本病亦属 DA 替代治疗。

SOPCA 时 PDS 的治疗参阅本节的 SND。

SOPCA 时自主神经损害症状的治疗参阅本节的 SDS。

三、Shy – Drager 综合征

Shy – Drager 综合征（SDS）是一种以进行性自主神经功能衰竭为主要临床表现，常伴有锥体外系损害和（或）小脑、脑干损害症状，有时还伴有锥体束症状的中枢神经多系统变性疾病。早在 1972 年，Bannister 和 Oppenheimer 就发现，临床诊断的 SDS 在病理上有两种类型，Ⅰ型的病理改变与 Shy 和 Drager 于 1960 年描述的一致；Ⅱ型则出现 Lewy 小体并且有 PD 的病理特征。Brandf 等（1996）亦认为 SDS 并不是简单的 PDS 加自主神经功能衰竭，而是有 Lewy 小体的 PD 和 MSA 两种类型，并以 MSA 取代由 Shy 和 Drager 描述的 SDS 以示区别，也有人称为 MSA – SDS，本节则沿用传统的 SDS 名称。

（一）病因和发病机制

SDS 是一种中枢神经多系统变性疾病，病因未明。Shy 等（1960）认为，SDS 时直立性低血压反复发作，中枢神经系统（CNS）经常处于缺血缺氧状态是神经细胞变性的直接原因。但是，SDS 缓慢进展的病程，纠正直立性低血压并不能改变其病程；CNS 各部位对缺氧耐受力与病程演变间的矛盾等均不支持上述观点。因此，目前多数人认为 SDS 是 CNS 的原发性变性疾病。

（二）病理

SDS 的基本病理改变是 CNS 内多部位广泛的神经细胞变性、脱失和（或）反应性胶质细胞增生，以脊髓侧角的中间外侧柱、尾状核、黑质、橄榄核、蓝斑、小脑等处最明显；壳核、苍白球、脑桥、迷走神经背核、疑核、孤束核等亦可受累；脊髓前角、橄榄体脑桥小脑束及 Clarke 柱较少累及。病变最突出的部位是脊髓侧角的中间外侧柱，应用神经细胞计数

法研究发现中间外侧柱中 60% ~85% 的细胞萎缩。本病的病理改变多从脊髓骶段开始，逐渐向上蔓延扩展，与临床病程演变一致。SDS 时神经系统病理改变常呈两侧对称性分布。

（三）临床表现

SDS 多呈散发，但亦有家族发病的报道。发病年龄在 37 ~75 岁，平均 55 岁。约 65% 为男性。SDS 是以自主神经功能障碍为突出表现的多系统受累的变性病，起病隐袭，病情逐渐进展，病程 7 ~8 年，最常见的死亡原因是吸入性肺炎和心律失常。

SDS 时，男性患者多以阳痿为首发症状，女性患者多以闭经或直立性眩晕或晕厥为首发症状。国内余氏等（1983）认为 SDS 的病程进展有一定的规律。以男性患者为例，首发症状往往是阳痿，以后出现尿失禁及始于双下肢并逐渐向上扩展的发汗障碍，直立性低血压等，经 2 ~3 年逐渐出现小脑损害症状，再经 2 ~4 年出现锥体外系损害症状。

1. 性功能障碍　是 SDS 时最突出，也是出现最早的症状。男性患者几乎都可出现阳痿，且多以此为首发症状，也可表现为不能勃起。女性患者可表现为性感缺失及闭经等。性功能障碍出现较早可能与脊髓骶段自主神经损害发生较早有关。

2. 排尿障碍　可表现为尿频、尿急，但更多的则表现为尿失禁。也可表现为排尿费力，排尿淋漓不尽，甚至出现尿潴留。SDS 早期尿失禁可能与骶髓前角 Onuf 核中神经元变性有关，至病程后期则还可能系纹状体变性，纹状体对逼尿肌不自主收缩的抑制作用丧失所致。排尿费力、尿潴留则可能与脑桥、延脑诸核之神经元变性及骶髓中间外侧柱神经细胞变性有关。SDS 时大便失禁或便秘并不少见。

3. 直立性低血压　早期多无症状。随着病程进展，可逐渐出现直立性视物模糊、眩晕、黑矇等，严重者可出现晕厥，卧位与立位血压在 2 分钟内常常相差 30/20mmHg，但当患者站起时，不伴多汗、面色苍白、心悸、恶心等。女性患者多以直立性低血压为其首发症状。SDS 时，直立性低血压的发生可能与脊髓胸段中间外侧柱节前纤维变性，压力感受器反射弧受损，使患者由卧位改变为坐或立位时周围小动脉不能反射性收缩，且由于心率也不能代偿性加快，脑血管的自动调节功能障碍等因素有关。

4. 其他自主神经损害症状　有出汗障碍或无汗、瞳孔改变、虹膜萎缩、霍纳征、口干、饮水呛咳、声音嘶哑、发声困难、鼾声、夜间喘鸣甚至呼吸暂停（与疑核变性致声带麻痹有关）、顽固性呃逆、反复上消化道出血（可能与第三脑室周围的下丘脑及脑干变性有关）等。

5. 锥体束征　SDS 时也可出现锥体束损害的临床表现，如腱反射亢进、伸趾反射等。

（四）辅助检查

1. MRI　SDS 时，MRI 的 T_2 加权像上常显示双侧壳核信号明显降低，且这种壳核低信号改变可先于基底核神经症状的出现。目前认为此种壳核低信号改变是由铁盐在该处的病理性沉积所致，但有关铁元素在壳核选择性沉积的机制尚未阐明，可能与 SDS 时毛细血管内皮细胞对铁的摄取和运转障碍有关。

2. 括约肌 EMG　75% 呈失神经支配和慢性神经源性膀胱。

3. 自主神经功能测试　常用的有发汗试验、血管舒缩试验、各种药物试验等。但其在临床诊断中的价值有待进一步探讨。

（五）诊断与鉴别诊断

1. SDS 的诊断　主要依靠其临床表现。对中年起病，起病隐袭，病程逐渐进展，以进行性自主神经功能衰竭如阳痿、排尿障碍、直立性眩晕或晕厥为突出临床表现的患者，都要想到 SDS 的可能。如随着病程进展，逐渐出现小脑、脑干和（或）锥体外系损害症状则可初步诊断为 SDS。

2. 鉴别诊断　SDS 在病程早期，除自主神经衰竭症状之外尚未出现其他神经损害症状时，应注意与特发性直立性低血压（Idiopathic orthostatic Hypotension，IOH）鉴别。IOH 仅表现为自主神经损害症状，而无其他神经系统损害症状；卧位时血浆去甲肾上腺素（Norepinephrine，NE）降低，站位时血浆 NE 不升高；静脉注射 NE 后表现为失神经支配的超敏反应（血压明显升高）以及发汗试验等均有助于与 SDS 鉴别。

SDS 在不同的病期尚需注意与前列腺炎或前列腺肥大、排尿性晕厥、神经症、脊髓小脑变性、多发性硬化症、IPD 及 PDS 等疾病鉴别。

（六）治疗

SDS 迄今尚无有效治疗。应鼓励患者适量活动以促进静脉回流，避免使用镇静剂、安眠药和利尿剂，避免快速、突然的体位改变。对无症状或症状轻微的直立性低血压一般无需药物治疗，可让患者取头低足高卧位睡眠。穿紧身衫裤和弹力袜并增加钠盐摄入等；对有症状的直立性低血压患者，可考虑药物治疗。常用药物有盐酸麻黄碱，常用剂量每次 25mg，每日 3~4 次口服；苯异丙胺，常用剂量每次 10~20mg，每日 2~3 次口服；盐酸哌甲酯，常用剂量每次 10~20mg，每日早、中午各服 1 次。其他常用于改善直立性低血压的药物有吲哚美辛、布洛芬、咖啡因、二氢麦角胺、育亨宾、去甲肾上腺素前体等，但这些药物疗效不稳定，且不良反应较大，故临床应用价值不大；对直立性低血压症状严重或晕厥频繁发作的患者，可试用肾上腺皮质激素直至直立性低血压消失或体重明显增加时才减量维持。常用药物有氟氢可的松，常用剂量每次 0.1mg，每日 2 次口服，有引起卧位高血压的危险；米多君是一种外周 α-肾上腺素能受体激动剂，起始剂量每次 2.5mg，每 4 小时 1 次，以后逐渐增至每次 5mg，每 4 小时 1 次口服。据文献报道，每 10mg 米多君可使直立位收缩压升高 2.93kPa，使症状得到明显改善，但常有轻至中度的不良反应如头皮瘙痒、麻刺感、卧位高血压、尿急等；抗胆碱能药可减轻尿频、尿急等症状，但可引起尿潴留；对有充溢性尿失禁或膀胱残余尿量大于 150ml 者，可予间歇性导尿、尿道留置导尿管或耻骨弓上方留置导尿管；对便秘者，可予大量纤维素饮食，大剂量轻泻药或灌肠等；对 PDS 及小脑损害症状的治疗参阅本节 SND、SOPCA 中有关内容。

四、纹状体黑质变性

纹状体黑质变性（Striatonigral degeneration，SND）临床上以进行性肌强直、运动迟缓、步态障碍为主要表现，常有伴自主神经损害、锥体束损害及（或）小脑损害的症状和体征，属神经系统变性疾病。

（一）病因和发病机制

SND 是由 Adams 等于 1961 年首次描述的累及中枢神经多个系统的神经变性疾病，病因不明。

（二）病理

SND 时黑质损害最严重，表现为黑质神经元中度或重度脱失；在致密带、背侧缘和腹侧缘均可见大量神经元脱失，但多数患者背侧缘神经元相对保留，提示腹侧缘神经元易受损；在黑质内还可见大量细胞碎片、神经元外色素沉着及较严重的胶质细胞增生，提示 SND 时黑质变性进展速度较 IPD 快。豆状核、尾状核亦可见程度不等的神经元脱失和胶质细胞增生，其损害程度仅次于黑质。壳核背外侧部亦可见神经元脱失和胶质细胞增生。蓝斑、下丘脑、脑桥腹侧核、下橄榄核、小脑锥体细胞、迷走神经背核、前庭核及脊髓中间外侧柱等部位均可见神经元脱失和胶质细胞增生。还可见小脑中脚纤维及橄榄小脑纤维减少。

（三）临床表现

SND 是 MSA 中的一型，一般于 35~68 岁（平均 52 岁）发病，病程呈进行性，一般为 5~8 年。临床上分单纯型 SND 和混合型 SND。

1. 单纯型 SND 单纯型 SND 以帕金森综合征为唯一的临床表现，主要表现为运动不能和肌强直、肢体和躯干屈曲等，临床上极易误诊为 IPD。多数学者强调 PDS 症状对称、无静止性震颤、左旋多巴治疗无效或疗效甚微是 SND 的临床特征。

2. 混合型 SND 混合型 SND 除上述 PDS 症候群外，还可出现小脑和自主神经功能损害的症状和体征。

（1）自主神经功能障碍：性功能障碍是出现最早的自主神经功能障碍，男性患者可出现阳痿，女性患者可出现性感缺乏。排尿障碍是 SND 重要的自主神经功能障碍，71%~72% 的 SND 患者有尿失禁，30%~31% 的患者有尿潴留，其他排尿障碍尚有尿频、尿急、充溢性尿失禁等。排尿障碍是 MSA 的早期症状，常常较 IPD 更常见，更严重，出现得更早。MSA 时的排尿障碍涉及复杂的膀胱周围神经和中枢神经。所有 MSA 患者即使在病程早期都有膀胱括约肌协同收缩作用反射性增高，少数患者还伴骨盆底部肌肉放松不全或放松延迟，这种不自主逼尿肌收缩导致了不同程度的尿失禁。MSA 患者的括约肌肌电图（EMG）显示，75% 呈失神经支配和慢性神经源性膀胱。膀胱逼尿肌协同反射增高除可能与骶髓 Onuf 核变性有关外，还可能与苍白球（抑制逼尿肌自发性收缩）、下丘脑和黑质（抑制反射性膀胱收缩）损害有关，亦可能与皮质脊髓束损害有关。SND 时约 3% 的患者可出现大便失禁。SND 时，有症状的直立性低血压的发生率达 68%，SND 时血管运动障碍可能与延髓 A1 区和 A2 区酪氨酸羟化酶选择性缺乏有关。

（2）小脑功能障碍：小脑功能障碍的症状和体征多出现于病程 4~5 年，主要表现为肢体共济运动失调，如指鼻试验和跟膝胫试验阳性，出现率为 35%；共济失调步态，出现率为 23%；眼球震颤，出现率为 18%；意向性震颤，出现率为 11%。当 SND 呈进行性进展时，小脑症状有时可被 PDS 症状掩盖。

（3）其他症状：63% 可出现锥体束征，表现为伸趾反射和（或）腱反射增高。构音障碍是 SND 的常见症状，发生率达 96%，属混合性构音障碍，但以运动功能减退（与面具脸、唇震颤、舌震颤有关）为主，含共济失调。许多 SND 患者尚可出现呼吸节律异常和睡眠呼吸暂停现象。呼吸喘鸣是 SND 的特征性临床表现，其发生率 30%，在病程进展期尤易出现。SND 时 37% 的患者可出现肢体远端刺激敏感性肌阵挛，18% 的患者可出现过度颈前倾，还可出现会聚不良或不能，向上、向下和水平凝视受限，睑阵挛，提睑抑制等眼部症状。部分患者可有肢体远端振动觉、关节位置觉减退和感觉异常。个别患者尚可出现与多巴胺能药物治疗无关的偏身颤搐和舞蹈病。

（四）辅助检查

1. MRI 约50%的SND患者在其头颅MRI的T_2加权像上可显示双侧壳核低信号，黑质致密带宽度变窄。在病程早期，PDS症状可不对称，此时在受累肢体对侧大脑半球的相应部位可见上述信号异常。认为SND时MRI的T_2加权像上壳核低信号改变是纹状体变性的非特异性标志，它反映了纹状体突触后膜功能障碍。

2. PET SND时纹状体、额叶、小脑和脑干葡萄糖代谢降低，是由于功能性神经元成分缺失造成的。

3. EMG 骨盆底部肌肉及尿道括约肌EMG检查对SND的诊断，尤其是早期诊断具有很大的临床价值，且特异性较高，但缺乏敏感性。

（五）诊断与鉴别诊断

1. SND的诊断 主要依据其临床表现，尽管已有MRI、PET、EMG等应用于SND的辅助诊断，但迄今尚无公认的、具特异性的实验室手段可帮助确诊SND，组织病理学检查仍是确诊SND的唯一可靠方法。混合型SND由于伴明显的小脑和自主神经损害症状，临床诊断似不甚困难。但是，单纯型SND或混合型SND早期，在小脑和自主神经损害症状出现之前.临床上极易误诊为IPD。因此，对不典型PD患者，如症状对称、无静止性震颤、左旋多巴无效或疗效甚微的患者，尤其是病程进展迅速、病程早期即出现姿势不稳和反复跌倒，或出现不规则痉挛性震颤、肌阵挛、明显的构音障碍和（或）吞咽困难、左旋多巴不能缓解的肌肉疼痛、对左旋多巴极不耐受或出现过度颈前倾的患者，都应考虑到SND的可能。

目前，临床诊断SND时应用较多的是Quinn（1994）提出的SND临床诊断标准。该诊断标准把SND的诊断分成疑诊SND、拟诊SND和确诊SND三个等级。

（1）疑诊SND的诊断标准：①成年（≥30岁）起病，呈散发性。②临床上主要表现为PD征，不伴痴呆、全身腱反射消失、明显的核上性向下凝视麻痹，无其他明确病因。③左旋多巴治疗无效或疗效甚微。

（2）拟诊SND的诊断标准：除必须具备疑诊SND的条件，还必须具备下列条件中1个以上。①严重的症状性自主神经功能衰竭，包括体位性晕厥、无法解释的阳痿（男性患者）或尿失禁或尿潴留。②小脑损害症状和体征。③锥体束征。④括约肌EMG异常。

（3）确诊SND的诊断标准：组织病理学检查证实。

2. 鉴别诊断 SND主要应与IPD鉴别。混合型SND可借伴有自主神经和小脑损害或锥体束损害症状、体征与IPD鉴别。单纯型SND，尤其是在病程早期极易误诊为IPD，鉴别两者的主要依据是SND对左旋多巴治疗无效或疗效甚微。其他有助于两者鉴别的临床依据有SND时临床症状趋于对称，无明显静止性震颤，病程进展较快，病程较短，多数患者在出现症状后的5~6年内死亡，其平均存活期仅是IPD的一半左右。另外，早期出现姿势不稳和反复跌倒，手部出现不规则痉挛性震颤和肌阵挛性舞蹈症，出现相对固定的过度颈前倾及呼吸节律异常如喘鸣尤其是夜间喘鸣等，都有助于SND的诊断。

（六）治疗

SND的治疗包括药物治疗和物理疗法（有利于维持患者的运动功能和防止挛缩形成）、

语言疗法（可改善语言功能和吞咽功能）、职业疗法等。

药物治疗中最常用的是左旋多巴，但是仅 25% ~ 30% 的患者有效，约 10% 的患者早期疗效与 IPD 相仿，其疗效在 1 ~ 2 年内逐渐减退，仅 13% 的患者在 1 ~ 2 年后仍有较好的疗效。如果患者能够耐受的话，左旋多巴的剂量可逐渐增至每日 1 000mg。接受左旋多巴治疗的患者中，约 25% 的患者可出现剂末现象、开 – 关现象、各种运动障碍、痛性或无痛性肌张力障碍。这种运动障碍或肌张力障碍，尤其是肌张力障碍性痉挛在药物作用有效期内可持续存在，有时可局限于单侧面部、舌和颈部肌肉。约 2/3 以上的 SND 患者左旋多巴治疗无效或疗效甚微。对左旋多巴治疗无效或不能耐受的患者，可试用多巴胺能受体激动剂如溴隐亭等，但同样多数患者无效，仅个别患者可能有效。

对左旋多巴及多巴胺受体激动剂治疗均无效的患者，可试用金刚烷胺、抗胆碱能药、抗抑郁剂等。金刚烷胺的剂量可用至每次 100mg，每日 3 次。抗胆碱能药除可能对 PDS 有效外，还可能对局灶性肌张力障碍如睑肌痉挛有效。对睑肌痉挛和其他局灶性肌张力障碍，还可试用肉毒毒素治疗。

对有严重吞咽困难的患者，可考虑环咽肌切开术或胃造口术。对有间歇性呼吸喘鸣，尤其是出现于夜间的患者，可考虑气管切开术，气管切开术是延长患者生命的唯一有效方法。

小脑损害和自主神经损害的治疗参阅本节的 SOPCA 和 SDS。

（刘玉清）

第十六章 神经肌肉接头及肌肉疾病

第一节 重症肌无力

重症肌无力（myasthenia gravis）是乙酰胆碱受体抗体（AchR－Ab）介导的、细胞免疫依赖及补体参与的神经－肌肉接头（neuro muscular junction，NMJ）传递障碍的自身免疫性疾病。也就是说重症肌无力是在某些具有遗传素质的个体中，产生抗乙酰胆碱受体抗体为代表的自身循环抗体，以神经肌肉接头处为靶点，在补体参与下破坏突触后膜烟碱型乙酰胆碱受体（nicotinic acetylcholine receptor），造成突触间隙和突触前膜的形态和生理功能异常，神经肌肉接头传递障碍，导致临床上随意肌病态的易疲劳和无力，休息或用抗胆碱酯酶抑制药后可缓解的特征表现。

英国医生 Willis 1672 年描述一例肢体和延髓肌极度无力患者，可能是最早的 MG 记述。约 200 年后，法国医生 Herard 首次描述该病肌无力的典型波动性。Goldflam 1893 年首次对本病提出完整说明，并确定延髓麻痹特点，也称为 Erb－Goldflam 综合征。Jolly 1895 年首次使用重症肌无力（myasthenia gravis）概念，还用假性麻痹（pseudoparalytica）概念说明尸检缺乏结构性改变；最早证明可通过重复刺激运动神经使"疲劳"肌肉不断应答电流刺激，可复制肌无力，建议用毒扁豆碱（physostigmine）治疗本病未被重视，直至 Reman 1932 年及 Walker 1934 年证实此药治疗价值。

Laquer 和 Weigert 1901 年首次注意到 MG 与胸腺瘤关系，Castleman 及 Norris 1949 年首先对胸腺病变进行了详尽描述。

Buzzard 1905 年发表 MG 临床病理分析，指出胸腺异常和肌肉淋巴细胞浸润（淋巴溢，lymphorrthage），还指出 MG 与甲亢（Graves 病）及肾上腺机能减退症（Addison 病）有密切关系，现已证明它们存在共同自身免疫基础。

1960 年 Simpson 及 Nastuk 等各自独立地从理论上阐明 MG 的自身免疫机制。1973 年后 MG 自身免疫机制通过 Patrick、Lindstrom、Fambrough、Lennon 及 Engel 等一系列研究者杰出工作得到确立。

Patrick 和 Lindstrom1973 年用电鳗电器官提取纯化 AchR 作为抗原，与 Freund 完全佐剂免疫家兔成功制成 MG 动物模型实验性自身免疫性重症肌无力（EAMG），为 MG 免疫学说提供有力证据。EAMG 模型 Lewis 大鼠血清可测到 AchR－Ab，并证明该抗体结合部位就在突触后膜 AchR，免疫荧光法检测发现 AchR 数目大量减少。

许贤豪教授总结 MG 的特点有：临床上是活动后加重，休息后减轻，晨轻暮重的选择性骨骼肌无力；电生理上是低频重复电刺激波幅递减，微小终板电位降低；单纤维肌电图上颤抖（jitter）增宽；药理学上是胆碱酯酶抑制剂治疗有效，对箭毒类药物的过渡敏感性；免疫学上是血清 Ach－ab 增高；免疫病理上是神经肌接头（NMJ）处突触后膜的皱褶减少、变平坦和突触后膜上 AchR 减少。

一、流行病学

世界各地均有发生。重症肌无力的发病率为 $30 \sim 40/10$ 万，患病率约 $50/10$ 万，估计我国有 60 万 MG 患者，南方发病率较高。胸腺在其发病中起一定作用。

任何年龄组均可发病，常见于 $20 \sim 40$ 岁，两个发病高峰，40 岁前女性患病率为男性的 $2 \sim 3$ 倍；$60 \sim 70$ 岁，多为男性合并胸腺瘤，总的男性与女性比为 4：6。胸腺瘤多见于 $50 \sim 60$ 岁中老年患者；10 岁以前发病者仅占 10%，家族性病例少见。

二、病因和发病机制

神经肌肉接头由突触前膜、突触间隙和突触后膜组成，在突触后膜存在乙酰胆碱受体（muscle nicotinic acetylcholine receptor，AchR）、胆碱酯酶和骨骼肌特异性的酪氨酸激酶受体（muscle specific receptor tyrosine kinase，MuSk），后者对 AchR 在突触后膜具有聚集的作用，此外突触前膜也存在少量的 AchR。MG 和自身免疫相关，80% 的患者存在乙酰胆碱受体抗体，该抗体和补体结合破坏突触乙酰胆碱受体，造成突触后膜结构破坏，使终板信息传递障碍。最近发现 20% 的 MG 患者出现 AchR 抗体阴性，这些患者出现骨骼肌特异性的 MuSK 抗体阳性，导致 AchR 脱落出现症状，乙酰胆碱受体抗体的产生可能和胸腺的微环境有关，但 MuSK 抗体产生的原因不明确。病毒感染和遗传因素在发病中具一定促发作用。在严重的 MG 以及合并胸腺瘤的患者出现抗肌浆网的雷阿诺碱受体抗体（ryanodine receptor antibodies，RyR-Ab），在胸腺瘤患者常出现抗 titin 抗体（Antititin antibodies）。在少数患者可能存在抗胆碱酯酶抗体和抗突触前膜 AchR 抗体。

虽然其确切发病机制不完全清楚，但肯定的是重症肌无力是一种以神经肌肉接头处为靶点的自身免疫性疾病。证据是：①85% ~ 90% MG 患者血清可检出 AchR-Ab，正常人群及其他肌无力患者（-），具有诊断意义。②MG 患者血清 AchR-Ab 水平与肌无力程度相关，血浆交换后 AchR-Ab 水平降低，病情随之好转，1 周后随 AchR-Ab 水平回升，病情又复恶化。③AchR-Ab 可通过血-胎盘屏障由母体传给胎儿，新生儿 MG 出生时血清 AchR-Ab 水平高，病情重，若能存活血清 AchR-Ab 水平逐渐下降，病情渐趋好转。④将 MG 患者血浆、血清、引流液及 IgG 或 AchR-Ab 注入小鼠，可被动转移 MG 使小鼠发病，若把发病小鼠血清被动转移给健康小鼠，同样可引起 EAMG。⑤NMJ 在体标本试验显示，将鼠正常腓深神经-伸趾长肌标本放在 MG 患者血清或血清提取物中孵育，用低频重复电刺激神经，肌肉复合动作电位及微小终板电位波幅明显降低，用正常血清清洗后检测，电位波幅完全恢复。⑥AchR-Ab 主要针对 AchR 的 α-亚单位细胞外区 N 端 $61 \sim 76$ 是主要免疫源区（main immunogenic region，MIR）。自身免疫的启动及胸腺在 MG 中的作用机制目前有 3 个学说。

（1）分子模拟假说：由于先天遗传性因素决定某些个体胸腺易被某些病毒所感染，被感染的胸腺上皮细胞变成上皮样（肌样）细胞，其表面出现新的抗原决定簇。机体对此新抗原决定簇发动免疫攻击，而该抗原决定簇的分子结构与神经肌肉接头处突触后膜 AchR 相似，于是启动对 AchR 自身免疫应答。约 90% MG 患者有胸腺病变，胸腺增生和肿瘤分别占 75% 和 15% ~ 30%。

（2）病毒感染：单纯疱疹病毒糖蛋白 D 与 α-亚单位 $160 \sim 170$ 氨基酸相同，逆转录病

毒多聚酶序列和 α - 亚单位 MIR 67 ~ 76 部分序列相似。

（3）胸腺阴性选择过程被破坏和"自身模拟"假说：例如胸腺瘤上存在一种 15.3 万蛋白，它既不与 α - Butx 结合，也不表达主要免疫区（MIR），但与 AchR 有部分交叉反应。这也许是一种自身免疫原。

病理上约 70% 成人型 MG 患者胸腺不退化，重量较正常人重，腺体淋巴细胞增殖；约 15% MG 患者有淋巴上皮细胞型胸腺瘤，淋巴细胞为 T 型淋巴细胞。NMJ 病理改变可见突触后膜皱褶丧失或减少，突触间隙加宽，AchR 密度减少。免疫化学法证实，残余突触皱褶中有抗体和免疫复合物存在。

三、临床表现

（一）一般表现

重症肌无力可发病于任何年龄，多数患者的发病在 15 ~ 35 岁。一般女性多于男性，女和男之比为 3 ：2，男性发病年龄较晚，在 60 ~ 70 岁达到发病高峰。在青春期和 40 岁以后则男女发病率相等。在 40 ~ 49 岁发病的全身型重症肌无力多伴胸腺瘤。

（二）首发症状

起病隐袭，侵犯特定随意肌，如脑干运动神经核支配肌（眼肌、咀嚼肌、面肌、吞咽肌和发音肌），以及肩胛带肌、躯干肌、呼吸肌等，表现波动性肌无力或病态疲劳。50% ~65% 患者首先眼外肌受累。最早出现症状为眼睑下垂（25%）、复视（25%）。也有以延髓部肌肉无力为首发，表情呆板、面颊无力（3%）；构音困难、进食易呛（1%）。也可以肢体症状首发，下肢无力，包括下肢酸软、上楼费力等（13%）；上肢上举和梳头无力（3%）。

（三）病程

典型病程是起病第 1 年首先影响眼肌，1 年内陆续影响其余部分的肌肉，不同肌群交替出现症状或从一处扩展到另一处。四肢近端肌疲劳重于远端，多数患者双侧同时受累。有 20% ~25% 病程中自发缓解。近年来由于治疗方法和呼吸器械的改进，重症肌无力死亡率约 4%。老年患者常表现为眼睑下垂、吞咽、咀嚼和讲话困难，肌无力持续存在，常合并胸腺瘤，预后较差。

（四）体格检查

主要是眼球活动障碍、眼睑下垂和复视。也可有咽肌或全身肌无力。疲劳试验阳性。腱反射一般存在或较活跃，肌肉萎缩仅出现在晚期，无感觉障碍和肌肉压痛，无病理反射。

（五）加重或危象诱发因素

感染、高热、精神创伤、过度疲劳等可为诱因。一些药物使症状突然恶化，这些药物包括：抗生素如四环素、氨基糖甙类抗生素和大剂量青霉素；抗心律失常药物如奎尼丁、普鲁卡因酰胺、心得安、苯妥英钠；抗疟疾药如奎宁、风湿和感冒药物；精神药物；抗痉挛药物；激素类如 ACTH、皮质激素、催产素、口服避孕药和甲状腺激素；α 和 1b 干扰素、青霉胺；肌松药和麻醉药物。应避免使用。

20% 的患者在怀孕期间发病。30% 的患者在怀孕期间症状消失，45% 的患者症状恶化。分娩后 70% 症状加重。

（六）重症肌无力危象

指重症肌无力患者急骤发生呼吸肌无力、不能维持换气功能，重症肌无力危象是神经科急诊。由于咽喉肌和呼吸肌无力，患者不能吞咽和咯痰，呼吸极为困难，常端坐呼吸，呼吸次数增多，呼吸动度变小，可见三凹征。按危象不同的发生机制可分为3种。

1. 肌无力危象（Myasthenic crisis）　发生于没有用过或仅用小剂量抗胆碱酯酶剂的全身型的重症患者，由于病情加重，抗胆碱酯酶药物不足而造成。最常见，90%以上危象均为此型。多有诱发因素，常见的诱发因素有全身感染、分娩、药物应用不当（庆大霉素、链霉素等抗生素，安定、吗啡等镇静呼吸抑制剂）等。注射新斯的明或腾喜龙可缓解症状。

2. 胆碱能危象（Cholinergic crisis）　抗胆碱酯酶药物过量造成。见于长期服用较大剂量的抗胆碱酯酶剂的患者，常有短时间内应用过量的抗胆碱酯酶药物史。有乙胆碱能性不良反应的表现如出汗、肉跳（肌束颤动）、瞳孔缩小、流涎、腹痛或腹泻等。注射新斯的明症状加重，用阿托品后症状可好转。发生率为1.1%~6%。近年临床上十分罕见。

3. 反拗性危象（Brittie crisis）　抗胆碱酯酶剂量未变，但突然对抗胆碱酯酶药物失效。原因不明，少数在感染、电解质紊乱、胸腺手术后等发生。无胆碱能不良反应出现。依酚氯铵、新斯的明或阿托品注射后均无变化。

3种危象可用腾喜龙试验鉴别，用药后肌无力危象可改善，胆碱能危象加重，反拗危象无反应。

（七）重症肌无力伴发疾病

1. 胸腺瘤　80%的患者有胸腺异常，10%~40%的患者有胸腺瘤。胸腺增生多见于青年女性，胸腺髓质区有淋巴结型T细胞浸润和生发中心，有产生AchR抗体的B细胞和AchR特异性T细胞，肌样细胞合并指状树突细胞增多，并指状树突细胞与T细胞密切接触。胸腺增生。

多见于40~60岁，20岁以下患者伴发少见。一般说伴有胸腺瘤的临床症状严重。胸腺瘤在病理上可分为上皮细胞型、淋巴细胞型和混合型。也可从另一角度分非浸润型（Masaoka分期Ⅰ、Ⅱ期）和浸润型（Masaoka分期Ⅲ、Ⅳ期）两大类。以非浸润型占多数，非浸润型的胸腺瘤本身常无临床症状，大多是在给MG患者做纵隔CT检查时发现。

（1）WHO胸腺瘤分类临床意义：

A型和AB型浸润性较小。

B型浸润性较A型和AB型浸润性强，预后差。

C型浸润性最强，预后更差。

B_2型胸腺瘤最易伴发MG（95.8%），B型胸腺瘤较A型和AB型胸腺瘤更易伴发MG。

（2）WHO胸腺瘤分型与生存分析：5年和10年总生存率分别为75.6%和36.4%。其中5年生存率：A和AB型91.7%，B型胸腺瘤73.1%（B_1型84.6%，B_2型62.5%，B_3型60%），C型胸腺癌33.3%，A和AB型较B型存活期长（$P<0.05$）。

（3）WHO胸腺瘤分类临床意义：WHO分类方法能反映肿瘤在胸腺内部所在层次，提示肿瘤性质（良性或恶性，越向皮质恶性程度越高），帮助判断预后。

然而，胸腺细胞层次的形成和分布是连续移行的，胸腺肿瘤分类是相对的。有识别困难时，最好观察多个切片，不要简单分类。遇疑难病例应全面观察，WHO分类方法只对胸腺肿瘤分类，应结合临床论证。

2. 心脏损害 约16%患者有心律失常，尸解中发现局限性心肌炎，也有报道左心室功能损害。所以重症肌无力患者的死因除考虑到呼吸道的阻塞和呼吸功能衰竭以外，尚有心脏损害应引起重视。

3. 其他自身免疫病 10%～19%的患者合并甲状腺疾病，可以合并其他结缔组织病。一般认为女性比男性多见。2.2%～16.9%的全身型肌无力和眼肌型患者可伴发由于甲状腺炎造成的甲状腺功能亢进，而在19%的重症肌无力尸解中有甲状腺炎。还可伴风湿性关节炎、系统性红斑狼疮、自身免疫性胃炎和恶性贫血、干燥综合征、溶血性贫血、溃疡性结肠炎、多发性肌炎、硬皮病、天疱疮、肾炎、自身免疫性血小板减少症、有胸腺瘤的单纯红细胞性贫血、原发性卵巢功能减退、胸腺瘤伴白细胞减少等。

（八）临床分型

根据临床症状，重症肌无力可分为不同类型。

1. 儿童肌无力型

（1）新生儿MG：12%MG母亲的新生儿有吸吮困难、哭声无力，新生儿在出生后48h内出现症状，持续数日至数周（一过性MG）。

（2）先天性肌无力综合征：以对称、持续存在，不完全眼外肌无力为特点，同胞中可有此病。

（3）家族性婴儿MG：家族中有此病，而母亲无，出生呼吸、喂食困难。

（4）少年型MG：多在10岁以后发病，血nAch-Rab阴性，常见。

（5）成人型：多见，可有AchR-Ab。

2. Osserman分型 1958年Osserman提出MG的临床分类方法，并在1971年修订，此分型有助于临床治疗分期及判定预后。

Ⅰ型：眼肌型（15%～20%）。仅眼肌受累，一侧或双侧眼睑下垂，有时伴眼外肌无力，可有轻度全身症状。儿童多见。

Ⅱ$_A$型：轻度全身型（30%）。进展缓慢，胆碱酯酶抑制剂敏感，无危象，可伴眼外肌、球部症状和肢体无力，死亡率极低。

Ⅱ$_B$型：中度全身型（25%）。开始进行性发展，骨骼肌和延髓肌严重受累，明显咀嚼、构音和吞咽障碍等，胆碱酯酶抑制剂的效果不满意，死亡率低，无危象。

Ⅲ型：重症急进型（15%）。症状重，进展快，在几周或几月内急性发病和迅速发展，球部肌、呼吸肌其他肌肉受累及，胆碱酯酶抑制剂效果差，常伴胸腺瘤出现危象需气管切开或辅助呼吸，死亡率高。

Ⅳ型：迟发重症型（10%）。开始为眼肌型或轻度全身型，2年或更长时间后病情突然恶化，常合并胸腺瘤。胆碱脂酶抑制剂反应不明显，预后不好。

Ⅴ型：肌萎缩型。此型少见，出现在晚期。

3. 其他分型 如药源性重症肌无力：见于青霉胺治疗后，停药消失。

（九）对病情的动态变化进行描述和评估

1. "临床绝对评分法"（准确客观，总分计60分）

（1）上睑无力计分：患者平视正前方，观察上睑遮挡角膜的水平，以时钟位记录，左、右眼分别计分，共8分。0分：11~1点；1分：10~2点；2分：9~3点；3分：8~4点；4分：7~5点。

（2）上睑疲劳试验：令患者持续睁眼向上方注视，记录诱发出眼睑下垂的时间（s）。眼睑下垂：以上睑遮挡角膜9~3点为标准，左、右眼分别计分，共8分。0分：>60；1分：31~60；2分：16~30；3分：6~15；4分≤5。

（3）眼球水平活动受限计分：患者向左、右侧注视，记录外展、内收露白的毫米数，同侧眼外展露白毫米数与内收露白毫米数相加，左、右眼分别计分，共8分。0分：外展露白+内收露白≤2mm，无复视；1分：外展露白+内收露白≤4mm，有复视；2分：外展露白+内收露白>4mm，≤8mm；3分：外展露白+内收露白>8mm，≤12mm；4分：外展露白+内收露白>12mm。

（4）上肢疲劳试验：两臂侧平举，记录诱发出上肢疲劳的时间（s），左、右侧分别计分，共8分。0分：>120；1分：61~120；2分：31~60；3分：11~30；4分：0~10。

（5）下肢疲劳试验：患者取仰卧位，双下肢同时屈髋、屈膝各90°。记录诱发出下肢疲劳的时间（秒），左、右侧分别计分，共8分。0分：>120；1分：61~120；2分：31~60；3分：11~30；4分：0~10。

（6）面肌无力的计分：0分：正常；1分：闭目力稍差，埋睫征不全；2分：闭目力差，能勉强合上眼睑，埋睫征消失；3分：闭目不能，鼓腮漏气；4分：噘嘴不能，面具样面容。

（7）咀嚼、吞咽功能的计分：0分：能正常进食；2分：进普食后疲劳，进食时间延长，但不影响进食量；4分：进普食后疲劳，进食时间延长，已影响每次进食量；6分：不能进食，只能进半流质；8分：鼻饲管进食。

（8）呼吸肌功能的评分：0分：正常；2分：轻微活动时气短；4分：平地行走时气短；6分：静坐时气短；8分：人工辅助呼吸。

本法简单，每个患者检查及评分时间最多不超过5~6min。

2. 相对计分计算法　相对计分=（治疗前总分－治疗后总分）/治疗前总分。

3. 临床疗效分级　临床相对记分≥95%者定为痊愈，80%~95%为基本痊愈，50%~80%为显效，25%~50%为好转，≤25%为无效。

临床绝对计分的高低反映MG患者受累肌群肌无力和疲劳的严重程度；以临床相对计分来做病情的比较和疗效的判定。相对分数越高，说明病情变化越大，相对分数为正值，表明病情有好转，负值表明病情有恶化。

四、实验室检查及特殊检查

（一）血、尿、脑脊液常规检查

血、尿、脑脊液常规检查常正常。

（二）神经电生理检查

（1）肌电图低频重复电刺激：特征是以3~5Hz的低频率电流对神经进行重复刺激时，出现肌肉动作电位波幅的递减，递减的幅度至少在10%以上，一般对重症肌无力的检查采取3Hz刺激5~6次的方法，常用检查部位为三角肌和斜方肌，眼轮匝肌、口轮匝肌、额肌和大小鱼际肌也可以应用于检查，如果检查的神经超过3条，则阳性率可达90%，活动后、加热和缺血情况下可以增加阳性率。

（2）单纤维肌电图：可以出现歧脱（jilter）增加，并出现间隙，称阻断（blocking）。单纤维肌电图的阳性率可达90%～95%，且不受应用胆碱酯酶抑制剂的影响，在高度怀疑重症肌无力而重复电刺激又正常时可以采用。

（3）常规肌电图：一般正常，严重的重症肌无力患者通过给予胆碱酯酶抑制剂也不能改善临床症状，在此情况下肌电图显示肌病改变。应当注意肌电图结果和腾喜龙试验一样对重症肌无力无特异性。神经传导速度多正常。大部分全身型重症肌无力可以发现脑干诱发电位的异常。

（三）免疫学检查

（1）乙酰胆碱受体抗体和酪氨酸激酶受体（MuSk‑Ab）：用人骨骼肌提取的乙酰胆碱受体做抗原，采用放射免疫法或酶联免疫吸附试验，80%～90%的患者出现阳性，在缓解期仅24%的患者阳性，眼肌型约50%阳性，轻度全身型阳性率为80%，中度严重和急性全身型100%阳性，慢性严重型89%阳性，临床表现与AchR‑Ab阳性和抗体滴度没有相关性，但如果血清抗体滴度下降50%并持续一年以上多数患者的临床症状可以缓解，而且在激素、免疫抑制剂、血清置换和胸腺切除后临床症状的改善和血清抗体滴度的下降相关，胆碱酯酶抑制剂对抗体滴度改变没有影响，临床上必须考虑到，不同的试验方法和抗原的不同其检查结果也不同。10%～20%患者AchR‑Ab阴性。

（2）柠檬酸提取物抗体：血清中抗体的出现提示该重症肌无力患者有胸腺瘤。

（3）抗突触前膜抗体：仅部分患者阳性，提示突触前膜受累可能也参与了部分重症肌无力的发病机制。

（4）乙酰胆碱酯酶抗体：见于以眼肌麻痹为主的重症肌无力及肌无力综合征。

（5）其他非AchR抗体：这些抗体包括抗骨骼肌抗体、抗甲状腺抗体、titin抗体、雷阿诺碱受体抗体（ryanodine receptor antibodies，RyR‑Ab）等。

（四）X线或CT检查

75%的重症肌无力患者可发现胸腺增生，约15%患者具有胸腺瘤。

（五）肌肉活检

从临床角度看肌肉活检对于重症肌无力的诊断没有意义，多数患者没有必要进行肌肉活检，少部分患者出现淋巴溢现象和个别肌纤维出现变性改变，此外可见肌病改变、神经源性肌萎缩、Ⅱ型肌纤维萎缩和弥漫性肌纤维萎缩，神经末梢出现萎缩和终板加大。电镜检查和神经肌肉接头的形态计量分析显示神经末梢和突触后膜萎缩，突触后膜变短，乙酰胆碱受体抗体脱失，出现免疫复合物沉积，此外肌间神经和毛细血管也出现异常改变。

五、诊断和鉴别诊断

（一）重症肌无力的诊断

（1）起病隐袭，侵犯特定随意肌，如脑干运动神经核支配肌，以及肩胛带肌、躯干肌、呼吸肌等，受累肌肉分布因人因时而异，表现波动性肌无力或病态疲劳。

（2）肌无力呈斑片状分布，持续活动出现，休息减轻，呈晨轻暮重规律性波动，不符合某神经或神经根支配区。

（3）疲劳试验：快速眨眼 50 次，观察睑裂变化；大声朗读 3min 可诱发构音不清和鼻音；双上肢平举 3min 诱发上肢无力。

（4）用抗胆碱酯酶药的良好反应（腾喜龙试验或新斯的明试验阳性）：①Neostigmine 试验：1～2mg 肌内注射，为防止腹痛等不良反应，常配以 0.5mg 的阿托品进行肌肉注射，20min 后肌力改善为阳性，可持续 2h。②Tensilon 试验：10mg 用注射用水稀释至 1ml，先静脉注射 2mg，再用 15s 静脉注射 3mg，再用 15s 静脉注射 5mg。30s 内观察肌力改善，可持续数分钟。

（5）特异性 EMG 异常：约 80％ 的 MG 患者尺神经、腋神经或面神经低频神经重复电刺激（2～3Hz 和 5Hz）出现阳性反应（动作电位波幅递减 10％ 以上）。单纤维肌电图显示颤抖（jitter）增宽或阻滞。

（6）血清中测得高于正常值的乙酰胆碱受体抗体，或其他神经肌肉接头传导相关自身抗体。血清 nAchR－Ab 滴度 >0.4mmol/L，放免法阳性率 85％，伴发胸腺瘤阳性率 93％。

（7）肌肉病理检查发现突触后膜皱褶变平，乙酰胆碱受体数目减少。

（二）确定是否合并胸腺病变

（1）70％ 胸腺增生，多见于年轻女性；10％～15％ 合并胸腺瘤，伴胸腺瘤的 MG 的临床特征为 40～59 岁为高峰，大多为 MG 全身型，以男性略多。

（2）影像学检查，主要依靠胸部 X 线照片、CT 和 MRI 扫描等影像学检查。X 线照片不能发现 <2cm 的胸腺瘤，阳性率低。CT 阳性率约 91％。

（3）胸腺瘤相关抗体（CAEab）的测定，阳性率约 88％。

（三）有无伴发其他自身免疫性疾病

约 10％ 伴发其他自身免疫性疾病，女性多见。一般可伴发甲亢、桥本甲状腺炎、类风湿关节炎、系统性红斑狼疮、干燥综合征、溶血性贫血、溃疡性结肠炎、天疱疮、Crohn 病、多发性肌炎。根据相关的病史、症状和体征，结合实验室检查可明确诊断。

（四）鉴别诊断

（1）主要与 Lambert－Eaton 综合征鉴别（表 16－1）。

表 16－1　MG 与 Lambert－Eaton 综合征鉴别要点

疾病	MG	Lambert－Eaton 综合征
发病机制	是与胸腺有关的 AchR－Ab 介导、细胞免疫依赖的自身免疫病，主要损害突触后膜 AchR，导致 NMJ 传递障碍	多数与肿瘤有关，累及胆碱能突触前膜电压依赖性钙通道（VGCC）的自身免疫病
一般情况	女性患者居多，常伴发其他自身免疫病	男性患者居多，常伴小细胞肺癌等癌或其他自身免疫病
无力特点	表现眼外肌、延髓肌受累，全身性骨骼肌波动性肌无力，活动后加重，休息后减轻，晨轻暮重	四肢近端肌无力为主，下肢症状重，脑神经支配肌不受累或轻，活动后可暂时减轻
疲劳试验	阳性	短暂用力后肌力增强，持续收缩后又呈病态疲劳，为特征性表现

疾病	MG	Lambert – Eaton 综合征
Tensilon 试验	阳性	可呈阳性反应，但不明显
电生理	低频、高频重复电刺激波幅均降低，低频更明显	低频使波幅降低，高频可使波幅增高
血清检测	AchR – Ab 为主	VGCC – Ab 为主
治疗	抗胆碱酯酶药对症治疗，皮质类固醇病因治疗，血浆置换、免疫球蛋白静脉注射、胸腺切除等	二氨基吡啶治疗，病因治疗如手术切除肺癌。也可皮质类固醇、血浆置换、免疫球蛋白静脉注射等

（2）肉毒杆菌中毒：肉毒杆菌毒素作用在突触前膜，影响了神经肌肉接头的传递功能，表现为骨骼肌瘫痪。但患者多有肉毒杆菌中毒的流行病学病史，应及时静脉输葡萄糖和生理盐水，同时应用盐酸胍治疗。

六、治疗

一经确诊，进行分型，了解肌无力的程度以便判断和提高疗效；进一步检查确定有无伴发胸腺瘤和合并其他自身免疫性疾病；注意有无感染和是否使用影响神经肌肉接头处传导的药物，有无结核、糖尿病、溃疡病、高血压、骨质疏松等干扰治疗的疾病。

（一）一般支持治疗

主要是消除各种诱发因素和控制并发症。适当休息，保证营养，维持水电解质和酸碱平衡，降温，保持呼吸通畅，吸氧，控制感染，尤其注意不用影响神经肌接头的抗生素、镇静剂和肌肉松弛剂等药物。

（二）胆碱酯酶抑制剂

使用于除胆碱能危象以外的所有患者，通过抑制胆碱酯酶，使乙酰胆碱的降解减少，神经肌肉接头处突触间隙乙酰胆碱的量增加，利于神经冲动的传递，从而使肌力增加，仅起对症治疗的作用，不能从根本上改变自身免疫过程。长期使用疗效渐减，并促进 AchR 破坏。故应配合其他免疫抑制剂治疗，症状缓解后可以减量至停药。

最常用为吡啶斯的明（pyridostigmine bromide），对延髓支配的肌肉无力效果较好，成人起始量60mg 口服，每4h 1 次；按个体化原则调整剂量，根据患者具体情况用药，如吞咽困难可在饭前30min 服药，晨起行走无力可起床前服长效溴吡斯的明180mg，可改善眼肌型眼睑下垂，但有些患者复视持续存在起效较慢，不良反应较小，作用时间较长。副作用为毒蕈碱样表现，如腹痛、腹泻、呕吐、流涎、支气管分泌物增多、流泪、瞳孔缩小和出汗等，预先肌内注射阿托品 0.4mg 可缓解症状。新斯的明常用于肌无力急性加重时。

（三）免疫抑制剂治疗

1. 皮质类固醇　适应证为所有年龄的中 ~ 重度 MG 患者，对 40 岁以上成年人更有效，常同时合用抗胆碱酯酶药。常用于胸腺切除术前处理或术后过渡期。值得注意的是，应用肾上腺皮质激素治疗重症肌无力在治疗开始时，有可能使病情加重，因而最好能在病房中进行，准备好病情加重时的可能抢救措施。

（1）泼尼松大剂量递减隔日疗法：60～80mg/d 或隔日开始，1 个月内症状改善，数月疗效达高峰，逐渐减量，直至隔日服 20～40mg/d 维持量。较推崇此法。

（2）泼尼松小剂量递增隔日疗法：20mg/d 开始，每周递增 10mg，直至隔日服 70～80mg/d 至疗效明显时。病情改善慢，约 5 个月疗效达高峰，病情加重的概率少，但日期推迟，风险较大。

（3）大剂量冲击疗法：甲基泼尼松龙（methyl prednisolone）1g/d，连用 3 日；隔 2 周可重复治疗，2～3 个疗程。

2. 其他免疫抑制剂　激素治疗半年内无改善，可试用。

（1）硫唑嘌呤（azathioprine）：成人初始剂量 1～3mg/kg·d，维持量 3mg/kg·d。抑制 T 细胞，IL－2 受体，每日 50～200mg，3 个月起效，12～24 个月高峰。应常检查血常规，发现粒细胞减少，及时换药和对症处理。

（2）环磷酰胺（cyclophosphamide，CTX）：1 000mg + NS 500ml，静脉滴注每 5～7 天 1 次。10 次后改为半月 1 次，再 10 次后改为每月 1 次。大剂量主要抑制体液免疫，小剂量抑制细胞免疫。冲击疗法疗效快，不良反应小。总量≥30g。疗程越长效果越佳，疗程达 33 个月可使 100% 的患者达完全缓解而无复发，这说明记忆 T 细胞也受到了抑制。不良反应为骨痛，对症治疗好转后不复发。若 WBC $< 4 \times 10^9$/L 或 plt $< 60 \times 10^9$/L 应暂停治疗 1～2 周，再查血常规，若正常可继用 CTX。

（3）环孢菌素（cyclosporine）：影响细胞免疫，多用于对其他治疗无效者，每天 3～6mg/kg，3～6 个月为 1 个疗程。常见不良反应为高血压和肾功能损害。

（四）血浆置换

是通过清除血浆中 AchR 抗体、细胞因子和免疫复合物起作用。起效迅速，但疗效持续时间短，一般持续 6～8 周。多用于危象抢救、新生儿肌无力、难治性重症肌无力和胸腺手术前准备。每次平均置换血浆约 2 000～3 000ml，连续 5～6 次为 1 个疗程。缺点是医疗费用太高。

（五）大剂量丙种球蛋白

治疗机制尚不完全明了，可能为外源性 IgG 使 AchR 抗体结合紊乱。常用剂量为每天 400mg/kg，静脉滴注，连续 5d。多用于胸腺切除术后改善症状、危象抢救和其他治疗无效时。起效迅速，可使大部分患者在注射后症状明显的好转，疗效持续数周至数月，不良反应少，但价格昂贵。

（六）胸腺切除

胸腺切除术能切除胸腺内肌样细胞表面上的始动抗原，切除抗体的主要来源（因胸腺是合成抗体的主要部位），胸腺切除后可见血中淋巴细胞迅速减少。适应于：①伴胸腺瘤的各型重症肌无力（包括眼型患者），应尽可能手术。②60 岁以下全身型 MG，疗效不佳宜尽早手术，发病 3～5 年内中年女性手术疗效佳。特别对胸腺肥大和高抗体效价的年轻女性患者效果尤佳。③14 岁以下患者目前尚有争议。症状严重患者风险大，不宜施行。

术前用肾上腺皮质激素疗法打好基础，再行胸腺切除术，术后继续用肾上腺皮质激素疗法巩固，本手术疗效的特点：①女性优于男性。②病情越轻、病程越短越好。③胸腺内的发生中心越多，上皮细胞越明显，手术疗效越好。④术前术后并用肾上腺皮质激素和放射治疗效果好。因胸腺切除的疗效常延迟至术后数月或数年后才能产生。

胸腺手术本身死亡率极低，有的学者甚至认为是0，胸腺手术死亡率不是由于手术本身而系术后可能出现的危象。为取得胸腺手术的疗效，手术前后的处理是十分重要的。一般来讲，希望患者能在肌无力症状较轻的状况下进行手术，以减少术后的危象发作。因而术前应使用适量的抗胆碱酯酶药或激素，把患者病情控制到较理想的程度，必要时可在术前使用血浆置换。

由于胸腺手术后的疗效一般需数月至数年才能有效，因而术后应继续给以内科药物治疗。非胸腺瘤患者，术后5年有效率可达80%～90%，而胸腺瘤患者亦可达50%左右。

胸腺瘤与重症肌无力的并存：既不是胸腺瘤引起了MG，也不是MG引起了胸腺瘤，那只是并存关系，是免疫功能紊乱所导致的两个相伴疾病，30%MG患者有胸腺肿瘤。

对伴胸腺瘤的MG患者手术疗法的确切疗效尚未能做出结论。而对MG患者的胸腺的手术切除的缺点和危害性却发现了许多。①术后MG患者的病情恶化。②术后MG患者的抗乙酰胆碱受体抗体效价增高。③术后MG患者发生危象的机会增多。④术中死亡时有发生。⑤术后长期疗效并不理想。手术切除胸腺瘤不仅存活率较低，而且存活质量也较差。

伴有胸腺瘤的胸腺确实具有免疫调节作用，而且主要是免疫抑制作用，切除了这种具有免疫抑制作用的胸腺瘤以后使原来的MG症状恶化，抗体增高，甚至本来没有MG而术后诱发了MG等现象就不难理解了。对伴良性胸腺肿瘤的肌无力患者，特别是尚处于Ⅰ，Ⅱ期的良性胸腺瘤患者则应尽可能久地采用非手术的保守疗法。而对伴有浸润型（Ⅲ、Ⅳ期）胸腺瘤的MG患者应积极采用手术治疗，且尽可能地采用广泛的胸腺瘤和胸腺的全切手术。术前就尽快采用免疫抑制疗法，把MG患者的病情调整到最佳状态再进行手术，术后继续给予类固醇疗法、化学疗法和放射疗法等。

另外尚需提出的一个问题是部分原来没有重症肌无力临床症状的胸腺瘤患者，在手术切除胸腺瘤后临床上出现了重症肌无力，部分重症肌无力患者切除胸腺瘤后肌无力症状反而加重。这是一个临床事实，目前对此有多种解释，如认为胸腺瘤细胞可分泌抗肌无力因子，术后使已存在着的轻症重症肌无力（可能被临床漏诊）表现加重而被发现。也有人认为手术是促发产生重症肌无力的一种诱因等。

（七）胸腺放疗

可直接抑制胸腺增生及胸腺瘤，MG药物疗效不明显者，最好于发病2～3年内及早放疗，巨大或多个胸腺，无法手术或术前准备治疗，恶性肿瘤术后追加治疗。^{60}Co每日200～300cGy，总量5 000～6 000cGy。有效率达89.4%。大多在放疗后1～4年，完全缓解及显著好转率66.5%，2～20年随访，疗效较巩固。以往文献报告疗效欠佳多与剂量偏小有关。为预防放射性肺炎，对60岁左右的患者总量≤5 200cGy，在放疗的同时最好不并用化疗。

（八）伴胸腺瘤的MG患者的治疗

（1）伴胸腺瘤的MG患者的治疗：采用手术、激素、放疗和环磷酰胺化疗综合治疗，提高远期生存率。原则上应针对胸腺肿瘤手术切除治疗，并清扫纵隔周围脂肪组织。即使年老患者也可争取手术或放疗。对拒绝手术或有手术禁忌证患者，采用地塞米松治疗，病情缓解后针对胸腺进一步采用胸腺区放射治疗，经长期随访，疗效稳定。5年和10年生存率分别达到88.9%和57.1%。

Masaoka 分期Ⅲ期和Ⅳ期患者，2 年和 5 年生存率分别达到 81.3% 和 50%，而未放疗患者仅为 25% 和 0。2 例经活检和 3 例复发者放疗后肿瘤明显缩小。

（2）伴恶性胸腺瘤的 MG 患者：对恶性胸腺瘤手术和放疗后，仍反复出现 MG 危象，肿瘤复发转移，按细胞周期采用联合化疗治疗。MG 患者伴恶性胸腺肿瘤，虽手术切除肿瘤、放疗及激素治疗，患者仍易反复出现危象，并且 MG 症状难以控制，针对肿瘤细胞增殖周期，对手术病理证实恶性胸腺瘤，术后反复出现危象的 MG 患者，选用抗肿瘤药物组成联合化疗。

（九）危象的治疗

一旦发生危象，应立即气管切开，并进行辅助呼吸、雾化吸入和吸痰，保持呼吸道通畅，预防及控制感染，直至康复。

（1）调节抗 AchR 剂的剂量和用法：一般装上了人工呼吸器应停用抗胆碱酯酶剂 24～72h。可明显减少唾液和气管分泌物，这些分泌物与支气管痉挛和肺阻力增加有关。然后重新开始给予适量的新斯的明肌肉注射或吡啶斯的明鼻饲或口服。应从小剂量开始。

（2）对诱因治疗：积极抗感染、降温、停用能加重 MG 的药物等。链霉素、卡那霉素、新霉素、黏菌素、多黏菌素 A 及 B、巴龙霉素及奎宁、氯仿和吗啡等均有加重神经肌肉接头传递及抑制呼吸肌的作用，应当禁用。地西泮、苯巴比妥等镇静剂对症状较重、呼吸衰竭和缺氧者慎用。

（3）大剂量免疫球蛋白疗法：外源性 IgG 使 AchR 抗体结合紊乱，常用剂量为每天 400mg/kg，静脉滴注，连续 5d。

（4）血浆交换疗法：有效率 90%～94%。通常每次交换 2 000～3 000ml，隔日 1 次，3～4 次为 1 个疗程。

（5）大剂量糖皮质激素疗法：一般可用泼尼松每日 60～80mg，晨顿服，特大剂量甲基泼尼松龙（每次 2 000mg，静脉滴注，每隔 5d1 次，可用 2～3 次）停药过早或减量过快均有复发的危险。拔管后继续用激素（下楼法）、化疗、放疗或手术疗法。

（6）环磷酰胺：1 000mg 静脉滴注每周 1 次（15mg/kg）以促进 T、B 淋巴细胞的凋亡。不良反应：第二天呕吐。可用胃复安 10～20mg 肌肉注射，每 d 2 次。骨痛可用止痛药。

由于辅助呼吸技术的高度发展，死于呼吸困难的危象已日益减少。从总体上讲，约 10% 的重症肌无力患者可发生危象，大多有促发诱因，胸腺切除术为促发危象之最重要原因，上呼吸道感染亦是一个重要的促发原因。危象的定义是症状的突然恶化并发生呼吸困难，因而危象的最基本治疗是进行辅助呼吸，控制诱因，保持生命体征及控制可能合并的感染。由于临床上实际很难区分肌无力危象及胆碱能危象，因而在危象时，原则上主张暂停用乙酰胆碱酯酶抑制剂，但可继续使用肾上腺皮质激素。只要辅助呼吸进行得顺利，也不一定使用血浆置换或大剂量丙种球蛋白。当然治疗危象是血浆置换的重要适应证之一。危象前如已应用抗胆碱酯酶药物，则危象解除后应重新给以抗胆碱酯酶药物。

（十）选择合理治疗的原则

（1）确诊为重症肌无力后首先要合理安排活动与休息，原则上在不影响患者生活质量的前提下尽量鼓励多活动，以多次小幅度活动为好。

（2）再就是防止各种肌无力危象的诱发因素。

（3）抗胆碱酯酶剂和肾上腺皮质激素两大主要治疗都是"双刃剑"。

抗胆碱酯酶剂具有两重性，治标不治本，治标疗效明显，可暂时缓解症状、改善吞咽和呼吸，勉强维持生命，为进一步进行免疫治疗争取时间。但不能从根本上改变自身免疫过程。长期使用疗效渐减，并可使神经肌接头损害加重，故应配合其他免疫抑制剂治疗。

肾上腺皮质激素治本不治表，见效慢，甚至可使病情一过性加重，免疫抑制剂的长远效果可使病情根本缓解，应是最根本的治疗措施。渐减法出现疗效快，但早期出现一过性加重者较多，适用于Ⅰ型和Ⅱa型；渐增法出现疗效慢，但一过性加重者较少，适用于Ⅱb、Ⅲ和Ⅳ型患者。一过性加重的出现是由于大剂量激素可抑制 Ach 释放。可用下列措施减轻肌无力加重现象：酌情增加吡啶斯的明的剂量和次数；补充钾剂和钙剂。不良反应：胃出血；股骨头坏死（为缺血性，做"4"字试验可早发现，行手术减压）。

（4）血浆置换和丙种球蛋白疗法疗效确切，但效果为一过性，用于危重情况，以避免气管切开和上呼吸器。

（5）胸腺切除术是治疗 MG 最根本的方法。全部胸腺及周围的淋巴组织彻底清扫干净。手术有效率达 70% ~90% 。手术前后并用激素疗法，术后 3 年缓解率达 100% ，而对伴胸腺瘤的 MG 患者手术疗法的确切疗效尚未能做出结论。

七、预后

除上述力弱的波动性外，原则上讲重症肌无力并不是一个进行性发展的疾病。全身型患者，通常在第一个症状出现后数周至数月症状即会全部表现出来。眼肌型患者，如发病后 2 年仍局限于眼肌，则很少转变为全身型。自发性的缓解亦似乎主要发生在发病后的头 2 年内，因而头 2 年内对症状的观察及治疗是十分重要的。大多数 MG 患者用药物治疗可有效处理。常死于呼吸系统并发症如吸入性肺炎等。

典型病程是起病第 1 年首先影响眼肌，1 年内陆续影响其余部分的肌肉。有 20% ~25% 病程中自发缓解。近年来由于治疗方法和呼吸器械的改进，重症肌无力死亡率约 4% 。一般说来 40 岁以上的老年患者、起病急而严重、有胸腺瘤者预后较差。

（贾汉伟）

第二节　多发性肌炎

一、概述

炎症性肌病（inflammatory myopathies）是以肌肉纤维、纤维间和肌纤维内炎症细胞浸润为病理特征，表现为肌无力和肌痛的一组疾病。主要包括多发性肌炎、皮肌炎和包涵体肌炎等。人们早已认识到横纹肌和心肌是许多感染性疾病唯一攻击的靶子，但许多肌肉炎症状态无感染病灶存在，提出自身免疫机制，至今尚未完全确定。

特发性多发性肌炎（idiopathic polyrnyositis，PM）和皮肌炎（dermato myositis，DM）的病变主要累及横纹肌、皮肤和结缔组织。多发性肌炎是以多种病因引起骨骼肌间质性炎性改变和肌纤维变性为特征的综合征，病变局限于肌肉，累及皮肤称皮肌炎，如 PM 和 DM 均与结缔组织有关，则命名为 PM 或 DM 伴风湿性关节炎、风湿热、系统性红斑狼疮、硬皮病，或混合性结缔组织病等。本组疾病早在19世纪就已为人们所知，特发性PM和DM的病因及发病机制尚未明确。目前研究发现，可能的病因包括：

1. 感染 较多的研究显示，感染与PM/DM有关。如寄生虫、立克次体感染可造成严重的肌炎症状。目前对病毒的研究较为深入，至今已成功地用小RNA病毒，如柯萨其病毒B_1，流行性腮腺炎（SAIDSD）病毒及HTLV-1型（人T淋巴瘤病毒1型）病毒造成多发性肌炎样动物模型。病毒可能通过分子模拟机制，诱导机体产生抗体，在一些易感人群中导致PM/DM的发生。有人曾在电镜下观察到本病肌纤维有病毒样颗粒，但致病作用尚未得到证实，也未发现患者病毒抗体水平持续升高。PM和DM常伴许多较肯定的自身免疫性疾病，如重症肌无力、桥本甲状腺炎等，提出其与自身免疫有关。PM被认为是细胞免疫失调的自身免疫性疾病，也可能与病毒感染骨骼肌有关。DM可发现免疫复合物、IgG、IgM、补体等沉积在小静脉和小动脉壁，提示为免疫反应累及肌肉的小血管，典型病理表现为微血管周围B细胞为主的炎症浸润，伴有微血管梗死和束周肌萎缩。PM/DM常与恶性肿瘤的发生有关。国内报道DM伴发恶性肿瘤的频率为8%，国外报道其发生率高达10%~40%，PM合并肿瘤的发病率较DM低，约为2.4%。50岁以上患者多见，肿瘤可在PM/DM症状出现之前、同时或其后发生。好发肿瘤类型与正常人群患发肿瘤类型基本相似。

2. 药物 研究发现肌炎的发生可与某些药物有关。如乙醇、含氟的皮质类固醇激素、氯喹及痢特灵等，药物引起的肌炎发病机制尚不清楚，可能是由于免疫反应或代谢紊乱所造成。药物引起的肌炎在停药后症状可自行缓解或消失。

3. 遗传因素 Behan等曾报道PM/DM有家族史。研究发现，PM/DM中的HLA-DR$_3$和HLA-B$_8$较正常人增高。PM/DM的自身抗体产生及临床类型与HLA表现型有关。包涵体肌炎HLA-DRI的发生率为正常对照组的3倍。经动物实验研究发现不同遗传敏感性小鼠患多发性肌炎的易感性明显不同。以上这些研究都说明PM/DM的发生有一定遗传倾向。

二、诊断步骤

（一）病史采集要点

1. 起病情况 发病率为0.5~1.0/10万，女性多于男性。文献报道PM与DM的男女比例分别为1：5和1：3.75。本病可发生在任何年龄，呈双峰型，在5~14岁和45~60岁各出现一个高峰。本病在成人发病隐匿，儿童发病较急。急性感染可为其前驱表现或发病病因。呈亚急性至慢性进展，多为数周至数月内症状逐渐加重。

2. 主要临床表现 主要的临床表现包括：近端肌无力和肌萎缩，伴肌痛、触痛。DM患者还伴有皮疹的出现。

（1）多发性肌炎的首发症状依次为下肢无力（42%）、皮疹（25%）、肌痛或关节痛（15%）和上肢无力（8%）等。可出现骨盆带、肩胛带和四肢近端无力，表现为从坐或蹲位站立、上下楼梯、步行、双臂上举或梳头等困难，颈肌无力表现为抬头困难、头部歪斜。大多数学者认为PM合并周围神经损害是PM的一个罕见类型。郭玉璞等报道43例PM的神经或肌肉病理分析，发现有8例并发神经损伤（18.60%），提示PM合并神经损伤可能是变态反应性神经病对肌肉和神经两系统的损伤。最常见和最重要肌电图表现是运动和/或感觉神经传导速度减慢。有学者认为多发性肌炎是主要累及骨骼肌的疾病，有时除肌病外还伴随周围神经损伤的表现，如感觉损伤和/或肌腱反射消失等，则称为神经肌炎（NM）。至于

PM 合并周围神经损伤是一独立的疾病，还是 PM 病程中神经受损伤的表现之一，目前还没有定论。

（2）皮肌炎：①肌无力表现与 PM 相似，但病变较轻。②典型皮疹包括：向阳性紫红斑：上眼睑暗紫红色皮疹伴水肿，见于 60% ~80% DM 患者，是 DM 的特异性体征。Gottron 征：位于关节伸面，肘、掌指、近端指间关节多见，为斑疹或在红斑基础上高于皮面的鳞屑样紫红色丘疹，是 DM 特异性皮疹。暴露部位皮疹：位于颈前、上胸部"V"区、颈后背上部、前额、颊部、耳前、上臂伸面和背部等处。技工手：掌面和手指外侧面粗糙、鳞屑样、红斑样裂纹，尤其在抗 Jo - 1 抗体阳性 PM/DM 患者中多见。③其他皮肤病变：虽非特有，但亦时而出现，包括指甲两侧呈暗紫色充血皮疹，指端溃疡、坏死，甲缘梗死灶、雷诺现象、网状青斑、多形性红斑等。皮损程度与肌肉病变程度可不平行，少数患者皮疹出现在肌无力之前，约 7% 患儿有典型皮疹，但始终无肌无力、肌病、酶谱正常，称为"无肌病皮肌炎"。④儿童 DM 皮损多为暂时性，临床要高度重视这种短时即逝的局限性皮肤症状，可为诊断提供重要线索，但常被忽略。⑤DM 伴发结缔组织病变较 PM 多见。⑥关节炎改变通常先于肌炎，有时同时出现，血清 CK 轻度升高。

PM 和 DM 患者常有全身表现，所有系统均受累：①关节：关节痛和关节炎见于约 15% 患者，为非对称性，常波及手指关节，引起手指屈曲畸形，但 X 线无骨关节破坏。②消化道：10% ~30% 患儿出现吞咽困难、食物反流，造成胃反流性食管炎。③肺：约 30% 患儿有肺间质改变，急性间质性肺炎、急性肺质纤维化临床表现，部分患者为慢性过程，临床表现隐匿。肺纤维化发展迅速是本病死亡重要原因之一。④心脏：仅 1/3 患者病程中有心肌受累，出现心律紊乱、心室肥厚、充血性心力衰竭，亦可出现心包炎。心电图和超声心动图检测约 30% 出现异常，其中以 ST 段和 T 波异常最常见。⑤肾脏：约 20% 患者肾脏受累。⑥钙质沉着：多见于慢性 DM 患者，尤其是儿童。钙质在软组织内沉积，若沉积在皮下，溃烂后可有石灰样物流出，并可继发感染。⑦恶性肿瘤：约 1/4 患儿，特别是 50 岁以上患者，可发生恶性肿瘤，多为实体瘤，男性多见。DM 发生肿瘤多于 PM，肌炎可先于恶性肿瘤 2 年左右，或同时或晚于肿瘤出现。⑧其他结缔组织病：约 20% 患儿可伴其他结缔组织病，如 SLE、系统性硬化、干燥综合征、结节性多动脉炎等，PM 和 DM 与其他结缔组织病并存，符合各自的诊断标准，称为重叠综合征。

3. 既往史　患者既往病史对诊断有一定意义。特别要询问有否肿瘤和其他结缔组织病史。

（二）体格检查要点

1. 一般情况　有些患者精神萎靡，乏力。有肌肉和关节疼痛患者会出现痛苦面容，可伴低热。有些晚期患者可出现呼吸功能障碍，患者气促，大汗淋漓等。

2. 淋巴结　合并有肿瘤的患者，淋巴结可肿大。

3. 皮肤黏膜　这是体格检查的重点所在。可出现不同程度的皮疹，早期为紫红色充血性皮疹，逐渐转为棕褐色，晚期可出现脱屑、色素沉着和硬结。眶周、口角、颧部、颈部、前胸、肢体外侧、指节伸侧和指甲周围可见红色皮疹和水肿，皮肤损害常累及关节（如肘、指及膝）伸侧皮肤，表现为局限性或弥漫性红斑、斑丘疹、脱屑性湿疹及剥脱性皮炎。某些病例表现为一处或多处局限性皮炎，恢复期皮肤可遗留暗红萎缩性色素沉着和扁平的带鳞屑基底，晚期皮肤可出现硬皮病样改变，称硬皮病性皮肌炎。

4. 心脏　可出现室性房性早搏等心律失常，心音减弱等改变。

5. 肺部　严重病例可出现双肺呼吸音减弱，如果并发吸入性肺炎，双肺可布满干湿啰音。

6. 关节　并发关节炎的患者，可发现关节肿胀，甚至畸形、肌肉挛缩等改变。

7. 神经系统体格检查　主要阳性体征集中在运动系统的检查中。一般面部的肌肉不受损，可见上肢近端、下肢近端和颈屈肌无力，以及吞咽困难、肌痛或触痛（一般以腓肠肌明显）、肢体远端无力和肌萎缩。腱反射通常不减低，无感觉障碍。

（三）门诊资料分析

1. 血清肌酶　肌肉中含有多种酶，当肌肉受损时这些酶释放入血液中，因此对肌酶的检测，不仅有助于 PM/DM 的诊断，而且定期复查是了解病情演变的良好指标，肌酸激酶（CK）是肌炎中相对特异性的酶，有一部分肌酶在疾病初期即可升高，在疾病稳定、临床症状尚未好转时降低，因此对诊断、指导治疗和估计预后具有重要意义。

其中以 CK 对 PM 的诊断及其活动性判断最敏感且特异。血清肌酶的增高常与肌肉病变的消长平行，可作为诊断、病程疗效监测及预后的评价指标。肌酶升高常早于临床表现数周，晚期患者由于肌肉萎缩肌酶不再释放。故慢性 PM 和广泛肌肉萎缩的患者，即使处于活动期，肌酶水平也可正常。

（1）CK：95% 的 PM 在其病程中出现 CK 增高，可达正常值的数十倍。CK 有 3 种同工酶：即 MM、MB、BB。CK - MM 大部分来源于横纹肌、小部分来自心肌；CK - MB 主要来源于心肌，极少来源于横纹肌；CK - BB 主要来源于脑和平滑肌。其中 CK - MM 活性占 CK 总活性的 95% ~98%。PM 主要是 CK - MM 升高，CK - MB 也可稍增高，多由慢性或再生的肌纤维所释放引起。晚期肌萎缩患者 CK 可以不升高。血清 CK 受下列因素的影响：长期剧烈运动、肌肉外伤或手术、肌电图操作、针刺、心肌梗死、肝炎、脑病及药物影响（吗啡、地西泮、巴比妥可以使 CK 的排出降低），因此 CK 的特异性也有一定的限度。

（2）ALD：小部分 CK 不升高的 PM 其血清 ALD 升高，但其特异性及与疾病活动性的平行性不如 CK。

（3）CAⅢ：为唯一存在于横纹肌的氧化酶，横纹肌病变时升高。对 PM 特异性较好，但临床应用较少。

（4）其他：AST、LDH 因在多种组织中存在，特异性较差，仅作为 PM 诊断的参考。

2. 其他常规检查　血常规通常无显著变化，可有轻度贫血和白细胞增多，约 1/3 病例有嗜酸性粒细胞增高，ESR 中度升高，血清蛋白量不变或减低，白球蛋白比值下降，白蛋白减少，α_2 和 γ 球蛋白增加。约 1/3 患者 C_4 轻度至中度降低。C_3 偶可减少。部分病例循环免疫复合物增高。多数 PM 患者的血清中肌红蛋白水平增高，且与病程呈平行关系，有时先于肌酸肌酶（CK）升高，也可出现肌红蛋白尿。

（四）进一步检查项目

1. 免疫指标　由于本病是自身免疫性疾病，故在血清中存在多种抗体，可作为诊断及病情观察的指标。

（1）抗核抗体（ANA）：PM 患者 ANA 的阳性率为 38.5%，DM 为 50%。

（2）抗合成酶抗体，其中抗 Jo - 1 抗体（胞浆 tRNA 合成酶抗体）阳性率最高，临床应用最多。抗 Jo-1 抗体在 PM 的阳性率为 25%，主要见于 DM，阳性率为 8%~20%。儿童型 DM 及伴恶性肿瘤的 DM 偶见抗 Jo-1 抗体阳性。

（3）抗 SRP 抗体：仅见于不到 5% 的 PM，其阳性者多起病急、病情重，伴有心悸，男性多见，对治疗反应差。

（4）抗 Mi-2 抗体为 PM 的特异性抗体。

（5）其他抗核抗体：多出现在与其他结缔组织病重叠的患者。抗 Ku、抗 PM-Scl 抗体见于与系统性硬化重叠患者。抗 RNP 抗体为混合性结缔组织病中常见抗体，抗 SSA、抗 SSB 抗体多见于与干燥综合征重叠的患者。抗 PM-1/PM-Sul 抗体：抗原为核仁蛋白，阳性率为 8%~12%，可见于与硬皮病重叠的病例。抗 PL-7 抗体：即抗苏酰 tRNA 合成酶抗体，PM 患者中阳性率为 3%~4%。抗 PL-12 抗体：即抗丙氨酰 tRNA 合成酶抗体，阳性率为 3%。

2. 肌电图（EMG） 肌电图检查是一种常用的肌肉病变检查方法，它通过对骨骼肌活动时的电生理变化分析，从而断定肌肉运动障碍的原因、性质及程度，以协助诊断、判定预后。对早期表现为肌无力，而无明显肌萎缩者，肌电图检查可以做到早期发现。PM 和 DM 的异常 EMG 表现为出现纤颤电位、正锐波，运动单位时限缩短、波幅减小，短棘多相波增加，重收缩波型异常和峰值降低，但以自发电位和运动单位电位时限缩短为最重要。自发性电活动出现，提示膜的应激性增加，神经接头的变性或不稳定，或是由于肌肉节段性坏死分离终板和肌肉导致继发性失神经电位，也可能是肌纤维的变性和间质炎症所造成的电解质浓度改变，使肌纤维的兴奋性升高的结果。肌电图自发电位的出现与 PM 和 DM 患者疾病时期有关。自发电位出现量多表示病变处于活动期，自发电位出现量少则表示病变处于恢复过程或在缓慢进展中或肌肉显著纤维化等。活动期与稳定期比较，运动单位时限缩短、波幅降低和病理干扰相的出现率没有明显差异，说明运动单位时限缩短、波幅降低和病理干扰相与 PM 和 DM 疾病分期没有直接关系。在多发性肌炎的发展过程中除了由于肌肉坏死变性而使一个运动单位异步化所形成的多相波外，还有肌肉的坏变引起的肌纤维失神经的影响，在修复过程中又有芽生所造成的时限长的多相波。这些现象会在疾病的不同时期存在，它反映了疾病的不同时期神经、肌肉所处的功能状态。部分患者出现神经元损害的表现，并不代表有原发性神经源性病变，可能肌膜易激惹性增高所致，也可能是由于肌肉内神经小分支的受累或者肌纤维节段性坏死而导致部分正常的运动终板隔离而出现失神经性的改变。肌电图检查是诊断 PM/DM 的重要手段，选择合适的肌肉进行检查以获得较高的 EMG 阳性率。

3. 病理检查 皮肤和肌肉活检是诊断此病的关键，光镜下可见 PM 的病理表现为：肌纤维膜有炎细胞浸润，且有特异性的退行性表现；DM 特征性的病理表现为：肌束周围萎缩和微小血管改变。有人认为，肌束周围萎缩是诊断 DM 的主要表现。肌束周围萎缩即肌束周边区肌纤维处于同一程度的萎缩，束周萎缩区包括变性坏死纤维、再生纤维和萎缩纤维。可能是由于一些损伤因素的持续存在造成了束周区肌纤维的反复坏死和不完全再生所致。电镜下的超微结构主要表现为：激活的淋巴细胞浸润，肌丝坏死溶解，吞噬现象，肌纤维内线粒体、糖原颗粒、脂滴明显增多。PM 的毛细血管改变轻微，而 DM 毛细血管改变较明显，主要有微血管网状结构病变、内皮细胞浆膜消失、胞浆内异常细胞器等。

4. 影像学检查——核磁共振（MRI） 作为一种非创伤性技术，MRI 已用于许多神经肌肉疾病的诊断，国内研究 PM/DM 的 MRI 的表现为在常规自旋回波序列上，受累肌肉在

T_2WI 上呈片状或斑片状高信号。T_1WI 上呈等信号。提示肌肉的炎性水肿样改变。同时还发现 DM 的异常多发生在股四头肌，肌肉的 MRI 表现与肌肉的力弱，肌酶的升高，EMG 的表现，病理表现无必然相关性。

5. ^{31}P 磁共振波谱分析（^{31}PMPS）技术是唯一可测定人体化学物质 无机磷（Pi），三磷酸腺苷（ATP），磷酸肌酸（Pcr）的非创伤性技术。Pi 和 Pcr 的比值是检测肌肉生化状态和能量储备的有效指标。Pi 和 Pcr 的升高常提示肌组织产生和利用高能磷酸化合物障碍。Park 等用该技术测得肌肉感染的患者发现，休息状态下 ATP、Pi、Pcr 均低于正常人。而运动时更低，而 ADP 增高。说明其与肌肉力弱程度和疲劳程度相关，本技术对肌肉力弱，而对肌酶正常的患者有重要意义。肌肉的 MRI 和 ^{31}PMRS 技术应用于临床诊断，对确定活检部位、观察病情演变及指导临床用药有重要意义。

三、诊断对策

（一）诊断要点

Bohan 和 Peter（1975）提出的诊断标准：①对称的四肢近端肌无力，面肌和颈肌均可累及。②血清肌酶升高。③肌电图提示为肌源性损害。④肌活检提示肌纤维变性、坏死和再生，间质内炎性细胞浸润。⑤典型的皮疹。具备上述 1~4 项者可确诊 PM；具备上述 1~4 项中的 3 项可能为 PM；只具备 2 项为疑诊 PM。具备第 5 条，再加上 3 项或 4 项可确诊为 DM；第 5 条加上 2 项可能为 DM；第 5 条加上 1 条，为可疑 DM。应注意有否合并其他结缔组织病的可能。对 40 岁以上的男性患者，需除外恶性肿瘤的可能。

血清酶是一种较客观、敏感的指标，它能较准确地反映出肌肉病变的程度，是诊断 PM 和 DM 较重要的化验指标。大多数活动期 PM 和 DM 患者 CK 明显增高，治疗后在疾病开始稳定、临床症状尚未好转时，稳定期 PM 和 DM 患者 CK 明显降低，CK－MB、AST、LDH、HBDH 均与 CK 有一致性，但升高幅度和动态变化均不及 CK 明显，说明 CK 的升高是 PM/DM 中最常见且是所有血清酶中最敏感的指标，可以作为监测疾病活动性的一个指标，CK 的检测对诊断、指导治疗和估计预后具有重要意义。

（二）鉴别诊断要点

1. 进行性肌营养不良症 此病患者学龄前起病，表现为近端肌无力，病程较缓，有家族史，既往无结缔组织病史，血清 CK 增高明显，肌电图提示肌源性受损，肌活检发现抗肌萎缩蛋白缺如，皮质类固醇治疗后可使患者的血清肌酶下降，但病情改善不明显。

2. 慢性吉兰－巴雷综合征 患者表现为四肢乏力，以远端为主，可伴有末梢型浅感觉障碍，肌电图提示周围神经受损，脑脊液提示蛋白细胞分离现象，患者无肌肉酸痛，血清肌酶不高等可与多发性肌炎鉴别。

3. 重症肌无力 患者表现为四肢无力，眼肌麻痹很常见，受累肌肉呈无力或病态疲劳，症状常局限于某组肌肉，肌群重复或持续运动后肌力减弱，呈晨轻暮重规律性波动，活动后症状加重，休息后不同程度缓解。肌疲劳试验（Joily 试验），新斯的明和腾喜龙试验阳性，血清 AChR－Ab 测定，肌电图等可确诊。

4. 线粒体肌病 属于遗传性疾病，患者以轻度活动后的肌肉病态疲劳为主要临床表现，休息可缓解。血清肌酶可增高，血乳酸和丙酮酸值增高。鉴别有困难者可分析运动前后乳酸与丙酮酸的浓度，运动前乳酸，丙酮酸浓度高于正常值，或运动后 5min 以上不能恢复正常水平为异常。肌肉活检可见破碎红纤维为其特征性改变，运用分子生物学方法检测线粒体 DNA 是确诊本病的金标准。

5. 脂质沉积性肌病　为常染色体隐性遗传，有家族史，是由于遗传因素致肉毒碱或肉毒碱棕榈转移酶缺乏引起肌纤维内脂肪代谢障碍，致使肌细胞内脂肪堆积而引起的肌病。临床表现与多发性肌炎相似，确诊主要根据肌肉病理和生化测定。肌肉活检的重要依据就是脂肪染色阳性，脂滴聚集以 I 型纤维为重，但需要鉴别线粒体肌病和炎性肌病中肌纤维增多的问题。陈琳等认为，与原发性脂质沉积性肌病相比，肌炎患者肌纤维内脂滴增多的程度比较轻，或为散在单根纤维内脂滴堆积，或为普遍轻度到中度增多。

6. 肌糖原累积病　是一种遗传性疾病，由于糖酵解的关键酶突变引起糖原的合成与分解障碍，大量异常或正常的糖原累积在肝脏、心脏与肌肉而引起多种临床表现。临床主要表现为肌无力运动后肌肉酸痛和痉挛，又是伴有腓肠肌肥大，易误诊为多发性肌炎。确诊主要依靠糖原代谢酶的生化检查和肌肉活检。活检提示主要以空泡纤维为主，PAS 染色阳性，多累及 I 型纤维，纤维坏死再生及淋巴细胞浸润少见，电镜下可见大量糖原沉积。与多发性肌炎的肌纤维坏死和炎症细胞浸润不同。

7. 甲状腺功能低下性肌病　最早的甲低性肌肉病是在 1880 年报道，之后陆续有相关报道。该病主要表现为不同程度的近端肌无力，肌痉挛，肌痛，肌肥大，反射延迟等。同时可以有甲状腺功能低下的表现，如黏液水肿，怕冷，行动迟缓，反应迟钝，心率减慢，腹胀厌食，大便秘结。但是甲状腺功能低下所致的全身性症状不能作为甲低性肌肉病的主要诊断依据，因为有的甲低患者并无明显的系统性症状，而以肌肉的症状为主。肌肉活检可见肌纤维形态和大小的改变，以及肌细胞坏死，中心核沉积，炎细胞浸润，核心样结构，I 型、II 型肌纤维的萎缩或肥大等。这些改变与多发性肌炎有很多相似之处，甲状腺功能的实验室检查及甲状腺素替代治疗有效（骨骼肌症状缓解，血清学指标恢复正常或趋于正常等）可予以鉴别。

（三）临床类型

（1）Walton 和 Adams 最早指出，多发性肌炎和皮肌炎可表现为多种形式，根据患者的病因范围，年龄分布及伴发的疾病，可分为 5 型：

I 型：单纯多性肌炎，炎症病变局限于横纹肌。

II 型：单纯皮肌炎，单纯多发性肌炎合并皮肤受累。

III 型：儿童多发性肌炎或皮肌炎。

儿童型 DM 和儿童型 PM：儿童型临床特征与成人 DM/PM 类似，均可表现对称性近端肌无力、肌痛、血清肌酶增高，肌电图呈肌源性损害，但儿童型也有其自身的特点，如肌萎缩、胃肠道受累、钙质沉着等较常见，而并发恶性肿瘤者少见，另外大部分患儿有发热，对称性大、小关节炎，腓肠肌疼痛，除皮疹与成人型相同外，还可有单纯性眼睑红斑；30% ~ 70% 患者出肌肉钙化，多见于肘、臀部的皮下筋膜内；可伴有关节挛缩。儿童型的肌组织与成人基本相同，但最典型的改变是在病程的早期出现微血管病变或血管炎症，且其后可发展成为钙化灶。儿童型 PM 也具有自身的特征和转归：学龄儿童发病，呼吸道感染后出现肌肉症状，腓肠肌疼痛，步态异常，后逐渐波及大腿，伴肌肉肿胀。CK 升高，对激素反应较好，预后比成人好，大部分患者在 1 ~ 5d，少数在 4 ~ 7 周内完全恢复，本型因其症状轻易被忽视。

Ⅳ型：多发性肌炎（或皮肌炎）重叠综合征，约1/3 的 PM 或 DM 合并 SLE、RA、风湿热、硬皮病、Sjogren 综合征或几种病变构成的混合性结缔组织病等。重叠综合征的发病率不清，据报道仅 8% 的 SLE 病例伴真正的坏死性炎症性肌病，硬皮病、风湿性关节炎等，接受 D-青酶胺治疗的风湿性关节炎患者 PM 和 DM 的发病率增加。重叠综合征肌无力和肌萎缩不能单用肌肉病变解释，因关节炎引起疼痛可限制肢体活动，导致废用性肌萎缩。有些结缔组织病可伴发肌炎或多年后出现肌炎，疾病早期仅有肌肉不适、酸痛及疼痛，诊断有时依靠血清肌酶、EMG 及肌肉活检。PM 或 DM 可与风湿性关节炎、风湿热、系统性红斑狼疮、硬皮病及其他混合性结缔组织病并存。

Ⅴ型：伴发恶性肿瘤的多发性肌炎或皮肌炎。1916 年 Stertz 首次报道了 PM/DM 与恶性肿瘤的相关性，并存率为 5%~25%，大部分出现在 DM，小部分在 PM，其后不断有相关文献报道，但各报道之间恶性肿瘤的发生率（13%~42.8%）以及肿瘤分型差别较大。目前认为男性患者肿瘤综合征与肺癌和结肠癌、前列腺癌的关系最密切，女性患者与乳腺癌和卵巢癌关系密切。肿瘤可发生在所有的器官，但此型患者肌肉和皮肤均未见肿瘤细胞。约半数患者 PM 或 DM 症状先于恶性病变有时早 1~2 年或更多年。40 岁以上发生者尤其要高度警惕潜在的恶性肿瘤可能，应积极寻找病灶，定期随访，有时需数月至数年才能发现病灶。PM 或 DM 伴发症的发生率和病死率通常取决于潜在恶性肿瘤的性质及对治疗的反应，有时肿瘤切除可避免发生肌炎。PM/DM 易合并恶性肿瘤，且恶性肿瘤的发生可出现在 PM/DM 的任何时期。因此对于年龄较大（40 岁以上）的 PM/DM 患者应提高警惕，尤其是对于男性、合并系统损害、肿瘤血清学检测阳性的患者，应积极寻找肿瘤的证据，以避免延误病情。

（2）以上的分类标准对本病的诊断、治疗和预后有一定的指导作用，但由于患者起病方式、临床表现、实验室检查等方面变化很大，这些方法区分的各类型肌炎患者在临床、实验室、遗传学方面的差别不显著。而肌炎特异性抗体（MSAs）与某些临床表现密切相关，有更好的分类作用。以 MSAs 来区分 PM/DM，按阳性率高低主要分为三大类：抗合成酶抗体，以抗 Jo-1 抗体为主，临床表现为抗合成酶综合征，预后中等。抗 SRP 抗体易发生心肌受累，对免疫抑制剂反应差，有很高的病死率，预后差。抗 Mi-2 抗体主要见于 DM 对免疫抑制剂有很好的反应，一般预后良好。不同的 MSAs 分别与各自的临床类型相联系，对预后有判断价值。

其中抗 Jo-1 抗体阳性者常有特征性临床表现：间质性肺病、关节炎、雷诺现象、技工手等，合称为抗 Jo-1 抗体综合征。由于其临床表现多样化，容易延误诊治。其中以间质性肺炎为首发症状者最多见。由于在整个病程中以间质性肺炎为主要表现，且可出现在肌炎之前，临床甚至无肌炎表现，常被诊为"特发性肺间质病变"、"肺感染"、"类风湿性关节炎"，因此联合检测抗 Jo-1 抗体、肌酶及免疫学指标有利于诊断。患者在间质性肺炎的基础上，加之呼吸肌无力易致分泌物潴留和肺换气不足，吞咽困难增加了吸入性肺炎机会，激素、免疫抑制剂的应用也增加感染的机会，故抗 Jo-1 抗体阳性的 PM/DM 患者易发生肺部感染，也是主要的死亡原因之一。

四、治疗对策

(一)治疗原则

抑制免疫反应,改善临床症状,治疗原发病。

(二)治疗计划

1. 一般治疗 急性期卧床休息,病情活动期可适当进行肢体被动运动和体疗,有助于预防肢体挛缩,每天2次,症状控制后的恢复期可酌情进行主动运动,还可采用按摩、推拿、水疗和透热疗法等。予高热量、高蛋白饮食,避免感染。

2. 皮质类固醇 皮质类固醇是 PM 和 DM 的一线治疗药物,泼尼松成人0.5~1.0mg/(kg·d),儿童剂量为1~2mg/(kg·d),多数患者于治疗6~12周肌酶下降,接近正常,待肌力明显恢复、肌酶趋于正常4~8周开始缓慢减量(一般1年左右),减量至维持量5~10mg/d后继续用药2年以上;对病情发展迅速或有呼吸肌无力、呼吸困难、吞咽困难者,可选用甲泼尼龙成人0.5~1.0g/d,儿童30mg/(kg·d),静脉冲击治疗,连用3d,之后改为60mg/d口服,根据症状及肌酶水平逐渐减量。在服用激素过程中应密切观察感染情况,必要时加用抗感染药物。激素使用疗程要足,减量要慢,可根据肌力情况和 CK 的变化来调整剂量,治疗有效者 CK 先降低,然后肌力收善,无效者 CK 继续升高。

应注意长期应用皮质类固醇减量停药后的不良反应和防治:①反跳现象:皮质类固醇减量乃至停药过程中出现原有疾病加重。防止或减轻"反跳现象"的方法:"下台阶"阶梯减量的方法逐渐撤减皮质类固醇。②虚弱征群:长期、连续服用皮质类固醇而停用后会出现乏力、纳差、情绪消沉,甚至发热、呕吐、关节肌肉酸痛等。患者对皮质类固醇产生依赖性,对停用有恐惧感。主观感觉周身不适和疾病复发。此时须鉴别确实是"疾病复发"还是"虚弱征群"。防止方法:在疾病处于稳定期后或在停用前隔日服用皮质类固醇,以减少对垂体的抑制。③应激危象:长期用皮质类固醇后 HPA 轴功能被抑制,停用后该轴功能需要9~12个月或更长时间恢复。因此,各种应激状态时均应加大皮质类固醇用量,已停用者可再次应用。

3. 硫唑嘌呤(AZA) 除激素外,硫唑嘌呤是临床上使用最悠久自身免疫性疾病的药物。AZA 的活性产物[62]MP,能抑制嘌呤生物合成而抑制 DNA、RNA 及蛋白合成。对细胞和体液免疫均有明显的抑制作用,但并不干扰细胞吞噬和干扰素的产生,为一种非特异性的细胞毒药物。对激素治疗无效或不能耐受的患者,可予口服硫唑嘌呤2~3mg/(kg·d),初始剂量25~50mg/d,渐增加至150mg/d,待病情控制后逐渐减量,维持量为25~50mg/d。无类固醇激素不良反应,适于需长期应用免疫抑制剂的患者。

在人类 AZA 不良反应发生率为15%。主要不良反应为骨髓抑制,增加感染机会,肝脏毒性,脱发,胃肠道毒性,胰腺炎以及具有诱发肿瘤危险。①骨髓抑制:最常见为剂量依赖性,常发生在治疗后的7~14d。表现为白细胞减少,血小板减少导致凝血时间延长而引起出血和巨幼红细胞性贫血。AZA 所致造血系统损害是可逆性的,及时减量或停用,大部分患者造血功能可恢复正常。②肝脏毒性:主要表现为黄疸。实验室检查异常:血清碱性磷酸酶,胆红素增高,和/或血清转氨酶升高。罕见的但严重危及生命的肝毒性为静脉闭塞性病。③胃肠道毒性:主要发生在接受大剂量 AZA 患者,表现为恶心呕吐,食欲减退和腹泻。分次服用和/或餐后服药可减轻胃肠道不良反应。呕吐伴腹痛也可发生在少见的过敏性胰腺炎。其他包括口腔，食管黏膜溃疡以及脂肪泻。④致癌性和致畸性：对人类具有致癌性已经被公认。AZA 能致膀胱肿瘤和白血病。关于对人类的致畸性尚未见报道，但对动物（大鼠、小鼠、兔子、仓鼠）的致畸性已经得到证实（四肢、眼、手指、骨骼、中枢神经系统）。⑤过敏：不可预知，罕见并具有潜在致命危险的不良反应是超敏反应，AZA 药物过敏反应表现多样，可从单一的皮疹到过敏性休克（如发热，低血压和少尿）。胃肠道过敏反应的特点为严重恶心呕吐。这一反应也可以同时伴发腹泻、皮疹、发热、不适、肌痛、肝酶增高，以及偶尔发生低血压。⑥增加感染机会。

AZA 为一种毒性药物，应该在严密监护下合理使用。AZA 与其他免疫抑制药物合用将明显增加其毒性作用，应注意监测外周血细胞计数和肝脏功能。

4. 甲氨蝶呤（MTX） MTX 剂量由 5mg 开始，每周增加 5～25mg，每周 1 次静脉注射，口服时由 5～7.5mg 起始，每周增加 2.5～25mg，至每周总量 20～30mg 为止，待病情稳定后渐减量，维持治疗数月或数年。儿童剂量为 1mg/kg。甲氨蝶呤可与小剂量泼尼松（15～20mg/d）合用，一般主张开始从小剂量泼尼松治疗时就与一种免疫抑制剂合用，DM 并发全身性血管炎或间质性肺炎时须采用此方案。

5. 环磷酰胺（CTX） 对 MTX 不能耐受或不满意者可选用，50～100mg/d 口服，静脉注射重症者可用 0.8～1.0g 静脉冲击治疗。用药期间应注意白细胞减少、肝肾功能及胃肠道反应。

6. 环孢素 A（CsA） 环孢素 2.5～5.0mg/（kg·d），使血液浓度维持在 200～300ng/ml，可能对 DM 患者更有益。主要不良反应为肾功能异常，震颤，多毛症，高血压，高脂血症，牙龈增生。尽管其肾脏毒性是有限的，但为必须调整或停药的指征。①牙龈增生：常见的不良反应，常发生在使用后的第 1 个月，服用 CsA 后 3 个月内就会出现明显牙龈增生。15 岁以下儿童更常见。钙离子通道阻滞剂硝苯地平（心痛定）能够加剧 CsA 所致的牙龈增生。②肾脏毒性：CsA 所致肾毒性为最常见但同时也是最严重的不良反应。表现为 BUN 和 Scr 升高。临床上也可表现为水潴留，水肿，但常常不易被察觉。其肾毒性与药物剂量相关且停药或减量后可恢复正常。血浆浓度 >250ng/ml 肾毒性明显增加。CsA 的肾毒性分急性和慢性肾性两种。急性肾脏毒性发生在用药的开始 7d 内；亚急性毒性 7～60d，CsA 的慢性毒性出现在 30d 以后。表现为不可逆肾脏功能异常。其临床特征为进行性的肾功能减退，影响患者的长期存活。一旦发生无有效的治疗方法。③肝脏毒性：发生在用药的第 1 个月并与药物剂量呈正相关。表现为肝功能异常（GOT，GPT，γ2GT 增高）以及血胆红素增高。肝脏毒性可在 CsA 减量或停药后逆转。④对水电解质的影响：高钾血症（常伴高氯性代谢性酸中毒），低镁血症以及碳酸氢盐浓度下降。高尿血症也较常见，尤其是同时给予利尿剂治疗时更易发生而可能导致痛风。⑤神经系统不良反应：震颤，手掌烧灼感，跖肌感觉异常，头痛，感觉异常，抑郁和嗜睡，视觉障碍（包括视神经乳头水肿、幻视）等。偶尔发生抽搐或癫痫等副作用。有报道，CsA 与大剂量甲基泼尼松龙同时使用，可发生抽搐或癫痫。中毒剂量表现醉酒感，手足感觉过敏和头痛等。⑥胃肠道不良反应：腹泻，恶心呕吐，食欲减退和腹部不适等常见。其次可发生胃炎，打嗝和消化性溃疡。也有报道可出现便秘，吞咽困难和上消化道出血。⑦皮肤：多毛症（分布于脸、上肢和背部）。⑧内分泌不良反应：高血糖，催乳素增高，睾酮下降，以及男子女性化乳房，糖尿病等 CsA 能增加早产发生率，CsA

能通过胎盘并可分泌入乳汁。至今尚未见有关正在哺乳的妇女使用该药的报道。⑨其他：例如肌病，可逆性肌损害伴肌电图异常。

CsA 肾毒性的防治：①严格注意用药适应证和禁忌证，肝肾功能异常或肾组织病理检查有明显小管间质病变者慎用或禁用。②选择合适剂量，疗程并监测血药浓度调整用量。剂量一般每日 4～6mg/kg，分 12h 口服给药，3d 后以血药浓度调整 CsA 剂量，总疗程一般不超过 2 年（足量 6～9 个月后开始减量）。③严密监测临床不良反应，血压，肝肾功能，如 BUN，Scr，血清胆红素，电解质（尤其是钾和镁）。监测尿酶，微量蛋白等。④中药：冬虫夏草、丹参、人参总皂苷和粉防己碱对 CsA 引起的急性肾毒性有保护作用。

7. 免疫球蛋白　免疫球蛋白对 PM 的治疗有益，0.4g/（kg·d），静脉滴注，连用 5d，每月 1 次，根据病情可适用数月。可减少免疫抑制剂的用量，但缺乏临床对照试验证实。血浆置换疗法可在免疫抑制剂无效时采用，去除血液中细胞因子和循环抗体，改善症状。

8. 全身放疗或淋巴结照射　抑制 T 细胞免疫活性，对药物治疗无效的难治性 PM 病例可能有效，不良反应较大。

9. 支持疗法和对症治疗　包括注意休息、高蛋白及高纤维素饮食、适当体育锻炼和理疗等。重症卧床患者肢体可被动活动，以防关节挛缩及废用性肌萎缩，恢复期患者应加强康复治疗。

10. 中西医结合治疗　雷公藤兼有免疫抑制及糖皮质激素二者的作用特点，故可应用。某些中药替代激素治疗或联合使用时，可减少激素用量，从而降低其副作用。雷公藤为卫茅科雷公藤属长年生藤本植物，具有清热解毒、消肿、消积、杀虫、止血等功效，是迄今为止免疫抑制作用最可靠的中药之一。因其毒副作用较大，又有断肠草之称。目前临床上雷公藤有多种剂型，如汤剂、糖浆剂、颗粒剂、片剂、流浸膏剂、酊剂、擦剂、软膏剂等。

雷公藤多甙片为临床最常用的剂型，对免疫系统呈双向调节作用。在体外低浓度时促进 T、B 细胞增殖，高浓度时则呈抑制作用；在体内，低浓度时促进 B 细胞功能，但对 T 细胞功能无明显影响；高浓度则对 T、B 细胞功能均有抑制作用。对 NK 细胞的作用也是如此。

其毒副作用包括生殖系统毒性，肝脏损害、粒细胞减少和肾脏损害等，长期应用可导致肾间质纤维化，其中较为突出的是对生殖系统的影响。①生殖系统：对生殖系统有明显影响，不仅影响女性卵巢功能，也影响男性睾丸精子发育。因此，此药疗程不宜过长，一般用药疗程小于 6 个月，长期使用也可能引起生殖器官的难逆性损害。一般停药后，生殖系统功能有望恢复。②血液系统和骨髓抑制作用：白细胞及血小板减少，严重者可发生粒细胞缺乏、贫血和再生障碍性贫血。多在用药后 1 周出现，常同时伴有腹泻，停用本品后常于 1 周后可逐渐恢复正常。③肝肾功能的不良反应：本品可出现肝脏酶谱升高和肾肌酐清除率下降，这种作用一般是可逆的，但也有严重者发生急性肾功能衰竭而导致死亡。④皮肤黏膜改变：可达 40%，表现皮肤色素沉着、皮疹、口腔溃疡、痤疮、指甲变软、皮肤瘙痒等。⑤其他不良反应：可致胃肠道反应，纵隔淋巴瘤，不宁腿综合征，听力减退，复视等。

为了减少雷公藤多甙的毒副作用，在临床用药过程中要严格掌握适应证和禁忌证，防止滥用本品；尤其青春期儿童慎用。肝、肾功能异常及造血功能低下者慎用；掌握好用药剂量和疗程：不超过每日 1mg/kg，最大不超过 30mg/d，疗程一般不超过 6 个月。对生殖系统不良反应的防止：青春发育期慎用。对哺乳期妇女，雷公藤能通过乳汁影响婴儿，此阶段应禁止使用。控制用药剂量，适量联合用药，可提高疗效，减少不良反应。可与 CsA 等药物联用，增加药物疗效，降低用药剂量，减轻单独用药的不良反应。在疾病的活动期，不宜单独使用雷公藤制剂。用药期间严密监测血常规，肝肾功能等。出现不良反应立即停药，并积极对症处理以达到安全、有效、合理的应用。

（三）治疗方案的选择

（1）本病的治疗通常联合应用免疫抑制剂和细胞毒性药物：一般说来，对激素反应好的 PM、DM，应选择激素 + 细胞毒性药物治疗；对激素抵抗的 PM、DM，应选择细胞毒性药物 IVIG 治疗；对激素依赖的 PM、DM，应选择细胞毒性药物；对激素、细胞毒性药物均抵抗的 DM、PM，应选用甲基泼尼松龙 + 细胞毒性药物，如 MTX + CSA、IVIG 治疗。陈洁等认为在免疫抑制剂的使用中，MTX 的疗效优于 CTX 和硫唑嘌呤，故以 MTX 为首选。

难治性 PM、DM 可首选 IVIG、激素 + CSA、CSA + IVIG，儿童型 DM 选用甲基泼尼松龙，合并有肺间质病变时选用环磷酰胺，皮炎治疗选用羟基氯喹、MTX、IVIG，钙盐沉着时加用阿仑磷酸钠、羧苯磺胺。激素、细胞毒性药物及丙种球蛋白推荐逐级、逐步经验治疗，前二者可一开始即联合应用。

（2）部分难治性 PM/DM 的治疗：现有许多研究者采用静脉注入大量人体免疫球蛋白（IVIG）进行治疗，其机制是抑制 B 细胞产生有交叉反应基因型的自身抗体，抑制 T 细胞介导的细胞毒作用，对有血管病变的 DM 患者可改善血管壁病变。静脉注射 IVIG 的剂量为 $0.4g/kg$，连用 5d 后，可每月应用 1 次，Dalakas 等研究认为，应用大剂量的 IVIG 1g/kg，连续 2d，每月 1 次，使用 4~6 个月，可使难治性 PM/DM 获得明显的疗效。免疫抑制剂无效时，也有学者提出使用血浆交换及白细胞去除方法，去除血液中的细胞因子和循环抗体，是治疗难治性 PM/DM 的有效方法。对于难治性或危及生命的 PM/DM 患者，有学者提出使用全身放疗（TBI）。其作用机制是通过抑制周围淋巴细胞数量，从而影响其功能，Hengstman 等应用抗肿瘤坏死因子 α 的单克隆抗体治疗 PM/DM 患者，取得了较好的疗效，认为是一种安全起效快的治疗方法。但这一方面只处于初步研究阶段，尚缺大样本的病例研究。

五、病程观察及处理

（一）病情观察要点

（1）注意生命体征，特别是呼吸功能，必要时予呼吸机辅助呼吸。

（2）四肢的肌力和肌张力情况，注意腱反射等的改变。

（3）心脏的功能，有否颈静脉怒张，下肢水肿等情况。

（4）监测药物的不良反应，皮质类固醇激素引起的高血压、血糖增高等，细胞毒性药物引起的骨髓抑制等。

（5）定期复查血常规，肝肾功能等。

（6）对于进行血浆置换的患者，需观察其血压、神志等情况，注意低钾、低钙、过敏等并发症。

（二）疗效判断与处理

治疗的理想标准应该是主要临床症状肌肉力弱及皮疹消失，CK 水平恢复正常，激素完全撤除。但不是每个患者都能达到这一标准，因此需要一个现实的实际标准，即临床症状明显减轻，使用最小的激素维持量，CK 正常或下降，皮疹减轻。但有时临床症状减轻与 CK

下降不平行，或力弱有恢复而皮疹不减轻，因此如何确定治疗标准以评定疗效和正确选择治疗还需要进一步研究，是否不以临床改善作为主要判断，是否监测 CK 变化而不以 CK 正常作为治疗标准，是否不以皮疹消失作为用药标准。

六、预后评估

PM 和 DM 一般预后尚好，伴恶性肿瘤例外。成人及儿童的病程明显不同，大多数病例经皮质类固醇治疗后症状改善，也有许多患者遗留不同程度的肩部、臀部肌无力。20% 的患者完全恢复，20% 长期不复发。急性或亚急性 PM 起病即开始治疗预后最好，并发恶性肿瘤者用皮质类固醇治疗可减轻肌无力和降低血清酶水平，但数月后可复发，继续用药无效，如成功切除肿瘤可不再复发。发病数年后病死率约 15%，儿童型 DM、PM 合并结缔组织病及恶性肿瘤病死率高。由于本病合并恶性肿瘤概率为 9%～52%。对于中、老年患者，应每 3～6 个月随访 1 次，详细地检查有无肿瘤伴发。

七、出院随诊

患者出院后每 2 周复诊 1 次，出院以带口服药为主，注意肝肾功能、血常规等。出院后要注意休息，避免劳累，预防感冒，避免参加剧烈体育活动。

（贾汉伟）

第三节 周期性瘫痪

一、概述

周期性瘫痪（periodic paralysis）是以反复发作的突发的骨骼肌弛缓性瘫痪为特征的一组疾病，发病时大多伴有血清钾含量的改变。由 Cavare（1863 年）首先描述。临床上主要有三种类型：低钾型、高钾型和正常血钾型。以低钾型最多见，其中有部分病例合并甲状腺功能亢进，称为甲亢性周期性瘫痪。本节主要描述低钾型。

二、病因及发病机制

低钾型周期性瘫痪（hypokalemic periodic paralysis，HoPP）是常染色体显性遗传性钙通道病，而我国以散发者多见。离子通道病（ion channel disease）是因离子通道功能异常而引起的一组疾病，主要侵及神经和肌肉系统，心脏和肾脏等器官也可受累。

离子通道是贯穿于质膜或细胞器膜的大分子蛋白质，其中央形成能通过离子的亲水性孔道，离子通道是信号传导的基本元件，在信号沿神经传导到肌肉收缩装置的过程中起重要作用。离子通道因其通过离子的不同而分为钠通道、钾通道、钙通道和氯通道等，目前已经克隆出离子通道达百余种。通道又可分为非门控性和门控性通道两种，后者又分为电压门控和配体门控通道。

离子通道病包括中枢神经系统通道病和骨骼肌钙通道病，HoPP 属于后者。HoPP 至少有 3 种不同核苷酸替换，引起 $CACNL1A_3$ 基因上推测为电压敏感性片段发生错义突变，此基因编码骨骼肌二氢吡啶受体上 α_1 亚单位，二氢吡啶受体是电压感受器和 L 型钙通道；该突变可通过干扰去极化信号传递给肌浆网中 RYR 而损伤兴奋－收缩偶联，但该病的发作性和低钾现象却无法解释。但某些病例并不与 CACNL1A$_3$ 位点连锁，显示 HoPP 遗传的异质性。

家族性 HoPP 是人类周期性瘫痪的最常见类型，家系研究证实与染色体 1q31－32 连锁，此区域编码 DNPR 的 1s 亚单位。目前已经发现了 3 个突变，其中 2 个为精氨酸替换为组氨酸（Arg－528－His，Arg－1239－His），位于 Ⅱ，Ⅳ 功能区的 S$_4$ 片段；第 3 个是 IVS$_4$ 区域内的精氨酸替换为甘氨酸（Arg－1649－Gly）。

高钾型和正常血钾型周期性瘫痪属于骨骼肌钠通道病，这些疾病的致病基因均位于 17q23.1－25.3 的 SCN4A（编码骨骼肌钠通道的亚单位），在此基因已发现与上述疾病有关的 21 个错义突变。

病理主要变化为肌浆网的空泡化。肌原纤维被圆形或卵圆形空泡分隔，空泡内含透明的液体及少数糖原颗粒。在病变晚期可能有肌纤维变性，可能与发病期间持续肌无力有关。

三、临床表现

发病一般多发生在夜晚或晨醒时，表现为四肢软瘫，程度可轻可重，肌无力常由双下肢开始，后延及双上肢，两侧对称，以近端较重；肌张力减低，腱反射减弱或消失；即使是严重病例，口咽部和呼吸肌也罕见累及。患者神志清楚，构音正常，头面部肌肉很少受累，眼球运动也不受影响。发作期间部分病例可有心率缓慢、室性早搏和血压增高等。发作一般持续 6～24h，或 1～2d，个别病例可长达 1 周。最早瘫痪的肌肉往往先恢复。部分患者肌力恢复时可伴有多尿、大汗及麻痹肌肉酸痛及僵硬。

诱因包括饱餐（尤其是过量进食碳水化合物）、酗酒、过劳、剧烈运动、寒冷、感染、创伤、情绪激动、焦虑和月经，以及注射胰岛素、肾上腺素、皮质类固醇或大量输入葡萄糖等。发病前驱症状可有肢体酸胀、疼痛或麻木感，以及烦渴、多汗、少尿、面色潮红、嗜睡、恶心和恐惧等，有人提出此时如稍加活动有可能抑制发作。

四、辅助检查

散发性病例发作期血清钾一般降到 3.5mmol/L 以下，最低可达 1～2mmol/L，尿钾也减少，血钠可升高。心电图可呈典型低钾性改变，如出现 U 波，P－R 间期、Q－T 间期延长，S－T 段下降等。肌电图显示电位幅度降低或消失，严重者电刺激无反应。

五、诊断及鉴别诊断

根据临床发作过程及表现、实验室检查，发作时常伴血清钾降低，补钾和醋氮酰胺治疗有效等可确立诊断；有家族史者诊断更易。需与以下疾病进行鉴别：

（1）散发病例需与甲亢性周期性瘫痪鉴别，可检查甲状腺功能；还可用肾上腺素试验，将肾上腺素 10mg 在 5min 内注入肱动脉，同时以表皮电极记录同侧手部小肌肉由电刺激尺神经所诱发的动作电位，注射后 10min 内电位下降 30% 以上者为阳性，证实为原发低钾型；甲亢性偶可阳性，但仅出现在瘫痪发作时。尚需排除其他疾病可能出现的反复血钾降低，如原发性醛固酮增多症、肾小管酸中毒、应用噻嗪类利尿剂、皮质类固醇等，还要与胃肠道疾病引起钾离子大量丧失、吉兰－巴雷综合征、癔病性瘫痪鉴别。

（2）高血钾型周期性瘫痪（hyperkalemic periodic paralysis，HyPP）罕见，其临床表现

为：发病年龄早（10岁之前），男女比例相等。诱因为饥饿、寒冷、激烈运动和摄入钾，发作时钾离子逸出肌纤维而产生内膜去极化，并出现血钾和尿钾偏高。对可疑病例可令其服钾盐使血清钾达7mmol/L时，本病患者必然诱发瘫痪，而对正常人无影响。发作时血钙水平降低，尿钾偏高；心电图可呈高钾性改变。应与醛固酮缺乏症、肾功能不全、肾上腺皮质功能低下和服用氨苯蝶啶、安体舒通过量引起高钾型瘫痪相鉴别。

（3）伴心律失常型周期性瘫痪：又称为Andersen综合征，发病时可为高血钾、低血钾或正常血钾；患者对应用钾盐敏感，儿童发病因有心律失常需安置起搏器。患者表现周期性瘫痪、肌强直（较缓和）和发育畸形；心律失常发作前心电图可有Q–T间期延长。治疗除控制心律失常外，发作时大量生理盐水静脉滴注可使瘫痪恢复。

六、治疗

1. 低血钾型周期性瘫痪治疗

（1）急性发作时可顿服10%氯化钾或10%枸橼酸钾20～50ml，24h内再分次口服，总量为10g；如无效可继续服用10%氯化钾或10%枸橼酸钾30～60ml/d，直至好转；病情好转后逐渐减量，一般不用静脉给药，以免发生高血钾而造成危险；重症病例可用氯化钾静脉滴注（500ml输液中可加10%氯化钾10～15ml）与氯化钾口服合用。

（2）甲亢性周期性瘫痪应积极治疗甲亢，可预防发作。

2. 高血钾型周期性瘫痪治疗

（1）发作轻者通常无须治疗，较严重者可用10%葡萄糖酸或氯化钙10～20ml，静脉注射，或10%葡萄糖500ml加胰岛素10～20U静脉滴注以降低血钾，也可用呋塞米排钾。

（2）有人提出用舒喘灵喷雾吸入，此药有利于钾在细胞内的积聚。

3. 正常血钾型周期性瘫痪治疗　治疗与高血钾型相同，可用10%葡萄糖酸钙或氯化钙10～20ml，静脉注射，每日1～2次；或用钙片，每天0.6～1.2g，分1～2次口服。

（耿　娜）

第四节　进行性肌营养不良

一、概述

进行性肌营养不良是一组缓慢进行性加重的以对称性肌无力和肌萎缩为特点的遗传性肌肉疾病。临床上病变主要累及四肢肌、躯干肌和头面肌，少数累及心肌。大部分患者有明确的家族史，约1/3的患者为散发病例。根据遗传方式、发病年龄、受累肌肉分布、有无肌肉假肥大、病程及预后等分为不同的临床类型，包括假肥大型肌营养不良、面肩肱型肌营养不良、肢带型肌营养不良、眼咽型肌营养不良、远端型肌营养不良、眼肌型肌营养不良、埃–德型肌营养不良、脊旁肌营养不良等。以假肥大型肌营养不良最为常见，其又分为Duchenne型和Becker型肌营养不良。Duchenne型肌营养不良（DMD），发病率为1/3 500男婴，无明显地理和种族差异。

二、诊断步骤

(一) 病史采集要点

1. **起病情况** 慢性起病,缓慢进行性加重。耐心询问病史,尽量掌握比较确切的起病时间,了解病程和疾病进展情况,对于疾病分型有一定帮助。DMD 起病年龄为 3~5 岁,12 岁不能走路,25 岁死亡。BMD 平均发病年龄为 11 岁,病程可达 25 年以上,40 岁后仍可行走,死亡年龄较晚。面肩肱型肌营养不良自儿童至中年发病,多在青春期发病。肢带型肌营养不良在儿童晚期、青少年或成人早期发病。眼咽型肌营养不良常见于 30~50 岁患者。远端型肌营养不良多在 40 岁以后起病。眼肌型肌营养不良通常在 30 岁以前发病。埃-德型肌营养不良在儿童期发病。脊旁肌营养不良 40 岁以后发病。

2. **主要临床表现** DMD 主要表现为四肢近端和躯干肌无力和萎缩。下肢重于上肢,上楼及坐位站起困难,抬臂困难。1/3 患儿有精神发育迟缓和心脏受累。BMD 临床表现与 DMD 相似,只是症状较轻,通常不伴有心肌受累和认知功能缺损。面肩肱型肌营养不良肌无力典型的局限于面、肩和臂肌,翼状肩胛常见,心肌不受累,临床严重程度差异很大。肢带型肌营养不良与 DMD 相比,肩带肌与骨盆带肌几乎同时受累。眼咽型肌营养不良表现为上睑下垂、眼球活动障碍和吞咽困难。远端型肌营养不良主要表现为四肢远端肌肉萎缩和无力。眼肌型肌营养不良表现为眼睑下垂和眼外肌瘫痪。埃-德型肌营养不良主要表现为肌萎缩、无力和挛缩。脊旁肌营养不良表现为脊旁肌无力、背部疼痛和脊柱后凸。

3. **家族史** DMD 和 BMD 均是 X 连锁隐性遗传,只有男性患者,女性为基因携带者,有些携带者可有肢体无力、腓肠肌假肥大和血清肌酶升高。面肩肱型肌营养不良为常染色体显性遗传,但是临床严重程度差别大,有的患者家属需要医师检查、判断才发现自己有问题。肢带型肌营养不良为常染色体显性或隐性遗传,也有散发病例。眼咽型肌营养不良为常染色体显性遗传,也有散发病例。远端型肌营养不良有常染色体显性变异型和隐性遗传或散发病例。眼肌型肌营养不良为常染色体显性遗传,也有散发病例。埃-德型肌营养不良多为 X 连锁隐性遗传。脊旁肌营养不良可有家族史。

(二) 体格检查要点

1. **一般情况** 约 1/3 DMD 患者有智能障碍,大多数患者有心肌损害和胃肠平滑肌有功能异常,表现急性胃扩张和假性肠梗阻。BMD 患者通常不伴有心肌受累和认知功能障碍。埃—德型肌营养不良可出现心脏传导异常和心肌病。其余类型一般心脏不受累。

2. **神经系统检查** DMD 和 BMD 可见鸭步(骨盆带肌无力则走路左右摇摆)、Gower 征(腹肌和髂腰肌无力使患者从仰卧位站起时必须先转为俯卧位,再用双手臂攀附身体方能直立)、腰椎前凸和腓肠肌假肥大(脂肪浸润,体积增大,但无力。有时臂肌、三角肌和冈下肌也可见肥大)。面肩肱型肌营养不良查体可见面部表情肌无力(眼睑闭合不全,鼓腮和吹哨困难),斧头脸(面肌萎缩引起),翼状肩胛(肩胛带肌受累),口唇变厚而微噘(口轮匝肌假肥大)。肢带型肌营养不良见鸭步、Gower 征、腰椎前凸和翼状肩胛,但无腓肠肌假肥大。眼咽型肌营养不良可发现眼睑下垂和眼球活动障碍(瞳孔对光反射正常),咀嚼无力和吞咽困难。远端型肌营养不良可见手足小肌肉、腕伸肌、足背屈肌等萎缩和肌力减退。眼肌型肌营养不良可发现眼睑下垂和眼球活动障碍(瞳孔对光反射正常)。埃-德型肌营养不良常见于肱三头肌、肱二头肌、腓骨肌、胫前肌和肢带肌萎缩和挛缩。脊旁肌营养不良可触及背部疼痛，脊柱后凸。

（三）门诊资料分析

1. 心酶检查　DMD 患者血清肌酸肌酶（CK）、乳酸脱氢酶、谷草转氨酶和谷丙转氨酶均增高，尤其 CK 水平异常增高，可达正常 50 倍以上。BMD 血清肌酸肌酶水平也增高，但不如 DMD 明显。面肩肱型肌营养不良，血清肌酸肌酶正常或轻度增高。肢带型肌营养不良、眼咽型肌营养不良、远端型肌营养不良、眼肌型肌营养不良、埃 - 德型肌营养不良、脊旁肌营养不良，血清肌酸肌酶正常或轻度增高。

2. 肌电图　各类型均为典型的肌源性损害，受累肌肉主动收缩时，动作电位的幅度减低，间歇期缩短，单个运动单位的范围和纤维密度减少，多相电位中度增加。

3. 从病史和体格检查　可见患者一般以四肢近端无力和萎缩，不伴感觉障碍，符合肌源性损害，心酶和肌电图帮助确诊。根据临床特点、起病年龄和检查结果，可以初步判断各个类型肌营养不良。

（四）进一步检查项目

1. 心脏检查　包括 X 线、心电图、超声心电图等。DMD 和埃 - 德型肌营养不良患者可发现心肌损害和心功能不全。

2. 视网膜电图　DMD 患者存在视网膜电图异常。

3. 肌肉 MRI　可见变性肌肉不同程度的蚕食现象，探查变性肌肉的程度和范围，为肌肉活检提供优选部位。

4. 肌肉活检　基本病理改变为肌纤维坏死和再生，肌膜核内移，细胞间质可见大量脂肪和结缔组织增生。DMD 组化检查可见 Dys 缺失和异常。

5. 基因检测。

三、诊断对策

（一）诊断要点

本病根据临床表现和遗传方式，特别是基因检测，配合心酶、肌电图以及肌肉活检，一般均能确诊。

（二）鉴别诊断要点

1. 少年近端型脊髓性肌萎缩　本病为常染色体显性和隐性遗传，青少年起病，主要表现四肢近端对称性肌萎缩，有肌束震颤，肌电图可见巨大电位，为神经源性损害，肌肉病理符合神经性肌萎缩。基因检测显示染色体 5q11 - 13 的 SMN 基因缺失或突变等。

2. 良性先天性肌张力不全症　本病应与婴儿期肌营养不良鉴别，特点为没有明显肌萎缩，CK 含量正常，肌电图和肌肉活检无特殊发现，预后良好。

3. 慢性多发性肌炎　病情进展较急性多发性肌炎缓慢，无遗传史，血清 CK 水平正常或轻度升高，肌肉病理符合肌炎改变，激素治疗有效。

（三）临床类型

根据遗传方式、发病年龄、受累肌肉分布、有无肌肉假肥大、病程及预后等分为不同的临床类型，包括假肥大型肌营养不良、面肩肱型肌营养不良、肢带型肌营养不良、眼咽型肌营养不良、远端型肌营养不良、眼肌型肌营养不良、埃－德型肌营养不良、脊旁肌营养不良等。以假肥大型肌营养不良最为常见，其又分为 Duchenne 型和 Becker 型肌营养不良。

四、治疗对策

（一）治疗原则

（1）对症支持治疗。

（2）康复锻炼。

（3）无特异性治疗。

（二）治疗计划

1. 基础治疗

（1）日常生活注意事项：鼓励患者尽可能从事社会活动，避免长期卧床，防止病情加重或残疾；尽可能提供辅助步行的设备，防止脊柱侧弯和呼吸衰竭。增加营养，避免过劳和防止感染。

（2）康复锻炼：物理治疗可预防或改善畸形和痉挛，对维持活动功能非常重要。严重者，可行矫形治疗。

2. 特异性治疗

（1）泼尼松：可以改善患者的肌力和功能，但是长期使用会出现激素不良反应，包括体重增加、类 Cushing 综合征表现和多毛等。而且其对本病的远期效果尚不明确。

（2）别嘌呤醇：治疗 DMD 可不同程度的改善临床症状，CK 值也有下降。其机制是防止一种供肌肉收缩和生长的高能化合物"腺苷三磷"的分解，从而缓解其病情的进展。效果以年龄小者为好，治疗过程应定期检查血白细胞，如低于 $3\,000 \times 10^6/L$ 则停用。

（3）肌酸：可能有效。

（4）神经肌肉营养药物：ATP、B 族维生素、E 族维生素、肌生注射液、肌苷、核苷酸、甘氨酸、苯丙酸诺龙以及中药等。

（5）成肌细胞移植治疗有局限性，效果短暂。基因取代治疗正在研究当中，尚无明确结论。

五、病程观察及处理

根据疾病严重程度和研究的需要，Swinyard 等将肌营养不良症的运动障碍分为 10 级：1 级为正常。2 级为平地行走正常，扶住栏杆上楼。3 级为平地行走正常，扶住栏杆上楼 8 级需 25s 以上。4 级为平地能行走，但不能上楼梯。5 级为能独立平地行走，但不能上楼，坐椅子上不能起立。6 级为搀扶才能在平地行走。7 级为坐轮椅活动，能坐直并自己转动轮子，能在床上翻身。8 级为坐轮椅活动，能坐直，但不能自己滚动轮子前进。9 级为坐轮椅上不能坐直，生活基本不能自理。10 级为生活完全依赖别人。

六、DMD 预防措施

主要包括携带者的检出和产前诊断。

1. 携带者检出

（1）家系分析：DMD 患者的女性亲属可能为携带者，可分为：①肯定携带者，有一名或一名以上男患者的母亲，同时患者的姨表兄弟或舅父也患同样病者。②很可能携带者，有两名以上患者的母亲，母系亲属中无先证者。③可能携带者，指散发病例的母亲或患者的同胞姐妹。

（2）血清酶学检测：部分携带者血清酶学水平升高，但由于血清酶学在正常女性和女性携带者之间有一定的重叠，易造成误诊，故目前血清酶学水平的检测多作为携带者诊断的参考指标。

（3）肌肉活检：携带者的肌肉活检结果与患者相类同，只是程度较轻。肌活检进行抗肌萎缩蛋白的免疫荧光检测、红细胞膜的磷酸化、肌肉核糖体蛋白合成、淋巴细胞帽形凝集现象等均对女性携带者的检测有一定的帮助。

（4）分子生物学方法：可以采用不同的方法进行携带者的检测。

2. 产前诊断　对已经怀孕的携带者进行产前诊断。首先区别胎儿的性别，若是男胎，只有一半是正常，必须采用分子生物学方法进行检测，避免产出患儿。可在妊娠早期或中期取绒毛或羊水来检查，发现胎儿为患者，应行人工流产处理。

七、预后评估

DMD 患者一般在青春期出现严重残疾，长期用脚尖走路使跟腱挛缩，通常到 9～12 岁时患儿不能行走。功能废用可使肘、膝关节挛缩，多数患儿心肌受累，少数患儿严重受损发生充血性心力衰竭；约 20 岁时出现呼吸困难，晚期需要辅助呼吸。患者多在 25～30 岁前死于呼吸道感染、心力衰竭或消耗性疾病。BMD 预后较好，病程可达 25 年以上，40 岁以后仍可行走。面肩肱型肌营养不良病情进展缓慢，病后约 20 年失去行动能力。

八、出院随访

（1）出院时带药。

（2）定期复诊和门诊取药。

（3）出院时应注意问题。

（4）继续康复训练。

（魏玲莉）

第五节　肌强直性肌病

肌强直（myotonia）是一种肌肉松弛障碍的病态现象，表现骨骼肌在随意收缩或物理刺激引起收缩后不能立即松弛。其原因可能是多方面的，主要由于肌膜对某些离子的通透性异常而引起，如在强直性肌营养不良症，其肌膜对钠离子通透性增加；而先天性肌强直则对氯离子通透性减退。

一、强直性肌营养不良症

强直性肌营养不良症（myotonic dystrophy，DM）由 Delege（1890 年）首先描述，肌强

直表现为骨骼肌收缩后不能立即松弛，肌强直时肌电图出现连续高频后放电现象。

（一）病因和发病机制

DM 是一种多系统受累的常染色体显性遗传疾病，致病基因位于染色体 19q13.2，该病是终生疾病，基因外显率为 100%。全球患病率为 3~5/10 万，无地理或种族的明显差异，发病率约为 1/8 000 活婴，是成年人最常见的肌营养不良症。其发病机制不清，近年来认为本病系因包括骨骼肌膜、红细胞膜、晶状体膜和血管膜等广泛的膜异常所致。除表现多组肌群萎缩和肌强直外，还有如晶状体、皮肤、心脏、内分泌和生殖系统等多系统损害。

（二）病理

典型的肌肉病理改变为细胞核内移，呈链状排列；肌细胞大小不一，呈镶嵌分布；肌原纤维往往向一侧退缩而形成肌浆块。肌细胞坏死和再生并不显著。

（三）临床表现

（1）本病发病年龄差异较大，但多见于青春期或 30 岁以后；男性多于女性，且症状较严重，进展缓慢。

（2）主要症状是肌无力、肌萎缩和肌强直，前两种症状更为突出。肌无力出现于全身骨骼肌，前臂肌和手肌无力可伴有肌萎缩和肌强直，有足下垂及跨阈步态，行走困难而易跌跤；部分患者可有构音和吞咽困难；肌萎缩常累及面肌、咬肌、颞肌和胸锁乳突肌，故患者面容瘦长，颧骨隆起，呈斧状脸，颈部瘦长而稍前屈；肌强直往往在肌萎缩之前数年或同时发生，分布不如先天性肌强直那样广泛，多仅限于上肢肌、面肌和舌肌，如用力握拳后不能立即将手松开，需重复数次后才能放松；用力闭眼后不能立即睁眼；欲咀嚼时不能张口等。用叩诊锤叩击四肢和躯干肌肉可见局部肌球形成，尤多见于前臂和手部伸肌，持续数秒后才能恢复原状，此体征对诊断本病有重要价值。

（3）约 90% 以上患者伴有白内障、视网膜变性、眼球内陷、眼睑下垂等，许多患者可有多汗、消瘦、心脏传导阻滞、心律失常、颅骨内板增生、脑室扩大、肺活量减少、基础代谢率下降等，约半数伴有智能低下。内分泌症状多见于男性，常见前额秃发和睾丸萎缩，但生育力很少下降，因此该病能在家族中传播；女性患者月经不规则和卵巢功能不全并不常见，也很少影响生育力。玻璃体红晕为早期特征性表现。本病进展缓慢，部分患者因肌萎缩及心、肺等并发症而在 40 岁左右丧失工作能力，常因继发感染和心力衰竭而死亡；轻症者病情可长期稳定。

（四）辅助检查

（1）肌强直时肌电图出现连续的高频强直波并逐渐衰减，为典型肌强直放电；67% 患者的运动单位时限缩短，48% 有多相波；心电图常可发现传导阻滞及心律失常。

（2）头颅 CT 检查可见蝶鞍变小及脑室扩大。

（3）肌活检表现轻度非特异性肌原性损害。

（4）CPK 和 LDH 血清肌酶滴度正常或轻度增高。

（5）基因检测有特异性，患者染色体 19q13.2 位点萎缩性肌强直蛋白激酶基因（DMPK）内 CTG 三核苷酸序列异常重复扩增超过 100（正常人为 5~40），且重复数目与症状的严重性相关。

（五）诊断和鉴别诊断

根据头面部肌肉、胸锁乳突肌和四肢远端肌萎缩、肌无力表现，体检时出现肌强直，叩击出现肌球，肌电图的典型肌强直放电，以及 DAN 分析出现异常的 CTG 重复，诊断应无问题。

临床需要与其他类型肌强直鉴别。有些患者首发症状为足下垂，并有跨阈步态，是下肢远端无力所致，易与 Charcot-Merie-Tooth 病混淆，也需注意鉴别。

（六）治疗

目前尚无有效的治疗方法，仅能对症治疗。

（1）膜系统稳定药：如苯妥英钠 0.1g，每日 3 次；普鲁卡因酰胺 1g，每日 4 次；或奎宁 0.3g，每日 3 次；这类药物能促进钠泵活动，降低膜内钠离子浓度以提高静息电位，改善肌强直状态；但有心脏传导阻滞者忌用普鲁卡因酰胺和奎宁。

（2）试用钙离子通道阻滞剂或其他解痉药也有效；或可试用肾上腺皮质类固醇和 ACTH。

（3）治疗肌萎缩可试用苯丙酸诺龙以加强蛋白的合成代谢；近年来用灵芝制剂有一定的疗效。

（4）缺乏有效方法改善肌无力，康复治疗对保持肌肉功能有益；合并其他系统症状者应予对症治疗，成年患者应定时检查心电图和眼疾。

二、先天性肌强直

先天性肌强直（congenital myotonia）因 Thomsen（1876 年）详细地描述了他本人及其家族的 4 代患者，而被称为 Thomsen 病。男女均可受累，为常染色体显性遗传，外显率高；但少数患者可为常染色体隐性遗传。

（一）临床表现

（1）症状自婴儿期或儿童期开始出现，呈进行性加重，至成年期趋于稳定。但我国患者的发病年龄一般较国外报告的要迟。

（2）该病没有肌萎缩和肌无力症状，肌强直表现与强直性肌营养不良相似，如用力握拳后需要一段时间才能将手松开，常有咀嚼第一口后张口不能，久坐后不能立即收起，静立后不能起步，握手后不能松手，发笑后表情肌不能立即收住，打喷嚏后眼睛不能睁开而引起他人的惊异等，严重者跌倒时不能以手去支撑，状如门板样倾倒。但全身肌肉肥大，貌似运动员。患者动作笨拙，静止不动、寒冷和受惊均可使症状加重，温暖可使肌强直减轻。可表现起动困难，反复运动可使症状减轻。用叩诊锤叩击肌肉时出现局部凹陷或呈肌球状，称为叩击性肌强直。如呼吸肌和尿道括约肌受累时可出现呼吸及排尿困难。有时可表现精神症状如易激动、情绪低落、孤僻、抑郁及强迫观念等。

（3）重复肌肉运动后肌强直症状不见减轻反而加重者，称为反常性肌强直；肌强直发作时伴有肌肉疼痛者称为 II 型肌强直。肌电图呈典型肌强直电位。

（二）鉴别诊断

（1）与萎缩性肌强直鉴别是其无肌萎缩、肌无力，但肌强直程度更严重而致功能障碍，肌强直是无痛性的，范围较广泛，表现握拳松开困难、用力闭眼后睁眼困难、走路或跑步的始动困难、吞咽困难，但呼吸肌很少涉及。

（2）与强直性肌营养不良症鉴别，本病不伴有肌萎缩、肌无力、白内障、脱发和内分泌功能障碍。

（3）与先天性副肌强直症鉴别，没有寒冷刺激也可出现肌强直症状。

（三）治疗

同强直性肌营养不良症。

（魏玲莉）

第十七章 下丘脑 - 垂体疾病

第一节 下丘脑 - 垂体综合征

下丘脑综合征（hypothalamus syndrome）系由多种病因累及下丘脑所致的疾病，主要临床表现有内分泌代谢功能失调、自主神经功能紊乱，以及睡眠、体温调节和性功能障碍、尿崩症、多食肥胖或厌食消瘦、精神失常、癫痫等症群。

一、病因

有先天性和后天性，器质性和功能性等，可归纳如下。

（一）先天性或遗传因素

如 Kallman 综合征为一种家族性的单纯性促性腺激素缺乏症，伴有嗅觉丧失或减退，即性幼稚 - 嗅觉丧失症群；Laurence - Moon - Biedl 综合征，为一遗传性疾病，其特征为肥胖、视网膜色素变性、智力减退、性腺发育不良、多指（趾）或并指（趾）畸形，可伴有其他先天性异常。

（二）肿瘤

颅咽管瘤、星形细胞瘤、漏斗瘤、垂体瘤向鞍上生长、异位松果体瘤、脑室膜瘤、神经节细胞瘤、浆细胞瘤、神经纤维瘤、髓母细胞瘤、白血病、转移性肿瘤、外皮肉瘤、血管瘤、恶性血管内皮瘤、脉络丛囊肿、第三脑室囊肿、脂肪瘤、错构瘤、畸胎瘤、脑膜瘤等。

（三）肉芽肿

结核瘤、结节病、网状内皮细胞增生症、慢性多发性黄色瘤、嗜酸性肉芽肿。

（四）感染和炎症

结核性或化脓性脑膜炎、脑脓肿、病毒性脑炎、流行性脑炎、脑脊髓膜炎、天花、麻疹、水痘、狂犬病疫苗接种、组织胞质菌病。

（五）退行性变

结节性硬化、脑软化、神经胶质增生。

（六）血管损害

脑动脉硬化、脑动脉瘤、脑出血、脑栓塞、系统性红斑狼疮和其他原因引起的脉管炎等。

（七）物理因素

颅脑外伤、脑外科手术、放射治疗（脑、脑垂体区）。

（八）脑代谢病

急性间歇发作性血卟啉病、二氧化碳麻醉。

（九）药物

服氯丙嗪、利舍平及避孕药等均可引起溢乳 - 闭经综合征。

（十）功能性障碍

因环境变迁、精神创伤等因素可发生闭经或阳痿伴甲状腺功能和（或）肾上腺皮质功能的低下，以及厌食消瘦等症。

分析国内 70 例下丘脑综合征的病因，肿瘤最多见，共 53 例，其中以颅咽管瘤最多，计 25 例，其次为松果体瘤 11 例，丘脑肿瘤 6 例，第三脑室肿瘤 4 例，室管膜瘤 2 例，嗅沟脑膜瘤、灰结节肿瘤、异位松果体瘤、鞍上肿瘤及星形细胞瘤各 1 例，可疑肿瘤者 4 例；炎症 6 例，其中 1 例结核性脑膜炎，1 例颅底蛛网膜炎，余 4 例为颅内感染；脑外伤 2 例；精神因素 2 例；轻度交通性脑积水 1 例。性质未肯定 2 例。

二、临床表现

由于下丘脑体积小，功能复杂，而且损害常不限于一个核群而累及多个生理调节中枢，因而下丘脑损害多表现为复杂的临床综合征。

（一）内分泌功能障碍

可引起内分泌功能亢进或减退，可造成一种或数种激素分泌紊乱。

1. 全部下丘脑释放激素缺乏　可引起全部腺垂体功能降低，造成性腺、甲状腺和肾上腺皮质功能等减退。

2. 促性腺激素释放激素分泌失常

（1）女性：亢进者性早熟，减退者神经源性闭经。

（2）男性：亢进者性早熟，减退者肥胖、生殖无能、营养不良症、性发育不全和嗅觉丧失症群。

3. 泌乳素释放抑制因子（或释放因子）分泌失常

（1）泌乳素过多发生溢乳症或溢乳 - 闭经综合征。

（2）泌乳素缺乏症。

4. 促肾上腺皮质激素释放激素分泌失常、肾上腺皮质增生型皮质醇增多症。

5. 促甲状腺激素释放激素分泌失常

（1）下丘脑性甲状腺功能亢进症。

（2）下丘脑性甲状腺功能减退症。

6. 生长激素释放激素（或抑制激素）分泌失常

（1）亢进者为肢端肥大症、巨人症。

（2）减退者为侏儒症。

7. 抗利尿激素分泌失常

（1）亢进者为抗利尿激素分泌过多症。

（2）减退者为尿崩症。

（二）神经系统表现

下丘脑病变如为局限性，可出现一些提示下丘脑损害部位的征象。如下丘脑病变为弥漫性，则往往缺乏定位体征。常见下丘脑症状如下：

1. 嗜睡和失眠　下丘脑后部、下丘脑外侧核及腹内侧核等处病变时，大多数患者表现嗜睡，少数患者有失眠。常见的嗜睡类型有：①发作性睡病（narcolepsy），患者不分场合，可随时睡眠，持续数分钟至数小时，为最常见的一种形式；②深睡眠症（parasomnia），发作时可持续性睡眠数天至数周，但睡眠发作期常可喊醒吃饭、小便等，过后又睡；③发作性嗜睡强食症（Kleine - Levin 综合征），患者不可控制地出现发作性睡眠，每次睡眠持续数小时至数天，醒后暴饮暴食，食量较常量增加数倍甚至十倍，极易饥饿，患者多肥胖。

2. 多食肥胖或顽固性厌食消瘦　病变累及腹内侧核或结节部附近（饱食中枢），患者因多食而肥胖，常伴生殖器官发育不良（称肥胖生殖无能营养不良症即 Fröhlich 综合征）。为进行性肥胖，脂肪分布以面部、颈及躯干最显著，其次为肢体近端，皮肤细嫩，手指尖细，常伴骨骼过长现象，智力发育不全或减退，或为性早熟以及尿崩症。病变累及下丘脑外侧、腹外侧核（摄食中枢）时有厌食、体重下降、皮肤萎缩、毛发脱落、肌肉无力、怕冷、心率缓慢、基础代谢率降低等。当病变同时损害垂体时则出现垂体性恶病质，又称西蒙兹病（Simmonds disease），临床表现为腺垂体功能减退症。

（三）发热和体温过低

病变在下丘脑前部或后部时，可出现体温改变，体温变化表现如下：①低热：一般在37.5℃左右；②体温过低：体温可降到36℃以下；③高热：可呈弛张型或不规则型，一天内体温多变，但高热时肢体冰冷，躯干温暖，有些患者甚至心率与呼吸可保持正常，高热时对一般退热药无效。脑桥或中脑的病变，有时亦可表现为高热。

（四）精神障碍

当后腹外核及视前区有病变时常可产生精神症状，主要表现为过度兴奋，哭笑无常，定向力障碍，幻觉及激怒等症。

（五）其他

头痛是常见症状，患者常可出现多汗或汗闭，手足发绀，括约肌功能障碍、下丘脑性癫痫。当腹内侧部视交叉受损时可伴有视力减退、视野缺损或偏盲。血压忽高忽低，瞳孔散大、缩小或两侧不等。累及下丘脑前方及下行至延髓中的自主神经纤维时，可引起胃和十二指肠消化性溃疡或出血等表现。

其中以多饮多尿、嗜睡及肥胖等最多见，头痛与视力减退虽也常见，但并非下丘脑综合征的特异性表现，也可能与颅内占位性病变引起的脑膜刺激、颅内压增高及视神经交叉受压等有关。

三、功能定位

下丘脑病变或损害部位与临床表现之间的关系大致为：①视前区受损：自主神经功能障碍；②下丘脑前部视前区受损：高热；③下丘脑前部受损：摄食障碍；④下丘脑前部、视上核、室旁核受损：中枢性特发性高钠血症、尿崩症、抗利尿激素分泌不适当综合征；⑤下丘脑腹内侧正中隆起受损：性功能低下，促肾上腺皮质激素、生长激素和泌乳素分泌异常，尿崩症等；⑥下丘脑中部外侧区受损：厌食、体重下降；⑦下丘脑腹内侧区受损：贪食、肥胖、性格改变；⑧下丘脑后部受损：意识改变、嗜睡、运动功能减退、低体温；⑨乳头体，第三脑室壁受损：精神错乱，严重记忆障碍。

四、诊断

引起下丘脑综合征的病因很多，临床症状在不同的患者中可不同，有时诊断比较困难，必须详细询问病史，联系下丘脑的生理，结合各种检查所得，综合分析后作出诊断。除诊断本症外，尚需进一步查明病因。

X 线头颅平片可示蝶鞍扩大，鞍背、后床突吸收或破坏，鞍区病理性钙化等表现，头颅 CT 或磁共振检查，以明确颅内病变部位和性质。脑脊液检查除颅内占位病变有颅压增高、炎症有白细胞升高外，一般均属正常。

脑电图检查可见 14Hz/s 的单向正相棘波弥漫性异常，阵发性发放，左右交替的高波幅放电可有助于诊断。

垂体靶腺内分泌功能测定，以了解性腺、甲状腺和肾上腺皮质功能情况。下丘脑、垂体功能减退的病例，可作：①TRH 与 GnRH 兴奋试验，以观察试验前后 TSH 或 LH、FSH 的反应变化。如病变在腺垂体，则对 TRH 或 GnRH 不起反应；如病变在下丘脑，则可出现延迟反应。但对一次兴奋试验无反应者，不能立即除外下丘脑病变的可能性，而有必要再做试验。②CRH 兴奋试验，如病变在垂体，ACTH、皮质醇均无升高反应；如病变在下丘脑，则均呈延迟升高反应。③胰岛素耐量试验，通过低血糖反应，以刺激垂体 ACTH 与 GH 的释放，观察试验前后 ACTH 与 GH 的反应变化。对下丘脑、垂体功能亢进的病例，为确诊病变在下丘脑，可测定血中下丘脑释放激素的浓度。

五、治疗

（一）病因治疗

对肿瘤可采取手术切除或放射治疗。对炎症则选用适当的抗生素，以控制感染。由药物引起者则应立即停用有关药物。精神因素引起者需进行精神治疗。

（二）内分泌治疗

对尿崩症的治疗见"尿崩症"。有腺垂体功能减退者，则应根据靶腺受累的程度，予以相应激素补充替代治疗。有溢乳者可用溴隐亭 2.5 ~ 7.5mg/d，或 L - 多巴 1 ~ 2g/d。

（三）对症治疗

发热者可用氯丙嗪、地西泮或苯巴比妥，中药（至宝丹等）以及物理降温。

（郑东焕）

第二节　垂体前叶功能减退症

垂体前叶功能减退症（hypopituitarism）又被称为腺垂体功能减退症，是指各种不同病因损伤下丘脑、下丘脑 - 垂体通路或垂体所致的腺垂体全部或部分受损，表现为一种或多种垂体激素分泌减少或缺乏所引起症状的临床综合征。本病在 1914 年由西蒙（Simonds）首先报道，故垂体前叶功能减退症又称西蒙病（Simonds disease）。1937 年，希恩（Sheehan）发表了关于产后出血和血管崩塌导致的垂体缺血性坏死的论述，故生育期妇女因围生期垂体前叶缺血性坏死所致的垂体前叶功能减退症称为希恩综合征（Sheehan syndrome）。垂体前叶功能减退症的流行病学资料较少，有报道在发达国家患病率为 29～45.5/100 000，无性别差异；我国尚缺乏患病率的数据。垂体前叶功能减退症主要累及性腺、甲状腺、肾上腺皮质，患者多起病隐匿，进展缓慢，临床表现与垂体病变发生的快慢和范围大小有关。若未获得及时的诊断和治疗，在某些应激因素的刺激下可发生重度低血糖、低体温型昏迷或循环衰竭休克等严重危及生命的后果。该病的死亡率为正常人的 2 倍以上。垂体前叶功能减退症临床表现虽然复杂多变，但一经确诊，及时补充相应缺乏的激素后症状可迅速改善和缓解。

一、垂体的形态学

根据胚胎发育的起源不同，垂体可分为腺垂体和神经部两部分。腺垂体或前叶包括远侧部、中间部和结节部。神经部包括漏斗部、垂体柄和垂体神经部。人胚胎发育期间，已有垂体激素的合成。妊娠第 9 周时已有生长激素和促肾上腺皮质激素的产生；之后有促甲状腺激素、促黄体生成素、卵泡刺激素等产生；泌乳素约在妊娠 20 周时最后出现。垂体后叶抗利尿激素和催产素约在妊娠 10 周出现。

垂体位于大脑底部的蝶鞍内，周围有蝶骨包围。垂体为椭圆形、豆状、双侧对称的器官，横径约 13mm，前后径约 9mm，上下径为 6mm，垂体重 0.4～0.8g，新生儿垂体约0.1g，随着生长发育而增大，妊娠和哺乳期妇女垂体显著增大，经产妇女的垂体较未产妇女和男性垂体重，老年垂体重量减轻。垂体前叶较后叶大，占整个垂体的 80%。蝶鞍上面覆盖含有致密结缔组织的硬脑膜，称为鞍膈。在鞍膈中央有一直径约为 5mm 的小孔，垂体柄从中通过。蝶鞍的两侧和上下方是颅骨窦隙、颈内动脉、动眼和滑车等神经。远侧部占前叶的大部分，是垂体激素合成和分泌的主要场所；中间部逐渐退化；结节部包绕着垂体柄。

垂体的血供来源于颈内动脉的分支，即垂体上动脉和垂体下动脉。垂体上动脉穿行通过漏斗，终止于围绕漏斗部的毛细血管网－初级门脉系统。下丘脑各种结构合成的激素经神经纤维到达漏斗部，透过毛细血管壁进入血液。毛细血管血液引流至与动脉平行的静脉－长门脉血管，长门脉血管在垂体柄向下延伸，终止于垂体前叶的毛细血管网－次级门脉系统，因此该部位的各种下丘脑激素的浓度较高。起源于垂体柄远侧和神经垂体的短门血管也进入垂体前叶。前叶的血供 70%～90% 来源于长门脉血管，10%～30% 由短门脉血管提供。Loral Artery 动脉为垂体动脉的一条下降支，不经漏斗直接向前叶供血。神经垂体由垂体下动脉供血。静脉血由垂体附近的静脉窦引流入颈静脉。

垂体前叶无神经直接支配，只是一些交感神经纤维随血管一起分布于前叶，调节血流，对垂体激素分泌无影响。垂体后叶即神经垂体有丰富的神经分布，神经分泌颗粒经过下丘脑的视上－垂体束和结节垂体束由垂体柄进入垂体后叶。

根据细胞结构和功能关系的功能细胞分类命名法，垂体前叶细胞分为以下 5 类。

1. 生长激素（GH）细胞　分泌生长激素，为嗜酸性细胞，占垂体前叶细胞的 50% 左右，分布于前叶的两侧翼。生长激素细胞的数量、分布及形态特征相当恒定，年龄、性别和绝大多数疾病对其均无明显影响。

2. 泌乳素（PRL）细胞　分泌泌乳素，为嗜酸性或嫌色细胞，占垂体前叶细胞的

15%～20%，散在分布于前叶，在后外侧边缘接近神经垂体部，泌乳素细胞密集分布。在胎儿发育过程中，泌乳素细胞是最后出现的腺垂体细胞。新生儿期、妇女妊娠和哺乳期细胞数目增加。

3. 促肾上腺皮质激素（ACTH）细胞　为嗜碱性细胞，该类细胞主要集中于腺垂体中部。长期肾上腺皮质功能减退或促肾上腺皮质激素释放激素促进该细胞数量增加、体积增大。

4. 促甲状腺激素（TSH）细胞　为嗜碱性细胞，为前叶中最少的一类细胞，占前叶细胞总数5%，主要分布于垂体远侧部的前中部。长期原发性甲状腺功能减低患者，细胞数目增加、体积增大，且细胞形态和结构也会发生"去甲状腺细胞"的变化。

5. 促性腺激素细胞　为嗜碱性细胞，占前叶细胞总数的10%左右，多数位于前叶的中央，部分散在分布于垂体的侧翼。

垂体后叶内含神经纤维、轴突终端、胶质细胞及存在于神经轴突末端的神经颗粒。神经颗粒包括抗利尿激素、催产素和各自的神经垂体素。

二、病因和发病机制

导致垂体前叶功能减退的原因多种多样。垂体前叶功能减退可分为原发性和继发性。由于：①垂体病变使垂体前叶激素分泌减少，称为原发性垂体前叶功能减退；②下丘脑、垂体柄病变使垂体前叶激素释放激素或因子合成、分泌、转运障碍致体前叶激素分泌减少，称为继发性垂体前叶功能减退。具体原因如下。

1. 原发性垂体前叶功能减退

（1）垂体缺血性坏死：如产后大出血（Sheehan，希恩）综合征、糖尿病、颞动脉炎、子痫等。

产后垂体坏死为引起女性垂体前叶功能减退的常见原因。在妊娠期，垂体增生、肥大，分娩后，由胎盘分泌的各种激素水平骤然降低，兴奋垂体增生肥大的原因突然消失，垂体迅速复位，腺垂体的血流减少。此时，若一旦发生分娩时大出血致全身性循环衰竭，诱发垂体或垂体柄动脉痉挛致闭塞，腺垂体因缺乏血供容易发生缺血性坏死。糖尿病血管退行性改变、颞动脉炎等血管病变也可导致垂体前叶功能减退。

（2）垂体区肿瘤：原发于鞍内的肿瘤，如嫌色细胞瘤、颅咽管瘤，鞍旁肿瘤，如脑膜瘤、视神经胶质瘤。肿瘤增大直接压迫或蝶鞍内的压力增高导致垂体柄门脉系统受压是主要原因。一般直径<1cm的微腺瘤很少伴有垂体前叶功能减退，而直径1cm以上的大腺瘤约有1/3伴有不同程度的垂体前叶功能减退，存在1种或多种垂体前叶激素的缺乏。垂体周围病变也可造成中枢内分泌调节紊乱，导致垂体功能减退。

（3）垂体卒中：是由于梗死或出血导致垂体组织突然破坏，一般与垂体瘤有关，患者常伴有严重头痛、视力障碍、脑神经麻痹或发热，最终迅速导致垂体激素缺乏。

（4）医源性鼻咽部或蝶鞍区放射治疗后、手术或创伤毁坏：大剂量的放射治疗可以直接损伤垂体。鞍区放射治疗、因肿瘤或疾病而行全身放射治疗均可导致垂体前叶功能减退，损伤的程度取决于放射线剂量、照射部位和患者年龄；垂体瘤手术也是导致垂体功能减退的常见原因，发生率与肿瘤的大小、性质、浸润性和术者的熟练程度有关；严重颅脑创伤可以引起下丘脑和垂体出血、坏死和纤维化。

（5）免疫性疾病：如淋巴细胞性垂体炎由免疫介导，垂体前叶弥漫性淋巴细胞、浆细胞浸润，通常主要发生在妊娠或分娩后的女性；典型表现为围生期垂体功能减退，可以单-腺垂体激素缺乏或部分、全部垂体激素缺乏，伴有垂体肿块和视力障碍。

（6）感染性疾病：结核、梅毒、真菌等引起垂体组织炎症进而直接破坏垂体功能。

（7）海绵窦血栓形成及原发性空泡蝶鞍：空泡蝶鞍多存在颅内压力增高，使垂体组织受压、垂体柄移位，若90%以上的垂体组织受压或萎缩，则可导致垂体功能减退。

（8）全身性疾病：如白血病、淋巴瘤、结节病、营养不良等。白血病、结节病、组织细胞增生症等病变浸及垂体或垂体周边组织，直接破坏或诱发继发性炎症导致垂体功能减退。

（9）遗传性和垂体胚胎发育异常：垂体的发育受多种基因的调控，这些因子突变可导致垂体发育不全而引起垂体功能减退或低下，如单纯性生长激素缺乏，与生长激素基因和生长激素释放激素受体基因的突变有关。

2. 继发性垂体前叶功能减退

（1）先天性垂体柄中断或垂体柄破坏性外伤、肿瘤或动脉瘤压迫及手术创伤：随着影像学技术的发展和对疾病认识的提高，近些年国内报道了垂体柄中断综合征的病例，垂体柄中断综合征病因不明，可能是由于基因缺陷或产程中缺氧导致的垂体柄先天性发育不良、中断，表现为垂体前叶功能减退；有医院为较早报道的单位，至今发现了数十例垂体柄中断综合征的患者，此前这些患者往往被诊断为生长激素缺乏或特发性低促性腺性性腺功能减退或原发性垂体功能减退。另外，垂体柄挫伤可阻断下丘脑与门脉系统的联系或损伤垂体门脉系统导致缺血性坏死。

（2）下丘脑或其他中枢神经系统病变、创伤、恶性肿瘤、类肉瘤、异位松果体瘤及神经性畏食等：一些学者将上述病因其归纳为9个"I"，即侵袭性（invasive）、梗死性（infarction）、浸润性（infiltative）、感染性（infection）、特发性（idiopathic）、创伤性（injury）、免疫性（immunologic）、医源性（iatrogenic）及孤立性（isolated）。有医院早在1999年曾经对88例住院并确诊为垂体前叶功能减退的患者病因进行了回顾性分析，结果发现希恩综合征38例（43%），垂体瘤32例（36%，其中术后23例、卒中2例），颅咽管瘤4例，生殖细胞瘤3例，空泡蝶鞍2例，脊索瘤、垂体囊肿、阴球菌性脑膜炎各1例，特发性6例。

三、病理

因病因而异。产后大出血、休克等因素诱发者，垂体前叶呈现大片缺血性坏死，严重者可累及全垂体，垂体动脉有血栓形成。久病者体积明显缩小，垂体大部分纤维化，仅存留少许嗜酸和嗜碱粒细胞。自身免疫性淋巴细胞垂体炎，有大量淋巴细胞、浆细胞和散在嗜酸粒细胞，呈弥漫性浸润垂体组织。

四、临床表现

垂体前叶功能减退起病往往很隐匿，临床表现多样，主要累及的腺体为性腺、甲状腺和肾上腺，表现为靶腺功能减退。可以仅呈亚临床表现，也可以以危象发病，需入院治疗。患者临床表现取决于垂体激素缺乏的程度、种类、速度和相应靶器官萎缩的程度。一般说来，垂体组织丧失达95%，临床表现为重度，丧失75%为中度，丧失60%为轻度，丧失50%以下者不致出现功能减退症状。容易受累的顺序是生长激素，其次是泌乳素、促性腺激素、促甲状腺激素和促肾上腺皮质激素。临床表现为腺体功能低下。

1. 促性腺激素不足　为垂体前叶功能减退症最常见的表现。女性患者出现闭经、性欲减退、阴毛脱落、乳房萎缩、阴道分泌物减少、性交疼痛、内外生殖器萎缩、不孕；希恩综合征患者有围生期大出血、休克、昏迷病史，合并泌乳素（PRL）缺乏的女性出现产后无乳、乳房不胀。男性患者表现为第二性征退化，如阴毛稀少、声音变得柔和、肌肉不发达、皮下脂肪增多，以及睾丸萎缩，精子发育停止，阴囊色素减退，外生殖器及前列腺缩小，性欲减退，阳痿等。

2. 促甲状腺激素分泌不足　表现取决于甲状腺功能减退的程度和病程。轻者有疲劳、怕冷、食欲缺乏、便秘、眉毛头发稀少、表情淡漠、反应迟钝、健忘、面色苍白、心率慢，严重者可有黏液性水肿、智力减退，蜷缩畏寒，有时幻觉妄想，精神失常，甚而出现躁狂。

3. 促肾上腺皮质激素分泌不足　ACTH缺乏导致肾上腺皮质激素（包括皮质醇和雄性激素）缺乏，患者常表现为无力、食欲缺乏、恶心、不耐饥饿、体重减轻、心界缩小、心音低、血压低、抵抗力差。

4. 生长激素（GH）缺乏　在垂体前叶功能减退中最易出现。儿童期表现为生长停滞；成年人表现为体力差、肌力下降、中心性肥胖、注意力和记忆力减退、血脂异常、动脉硬化和骨质疏松甚至血糖低等。

我们的资料显示，希恩综合征患者多表现为闭经、无乳；80%以上患者表现出甲状腺和性腺功能减退症状，如畏寒、乏力、性欲减退，67%患者有阴腋毛稀少或消失；51例女性患者中闭经44例，37例男性患者阳痿26例；肾上腺功能减退症状不典型，纳差多见（40%）。

在老年患者中，因通常罹患多种疾病，临床表现更加不典型，易忽略。我们回顾性的分析了26例确诊为垂体前叶功能减退的老年患者临床特征发现性欲减退、阳痿、阴毛及腋毛脱落者占69%，恶心、呕吐、纳差、乏力、体重减轻者占54%，低血钠者占58%，提示临床有上述症状和表现者应检查垂体前叶功能，以免造成误诊和误治。

五、诊断

主要依据垂体功能减退的临床表现、内分泌功能检查、有关病因的病史和临床征象。分娩时大出血、休克、昏迷病史对希恩综合征的诊断很有价值。

仔细、准确的体格检查十分重要，身高、体重和青春期发育情况能提示垂体功能减退的原因、程度和持续时间。视野检查也必不可少。

临床有生化检查结果异常和视野缺损的需要进行垂体部位影像学检查。磁共振影像检查为首选。读片时除观察垂体变化情况外，垂体周边的情况也应注意。

六、内分泌功能测定

对疑似垂体功能减退患者应做内分泌功能测定，包括激素的基础水平和兴奋后的变化。垂体功能减退症诊断中激素测定需遵从两个原则：①进行神经垂体激素－抗利尿激素分泌功能实验前，必须对前叶激素缺乏的情况做出正确评估，并加以纠正；②重复测定，对于单纯性生长激素缺乏患者生长、发育完成后及垂体功能不足有可能进一步发展的患者应复测激素水平。

1. 促性腺激素测定　女性促性腺激素缺乏的诊断较容易，如绝经后的妇女促性腺激素水平的降低或缺乏；绝经期前的妇女临床表现为绝经或月经减少，实验室检查可以发现雌激素水平降低，促性腺激素水平减低或正常。男性促性腺激素缺乏者表现为睾酮水平降低，促性腺激素水平降低或正常。促性腺激素释放激素兴奋 LH 和 FSH 试验有利于鉴别诊断，正常人兴奋后 LH 和 FSH 均升高，特别是 LH 升高到正常基础水平的 3～5 倍或以上，而垂体受损的患者则反应低下。需要指出的是，青春期前单纯性促性腺激素缺乏与青春期延迟往往难以鉴别。

2. 促甲状腺激素测定　基础代谢率降低为本病主要的表现之一。基础代谢率降低的原因除了甲状腺功能减退外，还可能和 GH 及其他腺垂体激素缺乏有关。继发性促甲状腺激素缺乏表现为 T_4 或游离 T_4 和 TSH 低于正常，有部分患者的 TSH 正常或升高，原因尚不清楚，有学者认为是 TSH 生物活性降低所致。促甲状腺激素释放激素（TRH）兴奋 TSH 试验有利于鉴别 TSH 缺乏是下丘脑还是垂体的原因；下丘脑病变者 TRH 注射后 TSH 反应延迟，而垂体病变者则无反应或反应极低，但两者没有截然的分界点，对治疗不影响，均需用甲状腺激素替代治疗。

3. ACTH 测定　ACTH 分泌呈节律性，峰值出现于上午 6～8 时，谷值在午夜。各种应激因素都会使 ACTH 水平上升。若上午 9 时皮质醇水平低于 100nmol/L，则提示可能存在皮质醇缺乏。同时检测 ACTH 和皮质醇水平有利于鉴别原发性和继发性皮质醇缺乏。原发性肾上腺皮质功能低下，ACTH 水平升高，而继发性者 ACTH 水平正常或降低。胰岛素低血糖兴奋试验（ITT）被认为是判定下丘脑 - 垂体 - 肾上腺轴功能的"金标准"，达到低血糖标准后，ACTH 较正常基础水平升高 3～5 倍或以上为正常反应；血浆皮质醇峰值水平达到 550nmol/L 或增加的幅度超过 170nmol/L 为正常反应；血浆皮质醇低于 450nmol/L 则提示存在 ACTH 缺乏，需要糖皮质激素替代；皮质醇在 450～550nmol/L 则要结合临床情况，可能只在应激时才补充糖皮质激素。但 ITT 可能诱发意识丧失和惊厥，受试者应排除上述病史和心脏病病史者，老年人慎用。

其他兴奋 ACTH 试验包括胰高糖素试验、氨基导眠能试验、美替拉酮（甲吡酮）试验等。

4. 生长激素测定　生长激素（GH）呈脉冲式分泌，一天中多数时间处于低水平，单一基础水平测定意义有限，24h 监测费时、费力，更主要的是临床意义不大。兴奋试验是最常用的方法，其中 ITT 被认为是严重生长激素缺乏生化诊断的"金标准"，低血糖能兴奋 GH 分泌。静脉注射根据体重计算的胰岛素后 90min 内，每 15 分钟或 30min 同时测 GH 和血糖，通常以 3ng/ml 或 5ng/ml 为切点，阴性反应为 GH 峰值 5ng/ml。但每个实验室应建立自己的 ITT 试验标准。

其他兴奋试验还包括精氨酸兴奋试验、溴吡啶斯的明兴奋试验和胰高血糖素兴奋试验等。一般来说若诊断生长激素缺乏应 2 个以上试验结果均为阴性方可。肥胖者生长激素分泌受抑制，兴奋试验不能区分是器质性生长激素缺乏还是肥胖症；老年人生长激素分泌下降，老年人生长激素缺乏判断有一定困难。

七、鉴别诊断

临床上垂体前叶功能减退因缺乏全面考虑，经常被延误诊断为产后失调、闭经、贫血、自发性低血糖、黏液性水肿、肾上腺皮质功能减退、精神病等。腺垂体功能减退性昏迷被误诊为脑血栓形成，由于颈部强直接而误诊为脑膜炎，由于抽搐而被误诊为癫痫，由于脉搏缓慢而被误诊为心源性脑缺血综合征（阿-斯综合征），由于饥饿性酮尿而误诊为糖尿病昏迷，由于曾服用麻醉药而误诊为麻醉药中毒等。在临床上凡遇到原因不甚明确有昏迷患者，皆应提高警惕，考虑到垂体前叶功能减退的可能性，而做详细的病史询问和全面检查。

1. 神经性厌食　神经性厌食患者有消瘦、闭经，由于神经紊乱及营养不良可影响垂体功能，出现某些类似垂体前叶功能减退的症状。但本病特点为多于 20 岁前后的女性，有精神刺激或心理问题史，往往呈兴奋状态，而非萎靡，其消瘦程度较腺垂体功能减退为重，毳毛增多，而腋毛，阴毛往往并不脱落，皮质醇水平正常或仅稍减低。

2. 原发性甲状腺功能减退症　除甲状腺功能不足外，其他内分泌腺功能亦可能低落，因而可被误认为垂体前叶功能减退。两者的鉴别为原发性甲状腺功能减低的外貌更为显著，血胆固醇浓度增高更明显，心脏往往扩大。最具鉴别价值的是血浆 TSH 测定，在原发性甲状腺功能减低中升高，而在腺垂体功能减退症中正常或降低，对 TRH 刺激呈过度反应。

3. 慢性肾上腺皮质功能减退症　慢性肾上腺皮质功能减退症与腺垂体功能减退症的鉴别点：前者有典型的皮肤、黏膜色素沉着，而性器官萎缩及甲状腺功能减低的表现不明显，血浆 ACTH 水平显著升高，对 CRH 刺激呈过度反应。

4. 自身免疫性多发性内分泌腺病　患者有多种内分泌腺功能减退的表现，但其病因不是由于垂体前叶功能减退，而是由于多个内分泌腺原发的功能减退，与垂体前叶功能减退症的鉴别可依据 ACTH 兴奋皮质醇及 TSH 兴奋甲状腺激素试验结果，在此征群中，皆无反应，而在垂体前叶功能减退中，往往有延迟反应。

5. 慢性消耗性疾病　可伴有消瘦、乏力、性功能减退、血浆皮质醇水平偏低等，有严重营养不良者，甚至可伴有继发的垂体前叶功能不足，在营养情况好转后可逐渐恢复。

八、治疗与护理

垂体前叶功能减退患者治疗包括病因和激素替代治疗，激素替代治疗尽量符合生理要求，既要改善症状，又要避免过量。

（一）激素替代治疗

垂体前叶激素价格昂贵，需注射有效，应用不便，有些制剂如 TSH 在长期应用后可产生抗体，当周围内分泌腺萎缩严重时，垂体促激素往往不能奏效。由于上述原因，垂体前叶功能减退症的治疗，主要是补充周围靶腺激素。

1. 肾上腺皮质激素　根据临床表现和动态试验结果判断是否需要皮质醇替代治疗，然后选择合适的糖皮质激素。氢化可的松是首选。醋酸氢化可的松在体内转化为氢化可的松，起效慢但作用持久。常用的方案是氢化可的松 20～30mg/d，分为 2 次，早 20mg，下午 10mg；有研究认为，每日 2 次的传统替代是不够的，因为血浆皮质醇的半衰期不到 2h，每日 3 次更为合理。此外目前所替代的剂量可能超出了生理性需要，糖皮质激素较为合理的替代剂量是氢化可的松上午 10mg，中午 5mg，晚上 5mg。没有氢化可的松也可以用泼尼松，通常不用地塞米松作替代治疗。监测项目包括用药后患者的体力及精神改善情况，血糖、血压和电解质水平，一般不用血皮质醇水平作为指导药物调整的根据，24h 尿游离皮质醇水平可以作为参考。如有高热、感染、手术、创伤等并发症时，需增加可的松口服剂量，必要时可每日静脉滴注氢化可的松 100～300mg，在并发症过后，在数日内递减至原来维持量。若电解质紊乱，尤其是低血钠难以纠正，则应该联用盐皮质激素。

2. 甲状腺激素　继发性甲状腺功能减退与原发性甲状腺功能减退症一样，需要采用甲状腺激素替代治疗。无心脏疾病的年轻患者起始剂量为左甲状腺素 50～100μg/d，而对于年老体弱伴有缺血性心脏病者则从小剂量开始 25～50μg/d，甚至更低。对于包括垂体前叶功能减退症在内的促甲状腺激素缺乏患者，血清 TSH 测定无助于甲状腺激素替代治疗的监测。同时补充雌激素的患者，由于甲状腺激素结合球蛋白的增高，血浆总 T_3 和 T_4 水平往往偏高，此时以游离甲状腺激素水平为准。甲状腺激素水平监测间隔以 1～1.5 个月为宜。

用甲状腺激素治疗后，患者症状逐渐好转。因单用甲状腺激素可加重肾上腺皮质功能不足，故甲状腺激素补充应在糖皮质激素补充之后为好，或同时。

3. 性激素　对于无生育要求的患者，性激素的补充是最合适的方法。女性可行雌孕激素替代的人工周期，如每晚睡前服己烯雌酚 0.5～1mg，连续 20d，以后改为每日肌内注射黄体酮 10～20mg，连续 5d，或口服甲羟孕酮（安宫黄体酮）每日 4～8mg，连服 5d 或用尼尔雌醇。女性患者也可用小剂量雄激素以改善性功能，增强体力。男性患者最常用十一酸睾酮注射液 250mg 肌内注射，每 2～3 周 1 次。也有男性患者口服十一酸睾酮胶囊，但需要伴油脂餐才能吸收。用药后可改善性功能。由于雄激素具促进蛋白质合成作用，患者的体力增强，营养状况好转。

对于有生育要求的患者，可采用促性腺激素治疗。具体应用促性腺激素还是促性腺激素释放激素替代还要依据病变部位。若为下丘脑或垂体以上部位病变，可以考虑用 GnRH 泵进行脉冲性治疗，此疗法符合生理性激素分泌模式，疗效好。但若病变原发于垂体或无 GnRH泵，则用促性腺激素替代治疗，具体方案：人绒毛膜促性腺激素（hCG）1 000～2 000U 肌内注射，每周 2～3 次，半年后加用绝经后绒毛膜促性腺激素（hMG）75U 肌内注射，每周 2～3 次，监测精子数量，若 6 个月后精子数量仍不足者，增加 hMG 剂量至 150U，最多不超过每次 225U。

4. 生长激素　1989 年前，生长激素治疗仅限于生长激素缺乏的儿童。随着重组生长激素的应用，生长激素缺乏的生物学特性逐渐为人们所认识，成年人生长激素缺乏症患者也从生长激素替代治疗中获益。临床上，生长激素替代一般仅用于明显乏力和生活质量差等临床表现严重的生长激素缺乏患者或明显骨质疏松患者，从小剂量（1U 或 0.27mg/d）开始，皮下注射，根据临床反应和 IGF－1 监测结果，每 4～6 个月调整一次剂量，直至稳定的替代量。但并非所有患者均能获得显著的生活质量的改善。

（二）垂体危象及其治疗

1. 临床表现　患者因某些诱因出现垂体前叶危象时则表现出神经精神、消化和心血管等系统症状。因诱因不同、程度不同、在不同时期表现也不尽相同。

（1）危象前期：通常有不同系统的症状和体征。精神、神经系统症状表现为严重软弱无力、精神萎靡、表情淡漠、嗜睡；消化系统症状可以出现厌食、恶心、呕吐，进食或饮水即吐，合并中上腹痛，持续 2～4 周、消瘦、脱水；心血管系统表现为收缩压降低至 80～

90mmHg，脉压差小，直立性低血压；体温可以正常或高热：高热伴恶心、呕吐者，短时间进入危象；但服用镇静或催眠药者可无上述表现，容易造成漏诊和误诊。

（2）危象期：属于危重状态，常常出现昏迷或休克。

昏迷：①低血糖及低血糖昏迷，如神志改变、嗜睡、朦胧或烦躁、呻吟，面部或四肢肌肉抽动，交感神经兴奋症状，继而昏迷、高热、厌食、呕吐、神志朦胧，血压下降；②其他原因引起昏迷，如镇静、催眠药物引起；③水中毒，如呕吐、淡漠、嗜睡、癫痫发作；④低体温，如黏液性水肿患者。

休克：表现为面色苍白、厌食、恶心、烦躁、反应迟钝、脉率快、冷汗、血压下降及末梢发绀等；休克原因较多，常见的原因有肾上腺皮质功能低、失水、低血钠、感染、低血糖；部分患者可有精神病样发作，见于发病快、无前期、劳累、未进食或停止治疗者，出现烦躁不安、自言自语、幻听、幻视、喊叫、狂躁等症状。

2. 危象诱因　垂体危象的原因多，感染、劳累、停止治疗、服用镇静药为多见原因，其中感染最多见，感染中呼吸道感染、消化道感染和泌尿道感染占所有患者的70%。

3. 激素及生化检查

（1）垂体前叶激素测定：基础激素水平测定：甲状腺激素、性腺激素、促肾上腺皮质激素（ACTH）和肾上腺皮质激素（F）节律、生长激素（GH）；有医院患者中以促性腺激素（LH、FSH）和性激素（睾酮和雌二醇）减低为主，占94%以上。对怀疑垂体前叶危象患者要先抽血待测上述激素，但不必等结果，可边治疗边等待结果。

（2）血液生化测定：血糖、电解质、肾功能等。患者可出现低血糖，可低至1.12mmol/L（20mg/dl），50%有低血钠，少数有低血钾，50%以上BUN升高。

4. 诊断及鉴别诊断　诊断的重点在于仔细询问病史，了解发病特点及症状，注意特异性体征，如毛发稀少、皮肤色素淡等，尤其对于有生育史妇女如有昏迷、休克、精神样发作、低血糖要注意要考虑垂体危象。

垂体危象患者前期症状、体征往往不典型，需要与以下疾病相鉴别：①胰岛细胞瘤，表现为空腹低血糖，低血糖可致昏迷，昏迷前无恶心、厌食，往往有多食史，试验室检查胰岛素增高，通常胰岛素/血糖≥0.3，影像学检查常可发现胰腺病变；②肝病，可有纳差、乏力、恶心等症状，患者多有肝病史，试验室检查肝功能异常；③原发肾上腺皮质功能低减，有典型皮肤色素沉着，试验室检查血皮质醇低、ACTH高，影像学检查可发现肾上腺病变。

5. 危象的治疗　应根据病史和体检，判断昏迷的病因和类型，以加强治疗的针对性。对垂体危象昏迷患者，应立即进行挽救治疗。

（1）补充葡萄糖：先静脉注射50%葡萄糖40～60ml，继以10%葡萄糖溶液静脉滴注。为了避免内源性胰岛素分泌再度引起低血糖，除了继续静脉滴注葡萄糖外，还需静脉滴注氢化可的松。

（2）补充氢化可的松：100mg氢化可的松加入500ml葡萄糖液内静脉滴注，第一个24h用量200～400mg，有严重感染者，必要时还可增加。如并无感染、严重刺激等急性并发症，而为低温型昏迷，则氢化可的松的用量不宜过大，否则有可能抑制甲状腺功能，使昏迷加重。

（3）有失钠病史（如呕吐、腹泻）及血容量不足表现者：应静脉滴注5%葡萄糖生理盐水，需用盐水量视体液损失量及血容量不足严重程度而定。

（4）有发热并发感染者：应积极采用有效抗生素治疗。有感染性休克者，除补液、静脉滴注氢化可的松外，还需用升压药物。

（5）对水中毒患者：如能口服，立即给予泼尼松 10～20mg，不能口服者，可用氢化可的松 50mg 溶于 25% 葡萄糖溶液 40ml 缓慢静脉注射，继以氢化可的松 100mg 溶于 5% 或 10% 葡萄糖液 250ml 内静脉滴注。

（6）对低温型患者：应予保温，注意避免烫伤。应给予甲状腺激素口服，如不能口服则鼻饲。可用左甲状腺素，每 6 小时 25～50μg；如有 T_3，则效果更为迅速，可每 6 小时静脉注射 25μg。低温型患者在用甲状腺激素治疗的同时，宜用适量的氢化可的松（如 50～100mg 静脉滴注），以免发生严重肾上腺皮质功能不足。

6. 病因治疗　垂体腺瘤可视情况用放射治疗或手术治疗，下丘脑部位肿瘤应用手术治疗，其他炎症、肉芽肿病变等可做相应治疗。

垂体功能减退症最终治疗希望在基因治疗。有试验表明，用腺病毒载体定向导入垂体的特异性激素启动子可达到转基因表达目的，治疗腺垂体功能减退症，但仍需要长期的研究。

本病的预后视病因而有不同。垂体或其附近肿瘤引起者预后较差，患者可发生严重的视力障碍及颅内压增高的现象。产后垂体出血患者的预后较好，因为仅有垂体前叶功能减退，如能得到及时适当的激素替代治疗，患者的生活和工作的能力可望接近正常；但如得不到及时的诊断和治疗，则往往丧失劳动力，并可因多种原因诱发危象。垂体前叶功能减退患者的生活质量下降，死亡率为正常人群的 1.3～2.2 倍，主要原因为与生长激素（GH）缺乏有关的心血管疾病。

7. 垂体危象的护理

（1）护理目标：垂体危象患者的护理目标主要包括如下。①严格监测各种生命指标和重要脏器功能；②消除焦虑，使患者主动配合治疗和护理；③保证机体营养的需要，保持水与电解质平衡，待患者清醒后鼓励患者进食；④帮助患者尽早活动，并逐渐使患者恢复排便功能；⑤做好健康宣教、预防后并发症和再次发生危象。

（2）护理措施

1）危象时的特别护理：密切观察生命体征变化。评估患者意识状态（有无谵妄、休克、昏迷等症状及体温的变化）。维持水、电解质平衡，如有腹泻、呕吐、大汗时，要注意如实记录每 24 小时出入量，遵医嘱进行静脉补液，纠正失水及电解质紊乱，但不能补液过快，防止心肺功能不全的发生。血压过低时，变换体位宜缓慢进行，以免发生晕厥。对精神失常或神志不清者，应加强安全防范护理、防止发生意外。

2）保持身体各部位的清洁、舒适，并做好口腔、皮肤护理：观察皮肤的弹性及黏膜干燥的程度，患者衣服要宽松单薄，勤换内衣。避免皮肤局部受压过久，防止压疮。患者在低体温、不耐寒、低血压、营养不良时，易于感染，应尽力保暖。保温时注意热水袋温度不宜过高，对末梢循环不良的昏迷患者，热水袋温度应调至 50℃ 以内，袋套外再包毛巾、不可直接接触皮肤，以免烫伤。如为空调病房，可维持室内温度在 28～32℃。昏迷患者应做好口腔护理，每日 2 次。呕吐时并于呕吐后漱口。

3）提供合理的饮食，保障营养的供给，促进康复：患者应给予高热量、高蛋白、高糖类、高维生素饮食。适当补充钠盐，限水可纠正低血钠。患者因胃肠蠕动减慢、缺乏运动和锻炼出现便秘时，可鼓励患者进食高纤维食品，如蔬菜、水果、粗粮、豆类制品等。患者食欲缺乏，应设法调节饮食的种类与次数。

4）心理护理：要尽量为患者提供机会，表达自己的焦虑和抑郁，并根据具体情况进行心理疏导，使之得到精神上的安慰。由于多种症状引起的痛苦和活动能力降低与精神症状致使患者不愉快，应在日常生活上改善环境，扶持心身活动能力低下者，尽量防止发生事故。当情绪悲观失望、焦虑、忧郁，对生活失去信心、整天卧床不起时，帮助患者树立战胜疾病的信心、使其身心健康。尽量减少检查时给患者引起的痛苦与创伤，并避免疲劳。保障患者有充分休息，避免激动或失眠。由于长期药物治疗，可有明显的体象失调，如满月脸、水牛背、向心性肥胖、痤疮、多毛、男性化等，应指导患者克服心理障碍，逐步适应体象变化，重建体象。并根据病情和提供的可能条件，促进患者的康复。

（郑东焕）

第三篇

神经系统介入治疗

第十八章 脑血管造影术

第一节 概述

在 CT 出现之前，脑血管造影常常用来检查颅内肿块及由不同占位性病变引起的占位效应。近二十年来，随着 CT、MRI 等精细的非创伤性影像学检查手段的出现，脑血管造影现已较少作为中枢神经系统的首选检查方法，主要用于评价颈动脉系统和椎 – 基底动脉系统病变程度和颅内外血管侧支代偿状况。近年来，随着 CT、MRI、TCD、CTA 及 MRA 等技术的不断进步，很多情况下，CTA 及 MRA 已基本能够获得完整的颈动脉和脑血管的图像。经皮插管脑血管造影由于有一定的创伤性，其检查的应用范围已经明显缩小。但在某些情况下，非常需要精确了解脑血管病变的部位和程度，以更好地指导对脑血管病患者的临床诊治，是否需要采取外科治疗或血管内介入治疗如血管成形术、动脉瘤或动静脉畸形的血管内栓塞治疗等，这时经皮插管脑血管造影术仍然是其他检查手段所无法替代的重要方法。

（孙 军）

第二节 经皮穿刺脑血管造影的适应证和禁忌证

由于经皮插管脑血管病造影是一种有创的检查方法，而且存在一定的并发症。因此对于这项检查的应用必须掌握合理的适应证和禁忌证。原则上，脑血管病患者应首先进行 B 超、TCD、MRA、CTA 等无创或创伤微小的检查，如果这些检查仍然不能明确疾病的原因和性质时，应再考虑经皮插管脑血管造影。另外，在一些紧急情况下，如怀疑有急性脑梗死或蛛网膜下腔出血发生，也可考虑急诊行经皮插管脑血管造影，以便及时明确病因并开展救治。为了防止或减少并发症的发生，有些患者不适合行经皮插管脑血管造影，对这些患者应尽量采用其他方法进行检查。根据国内外研究结果和临床应用经验，现将经皮插管脑血管造影的适应证和禁忌证总结如下。需要明确的是，这些适应证和禁忌证都是一般性的原则，对于每一个具体的患者，介入医生必须根据其全身状况和所患疾病进行综合考虑，慎重考虑每项检查的利弊得失，然后制订合理的个体化检查和治疗方案。

一、经皮插管脑血管造影适应证

（1）寻找脑血管病的病因：如出血性或闭塞性脑血管病变。

（2）怀疑血管本身病变：如动脉瘤、动脉夹层形成、动静脉瘘、Takayasu 病、Moyamoya 病、外伤性脑血管损伤等。

（3）怀疑有静脉性脑血管病者。

（4）脑内或蛛网膜下腔出血病因检查。

（5）头面部富血管性肿瘤术前了解血供状况。

（6）观察颅内占位病变的血供与邻近血管的关系及某些肿瘤的定性。

（7）实施血管介入或手术治疗前明确血管病变和周围解剖关系。

（8）头面部及颅内血管性疾病治疗后复查。

（9）其他相关检查未能明确，怀疑与脑血管相关。

二、经皮插管脑血管造影禁忌证

（1）造影剂、金属和造影器材过敏。

（2）有严重出血倾向或出血性疾病。

（3）呼吸、心率、体温和血压等生命体征难以维持。

（4）有严重心、肝、肾功能不全。

（5）全身感染未控制或穿刺部位局部感染。

（6）未能控制的高血压。

（7）并发脑疝或其他危及生命的情况。

（孙　军）

第三节　脑血管造影前的准备

造影前准备包括：了解病情、完善相关实验室检查、签署手术同意书、术前术中药物准备、造影剂准备、建立静脉通路、术中监测以及其他改善操作效率的措施。

一、了解病情及完善相关实验室检查

在造影前一天对患者进行查体并了解相关情况以便于在术中、术后的神经系统变化的对比，对于高龄、肥胖、怀疑有下肢动脉血管病变者，了解股动脉、足背动脉搏动情况，必要时行相应部位超声检查。判断患者是否有脑血管造影的禁忌，评定这种昂贵的有创检查是否能为患者解决重要问题。了解患者临床情况和既往史，特别是有无药物及造影剂过敏史，这一点非常重要，虽然目前我们造影过程中所使用的非离子型造影剂比较安全，并不强调一定要行过敏试验，但在临床的使用中仍有一定比率的过敏反应发生。目前脑血管造影中发生的一些特殊并发症是否和造影剂过敏有关仍不甚清楚。了解患者的肾功能（血尿素氮及肌酐水平）、血小板计数、凝血指标。一般认为血肌酐≤250μmol/L 的患者脑血管造影是安全的，但应注意控制造影剂用量；血小板计数≤80×10^{12}/L 的患者，即使凝血指标正常，一般不建议行脑血管造影检查。长期服用华法林抗凝治疗的患者（包括房颤或瓣膜置换术后患者），脑血管造影术前数天应停用华法林，改用肝素抗凝。因华法林治疗的患者术中一旦出现出血需要用新鲜血浆来中和华法林，而肝素抗凝的患者可及时使用鱼精蛋白中和。此外还需要了解患者的泌尿系统情况，必要时术前需行导尿处理。心功能Ⅱ～Ⅲ级的患者需注意术中造影剂用量、灌洗速度以及灌洗量，并尽量缩短造影时间。

二、签署知情同意书

首先介入医生需让患者及家属了解行脑血管造影的必要性及可能带来的并发症或危害。能否和患者及家属进行客观的交流必须建立在对患者病情全面了解的基础上，很难相信一个医生在不完全了解患者情况下还能对患者是否需要接受此类操作做出一个客观的评价。有学者在积累了数千例血管介入的经验后认为脑血管造影是非常安全的有创检查，但仍然可能给患者及其家庭带来灾难性的危害，所以以单独过分强调脑血管造影的安全性或危害性都是不合适的。在取得了患者和家属的同意后签署书面文件非常必要。

三、术前及术中药物准备

虽然接受造影的患者术前已对脑血管造影有了一定程度的了解，但仍然不可避免地存在着对造影的恐惧感，故常规在手术前或手术中给予患者适当的镇静处理，在术前半小时可予0.1～0.2g苯巴比妥钠肌注，或术中给予地西泮或咪达唑仑静推，其他术中用到或可能用到的药物包括：①肝素钠：用于全身肝素化，预防各种导管进入血管后的血栓形成，和配制术中冲洗导管及灌注所用的肝素生理盐水。②血管解痉药物：包括术中持续静滴的尼莫地平以及备用的罂粟碱或硝酸甘油，罂粟碱或硝酸甘油主要为造影术中可能发生的血管痉挛而准备。③尿激酶20万～50万单位：对于术中因血栓形成而造成的栓塞可能有用。

四、造影剂准备

DSA常用的造影剂可分为两大类，包括离子型水溶性和非离子型水溶性。因为非离子型造影剂过敏反应发生率已非常低，渗透压与血浆渗透压更为接近，目前脑血管造影多选择这类造影剂。造影质量和造影剂浓度有关系，但并非选用造影剂浓度越高越好，有学者在大量的造影过程中发现，碘浓度200mg/ml即可获得比较满意的造影效果。有关造影剂是否需要稀释，目前没有统一的观点。国际上多数观点认为造影剂以不稀释为好。一些学者认为，具体应用时可根据患者的情况和所使用的造影剂类型由造影医生决定。有关造影剂的详细介绍可参考本书相关章节。

五、建立有效的静脉通道

为了及时处理患者术中可能出现的各种不良反应和并发症，必须在操作开始前建立静脉输液通道。当出现紧急情况如造影剂过敏、血管痉挛、低血压、心动过缓等情况时，应及时处理。

六、术中生命体征监测

虽然操作者会在术中关注患者的生命体征包括血压或心率的变化，但在操作过程中，术者会将其注意力更多放在导管的操作及X线显示屏上，有时可能忽略监护仪的观察，所以建议术中安排专门的医生或技术人员对患者的生命体征进行监测。对于出现生命体征变化或者患者出现不适时，停止操作，可以通过与患者语言交流、指令动作的完成程度与术前病情变化对比。

七、其他准备

包括消毒导管包及各种导管和导丝等器材的准备，特别是需要准备好平时不常用的导管和导丝。消毒导管包内应包括：①手术铺单和洞巾；②2~3个容量100ml左右的量杯；③大方盘1个，用来浸泡导管及导丝；④容量为1 000ml左右小盘2个，盛放体外和体内导管冲洗用的肝素生理盐水；⑤小弯盘2个，盛放消毒纱布及穿刺物品；⑥尖头刀片及刀柄；⑦蚊式止血钳一把。

（孙　军）

第四节　脑血管造影的影响因素

传统外科手术在许多方面取得了骄人的成就。然而就精确性而言，传统手术存在一定程度的盲目性。凭借对解剖结构了解，在缺乏影像支持的情况下也能完成穿刺引流等操作。但随着成像技术的发展，将现代血管成像技术与各种手术相结合，可以增加操作的精确性，提高手术的成功率，改善治疗效果。由此确立了血管影像技术在手术中的重要性和指导作用，促进了血管内相关技术的产生和发展。评价血管成像质量的好坏是非常困难的，必须经过大量的实践和体会。熟悉掌握常见影响血管内造影图像质量的因素，才有可能设置最适合目的血管的模式，得到客观、满意的图像。

一、一般影响因素

造影设备最好是多功能的通用机器，以免不必要地延长操作时间。操作者应最大限度地发挥影像设备所具备的功能。造影时应尽可能确保获得足够的影像资料，以便指导治疗方案的制订。监视器显示的图像和存储的图像可能会有所不同。许多介入医生习惯于根据存储图像上动脉的走行图制订治疗方案。实际上，数字减影术为我们提供了高质量的监视器图像，也可以根据监视图像做出决断（图18 - 1A、B）。

表18 - 1列出了实际工作中决定图像质量的常见因素。显像方式取决于所使用的影像设备，包括数字减影动脉造影或快速换片动脉造影。虽然快速换片动脉造影可以获得清晰的动脉造影图像，但它无法满足血管内介入治疗所要求的即时显像，目前基本已被淘汰。DSA的出现满足了血管内介入治疗对即时显像的要求。DSA成像的像素越高，分辨率就越高；热容量越高，造影时图像衰退越慢，也不容易模糊。噪声使图像不清晰，对比度增加时更明显。噪声包括X线噪声、视频系统噪声、量化噪声、射线引起的噪声、存储噪声等，噪声增加或者信噪比降低，将使数字减影影像的空间分辨率、血管分辨力、对比分辨力等参数受到影响。上述影响成像效果的因素在用户购买机器时即已确定。此外，图像质量与监视器图像和硬拷贝图像两种不同的显像方式也有关。

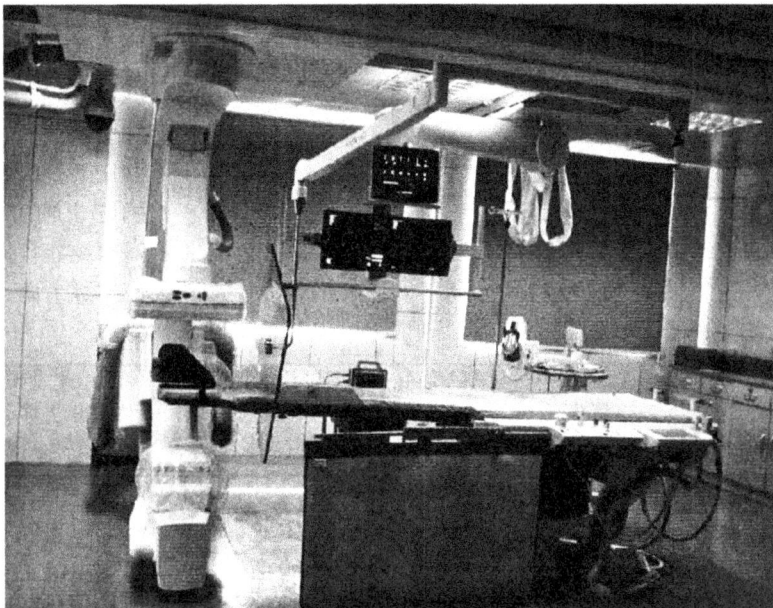

图 18 −1A　DSA 设备

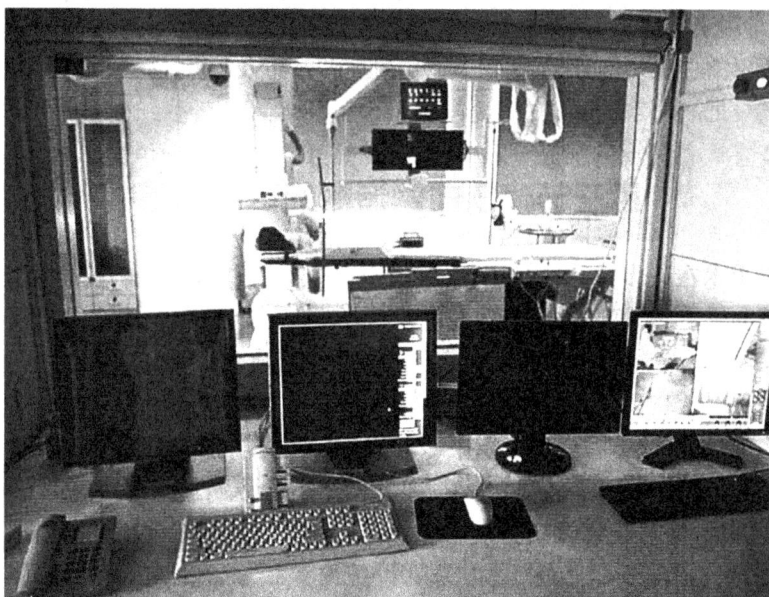

图 18 −1B　DSA 操控室

表 18 −1　影响图像质量常见因素

图像显示方式	监视器图像	成像技术	见下文
	胶片	造影剂注射	注射时间
图像采集模式	数字减影		注射速率
	快速换片		注射压力

造影设备的技术参数	像素		注射造影剂的浓度
	信噪比		注射造影剂的剂量
	后处理	导管头端位置	导管头端距目的血管距离
	其他参数		导管头端方向
理想的 X 线设置	电压	患者因素	体型
	电流强度		成像血管的解剖特点
	聚焦		造影时是否移动
	滤线光栅		

二、成像方式

X 线球管发出特定能量的 X 线，X 线透过患者的身体（图 18 - 2）。电压值（通常为 60 ~ 80kV）决定 X 线的穿透力。理论上焦点（0.15 ~ 1.2mm）越小越好，因为焦点越小分辨率越高。但必须保证一定的帧速使球管发出的射线穿透患者身体。球管发出的 X 线一部分被组织吸收，一部分被散射，剩余的 X 射线轰击影像增强器。不同的组织对 X 线的吸收度不同，密度高的物质（如骨骼、造影剂、外科夹等）吸收度高。通过比较组织对 X 线吸收度的不同形成图像。图像传输至电视系统形成动态影像。造影检查时，应避免造影检查区的活动，因为检查区的运动可导致 X 射线吸收和分布改变，导致图像模糊。

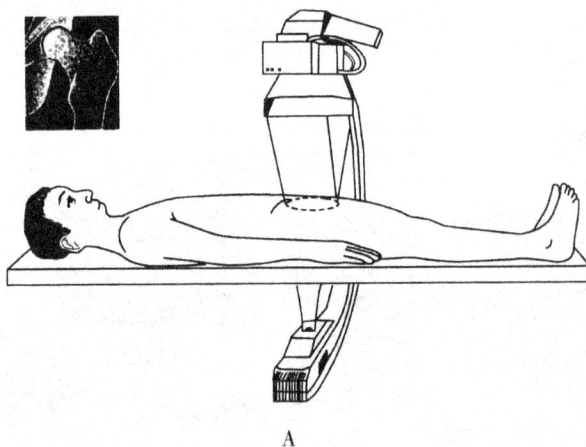

A

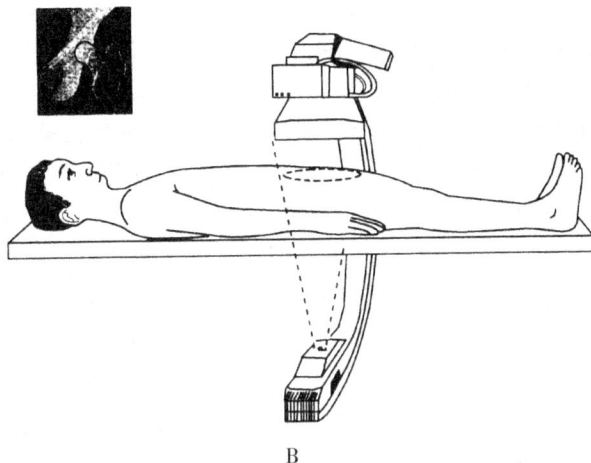

图 18 - 2　X 线成像

A. X 线球管发射 X 线束穿透入体，部分 X 线被吸收，剩余部分被影
像增强器接收并转换成 X 线影像；B. 影像增强器离检查部位越近，
X 线散射越少，视野也越大，影像越清晰

三、数字减影血管造影与快速换片血管造影

表 18 - 2 简要比较了数字减影动脉造影与快速换片动脉造影的优缺点。就分辨率而言，DSA 与快速换片动脉造影相当，但 DSA 费用低廉、快速且便于操作。数字系统的持续发展，以及分辨率的进一步改善，必将使 DSA 的图像分辨率超越快速换片造影。目前，多数血管造影中心 DSA 和快速换片造影两种图像采集的模式互补并存。但由于 DSA 技术的迅速发展，越来越多的血管造影中心向单一的数字系统转型。

表 18 - 2　数字减影血管造影与快速换片动脉造影的比较

	数字减影（DSA）	快速换片（Cut film）
优点	快速	分辨率较高
	费用低	无阻挡的
	图像可进行后处理	准确判断血管成形术所需球囊规格
	持续的技术改进	
	图像易于存储	
缺点	分辨率相对较低，但在不断提高	术前需对造影剂注射时间进行推测
	需多次注射造影剂	需等待造影片
	管腔内及运动伪影较多	胶片阅读及存储较复杂
		造影剂用量较大

先将血管造影前后在影像增强器上的图像用高分辨率摄像管进行序列扫描，把所得连续视频信号转变成一定数量独立像素；再经模 - 数转换器转成数字，分别储存在计算机的两个储存器中，造影前的影像称蒙片图像（mask image），造影后的影像称显影图像。然后指令

计算机，将显影图像数据减去蒙片图像数据，剩下的只有注射造影剂后血管影像数据。此数据经模 - 数转换器处理后，再以 512×512 或 $1\,024 \times 1\,024$ 的矩阵显示于监视器上，此影像即为减影图像。每个像素越小，则每幅图像的所含像素数越多，图像分辨率越高。DSA 图像是以 X 线电影照相格式记录的动态影像，图像采集速度可根据检查血管的解剖部位通过操纵台进行调整。动态影像可通过监视屏显示；或经过选择用多幅激光照相机拷贝成照片；亦可通过磁盘，磁带或高分辨率光盘储存。这种减影方法是通过不同时间获得的两个影像相减而成，故称时间减影。时间减影的缺点是易因器官运动而使摄像不能完全重合，致血管影像模糊。DSA 的最大优势是不必等待洗片即时获得图像，并可立即决定治疗措施。

DSA 的造影剂注射时间较快速换片造影简单而易于控制，影像增强器置于目标血管上方，连续图像采集贯穿造影剂通过目标血管的全过程。DSA 采用稀释的碘化造影剂（50%）、二氧化碳及钆造影剂，可根据需要进行选择性的血管造影，从而减少造影剂的用量。DSA 可进行图像后处理，造影检查结束后可根据需要，对图像进行后处理。通常 $2 \sim 4$ 帧/秒的帧速即满足绝大部分血管检查的需要，DSA 的最高帧速可达 30 帧/s。DSA 视野的大小由设备决定，但通常小于快速换片造影 14in 的标准视野，但在精度上足以满足临床需求。

与快速换片造影比较，如果想观察目标血管造影剂的全程径流，除非 DSA 设备具有造影剂跟踪这一功能，否则需对目标血管全程进行分段多次造影。就绝大部分数字减影系统而言，对动脉树的不同水平成像需要相应独立的一次定位、蒙片采集和造影剂注射。新的具备造影剂跟踪技术的数字减影系统则仅需单个序列即可完成对目标血管的全程观察。过去，数字减影系统的视野（通常为 $9 \sim 11$in）较快速换片造影的视野（14in）小；现在，数字减影系统的影像增强器的视野可达 16in，便携式的数字减影血管造影系统的影像增强器的视野也可达 12in。

快速换片造影的胶片需要冲洗显影，一经曝光即无法更改。快速换片造影依赖于交换台和快速换片器，造影剂流经目标血管的时间必须预先估算。当造影剂流经待测血管时，进行曝光并获得图像。因此获得理想血管影像的前提是准确估计造影剂流经目标血管的时间。快速换片动脉造影具有极高的分辨率，但是操作比较麻烦，费用较为昂贵。胶片曝光至冲洗显影需要等待较长时间，大多数获得的造影片对比度不足，需要进行分选。而这些并不理想的造影片虽然缺乏研究价值，但仍需保存。胶片既大又沉重，生产和储存需要高昂成本。综上所述，将来的动脉造影必将依赖于分辨率不断改进、功能不断完善的数字减影系统。

四、造影技术

操作者的显像技术是影响造影图像质量的重要可控因素，下面列出了提高图像分辨率的特殊操作技巧。

（1）同一检查视野内应包括尽可能多的目标区域。例如，如果考虑颈总动脉与颈内动脉同时存在病变，检查视野应同时覆盖颈总动脉与颈内动脉。

（2）用较小检查视野对特殊部位进行放大观察。

（3）曝光前调整好患者与影像增强器之间的位置。

（4）降低电压以增高对比度。

（5）缩小影像增强器与检查部位的距离，降低散射。

（6）采用最小焦点。

（7）采用较高帧速以提高动态分辨率。

（8）避免检查部位的运动。训练患者屏气、限制肢体运动（必要时制动）。

（9）通过 X 线束滤过以减少散射。

（10）调节造影剂浓度（血流速度较慢时，稀释的造影剂仍可形成造影剂柱，获得良好图像）。

（11）对于意识清楚的患者必须使用耐受性较好的造影剂，尤其是缺血部位的血管造影（低渗）。

（12）在保证安全的前提下，造影剂注射应尽可能接近病变部位。根据检查部位血流速度和方向，调整导管头，以保证造影剂以柱形通过病变区。

（13）用 DSA 预测快速换片造影时造影剂流经病变血管的时间。

（14）尽可能避开骨骼分界线。

（15）使用头端带有不透 X 线标志的造影导管和动脉鞘。

（16）选择目标血管最佳的投影角度摄片。

（17）根据所需获得的图像资料选择最佳摄片。

影像增强器离患者越近，X 线散射越少，图像越清晰；但同时图像的放大率下降。最大限度减少造影局部的运动可防止图像模糊。绝大部分数字减影系统提供多种不同尺寸的视野选择（如：4、9、11in），较小的视野可突出感兴趣的区域，并提高分辨率。操作者必须在视野大小与相应的分辨率高低之间做出利弊权衡。选择理想的造影剂、合适的浓度、剂量及适当的注射方式可提高图像质量。患者对选择的造影剂耐受性好，可减少造影过程中患者因不适而导致的运动，避免由此引起的图像模糊。外界物品必须从造影视野中清除，操作者手的 X 线显像同样也是影响图像质量不可忽视的因素。检查时应始终将感兴趣的区域置于曝光中心，必要时需采用斜位或调整患者体位。降低电压可提高分辨率，但增加辐射。缩小焦点可提高图像分辨率，但同时降低帧速及减少成像能量。提高帧速可以提高分辨率，但增加辐射，某些高流速病变，如动静脉瘘，只有使用高帧速（高达 30 帧/秒）成像才能很好地观察到。改善动态图像的连续性，提供造影剂径流的实时动态观察，有利于对病变部位的分析和判断。操作者的造影技术也与图像质量密切相关。造影剂的剂量、浓度及注射方式（自动或手动注射）必须根据具体情况决定。患者的体型会显著影响影像增强器与目标血管间的距离，从而影响图像质量。

五、路图

路图（road map）是数字减影系统的重要特色，为造影导管及导丝提供实时向导。路图工作原理是从透视视野中减去最初没有注射造影剂的蒙片信息，从而消除骨骼等组织的影像。注射造影剂使透视视野中的目标血管变得不透 X 线。经过减去蒙片中的其他组织图像，得到清晰的血管图像，并显示在监视屏上。操作方法：调整理想检查体位，选中 road map 模式，在透视下，手推造影剂后即完成路图的操作。注意以后的操作皆不能移动检查部位，不然失去路图作用。通过监视屏任何运动物体通过该部位时，如导丝或造影导管，在原先的路图框架中均可以观察到（图 18-3）。

许多关于 DSA 的文献对路图均有详细描述。但实际工作中并不是每次血管造影均要使用路图。操作者的技术越熟练，路图的使用就愈少。路图主要适用于下述几种情况。

（1）选择性导管插入时，发现并标记血管的起源。

（2）指导造影导管或导丝通过严重狭窄部位。

（3）指导通过闭塞部位（动脉溶栓）。

（4）引导无脉动脉的穿刺。

（5）指导血栓摘除术和栓子切除术。

（6）介入器材在血管内的定位参考。

（7）复杂血管重建时，若无需行动脉造影，路图可指导连续的血管重建操作。

就本质而言，路图是额外的步骤，需要额外的操作时间，只有特殊需要时使用。似乎无论何种型号的数字减影设备，路图失败是常事。路图的图像分辨率非常差，常常呈颗粒状，因此通常无法显示小血管。随检查部位的运动及时间的延长，路图的蒙片逐渐模糊，因此在路图使用过程中图像质量逐渐下降。操作过程中，一旦需要调整透视体位或动脉造影，路图即丢失。

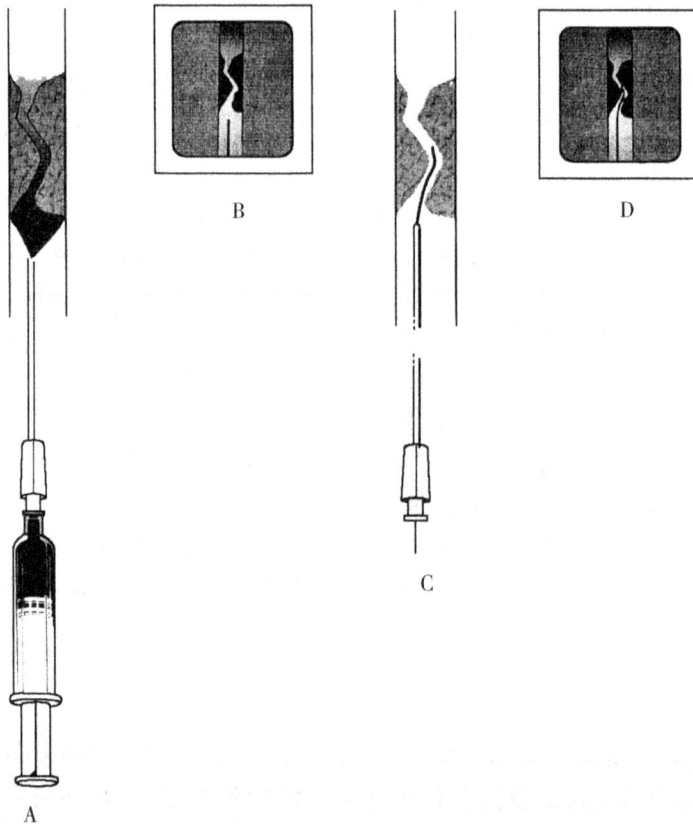

图 18 - 3　路图应用

路图的主要作用包括：指引导丝导管通过狭窄血管和指引选择性插管

A. 动脉造影导管置于病变部位的近端，推注造影剂，通过计算机减影获得病变部位血管的静态影像；B. 路图叠加在实时动态的荧光透视图像上；C. 在路图的指引下导丝通过狭窄部位；D. 叠加路图的监视器上可以实时动态观察导丝通过狭窄部位的情况

六、自动高压注射器

采用 65~100cm 长、4F 或 5F 造影导管进行主动脉造影时，注射造影剂的压力需可高达 1 050psi（1 050 磅/平方英寸）以产生理想的造影剂团注。造影剂必须克服动脉压力在短时间内注射完毕，而且要求瞬间达到规定的注射压。电动注射器可提供高达 2 000psi 的注射压力。每一种造影导管均标有制造商推荐的可以使用的最高注射压。自动高压注射器与摄片有效集成可以控制最佳的造影剂注射时机，而且自动高压注射器可以提供恒定的造影剂注射速度和压力。如果没有自动高压注射器，细的造影导管行经皮动脉血管造影将无法完成（图 18-4）。最常使用的造影剂注射程序是（4~10）ml/s×（2~10）ml/s，根据所需造影检查的血管决定具体参数。造影剂的注射、成像摄片以及血管造影的具体程序将在以后的章节中进一步阐述。自动高压注射器是与动脉造影系统连接的附件——高压下可能泄漏的连接越多，所需的准备时间就越长，成像摄片失败的可能性越大。当造影剂喷射可能导致血管损伤时，如造影导管头端在动脉瘤内、紧贴动脉管壁或在血管病变部位，应避免使用自动高压注射器进行造影剂自动注射（图 18-5）。

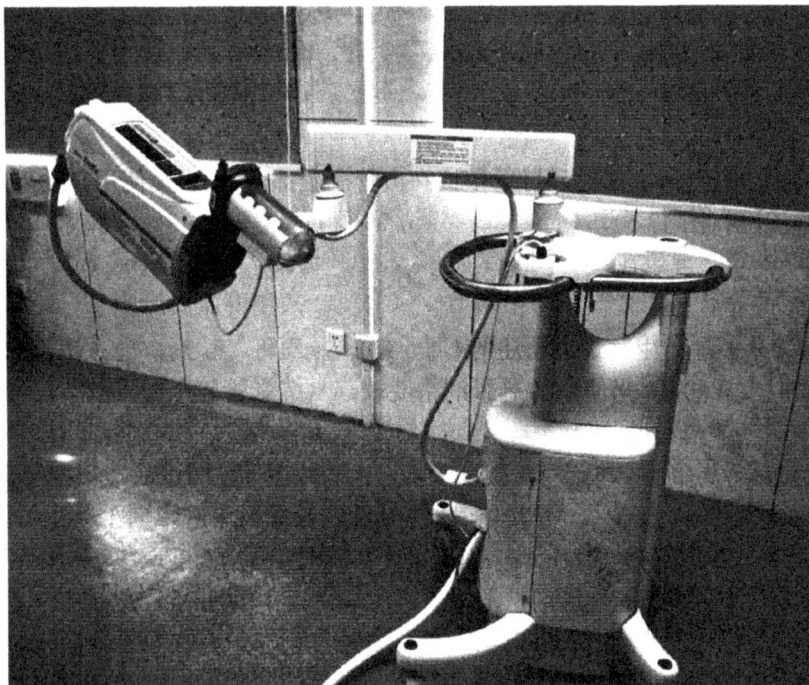

图 18-4 电动高压注射器

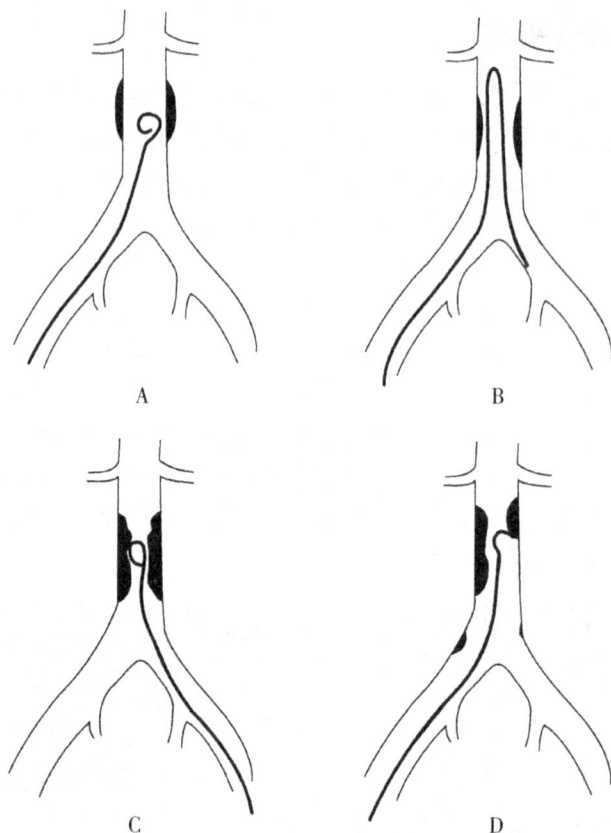

图 18-5 高压注射有可能造成血管损伤的情况

A. 高压注射的造影剂可能导致动脉瘤内致密的血栓破裂、脱落，造成远端血管栓塞；B. 高压注射的后坐力可能造成造影导管搅打病变部位造成斑块脱落；C. 造影导管头端位于狭窄部位，造影剂注射时的高压可使导管头端变形，导致病变部位的斑块脱落；D. 造影导管头端可能紧贴动脉壁，而非游离状态，造影剂注射时的高压可损伤血管壁

七、自动注射与手动注射的比较

造影剂可采用自动注射或手动注射（表 18-3）。这两种造影剂注射方法互补，在动脉造影过程中常常联合使用。当使用的造影剂黏度较高或造影管较小时，造影剂的注射常常有一定困难。

表 18-3 造影剂注射方法：自动注射与手动注射比较

造影导管端口位置	自动注射	手动注射	两者皆可
主动脉弓	√		
无名动脉	√		
锁骨下动脉	√		
腋动脉			√

造影导管端口位置	自动注射	手动注射	两者皆可
颈动脉			✓
胸主动脉	✓		
腹主动脉	✓		
内脏动脉			✓
肾动脉			✓
肾下主动脉	✓		
髂动脉	✓		
股动脉			✓
腘动脉			✓
胫动脉		✓	
移植血管		✓	

　　手动注射具有简单、省时的优势。当造影剂的注射量不超过 20ml、造影导管管径较粗（不小于 7F）以及检查部位血流速度较慢时，这时应首先考虑采用造影剂手动注射。所使用的注射器越小，手动注射所获得的压力越高。手动造影注射的精确度取决于操作者的经验。

　　主动脉血管造影所需的造影剂量及注射速度通常是手动注射无法完成的，因此采用 4F 或 5F 造影导管进行主动脉血管造影，必须使用自动注射。只有在特殊情况下，可采用管径较粗的造影导管，并将导管头端置于病变附近，通过手动注射 10～20ml 造影剂，进行有限范围的主动脉或髂动脉造影。

　　选择性分支动脉造影以及下肢动脉造影时，手动或自动注射两种方法均可使用。与主动脉和髂动脉造影相比，这种情况下所需的造影剂量和注射速度要小得多。在某些情况下，如腘动脉以下的造影，应优先使用手动注射。

　　无论采用手动还是自动造影剂注射，注射前必须彻底排除管道中的气泡。首先造影导管排气；继而自动高压注射器及连接管排气；然后将高压灌洗管与造影导管连接并锁紧；最后回吸直至看到回血，并再次检查管道系统及注射器内有无气泡。在脑动脉及内脏动脉血管造影时，排气过程更应严格执行；任何一个很小的气泡，都可能引发致命的气体栓塞。造影剂注射程序将在以后的章节中详细论述。

八、造影剂

　　合适的造影剂的选择需考虑多种因素，包括渗透压、离子电荷、费用及并发症。标准的含碘造影剂具有很高的 X 线吸收度，是目前常规 X 线血管造影和数字减影（DSA）最常用的造影剂。CT 增强扫描和绝大多数介入治疗操作也都需要使用含碘造影剂。通常造影剂渗透压（320～1 700mOsm）比血液渗透压（约 300mOsm）高。在肾功能正常的情况下，造影剂的最大剂量为 5～7mg/kg。目前认为许多造影剂的并发症，如造影剂注射时的疼痛、心脏超负荷以及肾毒性，均与其高渗透压有关。造影剂渗透压越低，机体的耐受性越好，价格也越昂贵。新型非离子造影剂常见的全身并发症发生率很低，但价格不菲。危及生命的并发症，如过敏反应，离子型造影剂和非离子型造影剂的发生率相当。非离子型造影剂的并发症较少主要因为其渗透压大约是廉价的传统离子型造影剂渗透压的一半。

造影剂所使用的浓度与采取哪种血管造影方法有关。快速换片造影所使用的造影剂碘浓度需 $300\mu g/ml$；而 DSA 使用的造影剂碘浓度仅需 $150\mu g/ml$（50%）。所需的造影剂总量与是否进行血管内治疗，抑或单纯造影检查有关。如果患者心功能和肾功能均正常，通常可耐受数百毫升的造影剂而不致出现并发症。因此一般认为，含碘造影剂的安全系数较高，特别是在新型非离子型造影剂在临床应用以后，有关碘剂毒副反应的报道已经大大减少。尽管如此，使用含碘造影剂仍然存在一定风险，特别是当患者存在肾功能不全的情况下，使用含碘造影剂做心血管造影后诱发急性肾衰竭的发生率则大大增高。因此，新型非碘剂型造影剂的开发是当前放射学领域的一个新课题。

使用造影剂的注意事项：

（1）造影检查过程中保持所用造影剂量的进行性累计。每瓶 50 或 100ml。

（2）对所需进行的动脉造影做出详尽的计划，检查前首先明确需要获得的图像信息及所需显示血管结构。

（3）通过临床表现及多普勒检查的结果，初步明确哪些部位的血管需重点检查。

（4）部位明确的血管病变处理时，如股动脉或髂动脉分叉，可直接采用斜位。

（5）DSA 检查时使用稀释的造影剂。

（6）采用一次推注 1～3ml 造影剂的方法初步了解血管病变的部位、导管头端与目标血管的位置，造影仅用于获得病变部位的更详细的影像资料。

（7）造影时对造影导管头端进行精确定位。譬如肾段主动脉造影时，应将导管头端置于肾动脉水平，造影剂的高压注射可使造影剂逆流显示近心端的主动脉；如果导管头端的位置过高，大量的造影剂则随血流消失于内脏动脉。

含钆造影剂曾广泛用于普通 MRI 增强检查和磁共振血管造影（MRA），由于其原子序数较碘高、钆螯合物的毒副反应较碘剂低、具有与碘剂相似的药代动力学及吸收 X 线的特点，而且与碘剂无交叉过敏，因而一些学者将其作为含碘造影剂的替代品用于 X 线血管造影，特别是用于肾功能不全患者的血管造影。

离子型钆容易蓄积在肝、脾及骨髓等部位，且有一定毒性，因此临床应用的含钆造影剂是钆与其他物质（如二乙烯五胺乙酸）的螯合物。钆－二乙烯五胺乙酸（Gadolinium diethylenetriamine pentacetic acid，GD－DTPA）是第一个应用于临床的含钆造影剂，其分子量约 500 道尔顿。钆的螯合物是亲水性，注入血管内后迅速向血管外间隙弥散，分布于组织间隙，不进入细胞内、不与血清蛋白结合，不透过正常血脑屏障，无特殊靶器官作用，在体液内结构稳定，在组织内的分布量取决于组织的血液供应、微血管的通透性以及细胞外间隙的容量。含钆造影剂几乎完全经过肾小球滤过排除，极少部分可经消化道、乳汁、皮肤等排除。在肾功能正常者，钆螯合物在机体内的半衰期约 70 分钟；肾功能不全患者［血清肌酸酐≥1.5mg/dl（133μmol/L）］，钆仍然主要从肾脏清除，只不过半衰期明显延长（最长达 5.8 小时）。含钆造影剂的缺点是水溶性不如含碘造影剂，影像质量较含碘造影剂低，且价格十分昂贵。

二氧化碳作为含碘造影剂替代品曾被用于除中枢神经系统、心脏、冠状动脉以外的外周血管造影，特别适合于对碘剂过敏、存在肾功能障碍和使用碘剂高危的患者。其优点包括价格低廉，制作容易，对肾功能无影响；但缺点也很明显。相对于含碘造影剂，其缺点包括：

（1）缺乏商品化的二氧化碳高压注射器，需要手推注射，注射速度不易掌握。

（2）二氧化碳在血管内成像不是与血液混合，而是漂浮在上，因此存在低估血管狭窄的可能。

（3）轻微运动、肠道内的气体可严重影响二氧化碳血管造影的质量。

（4）仰卧位时、静脉内注入大量二氧化碳后，可因气体积聚于肺动脉的流出道、阻挡流出道血流，造成心脏低排现象。

（5）二氧化碳过量可积聚在肠系膜血管内、造成腹痛，导致肠梗阻、横纹肌溶解、蜂窝状胃炎等。

（6）心内分流和肺动静脉瘘是使用二氧化碳的禁忌证。

（7）上肢动脉造影时，少量二氧化碳反流至颈 - 椎动脉系统后可导致气体栓塞。

（8）二氧化碳遇到闭塞血管时，易打碎形成气泡，无法获得理想图像。

（孙　军）

第五节　主动脉弓造影技术

在经导管脑血管造影的开展初期，包括目前在很多的科室，主动脉弓造影一度被认为不是很必要。但在目前的脑血管造影患者中，缺血性脑血管病患者所占比重逐渐增加，这些患者往往存在不同程度的主动脉弓粥样硬化和弓上大血管开口或近端动脉粥样硬化或狭窄，一旦忽略主动脉弓造影则有可能在随后的操作中造成硬化斑块的脱落而导致灾难性的后果。此外这些患者或多或少存在主动脉弓和弓上血管的迂曲，主动脉弓和弓上血管的迂曲给选择性脑血管造影带来困难，主动脉弓造影后可以根据主动脉弓的参考图，我们可以初步了解弓上血管的走行、开口位置、与气管、锁骨头端体表标志的相对位置。有助于帮助寻找动脉血管开口和选择合适的导管；另外可通过主动脉弓造影初步评价颅内血供情况。主动脉弓造影通常采取后前位（AP）和（或）左前斜位（LAO，30°～45°），如后前位造影能清楚显示弓上各血管（包括双侧椎动脉）开口情况及相互之间的关系，则不再行 LAO 造影。如果必须限制造影剂的总量，建议 LAO 造影，省却 AP 和右前斜位（RAO）造影。确立主动脉弓分支和选择性造影的影像标志时选用 LAO 造影，评价颅内血供时应采取后前位造影。主动脉弓造影时所用造影剂总量为 30～40ml，注射速率为 15～20ml/s，高压注射器的最高压力设定为 600 磅（磅/平方英寸）。而如果要观察颅内血供造影剂总量及注射速率可适当增加。行主动脉弓造影一般选用带侧孔的猪尾巴导管。主动脉弓造影如图示（图 18－6）。

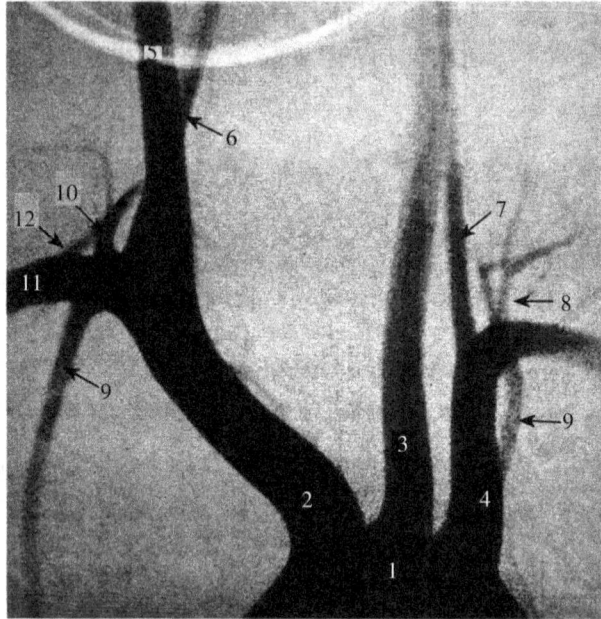

图18-6　主动脉弓造影

1. 主动脉弓；2. 头臂干；3. 左颈总动脉；4. 左锁骨下动脉；5. 右颈总动脉；6、7. 左右椎动脉；8、10. 两侧甲状颈干；9. 内乳动脉；11. 右锁骨下动脉；12. 右颈肋干

（孙　军）

第六节　导管和导丝的选择及准备

目前造影导管种类繁多，几乎所有导管头端都有不同形状的弯曲，只有一种 Son 导管（又称多功能导管）例外，头端为直的，在使用时借助主动脉瓣成形来做冠状动脉的造影，但并不适合于做脑血管造影。按头端弯曲可分为单一弯曲导管、复合弯曲导管，我们常规选用的 Vertebral 导管（椎动脉造影导管）、MPA 导管（多功能造影导管）属于单一弯曲导管，Hunterhead 导管（猎人头导管）属于复合弯曲导管。造影中使用频率次于上述几种导管的 Simmons 导管（俗称西蒙管）及 Cobra 导管（又称眼镜蛇导管）属于复合弯曲导管。而导丝的种类相对来说要简单得多，我们常用的造影导丝一般都为直径 0.035in 的亲水导丝（俗称泥鳅导丝或超滑导丝）。按导丝的硬度分为普通造影导丝（Angio）和硬导丝（Stiff）。按导丝长度分 150cm 和 260cm（或 300cm）两种规格，后者主要用于交换导管时用，故又称交换导丝。一个优秀的脑血管造影医生应对常用和不常用的导管及导丝非常熟悉，而不是简单的去比较各种导管或导丝的优缺点，只有做到这一点，才可能在第一时间挑选适合某些特殊血管的造影器材。不断地在患者血管中尝试各种不同的导管或导丝只会增加血管损伤的几率，包括增加斑块脱落及血管夹层形成的可能性，浪费时间的同时也增加经济成本。结合一些医生的经验，下面的一些简单方法可帮助初学者选择合适的造影导管，选用主动脉弓完全展开时的造影图片（大部分患者采用左前斜位时主动脉弓可完全展开），取主动脉弓下缘的最高

点（Z 点）做参照，以这一点为中心画一虚拟的水平线和一垂直线，这样将造影图分为四区，如图示分别为 A 区、B 区、C 区和 D 区，然后如图又以 Z 点为起点引一条线，将 B 区均匀分为两部分，分别为 B1 区和 B2 区（图 18 - 7）。如弓上某血管开口位于 A 区 + D 区 + B1 区，做这一血管造影时则首先选用 Vertebral 导管，其次选 Hunterhead 导管，三选 MPA 管；如弓上某血管开口位于 B2 区，做这一血管造影时则首先选用 Hunterhead 导管，其次选 Simmons 导管；如弓上某血管开口位于 C 区，做这一血管造影时则首先选用 Simmons 导管，其次选 Cobra 导管（选用导管原则见表 18 - 4）。

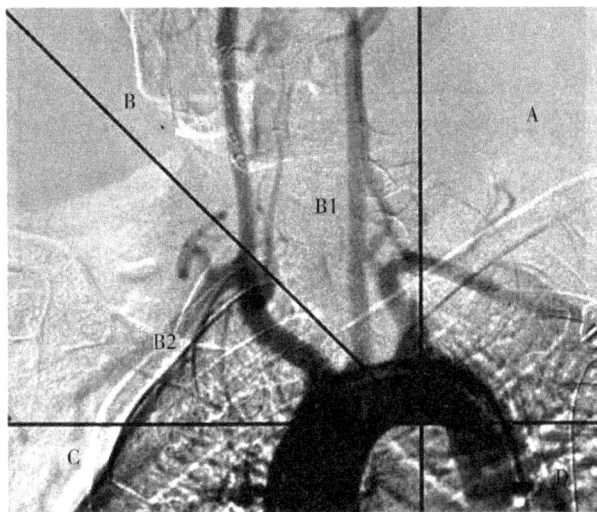

图 18 - 7　主动脉造影划区

表 18 - 4　导管选择的原则（供参考）

血管开口所在区域	首选导管	第二选择导管	第三选用导管
A 区 + B1 区 + D 区	Vertebral	Hunterhead	MPA
B2 区	Hunterhead	Simmons	
C 区	Simmons	Cobra	

Myla 根据头臂干（无名动脉）开口与主动脉弓的关系，将主动脉弓分为三型：Ⅰ型弓（图 18 - 8A）为弓上血管开口在主动脉弓上缘切线的水平线上；Ⅱ型弓（图 18 - 8B）为头臂干开口在主动脉弓上下缘之间；Ⅲ型弓（图 18 - 8C）为头臂干开口于主动脉弓上缘。该分型指导造影和治疗选取适合的导管：Ⅰ型弓，首先考虑应用 Vertebral 导管；Ⅱ型弓，更适合 Hunterhead 或 Simmons 导管；Ⅲ型弓，首选 Simmons 导管。

一般情况下普通造影导丝已能满足我们的造影要求，偶然弓上血管迂曲而导致导管已进入血管开口但无法进行选择性造影时需要用硬导丝加强支撑作用。亲水导丝的湿润方法包括肝素生理盐水纱布擦拭和肝素生理盐水浸泡，有些学者更推荐后者，后者能使导丝的亲水层更好地和水分子结合。

我们选用的大部分导管在进行选择性脑血管造影时并不需要对导管进行特殊处理，送导管进入主动脉弓后可直接进行操作来寻找弓上大血管的开口，而一些特殊形态的脑血管造影需选用 Simmons 导管时，则需在 Simmons 导管进入血管后首先对其进行塑型处理，塑型方法见后。

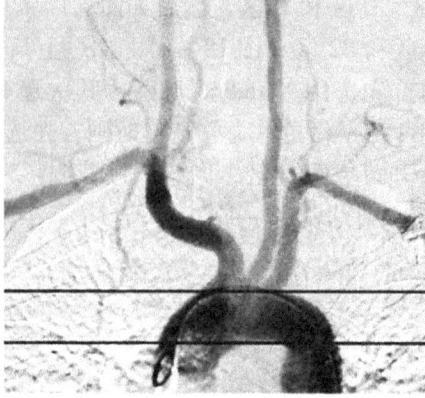

图 18 – 8A Myla 主动脉弓分型 Ⅰ型弓

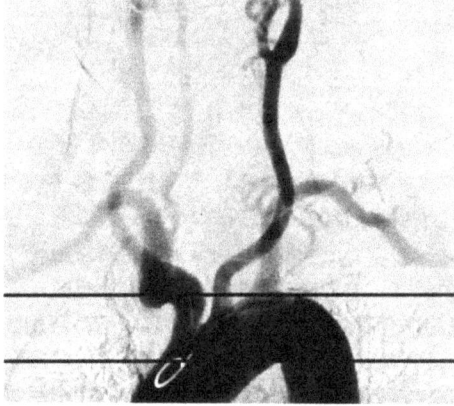

图 18 – 8B Myla 主动脉弓分型 Ⅱ型弓

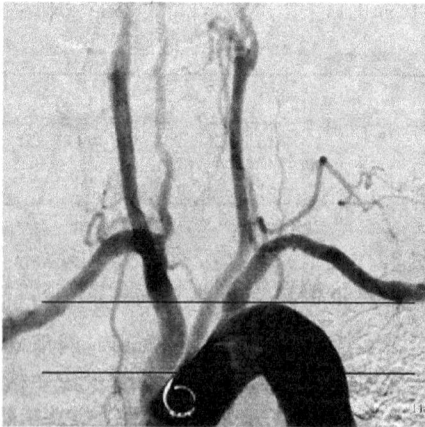

图 18 – 8C Myla 主动脉弓分型 Ⅲ型弓

（孙 军）

第七节 选择性脑血管造影

每一个初学者在学习脑血管造影前都需注意：①为什么几乎我们用的所有导管头端都有弯曲及有不同的形状存在？所有的弓上血管都和主动脉弓存在着一定的角度，直头导管往往无法进入这些血管，我们必须借助导管头端的弯曲来"寻找"血管开口，所以在造影过程中要善于应用各种不同形状的弯曲；②有效地利用人体的一些标志及主动脉弓的非减影造影图，我们在透视下操作导管，所能看到的是主动脉弓、人体的一些骨性结构以及气管，而主动脉弓的非减影造影图能清晰地显示主动脉弓以及弓上血管开口的位置和方向、走行方向以及与骨性结构和气管的相互关系。尤其是弓上血管开口异常时初学者会在主动脉弓附近"漫无目的"地"寻找"各血管的开口，如能利用人体的一些标志及主动脉弓的非减影造影图，可以明显缩短操作时间，同时也会减少血管损伤发生的几率。

进行脑血管造影时，需尽量做到以下几点：①了解弓上各大血管及其主要分支的大体情况，包括头臂干、双侧锁骨下动脉、双侧颈总动脉、双侧颈内动脉（颅外和颅内）、双侧椎动脉（颅外和颅内）、基底动脉以及它们的分支。②在条件许可的情况下，所需观察的血管应尽可能进行选择性造影。③选择性脑血管造影时，应以血管能显影清晰为前提，切忌盲目增加造影剂用量，否则只会增加并发症。我们将各脑血管选择性造影的造影剂常用剂量、注射速率及最高注射压力列于表18-5。

表18-5 建议的造影剂常用剂量、注射速率及最高注射压力

血管	注射速率（ml/s）	总量（ml）	最高注射压力（磅）
颈总动脉	5~6	8~10	200
颈内动脉	4~5	6~8	200
锁骨下动脉	5~6	8~10	200
椎动脉	3~4	5~6	150
主动脉弓	15~20	30~40	600

注：注射压力指的是注射器的每平方英寸的压力。

一个优秀的脑血管造影医生应熟练掌握单一弯曲导管（简称单弯导管）造影技术和Simmons导管造影技术。下面分开介绍运用上述两种导管的技巧。

一、单弯导管

实际操作过程中，除Simmons导管外其他的复合弯曲导管（如Hunterhead导管）所用技巧亦同单弯导管，Simmons导管在操作中因有其特殊性而分开介绍。

利用单弯导管行选择性脑血管造影时，首先，导管在造影导丝的指引下经过主动脉弓进入升主动脉，然后退出造影导丝，确认管腔内无气泡存在后用肝素生理盐水冲洗导管内腔。导管此时的形态通常是头端朝下指向主动脉瓣，然后边旋转导管边缓慢后撤，直到导管的弯曲指向弓上大血管的开口附近，在旋转导管的过程中需注意导管头端的运动情况，由于我们赋予导管尾端的旋转是逐渐传导到导管头端的，故导管头端的旋转运动往往滞后于导管尾端的旋转，所以一旦发现导管头端弯曲将指向大血管开口时应及时停止旋转。

当导管头端固定不动时，可稍后撤导管，这时我们往往会观察到导管头端出现一小幅度的"弹跳"动作，这提示导管头端已进入大血管开口。有两种方法可帮助我们确定这一血管是否就是我们需要造影的血管，一是在透视下注射少量造影剂（俗称"冒烟"），观察血管的走行情况；二是在已知大血管近端无病变的情况下送入造影导丝，观察导丝的走行和前面主动脉弓造影时该血管的走行方向是否一致。

确定该血管就是我们所要造影的血管时，送入导丝，使导丝的支撑力达到一定程度并使导丝头端保持在安全范围内，同时固定导丝，沿导丝缓慢前送导管，然后退出造影导丝行选择性脑血管造影（图18-9）。

还有另一种操作方法，即在主动脉弓内一边旋转导管，一边前送导管，导管头也可以进入弓上血管开口，这种方法技术上是完全可行的，但不应该作为一种常规来用，因为这种方法对血管的损伤会大的多，同时对于主动脉弓迂曲者会增加操作难度。

对于主动脉弓、弓上血管迂曲患者，行相应血管造影，尤其做头臂干上分支血管时，当导丝已达到血管远端，将导管沿导丝送入时，常出现导管在头臂干开口部位张力不能上传，即导管的输送具有明显的滞后现象，这种张力常将刚要到位的导管和导丝反弹回主动脉弓内。对于反复出现上述情况时，我们可以考虑尝试以下操作方法：①在安全前提下，导丝尽量送远，在导丝指引、支撑的前提下，推送一段距离导管，保持此张力并旋转导管。②在保持上述导管张力的前提下，让患者深呼吸或深吸气后屏住呼吸。③保持导管适当张力前提下，让患者咳嗽。④让患者的颈部最大限度地转向所选择血管的对侧。以上操作目的都是为了尽量让迂曲血管变直，这种短暂的血管伸直，可以使血管、导丝、导管同轴，在此前提下导管可以顺势输送到目标血管。

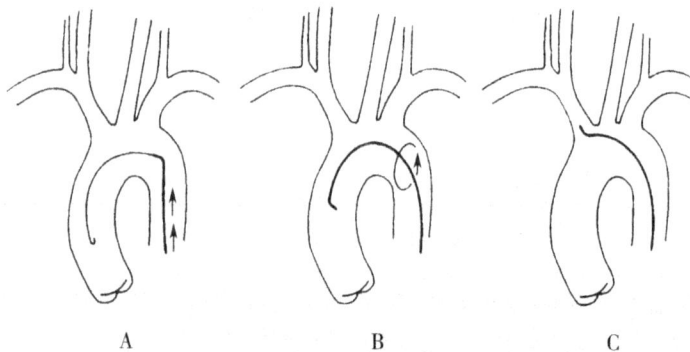

图18-9　单弯导管行脑血管造影

如患者主动脉弓上血管迂曲，在行右侧颈内动脉选择造影时，术者常有体会，当导丝头端已经送至颈总动脉中上段后，送导管时常有明显滞后性，当继续送导管时，张力突然释放，导致导丝、导管进入血管过深，导丝头端越过颈总动脉分叉处进入颈内动脉，如颈内动脉起始部有明显血管狭窄或存在不稳定斑块，可能会导致血管夹层或斑块脱落。最好在行此类型血管造影时，可以将导丝送到颈外动脉，导丝头端送到颈外动脉一段距离有足够的支撑力后，再送导管相对比较安全，而不主张将导丝送到颈内动脉做支撑。

二、Simmons 管

Simmons 导管因前端弯曲长度的不同而分为 1、2、3 三型，1 型最短，3 型最长，可以根据主动脉根部血管的直径去选择我们需要的导管，一般情况下，Simmons2 可以适合大部分亚洲人的造影需要，Simmons 进入血管后，首先要对其进行塑型，以便行特殊形态脑血管造影。

Simmons 导管的塑型方法有四种：①利用弓上大血管特别是左侧锁骨下动脉来进行塑型；②利用主动脉瓣来进行塑型；③利用肾动脉及腹主动脉的大分支血管来进行塑型；④利用对侧髂总动脉进行塑型。后两种塑型方法不作为常规来用，只在无法用前两种方法进行塑型时才采用。在此重点阐述前两种塑型方法。

最常用的方法是利用左侧锁骨下动脉塑型：①在导丝的指引下插入 Simmons 导管至主动脉弓附近，后撤导丝，由于血管的限制，Simmons 导管不能恢复它原有的形态，但它的初级弯曲仍存在，利用它的初级弯曲送 Simmons 导管进入左侧锁骨下动脉开口，然后在导丝的支持下 Simmons 导管插入左侧锁骨下动脉，插入的深度为导管的初级弯曲进入，二级弯曲保留在主动脉弓内；②Simmons 导管到达上述部位后，缓慢撤出造影导丝，继续前送并旋转 Simmons 导管，这时导管的二级弯曲逐渐形成并弹出左侧锁骨下动脉，在主动脉弓内形成 Simmons 导管在体外的原始形状，Simmons 导管的塑型即完成。同样的方法也可利用左侧颈总动脉来完成（图 18 - 10）。

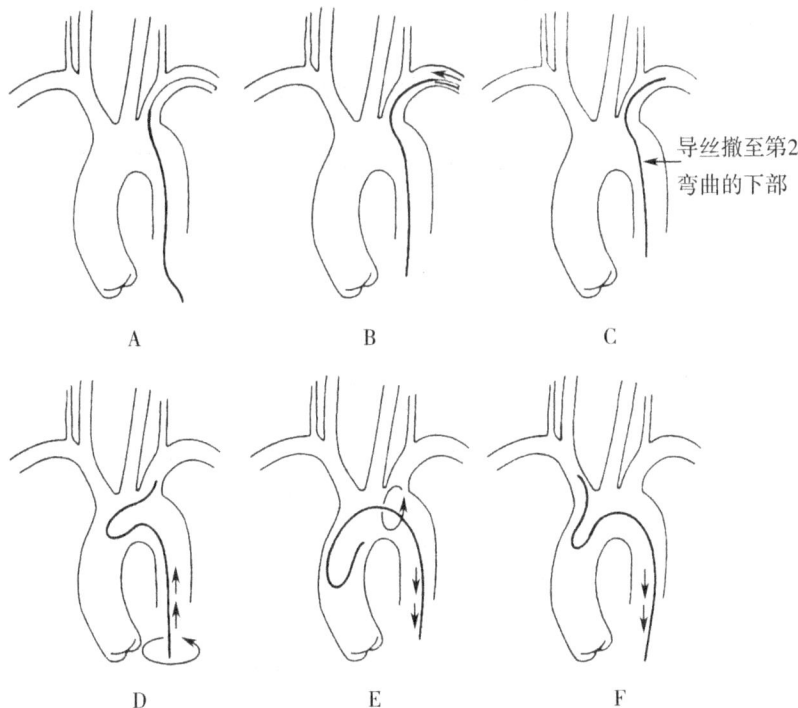

图 18 - 10 左锁骨下动脉塑型

其次可利用主动脉瓣来完成 Simmons 导管的塑型。在弓上大血管开口或近端有斑块或狭窄存在，或利用弓上大血管为 Simmons 导管塑型失败时可采用主动脉瓣来完成塑型：①导丝引导下插入 Simmons 导管至升主动脉，固定导管，继续前送导丝，利用主动脉瓣的阻力，导丝头端在主动脉根部形成 U 形；②固定导丝，前送导管，当 Simmons 导管的二个弯曲都越过导丝的 U 形弯曲后撤回造影导丝，同时稍后撤导管，Simmons 导管的塑型完成。利用主动脉瓣进行 Simmons 导管的塑型必须注意以下几点：①主动脉瓣有赘生物者属于禁忌，此操作可能导致赘生物脱落；②在利用主动脉瓣的阻力时，导管或导丝可能会进入左心室造成严重心律失常；③大血管严重迂曲患者导管长度可能不够；④导管或导丝有进入冠状动脉的可能（图 18 – 11）。

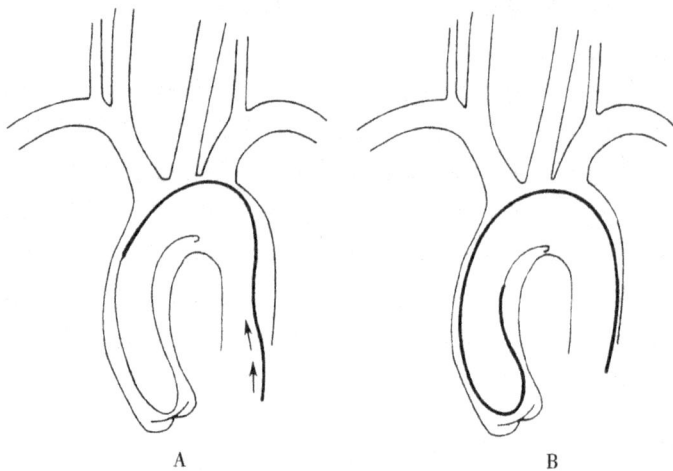

图 18 – 11 利用主动脉瓣塑型

塑型后的 Simmons 导管前端呈钩形，操作步骤如下：①首先将塑型后的 Simmons 导管送过主动脉弓进入升主动脉，然后旋转导管，使导管头端向外向上；②轻轻回撤导管，导管头端会逐渐靠近大血管开口，经"冒烟"证实无误后，继续轻轻回撤导管，导管进入预期的大血管；③可以进行选择性的脑血管造影。

Simmons 导管进入弓上大血管开口后，如果我们还想超选择进入颈内动脉等血管会有一定的困难，原因在于前送导管的力量无法通过塑型后的 Simmons 导管的次级弯曲来传导。所以如需进一步行超选择性脑血管造影，往往需要通过交换导丝更换单弯导管。

用 Simmons 导管做完右侧头臂干造影后，如还需要左侧颈总动脉血管造影检查，操作方法为：前送导管，并旋转，使导管头端指向下方，远离大血管起点。然后将导管回拉，扭转，使导管头端再转向上，从而跨过无名动脉的开口，然后重复以上操作步骤。

（孙　军）

第八节　超选择性血管造影

血管造影时导管进入主动脉一级分支血管时习惯称为选择性血管造影，而导管进入二级甚至三级分支血管时称为超选择血管造影。当需要重点观察某一血管并希望减少其他血管影像的干扰时，考虑行超选择性脑血管造影。导管插入颈内动脉或椎动脉开口后进行的脑血管造影称为超选择性脑血管造影。但当这些血管的开口有斑块或狭窄，或经过的大血管有病变时，禁忌行超选择性脑血管造影。

　　大部分患者进行超选择性脑血管造影不存在太大困难，但对于一些高龄患者，当导管进入弓上大血管开口后需做超选择性脑血管造影时，很多情况诸如主动脉弓及胸腹主动脉、髂动脉的迂曲、目标血管近端和主动脉弓成角较大或弓上大血管近端成角大于90°，尽管导丝已进入超选的血管，而导管同轴跟进时产生的明显张力，可使造影导管及导丝弹入主动脉弓内。可通过下述4种方法完成超选择性脑血管造影：①换用复合弯曲导管如Simmons导管，导管进入大血管部位较深时，通过交换导丝更换单弯导管再进行超选择性脑血管造影；②嘱咐患者深呼吸，心脏及主动脉弓下降，同时尽量将颈部转向目标血管的对侧，此操作可使目标血管的近端扭曲拉直；③若由胸腹部及髂动脉迂曲导致超选困难时可使用长鞘，一方面可使部分迂曲血管拉直，增加造影导管对前送力量的传导，另一方面通过血管鞘的支持可以使导管的后坐力得到支撑，而使得导管进入超选的目标血管；④造影导丝头端的塑型，目前我们所用的导丝基本上都为0.035英寸亲水导丝，对导丝进行塑型时会损伤导丝的亲水层，同时有潜在的增加导丝断裂在血管中的可能性，但某些特殊情况下我们不得不对导丝头端塑型而进行一些变异或扭曲血管的选择性造影。导丝塑型工具可选用穿刺针、血管钳的光滑面或2ml的注射器，用右手示指及拇指持塑型工具，将导丝头端置于塑型工具及术者示指中间，并给予一定的压力，向后匀速拉动导丝，导丝头端即可形成一定弧度的弯曲。给予的压力越大，导丝头端的弯曲角度越大，切忌在某一点试图折弯导丝而达到塑型目的，这样可能折断导丝的内芯而在随后的操作中使导丝头端断裂在血管内。这种造影导丝的塑型技巧在脑血管支架中导引导丝的塑型中仍然适用，只是给予的力量要小得多。

　　经交换导丝进行导管更换的技巧无论对于初学造影者或进行脑血管介入治疗都很实用，特别对于一些复杂的脑血管造影需用复合弯曲导管（大部分指Simmons导管）者，我们虽然"寻找"到弓上大血管开口，但无法进行一些分支血管的超选择性造影，此时我们会用到交换导管技术，即在复合弯曲导管进入弓上大血管开口后，送入交换导丝（长260cm或300cm）进入该血管较深位置，固定导丝，然后撤出复合弯曲导管，肝素生理盐水擦拭导丝后以同轴方式送入单弯导管，单弯导管进入该血管较深位置可退导丝，然后继续寻找分支血管的开口（要点：在单弯导管未到合适位置前始终保持导丝位置不动）。

（孙　军）

第九节　特殊变异血管的造影

　　典型的弓上大血管发出次序为：头臂干为第一分支，其次为左颈总动脉，然后是左锁骨下动脉。但往往存在着变异，最常见的变异有：①左颈总动脉开口于头臂干，或左颈总动脉和头臂干共干，这两种变异占到所有弓上血管变异的27%；②左侧椎动脉直接开口于主动脉弓；③右侧颈总动脉或右侧锁骨下动脉开口于主动脉弓，这种变异相对较少；第二和第三种变异只要我们在主动脉弓造影时发现，在行选择性造影时一般难度不大，但发生第一种变异时右锁骨下动脉和右颈动脉造影并不困难，而左颈总动脉的选择性造影对于初学者甚至有一定经验的造影医生来说非常困难，故在此重点讨论第一种变异时的解决方案。在出现左颈总动脉开口于头臂干，或和头臂干共干时，首选Simmons导管，其次可选用Cobra导管，后者在左颈总动脉和头臂干共干时可能合适。

选用 Simmons 导管造影时首先对其进行塑型，将已塑型的 Simmons 导管送入主动脉根部，使其头端越过头臂干开口，旋转导管，使导管头端朝向头部，同时指向患者身体右侧，然后轻轻回撤导管，导管头端会逐渐靠近头臂干开口，经"冒烟"证实无误后，继续轻轻回撤导管，导管头进入头臂干。但此时的导管形态仍是导管头端朝向头部，同时指向患者身体的右侧，而左侧颈总动脉往往开口于头臂干的左侧，所以我们应尽量使导管头端指向患者的身体左侧。操作技巧如下：回撤 Simmons 导管，使其次级弯曲接近头臂干开口（塑型后的 Simmons 导管次级弯曲一般无法进入头臂干开口），然后旋转导管，由于头臂干内径较小，导管头端无法在血管内完全展开，在旋转导管时，导管的两个弯曲逐渐会形成一"8"字形，导管头端逐渐指向身体左侧，"8"字形一旦形成，缓慢前送导管，并不时"冒烟"确定导管头端的位置，导管一旦到达左颈总动脉开口，回拉导管并同时以其形成"8"字形的反方向旋转导管，解开"8"字形弯曲，故可进入左颈总动脉近端。如果考虑需行颈内动脉超选择性造影需要应用交换导管技术。

（孙 军）

第十节 脑血管造影中应注意的问题和常见并发症

一、脑血管造影时应注意的问题

1. 及时观察血管状况 一旦发现弓上血管有狭窄或斑块，导丝或导管禁止越过这些病变，否则有可能导致栓塞的发生。

2. 始终保持导管和导丝头端在视野范围之内 在操作导丝或导管时需保持导丝或导管的头端在 X 光的视野中，否则导管或导丝的头端已进入一些"危险区域"（诸如已越过斑块或狭窄、进入颅内血管等），可造成一些本可避免的并发症。

3. 输送导丝、导管要轻柔匀速 送入导丝要轻柔匀速，尤其是在导丝头端刚要露出导管头端时。快速地送导丝并不能缩短造影时间，反而会增加各种血管并发症，用快速或粗暴的动作送入导丝时可产生一种"冲击力"，一旦发现导丝进入有阻力时往往提示导丝已进入过深，可能已进入血管夹层内或进入小血管。一般不主张在没有导丝的指引下送入导管，尤其在高龄、动脉粥样硬化明显、入路血管迂曲、未有主动脉弓参照图的患者中进行。

4. 导管和血管、导丝和血管的同轴性 即导管头端的纵轴是否和导管头端所在血管的纵轴在一条直线上或呈平行关系，脑血管造影时尽量做到这一点，以避免导管头端嵌顿在血管内，保证血管走行形态和导管形态同轴，这样既可以避免在注射造影剂时刺激血管壁而造成血管痉挛或造成血管内膜的损伤，又可以避免前送导丝时造成血管夹层或严重的血管痉挛。

5. 动态灌洗、排除气泡 在造影过程中保持所有的管道中无空气或血栓存在，在导管停止操作时保持高压肝素盐水的持续冲洗可以有效地预防导管内血栓形成，注意高压灌洗的速度和剂量，尤其是高龄、心功能不全患者，避免诱发急性心衰。每一次在导管中注射生理盐水或造影剂都需回抽直到确定导管内无气泡。

6. 密切观察导管和导丝头端的运动 在旋转导管的过程中严密观察导管的头端运动和

我们的操作是否一致。一般情况下造影导管对外力的传导有一滞后现象，导管越柔软，滞后现象越明显，所以我们常常会观察到体外已停止旋转导管了，导管头端仍自行缓慢地在血管中作顺时针或逆时针的旋转，但正常情况下导管头端和尾端的运动幅度应该是一致的，即导管尾端旋转360°，导管头端也应该旋转360°。如导管头端的运动幅度明显减少或完全消失，特别是导管头端发生固定时，我们需考虑到有如下可能：①导管头端已嵌顿在血管中，此种情况见于导管头端已进入迂曲血管，或血管发生痉挛造成导管头端固定；②导管已在血管中打结，此种情况多见于髂动脉或腹主动脉严重迂曲者，如操作者未发现导管已打结而继续旋转导管则可能造成导管断裂在血管中。

7. 导丝的特殊应用　髂动脉迂曲严重时更换导管时需先送入导丝，保留导丝头端在髂动脉内，然后再退出导管，为再次送入导管建立良好的通道。如果退出一根导管而未保留导丝在血管内，再次送入导管及导丝将会有困难。

二、脑血管造影时的常见并发症和处理

在早期开展脑血管造影时，各种并发症发生率较高，报道高达17%～25%，但随着导管及其他介入器材的生产工艺不断改进，同时造影技术的提高及介入经验的不断积累，目前脑血管造影的并发症已明显的下降。一个熟练的造影医生其操作的并发症仅仅在0.5%左右，而我们完成的近4 000例的脑血管造影，并发症发生率约0.1%～0.2%。初学者并发症的发生率远远超过此比例，常见的主要包括以下几个方面：

1. 腹股沟血肿、假性动脉瘤　原因多见于：①反复股动脉穿刺，穿刺时穿透股动脉后壁或同时累及股动脉分支，股动脉穿刺后的压迫不当；②少数患者术前查凝血指标正常，但术后压迫血管时出现凝血困难；③术后压迫时间过短或穿刺侧下肢过早负重。对于腹股沟血肿处理：小血肿一般不需特殊处理，多可逐渐自行吸收，并无严重后果；较大血肿，可在血肿内注入透明质酸酶1 500～3 000U，促进血肿吸收，加压包扎24小时可给予局部热敷；伴活动性出血血肿时，可向其内注入适量鱼精蛋白并加压包扎；对引起压迫症状的大血肿，应及时施行外科手术清除血肿并彻底止血；对于假性动脉瘤：可以局部加压包扎、带膜支架置入。

2. 后腹膜血肿　后腹膜血肿的发生原因包括：①穿刺点过高或导管、导丝损伤髂动脉所致，穿刺点过高可造成穿刺时因股动脉后壁穿透而血液进入腹腔，同时因血管后壁缺少坚韧组织支持而无法进行有效的压迫；②导管或导丝损伤髂动脉，特别是髂动脉本身已有严重病变如严重的动脉粥样硬化或有动脉瘤存在。出现后腹膜血肿病情则极凶险，同时缺少有效的处理方法，有时后腹膜出血量可达数千毫升，维持血压及生命体征可能为最有效的方法。外科医生不主张在生命体征尚平稳的情况下进行外科干预，因髂窝部位血管、神经及其他组织分布极复杂，手术本身风险很大。曾有报道因导管操作而破裂出血的髂动脉动脉瘤造成后腹膜出血，后经带膜支架处理而出血停止。

3. 血管夹层形成　股动脉或髂动脉血管夹层多由于穿刺或介入经验不足造成，穿刺针或导管、导丝进入内膜下而未及时发现，这种情况因内膜破口位于血管夹层的远心段，而血管夹层位于近心段，如没有导管的持续刺激，血管夹层不易继续扩大，一般数小时或数天后可自行愈合，但如血管夹层延伸太深可能会累及对侧大血管供血。颈动脉、椎基底动脉夹层多由于操作不规范，动作过于粗暴引起，如推送导丝过快、未在导丝指引下直接推送导管或

者在导管头端直接贴壁的情况下直接高压注射造影剂，弓上血管形成夹层内膜开口一般位于近心端，而血管夹层位于远心端。对于血管夹层，可以考虑抗血小板聚集治疗，国外推荐给予阿司匹林325mg/d，必要时给予双抗血小板治疗；给予肝素抗凝治疗；如果夹层继续扩大、相继的手术操作要通过夹层部位，可以置入支架治疗夹层，经过上述治疗，一般随访3~6个月能够痊愈。所以规范化操作是减少夹层形成最有效的办法。

4. 脑血管痉挛　多见于导管或导丝的刺激，有时造影剂也可以导致脑血管痉挛，其可发生于有病变的血管，但也可以发生于正常血管，前者更多见。导管或导丝的粗暴操作更易诱发脑血管痉挛的发生。仅仅由于造影造成脑血管痉挛相对少见，而更多的见于脑血管介入治疗手术中。脑血管痉挛在造影影像中多呈现规律而对称类似于"波浪形"、"串珠样"的局部血管壁的不规则状，严重者可出现血管完全闭塞，所以有时会被初学者误以为动脉硬化、肌纤维发育不良造成的血管狭窄。脑血管痉挛如能及时发现一般不会造成严重后果，但血管痉挛时间较长可能会造成脑缺血或脑卒中发生，一旦出现血管痉挛，可经导管给予抗痉挛药物如罂粟碱或硝酸甘油等，我们建议用生理盐水将罂粟碱稀释成1mg/ml的浓度，经导管以每分钟1mg的速度给药，血管痉挛可逐渐缓解，但最有效的方法仍然是及时终止各种刺激性操作。

5. 缺血性脑卒中　无论何种目的的造影，因造影而造成的缺血性脑卒中是操作者应关注的一个重点，因一旦发生脑卒中可能造成灾难性的后果，重者可危及患者生命，轻者也可能造成永久性神经功能缺损。缺血性脑卒中多由于术中血管壁斑块脱落或导管壁上血栓形成而出现脑栓塞，少部分由于气体栓塞造成。预防包括：①穿刺成功后全身肝素化，可有效预防导管壁上血栓的形成；②依次进行主动脉弓、弓上大血管、二级或三级分支的超选择性造影，一旦发现血管壁有斑块形成的可能，导管、导丝禁忌超越这些部位，可有效防止斑块脱落。③严防管道中空气的存在，可有效预防气体栓塞的发生。血栓形成溶栓有效，斑块脱落则无有效的处理方法，但有时两者很难鉴别。气体栓塞形成高压氧治疗效果极佳，而且恢复较快。

6. 迷走反射　多见拔除血管鞘时，在血管鞘未拔出血管前压力过大，对血管牵拉刺激较大，及拔鞘后加压包扎压力过大时。主要表现为血压下降，心率下降，患者可有出冷汗、苍白、四肢湿冷等休克表现。特别在高龄、心脏功能不健全者严重时可危及生命。静推阿托品为首选处理方法，同时可适当补充血容量。有学者建议在拔鞘前动脉穿刺点周围利多卡因局部浸润处理以减少血管的牵张反射不失是一个有效方法。

7. 皮质盲　有多个病例报道在脑血管造影结束后出现皮质盲，数小时或数天后完全恢复，机制目前不完全清楚，推测可能和造影剂的浓度及剂量，以及导管刺激后血管痉挛有关。有报道20余例脑血管造影出现3例皮质盲，所有患者用的造影剂浓度为370mg/ml。脑血管造影后的皮质盲无特效处理，可适当补液，促进造影剂排泄，同时可给予血管解痉药物。我们建议脑血管造影剂浓度为200mg/ml，如市场上无此浓度造影剂提供，可通过稀释造影剂完成。

（孙　军）

第十一节　脑血管病变的判断和测量

一旦脑血管造影结束，我们需对一些病变血管做一个尽可能完整的判断，其内容包括病变形态学的分析及血管狭窄度的判断。血管病变的形态学又包括病变是否伴有钙化、血栓、溃疡，这些形态学的变化决定了：①这一血管是否病变相关血管，血栓或溃疡的形成往往提示发生动脉-动脉的栓塞可能性较大；②评价以后行脑血管介入治疗的适应证及风险，同样的狭窄程度，溃疡斑块和内膜完整的斑块相比较，溃疡斑块处理的意义更大；而血管壁的广泛钙化会给介入治疗带来麻烦。血管病变形态学的分析并不困难，一个完整血管造影已能提供给我们这方面比较详尽的信息，特别是 DSA 中 3D 软件的应用，动脉粥样斑块是否伴有钙化、血栓、溃疡很容易判断。

血管狭窄程度的判断在部分患者中我们可以借助 DSA 机携带的血管狭窄定量分析软件（即 QC 分析软件）来进行（图 18-12）。而对于脑血管狭窄中最易发生颈动脉，血管迂曲或变异较大部位大部分则不合适用 QC 分析软件来判断，原因在于此段血管内径变化较大，计算机往往不能正确判断正常血管直径。颅内外动脉在解剖结构上存在不同，与颅外动脉相比，颅内动脉血管相对迂曲，血管腔较细，并有较多分支等，由于这些不同，在血管狭窄计算上，我们常采用不同测量方法。

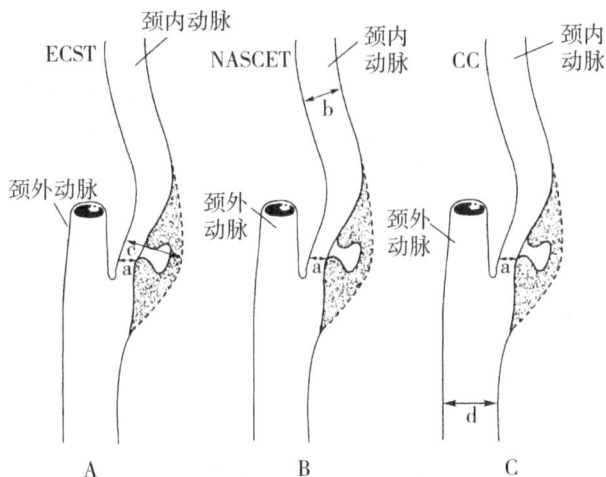

图 18-12　颈动脉狭窄的评估方法

判断颈动脉颅外段狭窄国际上倾向于以下两种方法：

NASCET（North American Symptomatic Carotid Endarterectomy Trail）$= (1-a/b) \times 100\%$

式中：a 为狭窄处最小血管直径；b 为狭窄以远的正常颈内动脉直径

ECST（European Carotid Surgery Trail）$= (1-a/c) \times 100\%$

式中：a 为狭窄处最小血管直径；c 为狭窄处正常血管直径

很显然，如病变位于颈总动脉或颈动脉窦部，第一种方法会明显低估狭窄程度。而第二种方法可能更合理，但正常颈动脉窦的形态很不规则，如病变位于颈动脉窦则难以判断狭窄处正常血管直径（c），在这种情况下，如能用腔内血管超声（IVUS）来判断狭窄程度会更合适，因 IVUS 很容易就能判断血管狭窄处最小血管直径及狭窄处正常血管直径，但 IVUS 在脑血管介入中应用很少且价格昂贵，前景难以预料。所以我们建议在颈动脉狭窄的分析中，如病变位于颈动脉窦部以远，可以用 NASCET 法来判断狭窄程度，如病变在颈动脉窦部或颈总动脉，而大部分人的颈动脉窦部血管直径更接近于颈总动脉，可以用以下公式：

狭窄率 =（1 - a/d）×100%

式中：a 为狭窄处最小血管直径；d 为颈总动脉正常血管直径

颈内动脉颅内段血管狭窄的判断，目前国内通常采用：WASID（Warfarin Aspirin Symptomatic Intracranial Disease Study）。

狭窄率 =（1 - D_s/D_N）×100%

式中：D_s 为狭窄处最小血管直径；D_N 为狭窄处近端正常血管直径

由于解剖的原因，狭窄处近端正常血管直径在颈内动脉颅内段与大脑中动脉、椎动脉颅内段、基底动脉之间的定义是不同的：

1. 在大脑中动脉、椎动脉颅内段和基底动脉中，D_N 的测量：①如果狭窄部位没有累及到动脉起始部，D_N 为狭窄部位近端最宽、平直无迂曲的正常动脉直径（即起始部动脉，如 MCA 中 M1 段）；②如果狭窄部位在动脉起始部，供血动脉正常，D_N 为狭窄部位近端最宽、无迂曲的正常供血动脉直径；③如果狭窄部位累及到动脉起始部、供血动脉，D_N 为狭窄部位远端平直、无迂曲、正常动脉直径（图 18 - 13A）。

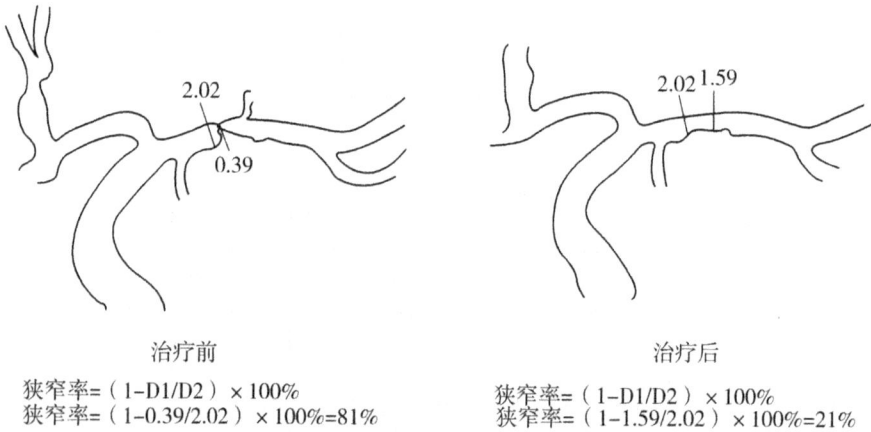

治疗前
狭窄率=（1-D1/D2）×100%
狭窄率=（1-0.39/2.02）×100%=81%

治疗后
狭窄率=（1-D1/D2）×100%
狭窄率=（1-1.59/2.02）×100%=21%

图 18 - 13A　颅内动脉狭窄的计算方法

2. 在颈内动脉颅内段中，D_N 的测量：①对于颈内动脉床突前段、床突段、床突后段各部位的狭窄（即 $C_3 \sim C_7$ 段），颈内动脉岩骨段正常，D_N 为狭窄部位近端最宽、无迂曲颈内动脉岩骨段直径；②如果整个颈内动脉岩骨段狭窄病变，D_N 为正常、平直的颈内动脉颅外段远端直径（图 18 - 13B）。

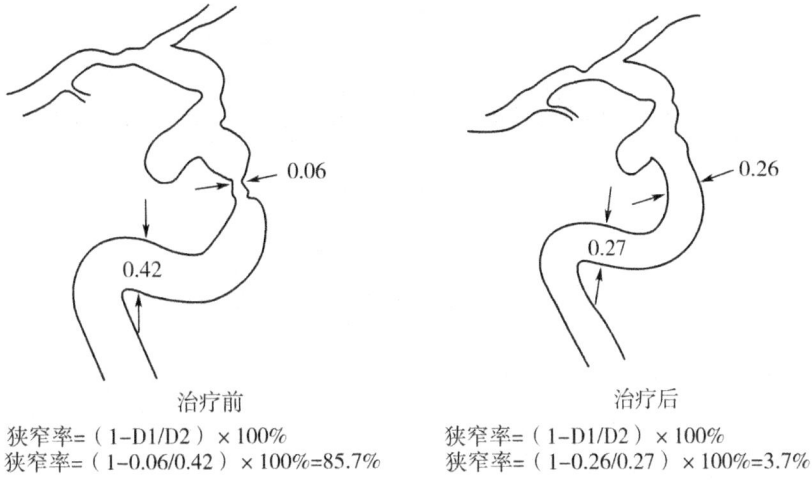

治疗前
狭窄率=（1-D1/D2）×100%
狭窄率=（1-0.06/0.42）×100%=85.7%

治疗后
狭窄率=（1-D1/D2）×100%
狭窄率=（1-0.26/0.27）×100%=3.7%

图 18 - 13B　颅内动脉狭窄的计算方法

（孙　军）

第十九章　缺血性脑血管疾病急性期的介入治疗

第一节　理论基础和常用方法

目前，脑血管病已成为我国城乡居民第一位的致死原因和致残原因。随着人口老龄化速度的加快，脑血管病的发病率还有逐年上升的趋势：目前我国每年有新发脑血管病患者250万例；其中脑梗死是最常见的脑血管病。临床研究表明，急性脑梗死传统治疗的效果并不理想，许多患者遗留严重的后遗症。急性脑梗死于30天及5年的死亡率分别为17%和40%；大脑中动脉急性闭塞患者早期死亡或严重残疾的发生率高达78%的。因此，对急性缺血性脑血管病必须采取更积极的治疗方法，以改善患者的预后，提高患者的生活质量。

一、溶栓治疗的理论依据

缺血半暗带理论是急性缺血性脑血管病救治的理论依据。研究表明，脑组织仅能耐受5~10分钟完全缺血。由于侧支循环的存在，局灶性脑梗死周围存在着部分受损的神经细胞。当缺血区组织及时恢复供血后，这部分神经细胞可恢复正常。因此，尽快恢复缺血组织的血供，抢救半暗带内濒死神经细胞是缺血性脑血管病救治的关键。

溶栓治疗可迅速恢复缺血脑组织的血供，缩小梗死体积，拯救缺血半暗带内濒死神经细胞。动脉内接触溶栓是将多侧孔微导管直接插入血栓内注射溶栓药物，可显著提高局部溶栓药物浓度，增加药物与栓子接触面积，减少药物使用总量。同时，使用微导丝实施机械碎栓，从而加速血栓溶解的速度。与单纯药物溶栓相比，动脉内接触溶栓可显著提高溶栓效果，减少全身副作用，缩短溶栓时间，增加闭塞血管再通率，而不增加出血危险性。一般认为6小时恢复灌注是缺血神经细胞恢复功能的时间窗。超过这一时间不仅溶栓效果明显下降，还会加重脑组织缺血后的再灌注损伤。目前，前循环静脉溶栓治疗的时间窗通常为使用rt－PA溶栓为4.5小时以内，使用尿激酶溶栓为6小时以内。

尽管动脉内溶栓在急性脑梗死救治的有效性已被多项随机对照研究所验证，但这一方法仍存在局限性。如部分患者溶栓成功后，管腔仍残留明显狭窄；当栓子很大或很硬，或被阻塞的血管有动脉粥样硬化性改变时，单纯用动脉接触溶栓很难使血管再通。即使溶栓成功，再次血栓形成的发生率也很高。临床研究表明，由于这些因素的存在，单纯药物溶栓的血管完全再通成功率甚至低于35%。如此低的血管再通率显然不能达到脑血管病急性期救治的目的。因此，应用血管内介入技术，提高动脉内溶栓的再通率，是目前缺血性脑血管病急性期治疗研究的一个重点问题。

二、溶栓治疗的种类和特点

溶栓治疗包括药物溶栓及机械辅助溶栓。机械辅助溶栓包括栓子部位的直接机械球囊扩张、机械取栓、抽吸取栓、捕获装置、经动脉抽吸装置、激光辅助溶栓和能量辅助多普勒溶栓。其中已经有两种装置获得 FDA 的批准应用于临床。药物溶栓目前已经在临床广泛应用。药物溶栓可根据给药途径分为静脉溶栓、动脉溶栓以及动静脉联合溶栓。美国国家神经病及脑血管病研究所（NINDS）的研究结果表明，发病 3 小时以内的急性脑梗死患者，静脉给予 rt – PA（0.9mg/kg，总量≤90mg）治疗，有 30% 接受 rt – PA 静脉溶栓治疗的患者仅遗留轻度或没有神经功能障碍，显著优于对照组。此后，其他的对照研究将治疗时间窗延长至 6 小时，由于 rt – PA 静脉溶栓治疗显著增高脑出血转化而未能取得肯定的结果。根据这些研究结果，美国 FDA 批准 t – PA 仅用于发病 3 小时内的急性脑梗死静脉溶栓治疗。但是 ECASS – Ⅱ试验提示在 4.5 小时内使用 rt – PA 仍可获益。这一结论已经在 2008 年欧洲脑卒中指南和 2010 年美国 AHA 脑卒中二级预防指南中进行推荐使用了。

　　由于静脉溶栓受治疗时间窗的限制，而脑梗死多于夜间发作，且缺乏心肌梗死剧烈疼痛等明显症状，加之转运及诊断过程的延误，真正能够获得静脉溶栓治疗的患者仅占极小部分，即使像美国这样的发达国家 3 小时内 t – PA 静脉溶栓治疗的患者仅占缺血性脑血管病的 3% ~5%。北京脑血管病协作组联合全国 35 家医院，曾观察急性缺血性脑血管病患者 2 914 例，其中得到静脉溶栓治疗者占 5%，这一数据还是来自我国最发达的少数几个大城市。基于 1999—2001 年 NHDS 的注册数据，共有 1 796 513 名缺血性脑卒中患者在 1999—2001 年间入院治疗。在这些患者中 1 314 例（0.07%）患者接受了经动脉溶栓治疗，11 283 例（0.6%）患者接受了经静脉溶栓治疗。因此如何获得较长的治疗时间窗、减少颅内出血是将溶栓技术应用于临床的关键。要达到这一目的，一方面需要提高全民对脑血管病的认识，发病后及时送治；另一方面通过辅助方法延长溶栓治疗的时间窗。如通过局部低温、脑保护剂等增加脑组织对缺血的耐受程度。动脉内溶栓治疗由于选择性高、溶栓药物用量小及血管再通率高而得到广泛的关注，多中心病例-对照研究表明，对发病 6 小时内的脑血栓形成患者采用动脉内动脉溶栓，可以显著改善患者预后；但其远期效果仍在研究之中。

（孙　军）

第二节　急性脑梗死动脉内接触溶栓

　　目前对于脑梗死患者，发病 4.5 小时以内进行 rt – PA 静脉溶栓是 FDA 批准的唯一药物治疗方法。但静脉溶栓能有效溶解较小动脉闭塞（如大脑中动脉 M2 段及以远的分支的闭塞），对大血管的闭塞如颈内动脉末段、大脑中动脉、基底动脉等的再通率还比较低；1983 年 Zeumer 等首先报道动脉内直接溶栓，1999 年 PROACT Ⅱ试验完成，动脉内动脉溶栓取得迅速发展。动脉内动脉溶栓较静脉溶栓或其他治疗方法具有明显优势。首先可以直接发现血管闭塞的部位，评价侧支循环的状况；其次在血栓部位直接给药，降低系统溶栓药物的用量，减少因溶栓药物引起的继发性出血；还可以同时实施机械溶栓，使血栓破裂；最主要的是闭塞血管再通率高，并可同期实施血管成形术，减除血管狭窄，减少再闭塞或复发。但动脉溶栓同样存在不可忽视的缺陷，它需要昂贵的设备、复杂的技术和高昂的费用。血管内操作本身存在一定的并发症（例如脑栓塞、出血、血管损伤等）。另外，动脉插管造影和溶栓需要较长时间，在一定程度上会延误治疗时机，因此临床应用必须掌握时机和严格控制适应证。

一、院前转运和处理

因为治疗急性缺血性脑血管病的时间窗所限，因此当患者来院后及时评估和诊断是至关重要的。目前我国的脑血管病患者大多是由急救车辆或家庭首先运送到医院的急诊科，因此院前急救人员能够快速地识别和转运脑血管病患者非常重要。院前救护人员应了解急性脑血管病的简单评估和处理方法，在及时转运的同时，尽快与医疗机构进行联系，使其做好必要的接收和救治准备。

目前在适合时间窗内采取药物溶栓或其他手段开通血管的患者大约有一半来自急救中心，因此当来院前车辆上应当与医院急诊科通话，报告将运送一个疑诊为急性脑血管病的患者，这样有可能提高急性脑血管病的识别和诊断效率，同时医院急诊科也应当加强与救护车辆的联系，取得拟诊信息，这同样也有助于加快急性脑血管病的识别和诊断。对于另一半由家庭运送来院的患者，急诊也应当提高识别和诊断的效率。加强这方面的演练并培训出专门处理急性脑血管病的人员和方案是很有必要的。

二、急诊评估

对急性脑血管病患者的评估与其他疾病的初步评估基本一样，包括生命体征（呼吸、血压、心律、血氧饱和度和体温）是否平稳。这是最基础的评估，应当放在神经功能评估之前。这个评估能够帮助选择适合进一步介入治疗的患者。对于生命体征不平稳的患者首先要进行急救，而不是优先进行血管内治疗。对于生命体征平稳的患者，应进行病史、症状和体征的评估。

1. 病史　病史最重要的要素就是发病时间，这是决定进一步治疗方案的重要指标。有些患者并不是在发病当时就知道自己发病，例如可能是在醒来后发现出现了偏瘫，因此对于发病时间需要一个限定。目前对发病时间的定义是，能回忆的未出现此症状的最后时间。对于患者是醒来发病或因为发病后意识障碍不能提供上述时间的，就以睡前时间或最后意识清醒的时间为发病时间。如果患者先前有多次 TIA 发作，那些发作的状态均不计算在发病时间内，而以末次发病的时间来计算。发病时间越长，磁共振弥散加权成像（DWI）越容易检出病变，但是溶栓的成功率越低，并发症的发生率越高。

病史询问中还应注意结合发病时的情况及有关病史，可能会排除一些其他原因引起临床症状的可能，比如高血压脑病、低血糖昏迷等。对于急性脑血管病的诊断，危险因素的询问同样重要，比如既往是否有高血压、糖尿病等。为了鉴别诊断，还应了解患者是否有药物滥用史、偏头痛史、癫痫史、感染史、外伤史及妊娠史等。通过这些病史的询问有助于对急性脑血管病的诊断和鉴别诊断，对于进一步合理选择检查和治疗手段同样重要。病史搜集中应当注意向家人及目击者了解既往史及发病时的状况。运送患者来院的人员亦应注意询问，这样可以了解患者发病后病情有怎样的演变过程，这对于完善急性脑血管病的资料是相当重要的。

2. 体检　在评估生命体征及必要的病史询问后应当进行简要的全身体检，以筛选出可能引起脑血管病的疾病及可能对进一步治疗方案产生决定性影响的疾病（如肿瘤、血小板减少等）。首先是头颈部的检查，可以发现外伤及癫痫发作的一些表现（比如瘀斑和舌咬伤等），也可能发现颈动脉疾病的一些证据（比如颈动脉杂音）、充血性心衰的证据（颈静脉怒张）等。心脏的体检主要侧重于有无心肌缺血、是否有瓣膜疾病、心律失常等。胸腹体检应了解有无并相关疾病，这对于选择治疗手段是非常必要的。皮肤和肢端的检查可能发现一些系统性疾病（比如紫癜、黄疸等）。

3. 神经系统检查及量表评估　针对已获得的既往史及现病史，对于急性脑血管病患者应当已经有初步的判断，因此进行神经系统检查时应当有针对性，尽量简短。同时对患者应当进行量表评分，这对于决定进一步的治疗方案是必要的。目前常用的是 NIHSS 量表。该量表包括了 11 项内容，主要从患者的意识水平、意识内容、语言、运动系统、感觉系统、共济运动及空间位置等方面对患者进行评估，这些内容基本上涵盖了脑血管病患者的各个方面，依据此表进行检查不易遗漏，能够对病变部分进行初步的定位，且能对患者的病情严重程度进行量化评价，有利于依据指南的要求选择合理的治疗手段并对患者的预后及治疗中可能出现的并发症进行预估。量表评分最好能够在脑卒中单元进行，因为脑卒中单元的医生经过专业的训练，可以更准确地使用 NIHSS 量表，同时对脑卒中患者的管理更专业。

4. 辅助检查　在进行完神经系统体检后要进行必要的辅助检查，这对于进一步明确诊断，防止误诊及选择合理的治疗方案至关重要。这些辅助检查包括了血糖、电解质、血常规检查（主要了解血小板数）、凝血常规检查（APTT、INR、PT）、血生化检查（了解肝肾功能）。低血糖能导致局灶性体征，引起貌似急性脑血管病的表现；高血糖容易引起症状的恶化，导致不佳的预后。对于口服华法林及肝功能不良的患者，PT 和 INR 值的检测是非常重要的。这些检查都是需要一定的时间才能得出结果的，因此除非发现了不能溶栓的一些体征（比如发现血小板减少性紫癜）或者怀疑是出血性病变，不能坐等检验检查结果回报，应当利用检验的时间进行进一步的工作，为尽早溶栓作准备。

5. 心血管检查　对所有的脑卒中患者常规的心脏的物理检查、心肌酶谱测定及 12 导联心电图检查是必要的。急性脑血管病患者中心脏疾病是普遍存在的，有些患者甚至存在需要急诊处理的心脏疾病。比如急性心肌梗死可能引起脑卒中，同样急性脑血管病也能引起心肌缺血。在急性缺血性脑血管病中可能合并心律异常。引起缺血性脑血管病的一个重要的原因的房颤通过心脏检查可以较容易发现。对于有严重心律不齐的患者应当常规进行心电监护。

6. 其他检查　以前推荐急性脑血管病患者进行胸片检查，后来一项研究发现胸片检查与常规临床检查之间的差别仅有 3.8%，这意味着常规进行胸片检查意义有限，当然也不是全无意义。对于疑诊蛛网膜下腔出血而常规 CT 检查无阳性发现的患者可进行腰椎穿刺脑脊液检查。当然，CT 检查阴性的蛛网膜下腔出血与缺血性脑血管病的鉴别诊断还是比较容易的。对于怀疑癫痫的患者可进行脑电图检查。缺乏相应影像学证据的癫痫是使用 r-TPA 的相对禁忌证。至少其他的一些相关检查（比如血液酒精含量、毒素水平、血气分析以及妊娠试验等）主要根据病史的询问以及体检中的对诊断的初步判断来实施（见表 19-1）。

表 19-1　脑血管病鉴别诊断常用检查手段

检查项目	目的
血清肝功能检查	除外肝脏疾病引起类脑卒中表现的患者
血清毒理学检查	除外某些毒物引起类脑卒中表现的患者
血酒精水平测定	除外因酒精摄入引起意识改变的患者
血 HCG 检查	对部分女性患者除外妊娠

检查项目	目的
血气分析	了解是否无低氧血症引起意识变化
胸片	除外胸部疾病引起类脑卒中表现
腰穿	除外 CT 阴性的蛛网膜下腔出血
脑电图	与癫痫部分性发作相鉴别

三、急性脑血管病的影像学检查

为了选择合理的治疗方案，急性脑血管病患者进行影像学检查的重要性越来越大。通过脑的影像学检查发现的病变的部位、大小、血管分布区域以及是否存在出血，这些对于选择治疗方案非常重要。通过这些检查可以了解病情是否可逆，了解颅内血管的状态及脑血流动力学状态，还能筛选出适合进行溶栓或血流重建治疗的患者。针对脑血管病常用的影像检查见。头颅 CT 平扫是最常用的手段，可以发现患者是否有颅内出血或者发现有无新发低密度病灶。一些临床中心可以很便利地获得头颅 MRI 影像学检查，特别是弥散加权 MRI（DWI）能够准确地提示缺血性脑血管病的部位、大小。但是选择进行 IRI 检查必须是在不影响溶栓治疗开始时间的情况下进行。

1. 头颅 CT 扫描　绝大部分的颅内出血及引起神经功能缺失的颅内占位可以通过头颅 CT 平扫发现。指南里推荐 CT 平扫是诊断脑血管病的常规检查。该检查对于幕下病变尤其是小脑干的病变的诊断是有限的。因此这些部位的病变的影像检查需要其他手段。为了筛选出适合进行溶栓治疗的患者，进行 CT 检查时应注意是否在病变区域已经出现低密度病灶或者有没有出现大脑中动脉高密度征等变化。有时前循环的脑梗死，虽然没有出现低密度灶，但是仔细阅片还是可能会发现一些征象的，比如灰白质界限不清、脑沟变平或消失等等，这些 CT 征象提示前循环大血管闭塞病变的发病时间多在 6 小时内，其检出率高达 82%。因此应当认真阅片，尤其是对这些细节多加关注，才能为选择合理的治疗方案提依据。因为出现这些征象如果采取溶栓治疗，出血率会大大增加。研究表明发病 3 小时内的缺血性脑血管病患者如果 CT 检查发现脑水肿或团块效应，溶栓治疗的出血率增加 8 倍。但是也有研究表明，如果大脑中动脉闭塞引起的急性脑梗死，早期 CT 检查发现已有超过其血区域 1/3 脑区的部位出现早期脑梗死征象，并不表明这些患者进行 rt - PA 溶栓治疗预后不佳，反而这部分患者对溶栓治疗还能获益。ECASS 试验的结果与此不同，如果急性大脑中动脉闭塞脑梗死患者发病 6 小时以内即在头颅 CT 检查中发现超过 1/3 其供血区域早期脑梗死征象，溶栓治疗后出血风险大增加，而小于 1/3 其供血区域发现早期脑梗死征象的患者溶栓治疗是可以获益的。因此对于这些发病 6 小时以内的急性缺血性脑血管病患者，如果头颅 CT 平扫发现了一些比如灰白质界限消失或者脑沟变浅或消失的征象，其对于治疗方案的选择的影响到底如何尚需进一步研究，溶栓治疗需慎重。幸运的是在目前国内不少的临床中心，不仅只有溶栓治疗一种方案，条件许可时可以尝试采用机械的方式再通血管，这或许可以减少因为药物使用引起的出血性并发症。应当争取在患者进入医院急诊科后的 25 分钟内完成头颅 CT 检查，同时从事脑血管病的专业人员应当学会判读 CT 片，在 CT 检查完成后能够立即做出正确的和全面的研读，这样才能为尽早进行溶栓治疗节省时间。

2. 多模式 CT　通过造影剂增强 CT 扫描,可以进行脑灌注检查及血流动力学检查。这些检查目前在国内的部分临床中心均可进行,但是这不仅增加了患者的放射照射剂量,而且这些检查均有各自的缺点,且对于超早期溶栓治疗的指导性不强,因此各指南中均未推荐此检查作为常规检查,仅认为此项检查能够提供一些更丰富的信息。

3. 头颅 MRI 扫描　目前常用的检查手段有 T_1 加权、T_2 加权、梯度回波、弥散加权(DWI)、灌注加权(PWI)。对于急性缺血性脑血管病患者,尤其是常规 CT 扫描不敏感的区域(比如小脑、脑干),MRI 检查有着不可替代的作用。在上述各种检查手段里 DWI 是最有用的手段,在不需要注射对比剂时可以检出病变的部位、大小,其所显示的病变多为已经发生不可逆性脑梗死的所谓病灶的核心部位。此检查的准确性约为 88%~100%,特异性约为 95%~100%。而 PWI 则在通过注射对比剂的条件下显示整片病变的大小,其中包括了可以通过治疗挽救的半暗带区域。半暗带的大小定义为 PWI 所显示的病变的区域(主要表现为灌注减少)减去 DWI 所显示的病变的核心区域。因此在进行 MRI 检查时如果同时进行 DWI 和 PWI 检查,不仅可以了解病变的核心的位置和大小,而且可以了解通过治疗可能挽救的脑组织的大小,对于预判治疗的效果有一定的帮助。通过这种检查手段使一些超过时间窗的患者也获得了接受溶栓治疗的机会,但是目前没有任何指南推荐使用此方法来选择适合溶栓治疗的患者。而且这种方法需要花费不少的时间,对于尽早进行血管再通治疗是一种时间上的耗费。随着 MRI 对于超早期脑出血诊断水平的提高,直接进行头颅 MRI 检查而不是头颅 CT 检查可能成为将来进行急性脑血管病影像学检查的首选方案。当然如果临床怀疑是蛛网膜下腔出血的患者,还是应当首选头颅 CT 检查(表 19-2)。

表 19-2　脑血管病患者常规检查

检查项目	目的
头颅 CT 平扫	明确是缺血性脑卒中还是出血性脑卒中;对缺血性脑卒中还要观察是否出现新发低密度病灶
头颅 MRI 平扫 + 弥散检查	作为头颅 CT 平扫的补充,对于 CT 检查受限的部位(如后颅窝、脑干等)及 CT 检查发现的低密度病灶不能明确是否为本次发病的新发病灶时使用,不作为常规检查手段
心电图检查	了解心律及其他
血生化检查	了解患者血糖水平、水电解质情况及肾功能
心肌酶谱检查	了解有无心肌缺血
凝血常规检查	了解 PT、APTT、INR、Fib 等值
血常规检查	主要了解血小板计数

四、动脉溶栓的时机及病例选择

溶栓治疗的时间窗但并非一成不变的。在事实是应从分考虑病理的动态变化和患者的个体化因素等,溶栓的效果往往与脑梗死后侧支循环情况、血压、年龄、梗死类型、有无合并症、并发症等因素有关。总体而言,目前比较认同的动脉溶栓治疗的时间窗,前循环梗死为6 小时;后循环梗死由于其预后差、死亡率高,脑干对缺血再灌注损伤的耐受性强,可放宽至12 小时,甚至 24 小时。中国脑血管病指南(2010)中推荐如下:发病 6 小时内由大脑中动脉闭塞导致的严重脑卒中且不适合静脉溶栓的患者,经过严格选择后可在有条件的医院进行动脉溶栓（Ⅱ级推荐，B级证据）；发病24小时内由后循环动脉闭塞导致的严重脑卒中且不适合静脉溶栓的患者，经过严格选择后可在有条件的单位进行动脉溶栓（Ⅲ级推荐，C级证据）。

颈内动脉系统急性脑梗死，当患者出现严重的神经功能障碍，CT出现大脑中动脉高密度征（M1段血管闭塞的标志）或早期皮质（岛叶外侧缘或豆状核）灰白质界限消失和脑沟变浅，进行经静脉药物溶栓治疗预后往往较差。一项非随机研究对比了伴或不伴CT显示大脑中动脉高密度征的83例患者的预后，分为经动脉溶栓组和经静脉溶栓组，溶栓药物为rt-PA。不管有无大脑中动脉高密度征，在经动脉溶栓组更有可能获得良好预后，表现为出院时的NIHSS评分显著降低。亚组分析表明，经静脉溶栓组有大脑中动脉高密度征的患者获得良好预后（表现为出院时的mRS评分降低）的可能较无高密度征的患者小。这提示有无大脑中动脉高密度征经静脉溶栓与经动脉溶栓的效果不同。MRA或DSA显示颈内动脉受其主要分支或大脑中动脉M1段闭塞，予rt-PA静脉溶栓治疗的再通效果差。因此应积极采取动脉内溶栓治疗，越早越好，可以更多地挽救一些半暗带的神经元，减少梗死范围。溶栓时机应尽可能掌握在6小时以内，能在3小时以内则更为理想，如果发病超过6小时，溶栓后缺血区血流再灌注导致出血转化和脑水肿加重的危险性增加，特别是豆纹动脉等终支闭塞6小时以上，更增加其危险性。而单纯颈内动脉近段闭塞，Willis环代偿良好时，是否需要采取溶栓治疗目前尚无定论，总体认为溶栓治疗可能导致栓子脱落导致远端血管闭塞，存在加重神经功能缺损的风险。

虽然缺乏针对椎-基底动脉系统脑梗死动脉溶栓治疗的临床大规模随机试验，1986年以来报道的椎-基底动脉系统脑梗死UK或t-PA动脉溶栓治疗的病例数达300余例，70%的患者血管再通，总体存活率达55%~70%，其中2/3患者预后良好。椎-基底动脉血区的脑梗死动脉溶栓治疗的时间窗文献报道的差异非常大，但普遍认为较颈内动脉系统而言相对较长。一方面由于后循环闭塞的预后非常差，总体死亡率高达70%~80%；另一方面脑干对缺血的耐受性强。但是否采取积极的动脉溶栓治疗的关键取决于患者当时的临床状况。

进行性椎-基底动脉供血区梗死伴不完全性脑干功能损害和进行性梗死，DSA示双侧椎-基底动脉闭塞，是局部动脉溶栓治疗的适应证，应尽早溶栓治疗。当患者因椎-基底动脉闭塞昏迷超过6小时，或脑干反射消失也可考虑溶栓治疗，但当昏迷6小时呈去脑强直状态，提示预后极差，则不适合动脉溶栓治疗。Becker等报道13例椎-基底动脉血栓形成行动脉溶栓治疗的患者，其突出的特点是患者从发病到接受溶栓治疗的时间较长，4例24小时内接受溶栓；9例24~48小时内由于症状逐渐加重而接受溶栓治疗。动脉溶栓治疗前患者头颅CT或MRI检查均提示有明显的梗死灶，接受治疗的平均时间24h。10例存活的患者溶栓后血管再通，溶栓时间与血管再通没有明确关系，未再通的3例全部死亡，2例出血。Cross等报道20例经DSA证实的基底动脉血栓形成的患者，分析治疗时间、术前影像学改变。术前症状、血栓的部位、患者的年龄与溶栓后出血转化及预后的关系，7例发病10小时之内接受治疗，术前头颅CT阴性，术后3例出血；13例发病10小时之后接受治疗（最长79小时），术前CT提示有明显梗死灶，动脉溶栓术后无出血病例。认为动脉溶栓治疗出血转化与血栓部位有关，与其他因素无关；基底动脉远段再通率高于中段和近段，再通后3个月预后良好的比例分别为29%和15%；脑干比大脑半球更加能够耐受缺血，50%的患者再通，其中60%的患者生存，30%预后良好；未再通者全部死亡。

动脉内溶栓治疗应尽可能在脑梗死发病6小时以内进行，推荐应用于颈内或颅内的主要动脉闭塞，临床产生明显神经功能障碍的患者。脑动脉闭塞通常采用 Qureshi 分级（ACA：大脑前动脉；BA：基底动脉；ICA：颈内动脉；MCA：大脑中动脉；VA：椎动脉），由研究者推荐 Qurehi 分级 2 级以上时，可以考虑动脉溶栓（表 19 - 3）：Qureshi 分级包含血管闭塞音 B 位以及缺血程度两方面的情况。

表 19 - 3　动脉闭塞之 Qureshi 分级

0 级	未发现闭塞血管		
1 级	大脑中动脉闭塞 M3 段	ACA 闭塞 A2 或 A2 段远端	BA/VA 分支闭塞
2 级	大脑中动脉闭塞 M2 段	ACA 闭塞 A1 和 A2 段	BA/VA 分支闭塞
3 级	大脑中动脉 M1 闭塞		
3A	M1 闭塞，豆纹动脉通畅或存在软脑膜侧支循环		
3B	M1 闭塞，豆纹动脉闭塞，无软脑膜侧支循环		
4 级	ICA 闭塞 存在侧支循环	BA 闭塞 部分灌注（不完全闭塞或通过侧支循环）	
4A	大脑中动脉侧支供应	顺行充盈（主要血流模式）	
4B	ACA 侧支供应	逆行充盈（主要血流模式）	
5 级	ICA 闭塞，无侧支循环	BA 完全闭塞，无侧支循环	

对于单一血管闭塞的患者，也可借用心肌梗死溶栓治疗时血管闭塞的评分法：TIMI 0：完全闭塞；TIMI 1：可见少量造影剂通过血栓部位；TIMI 2：部分闭塞或再通；TIMI 3：无血管闭塞或已经完全再通。一般溶栓时间最迟不超过发病后 48 小时。临床实践证明：发现有临床症状 6 小时以内溶栓疗效最佳，12 小时效果亦显著，若超过 48 小时，近期效果不明显，但有利于后期恢复。故介入治疗时间应尽早，一旦病情确诊，应及时行溶栓治疗。

五、动脉溶栓的病例选择

动脉溶栓治疗尚未广泛应用于临床，仅限于一些硬件和软件比较完备的医院或专科中心，因此目前缺乏统一的病例选择标准，不过有些学者认为除治疗时间窗适度放宽外，病例选择应基本遵循 NINDS 急性脑梗死 rt - PA 静脉溶栓治疗试验的入选和排除标准。动脉溶栓病例选择应遵循的原则见表 19 - 4。（说明：目前美国 ASO/AHA 指南及中国脑血管病指南 2010 年版均明确指出，动脉溶栓目前推荐的适应证为一定的时间窗内不适合进行静脉溶栓或预期静脉溶栓不能取得良好预后的患者中进行。）

表 19 - 4　动脉内溶栓治疗的病例选择原则

临床入选标准
　　表现为脑血管病综合征，临床考虑大血管闭塞可能
　　发病 6~8 小时以内，后循环梗死可延长至 12~24 小时
　　年龄 18~85 岁
　　NIHSS 评分 11~24 分
　　患者或家属理解治疗的可能危险性和益处，并签订知情同意书

临床排除标准

    最近 3 个月头部外伤和脑血管病病史

    最近 3 个月发生过心肌梗死

    最近 30 天消化道及泌尿道出血病史

    最近 30 天曾进行外科手术、实质性脏器活检、内部脏器外伤或腰穿

    最近 7 天曾行不可压迫部位的动脉穿刺

    颅内出血、蛛网膜下腔出血或颅内肿瘤病史（小的脑膜瘤除外）

    临床考虑脓毒性栓塞或腔隙性脑梗死者

    出血素质，基础 INR≥1.7、APTT 大于正常值 1.5 倍或血小板计数 $<100 \times 10^9$/L

    无法控制的高血压，收缩压≥180mmHg，舒张压≥100mmHg

    体检发现活动性出血或急性创伤（骨折）证据

    口服抗凝药物且 INR≥1.5

    最近 48 小时内曾使用肝素治疗，APTT 大于正常值 1.5 倍

    合并妊娠或严重肝肾功能不全

    血糖浓度 <50mg/dL（2.7mmol/L）

    不能排除癫痫发作后遗留的神经功能缺损，或者发病时曾有癫痫发作

CT 排除标准

    颅内肿瘤（小的脑膜瘤除外）

    颅内出血

    明显的占位效应伴中线结构移位，或超过大脑中动脉供血区 1/3 的低密度病灶或脑沟消失

六、动脉溶栓的技术与方法

动脉溶栓需要 DSA 设备和训练有素的神经介入专家，即使是训练有素的医生从股动脉穿刺至开始进行动脉溶栓过程约需 0.6 小时，而如果包括术前的准备等方面，则需耗时约 1 小时余，这是临床无法推广和普及的主要原因，但随着介入技术的发展以及介入材料更新，血管内治疗必将给缺血性脑血管疾病超急性期治疗带来重大的突破。

1. 人员配备　经动脉溶栓治疗必须由能够熟练掌握全脑血管造影及有血管内治疗经验的医生完成，每台手术至少有术者两名，台下医生一名，手术护士两名。

2. 器械准备

（1）数字减影血管造影机及常规血管造影用品。

（2）5F 猪尾巴导管、造影导管和 8F 或 6F 导管鞘、Y 型阀、连接管、三通开关。

（3）动脉加压输液装置及袋装生理盐水。

（4）6F 或 8F 指引导管、交换导丝、微导管、微导丝。

（5）其他介入操作常用器材。

（6）药物及特殊材料。

（7）rt - PA。

（8）肝素。

（9）脱水药物。

（10）急救药品及急救器材。

3. 介入的一般操作过程　患者仰卧于血管造影床上。凡能合作患者均采用右侧腹股沟

区穿刺部位浸润麻醉，以便于术中观察患者意识状态、语言功能及肢体运动等。对不能合作的患者予以镇静，必要时可气管插管全身麻醉。一般术中需监护患者生命体征并记录。两侧腹股沟区常规消毒，铺巾。在穿刺部位行局部浸润麻醉。用 16G 或 18G 穿刺针穿刺－侧股动脉，采用 Seldinger 法插入 6F 或 8F 导管鞘，导管鞘与 Y 形阀相连接，Y 形阀侧臂通过两个三通连接管与加压输液管道相连及高压注射器相连接。注意排清管道内的气泡，调节加压输液持续滴入生理盐水（生理盐水中加入肝素钠注射液，配比为 2 000U 加入 500ml 生理盐水）。不进行经静脉途径的全身肝素化。

进行全脑血管造影，首先进行主动脉弓造影，了解弓上血管分布及病变情况（此步骤虽然可能耗费一定的时间，但是能够为进一步的造影和治疗提供明确的路径和可能有用的诊断信息，因此建议在动脉溶栓过程中还是有必要进行主动弓造影这一步骤的）。然后对经过临床检查或影像学初步检查预判的责任血管进行造影，了解闭塞血管的部位。同时还应当进行其余血管的造影，这主要是为了评估患者脑区的血管代偿状态，部分代偿较好的患者造影时可以通过侧支循环的逆向显影判断责任血管的闭塞段长度，为进一步治疗提供决策依据。如果是颅外段闭塞，如颈内动脉颅外段或椎动脉颅外段，可以将指引导管贴近病变处，将微导丝穿过病变，引导微导管越过闭塞段，进行远端血管造影，而判断闭塞段的长度及累及的远端分支。

动脉溶栓治疗时，先在闭塞处的远心端注射一定剂量的 rt－PA，然后在闭塞段的近心端注射一定剂量的 rt－PA，再将微导管置入闭塞段，余量 rt－PA 通过微导管注射入闭塞段内。有文献报道注射剂量分别为近心端和远心端各 1mg，闭塞段内 20mg，总量为 22mg。注射完毕后进行血管造影，了解血管再通情况。一般说来整个手术时间不超过 2 小时。早期在国内通常采用尿激酶（原）实施动脉内接触溶栓，与 rt－PA 治疗相比除药物本身特点有差别外，它们在使用的步骤上是相同的。

一旦闭塞血管再通，溶栓药物的灌注即刻停止，撤出溶栓微导管；若血管粥样硬化狭窄严重，再闭塞可能性较大，而病变血管不适合采取支架成形或球囊成形术，可留置微导管（肝素化生理盐水持续灌洗），密切观察患者的临床症状和体征，必要时可复查血管造影甚至再次灌注溶栓药物。术后予甘露醇脱水、扩容、自由基清除剂以及预防血栓形成的药物治疗。

七、动脉溶栓的药物选择及溶栓药物的研究进展

临床上理想的溶栓药物应具备较好的安全性，毒性/疗效比值低的优点，应具备以下特点：①对血栓选择性高；②血浆半衰期段，作用迅速；③快速清除，不产生持续性的毒性代谢产物；④无免疫性反应；⑤引起颅内出血并发症的作用轻微。

第一代溶栓药物链激酶、尿激酶临床已应用多年，其优点是价廉，缺点是特异性差。ASK、MAST－E、MAST－I 等诸多的急性脑梗死链激酶溶栓治疗均因极高的出血转化和早期死亡率而终止，此外链激酶具有抗原性，易造成过敏反应，因此链激酶目前已不用于急性脑梗死的溶栓治疗。尿激酶是双链蛋白酶，不同于链激酶，尿激酶是直接的纤溶酶原激活剂，其优点是无抗原性，对新鲜血栓溶解迅速有效，缺点是对陈旧性血栓的溶解效果差，是目前常用的溶栓制剂。我国"九五"攻关课题——急性脑梗死发病 6 小时内尿激酶静脉溶栓治疗的临床多中心双盲试验的结果表明，急性脑梗死的尿激酶溶栓治疗安全有效。诸多的动脉

溶栓试验也同样证实其有效性，而且准确地说尿激酶是目前动脉溶栓治疗使用最多的溶栓制剂。动脉溶栓时 2 小时内给予尿激酶 50 万~70 万 U，一般不超过 75 万 U，但也有总量至 100 万~150 万 U 的个案报道。PROACT 的结果表明大脑中动脉主干闭塞 6 小时内尿激酶原 (proUK) 动脉溶栓治疗有效。PROACT 选择的病例比其他急性脑梗死溶栓治疗试验选择的病例病情严重，proUK 动脉溶栓治疗的绝对和相对效益分别为 15% 和 60%。尽管 PROACT 表明 proUK 疗效确切、安全性高，但由于必须有两个以上严格的临床试验证实该药物有效方能获得 FDA 批准，而制造商（Abbott Laboratories）预计进一步的临床试验所耗费的资金将超出获得 FDA 批准后该药销售所获得利润，因此 proUK 或许永远只能作为罕用药。PROACT proUK 的推荐用量为 6~9mg/2h。

第二代即组织型纤溶酶原激活剂（tissue – type plasminogen activator，t – PA）。t – PA 属天然的血栓选择性纤溶酶原激活剂，具有选择性与血栓表面的纤维蛋白结合能力，结合后的复合物对纤溶酶原具有极高的亲和力，t – PA 的这种"血凝块特异性"的溶栓作用，对循环血液中的纤溶系统几乎没有影响，不致产生全身纤溶和抗凝状态，这是 t – PA 与尿激酶的根本区别。此外，t – PA 体内半衰期短，溶栓迅速，再通率高，无抗原性，并可通过基因重组技术大量生产（rt – PA），是目前最为理想、应用广泛的治疗血栓性疾病的药物，缺点是价格过于昂贵。

第三代溶栓药物是应用现代分子生物学对第一代和第二代溶栓药物进行改造，在特异性、半衰期、溶栓效率等方面进行改进和提高。它们都是对 t – PA 进行蛋白质工程技术的改造获得。如瑞替普酶、兰替普酶、孟替普酶等。瑞替普酶（reteplase，rt – PA）是一种单链无糖基化的 t – PA 缺失突变体，能自由地扩散到凝块中，以降解血栓中的纤维蛋白，发挥溶栓作用。其半衰期较长，为 12~16 分钟。在体外 rt – PA 与纤维蛋白的结合力很低，但在体内对纤维蛋白具有选择性。兰替普酶（lanoteplase，NPA）是采用重组 DNA 技术生产的 t – PA 中间缺失突变体衍生物。具有纤维蛋白特异性而没有抗原性。

八、动脉溶栓的并发症

动脉溶栓除了介入操作本身的风险外，症状性脑出血和再灌注损伤是其最主要的并发症。

1. 出血　所有溶栓药物均有产生出血的可能，包括脑内出血和脑外出血。影响药物疗效的主要为脑内出血。出血转化的机制尚有争论。大多数学者认为：

（1）急性脑梗死发生后：闭塞血管因缺血缺氧而受损，血管的强度降低，当血栓溶解后，受损的血管暴露于升高的灌注压下，导致出血。

（2）脑梗死时：血小板聚集形成血小板栓子，以后由于凝血酶及纤维蛋白的作用形成稳固的血栓，限制梗死区出血，溶栓药物干预血栓形成，因而溶栓药物本身是引起或加剧颅内出血的重要因素。动脉溶栓的出血转化率不同的文献报道的差异比较大，Perry 等对急性脑梗死的动脉内溶栓治疗试验进行荟萃分析，结果表明动脉溶栓治疗患者 24 小时内出血转化发生率 35%~42%，对照组患者 7%~13%；发病后 10 天动脉溶栓治疗的出血转化发生率可高达 68%，对照组为 57%，两者并无显著性差异。从上述结果可以看出，出血转化与血管再通后再灌注密切相关。尽管出血转化的发生率非常高，但动脉溶栓治疗后症状性脑出血的发生率为 10%~17%，比静脉 t – PA 溶栓的症状性脑出血发生率 6.4%（NINDS）、8.8%（ECASS II）稍高，可能与动脉溶栓所入选的患者病情重有关。目前认为症状性脑出血的发生可能与伴随使用的抗凝药物如肝素的剂量、溶栓治疗的时间、溶栓药物及剂量、梗死的范围及侧支循环水平、血糖及血压等因素相关，但均缺乏定论。这给溶栓后是否适合支架置入的判断带来一定的难度。

2. 再灌注损伤　缺血脑组织在血流供应重新恢复后的短时间内，其神经损害体征和形态学改变往往会有所加重，形成脑缺血再灌注损伤，目前认为自由基级联反应是造成这种损害的重要原因。再灌注损伤引起的脑水肿可使颅压升高，严重可危及生命。因此动脉溶栓血管再通后应立即给予甘露醇脱水及自由基清除剂治疗。

九、动脉溶栓并发症的预防和处理

有关动脉溶栓的导管导丝的操作技术目前还没有统一的标准。但熟练的导管导丝操作技术对于降低并发症、提高再通率是非常重要的。在作动脉溶栓时，将微导丝穿过闭塞段到达远端往往是溶栓成功的关键。由于闭塞血管远端没有血流，因此导丝在前行过程中往往无法在路图的指引下实施。对于 Willis 环以内的闭塞血管可以借助交通支血管建立路图。例如，左侧颈内动脉闭塞时，如果前交通动脉开放良好，可以通过右侧颈内动脉建立路图，这样在路图下指导导丝安全通过闭塞段并位于血管腔内。

对于需要用球囊扩张来促进溶栓的病例，颅内段血管闭塞宜选取较小球囊进行扩张，颈内动脉颅外段血管闭塞的患者可从小球囊起逐渐换用较大球囊进行扩张。对于闭塞病变较长的患者，可选用短球囊由远端向近端逐步实施扩张，同时注意同步的血管造影，了解有无发生夹层及出血等并发症。

术中注意观察患者，观察的内容包括意识状况、生命体征及神经系统体征。如果发现躁动、血压升高及呕吐等表现时，应立即暂停治疗，行血管造影及神经系统体检。如果造影发现血管破裂出血或出现新的神经系统体征应立即停止治疗。必要时进行头颅 CT 检查。

出血是溶栓治疗较常见的并发症。出血总体上分为中枢神经系统和其他器官出血两大类。治疗出血的依据如下：①血肿的大小和位置；②出血产生机械压迫效应的可能性。③神经系统症状恶化或死亡的风险；④给予溶栓药物和出血发生之间的时间间隔；⑤所使用的溶栓药物。如果怀疑出血，应当立即进行血常规检查，了解血细胞比容和血红蛋白值及血小板计数；行凝血功能检查了解活化部分凝血活酶时间（APTT）、凝血酶原时间（PT）国际标准值（INR）和纤维蛋白原值（Fib）。某些部位的活动性出血可以采取机械的方法送行压迫止血。例如动脉或静脉穿刺点的出血可以机械压迫止血。对所有潜在的威胁生命的出血，包括可疑的颅内出血，应当立即停止给予溶栓药物。尽管颅内出血易出现血压升高，但是胃肠道出血或腹膜后出血更易引起低血压或低血容量性休克。有时即使大量补液也不能纠正。怀疑颅内出血应当立即进行急诊头颅 CT 平扫检查。如果证实存在颅内出血，应当请神经外科会诊，决定是否进行手术治疗。如果是非神经系统的严重出血，在进行外科手术或进一步处理前应当进行相关急诊影像学检查。

无论是否实现血管再通，在治疗完成后患者应进入脑卒中单元进行监护，观察患者的生命体征及神经系统体征的变化。动脉溶栓后最初 3 小时内每 15 分钟测量一次生命体征，每半小时进行一次神经系统体检。一旦发现生命体征变化（比如血压明显升高或者血压明显降低等）及神经系统新发阳性体征或原有症状加重，应当认真检查患者，了解有无颅内出血，对于怀疑颅内出血的患者应当立即复查头颅 CT。一般术后 24 小时内不使用抗血小板聚集药物。当然如果是单纯使用机械辅助的方法实现再通的患者,在复查凝血常规无禁忌时可以及早应用抗凝或抗血小板聚集药物。

十、急性脑梗死动脉溶栓的预后

诸多临床试验结果使由保守的抗凝和抗血小板治疗转向积极的溶栓治疗。就目前的研究结果而言,静脉溶栓适合于小血管闭塞导致的缺血性脑血管病,动脉内溶栓则更适于颅内大血管闭塞的再通。大脑中动脉近端闭塞动脉内溶栓和静脉溶栓治疗的再通率分别为70%和31%,再通率高可能是动脉内溶栓时间窗长的原因。动脉内溶栓的另一优势是所需溶栓制剂的总量低,对全身出凝血功能的影响较小,这对一些存在出血倾向的患者可能较为安全。但动脉内溶栓症状性脑出血的发生率显著高于静脉溶栓,尽管目前认为动脉内溶栓症状性脑出血高的原因可能与入选的患者重、治疗时间窗长有关。

动脉溶栓的预后除了与溶栓后症状性脑出血直接相关外,还取决于闭塞血管供血区的侧支循环。例如:颈内动脉末端闭塞(CTO),也称为血管分叉口闭塞,即T形闭塞,此时既影响同侧的ACA A1段又影响同侧大脑中动脉M1段。这类患者预后极差。原因是缺少软脑膜提供的侧支循环。甚至有些学者认为,若CT、MRI或血管超声等检查考虑CTO,应视为非溶栓治疗适应证。

总体而言,血管再通预示良好的开端,但应该强调的是,动脉溶栓后血管再通并不总意味着良好的临床预后,血流的恢复不代表功能的恢复;反之溶栓后尽管血管未能完全再通,但可能因溶栓后侧支循环形成而取得良好的临床疗效。此外,高龄是动脉内溶栓预后不佳的独立危险因素。

(孙　军)

第三节　急性脑梗死动脉内溶栓联合支架置入术

早期针对缺血性脑血管病的溶栓治疗,无论是经动脉还是经静脉途径,主要是使用单一溶栓药物。但随后的研究发现,使用一种药物无论经动脉或静脉途径均不能快速有效地开通大动脉的闭塞。即使奏效,也要花费至少15~20分钟。没有证据表明某种溶栓药优于其他溶栓药物。颈内动脉或基底动脉闭塞通常对单一药物溶栓反应更差。TCD超声研究证实,经静脉途径rt-PA溶栓治疗大脑中动脉闭塞仅有30%的再通率,48%的部分再通率,而开通动脉的再闭塞率高达27%。经动脉rp-UK溶栓大脑中动脉完全再通率2小时后仅为20%,63%的部分再通率。而完全开通动脉1小时后的再闭塞率为50%。一般在rt-PA溶栓后24小时内不能使用阿司匹林,这可能与较低的再通率和较高的再闭塞率有关。

对闭塞血管实施快速而完全的再通是患者良好预后的前提。为达到这一目标,在处理急性冠脉综合征(ACS)时,目前的共识是使用多种药物,而且更多地联合应用经皮冠脉介入方法。其目标就是要尽快并完全地恢复闭塞或狭窄冠脉的血流。目前,针对大多数ACS患者标准的治疗方法是包括抗栓(阿司匹林、氯吡格雷、Ⅱb/Ⅲa拮抗剂)、抗凝(肝素或低分子肝素)和直接经皮冠脉介入。TIMI研究组报道在处理ACS患者时,使用较小剂量的rt-PA联合Ⅱb/Ⅲa拮抗剂(阿昔单抗)闭塞血管能达更高的完全再通率。然而在GUSTO试验中,采用降低剂量的rt-PA联合阿昔单抗治疗发现>75岁的患者脑出血的风险显著增加。

为了提高急性缺血性脑卒中患者溶栓治疗的成功率，一个方法就是参考急性冠脉综合征（ACS）的治疗方法，应当探索多模式的治疗方法。颅内支架置入术治疗急性颅内血管闭塞即是其中可选方案之一。

颅内支架置入术治疗急性颅内动脉闭塞相对于其他机械性再通的方案其优势在于能够立即重建血流。有些时候因为血栓的固有结构特点对溶栓药物不敏感，有些时候因为栓子与血管内膜牢固粘连，使得机械碎栓等手段亦不易奏效。通过支架置入将栓子推移到血管壁上从而重建血流成为一种有效的治疗方法。

颅内支架置入重建脑血流的概念是从心血管治疗中演化过来的：最初关于颅内支架置入治疗急性颅内动脉闭塞的病例即是置入的冠脉用的球扩式支架。Levy等报道了19例患者在发病6.5小时内采用颅内支架置入进行补救性治疗，79%的患者实现了血管再通（TIMI 2～3级）；共6例患者死亡（5例死于进展性脑卒中，一例死于并发症），还有1例患者出现症状性颅内出血。使用球囊扩张式冠脉支架行颅内支架置入术产生并发症更多是因为冠脉和颅内血管的解剖结构不同所致。与冠脉血管不同，颅内血管缺乏外弹力膜，并且因为发出众多的穿支动脉而相对位置固定。另外，血管闭塞的原因也不同。冠脉闭塞的原因就是因为局部的血管病变，而颅内血管闭塞的原因更多是因为来源于其他血管的栓子引起的栓塞。因为球扩式支架本身所具有的缺乏弹性，因而相对而言在前循环病变使用球扩式支架更难释放。同时因为栓子的推移效应，导致在使用球扩式支架时栓子可能被推移到穿支血管的开口部从而栓塞了穿支血管，形成大血管再通，但病变部位脑组织无复流的现象。因此为了避免这种现象，在进行球扩式支架释放前最好先用一个球囊进行一次预扩张二预扩张球囊的直径要小于血管直径，且不要打开得充分，最好约为命名直径的80%。然后再置入球扩式支架或有助于减少上述情况的发生。

相对而言，颅内自膨式支架治疗急性颅内血管闭塞更有优势：具体表现在以下几个方面。第一，自膨式支架输送系统较球扩式支架更柔顺，在送到靶血管区域时对沿途血管的损伤较球扩式支架要小，产生诸如夹层等并发症的可能性降低。第二，自膨式支架本身亦较球扩式支架更柔顺，在释放后与血管壁的贴壁性更佳。第三，改良后的自膨式输送系统对迂曲血管的通过性较自膨式支架更强。目前临床使用的自膨式颅内支架系统有以下5类：Neuroform（Boston Scientific）、Wingspan（Boston Scientific）、Enterprise（Codman Neurorascular）、Solitaire（ev3）、Leo（Balt，Montmorency）。这5类中只有Wingspan支架是经过FDA批准的用于治疗症状性颅内动脉狭窄的支架，其他4类都是用来治疗颅内宽颈动脉瘤的支架。

目前关于自膨式支架治疗急性颅内动脉闭塞的研究仅有少量的病例报告。前文所述的Levy等的研究中共纳入了19例患者，其中16例患者使用了Neuroform支架，在另3例中使用了Wingspan支架。另外的使用了一些其他辅助再通装置，如MERCI装置等。该研究总再通率为79%，NIHSS提高4分以上的患者为39%，所有的单支血管病变全部再通，多支血管病变的再通率为64%。Zaidat等报道9例患者，再通率为89%（TIMI 2～3级）。主要并发症是颅内出血。其中一例出现支架内急性血管栓形成，经使用阿昔单抗及球囊扩张成形后缓解。有3例患者死于脑卒中相关并发症，存活的6例术后90天随访，mRS评分均小于2分。Brekenfeld报道了12例患者，治疗时间为发病510分钟内（平均310分钟），再通率为92%（TIMI 2～3级）。其中6例患者术后90天随访mRS评分小于3分，另有4例患者死于进展性脑卒中。未发生颅内出血病例。

SARIS 试验是 FDA 批准的首个使用支架治疗颅内血管急性闭塞的前瞻性研究。共纳入 20 例患者，NIHSS 评分为 14 ± 3.8，平均治疗时间为发病 5 小时。12 例患者采用了联合治疗，其中包括血管成形 8 例、经静脉 rt – PA 溶栓 2 例、经动脉溶栓 10 例。研究中共使用了 19 例自膨式支架，其中 Wingspan 支架 17 例，Enterprise 支架 2 例。其中一例患者在支架到位时发现闭塞血管再通，遂放弃使用支架治疗。全部闭塞血管实现了部分可完全再通，其中 TIMI 2 级为 40%，TIMI 3 级为 60%。24 小时内共出现 3 例颅内出血的并发症，其中 1 例是症状性颅内出血。65% 的患者术后 NIHSS 评分提高大于 4 分。5 例患者死于脑卒中相关的并发症。12 例患者（60%）术后 30 天随访，mRS 评分小于 3 分。

新一代的自膨式支架还可以实现临床血管再通的功能。这种临床再通的好处不仅可以实现血管再通，且避免了支架置入后的再狭窄以及患者需要长期服用抗血小板聚集药物的负担。Kelly 等于 2008 年报道了 1 例临时使用支架辅助再通的病例。患者为一例 55 岁男性，NIHSS 评分为 20 分，经过动脉使用阿昔单抗、rt – PA 以及机械再通等治疗均未实现右侧大脑中动脉 M1 段闭塞再通。遂采用 Enterprise 支架在病变部位部分释放，实现血管再通。将支架在原位维持 20 分钟后加收支架。患者的 NIHSS 评分术后戏剧性地下降到 7 分。Hauck 等报道了一个相似的病例。一例 41 岁男性患者椎基底动脉闭塞 9 小时，NIHSS 评分为 19 分，采用上述相似的治疗方法，术后 NIHSS 评分立即下降到 8 分，术后 30 天为 2 分。前述的 5 种自膨式支架中 Wallstent 支架和 Neuroform 支架因为是开球式设计，不能回收，故不适合这种疗法。Enterprise 支架、Leo 支架和 Solitaire 支架可以实现部分释放后再回收功能。其中 Enterprise 支架释放 <70% 可实现回收，Leo 支架释放 <90% 可实现回收，而 Solitaire 支架完全释放后亦可实现回收。

该治疗方法对患者的选择上与动脉溶栓不尽相同，主要注意排除的病例包括术前存在颅内出血、严重脑水肿以及没有缺血半暗带的患者。目前所进行的一些临床试验，例如 SARIS 试验以及 Enterprise 回收试验均对入组患者设定了颅内出血不能入组的排除标准。术前脑水肿是一个相对禁忌证，主要是因为术前存在脑水肿的患者进行支架置入血管再通治疗后可能会继发再灌注损伤。没有缺血半暗带血管再通后不能改善临床症状。

（孙　军）

第四节　器械溶栓和超声辅助溶栓

正如前文所述，既往进行的一些关于经静脉溶栓、经动脉溶栓及两者的联合治疗在实现血管再通及良好临床预后上均未取得令人满意的效果。由此催生了进行其他方法实现血管再通及再灌流的研究热潮。第三节所述动脉溶栓联合支架置入治疗急性颅内血管闭塞即为其中方案之一，本节介绍几种近年得到重点研究并应用的治疗方法：这其中包括血栓清除、机械碎栓、血栓吸取等。

血栓清除指的是使用机械的方法将栓子从指引导管或动脉鞘中取出的方法：Chopko 等在 2000 年报道了采用血管内捕获装置对大脑中动脉进行血管内取栓治疗的报道。一例大脑中动脉 M1/M2 交界处闭塞的患者经过经静脉使用尿激酶、阿昔单抗以及经动脉微导丝碎栓等处理后仍不能实现血管再通，最后选用鹅颈式血管内捕获器成功取出栓子，立即实现了完全的血管再通。Nesbit 等报道使用 Microsnare（Microvena，Minneapolis，MN）和 Neuronet（Guidant，Temecula，CA）分别治疗了 6 例和 5 例患者，实现了约 50% 的再通，并且没有发生与器械相关的并发症（图 19 – 1）。

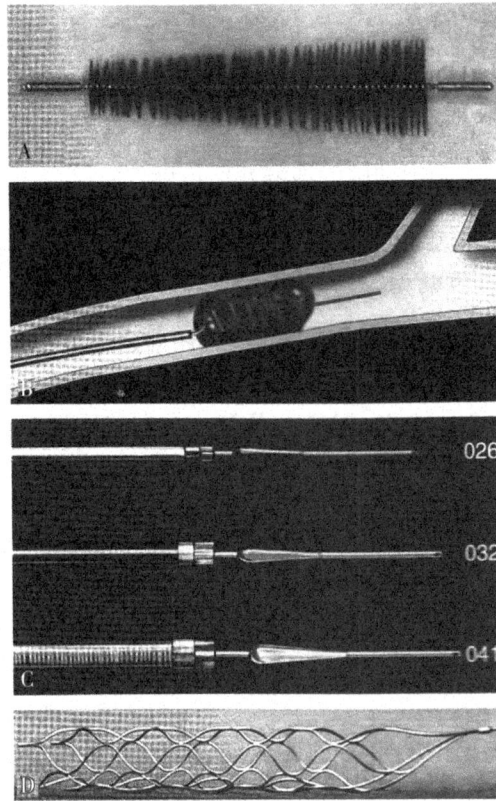

图 19 – 1　几种血管内取栓装置的示意图
A. Phonex 装置；B. MERCI 装置；C. Penumbra 装置；D. Solitaire AB 支架装置

在 MERCI 装置于 2004 年获得 FDA 的批准用于临床之前，所有有关机械血管再通的研究均为临床试验研究。MERCI 装置是由三部分组成：镍钛合金的记忆导丝，其末端卷曲成环状、一个微导管以及一个球囊支持的指引导管。使用 MERCI 装置进行的第一阶段试验入组了 30 例不适合进行静脉溶栓或者经静脉溶栓失败的病例，43% 的患者成功实现了血管再通，64% 的患者追加了经动脉 rt – PA。在血管再通的 18 例患者中 9 例在术后 1 月随访时 mRS 评分≤3 分，术后一个月总的死亡为 36%，没有一例是因为手术相关的并发症而死亡的。由此设计了 MERCI 试验来验证 MERCI 装置治疗脑卒中发病 8 小时以内的患者的有效性和安全性。这是一个前瞻性多中心的研究，入组了 151 例不适合进行经静脉溶栓的患者。结果提示血管再通率为 46%，其中成功使用了 MERCI 的患者再通率为 48%。临床预后显著优于 PROCAT Ⅱ 试验（P < 0.000 1）。3 个月随访良好预后（mRS 评分≤2 分）率为 27.7%，死亡率为 43.5%。血管再通组在术后 90 天随访时神经功能评分优于未再通组，而死亡率低于未再通组。后来又设计一个多中心的 MERCI 试验评价新一代 MERCI 装置的安全性和有效性。其中 166 例患者使用了 MERCI 装置，血管再通率为 55%，联合使用了经动脉溶栓后血

管再通率提高至 68%。术后 3 个月随访良好预后率为 36%，死亡率为 34%，以上两项指标均优于 IERCI 试验的结果。Devlin 等采用与 MERCI 试验相似的设计对 25 例患者进行血管内 MERCI 再通治疗，其结果提示再通率为 56%，90 天时死亡率为 36%，但是所有死亡患者均为未实现血管再通的患者。

Phonex 血栓取出装置（Phenox，Bochum，Germany）是一种类似毛刷样的装置。其核心是一根微导丝，周边是长度不等的呈栅栏样排列的微丝样结构（图 19 - 1A）。这种装置自 2006 年起在欧洲被用于治疗急性脑血管闭塞。这种装置共有三种尺寸，最小的一种能够对直径为 2mm 的血管（比如大脑中动脉的远端分枝）进行治疗。

Liebig 等运用第二代这种装置对 55 例患者进行了血管内治疗，包括颈内动脉、大脑中动脉、大脑后动脉、椎 - 基底动脉系统。结果提示血管再通（定义为 TIMI 2～3 级）率 56.3%，没有发生装置导致的致残和致死。

血管内激光装置被认为是一种设计合理很有应用前途的装置。其设计原理是通过激光的能量将血栓粉碎成能够通过毛细血管进入微循环的微碎片，从而实现血管再通的目的。LaTIS 激光装置（LaTIS，Minneapolis，MN）是第一个在美国用来进行前瞻性和开放性研究的装置。这项研究是因为在 12 个动物上进行预实验取得成功后得到 FDA 批准的。入组标准为前循环脑卒中发病 8 小时以内，后循环脑卒中发病 24 小时以内。初步研究结果显示在 5 例患者中有 2 例装置不能到过病变部位，实验总共进行了 12 例患者即停止了。后来尽管对装置进行了改进，但是未开展进一步的试验。

EPAR 激光装置（Endovasix，Belmont，CA）的原理是通过光纤将激光的能量转化为声能，在微导管的末端产生微气泡达到血栓消融的目的。一项使用此装置的先导研究纳入了 34 例患者，血管再通率为 41.1%。EPAR 试验中成功使用了该装置的病人数为 18 例，再通率为 61.1%，死亡率为 38.2%。目前正在进行对于该装置的 2 期临床试验。

通过微导管或指引导管进行血管内抽吸新鲜栓子的方法已经开展了多项研究。比如对颅外血管进行抽吸的装置，如 Angiojet System（Possis Medical，Minneapolis，MN）、Oasis System（Boston Scientific，Natick，MA）、Hydrolyzer（Cordis Endovascular. Warren，NJ）、Amplatz Device（Microvena，White Bear Lake，MN）等。这些装置通过在血栓局部形成涡流进而碎裂并吸出栓子。曾有一个试验用来评价使用 Angiojet System 用来抽吸颅内血管的栓子，包括颈内动脉颅内段、大脑中动脉及椎 - 基底动脉系统等，因为产生的动脉夹层及装置不能到位等导致试验提前终止了。尽管厂商更改了装置的设置及试验的设计，但目前有关该装置的安全性和有效的试验仍未得到批准。

Penumbra 装置是 FDA 于 2008 年批准用于临床的一种新型的血栓抽吸装置。研究该装置的先导试验是在欧洲完成的，共纳入了 23 例患者，均为脑卒中发病 8 小时以内的患者。尽管有 3 例患者因为血管迂曲未能使用该装置治疗，其余患者经过该装置治疗后再通率为 87%。接着这个试验又设计了一个更大规则的前瞻性多中以的研究（PPST，the Penumbra Pivotal Stroke Trial），共纳入了 125 例患者，81.6% 的患者实现了完全或部分再通，3 个月后随访死亡率为 32.8%。在该装置被批准用于临床后，一项荟萃分析提示 6 个国际中心共使用该装置治疗了 105 例患者，术前 NHISS 平均分为 17 分，56 例患者治疗后 NIHSS 评分提高至少 4 分以上。术前靶血管大部分（96%）TIMI 分级为 1～2 级，治疗后 52% 的患者血管再通的 TIMI 分级为 2 级，31.3% 的患者为 TIMI 3 级。24 小时内颅内出血率为 5.7%，死亡率为21%。

另外，Solitaire AB 支架装置已用于脑血管急性闭塞再通的治疗。最新的研究表明，63.6%的急性大脑中动脉闭塞的患者经 Solitaire AB 支架装置再通后，NIHSS 评分下降了10分；血管再通率高达90.9%。

（孙　军）

第二十章 颈动脉外段狭窄的介入治疗

第一节 CEA 和 CAS

一、颈动脉内膜剥脱术

CEA 经历了 50 多年的发展历程,有多个随机对照研究证明其疗效优于单纯的药物治疗。这一技术也曾在欧美国家广泛开展,为降低脑卒中的发病率和复发率做出了贡献。

1. 颈动脉内膜剥脱术的循证依据　1953 年,Dehack 实施了首例 CEA。随后于 20 世纪 80 年代,6 个随机试验证实 CEA 联用阿司匹林治疗动脉粥样硬化性颈动脉分叉处狭窄,以预防脑卒中的发生较单用阿司匹林更加有效。

北美症状性颈动脉狭窄内膜切除研究 (North American Symplomatic Carotid Endarterectomy Trial,NASCET)、欧洲颈动脉外科试验 (European Carotid Surgery Trial,ECST) 和美国退伍军人事务部联合研究项目 (Veterans Affairs Cooperative Study Program,VACSP) 三个随机试验比较了 CEA 联用阿司匹林与单用阿司匹林治疗症状性颈动脉狭窄预防脑卒中发作的疗效。这些随机试验纳入标准限于症状性颈动脉狭窄患者 (责任血管同侧伴有 TIA、非致残性脑卒中或视网膜缺血病变)。这些试验结果一致表明,伴发 TIA、小卒中和颈动脉严重狭窄的症状性患者获益较大。一项荟萃分析纳入 6 092 例患者,且对其中 3 500 例进行了随访,其结果表明,致死率为 1.1%,CEA 后 30 天脑卒中或死亡率为 7.1%。经 5 年随访发现,颈动脉重度狭窄 (70%~99%) 和中度狭窄 (50%~69%) 患者的责任血管同侧脑卒中相对风险和绝对风险分别下降 48% 和 28%,轻度狭窄 (<50%) 的患者并未获益。且亚组分析表明,中度狭窄的女性、次全闭塞和视网膜缺血症状的患者亦未获益。

VACSP、无症状性颈动脉粥样硬化研究 (Asymptomatic Carotid Atherosclerosis Study,ACAS) 和无症状性颈动脉狭窄外科治疗研究 (Asymptomatic Carotid Surgery Trial,ACST) 三个随机试验比较了 CEA 联用阿司匹林与单用阿司匹林治疗无症状性颈动脉狭窄的疗效。汇合这些试验数据 (包括 17 037 例患者,其中 5 223 例患者平均经历了 3.3 年随访),结果表明,30 天围手术期内脑卒中或死亡的发生率为 2.9%。与单用阿司匹林相比,CEA 能使脑卒中和死亡的相对风险下降 31%,但每年的绝对风险仅下降 1%。然而,通过性别亚组分析发现,男性患者获益程度较大,其脑卒中风险减少 51%,女性患者获益程度较小,其脑卒中风险仅减少 4%;另外,通过年龄亚组分析表明,年轻患者比年老患者获益程度大。ACST 研究表明,对于行 CEA 治疗的女性患者,仅当颈动脉狭窄程度超过 60% 时方能获益。总之,并非像症状性患者那样,无症状性颈动脉狭窄患者行 CEA 治疗获益程度与血管病变程度缺乏相关性。

2. 颈动脉内膜剥脱术研究中存在的问题　目前 CEA 随机试验设计的科学性和合理性亦

有几个值得问题关注。首先，在现有的随机试验中，手术医生和患者均是经过精心挑选的。正是此因素的存在决定了目前随机试验的数据缺乏普遍的代表性。实际上，美国医疗保险审计部门发布的数据显示，手术相关的致死率较上述试验发布的要高。同时亦发现，手术高风险的患者并没有纳入到这些随机试验当中。其次，在现有的涉及 CEA 与药物治疗比较的随机试验中，对照药物仅包括阿司匹林。目前的观点认为，最为优化的药物治疗应包括他汀类、血管紧张素转换酶抑制剂（ACEI）和相关危险因素综合干预。最后，在现有的 CEA 随机试验中，围手术期脑卒中和死亡的评估并非由神经专科医生承担。这些因素的存在亦会影响现有的数据的可靠性。实际上也是如此，如 16 000 例症状性 CEA 治疗荟萃分析数据表明，若由神经科专家评估 30 天围手术期脑卒中和死亡的发生率，其值为 7.7%；若由外科医生评估，则为 2.3%。这些事实证明，在 CEA 临床实践中必须建立独立科学的评估系统。

3. 颈动脉内膜剥脱术的局限性　目前，CEA 虽然是颈动脉狭窄血管重建的金标准，但亦有自身的弱点。血管外科医生必须牢记 CEA 术禁忌证（见表 20-1）。另外，血管外科医生亦必须全面了解与 CEA 相关的并发症（见表 20-2）。

表 20-1　CEA 的禁忌证

解剖因素	年龄和共患疾病
颈动脉病变位于第二颈椎或以上水平	年龄≥80 岁
颈动脉病变位于锁骨以下水平位置	Ⅲ级或以上的充血性心力衰竭
放射损伤导致的颈动脉病变	Ⅲ级或以上心绞痛
对侧颈动脉闭塞	冠心病
同侧颈动脉曾行 CEA 治疗	30 天内心脏手术
对侧后组脑神经损害	左心室射血分数≤30%
气管造瘘	30 天内发生心肌梗死
	严重慢性肺功能不全
	严重肾功能不全

表 20-2　CEA 和 CAS 的并发症

CEA 并发症	CAS 并发症
心血管系统	心血管系统
血管迷走神经反射（1%）	血管迷走神经反射（5%~10%）
低血压（5%）	血管减压的反射（5%~10%）
心肌梗死（1%）	心肌梗死（1%）
手术切口	颈动脉
感染（1%）	夹层形成（<1%）
血肿（5%）	血栓形成（<1%）
神经系统	动脉穿孔（<1%）
高灌注综合征（<1%）	颈外动脉狭窄或闭塞（5%~10%）
颅内出血（<1%）	短暂的血管痉挛（10%~15%）
脑神经损伤（7%）	再狭窄（3%~5%）
癫痫（<1%）	神经系统
脑卒中（2%~6%）	短暂性脑缺血发作（1%~2%）

CEA 并发症	CAS 并发症
颈动脉	脑卒中（2% ~3%）
颈动脉血栓形成（<1%）	颅内出血（<1%）
颈动脉夹层（<1%）	高灌注综合征（<1%）
再狭窄（5% ~10%）	癫痫（<1%）
死亡（1%）	全身系统
	穿刺部位损伤（5%）
	输血（2% ~3%）
	造影剂肾病（2%）
	造影剂过敏（1%）
	死亡（1%）

二、颈动脉成形和支架置入术

1. 颈动脉成形和支架置入术的发展简史　1979 年世界上第 1 例颈动脉狭窄患者成功实施球囊扩张血管成形术。随后于 20 世纪 80 年代，报道了球囊闭塞系统用于颈动脉狭窄血管成形术，以减少栓塞事件。1989 年第一例球扩式支架用于颈动脉狭窄血管成形术获得成功，但随后发现因支架压迫血管内壁，使得患者 30 天围手术期主要并发症高达 10%；但随着科学技术的发展，自膨式支架的应用使以往球扩式支架置入后发生变形问题得到解决。

在早期的颈动脉成形和支架置入术（CAS）临床实践中，因栓塞事件的发生极大的抑制。了临床工作者的热情。面对栓塞事件，起初的策略是动脉内给予降纤药物治疗，或者采用导管辅助下的机械碎栓治疗。但此法不能保证所有发生栓塞事件的患者获得良好的预后。因此，治疗策略由被动的神经系统补救方法转向到主动地采取神经系统保护装置，即捕捉栓子的保护装置（embolic protection devices，EPD）应运而生。随着装备和技术日益成熟，CAS 有望成为替代 CEA 微创治疗颈动脉狭窄的新方法，尤其是适用于行 CAS 存在高风险的患者。CAS 的适应证和相对禁忌证见表 20 - 3。

表 20 - 3　CAS 适应证和相对禁忌证

CAS 适应证	
无症状性重度颈动脉狭窄（≥70%）	血管损伤部位存在新生的血栓
症状性中重度颈动脉狭窄（≥50%）	完全闭塞
年龄≥18 岁	长条状线性征的次全闭塞
CAS 禁忌证	严重的神经功能受损
主动脉弓严重扭曲（绝对禁忌证）	意识障碍
颈总动脉或颈内动脉严重扭曲（绝对禁忌证）	4 周内发生过大范围脑梗死
颅内有需处理的动脉瘤或动静脉畸形	预期寿命 <5 年
血管路径存在严重钙化斑块	存在抗血小板药物抵抗或过敏
	严重肾切能不全

2. 颈动脉成形和支架置入术的循证医学证据　因 CEA 是治疗颈动脉狭窄的金标准，故 CAS 所有的随机试验的效果必须与 CEA 相比较。早期的 CAS 是在技术低下、经验不足和缺乏 EPD 背景下完成的。首个随机临床试验纳入对象为症状性颈动脉狭窄 >70%，且行 CEA

治疗风险较低的患者。其结果表明，7 例行 CAS 治疗，其中 5 例在围手术期发生脑卒中，试验最后被迫终止。多中心 Wallstent 试验以症状性颈动脉狭窄 >60% 的患者为研究对象。其次数据表明，CAS 组 30 天脑卒中和死亡的发生率为 12.1%，而 CEA 组为 4.5%。因其糟糕的结果，此试验同样被迫停止。另外一项研究入选了 104 例颈动脉狭窄 >70% 症状性和 85 例狭窄 >80% 无症状性的患者。其研究结果提示，CEA 与 CAS 两组患者在住院期间均无发生脑卒中或者死亡。颈动脉和椎动脉经腔血管球囊成形术研究（Carotid and Vertebral Artery Transluminal Angioplasty Study，CAVATAS）是一个国际性、多中心、随机临床试验。纳入了 504 例受试患者，其中有 22% 的患者实施了支架置入术。虽然，CAS 和 CEA 两组 30 天脑卒中或死亡的发生率均为 10%，但 CAS 组心肌梗死、肺栓塞和颈部血肿发生率明显低于 CEA 组。在 1 年再狭窄数据上，CEA 组优于 CAS 组（4% vs 14%；P < 0.001）；在 3 年脑卒中和死亡的发生率上，两组间却相似。

唯一的 CEA 治疗存在高风险且带有栓塞保护装置的 CAS 随机试验（Stenting and Angioplasty with Protection in Patients at High Risk for Endarterectomy，SAPPHRE）入选了 334 例患者（纳入标准包括 >50% 的症状性、>80% 的无症状性和至少带有一个 CEA 治疗高危因素），其结果表明，CAS 组技术成功率为 95.6%。CSA 组和 CEA 组 30 天围手术期心肌梗死、脑卒中和死亡的发生率分别为 4.8% 和 9.8%（P = 0.09）。此研究的首要复合终点事件包括 30 天围手术期心肌梗死、脑卒中、死亡和围手术期之后的 11 个月手术相关的神经系统疾患导致的死亡和责任血管同侧的脑卒中。其结果显示，主要复合终点事件发生率在 CAS 组和 CEA 组分别为 12.2% 和 20.1%，通过非劣性检验证实，CSA 处理 CEA 高风险患者是可行的（P = 0.004）。在去掉心肌梗死后，其他的主要复合终点事件发生率在 CAS 组和 CEA 组分别为 5.5% 和 8.4%（P = 0.36）。另外，此研究结果表明，对于症状性患者这些复合终点事件发生率在 CAS 组和 CEA 组分别为 16.8% 和 16.5%，组间无统计学差异；但在无症状性患者 CAS 组和 CEA 组间比较表明，前者为 9.9%，后者为 21.5%。1 年随访发现，CEA 组脑神经麻痹发生率为 4.9%，明显高于 CAS 组（0%，P = 0.004）；在目标血管再通率方面，CAS 组明显劣于 CEA 组（0.6% vs 4.3%，P = 0.04）。但 3 年随访发现，CEA 组和 CAS 组复合脑卒中的发生率和目标血管再通率分别为 6.7% vs 7.1% 和 7.1% vs 3.0%. 均无统计学差异。

一项涉及 6 个临床随机试验荟萃分析数据表明，血管内治疗（包括球囊和球囊辅助的支架血管成形术）与 CEA 相比，在 30 天围手术期脑卒中或死亡的发生率为 8.1% vs 6.3%；心肌梗死、脑卒中或死亡 30 天复合发生率为 8.1% 比 7.8%；1 年随访，脑卒中或死亡的发生率为 13.5% vs 13.3%。这些比较均无统计学意义。但此荟萃分析存在着自身的缺陷，主要表现在以下几方面：支架和保护伞的类型无法统一；没有根据症状特点和外科治疗高风险因素作分层分析；其中三项研究提前终止；更重要的是，这些试验均未设立药物对照组。

保护性支架血管成形术与颈动脉内膜切除术比较试验（Stent - Protected Angioplasty Versus Carotid Endarterectomy，SPACE）是一项在德国、澳大利亚和瑞士进行的多中心、随机临床试验。入选对象为颈动脉狭窄 >50% 的症状性患者。该研究的早期结果表明，30 天围手术期死亡或同侧缺血性脑卒中发生率在 CAS 组和 CEA 组分别为 6.8% 和 6.3%，单侧非劣性检验 P = 0.09，故此研究尚不能证明，CAS 治疗颈动脉狭窄的短期效果不比 CEA 差。但其 2 年随访研究结果表明，责任血管同侧缺血性脑卒中、围手术期间所有脑卒中或死亡并发症在 CAS 组和 CEA 无统计学意义；≥70% 再狭窄率 CAS 组明显高于 CEA 组；但在 CAS 组所有出现再狭窄患者中，仅有 2 例出现神经系统症状。并且研究组分析认为，CAS 组高的再狭窄率可能与颈动脉超声诊断夸大再狭窄效应有关。

重症颈动脉狭窄患者内膜切除术与血管成形术试验（Endarterectomy Versus Angioplasty in Patients with Symptomatic Severe Carotid Stenosis，EVA - 3S）是在法国实施的一项多中心研究，共纳入颈动脉狭窄 >60% 的症状性患者 527 例患者。其早期的结果表明，CAs 组 30 天围手术期所有脑卒中或死亡的发生率为 9.6%，明显高于 CEA 组（3.9%）；同样，6 个月随访结果亦表明，CAS 组所有脑卒中或死亡的发生率明显高于 CEA 组（11.7% vs6.1%；P = 0.02）；但 CEA 组脑神经损伤并发症明显高于 CAS 组。随后的 4 年随访数据表明，CAS 组围手术期脑卒中或死亡和非手术相关的责任血管同侧脑卒中的累计发生率为 11.1%，明显高于 CEA 组（6.2%；风险比为 1.97；P = 0.03）；随访数据表明，CAS 和 CEA 两组责任血管同侧脑卒中发生率均呈下降趋势，且无统计学意义；所有脑卒中或围手术期死亡风险比，在 CAS 组是 CEA 组的 1.77 倍（P = 0.04）所有脑卒中或死亡的发生率前者是后者的 1.39 倍（P = 0.08）。该研究结果提示，在预防中期（4 年内）责任血管同侧脑卒中作用方面，CAS 功效与 CEA 类似。但随后相关的分析认为该试验设计极不合理，主要的原因在于，CEA 组手术普遍由经验丰富的外科医生完成，而 CAS 组手术医生经验极为欠缺。此因极有可能是导致该试验早期结果（6 个月内）如此悬殊的重要原因。

国际颈动脉支架研究试验（International Carotid Stenting Study，ICSS）入选颈动脉狭窄 >70% 的症状性患者（CAS 组 855 例，CEA 组 858 例），且随机分组后，CAS 组和 CEA 组分别有 2 例和 1 例患者被剔除。该研究结果表明，CAS 组脑卒中、死亡或手术相关的心肌梗死发生率为 8.5%，高于 CEA 组（5.2%；P = 0.006）；CAS 组所有脑卒中和死亡发生率亦高于 CEA 组；在 CAS 组有 3 例并发与手术相关致死性心肌梗死，CEA 组发生 4 例手术相关的心肌梗死。但均为非致死性；在脑神经麻痹和严重血肿并发症方面，CAS 组均低于 CEA 组，且有统计学意义。该研究认为，比较 CAS 与 CEA 的功效需要长期随访。同时，认为 CEA 仍是那些适合行手术治疗颈动脉狭窄患者的首要选择。

颈动脉内膜切除术与支架置入术对比试验（Stenting Versus Endarterectomy for Treatment of Carotid - Artery Stenosis），即 CREST 试验是美国国立神经疾病和脑卒中研究所承担的临床随机研究，其首要终点事件包括脑卒中、心肌梗死、围手术期任何原因引起的死亡或术后 4 年内责任血管同侧脑卒中，2 502 例患者中位数随访时间超过了 2.5 年。研究结果表明。CAS 组和 CEA 组 4 年的首要终点事件发生率分别为 7.2% 和 6.8%，无统计学差异（P = 0.51）；根据症状状态或性别不同亚组分析发现，组间主要终点事件均无统计学意义：CAS 组术后 4 年脑卒中或死亡发生率为 6.4%，高于 CEA 组（4.7%；P = 0.03）；相应值在症状组分别为 8.0% 和 6.4%（P = 0.14）、无症状组分别为 4.5% 和 2.7%（P = 0.07）。围手术期死亡、脑卒中和心肌梗死各自的发生率在 CAS 和 CEA 组有所不同，对应分别为 0.7% vs 0.3%（P = 0.18）、4.1% vs2.3%（P = 0.01）和 1.1% vs2.3%（P = 0.03）。此研究提示，症状性或无症状性颈动脉狭窄患者的首要预后指标包括脑卒中、心肌梗死或死亡发生率在 CAS 组和 CEA 组均无显著性差异。另外，在围手术期 CAS 组脑卒中的发生率较高；在 CEA 组心肌梗死的发生率较高。至此，CAS 用于颈动脉狭的治疗已获得了高级别的循证医学证据的支持。

（孙　军）

第二节 颈动脉成形和支架置入术的操作流程

一、术前准备和术中监护

CAS 术前要求严格的入选患者（表 20-3），回答患者的有关疑问，设计详细的手术方案，制订突发事件的抢救预案。另外，术前要给予仔细地神经系统功能评估。虽然，其他部位血管成形和支架置入术的基本原则适用于 CAS，但 CAS 与其他部位的血管成形术有诸多的不同。其中最为显著的是 CAS 可能于术中和术后产生严重的神经系统并发症，因而更具挑战性。成功的血管内介入治疗应具备以下要素：①建立安全的血管入路；②将导丝小心地通过病变部位；③选择合适的球囊及支架。

主动脉弓造影是必需的。通过主动脉弓造影成像，术者可判断大血管动脉粥样硬化程度和解剖形态结构，为评估手术的可行性、是否采用套管技术和手术器材的选取提供重要的依据。实施颈动脉造影为明确动脉狭窄严重程度、测量颈总动脉和颈内动脉直径及选择 EPD 释放的位置做准备。必须牢记，颅内血管造影可提示颈动脉系统是否存在串联病变，为全面的制定手术策略提供的帮助。

将指引导管顺利的输送至颈总动脉远端是手术成功的关键。这要求术者在术前对颈总动脉起始部的解剖特点有充分的认识。若头臂干或左侧颈总动脉起始部与主动脉弓顶的距离超过颈总动脉直径的两倍（约 2cm），则指引导管到位难度较大。利用透视标尺可测量病变长度、狭窄程度及颈总动脉和颈内动脉的直径。测量的结果可帮助医生在术前选择大小合适的球囊和支架，有利于手术快捷的实施。CAS 术前的颅内血管造影结果是评估术后脑血流量改变的必要依据。故在 CAS 术前，应常规行诊断性脑血管造影，从多个角度拍摄颅内外脑血管造影图像。

在股动脉置鞘成功后，静脉推注肝素（50~60U/kg）以全身抗凝。对于栓塞风险较高的患者，还可加用 IIb/IIIa 抑制剂，如依替巴肽或替罗非班，一般用量稍少于冠脉系统。由于 CAS 会刺激颈动脉窦压力感受器，术中心动过缓和低血压的发生率为 5%~10%，因此必须监测患者的生命体征和动脉血氧饱和度。动态心电监护不仅能及时的显示心动过缓，而且能观察药物治疗的效果。另外，为观察血流动力学的变化，最好采用动脉内血压测定。但对于一般状况较好的患者也可采用外置的袖带式血压器测定。术前可给予少量镇静药物，如苯巴比妥 100~200mg。术中与患者及时交流，可以及时的发现相应的并发症。

二、介入操作的入路

CAS 常采用股动脉作为手术入路。此种入路便于将导管系统输送至颈总动脉的远端。但在股动脉闭塞或经股动脉无法将导管输送至颈总动脉的情况下，可借上臂动脉作为入路。如选择肱动脉为入路，一般采用右肱动脉入路处理左颈动脉病变；采用左肱动脉入路处理右颈动脉病变。如以桡动脉为入路，一般使用 6F 导管，而不推荐使用 7F 或更大型号导管，以免引起严重的血管痉挛。

三、诊断导管

将诊断导管选择性的送至颈总动脉是必要的。除了可获得病变血管的造影图像外，还可作为支撑导管将指引导管输送到治疗部位。通常采用的诊断导管为右弯型 Jundkins 导管；若颈总动脉起始部成角较大，可选用右弯型 Amplatz 导管。若采用肱动脉或桡动脉入路，可选用内乳动脉导管。颈动脉的某些解剖变异会增加介入操作的困难，譬如颈动脉起始部位于升主动脉。因此，行颈动脉诊断性造影及介入治疗前，应备齐一些特殊类型导管，尽管它们的使用几率很小。诊断性导管的管径在 4~6F 范围内。将 4F 导管选择性插入颈总动脉行血管造影，可获得高质量颈动脉造影图像。诊断性导管较细、较柔软，不易造成血管内膜损伤；除某些简单病例外，导管均应沿着 0.035in 导丝前行。目前常用的亲水导丝十分柔软，极少引起血管损伤。颈动脉造影是 CAS 操作的一部分。在一般情况下，不将诊断性导管送至颈动脉分叉以上，这样能将并发栓塞症的风险降到最低。有研究表明，在诊断性脑血管造影岳行 MRI 检查，25% 以上的患者出现了局灶性脑梗死。这些梗死灶一般范围比较小，而且多为无症状性，可能与主动脉弓或颈动脉开口处斑块脱落有关。通过导管在颈动脉内注射造影剂，行颅内血管正侧位造影，除能发现潜在的颅内血管病变外；还可获得治疗前的颅内血管的基线影像。其益处在于通过比较术前、术后造影图像能及时发现栓子栓塞事件，以便及时的处理。

四、进入颈总动脉

将指引导管顺利地输送至颈总动脉是 CAS 成功的关键之一。能否完成此操作是介入治疗成败的关键因素。导管不能顺利的输送至颈总动脉往往是由于难以将导管从头臂干或主动脉弓插入颈总动脉，或颈总动脉自身十分迂曲，妨碍了导管的进入。主动脉弓造影或 MRA 影像资料为选择最佳路径方法提供了依据。

采用 Roubin 法输送导管最好选用 6F 或 8F 导管。具体步骤如下：①将诊断导管置于颈总动脉远端：采用缓慢推送和抽拉（push and pull）的操作方法，沿着 0.035in 柔软、亲水导丝，将导管向上推送至颈总动脉上 1/3 处；②撤出软导丝，更换为长 220~260cm 高支撑力的硬导丝，将导丝头端置于颈外动脉。导丝输送过程应在路图指引下完成，以避免导丝越过颈内动脉病变部位而致斑块脱落；③将指引导丝置于颈外动脉后，撤出诊断导管，且在透视下将指引导管送至颈总动脉；④将指引导管放置于邻近颈动脉分叉部的位置后撤出硬导丝：

部分介入医生使用同轴长鞘技术（coaxial technique）来放置导管。具体步骤如下：①即将一根长度大于 120cm，4~5F 的诊断性导管预先置于长鞘导管内；②沿着亲水导丝将诊断导管送至颈总动脉，随后将长鞘导管沿着导丝及诊断导管送至颈总动脉。

长鞘导管技术和指引导管技术各有其优缺点。长导管本身结构较复杂，价格稍贵，当颁使用诊断导管。长鞘导管技术最突出的优点是：诊断性导管和导丝可使导管头端逐渐变细，使得导管由主动脉弓向颈总动脉推进这一过程易于掌控，因而可减少斑块脱落、栓子栓塞的风险。此外，放置于颈总动脉的长鞘导管可为整个支架置入过程提供有力的支撑作用。

指引导管技术相对简单，价格较为便宜。但对于主动脉弓存在严重狭窄病变的患者，使用该技术理论上会增加栓子栓塞的风险。若颈总动脉起始部成角较大（Ⅱ型或Ⅲ型主动脉弓或牛型主动脉弓），应首先选用曲棍式指引导管（hockey stick guiding catheter）。

在导管放置成功后，应对患者进行神经功能评估。将带喇叭的橡皮圈或其他发声器置于患者对侧手中，术中嘱患者挤压该装置，可评估其运动神经功能及完成指令情况。另外，让患者回答一套标准化的问题，可评估其语言和认知功能。

多项研究表明，导管在主动脉弓操作时间过长易导致严重并发症。若尝试 30 分钟后仍不能将指引导管送至颈总动脉远端，则应停止介入操作。

五、脑保护系统

经颅多普勒超声研究表明，与 CEA 相比，CAS 引起栓子栓塞的风险较高。为避免栓子脱落引起神经系统并发症，现已有多种脑保护系统应用于血管内介入治疗。首个脑保护系统是由 Theron 于 1990 年设计的远端阻塞球囊。目前市场上常见的脑保护系统主要有三种类型。其中两种置于远端血管（见图 20 - 1），分别为远端阻塞球囊和滤器；另外一种是将颈总动脉与颈外动脉阻塞的近端保护系统（如 MoMa 系统见图 20 - 2）。通过对脑保护装置收集到的组织碎片进行组织病理分析，发现它们是在 CAS 术过程中脱落的动脉粥样硬化斑块。有关脑保护装置将在第三节详细讨论。

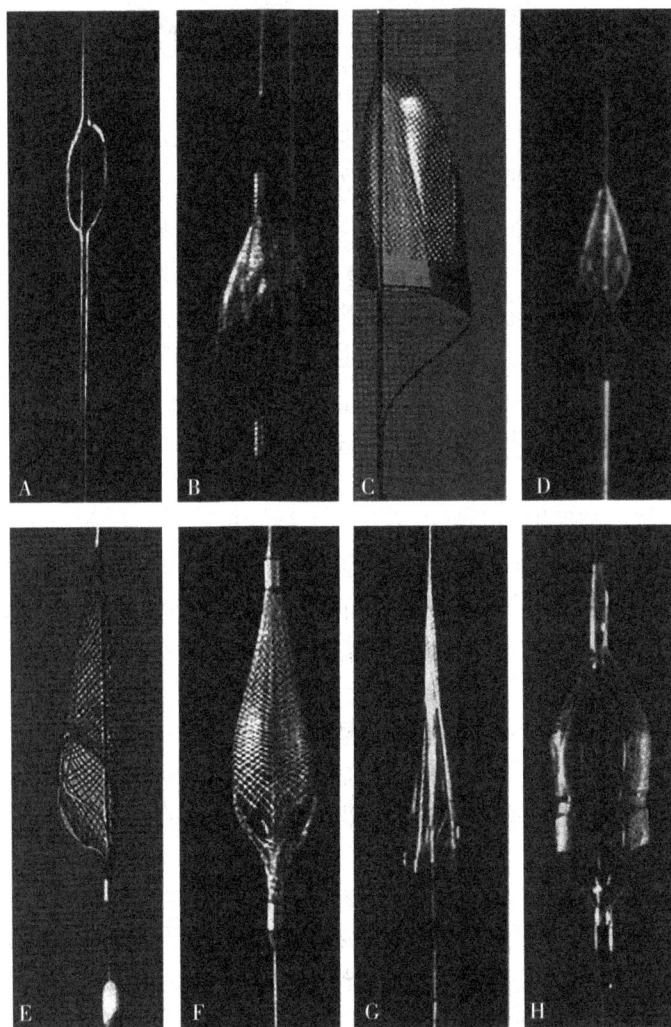

图 20 - 1　几种远端脑保护装置

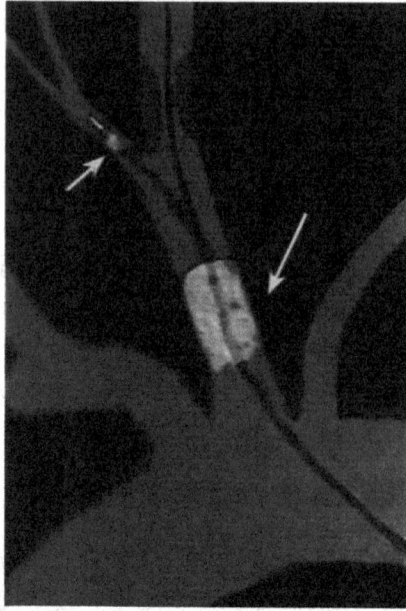

图 20 - 2　MoMa 脑保护装置

长箭头所指两近端球囊，位于颈总动脉；短箭
头所指为远端球囊，位于颈外动脉

1. 远端阻塞球囊　　远端阻塞球囊是首个获得广泛应用的脑保护装置。它包括一根 0.014in 导丝，导丝远端有一个可充气的球囊。其操作过程如下：①将导丝越过病变部位，使球囊置于病变远端血管内；②充盈球囊，阻断颈内动脉血流；③行血管成形术或支架置入术；④将一根导管送至球囊附近，抽吸颈内动脉处血液，以清除在支架置入过程中脱落的斑块；⑤最后将球囊放气，撤出导丝。远端阻塞球囊的优点在于其直径小（2.2F），易于操作，顺应性佳。但约有 6%～10% 的患者难以耐受血流阻断，且球囊充盈后不能通过造影显示颈内动脉病变部位。

2. 远端滤器系统　　脑保护滤器是以金属骨架结构覆以聚乙烯薄膜，或以镍钛合金编织成孔径大小为 80～100μm 的滤网。滤器常置于 0.014in 导丝的远端。其操作过程如下：①闭合的滤器预置于输送导管内，将输送导管连同滤器一起送至狭窄病变远端；②通过狭窄病变后，撤出输送导管，滤器即被释放；③支架置入；④通过回收导管（retrieval catheter）将滤器闭合，撤回滤器。

闭合的滤器不易通过钙化或纤维化程度严重的狭窄病变。使用 0.014in 的双钢丝（buddy wire），或用直径 2mm 的球囊进行预扩，可帮助滤器通过狭窄部位。脑保护滤器装置不但会引起血管痉挛，而且脱落的斑块可能造成滤网堵塞，引起血流不畅。但在撤出滤器后，这些症状多可得以缓解。

目前脑保护滤器装置还在不断改良，优质的脑保护滤器应具有以下特性：①外径较小（<3F）；②良好的扭控性，能通过迂曲血管；③滤器释放后，能与血管壁充分贴合发挥最佳的脑保护作用。

3. 近端脑保护系统　　远端脑保护系统均有以下缺点：它们在打开前必须通过病变部位，这可能会造成斑块脱落并发栓子栓塞。而近端脑保护系统则在任何器械通过病变部位前即可起到脑保护作用。这一系统包含顶端具有球囊的长鞘导管。将长鞘导管送至颈总动脉，充盈球囊阻断血流；再将另一球囊送至颈外动脉，充盈球囊阻断血流。近端脑保护系统阻断了来自颈总和颈外动脉的血流，对侧血管的血流通过 Willis 环造成回压，使颈内动脉顺行血流得以完全阻断。在支架放置成功后，抽吸颈内动脉处血液，以清除操作过程中脱落的斑块。最后将球囊排气撤出。

近端脑保护装置的优点是：整个操作过程均有保护，规范操作可避免任何栓塞事件的发生。但并非所有患者都能耐受此操作过程；此外，目前近端保护系统多需使用10F的长鞘导管输送。

六、球囊预扩

术中通过导管注射造影剂，可进一步明确颈动脉分叉部和病变部位的情况。将影像增强器放置在适当位置，有助于将颈外和颈内动脉的起始部展开。之后将直径为 3 ~ 4mm 的球囊小心地放置于颈动脉病变处，行球囊扩张血管成形术。然后，再次通过导管注射造影剂评价扩张疗效。

通常选取的规格为直径 3 ~ 4mm 和长度 15 ~ 40mm 球囊预扩。预扩球囊的直径不宜太大，一般遵循球囊与血管直径比为 0.5 ~ 0.6。若球囊的长度过短会造成"瓜子"现象，在扩张过程中易造成斑块脱落；若球囊的长度过长则易造成两端扩张，形成"狗骨"现象。球囊预扩压力是额定的，只有对于有明显钙化的狭窄，才使用更大的压力（14 ~ 16atm）。球囊只扩张一次，球囊预扩时间取决于球囊的形状和特性。如果球囊能迅速展开，则所需的预扩时间较短；如果球囊展开时间较长，则需将预扩时间延长至 120 秒，尤其是对于易于回缩的钙化。如果使用远端阻塞球囊作为脑保护装置，则需在荧光屏上标记出狭窄病变位置。因为在球囊充盈后，通过造影显不能显示出狭窄病变部位。如使用滤器装置，则可以通过造影监测病变部位。

七、支架置入

研究表明，支架置入术的短期和长期疗效均比单纯球囊血管成形术好。对于大多数病例，可直接采用支架置入术。高度狭窄（ > 90% ）或钙化病变可能会造成支架通过困难或扩张受限，这时可借助直径为 3.5 ~ 4mm 冠状动脉球囊进行预扩。通常选用的支架直径一般与远端血管一致，直径范围为 6 ~ 9mm。在少数情况下，支架完全置于颈内动脉内而不覆盖颈动脉分叉部，此时所选支架直径应与颈内动脉直径一致。常选用相对较长的支架以确保完全覆盖病变部位，长度范围为 30 ~ 40mm。目前尚没有关于支架长度与支架内再狭窄的相关报道。在确保支架能覆盖整个病变的前提下，应尽可能使支架放置于血管近端。大多数情况下，支架放置会覆盖颈动脉分叉部，即颈外动脉开口处。通常不会造成颈外动脉闭塞。

CAS 一般选用自膨式支架。与球囊扩张型支架相比，它们不易变形或弯折。目前，自膨式支架有两种类型。一种是由合金编织的金属网线型支架，可像弹簧一样张开与血管壁贴合（如 Wallstent）。此类型的支架具备以下优点：①外径小（5.5F）；②顺应性佳；③具备快速交换系统，可使用较短导管；④易于释放；⑤支架未完全打开前可将其再度收回，确保支架精确到位。但金属网线型支架在释放过程有明显的纵向回缩，以及血管被拉直后可能会造成支架远端扭曲。这些均是金属网线型支架潜在的缺点。另一种支架是自膨式镍钛合金支架。它们具备更大的径向支撑力，更适用于弯曲血管。当颈内与颈总动脉直径差异较大时可选用此类支架。镍钛合金具有热记忆功能，支架置入体内后即可释放至预制大小。一些镍钛合金支架被预制成锥形，其目的是为放置在颈内动脉的部分管径较小，而放置在颈总动脉的部分管径较大。但研究表明，关于这两类支架的长期疗效没有明显的差异。因此，支架类别的选取主要取决于支架输送系统的通过性和能否降低急性并发症的风险等因素。

支架置入后需再行血管造影，获得颈部及颅内血管的前后位及侧位影像，并与术前的造影图像加以对比，以便及时的发现栓子栓塞事件。此外，还应再次对患者的神经功能进行评估。若怀疑患者发生相关并发症，则应进一步分析支架放置后的动态造影图像，包括支架放置的位置和脑血流情况。若明确患者无神经系统和操作相关的并发症，则将导管和导丝撤出。当 ACT＜150 秒时，即可拔出鞘管。若术后患者出现低血压，应临时给予升压药物。

八、支架放置后球囊扩张

选取支架放置后球囊扩张（简称后扩）球囊的直径通常为 4.5～6mm 和长度为 15～30mm。后扩的球囊的直径不宜太大，球囊与血管直径比为 0.6～0.8。反复的血管成形和过度扩张会增加栓子脱落、血管破裂的风险。对没有充分展开的支架行球囊后扩，会造成支架支柱切割斑块增加栓塞风险。除非存在严重的残余狭窄，否则在支架置入后一般不再行球囊后扩。术中采用 TCD 监测，发现在球囊后扩时微栓子信号最明显：球囊后扩张有诱发栓子脱落的风险。因此，即便在使用脑保护装置的情况下，所选球囊直径直小于对应的血管直径，球扩压力不应超过 10atm。与冠状动脉不同，CAS 不要求残余狭窄达到 0%，因 CAS 的目标为稳定斑块减少脑卒中发生，故 20% 左右残余狭窄是可接受的。基于以下理由，术者不可一味地追求病变血管术后造影形态学的完美性而多次采用后扩。①球囊多次扩张可增加并发症的发生，一次前扩和一次后扩是合理的；②中度残余狭窄绝大多数源于病变血管严重钙化，严重钙化引起的残余狭窄不会因为重复后扩而减轻；③自膨式支架术后有继续扩张的趋势，术后即刻的中度残余狭窄可能在术后的数月得到重塑，使残余狭窄减轻。④最后，血管迷走神经反射和血管减压反射等因素引起的血流动力学紊乱，不容许多次球囊后扩。颈动脉支架的操作流程见表 20－4。

表 20－4　颈动脉血管成形及支架置入术的操作流程

・股动脉逆行穿刺

・穿刺通道循序扩张至 8F

・静脉推注肝素（70U/kg）全身肝素化

・栓塞风险较高的患者，可考虑联合使用 Ⅱb/Ⅲa 抑制剂或依替巴肽（eptifibatide）65μg/kg 静脉推注，续以 0.25μg/（kg・h）

・将导管系统输送至主动脉弓实施主动脉弓造影（左前斜位 20°～30°）

・将指引导丝和单弯导管置于颈外动脉

・将导丝更换为 Amplatz 超硬导丝，并将其输送至颈外动脉

・将指引导管（90cm）输送至颈总动脉近端

・用 0.014in 或 0.018in 的导丝，或滤器或阻塞球囊系统的导丝越过病变部位

・撤出 Amplatz 导丝，放置并释放脑保护装置

・通过导管注射造影剂实施颈动脉造影，以明确狭窄病变的状况

・行球囊扩张前，静脉予 0.5～1.0mg 阿托品

・用直径 3～4mm 球囊行预扩

· 颈动脉造影，评估预扩效果

· 支架定位和释放

· 支架释放后实施造影

· 根据情况决定球囊后扩

· 颈动脉造影，评估支架和后扩效果

· 退出脑保护装置

· 退出导管、导丝系统

· ACT < 150 秒，拔出血管鞘

九、颈动脉支架置入术的技术要点

1. 神经系统功能评估 术前应充分评估患者的神经功能，并取得高质量的脑血流图像。若患者在术后出现了神经系统并发症，术后与术前资料的对比为及时诊断及治疗提供了依据。

2. 导丝和导管的操作 为了使指引导头端安全的到达颈总动脉远端、应实 Roubin 交换技术。应将 Amplatz 导丝或类似的刚性导丝尽可能地放置在颈外动脉远端。在导管输送过程中，术者应固定交换导丝和注视其头端的位置，以防导丝操作不慎导致血管穿孔。

3. 闭塞和次全闭塞患者的操作 对于颈外动脉闭塞的患者，将指引导管头端定位于颈总动脉往往有一定难度。此时，有两种方法解决这一问题：①选用 0.035in 预成形的 "J"形刚性导丝，将其输送至颈总动脉远端，注意不要触及颈动脉球部及分叉部。"J"形结构可阻止导丝通过病变部位。另外，还可选用具有可塑性头端的刚性导丝；②选用直径渐变的导丝（如 TAD 导丝），头端直径为 0.018in，直径渐增大，至近端直径为 0.035in。将其越过颈内动脉病变处，可增加指引导输送的支撑作用。相比较，后者支撑导丝两次通过病变部位，因此较前者所带来的风险大。

4. 导管的灌注冲洗 导管放置到位后，通过三通持续、缓慢地滴注肝素化生理盐水，以防导管血栓形成。

5. 导管和导丝位置的控制 在输送指引导过程中，导引头端的遮光性较差，操作不慎可致不稳定斑块脱落，故术者应了解指引导管头端的长度。0.014in 导丝头端易受损，故在通过血管鞘阀门时，需特别小心。另外，0.014in 导丝或脑保护装置需要在路图的指引下通过病变部位。

6. 凝血功能检测和控制 在指引导丝和脑保护装置越过病变部位前，最好检测一次ACT。使用远端阻塞球囊作为脑保护装置时，ACT 要求 >300 秒；使用标准指引导丝或滤器装置时，ACT 要求 >250 秒。

7. 血流动力学检测和控制 球囊扩张前可给予阿托品（静脉给予 0.5～1.0mg）预防球囊在颈动脉窦处扩张时出现血管迷走反射；在球囊充盈过程中，监护护士应密切注意患者生命体征变化，此时有可能会出现严重的血流动力学不稳定现象（如心动过缓、低血压）。

8. 脑保护装置 如使用脑保护装置，应将其放置在颈内动脉颅外段远端（C1 的远端）；使用远端阻塞球囊时，应确保阻塞部位无血流通过；使用滤器装置时，应确认滤网边缘与血管壁充分贴合。

9. **球囊预扩**　支架置入前采用小球囊进行预扩，可降低斑块脱落的风险。保存球囊扩张时的造影图片，以比较球囊与颈内动脉、颈总动脉直径的大小。

10. **支架释放**　确认支架到位后，释放支架。当镍钛合金支架释放过快时，支架会向远端"跳跃移位"，导致无法完全覆盖病变部位。因此，可释放一部分支架后停留 5~7 秒，待支架远端完全扩张并与病变远端部位充分贴合后，再释放支架余下的部分。与前一部分释放速度相比，后一部分操作可快速完成。支架的尺寸应以最大血管直径为准，常以颈总动脉远端为参照直径；若支架与颈总动脉不能充分贴合，则会在不贴合处形成血栓。

11. **球囊后扩张**　必要时可用直径 5mm 的球囊进行后扩，更大尺寸的球囊使用几率极小。因为 CAS 治疗的主要目的是为了避免斑块脱落造成梗死，不要一味地追求完美的影像结果。故 20% 左右的残余狭窄完全可以接受。在支架置入后应避免反复后扩，轻度的残余狭窄是可以接受的。此外，球囊后扩压力不可过大，以免造成颈动脉破裂。

12. **完成造影**　在导丝和脑保护装置撤出前，需行脑血管造影，了解颈动脉球部、颈动脉分叉部及 ICA 颅外段远端是否有夹层的存在。当出现严重的血管痉挛，应耐心等待其自行缓解，必要时亦可通过导管给予血管扩张剂（如 100μg 硝酸甘油）。在排除动脉夹层的前提下撤出导丝，最后行颈部和颅内血管造影。

十、术前、术中及术后的药物治疗

1. **术前药物治疗**　术前应该避免深度镇静，故使用低剂量的苯二氮䓬类药物，如咪达唑仑 0.5~1mg 静脉注射，在不干扰神经功能评估前提下，达到减轻焦虑情绪的作用。因术中可造成血管内膜损伤，从而诱发血栓形成。因此，患者于术前充分给予抗血小板和术中充分给予抗凝治疗非常重要。至少于术前 3 天给予双重抗血小板药物治疗，包括阿司匹林（100mg/d）联用氯吡格雷（75mg/d）或噻氯匹定（每次 250mg，2 次/天）。对于已经服用阿司匹林的患者，可于术前加用氯吡格雷负荷量（400~600mg）。此为至少连续服用双重抗血小板治疗 3 天的替代疗法。另外，对于行急诊手术治疗的患者，则需一次性联合服用 300mg 阿司匹林和 300mg 氯吡格雷。

2. **术中药物处理**　当置鞘成功后，静脉推注肝素（50~60U/kg），使活化凝血时间（activated clotting time，ACT）在 250~300 秒。手术结束后，停止使用肝素。有些 CAS 试验使用比伐芦定抗栓，但还缺乏大样本数据。与普通肝素相比，比伐芦定具有出血风险性低、作用持续时间短便于较早拔除血管鞘和不需要监测 ACT 等优点。

术中一些并发症的处理非常重要，尤其需要掌握相关的药物规范化使用。球囊扩张和支架置入引起血管迷走或血管减压反应较为常见。虽然大部分患者是暂时的，但低血压持续 12~48 小时并不少见。对于 CAS 术前静息心率小于 80 次/分的患者，可用阿托品 0.5~1.0mg 静脉内注射。如果用阿托品和补液不能快速纠正低血压，应及时使用升压药物，如 5~15μg/（kg·min）多巴胺静脉注射。对于持续的心动过缓的患者，可采用心脏临时起搏器治疗。对于收缩压高于 180mmHg 患者，应该给予降压治疗，以减少高灌注综合征和颅内出血的风险。

3. **术后药物处理**　术后在监护病房内应常规评估穿刺部位和神经功能状态。术后 24h 内推荐实施包括美国国立卫生研究院脑卒中量表评分（NIHSS）在内的神经功能评估，或者于神经系统症状出现后立即评估。根据处理方案的不同，可将患者分为 3 类。第一类患者占 90%，表现神经功能和血流动力学平稳，第 2 天通常可以出院。出院后在能耐受的情况下，阿司匹林终身服用，氯吡格雷最少服用一个月。第二类患者占 5% ~10%，表现神经功能正常，但血流动力学波动，包括如低（高）血压和（或）心动过缓。此类患者需要住院进一步观察和治疗。通过输液、应用血管活性药物和早期下床活动可恢复正常血压。第三类患者所占比例不足 5%，表现新的神经功能缺损，需要在 ICU 病房观察、采用适当的影像学评估和治疗。

（孙　军）

第三节　脑保护装置

虽然随着 CAS 不断发展有逐渐替代 CEA 的趋势，但 CAS 致命的弱点在于术中病变远端的血管并发栓塞的危险仍未解决，尤其是不稳定的动脉粥样硬化性斑块，动脉粥样硬化斑块脱落的碎片并发的栓塞与血栓所致的栓塞不同，对动脉内接触溶栓等急救措施反应欠佳。因此，预防远端栓塞的发生非常重要。现有使用或未使用栓塞保护装置的 CAS 试验结果，表明脑保护装置在 CAS 中的重要性不容忽视。虽然脑保护装置的有效性还未经随机试验证实，但目前的观点认为脑保护装置可使 CAS 神经系统并发症显著降低。设计脑保护装置的目的是安全的捕获和清除手术操作过程中可能的栓子，避免栓塞事件发生。目前有三类脑保护装置，包括远端闭球囊闭塞式装置、远端滤网式装置和近端球囊闭塞式装置。其作用机制不同，优缺点各异。

一、远端球囊闭塞式保护装置

自 1996 年 Theron 在 CAS 中首次成功实施了脑保护技术后，远端闭塞装置得到逐步发展。它通过球囊充盈后阻断颈内动脉远端的血流达到预防栓子进入脑内并发栓塞事件。在球囊泄气，通过导管回抽出栓子。球囊闭塞装置是最基本的脑保护装置。目前市场上远端闭塞装置有 Medtronic 公司的 PercuSurge Guardwire；Kensy Nash 公司的 Tri – Activ；Rubicon – Abbott 公司的 Cuardian。

PercuSurge CJuardwire（图 20 –1A）由固定在 0.014in 导丝上的有较好顺应性球囊和微型封闭阀门组成。阀门可使球囊在充盈装置撤除后仍保持充盈状态，但病变的血管成功成形后，用抽吸导管吸出颈内动脉内静止的血液，以清除任何血栓碎片。PercuSurge 系统的球囊直径范围为 3 ~6mm。PercuSurge 的优点是输送系统外径小（0.036in），且与标准导丝的尺寸基本相当（0.035in）。与其他的远端闭塞保护装置比较，PercuSurge 弱点在于需手动抽吸栓子。Tri – Activ 由带有球囊的导丝、4F 冲洗导管和蠕动泵抽吸装置三部分组成。蠕动泵提供了持续的抽吸动力，可安全、持续的抽吸脱落的栓子碎片。

远端闭塞保护装置的工作原理是通过充盈的球囊于病变血管的远端阻断颈内动脉的血流，避免远端颈内动脉发生栓塞事件。但闭塞保护装置却完全的阻断了脑的血流，势必给 Willis 环发育不全的患者脑组织供氧带来不利的影响。虽可通过间歇性球囊泄气恢复脑血流，但此法会降低脑保护的功效。另外，完全阻断颈内动脉导致不能术中造影观察血管成形效果。远端滤器装置与之相比，远端闭塞装置最大的优点在于输送外径小、顺应性好，故它的输送过程更为顺利。使用球囊闭塞保护装置需注意以下几点：

（1）术前行血管造影检查，以弥补术中球囊充盈完全阻断颈内动脉的前向血流的不足。

若通过升高血压和充分肝素化抗凝，患者仍无法耐受球囊充盈后的脑缺血状态，则采用滤器式保护装置更为合理。

（2）患者应该接受阿司匹林、氯吡格雷和肝素的抗栓预处理，使活化凝血时间≥300秒。

（3）Guardwire越过目标病灶，放置在颈内动脉岩段的近端：在球囊扩张之前，将预扩球囊放置在颈总动脉远端。

（4）根据血管造影测量的颈内动脉直径时，不可使球囊处充盈状态。当球囊接近目标直径时，应造影观察颈内动脉血流情况，最佳球的囊扩张直径应是能恰好的阻断颈内动脉血流的最小直径，过度充盈可能导致颈内动脉夹层。在极少的病例中，远端颈内动脉直径大于6mm，球囊无法完全阻断颈内动脉血流。此时，应采用滤器式保护装置。对于一些患者仅由病变单侧血管供应大脑血流时，在球囊充盈60秒内即可出现神经系统症状，从而迫使球囊泄气。对于这样的病例有以下几种处理方法：在间歇性阻断血流的情况下完成手术；在无球囊阻断血流的情况下完成手术；或者采用滤器式保护装置完成手术。

（5）球囊阻断血流后，是在盲态下完成所有的操作，故操作者必须依靠支架释放后的透视显影来评价结果。

（6）血管成功重建后，回抽颈内动脉内静止的血液（3次，每次20ml）。若颈外动脉并发栓塞，则需要更为有力的抽吸，并冲洗导管鞘来清除碎屑。然后将球囊放气恢复血流，再次造影复查，明确是否有医源性动脉夹层。

二、远端滤网式保护装置

远端过滤是更为直观的脑保护装置，栓子在通过放置在颈内动脉病灶远端的伞样滤网时被捕获。支架置入成功后，将回收装置输送到邻近滤网近端的位置，即可回收滤网。目前，滤网有两种不同的输送系统：一种是滤网直接附着在导丝上通过病灶（Angioguard保护系统）；另一种是将无滤网的微导丝越过病灶部位，然后通过该微导丝将专门的滤网保护装置通过病变血管（Spider保护系统）。

这种装置一般是由0.014in导丝系统控制其远端的"滤网"的释放和回收，其优点在于可以保证CAS术中颈内动脉持续的血流。这些滤网可以阻止大于滤网网孔直径的栓子进入脑内。滤网在输送过程中处于闭合状态，当其通过病变部位后，在合适的位置后释放（颈内动脉C1段远端）。滤网的释放方法有所不同，但是大多数是通过撤除包裹滤网的输送鞘。SAPPHIRE试验中应用的是Angioguard保护系统（Cordis公司），其网孔大小为100μg，即可以允许≤100μm的栓子通过网孔。目前认为，≤100μm栓子不会引起临床症状。目前市场上远端过滤装置有Angioguard XP（Cordis公司）、FilterWire EX和FilterWirP EZ（BostomScientific公司）、AccuNet（Guidant公司）、Spider（EV3公司）、Interceptor（Medtnxiic公司）。Rubicon filter（Rubicon Medical公司）及Neuroshield（MedNova公司）等。

Angioguard XP是由附着有聚氨酯滤网的防损伤软头导丝构成（图20－1B）。滤网由8根镍钛合金支撑杆支撑呈伞状，且其中4根支撑杆带有不透射线的标记，其可视性极佳。滤网孔径为100μm，输送外径在3.2F至3.9F之间。Angioguard XP根据滤网直径的不同有5种规格，分别为4mm、5mm、6mm、7mm和8mm。SAPPHIRE试验对部分行CEA术存在高风险的患者采取CAS治疗，证实了使用Angioguard XP保护装置的应用价值。

FilterWire EX由附着有聚氨酯滤网的0.014in导丝组成，滤网近端有透视显影镍钛环。

滤网孔径为 80μm，输送系统外径为 3.9F。近端镍钛环保证了滤网壁的适应性，使单个尺寸滤网可适用于直径在 3.5～5.5mm 的所有动脉。FilterWire EX 是偏心设计，所以必须通过造影确定滤网的位置。若透视下镍钛环标记紧贴动脉壁，则说明滤网与动脉壁完全密闭。Bosiers 等对 100 例颈内动脉严重狭窄行 CAS 治疗患者进行分析发现，69% 症状性患者 30 天内脑卒中和死亡发生率为 2.0%，且于 56.9% 症状性患者的术中使用的 FilterWire EX 滤网里检测出栓子。

FilterWire EZ 是新一代 FilterWire EX 保护装置（见图 20-1C）。FilterWire EZ 亦是于近端附有透视显影的镍钛环的聚氨酯滤网，孔径为 110μm，输送系统的外径被减小至 3.2F。导丝被设计在滤网内腔更为中心的位置，这样可以保证镍钛环滤网在直径为 3.5～5.5m 动脉内较好的贴壁。另外，与 FilterWire EX 相比，FilterWire EZ 的可视性和顺应性得到进一步改善。使滤网更容易通过迂曲的动脉。

RX AccuNet（见图 20-1D）有一个伞样的聚氨酯滤网，通过类似支架的镍钛合金结构使滤网固定在血管壁上，血液可以从其近端的大孔隙流过，而栓子被滤网薄膜捕获。其孔径统一为 125μm。RX AccuNet 根据直径大小不同有四种规格，分别为 4.5mm、5.05mm、6.5mm 和 7.5mm。前两种和后两种分别匹配外径规格为 3.5F 和 3.7F 输送系统。

Spider 保护装置（见图 20-1E）的滤网是由镍钛合金编织而成，其近端至远端网孔孔径是可变的，能捕获最小的栓子的直径为 50μm。其近端的透视显影金环标记不断增加了该装置的可视性，而且有助于滤网和血管壁的贴合。Spider 保护装置需要先用 0.014in 导丝越过病变处，然后沿着导丝将外径为 2.9F 的输送系统通过病灶部位，接着撤除导丝，推送头端连接滤网的微导丝将滤网输送到合适的位置。Spider 滤网直径有 5 种规格，分别为 3mm、4mm、5mm、6mm 和 7mm，但其输送系统外径均为 2.9F。

Interceptor（见图 20-1F）借助镍钛合金网捕获栓子。其远端捕获栓子孔径为 100μm，而血液从其近端四孔流过。Interceptor 有两种规格，分别为 5.5mm 和 6.5mm，它们的输送系统外径均为 2.9F。另外，Rubicon filter 在所有远端保护装置中输送外径最小（<2F）。其滤网的孔径为 100μm，直径有 4mm、5mm 和 6mm 三种规格。

Neuroshield 的滤孔直径为 140μm。该输送系统先借助头端为 0.018in 的 0.014in 导丝通过病灶部位，然后将 3F 输送鞘的滤网沿着导丝送入。Macdonald 等发现，在 CAS 术中使用 Neuroshield 保护装置的患者 30 天围手术期的脑卒中和死亡率较未使用该保护装置的患者低（4.0% vs10.7%）。Rubicon filter（Rubicon Medical 公司）及 Eemboshield 保护装置分别见图 20-1G 和图 20-1H。

远端过滤保护装置优势不仅在于 CAS 术中可实施造影观察病变部位，更为重要的是，它在保护过程中不影响脑组织的血流。当在保护过程中出现栓子过多或有血栓形成时，滤网可被阻塞。此时可以通过输送鞘用 5F 单弯导管从滤网中抽吸栓子。若栓子阻塞滤网引起血流阻断，应迅速撤除滤网，CAS 术可在更换新的保护装置之后继续进行。若无法更换保护装置时，可以考虑在无保护装置下完成手术。操作开始即进行肝素化或选择孔径足够大的滤网可有效地预防滤网血栓形成。80～140μm 孔径既可有效地防止滤网血栓形成，又可达到保护作用。多数远端过滤装置的输送系统外径大于远端球囊闭塞装置，所以前者在通过严重僵硬或迂曲病变时更为困难。但随着技术进步，远端过滤装置的输送外径逐渐减少，且各组成部分顺应性得到改善，通过迂曲的血管能力得到提高。因为多数远端过滤装置有不同的规格，故在放置保护装置前需要精确测量血管直径，以指导选择合适的直径滤网实现最佳的血管适应性和充分的保护效果。与远端球囊闭塞装置相比，过滤装置对动脉壁的压力较低，由此引起动脉痉挛或夹层的危险性较小。因为不同的滤过装置有着不同的特点，故在实际临床实践中需要根据患者的具体情况选取不同的滤过装置。远端滤过装置应用时意事项有。

（1）因为将滤过装置放置在颈内动脉迂曲部位会增加操作的困难，故通常情况下滤过装置应放置在颈内动脉颅外平直、形态正常的节段（如 C1 远端）。

（2）滤装置在通过极度狭窄、迂曲或钙化的病变发生困难时，可采用双导丝技术提供额外的支撑力。

（3）通过不同角度造影检查，确保滤网边缘与颈内动脉紧密贴合，以实现充分的保护作用。

（4）术中应注意滤网的造影剂流量。如果发现造影剂通过减少，说明滤网内充满栓子，则必须将其吸出或暂时撤除。当撤除保护装置时，不要完全收紧滤网，否则可能挤出部分栓子导致远端栓塞。

三、近端球囊闭塞式保护装置

近端闭塞装置一般有两个顺应性球囊，一个放置在颈总动脉，另一个放置在颈外动脉，这样就构成了血液逆流的保护装置。目前市场上近端闭塞装置有 Parodi Anti - Emboli System（ArteriA 公司）和 Mo. Ma（Invatec 公司）等。

Parodi 系统是一种血液逆流保护装置，顶端带有低压球囊的双腔软导管（Parodi 抗栓子导管，PAEC）和系于导丝的小球囊（Parodi 外置球囊，PEB）。当 10F 输送鞘插入动脉后，将 PAEC 放置在颈总动脉作为抽吸装置。然后充盈 PAEC 近端的球囊阻断血流，接着将 PEB 放置在颈外动脉充盈后阻断血流，这样真空腔形成可致血液逆流，实现栓塞保护作用。Whitlow 等报道了 75 例使用 Parodi Anti - Emboli System 症状性患者，发现 95% 的患者可耐受，围手术期内无一例患者发生脑卒中或死亡。

Mo. Ma 系统是一种无血流保护装置，它借助固定在 5F 导引导管顶端的两个顺应性人造橡胶球囊预防脑栓塞。Mo. Ma 系统需要 11F 的输送鞘。术中充盈颈外动脉的远端球囊和颈总动脉的近端球囊，阻断颈动脉血流。血管重建后主动抽吸鞘中的血液以清除碎片，然后将球囊放气以恢复血流（图 20 - 2）。

近端闭塞装置最大优点在于不需越过病变部位即可实现脑保护。球囊闭塞状态一建立，操作者就可选择适合的导丝安全越过病变。与其他的保护装置相比亦存在一些缺点：①近端闭塞装置体积大硬度高，进入颈动脉操作更为困难；②当患者侧支循环不充分对，颈总动脉和颈内动脉阻塞可能会导致脑血流急剧下降，患者无法耐受；③虽然术中间歇的放松球囊可间断的恢复脑组织氧供，但无法实现全程脑保护；④有引起颈总动脉和颈外动脉夹层或痉挛的潜在危险。

总之，目前多数学者认为，脑保护装置的使用能给大多数颈内动脉狭窄患者行 CAS 治疗带来益处，且支持 CAS 术应常规采用脑保护装置。

（孙　军）

第四节　动脉粥样硬化性颈动脉狭窄的评估

一、症状和体征评估

短暂性脑缺血发作（transient ischemic attacks，TIA）和急性脑梗死都是临床急症。颈动脉系统 TIA 表现为视网膜或大脑半球神经功能缺失，症状在发病后 24 小时内消失。一项研究表明，有 11% 和 50% 脑梗死患者分别由 TIA 发作后 90 分钟和 2 天内进展所致。以双侧视网膜和双侧大脑半球神经功能缺失为临床表现，往往提示该患者颈动脉颅外段存在严重的病变。但这种情况并不多见，需要与椎基底动脉病变引起血流动力学障碍相鉴别。对既存在椎基底动脉病变又合并无症状性颈动脉狭窄病变的患者，鉴别其临床症状的责任血管尤为重要。TIA 和脑梗死发生后，快速准确的明确责任血管能为极早的实现血管重建创造条件。颈动脉颅外段狭窄或闭塞相关的临床症状见表 20 - 5。

全面的神经系统体格检查、包括心脏和颈动脉杂音的听诊、眼底镜视网膜血栓的检测均非常重要。NIHSS 用于测评神经系统功能缺失，根据分值判断脑卒中患者的预后，在临床实践中有很大的应用价值。患者的临床表现和阳性体征必须要与脑血管影像学资料联系在一起，以明确其产生的原因是否源于同侧病变的颈动脉，此为定义症状性颈动脉狭窄或闭塞的关键。

表 20 - 5　颈动脉颅外段狭窄闭塞性病变临床表现

视网膜症状
短暂性缺血发作
一过性黑矇或短暂性单眼失明
一过性黑矇变异型
视网膜梗死
视网膜中央动脉闭塞
视网膜动脉分支动脉闭塞
缺血性视神经病
半球症状
TIA
短暂性半球型 TIA（如言语功能、一侧肢体运动和感觉功能受损等）
单侧肢体型 TIA（如一侧肢体运动和感觉功能受损）
单侧型脑梗死
分水岭型脑梗死
血栓栓塞型脑梗死
全脑性症状
双侧或双侧交替型 TIA
双侧同时发作型 TIA（需要与椎基底动脉系统病变病变鉴别）
双侧型脑梗死

二、影像学评估

影像学能评估包括占位、陈旧和新鲜性梗死、出血和萎缩等脑组织改变和颈动脉解剖形态、狭窄程度、斑块特点及病变性质如夹层和炎症等形态学特点，为优化治疗提供了重要依据。目前，除冠状动脉手术搭桥治疗的患者建议行颈动脉狭窄筛查外，没有证据支持对无症状的患者常规实行颈动脉狭窄筛查。对于无症状但伴有颈动脉杂音的患者，颈动脉病变筛查仅限于较好的具备血管重建治疗指征的患者。颈动脉超声、磁共振血管造影（magnetic resonance angiography，MRA）和计算机断层扫描血管成像（computed tomographic angiography，CTA）常常用于绝大部分颈动脉病变患者初级评估，包括病变性质和狭窄的程度。虽然北美症状性颈动脉内膜切除试验（North American Symptomatic Carotid Endarterectomy Trial，NASCET）、欧洲颈动脉外科手术试验（European Carotid Surgery Trial，ECST）和无症状动脉粥样硬化性颈动脉研究（symptomatic Carotid Atherosclerotic Study，ACAS）采用有创的血管造影检查评估颈动脉狭窄程度，但在通常情况下，血管超声和CTA等无创方法可替代血管造影（digital substraction angiography，DSA）评估经动脉狭窄的严重性，并指导血管内重建手术的制定。这些无创方法评估血管狭窄程度与目前视为金标准的血管造影检查结果有很高的一致性。这些方法与DSA比较，在判断是否需血管重建的准确率的偏差小于20%。

1. 颈动脉超声　颈动脉超声是一项应用程度最广和费用最低的无创评估颈动脉狭窄的成像技术。采用灰阶成像（gray - scale imaging）技术直接的评估横断面狭窄程度，提供能预测脑卒中风险的斑块形态学信息，包括不光滑斑块、溃疡斑块和低回声斑块。目前数据显示，超声检测到的颈动脉收缩期血流速度是唯一的最为准确的衡量颈动脉狭窄程度的参数。与血管造影相比，颈动脉超声诊断颈动脉≥70%狭窄的敏感性为77%～98%，特异性为53%～82%。对一侧颈动脉存在严重狭窄或闭塞的患者而言，对侧颈动脉因发挥侧支代偿作用使血流加快。此时采用收缩期ICA近端与颈总动脉远端血流流速比更能准确地反映血管狭窄严重程度。采用静脉注射增强剂法可鉴别血管严重狭窄产生的极为细小血流和完全闭塞无血流时的两种状态。虽然，超声难以胜任用于伴发心律失常、颈动脉二分叉高位、动脉扭折和极度钙化和罹患一些不常见的疾病如肌纤维发育不良和动脉夹层患者的颈动脉狭窄的评估，且存在ICA颅内段的病变和主动脉弓不能成像的缺点，但高质量的颈动脉超声设备能获得与血管造影高度一致的评估效能。

2. MRA　MRA是神经系统应用程度最为广泛的技术，随着科技的突飞猛进，其获取的成像质量日益提高。与颈动脉超声相比，MRA能检测超声所不及的颅内动脉狭窄与cTA相比，MRA的优势在于避免使用放射性碘剂作，不具有肾毒性。MRA的劣势包括面对安装了心脏起搏器和除颤器、罹患恐惧症和肥胖患者无法实施；因运动伪影可将狭窄程度扩大化，将动脉次全闭塞评估为完全性闭塞。但这些劣势通过磁共振快速增强序列和联合应用超声技术在很大程度上能得到弥补。

3. CTA　CTA可用于颈动脉和颅内动脉狭窄的评估。与颈动脉超声比较，存在自身的优势，包括能用于颈动脉超声成像模糊和诊断颈动脉狭窄程度不确定的患者。能检测主动脉弓和高位二分叉患者颈动脉形态学特点，能可靠的鉴别完全和次全闭塞病变，能评估动脉开口、串联病变和伴有心律失常、心脏瓣膜病变和心肌病患者颅内外血管形态学特点。另外，CTA通过增强剂成像，能提高评估扭曲动脉狭窄的精确度。CTA存在的劣势包括要求放射性碘剂作增强剂，且有肾毒性。另外，在甄别斑块的稳定性能力方面稍逊于颈动脉超声。CTA检测颈动脉≥70%狭窄的敏感性为85%～95%，特异性为93%～98%。

4. DSA　以导管为基础的主动脉弓和脑血管DSA是评估颈动脉病变的金标准。通过其可明确主动脉弓的类型、弓上大血管形态学特点和颅内侧支循环模式。目前，根据正常参照动脉的不同，有三种方法评估颈动脉狭窄严重程度。NASCET 法是以颈动脉窦以上颈内动脉近端的正常血管直径为参照；ECST 法是以颈动脉窦部最大直径为正常参考血管；第三种方法是以颈总动脉为正常参考动脉。脑血管造影检查的优势在于对血管狭窄严重程度和血管钙化程度的评估更为准确。正如一项研究结果表明，血管造影对溃疡斑块诊断的敏感性和特异性分别仅为 46% 和 74%。作为有创的检查方法，DAS 在操作的过程会出现相应的并发症，包括穿刺点的损伤、造影剂脑病、过敏反应和动脉性栓塞等。症状性脑动脉粥样硬化化性患者在行 DSA 过程中发生脑卒中和 TIA 几率分别为 0.5% ~ 5.7% 和 0.6% ~ 6.8%。但是最近研究表明，随着使用器材、技术和操作熟练程度的提高神经系统并发症发生率低于 1%。

（孙　军）

第五节　动脉粥样硬化性颈动脉狭窄病变的内科治疗

一、危险因素的干预

明确脑卒中的危险因素对脑卒中的预防非常关键，这些危险因素可分为不可干预性和可干预性两种。前者包括种族、年龄和家族史等，后者包括高血压、吸烟、高血脂和糖尿病等。对颈动脉狭窄患者无论是否采取血管重建治疗，进行脑卒中危险因素控制和物干预以延缓动脉粥样硬化的进展和临床脑缺血事件的发生尤为重要。相关的危险因素治疗达标值见表 20 - 6。

对于其他的危险因素，如高纤维蛋白原和 C 反应蛋白等，虽然是心脑血管事件独立的危险因素，但通过饮食补给 B 族维生素和叶酸治疗并非能改变它们对脑卒中发生的影响。另外，对于吸烟和年龄超过 35 岁的服用避孕药的女性，发生脑卒中的风险较 35 岁以下且缺乏其他脑卒中风险因素女性要高。

表 20 - 6　危险因素干预目标值

危险因素	目标值	干预方法
血压	BP < 149/90mmHg BP < 130/80mmHg（慢性肾衰竭或糖尿病患者）	控制体重、增加体力活动、减少酒精和盐分摄入及药物控制
吸烟	戒烟 避开被动吸烟的环境	采取戒烟计划、尼古丁替代疗法及安非他酮和瓦伦尼克林药物戒烟
血脂	LDL - C < 100mg/dl（冠心病患者理想达标值为 < 70mg/dl）	控制体重和增加体力活动、低饱和脂肪酸饮食及他汀类、烟酸和贝特药物治疗
糖尿病	HbA1c < 7%	控制饮食和体重、口服降糖药和胰岛素治疗
缺乏体力活动	每天坚持 30 分钟体力锻炼（每周最少保证 5 天）	步行、骑自行车、游泳和从事家务劳动等
肥胖	体重指数（BMI）控制在 18.5 ~ 24.9 范围内； 男性腰围控制不超过 40 英寸（101.6cm）； 女性腰围控制不超过 35 英寸（88.9cm）	增加体力活动和利莫那班药物减肥等

二、抗栓治疗

所有颈动脉狭窄和闭塞的患者均需给予药物治疗，包括抗血小板聚集和致动脉粥样化的危险因素治疗。伴有一个或多个动脉粥样硬化危险因素的无症状患者需行抗血小板药物治疗，以预防心脑血管事件发生。基于众多的脑卒中预防研究表明，近期伴发 TIA 或小卒中的患者，依照不同的脑卒中病因，亦推荐使用抗血小板药物治疗。

1. 抗血小板聚集　阿司匹林用于 TIA 和脑卒中患者再发脑卒中二级预防能使致死性和非致死性脑卒中相对风险分别下降 16% 和 28%。随机研究表明，对于颈动脉狭窄 < 50% 的症状性和 < 60% 无症状性患者，阿司匹林的脑卒中预防效果优于 CEA。行 CEA 治疗的患者，在术后 1 ~ 3 个月服用低剂量的阿司匹林（81mg/d 或 325mg/d）获益程度较高剂量（650mg/d 或 1 300mg/d）的要大。即使是那些正服用低剂量阿司匹林遭受 TIA 频繁发作的患者，目前仍无证据支持阿司匹林服用量应超过 325mg/d。

双嘧达莫虽不用于心脑血管事件的一级预防，但两个试验证实可用于脑卒中的二级预防。欧洲脑卒中预防研究 - Ⅱ（European Stroke Prevention Study，ESP Ⅱ）表明，双嘧达莫缓释剂单用及其与阿司匹林联用的功效均优于安慰剂，但两者的单用功效无统计学差异。欧洲/澳大利亚逆转脑卒中预防试验（European/Australian Stroke Prevention in Reversible Ischemia Trial，ESPRIT）提示，双嘧达莫缓释剂和阿司匹林联合用于心肌梗死和脑卒中的二级预防优于单用阿司匹林。另外，双嘧达莫缓释剂和阿司匹林联用干预脑卒中二级预防的功效与氯吡格雷的相比无明显差异。

加拿大 - 美国噻氯匹定脑卒中二级预防研究（Canadian - American Ticlopidine Study，CATS）结果表明，与安慰剂相比，噻氯匹定能减少 23% 心脑血管事件。另外，噻氯匹定和阿司匹林脑卒中研究（Ticlopidine Aspirin Stroke Study，TASS）纳入对象为已遭受 TIA 或大卒中的患者，结果表明，噻氯匹定减少脑卒中事件发生的效果明显，且有较少的出血并发症。但嗜中性白细胞减少症发生率达 0.9%。

氯吡格雷因安全谱广和每日一次给药便捷的特点，目前已很大程度上替代了噻氯匹定的使用。氯吡格雷与阿司匹林脑卒中的二级预防比较试验（Clopidogrel Versus Aspirin in Patients at Risk of Ischemic Events，CAPRIE）结果提示，氯吡格雷和阿司匹林作用相当。在氯吡格雷治疗存在动脉粥样硬化血栓形成高风险、脑卒中稳定、处理和预防研究试验（Clopidogrel for High Atherothrombotic Risk and Ischemic Stabilization，Management，and Avoidance，CHARISMA）中，氯吡格雷联用阿司匹林与阿司匹林单用在治疗效果上无统计学差异。另外，MATCH 试验是以动脉粥样硬化血栓形成为基础的近期存在 TIA 或脑卒中高风险的患者为对象的研究，其结果表明，两者的联用不但增加了全身系统性出血和脑出血风险，而且与单用氯吡格雷相比，并未减少脑卒中发生的风险。总之，在脑卒中二级预防中，阿司匹林与氯吡格雷相比不存在优劣之分，两者联用会增加严重出血的风险。

另外，对已使用单一抗血小板聚集药物治疗仍频发缺血事件的患者，可考虑药物联用：第一种方法是加用华法林；第二种方法是联用氯吡格雷；第三种方法是采用三种药物联用，即在阿司匹林联用氯吡格雷的基础上，加用双嘧达莫、西洛他唑和华法林三者中的一种。值得注意的是，这些药物的联用缺乏临床试验证据支持，且存在增加出血的风险。

2. 抗凝治疗　除非有药物使用禁忌证，房颤患者的脑卒中的二级预防首选华法林抗凝治疗。在华法林和阿司匹林复发脑卒中预防比较研究（Warfarin Aspirin Recurrent Stroke Study，WARSS）中，脑卒中、死亡和大出血并发症的发生率均无统计学差异。另外，在华法林和阿司匹林治疗症状性颅内动脉狭窄比较研究（Warfarin Aspirin Symptomatic Intracranial Disease，WASID）中，结果表明华法林不优于阿司匹林。因此，基于这些试验研究结果表明，阿司匹林在治疗非心源性颈动脉狭窄脑卒中患者时，疗效优于华法林。

三、调脂和抗动脉粥样硬化治疗

普伐他汀、辛伐他汀和阿托伐他汀已被美国食品药物监督局批准用于冠心病患者并发心肌梗死的预防性治疗。他汀类药物可用于 CEA 后预防再发脑卒中的治疗。在采用 80mg 阿托伐他汀积极降低血脂脑卒中二级预防研究（Stroke Prevention with Aggressive Reduction of Cholesterol Levels，SPARCL）中，阿托伐他汀使无冠心病病史的患者再发脑卒中的风险降低16%。美国国立血脂教育计划指南推荐，他汀类药物可用于已遭受 TIA、脑卒中或颈动脉狭窄 >50% 的患者。另外，2006 年 ASA、2008 年 ESO 及 2008 年 NICE TIA 和脑卒中的二级预防治疗指南均推荐使用他汀类药。

四、血管紧张素转换酶抑制剂和血管紧张素受体抑制剂

目前，相关的研究暗示血管紧张素转换酶抑制剂（angiotensin converting enzyme inhibitors，ACEI）和血管紧张素受体抑制剂（angiotensin receptor blockers，ARB）用于脑卒中预防获益程度超过因它们降低血压所获取的。一项关于雷米普利用于存在心血管事件高危患者的脑卒中预防研究表明，在 5 年内雷米普利使脑卒中的风险下降 32%。虽然雷米普利能使收缩和舒张期血压下降 2~3mmHg 及血管内一中膜厚度减小，但这些作用本身并不能充分解释如此之大的获益。ACEIs 和 ARBs 除通过降低血压来减少脑卒中发生外，亦能通过抑制血管紧张素 II 生理作用，使血管舒张、抑制血管平滑肌增生、改善内皮细胞功能和提高内源性纤维蛋白溶解功能来增进脑卒中的预防作用。

（邹云涛）

第六节　颈动脉成形和支架置入术的指南

本节以 2008 年欧洲脑卒中组织（European Stroke Organisation，ESO）、2010 年美国心脏和脑卒中协会（American Heart Association/American Stroke Association，AHA/ASA）和 2011 年中华医学会神经病学分会脑血管病学组发表的颈动脉狭窄血管内治疗指南为依据，概述 CAS 的指南推荐。为便于 CAS 与 CEA 间的比较以下也包括 CEA 指南推荐。另外，CAS 术规范化处理流程见图 20-3。

颈动脉颅外段狭窄且最近6个月内遭受缺血性卒中或TIA患者

颈动脉颅外段狭窄＜50%

最优化的药物治疗

颈动脉颅外段狭窄≥50%

CEA低危

CEA高危

狭窄率为50%~69%

狭窄率为70%~99%

有CAS禁忌证患者，给予最优化的药物治疗

无CAS禁忌证患者，行CAS治疗

结合年龄和性别等因素可考虑行 CEA 治疗；围手术期卒中和死亡并发症控制在3%以内

围手术期卒中和死亡并发症控制在6%以内

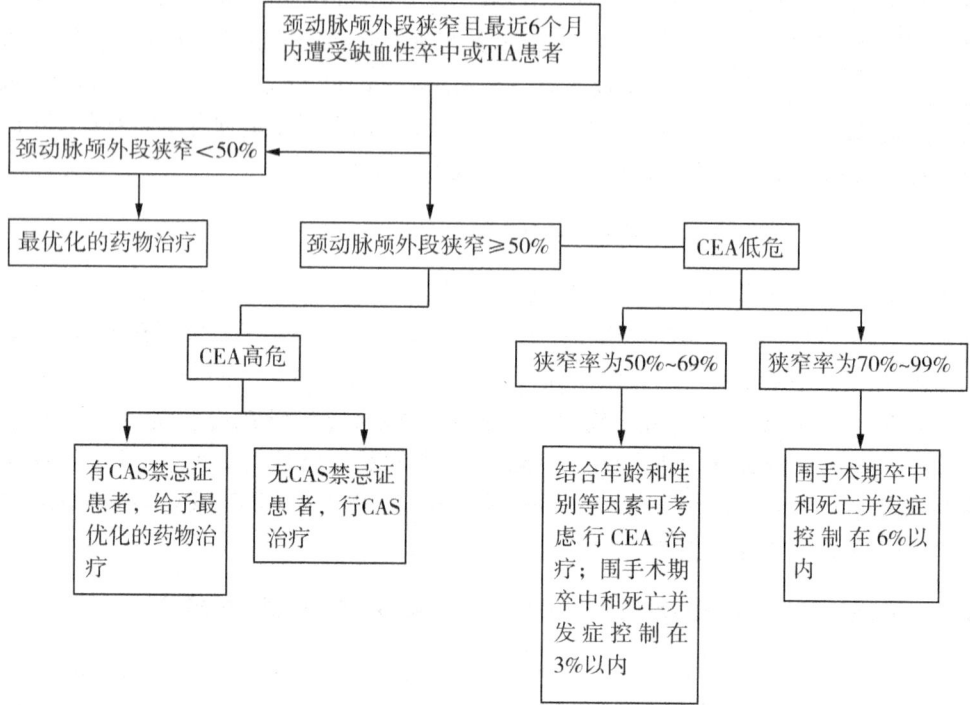

图 20 - 3　颈动脉狭窄处理流程

一、2010 年 AHA/ASA 指南推荐

（1）对于在过去的 6 个月内发生 TIA 或脑卒中，且与其同侧的颈动脉呈重度狭窄（70% ~99%）的患者，可推荐给能将围手术期致残和致死率控制在 6% 以内的医疗机构行 CEA 治疗（Ⅰ类、A 级证据）。

（2）对于症状性中度狭窄（50% ~69%）的患者，根据其特定的因素（如年龄、性别、共患疾病来）决定是否行 CEA 治疗。且围手术期致残和致死率控制在 6% 以内（Ⅰ类、B级证据）。

（3）颈动脉轻度狭窄（＜50%）不推荐行 CEA 和 CAS 治疗（Ⅲ类、A 级证据）对于CEA 治疗时机的选择，若无早期手术禁忌证则推荐在出现症状后的 2 周内进行（Ⅱa 类、B级证据）。

（4）对于颈动脉狭窄通过无创影像检查证实 ＞70% 或通过血管造影检查证实 ＞50% 的症状性患者，若行 CAS 治疗的并发症不超过 6%，则 CAS 可作为 CEA 的替代治疗方法（Ⅰ类、B 级证据）。

（5）对于症状性重度狭窄（＞70%）的患者，若外科治疗存在入路困难和伴有增加手术风险的共患疾病，可考虑采用 CAS 治疗（Ⅱb、B 级证据）。

（6）对于特殊原因引起的狭窄，如放射性狭窄或 CEA 后的再狭窄等，亦可以考虑采用CAS 治疗（Ⅱb 类、B 级证据）。

（7）CAS 由能将围手术期致残和致死率控制在 4% ~6% 之间的手术者实施是合理的（Ⅱa 类、B 级证据）。

（8）对症状性颈动脉狭窄的患者，不推荐实施颈外动脉与颅内动脉搭桥治疗（Ⅲ类、A级证据）。

（9）对于所有动脉粥样硬化性颈动脉狭窄的患者最优化的药物治疗应包括抗血小板聚集、他汀类药物和控制各种危险因素的相关药物联合治疗（Ⅰ类、B级证据）。

二、2011 年中国缺血性脑血管病二级预防指南推荐

（1）对于在过去 6 个月内发生 TIA 或脑卒中，且同侧颈动脉狭窄 ≥50% 的患者，无条件或不适合行 CEA 治疗时，可考虑采用 CAS 治疗（Ⅰ类、B级证据）。

（2）对于颈动脉狭窄 ≥70% 的无症状患者，无条件或不适合行 CEA 治疗时，可考虑采用 CAS 治疗（Ⅱ类、C级证据）。

（3）CAS 由能将围手术期致残和致死率控制在 6% 以下的手术者或机构实施是合理的（Ⅱa类、B级证据）。

（4）行 CAS 治疗的患者术前必须给予联用氯吡格雷和阿司匹林治疗，且术后两者联用至少维持 1 个月（Ⅱ类、C级证据）。

（邹云涛）

第七节　颈动脉成形和支架置入术的并发症分类及处理

CAS 成为治疗颈动脉疾病的重要方法。尽管治疗器械和技术有了空前的发展，但在 CAS 术中和术后依然有各种各样并发症发生。据最新不同的荟萃分析和随机试验结果。表明在 CAS 整个操作中发生各种不良事件的百分率为 6.8%～9.6%。虽然目前文献对这些并发症已有全面的报道，但重点不突出。快速识别、迅速评估 CAS 一些重要并发症是改善患者预后的重要前提。本章节结合目前最新文献，仅对 CAS 关键部位并发症予以分类二同时，重点介绍能够及时发现和正确的评估这些并发症的方法，为最大限度地实施有效治疗提供帮助。

一、颈动脉颅外段并发症分类及处理

本节根据并发症发生所处的解剖部位分类，其优势在于在术中简单易行且使用二此外还为不同的研究中心并发症的分析研究提供了可比性。

颈动脉颅外段并发症是指位于颈总动脉或颈内动脉岩骨颈动脉孔以下的并发症，将其分为三类：支架段并发症，支架近端并发症，支架远端并发症。

（一）支架段并发症及其处理

发生在支架段的并发症可细分为四亚类，包括：急性支架内血栓形成（acute stent thrombosis）、斑块脱垂（plaque prolapse）、残余狭窄（residual stenosis）和支架定位不当（incorrect stent placement）。

1. 急性支架内血栓形成　因急性支架内血栓形成与斑块脱垂在造影成像上有着相同的特征，均表现支架内造影剂充盈缺损，特别需要鉴别。急性支架内血栓形成发生率虽然相对较低（0.04%～2.0%），但给患者带来了致命后果。根据目前的文献报道，诱发急性支架内血栓形成的常见原因有：①术前抗血小板聚集治疗或术间肝素化不充分；②存在抗血小板

药物抵抗；③支架置入错位；④支架置入后残余狭窄明显。其中以抗血小板聚集治疗不充分为最常见的原因。基于这一原因，故患者术前必须给予充分抗血小板聚集治疗。具体方法为至少于术前3天给予阿司匹林（100mg/d）和氯吡格雷（75mg/d）双重抗血小板治疗。对于已经服用阿司匹林的患者，可于术前24小时或术前加用氯吡格雷负荷量（400～600mg）。另外，对于行急诊手术治疗的患者，则需一次性联合服用300mg阿司匹林和300mg氯吡格雷。对于已充分给予抗血小板聚集治疗但在术后发生支架内血栓形成的患者，需考虑患者是否存在抗血小板药物抵抗。

急性支架内血栓形成的处理目前仍然缺乏统一的标准。下列几种方法可供选择：①动脉内溶栓，为提高血管再通的几率，亦可将半剂量rt-PA与阿昔单抗联合使用；②动脉或静脉使用阿昔单抗；③条件允许可采用机械碎栓或血栓切除术，亦可与阿昔单抗联合治疗；④采取急诊手术取出带血栓的支架或可视状态下切除支架内血栓。总之，并发症一旦发生联合多学科合作是非常必要的，包括神经科、血管外科和神经影像科等。

2. 斑块脱垂　2004年Clark等运用血管内超声技术定义病变处斑块突入支架内腔 >0.5mm时称为斑块脱垂。到目前为止，斑块脱垂在大样本随机的CAS试验中并未给予其他的定义，并且它的发生率从未公开报道。但根据未发表的数据表明，斑块脱垂发生率约为0.2%～4%。目前，虽然尚缺乏通过血管造影定义斑块脱垂，但凭借血管造影能在可视的状态下发现支架内腔造影造影剂充盈缺损，从而明确斑块脱垂诊断。造成斑块脱垂的常见因素有软斑块、大斑块及在术中使用的支架类型为开环式支架。斑块脱垂可分为小脱垂和大脱垂两类。小脱垂是指脱垂的斑块并未明显侵入血管内腔；大脱垂是指脱垂的斑块明显的侵入血管内腔，且形成内腔明显狭窄。斑块脱垂可导致神经系统不良事件发生。斑块脱垂处不但易诱发支架内血栓形成，而且可通过血栓形成物或斑块突出的成分促发早期或晚期栓塞事件发生。

血管内超声技术在筛查斑块脱垂方面有着重要的诊断价值。但它的使用不但增加了手术时间，而且增加了术中血栓栓塞事件发生的风险。基于这些原因，限制了它在临床上常规应用。不过常用的二维超声技术亦能提供脱垂的斑块大小和部位等相关信息，可作为血管内超声技术的替代工具。

斑块脱垂应根据血管腔受累的程度的不同采取个体化的处理。小脱垂需严格的采用超声随访。同时强制性给予阿司匹林和氯吡格雷双重抗血小板聚集治疗。另外，在术后的两周内亦可采用低分子肝素抗凝治疗。大脱垂可采取支架内重复球囊后扩。对于脱垂持续存在的患者，可借助双支架套叠治疗。

3. 残余狭窄　支架释放及后扩后其内腔局部仍存在部分的造影剂充盈缺损，即为支架术后残余狭窄。目前认为，术后残余狭窄率若>30%则称为CAS技术失败。采取多次后扩，则会增加颈动脉窦部牵张反射发生，诱发血压下降和心率减慢。另外，多次后扩亦会增加斑块物质脱落和血管发生破裂的风险。病变处严重钙化和斑块的体积较大是形成残余狭窄的最常见的原因。此外，术中定位不当和支架在释放的过程中发生移位亦可促发残余狭窄的发生。为避免或减少残余狭窄的发生率，术前需认真评估狭窄病变的性质和程度。针对严重钙化和斑块的体积较大的病变，可选用纵向支撑力大的支架。因支架定位不当或在释放的过程中发生移位形成的残余狭窄，可置入另一枚支架使整个病变的血管得以覆盖。

4. 支架定位不当　由于各种原因可导致支架定位不当，支架最终的定位点与最初计划的定位点偏移 10mm 以内时，则称为"小幅定位偏移"。此类发生率并不少见，但不会因此而明显的增加患者术后不良事件的发生。但对于本身存在栓子脱落潜在风险的患者，支架定位不当可能会增加 CAS 术后早期或晚期神经系统并发症。定位不当亦可并发残余狭窄。基于这些原因，采用第二枚支架封堵未覆盖的病变是非常必要的。

另外，支架释放在极少数情况下会发生移位，即支架最终的定位点与最初计划的定位点定偏移大于 10mm，亦称为"大幅定位不当"。支架向目标定位点远端移位比较常见，若远端血管直径较大无影响到血流供应，则无需处理；若远端血管直径较小影响到血流供应，则需要外科手术取出移位的支架。支架的近端移位少见，一般不会引起不良事件。采取超声随访和双重抗血小板聚集治疗即可。

（二）支架近端并发症及其处理

颈总动脉夹层是支架近端血管最为常见的并发症。目前有关颈动脉夹层的发生率仍不清楚。血管扭曲和反复操作是导致夹层发生的主要原因。此外，诸如"牛角弓"、Ⅰ型弓或Ⅱ型弓这些血管学解剖特点是造成夹层又一重要原因。动脉夹层根据造影结果分为血流限制性夹层（flow - limiting dissections）和血流非限制性夹层（non - flow - limiting dissections）。无论是何种颈动脉夹层，均有可能引起夹层血管闭塞性或栓子脱落栓塞性脑血管事件的发生。

血流非限制性夹层通常采取保守治疗，包括强化华法林或肝素抗凝，或阿司匹林抗斑小板聚集治疗，以预防血管血栓形成和栓塞事件发生。抗凝和抗血小板聚集治疗亦能促进夹层处血管的修复，治疗的标准疗程为 14 天。另外，亦可选择采用长球囊使血管内膜贴壁联合上述的药物治疗。血流限制性夹层应采用支架置入术干预。其支架类型选择上遵循颈总动脉开口处病变选用球扩式支架，非开口处病变选用自膨胀式支架。在严重症状性夹层无法采用血管内治疗时，可采取外科治疗。

（三）支架远端并发症及其处理

远端并发症的产生与远端保护装置的使用息息相关。虽然脑保护装置能减少患者 CAS 术中脑血管事件的发生，但因它的使用亦能诱导各种不良事件。文献报道，直接因脑保护装置使用导致的并发症发生率较低（1% ~5%）。大部分并发症与滤器型保护装置相关，但多数并发症是无症状的。支架远端并发症可为 5 类：①滤器闭塞；②颈内动脉夹层；③保护伞回收困难；④血管痉挛；⑤血管扭折（kinking）。

1. 动脉夹层形成　夹层的发生与保护装置的使用或球囊扩张相关。脑保护装置通过颈动脉扭曲的段可诱发夹层产生。直径较大、材料相对较硬的脑保护装置亦可导致夹层形成，即使是在脑保护装置到位展开的情况下。与支架近端夹层一样，其远端夹层亦可分为血流限制性夹层和非限制性夹层两类。血流非限制性夹层可用质地柔软、尺寸较长的球囊将血管内膜贴壁。血流限制性夹层采用支架辅助治疗。

2. 滤器内血管闭塞　CAS 术发生滤器闭塞较为常见，与斑块脱落较大的碎片和血栓物质堵住滤器孔有关。在完成滤器型脑保护装置回收前阶段，若出现滤器放置处发生闭塞或狭窄，血管造影则表现为血流速度缓慢或滤器造影剂充盈缺损。当放置滤器处完全被碎片物质阻塞，造影时可出现近端血管被流速缓慢的造影剂充盈和滤器装置的残端。在诊断滤器或滤器放置处血管闭塞前，必须与颈总动脉夹层和颅内"微栓子雨"相鉴别。若大碎片引起滤器闭塞，可采用特殊导管在滤器未回收之前将其抽吸回收，以最大限度地减少滤器中体积过大的碎片。通过此法可避免或减少在回收滤器型保护伞时发生碎片移位、脱落的可能性。在此情形之下必须牢记，不必将已捕获碎片的滤器完全的回撤到回收鞘中，以免因为挤压导致碎片脱落发生血管栓塞事件。通常情况下，当滤器型保护伞回收后血流会即刻恢复，故不会影响患者的预后。

3. 保护伞回收困难　通过正常的回收鞘，不能顺利地将保护伞回收或回收的时间延长的现象称为保护伞回收困难。回收困难最为常见的背景是扭曲的血管内置入开环式支架，支架的龙骨碰及了血管内壁。保护伞回收困难的原因多见于颈动脉扭曲或成角。另外，技术熟练程度缺乏的术者亦会增加滤器网孔套陷于支架龙骨的几率，导致保护伞回收困难。

处理保护伞回收困难的方法有下列几种：①让患者深吸气或将头部转向对侧，减轻血管扭曲度，有利于回收鞘的通过；②将指引导管小心的进入支架的腔内，使保护伞输送导丝与支架壁分离，从而允许回收鞘通过；③实施体表压迫支架，亦能使输送导丝与支架龙骨分离；④采用直径较大的球囊扩张，便于回收鞘通过；⑤将硬导丝放置颈外动脉或颈动脉，以改变扭曲血管，方便回收鞘通过；⑥若滤器网孔套陷于支架龙骨，可采取推送保护伞输送导丝，使滤器重新与支架分离；⑦可借助长 4 或 5F 单弯导管回收保护伞；⑧当上述方法失败后，需要求助血管外科行手术治疗。

4. 血管痉挛　保护伞放置处血管痉挛是 CAS 术最为常见的并发症。目前文献报道，滤器式保护伞和球囊式保护伞引起血管痉挛的发生率达 7.9%，单使用滤器式保护伞引起血管痉挛的发生率为 3.6%。有时因支架直径过大在支架远端亦会出现血管痉挛。但这两处的血管痉挛通常不会造成不良后果。在处理血管痉挛策略上，可借鉴以下方法：①"等等和看看（wait and see）"：一些患者出现血管痉挛后，在不做任何处理的情况下，等几分钟后血管痉挛可自发的解除；②如血管痉挛引起明显的血流动力学紊乱，可于动脉内给予硝酸甘油（150～200μg）消除血管痉挛。

5. 血管扭折　若在支架置入前，目标支架释放部位的血管已存在血管扭曲的现象，则于支架置入后于支架远端的血管可发生扭折。与开环式支架相比，质地坚硬的闭环式支架更加容易将狭窄处的扭折推向远端。另外，直径过大的支架诱发支架末端血管扭折的几率也越大。轻度血管扭折一般不会引起严重后果。但扭折的血管明显成角，可诱发血流紊乱，从而诱发支架内急性血栓形成和再狭窄。处理上除双重抗血小板聚集治疗外，必要时可采用质地柔软的支架放置入扭折处以减少成角、恢复血流。

二、颅内段并发症及其处理

颅内段并发症是指位于岩骨颈动脉孔以上的并发症。根据病变的性质将其分三类：脑栓塞，高灌注综合征，造影剂脑病。

（一）脑栓塞及其处理

脑栓塞是 CAS 术严重的并发症，从理论上讲可发生在 CAS 术任何阶段。但发生脑栓塞可能性较大的阶段包括：指引导管到位阶段、球囊前扩便于保护伞通过狭窄病变阶段、支架置入阶段和球囊后扩阶段。

颈动脉狭窄所致的脑卒中主要归因于血栓栓塞，减少血栓脱落的风险比完全消除狭窄更重要。但 CAS 术的本身亦可产生血栓事件，即使是使用了脑保护装置。必须牢记，于主动脉弓过度操作不但会引起病变血管同侧发生脑栓塞，而且对侧亦可发生。经验丰富的术者不仅能恰当的选取患者，而且熟悉不同血管内治疗器材的性能。这些素质是最大限度地减少栓塞事件发生的首要因素。

不同大小栓子颗粒脱落后栓塞不同直径的脑血管，引起不同临床表现的血管事件。通常情况下按栓子直径的大小将其分为三类：①直径 < 20μm：可以通过脑微循环；②直径为 20 ~ 80μm：不能通过脑微循环，但神经系统无症状；③直径 > 100μm：虽具备了阻塞血管的能力，但仅部分患者表现有神经系统体征或症状。根据不同栓子栓塞血管后引起患者临床预后的不同，将栓塞并发症分为三类：①大栓子（macroemboli）；②微栓子"栓子雨"（shower of microemboli）；③无症状栓子（silent emboli）。

1. 大栓子　大栓子所致的栓塞事件能导致破坏性的临床后果：在 CAS 术中若发现新的大血管闭塞，此时，术者在决定是否采取血管内再通术及采用何种技术实再通时必须牢记三点：①闭塞的血管是否引起神经系统定位体征；②导管器材能否顺利达到闭塞血管的近端；③是否存在溶栓禁忌证。

大栓子并发症的处理需要结合具体情况，采用个体化治疗。正确的判断血管堵塞物的成分能为选取合适的机械材料实现血管再通提供了重要的依据，具体策略如下：①若堵塞物是固有斑块脱落的碎片或结构紧密的血栓时，处理方法如下：如果闭塞血管导致明显的神经系统定位体征，且导管器材能顺利的达到闭塞的近端，此时，首选机械的方法（取栓装置）实现血流的再灌注；如果取栓失败，可考虑采取包括导丝和球囊辅助的机械碎栓治疗。②若堵塞物是临时形成的且组织结构紧密性较差的血栓时，首选药物溶栓治疗：选用的药物有 rt - PA、血小板膜糖蛋白Ⅱb/Ⅲa 受体抑制剂等，且包括这些药物联合使用。这些药物给予的方式有动脉途径和静脉途径，但据目前的循证医学证据表明，动脉内溶栓血管再通的几率要比静脉途径的高。现有的且被证实有效的溶栓药物使用方法详见缺血性脑血管病急性期血管内治疗章节。但值得注意的是这些药物的使用剂量和给药途径均基于急性缺血性脑卒中临床试验，故直接将其应用于 CAS 术中脑栓塞事件处理的科学性可能有一定探讨的空间。如由 CAS 术所带来的一些超出急性脑梗死溶栓适应证（如穿刺部位血肿及已全身肝素化）的特定背景需要在溶栓治疗前作详尽评估。另外，血管能否再通与闭塞血管的部位、栓子的成分及侧支循环是否建立等因素密切相关，故在决定溶栓前需要评估这些重要因素。

2. 微栓子"栓子雨"　"栓子雨"可致与病变血管同侧的脑功能区域短暂的缺血，表现相关的神经功能缺损。但更多的情况是患者不表现有明确的神经系统定位体征，仅表现认知或精神功能障碍（如意识模糊等）。发生微栓子"栓子雨"有时虽然通过造影发现颅内血流流速减慢、动脉期和静脉期显影时间均延长，但并没有发现闭塞的血管。行头颅 CT 检查能发现，术则前循环脑组织存在明显的广泛性水肿。"栓子雨"需要与造影剂脑部和高灌注综合征相鉴别。另外颈动脉窦部受刺激后，血管迷走反射导致系统性低灌注亦可表现精神状态紊乱和意识模糊，故亦在鉴别之列。诊断"栓子雨"的前提是排除一切能引起精神状态紊乱和意识模糊的相关并发症。

关于"栓子雨"的治疗目前暂无循证医学证据。鉴于意识模糊和精神异常一段在术后 24 ~ 48 小时内完全恢复，故采取"等等和看看"的方法可能是最好的选择。但值得注意的是"栓子雨"能促发血小板活性导致原位终末血管闭塞。另外，微循环的局部炎症反应引起局部血管痉挛加剧了微血管闭塞的发生。针对这些病理生理机制，可采取抗血小板聚集、解除血管痉挛及激素等相关的药物治疗以减少微血管原位血栓形成。

3. 无症状栓子 血管造影和随后的 CAS 术间操作均能导致无症状的栓塞事件发生。通过多经颅多普勒和弥散磁共振加权成像证实，这些无症状性脑栓塞的形成与气体栓子和微小的血栓相关。双侧大脑半球均可出现无症状性梗死灶，但非术侧半球的梗死灶多发生于诊断性脑血管造影阶段，术侧半球的病灶多与 CAS 术操作相关。于弓上血管进行不规范的操作是产生这些无症状性脑梗死灶的重要原因。对每一个 CAS 术后的患者需仔细地体格检查以发现其中可能的无症状性脑梗死患者，最后通过磁共振明确诊断非常重要。

无症状性脑梗死在治疗上目前仍缺乏循证医学证据，亦缺乏大样本长期预后的随访研究。现有的文献报道，有极少部分无症状性脑梗死患者进展至神经系统轻微的功能缺损，且多表现为短暂性脑缺血发作和长期的认知功能下降。总之，对于 CAS 术后无症状性脑梗死患者无需特殊处理，但仍需长期随访以了解长期预后。

（二）高灌注综合征及其处理

颈动脉狭窄血管重建所致的高灌注综合征虽然发生率低，但是一种致死性并发症。目前，关于高灌注综合征的定义已达成共识，定义为术侧半球出现神经系统功能缺损（如癫痫发作等），但这些缺损的神经功能与脑栓塞无关。颈动脉狭窄的患因脑组织长期缺血缺氧，已极度扩张的脑血管失去了自身调节功能，血管反应性（vascular reactivity）下降是形成高灌注综合征的基础。而 CAS 术后脑血流量（cerebral blood flow，CBF）过度增加超过脑组织代谢的需要是促发高灌注综合征产生的动力。CAS 术者必须牢记下列易诱发高灌注综合征发生的因素，包括严重单侧或双侧颈动脉狭窄、对侧血管闭塞、侧支循环差、术前已存在脑梗死、围手术期高血压及老年患者等。

极早的识别高灌注综合征的发生极为重要。高灌注综合征的临床表现缺乏特异性，可表现精神错乱、非典型头痛、癫痫和脑卒中样发作等。其发生的时机存在双峰现象，第一峰出现在血管重建后的 30min 内（早期发作），第二峰出现在术后的第 2 周（晚期发作）。在早期，脑卒中样发作多与弥漫性脑水肿相关。造影剂脑病（contrast induced encephalopathy）和"栓子雨"亦可出现类似的临床表现，必须加以甄别。发生高灌注综合征患者颈动脉血流速度增快，通过彩色多普勒超声可有助于诊断。

对于伴有上述高灌注综合征诱发因素的 CAS 围手术期患者应严密监护。具体方法如下：①血压较高的患者需予严密的监测和控制，但应避免使用血管扩张药物降压，多主张采取静脉给予 β 受体阻止剂药；②对于因高灌注并发脑出血患者，需立即静脉给予鱼精蛋白中和肝素以限制颅内血肿进一步扩大；③对于并发脑水肿患者，可给予激素和甘露醇脱水以降低颅内压；④如果患者表现癫痫发作，可予抗癫痫药物控制。

（三）造影剂脑病及其处理

造影剂脑病发生率较低，与术中使用造影剂过量有关，尤其是渗透性较高的造影剂。造影剂脑病临床预后较好，典型的临床表现包括视觉障碍、一过性皮质盲和短暂的偏瘫等类脑卒中样发作。造影剂脑病发生的病理生理机制与造影剂神经毒性造成血脑屏障破坏密切相关。通过脑 CT 或 MRI 检查发生脑皮质和基底节区存在异染病灶。另外，急性血脑屏障破坏可导致脑脊液外渗形成脑水肿。通常情况下，神经系统症状和影像学异常表现在症状出现后的 24～48 小时完全消失。

造影剂脑病需与高灌注综合征鉴别。前者临床预后好、恢复快，后者则相反。另外，两者在累及脑解剖部位亦存在差异。前者前后循环均可累及，而后者仅累及前循环。造影剂脑病重在预防，无特殊治疗。

（邹云涛）

第八节　动脉粥样硬化性颈动脉狭窄的临床实践

一、药物治疗与血管重建的选择

颈动脉狭窄处理目的是减少脑卒中或死亡的风险。在充分的评估将来可能发生的脑卒中风险和因血管重建本身带来的风险大小后，决定是选择药物治疗还是选择血管重建治疗。药物治疗发生脑卒中的风险与患者的临床表现和狭窄的严重程度有关。而血管重建术的风险，包括心肌梗死、脑卒中或死亡，则与一些高危因素密切相关。无论是否行血管重建术处理，应该为所有的患者提供最为优化的药物治疗，包括干预动脉粥样硬化危险因素和抗血小板治疗。单用药物治疗适用于那些行血管重建术风险大于获益的患者，这些患者包括症状性颈动脉狭窄程度 <50%、无症状性狭窄 <60% 的患者和存在手术相关的脑卒中或死亡高风险因素的患者。2006 年 AHA/ASA 颈动脉狭窄治疗指南推荐：对于无症状性颈动脉狭窄 >60 或症状性颈动脉狭窄 >50% 患者，若采用血管重建治疗脑卒中或死亡并发症分别不超过 3% 和 6% 时，则是可以接受的。

二、无症状性低危患者的血管重建

症状性颈动脉狭窄患者血管重建可依据 2010 年 AHA/ASA 指南。无症状性颈动脉狭窄患者的治疗目前仍存在两个重要问题，血管重建术可行性证据综合可信度；行血管重建术治疗血管狭窄程度的标准（图 20 - 4）。支持血管重建者认为，第一个问题通过 ACAS 和 ACST 试验已取得了证据，即外科处理发生并发症风险较低的患者行 CEA 联合阿司匹林的疗效优于单用阿司匹林。相反，保守疗法支持者认为 ACAS 试验已经过时，因为目前采用的积极干预颈动脉粥样硬化危险因素和 "最优化的药物治疗" 方案在 ACAS 试验尚未得到实施。虽然在 ACST 研究中的药物治疗方案得到很大的完善，但在 1993—1996 年间随机人组的患者他汀类药物服用率仅为 17%，即使是在 2000—2003 年间也只有 58%；尽管 70% ~90% 的患者在后来临床随访期间服用了抗血小板聚集、抗高血压和降脂药物，但是否达到目前要求的治疗目标值仍是未知数。因此，血管重建术与现阶段 "最优化的药物治疗" 效果的比较仍需要进一步研究。

CEA 治疗颈动脉合适的狭窄标准是另一个争论焦点。ACAS 和 ACST 研究均得出无症状性 >60% 狭窄患者行 CEA 疗效优于阿司匹林，但 ACST 研究并没有证实随着狭窄程度增加（60% ~90%），患者发生脑卒中风险有任何差异。另外，ACAS 研究亦没有就此问题给予评估。因 CEA 与阿司匹林治疗相比，每年绝对的脑卒中风险减少仅为 1%，所以有理由质疑将无症状性颈动脉狭窄重建术的血管狭窄标准增加至 80% 的合理性。1998 年修订的 AHA 指南提出了这个问题并且修改了早期指南推荐的标准：无症状性狭窄程度 >60% 且手术风险 <3%；无症状性狭窄 >75% 且手术风险为 3% ~5%。值得注意的是 AHA 指南并没有明确指出狭窄的严重程度是通过血管造影明确还是通过无创技术评估。

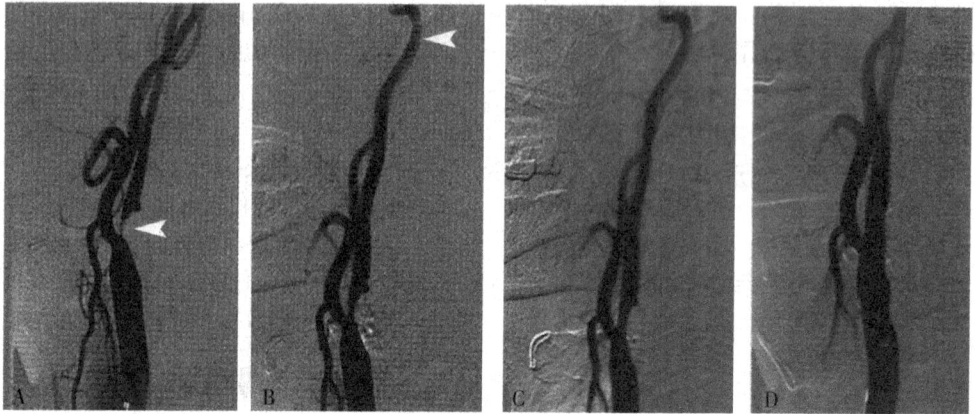

图 20 - 4　无症状性颈动脉狭窄支架置入术

A. 颈动脉侧位造影显示窦部次全闭塞；B. 0.014in 微导丝通过病变，用直径 2.0mm 球囊导管预扩后，Spider 保护装置在微导丝的辅助下通过病变，置入颈动脉颈段的远端（箭头所指为保护伞伞体）；C. Precise RX 自膨式支架置入后，可见明显残余狭窄；D. 用直径为 6.0mm 球囊导管后扩后，造影示支架形态良好，无残余狭窄

目前，随机的临床试验数据仅支持 CEA。如果 CEA 和 CAS 临床比较试验能够证明它们具有相同的效果或 CAS 更优越，那么 CAS 可能成为 CEA 治疗低风险的患者一种理想选择。

三、无症状性高危患者血管重建

目前，对于严重颈动脉狭窄且 CEA 治疗存在高风险无症状性患者的治疗仍有争议，因为当前 CEA 和药物治疗比较随机试验尚未纳入这类患者。尽管此类患者行 CEA 治疗风险比低危患者明显增加，但并没有足够的证据证实药物或手术治疗对此类高风险患者的 5 年无脑卒中存活率的影响。目前必须意识到，若血管重建本身的风险高于术后带来的获益，那么其疗效将会得到否定；CEA 会带来更高的风险但并不意味要求患者行 CAS 治疗。目前迫切的是开展一些 CEA 治疗存在高危风险的无症状颈动脉狭窄患者药物疗效方面的研究。如患者存在低灌注情况，对于由放射引起或 CEA 再狭窄的患者，可考虑用 CAS 治理。

四、年龄因素

随着年龄的增长，收缩期高血压、心房颤动、全身动脉粥样硬化和脑血管疾病的风险亦在增加，这些因素均会增加老年人脑卒中风险。就某一个患者来讲，很难评估每个危险因素的相关风险，故需给予综合治疗。因阿司匹林、β 受体阻滞剂、他汀类药物和 ACEIs 有较好的安全性和耐受性，且这些药物能降低老年患者心血管疾病的致残和致死率，故在制定脑卒中预防最优化的药物治疗方案时应包括这些药物。相比之下，老年患者 CEA 术后更易出现相关的并发症，正是因为此种原因导致目前许多 CEA 随机试验排除了这类患者。虽然 SAP-PHIRE 研究结果表明，高危患者经 CAS 和 CEA 治疗后，前者拥有较低的不良事件发生率，但另一项存在高危风险研究因 CAS 过高的脑卒中或死亡率提前终止。另外，一项试验研究结果支持，释放保护伞的持续时间是独立的脑卒中预测因子；年龄并非构成 CAS 脑卒中或死亡的独立预测因子。研究者推测，Ⅲ型主动脉弓和头臂干扭曲等解剖因素易使 CAS 手术时间延长和程序复杂，此种情况在老年患者当中较常见，从而增加了此类患者发生并发症风险。因此，无症状颈动脉狭窄的老年患者的最佳治疗方法尚未确定。但采用内科药物治疗和危险因素干预仍是合理的选择。对于预期寿命少于 5 年的患者，主张单用内科药物治疗。对于预期寿命大于 5 年症状性患者，尤其是男性患者，血管重建术是合理的。虽然可靠的数据表明 CAS 也许比 CEA 更安全且损失较小，但血管重建术的技术选择仍不确定。内科治疗与 CAS 的相对优势需要进一步的评估。

五、性别因素

与低龄和非糖尿病女性患者相比，年龄大于 65 岁和女性糖尿病患者罹患动脉粥样硬化和脑卒中的风险较高。阿司匹林用于对这些高危亚组人群脑卒中一级预防是合理的。NASCET 研究的数据表明，症状性颈动脉重度狭窄的女性经 CEA 治疗后脑卒中预防效果优于单用阿司匹林组，但症状性中度狭窄的女性未能从 CEA 中获益。ACAS 试验中。与应用阿司匹林相比，无症状女性未能从 CEA 中获益。但 ACST 研究表明，女性可以适度的从 CEA 中获益。男性和女性从 CEA 中获益不一致，这可能归因于女性在 CEA 后发生并发症的风险较高。但 CREST 前期研究结果表明，女性组和男性组在 CAS 后 30 天脑卒中和死亡发生率分别为 4.5% 和 4.2%，差异无统计学意义。总之，为探讨女性对 CEA 或 CAS 术后的影响，有必要在高（低）危风险的有（无）症状性颈动脉狭窄的女性患者中做进一步研究。

六、冠状动脉搭桥术与颈动脉重建术共存的处理

研究表明，需行冠状动脉搭桥术（coronary artery bypass grafting，CABG）患者。若既往有 TIA 和脑卒中病史，颈动脉狭窄重建围手术期发生脑卒中风险是无 TIA 和脑卒中病史患者的 3 倍。颈动脉疾病是 CABC 患者术后发生脑卒中的重要原因。拟行心脏外科手术的患者如果存在下列特点，包括颈动脉杂音、年龄大于 65 岁、周围动脉疾病、TIA 或脑卒中病史、吸烟和冠状动脉左主干病变，则术前需接受双侧颈动脉检查。重度颈动脉狭窄患者可行颈动脉血管重建。根据患者的症状、疾病的严重程度和血管重建的迫切程度组织血管重建术的时间和秩序。当无症状性颈动脉狭窄患者合并严重的左主干疾病、顽固性急性冠脉综合征或其他急性 CABG 指征，首先可不处理颈动脉狭窄，而直接给予 CABG 治疗。但对于 2 周内发生 TIA 且颈动脉狭窄大于 50% 的患者，如果 CABG 推迟几天是安全的情况下，可考虑急诊行 CEA 治疗。一项荟萃分析结果支持，对于症状性颈动脉狭窄 >50% 或无症状的颈动脉狭窄 >80% 的患者，CEA 应在 CABG 之前或与其同时进行。另有证据表明，CEA 和 CABG 同时进行的风险与两者分开实施的风险相比并未明显的增加，包括死亡率、脑卒中和心肌梗死的发生率分别为 4.7%、3.0% 和 2.2%。如果在 CABG 之前行颈动脉血管重建治疗，那么 CABG 术后的并发症就会降低。

七、非心脏手术的术前评估

推荐无症状性颈动脉狭窄但伴血管杂音的患者实施非心脏手术前，有必要行全面的神经

系统检查。无症状或神经系统缺乏阳性体征的患者在颈动脉重建术前实施非心脏手术,并发脑卒中风险较低,故非心脏手术可提前进行。但对于症状性颈动脉狭窄＞50%患者推荐在外科手术前实施颈动脉血管重建。

八、房颤

在缺血性脑卒中中,心源性脑栓塞占1/5,且绝大部分病因与阵发性或持续性房颤有关。大约1/3的既有房颤又有脑卒中史的患者将再发脑卒中,究其病因除与房颤有关外,颈动脉狭窄亦是主要因素,故这些患者均推荐行颈动脉超声检查。房颤合并颈动脉狭窄的患者在治疗上以华法林长期抗凝和采用颈动脉血管重建治疗为主。虽然,以往的存在高风险的CAS试验研究纳入标准排除了房颤,但此类患者颈动脉血管重建术的指征和技术要求方面与其他类型患者的相同。

九、颈动脉夹层

颈动脉夹层通过动脉栓塞、动脉闭塞或假性动脉瘤压迫血管导致神经系统损伤。经过保守治疗后,高达80%的动脉夹层患者可以痊愈。治疗方法包括抗凝和抗血小板聚集治疗。血管造影证实,夹层持续存在反复发作缺血事件的患者采用CAS治疗(图20-5),比外科手术更安全。

十、合并颅内病变或串联病变

许多患者在评估颈动脉疾病时发现合并有无症状性颅内疾病。无症状性颅内血管狭窄一般不影响颅外颈动脉血管重建术的实施。但对于症状性颅内狭窄患者,因在2年内发生脑卒中的风险为19%,故在颈动脉血管重建术前推荐正规的神经系统评估,必要时可同时处理(图20-6)。

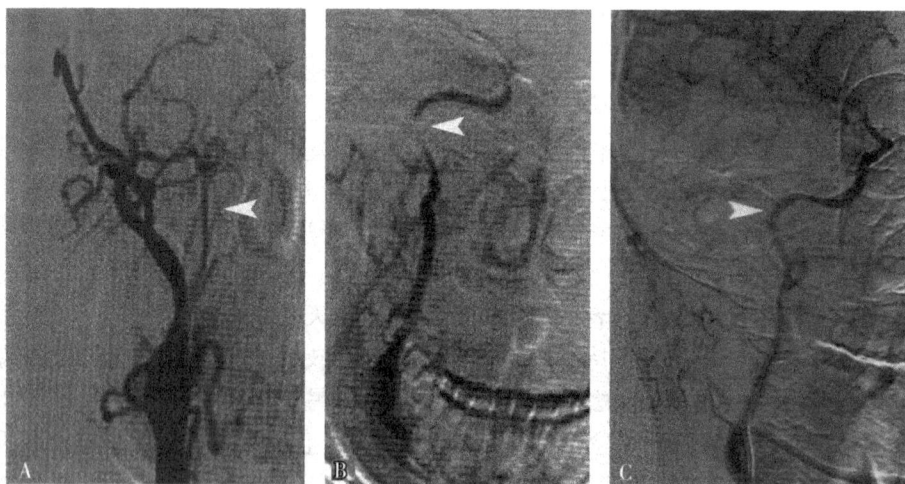

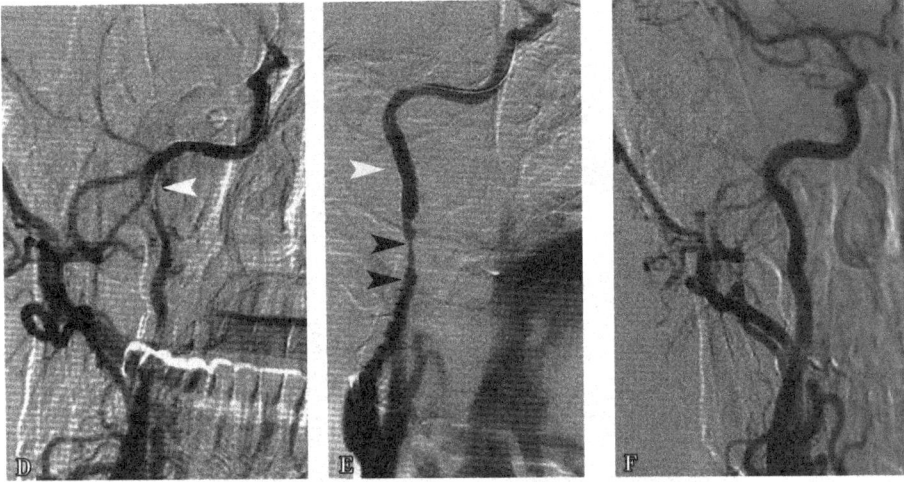

图 20 - 5　颈动脉夹层支架置入术

A. 右侧颈动脉侧位动脉早期造影显示窦部至 C1 的远端全程纤细（箭头）；B. 右侧颈动脉侧位动脉晚期造影显示 C1 的远端次全闭塞，病变的性质为夹层（箭头）；C. 微导丝通过病变；D. 球囊预扩张后；E. Express Vascularᵀᴹ SD 支架置入（白色箭头），支架的近端出现血管痉挛（黑色箭头）；F. 观察 15 分钟后，支架形态良好，血管痉挛消除

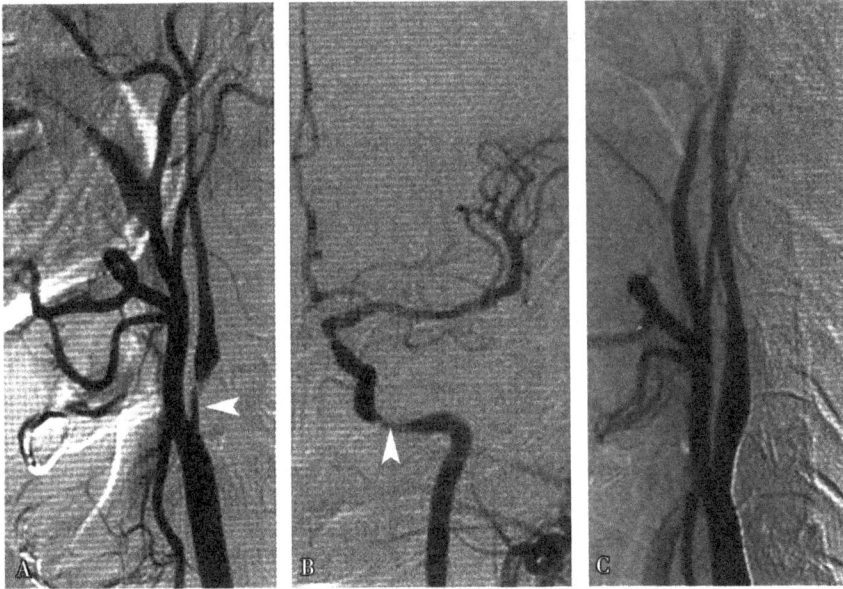

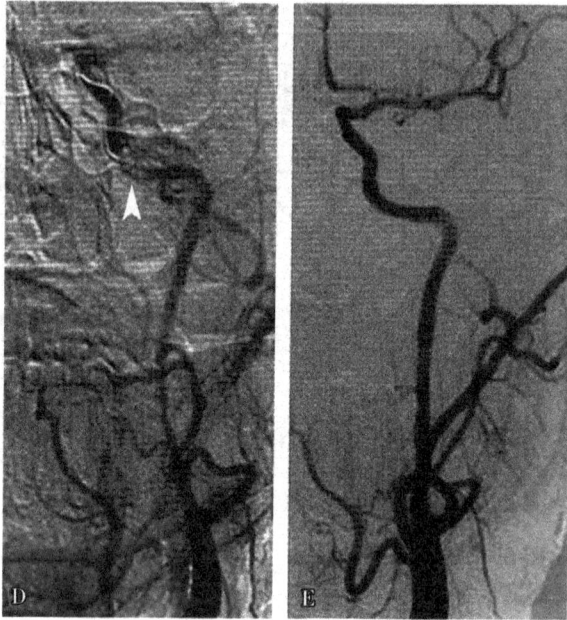

图 20 - 6　颈动脉串联狭窄支架置入术

A. 左侧颈动脉侧位造影显示窦部严重狭窄（箭头）；B. 颈动脉前后位造影显示破裂孔段 50% 狭窄（箭头）；C. 0.014in 微导丝通过病变，用直径 2.0mm 球囊导管预扩后，Spider 保护装置在微导丝的辅助下通过病变，置入颈动脉颈段的远端；用直径为 5.0mm 球囊导管预扩，Precise RX 自膨式支架置入，造影显示支架形态良好，可见明显 20% 残余狭窄；D. 破裂孔段 50% 狭窄单用直径为 4.0mm 球囊成形（箭头）；E. 造影显示远端的血管形态良好，无残余狭窄

（邹云涛）

第二十一章 椎-基底动脉狭窄的介入治疗

第一节 椎-基底动脉系统缺血性脑卒中的病因和临床表现

一、椎-基底动脉系统卒中的病因

椎-基底动脉卒中最常见的病因包括栓子脱落、大动脉粥样硬化病变、穿支病变及动脉夹层。其他少见的原因包括偏头痛、纤维肌发育不良、凝血功能障碍、药物滥用等。13%的脑卒中患者存在多个发病机制。10%的患者其脑卒中原因不明。根据患者神经系统体征来明确脑卒中的发病机制是十分重要的，这不仅有助于制订治疗方案，对临床研究也十分有帮助。

1. 栓子脱落　栓子脱落是椎-基底动脉缺血最常见的原因，占40%~54%。栓子脱落常导致严重的神经系统体征二栓子最主要的来源是心脏，主动脉弓及椎-基底动脉近端血管也是常见的栓子源。栓子最常累及远端的高流量血管，即后循环远端供应皮质的分支，常与视觉相关。栓子脱落引起的症状可很快缓解，特别是在发生栓子自身溶解的情况下。与血栓形成及低灌流等原因造成的脑卒中相比，栓子脱落引起的脑卒中更易发生梗死后颅内出血。

椎-基底动脉系统中最易发生栓子栓塞的动脉为颅内段椎动脉，常导致小脑梗死。此外，远段基底动脉也是栓子栓塞的好发部位，常引起基底动脉尖综合征。

若考虑为栓子脱落所致脑卒中，不仅要对心脏及心血管进行检查，对椎动脉也应进行详细评估。栓子脱落常与椎动脉起始段动脉粥样硬化有关。椎动脉 V1 段与颈内动脉病变有相似的发病机制，即粥样硬化斑块形成，脱落后引起脑卒中。但是，文献报道来源于椎动脉起始部栓子脱落引起的脑卒中明显少于前循环，这是由于椎动脉起始处粥样斑块的性质与颈动脉分叉处斑块不同，它较坚硬、光滑，不易发生溃疡。

2. 大动脉粥样硬化性狭窄和闭塞　椎动脉开口或近开口处狭窄或闭塞常出现血流动力学低灌流，表现为短暂性 TIA，包括眩晕、视物旋转、平衡障碍，患者突然体位改变或血压下降时因脑灌流不足而发病，这些症状与脑干和小脑缺血有关，有些患者是由于近端大动脉粥样斑块脱落而发病。颅内椎动脉狭窄和闭塞也是远端基底动脉及其分支的栓子来源，当双侧颅内椎动脉受损时，最常见的临床类型是视力下降、共济失调，并由于体位或血压变化时而诱发。在新英格兰神经医学中心后循环卒中登记系统中，407 位患者有 13 例出现了低灌流性缺血。

低灌流引起的椎-基底动脉供血不足常发生在固定部位，与某些特定的头颈部运动相关，如向前伸颈，向特定方向转头等。仅动脉粥样硬化这单一因素即可造成后循环低灌流。此外，颈部关节硬化所致横突孔狭窄亦可引起脑供血不足。椎-基底动脉供血不足还可由锁骨下动脉盗血引起。但即使超声或动脉造影证实存在锁骨下动脉盗血，大多数患者也无临床症状。

椎动脉起始处狭窄的患者常可出现 TIA，表现为头晕、注意力集中困难、平衡缺失，通常发生在站立或血压、血流量下降时。双侧颅内段椎动脉狭窄最常见的临床症状是发作性视野缺失及共济失调，也常在患者站立或血压下降时出现。

3. 穿支动脉闭塞　椎动脉颅内段、基底动脉及大脑后动脉 P1 段发出许多穿支动脉，供向脑干－丘脑等部位，高血压、糖尿病常导致上述血管内膜增厚，大动脉粥样硬化斑块阻塞或延伸入穿支血管开口，形成微小动脉粥样斑，出现穿支动脉闭塞。

4. 动脉夹层动脉夹层（artery dissection）也可引起椎－基底动脉系统缺血。椎动脉夹层的主要症状为疼痛，以颈、枕后部为著，向肩部放射。患者也可出现弥漫性头痛，常在枕部。颅内段椎动脉夹层可造成延髓、小脑和脑桥缺血，引起头晕、复视等症状；与栓子栓塞不同，它同时还可引起蛛网膜下腔出血。

二、椎－基底动脉狭窄的临床表现

椎－基底动脉系统狭窄常见的症状有头晕（dizziness）、眩晕（vertigo）、头痛（headache）、呕吐（vomiting）、复视（double vision）、失明（loss of vision）、共济失调（ataxia）、麻木（numbness）、无力（weakness）等。其中最常见的症状为肢体无力（limb weakness）、眩晕、共济失调、眼球运动障碍（oculomotor palsies）、视力障碍（visual dysfunction）以及吞咽困难（oropharyngeal dysfunction）。发作性口周麻木及感觉异常亦为椎－基底动脉缺血较特异性的症状。后循环缺血极少出现单个症状，常常表现为一组症状和体征。

后循环梗死最常累及的部位是脑干（60％）和小脑（50％）。单纯一侧或双侧脑干梗死（包括中脑和/或脑桥），常常与基底动脉狭窄相关。单纯小脑梗死，常常与心源性栓子有关。

小脑梗死的患者常主诉头晕，偶尔伴有视力模糊，行走困难，以及呕吐。患者易向一侧倾倒，在没有帮助下不能垂直站立。梗死侧的上肢可能会出现肌张力减低。眼球震颤是常见症状。若患者为单纯的小脑梗死则不会出现偏瘫或偏身感觉障碍。

栓子栓塞可累及一侧大脑后动脉，导致对侧视野偏盲。有时，患者会出现偏盲侧躯体及面部感觉异常。左侧大脑后动脉栓塞可出现阅读和颜色识别困难，而右侧大陆后动脉栓塞则会出现左侧视野偏盲以及定向力障碍。双侧大脑后动脉栓塞可致双侧视野缺失，有时表现为皮质盲。也可出现无法记忆新事物以及激惹状态。

中脑前部及丘脑栓子梗死可伴有特征性的嗜睡，有时表现为麻木（stupor），不能记忆新事物，瞳孔变小、反应迟钝，垂直凝视障碍（defective veflical gaze）等。

三、与其他系统疾病鉴别

以上很多症状并不是椎－基底动脉系统疾病所特有的。全身系统性疾病、循环系统疾病、前庭耳源性疾病均可引起类似椎－基底动脉缺血的症状，应加以鉴别。

头晕、头痛或眩晕发作。头晕是指轻微的头痛、头胀、头重脚轻等主观感觉，或称一般性眩晕（frank vertigo）。眩晕指周围前庭或中枢前庭小脑系统的功能障碍所引起的症状。周围性前庭神经病变引起的眩晕常由运动或姿势突然改变引起，一般与耳部症状同时存在；椎动脉疾病引起的短暂眩晕常伴有其他的脑干、小脑症状。一般单纯的眩晕发作，持续超过 3

周，都不考虑为椎－基底动脉病变。部分糖尿病患者会出现一种罕见情况，其内听动脉闭塞，引起眩晕及单侧听力丧失，这些症状可发生在脑干梗死之前，提示椎－基底动脉可能有病变。轻头痛通常是晕厥前期的表现，与循环系统、全身系统性疾病或心脏疾病密切相关。在不伴随其他神经系统症状体征时，轻头痛不是椎－基底动脉缺血的表现。在单纯晕厥患者中进行神经血管检查（神经影像和超声），后循环病变阳性率很低。单纯晕厥并不增加脑卒中发生的风险。

短暂意识丧失（transient decrease in consciousness）：比起脑血管疾病，癫痫和晕厥更易引起短暂意识丧失。网状上行激动系统位于脑干上部的旁中央被盖部，可以促进觉醒。基底动脉闭塞可阻断该纤维束功能，影响意识状态，发生昏迷。但基底动脉闭塞常伴有其他神经系统表现，如眼球运动障碍及运动系统体征。

猝倒发作（drop attacks）：猝倒指在没有预警的情况下，姿势突然发生变化并摔倒，如伴有意识丧失，则大多由于癫痫或晕厥引起。若为脑干缺血，同时还可影响皮质脊髓束对四肢运动的控制，会出现持续性无力。如没有脑干或小脑缺血相应症状，后循环缺血很少引起猝倒。

（邹云涛）

第二节　椎－基底动脉狭窄的临床评估及干预策略

一、椎－基底动脉狭窄的临床评估

首先，应详细询问病史，全面进行体格检查和神经系统检查。根据这些原始资料，确立进一步的检查方案。脑卒中及血管病变类型的判断依赖以下资料：人口学评价（年龄、种族及性别），存在的危险因素，症状发生发展的过程（在脑卒中发生前是否有过一次或多次TIA 发作，TIA 发作是多变的还是刻板的，脑卒中发作是否为突然的，之前有没有 TIA 发作，缺血症状是否进展等），患者存在的症状和体征。可采用 NIHSS 评分，对患者的神经功能进行评价。

所有疑为椎－基底动脉系统卒中或 TIA 的患者，均应进行神经影像学检查。首选 MRI，对于安装起搏器等不适宜进行 MRI 检查的患者，可行 CT 检查，但颅骨会干扰脑干部位的CT 成像。对于急性梗死，MRI 的弥散加权序列（diffusion weighted imaging，DWI）检查最为敏感。所有脑卒中患者及部分 TIA 患者，发病时间在 1 小时以上，DWI 都会显示脑部急性损伤。在极少情况下，急性脑卒中患者弥散加权检查可正常，此时并不能排除梗死，此后再行 MRI 检查通常会发现与症状相符的梗死灶。

对后循环卒中或 TIA 患者，评价椎－基底动脉是否存在狭窄或闭塞性病变是十分重要的。血管形态学的检查包括：颈部血管超声、TCD、CTA、MRA、DSA 等。若从国情出发，由于我国人口基数庞大，而超声检查简单易行，费用低，在各级医疗机构均可开展，所以椎动脉颅外段的无创检查首选超声作为初筛。超声对于椎动脉起始处的病变有 60% 的检出率，若采用彩色多普勒血流图像，可使阳性率达 70% 以上。但超声检查需要有经验的技师才能取得较满意的检查结果。

颅内椎－基底动脉病变可选用 TCD 检查，灵敏度达 80%，特异度达 80%～97%。但对于半数以上的患者，TCD 检查会低估动脉狭窄程度，已闭塞血管也可能检测不出。TCD 还可用于检测狭窄处的栓子，监测介入治疗中脑血流的变化。

在患者没有禁忌情况下，可行 CT 血管成像（CTA）。随着多层螺旋 CT 的问世，CTA 成像技术不断完善，在确定动脉狭窄程度以及区分狭窄与闭塞方面，CTA 与 DSA 的一致性可达 90%，其空间、时间分辨率高于 MRA。得益于近来 CTA 技术的更新，如更快的扫描速度、更高的空间分辨率和更好的后期处理软件，使得 CTA 的应用日益普及。高质量 CTA 可充分显示后循环颅外及颅内的血管，对于可疑基底动脉闭塞的患者进行评估十分有帮助。对于颅外段椎动脉病变，CTA 可区分血管扭曲与血管动脉粥样硬化狭窄：

MRA 可检测颅内及颅外血管病变。MRA 对 ACA、MCA、PCA、基底动脉和 ICA 的敏感性和特异性均接近 100%；对岩上窦和岩下窦的显示率较低，亦可达 85% 二对于基底动脉狭窄及椎动脉颅内段，MRA 有较高的诊断价值。但对于椎动脉起始处，MRA 敏感性较低，对于椎动脉颅外段与颅内段交接处，MRA 显影也不佳。MRA 是依赖血流速度来显示血管的，狭窄程度较高的血管，血流速度慢，在 MRA 上会表现为闭塞性病变。使用造影剂可提高 MRA 的准确性，增强 MRA 还可以更好地显示小血管，但由于磁共振为螺旋扫描，在扫描间隙会丢失部分信号，使得椎动脉起始处高度狭窄的病变难以与闭塞病变区分，即便使用造影剂也不能完全解决这一问题。

AHA/ASA 推荐 CTA 和 IRA 作为无创评估椎 - 基底动脉狭窄病变的首选。在检测椎动脉时 CTA 和 MRA 比二维超声波检测（敏感性 70%）有较高的敏感性（94%）和特异性（95%），而且 CTA 比 MRA 和二维超声波稍微准确些。超声检测的相对不敏感性一定程度反映了超声检查的技术困难，同时使得超声波不适合应用于检测椎动脉相关的疾病。当然，我们在考虑选择非侵袭性的检查方法时，该临床中心的专业技术及相应的成像技术都需要考虑在内。目前，对于有症状性的后循环脑梗死，不管是 MRA 还是 CTA 都不能准确地发现椎动脉的起始部的病变，因此我们在给患者行血管成形术前一般会常规性行 DSA 检查，但是关于数字减影动脉造影术和 CTA 两者的准确率差异目前还没有相关报道。

椎 - 基底动脉狭窄诊断的金标准是数字减影血管造影（Digital Subtraction Angiography，DSA）。诊断性造影应明确病变血管部位、直径、病变长度、偏心率、病变血管及其邻近血管发出的分支或穿支动脉，后交通动脉以及颈外动脉 - 椎动脉侧支血管是否存在。应从多个角度全面评价椎 - 基底动脉颅外段及颅内段的情况。在常规主动脉弓前后位图像下，椎动脉起始处与锁骨下动脉有部分重叠，可能无法发现椎动脉起始处的狭窄，在前后位的基础上增加 20°或更大角度的头位可使整个椎动脉颅外段（包括椎动脉起始部）较好地显影。

椎动脉颅外段狭窄程度计算目前多参照 NASCET 法（图 21 - 1）：

狭窄率 =（1 - a/b）×100%

式中：a 为最狭窄处血管直径；b 为病灶远端正常血管直径（颅外段）

椎动脉颅内段及基底动脉狭窄程度计算目前多参照 WASID 法：

狭窄率 = [1 -（Ds/DN）] ×100%

式中：Ds 为病变部位残余管腔的最小直径；DN 为病变近心端最近处正常血管的管腔直径；闭塞血管的狭窄率定义为 100%

对椎动脉狭窄患者，应评估其脑血流储备情况。TCD（二氧化碳吸入试验或屏气试验）、PET、SPECT 或 CT 灌注扫描（无论给予或不给予乙酰唑胺）对于评价是否存在脑血流储备不足均有重要价值，可根据临床特点及医院具体情况，选用相应的评估手段。

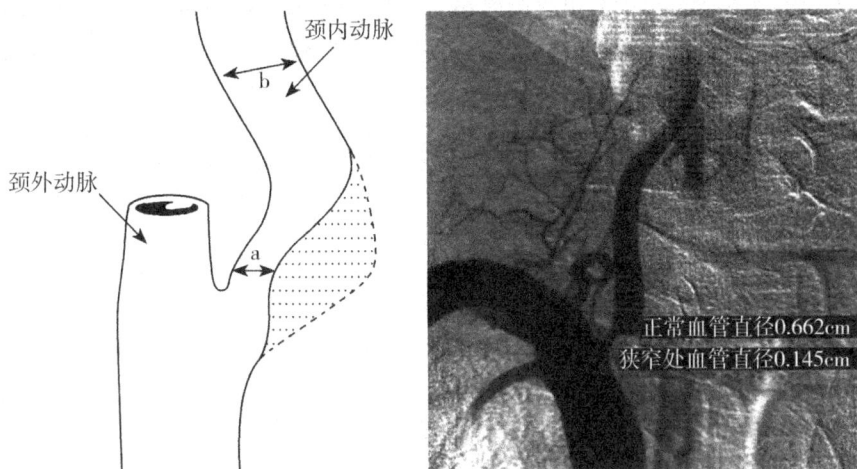

图 21 - 1　椎动脉颅外段血管狭窄的 NESCET 测量方法示意图

心脏检查如心电图、心脏超声及心电监护，可评价是否有来自心脏或主动脉的栓子。对于多支脑血管供血区域的脑梗死患者，心脏检查更为重要，特别是在相应的脑血管无明显狭窄的情况下。

监测血液和凝血指标包括全血细胞计数及凝血功能检查。对于既往有静脉或动脉闭塞病史的患者，及无心脏、主动脉、颈部及颅内血管病变的患者，应排除是否存在遗传性或获得性凝血功能异常，并检测心磷脂抗体等免疫学指标。

二、椎－基底动脉狭窄的临床干预策略

对缺血性后循环疾病临床上可疑椎动脉狭窄患者（表现为后循环的 TIA、脑卒中、锁骨上窝或乳突后杂音等），先行颈部血管彩超和 TCD 检查，颈部血管彩超若提示椎动脉狭窄＜50%，可每半年检查并给予阿司匹林及他汀药物干预；若椎动脉狭窄≥50% 且计划行介入治疗，或新发的闭塞（特别是有症状的患者）或超声显示不清，可进一步行 CTA 或 MRA 检查。TCD 检查目的是排除后循环颅内段狭窄病变并可监测微栓子。若 CTA 或 MRA 检查椎动脉狭窄＜50%，每半年检查并给予阿司匹林＋他汀药物干预；若 CTA 或 MRA 检查椎动脉狭窄≥50%，每 3 个月复查，强化药物治疗（阿司匹林＋氯吡格雷＋他汀药物），症状未能缓解者行椎动脉血管内治疗；若 CTA 或 MRA 检查不清楚，可进一步行 DSA 检查。

（邹云涛）

第三节　椎－基底动脉血管内介入治疗的适应证

目前椎－基底动脉狭窄的介入治疗并没有统一的指南，2008 年欧洲脑卒中组织（ESO）发布的《缺血性脑卒中和短暂性脑缺血发作管理指南 2008》对椎动脉颅外段病变有简要描述，但未给予治疗的推荐等级，国内出版的《中国缺血性脑卒中和短暂性脑缺血发作二级

预防指南 2010》则并未提及椎 – 基底动脉血管内介入治疗，美国心脏协会/美国脑卒中协会（AHA/ASA）于 2010 年及 2011 年先后发布了《缺血性脑卒中或短暂性脑缺血发作患者预防脑卒中指南 2010》及《颅外段颈动脉及椎动脉疾病处理指南 2011》，对椎 – 基底动脉狭窄病变的临床评估、药物治疗、血管重建均给出指导性的意见。

一、AHA/ASA 2011 椎动脉疾病诊断的血管影像指南

Ⅰ级推荐：

（1）有后循环及锁骨下盗血症候群的患者，无创的 CTA 或 MRA 检查可初步评估椎动脉疾病。（C 级证据）

（2）无症状的双侧颈动脉闭塞或单侧颈动脉闭塞且 Willis 环不完整的患者应对椎动脉进行无创检查。（C 级证据）

（3）提示有大脑后部或小脑缺血患者，更推荐行 MRA 或 CTA 检查而非超声评估。（C 级证据）

Ⅱa 级推荐：

（1）有大脑后部或小脑缺血症状的患者，系列无创的颅外椎动脉检查是合理的，可评估动脉粥样硬化疾病的程度并且排除新发的病损。（C 级证据）

（2）患者出现大脑后部或小脑缺血症状且可能行血管重建，当无创检查无法定位或评估狭窄程度时，基于导管的血管造影术对评估椎动脉病理解剖学有益。（C 级证据）

（3）已行椎动脉血管重建的患者，可间隔行颅外椎动脉无创的血管影像学检查。（C 级证据）

二、AHA/ASA 2011 椎动脉疾病的药物治疗指南

椎动脉粥样硬化高危因素管理推荐：

Ⅰ级推荐：

（1）根据对颈动脉颅外段动脉粥样硬化的标准化推荐，椎动脉粥样硬化患者推荐药物治疗和生活方式调整以降低动脉粥样硬化风险。（B 级证据）

（2）若无禁忌证，动脉粥样硬化性椎动脉疾病应接受抗血小板药物治疗（阿司匹林 75～325mg/d），以预防心肌梗死或其他缺血事件。（B 级证据）

（3）与颅外椎动脉粥样硬化相关的缺血性脑卒中或 TIA 推荐抗血小板药物治疗作为首选的治疗方法。阿司匹林（81～325mg/d）或阿司匹林联合双嘧达莫缓释剂（每次 25～200mg，2 次/天）或氯吡格雷（75mg/d）均是可选方法。应根据患者的基础疾病的风险、成本、耐受性和其他临床特征个体化选择药物治疗方案。（B 级证据）

Ⅱa 级推荐：

对阿司匹林禁忌的患者（包括阿司匹林过敏症），除了活动性出血，氯吡格雷（75mg/d）或噻氯匹定（每次 250mg，2 次/天）是合理的代替。（C 级证据）

三、AHA/ASA 2010 椎动脉颅外段介入治疗指南

2010 年 12 月 AHA/ASA 发布了《缺血性脑卒中或短暂性脑缺血发作患者预防脑卒中指南》，在 2006 年版指南的基础上，进一步对椎动脉颅外段血管内介入治疗进行如下阐述：椎

动脉近端或颈段闭塞与后循环或椎－基底动脉缺血高度相关，系统回顾性研究认为，与新近发生的症状性颈动脉狭窄患者相比，症状性椎动脉狭窄患者在首发症7天内再发脑卒中的风险更高，然而这类患者最佳的药物治疗方案仍不清楚，而且侵袭性治疗的治疗价值仍不能准确评估。考虑到外科手术干预（动脉内膜切除术或血运重建术）的高风险，药物治疗仍是这类患者治疗的主要手段，但是仍有许多的回顾性病例研究报告了血运重建术在药物治疗无效的椎－基底动脉 TIA 或脑卒中患者中开展。

2010 指南推荐：所有椎动脉狭窄的 TIA 或脑卒中患者仍推荐口服药物治疗。包括抗血小板聚集治疗、他汀药物治疗及危险因素的控制（Ⅰ级推荐，B 级证据）。口服药物治疗（包括抗栓、他汀及危险因素控制）无效的颅外椎动脉狭窄患者，可以考虑血管内治疗和外科手术治疗。（Ⅱb 级推荐，C 级证据）

四、专家建议

上述指南仅是对针对症状性椎动脉颅外段狭窄血管内治疗的推荐，但对具体的治疗适应证及手术操作并未给予进一步的说明，亦无手术相关的指南。我们查阅了国内外相关文献，专家组的建议如下：

1. 症状性椎动脉狭窄患者　症状性椎动脉颅外段动脉粥样硬化性疾病传统的药物治疗方法有：抗血小板聚集、抗凝或是二者联合治疗。但上述治疗方法是沿用了来源于颈动脉治疗的研究数据，尚不知晓这种治疗方法患者能够获益多少，也不知道上述药物是否应该成为一线治疗药物。当最优化的药物治疗失败，不能缓解后循环缺血的症状，将考虑血管内治疗。原因是在这些选择性的病例中，血管内治疗（血管成形术及支架置入术）潜在获益优于手术的风险。最优化的药物治疗失败且 DSA 证实椎动脉开口狭窄＞50%，应考虑血管内治疗。若是后循环缺血事件是由于栓塞引起的，若未能找到心源性栓塞的证据，可以考虑是近端椎动脉引起的动脉－动脉栓塞导致的临床症状，基于这个原因，即使狭窄＜50%，但由于是栓子的来源地仍应考虑血管内治疗。理由是：血管内治疗术后新生内膜使得不规则的血管内腔变得光滑，从而预防可以发生的远端栓塞。若存在两处狭窄病灶，处理其中一处还是两处，应根据后循环缺血的发病机制。如果是栓子脱落所致的症状性病灶或是串联病变，则倾向于治疗起始部、病变程度较高或伴有溃疡的病变。

2. 无症状性椎动脉狭窄患者　大多数无症状性狭窄患者不需进行介入治疗。但对于具有脑卒中高发风险的患者，行介入治疗是有指征的。需再次强调的是，对于颅外段椎动脉闭塞性病变而言，常以脑卒中为首发症状，而非 TIA，而椎－基底动脉系统脑卒中伴随着高发病率和死亡率。存在高度血管狭窄病变（≥70%）或狭窄程度进行性加重的患者，若脑储备功能下降，他们发生脑卒中的风险更高。因此，介入治疗对于这些患者是十分有益的，特别是在伴有一侧椎动脉先天发育不良或阙如的情况下。我们认为有证据表明患者后循环灌注不足或脑血管储备功能下降且是由椎动脉狭窄病变或同样高危的串联病变引起的，则应考虑治疗。还有一些患者并发同侧颈动脉的闭塞，颅内血管有后向前的代偿，表现为前循环缺血的症状，此类患者经椎动脉血运重建后，前循环缺血的症状明显改善。

五、后循环介入治疗的适应证

1. 颅外段椎动脉狭窄　典型的椎动脉狭窄致后循环缺血患者首先要给予传统的药物治

疗，只有当最优化的药物治疗无效时方能考虑血管内介入治疗。完整的病史、体格检查、辅助检查在术前、术后及随访中都应由独立的神经专科医生来完成。根据 AHA/ASA 的指南推荐及专家组建议，结合相关的文献及临床经验，我们总结椎动脉颅外段狭窄介入治疗的适应证如下：

（1）症状性椎动脉狭窄，最优化的药物治疗失败且血管狭窄程度 >50%。

（2）症状性椎动脉狭窄，对侧椎动脉闭塞、狭窄或发育不良且血管狭窄程度 >50%。

（3）症状性椎动脉狭窄，若是由近端椎动脉粥样硬化斑块引起的动脉．动脉栓塞，即使血管狭窄程度 <50%，若最优化的药物治疗无效，也考虑治疗。

（4）无症状性椎动脉狭窄患者，血管狭窄程度 >70% 且椎动脉为单侧优势型或孤立型。

（5）无症状性椎动脉狭窄患者，血管狭窄程度 >70% 或串联病变且后循环灌注不足或脑血管储备功能下降。

（6）无症状性椎动脉狭窄患者，血管狭窄程度进行性加重。

（7）无症状性椎动脉狭窄患者，血管狭窄程度 >70%，并发同侧颈动脉闭塞，其供血区由椎动脉代偿分流。

2. 颅内段椎－基底动脉狭窄　ASTIN（the American Society of Interventional&Therapeutic Neuroradiology）、SIR（Society of Interventional Radiology）及 ASNR（American Society of Neuroradiology）这三个组织一致认为：①症状性颅内段血管狭窄 >50%，且内科治疗无效的患者，应行血管成形术，可根据需要辅以支架置入术。②无症状性颅内段血管狭窄患者，目前没有充足的依据支持血管内介入治疗。应给予患者最佳的药物治疗（包括抗血小板和他汀类药物治疗），并密切随访，包括评估患者是否有神经系统症状出现，及常规的无创影像学观察 6～12 个月（如 MRA，CTA），如有必要，随访过程中可行脑血管造影检查。

六、后循环介入治疗的禁忌证

根据目前文献的报道，总结已经发表的对照研究的结果，目前一般认为后循环介入治疗禁忌证包括：

1. 3 个月内有颅内出血。

2. 伴有颅内动脉瘤，并且不能提前或同时处理者。

3. 2 周内曾发生心肌梗死或较大范围的脑梗死。

4. 胃肠道疾病伴有活动性出血者。

5. 不能控制的高血压。

6. 对肝素、阿司匹林或其他抗血小板类药物有禁忌者。

7. 对造影剂或所使用的材料或器材过敏者。

8. 有严重心、肝、肾疾病。

9. 血管迂曲或变异，导管或支架等输送系统难以通过。

10. 目标血管直径 <2mm。

11. 狭窄血管供血区域已建立良好的侧支后循环。

12. 血管病变广泛或狭窄范围过大。

13. 血管炎性狭窄，广泛的血管结构异常。

14. 穿刺部位或全身有未能控制的感染。

15. 没有获得患者或其家属知情同意。

（邹云涛）

第四节　椎－基底动脉血管成形术及支架置入术

一、椎－基底动脉血管成形术

1980 年，Sundt 等首先应用经皮腔内血管成形术（percutaneous transluminal angioplasty，PTA）成功治疗了 2 例基底动脉高度狭窄病例，并取得极好的短期疗效。此后，PTA 开始应用于椎－基底动脉狭窄的治疗。PTA 手术成功率达 90% 以上，短期疗效较好，长期疗效目前还未验证。

由于血管弹性回缩，PTA 术后有 10% 的患者残存严重狭窄（>70%）；PTA 术后脑卒中发病率依然很高。经 PTA 治疗（无论是否辅以支架）的患者，在没有脑卒中发生的基础上，其术后第一年生存率为 88%～93%。PTA 前后并发颅内出血的风险较高，特别是在术后 1 小时内。其他并发症如远端血管闭塞、血管内膜夹层等很难防治，术后再狭窄发生率也很高。椎动脉 V1 段的动脉弹力纤维丰富，对于球囊扩张不敏感，经 PTA 治疗会出现弹性回缩（elastic recoil），造成残留狭窄，辅以支架置入术，可有效解决这一问题。

随着导管及导丝技术的不断完善，PTA 并发症的发病率在不断下降。但由于存在以上问题，目前 PTA 仅作为椎动脉颅外段支架置入前预扩张处理或在分期支架置入术中应用，但在颅内段及基底动脉介入治疗中，是单纯行 PTA 还是行 PTA + 支架置入术目前临床上仍有争议。

二、椎－基底动脉支架置入术

由于药物、外科手术及 PTA 均存在不同缺陷，人们开始探讨椎－基底动脉狭窄的血管内支架置入治疗。血管内支架置入术很早就被用于治疗冠状动脉及周围血管的狭窄病变，并取得了肯定的疗效。1996 年 Storey 等应用血管内支架置入术成功治疗了 3 例 PTA 术后再狭窄的椎动脉起始部狭窄病例。1999 年 Phatouros 等报道了第一例基底动脉狭窄支架置入术治疗病例。此后陆续有支架治疗椎－基底动脉狭窄的报道出现，且疗效较佳：与 PTA 相比，血管内支架置入术治疗有以下优点：①对管腔狭窄的改善程度优于 PTA；②可降低目标血管急性闭塞的危险；③血栓形成及栓子发生率较低；④症状复发率明显降低。

支架治疗有三种方法：①常规支架置入术，即在支架置入前先用球囊进行预扩，这是目前应用最广泛的支架置入方法。②直接支架置入术，在支架放置前不进行球囊血管成形，已在冠状动脉及外周血管狭窄治疗中证实安全可靠，治疗的成功率与常规支架置入术相当，但它可以减少手术费用、手术时间、射线照射时间、造影剂用量及导管用量。对于狭窄程度相对较轻、病变较直、预计球囊扩张式支架可顺利通过狭窄病变的患者，可采用该方法。③分期支架置入术，在球囊血管成形术 1 个月后，再置入支架。对于不稳定（近期引起症状）、溃疡性或高度狭窄的病变，可采用分期支架置入术。

三、技术路线

1. 术前准备

（1）术前3~5天开始口服阿司匹林（100~300mg/d）和氯吡格雷（75mg/d）。如患者需行急诊介入，则静脉给予糖蛋白Ⅱb~Ⅲa抑制剂［如盐酸替罗非班氯化钠注射液0.4μg/（kg·min）］，并同时口服负荷剂量抗血小板药物。

（2）术前6小时禁食、禁水。

（3）术前6小时内行碘过敏试验。

（4）双侧腹股沟区备皮。

（5）除急诊介入外，术前应对患者进行全面的评估，完善各项检查。

（6）准备好急救药物及抢救设施。

（7）获得患者或其家属的知情同意。

2. 椎动脉颅外段手术过程

（1）局部麻醉，常规右侧股动脉Seldinger穿刺，置入6F动脉鞘。全程给予肝素（50~75U/kg）抗凝，监测活化凝血时间（activated coagulation time. ACT），ACT控制在250~300秒。

（2）在0.035in的亲水导丝的引导下送入6F导引导管。若狭窄部位位于椎动脉V1段及V2段中下段，将导引导管头端置于锁骨下动脉；若狭窄部位位于V2段中上部，可将导引导管头端置于椎动脉近端，距病变约3~5cm左右。行血管造影，再次确认病变部位、狭窄程度及性质，并测量病变的长度及直径，选择可能使用的支架型号。

（3）更换0.014in微导丝（或脑保护装置），头端越过病变部位5cm以上。

（4）高度狭窄的病变，支架置入前需行球囊预扩。将球囊沿微导丝送至病变部位，使其覆盖整个病变，略偏向于狭窄的近段。缓慢扩张球囊，压缩斑块，扩张压力则根据球囊张开的形态而定，一般在6~10atm左右。球囊撤回后对患者进行简单的神经功能评价并造影确认血管形态。

（5）沿微导丝将支架送至病变部位，缓慢释放支架，使其完全覆盖病变部位。支架释放成功后，对患者进行神经功能评价。

（6）支架释放后，再次行血管造影，并测量治疗后血管直径。

（7）若支架释放后残留狭窄严重，可行球囊后扩。

（8）撤回导引导管及微导丝（脑保护装置），停用肝素。

（9）采用血管吻合器缝合股动脉壁的穿刺孔；或在术后4~6小时采用动脉C型夹夹闭血管；或术后6小时拔出动脉鞘，人工按压止血15分钟。

3. 椎动脉颅内段及基底动脉手术过程

（1）局部麻醉，常规右侧股动脉Seldinger穿刺，置入6F动脉鞘并全程给予肝素（50~75U/kg）抗凝，监测活化凝血时间（activated coagulation time，ACT），ACT控制在250~300秒。

（2）在0.035in的亲水导丝的引导下插入6F导引导管，超选至椎动脉，将导引导管头端置于椎动脉C2水平。行血管造影，再次确认病变部位、狭窄程度及性质、手术径路，并测量病变的长度及直径，选择可能使用的支架型号。

（3）更换 0.014in×300mm 微导丝，头端置于同侧或对侧 PCA P1 段或 P2 段内。

（4）选择合适的低压球囊预扩。将球囊沿微导丝送至病变部位，使其覆盖整个病变，略偏向于狭窄的近段。缓慢扩张球囊，压缩斑块，扩张压力在 4~6atm 左右。球囊撤回后对患者进行简单的神经功能评价。

（5）沿微导丝将支架送至病变部位，缓慢释放支架，使其完全覆盖病变部位。支架释放成功后，对患者进行神经功能评价。

（6）支架释放后，再次行血管造影，并测量治疗后血管直径。

（7）除非残留狭窄严重，一般不行球囊后扩。

（8）撤回导引导管及微导丝，停用肝素。

（9）采用血管吻合器缝合股动脉壁的穿刺孔；或在术后 4~6 小时采用动脉 C 型夹夹闭血管；或术后 6 小时拔出动脉鞘，人工按压止血 15 分钟。

4. 注意事项

（1）术中密切监测患者生命体征。

（2）大多数患者可行局麻；不能有效配合治疗的患者，可予全麻防止术中躁动。

（3）对于椎动脉颅外段病变，6F 的导引导管可适用于大多数支架置入术。如需使导引导管更可靠地固定，可采用 0.014in 或 0.018in 的双导丝技术，其中较硬的导丝放置到锁骨下动脉远端，起到更好的固定作用。

（4）对于椎动脉颅外段病变，大多数情况下，为防止指引导管弹出锁骨下动脉，指引导管到位后继续将 0.035in 的亲水导丝放置在锁骨下动脉远端，0.014in 微导丝顺利通过病变部位并能提供足够的支撑时再将 0.035in 的亲水导丝撤出。微导丝输送至足够远的位置是十分重要的，这样才能确保它的稳定性。整个操作过程中导丝的头端都应在荧光屏监视范围内，以减少血管穿孔的风险。

（5）处理颅内病变时，导引导管头颅勿顶在 V2 段转弯处血管壁上（极易产生血管痉挛）。若颅内血管严重迂曲，输送球囊或支架则比较困难，导引导管支撑力不足时因反作用力而后退，常在锁骨下或弓上形成绊，影响手术成功率并可增加手术并发症的风险，此时可选择 6F 指引导管外套用 8F 指引导管或 7F 80cm 的长鞘，增加指引导管的支撑力。

（6）颅外段病变球囊扩张的速度一般在 1atm/s 左右，缓慢扩张球囊的目的是使狭窄部分充分扩张，降低动脉壁弹性回缩的发生率，并可充分观察患者的临床表现，减少出血或夹层的发生率。但扩张球囊时间较长存在血流减慢、穿支血管栓塞等风险。对于后交通或对侧椎动脉发育较好的患者，可适当延长扩张时间；反之，应缩短扩张时间，否则易造成远端供血不足及血栓形成。颅内段病变因其血管壁较薄，且血管周围缺乏软组织的支撑，为减少血管破裂或夹层形成，球囊扩张时速度较颅外段慢，根据患者对缺氧的耐受程度，一般在 0.5atm/s 左右。

（7）球囊扩张及支架释放应在透视下完成，以避免球囊或支架发生移位，产生"瓜子现象"。

（8）进行球囊后扩时，支架的骨架可能会影响球囊进入支架，对于开环式支架尤为突出。将导引导管送至支架近端可帮助球囊进入支架。有时后扩球囊会难以从支架中撤回，这可能是由于抽气不完全或支架骨架阻碍造成的。将导引导管向上输送，往往可帮助球囊回撤。

（9）万一脑保护装置不能通过其标准回收鞘收回，可尝试采用造影导管、导引导管或 0.038in 输送系统的球囊将其收回。但笔者行椎动脉支架置入时极少使用脑保护装置。

（10）操作过程中，应密切监测患者的不良反应。特别是在输送导管导丝、扩张球囊及释放支架过程中。如球囊扩张过程中，患者出现疼痛，应立即停止球囊扩张，及时造影评估，并对患者进行神经功能评价。

（11）椎动脉起始处病变常累及锁骨下动脉，支架近段应延伸至锁骨下动脉内 2mm 左右。若支架仅覆盖椎动脉边缘，会增加再狭窄的发生率；若支架伸入锁骨下动脉过多，易导致红细胞机械性破坏。

5. 术后处理　术后患者返回监护病房，监测血压、呼吸、脉氧及心电 24 小时，保持收缩压＜140mmHg。注意观察是否有新出现的神经系统症状或体征，原有的症状体征是否有所加重。若出现新发症状或体征，应及时行头颅 MR 或 CT 检查，排除脑栓塞、颅内出血、急性支架内血栓形成等严重的并发症。

术后应口服氯吡格雷（75mg/d）至少 6 个月，终身服用阿司匹林（100mg/d）。

四、相关技术问题

1. 选择合适的支架类型　由于椎-基底动脉特殊的解剖结构，要求使用的支架具有良好的柔顺性、较强的径向支撑力和 X 线下的可视性。支架类型主要有球囊扩张式支架和自膨胀式支架两种。球囊扩张支架有良好的径向支撑性，但其顺应性及通过性较差，多用于较平直的颅外血管，自膨胀式支架柔顺性较佳，适用于走行迂曲的椎-基底动脉。

支架类型的选择取决于病变的解剖特点和动脉通路的选择。一般来说，椎动脉颅外段常选用径向支撑力较大的球扩式支架，若血管管径过大（如＞5.5mm），亦可选择适用于颈动脉的自膨胀式支架，若病变过于迂曲，则应选择通过性及顺应性强的支架；椎动脉颅内段及基底动脉因其血管迂曲、管壁较薄，常选用通过性好的自膨胀式支架或球扩式颅内专用支架。目前，球扩式冠脉支架及肾动脉支架已被广泛应用于治疗椎动脉颅外段狭窄病变：它具有以下特性：①良好的径向支撑力；②较低的径向回缩率；③较小的外形构造；④可选择的适合尺寸。支架的直径选择原则是颅外段远端正常血管管径的 1.1 倍或颅内段近端血管管径的 0.9 倍。支架的长度应能覆盖病变部位及病变两端各 2mm 左右。

2. 选择合适的手术路径　合适的手术路径的选择对手术的成功率会产生很大的影响，椎动脉手术绝大多数采用股动脉入路，但椎动脉起始处解剖变异较多，血管常迂曲或与锁骨下动脉成角，若经股动脉入路不能使导管导丝可靠固定，可采用经肱动脉入路，快速到达病变部位。在椎动脉起始部成角较大或主动脉弓解剖变异时，选择桡动脉或肱动脉建立动脉入路更好。

基底动脉的狭窄病变，究竟该选择哪一支椎动脉为合适的手术路径，笔者认为应把握以下几个原则：①优势椎动脉；②椎动脉无串联病变；③椎动脉起始部或颅内段弯曲度小，通过性好；④根据两椎动脉的解剖实际，判断哪支椎动脉可能给指引导管提供更强的支撑力。

3. 支架置入前是否要进行球囊预扩　对于高度狭窄的病变，支架置入前行小球囊预扩是必需的。其目的是轻度扩张狭窄段血管，便于支架输送器顺利通过狭窄部位，进而降低支架输送过程中斑块脱落栓塞远端血管的风险。球囊预扩本身仅将狭窄部位的斑块撕开、压扁，及时覆盖支架，导致斑块脱落的风险不大。所选择的球囊长度应能覆盖整个病变，直径应小于病变远端血管的直径。

4. 支架置入后是否需要球囊后扩 支架置入后应慎用球囊后扩，除非残余狭窄严重，否则一般不再进行球囊后扩。球囊后扩张有可能使支架的网眼对斑块形成切割效应，导致小斑块脱落。所选球囊直径应与病变远段血管直径一致。需要强调的是不可采用过大直径的球囊，以免造成血管破裂或内膜夹层形成；球囊过度膨胀还可使斑块从支架中挤出，造成远段栓塞。

5. 椎动脉介入治疗是否需要脑保护装置 椎动脉 PTA 和支架置入术，血管远端栓塞是其风险之一。但椎动脉介入治疗常难于使用脑保护装置，这是由于以下原因：

（1）椎动脉管径相对狭小。

（2）将脑保护装置运送至椎动脉远端在技术操作上相对困难。

（3）椎动脉很少能提供适于脑保护装置放置的平直血管段。

（4）回收脑保护装置时可能出现困难。

所以，对于椎动脉直径 >3.5mm，椎动脉起始部成角较小，且为溃疡斑块的病变，才考虑使用脑保护装置。

6. 置入的支架是否会导致穿支血管或小的分支血管闭塞 支架置入后是否会导致分支血管闭塞是一个重要的问题，目前用于颅内支架的金属丝（钢丝或合金）的直径约80～120μm，金属丝覆盖的主要分支的直径为100～500μm，故由支架金属丝闭塞分支血管的可能性较小，而斑块在 PTA 及支架置入术过程中被挤压进入分支血管开口，导致血管闭塞的可能性较大。术前、术中及术后给予抗凝治疗对于预防血栓形成及血管闭塞有重要作用。

五、双侧椎动脉狭窄或串联狭窄病变

双侧椎动脉狭窄及串联狭窄的 PTA 及支架置入术较为复杂，易发生过度灌注综合征。介入治疗应遵循以下几点：①双侧椎动脉狭窄患者，原则上首先处理狭窄更严重侧的血管；②串联狭窄应首先处理远端病变，再处理近端病变；③术中密切监测血压，术后严格控制血压在 110～130/70～80mmHg 水平；④手术后可适当静滴尼莫地平以缓解脑血管痉挛。

六、如何减少介入手术的并发症

PTA 及支架置入术的并发症有：动脉内膜夹层、血管闭塞、血管痉挛、血栓形成、远段栓塞、血管破裂等。为了避免这些并发症的发生，所选用的球囊直径应比治疗血管的管径小一个尺寸或 0.2mm，在球囊扩张时应尽可能缓慢。采用气压计是必需的，它能使球囊扩张尽量缓慢，防止球囊过度扩张或破裂。

颅内血管管径很小，若损伤血管壁，很容易造成血栓形成，血管闭塞，手术过程中应特别注意动作轻柔，导管导丝头端均应在荧光屏监视范围内。此外，术前术后抗凝治疗也是必需的。后循环介入治疗很少采用脑保护装置，栓子脱落造成远段栓塞也需引起注意，术中应密切观察患者反应，一旦发生栓塞，及时给予降纤药物。术后可行 MRI 检查。

（邹云涛）

第五节 后循环介入治的循证医学证据

一、前瞻性临床试验

近年来随着医学影像学的发展、新材料新技术的运用，椎动脉支架置入术已成为椎动脉颅外段狭窄病变较为成熟的治疗方法，中外文献也大量报道了 VAS 的可行性、安全性、有效性、围手术期并发症及短期随访结果，但无论是最优化的药物治疗、外科手术治疗，还是 VAS 联合最优化的药物治疗，现阶段尚缺乏针对其远期疗效的大规模的随机临床对照试验或荟萃分析结果。目前报道的 VAS 前瞻性研究有三个：2004 年的 SSYLVIA 试验、2007 年的 CAVATAS 试验、2008 年的 VEST 试验。

1. SSYLVIA 试验 SSYLVIA（症状性椎动脉或颅内动脉粥样硬化性病变支架置入术）试验是多中心、非随机化、前瞻性研究，该研究并非专门针对椎动脉颅外段，入组椎动脉颅外段病例数有限，总共只有 18 例，结论是 VAS 手术成功率高，术后 30 天内脑卒中发病率为 6.6%，术后 30 天到 1 年内脑卒中发病率是 7.3%。虽然术后再狭窄率达 35%，但仍有 61% 患者无临床症状。该研究结果仅能说明临床的一些现象，并不能提供有说服力的证据。

2. CAVATAS 试验 CAVATAS（颈动脉和椎动脉腔内血管成形术研究）试验是前瞻性、多中心、随机化对照研究，其中一个亚组比较了症状性椎动脉狭窄血管内治疗与药物治疗的远期疗效。人组的 16 例症状性椎动脉狭窄患者被随机分成 VAS 组 8 例与最优化的药物治疗组 8 例，由独立的神经科医生随访患者，随访时间长达 8 年。8 例 VAS 手术成功率为 100%，其中 2 例出现术中 TIA，30 天内无干预血管区域的脑卒中或死亡。在平均随访时间 4.7 年期间，两组均未发生椎 – 基底动脉的脑卒中，但两组各有 3 例患者死于心肌梗死或颈动脉系统脑卒中，VAS 组另有一例出现颈动脉系统非致死性脑卒中。该研究认为：椎动脉狭窄患者在随访过程中发生心肌梗死或前循环卒中的几率大于再发后循环卒中 VAS 并不优于药物治疗，但是样本量太小，偏差大，并没有大的说服力。

3. VEST 试验 VAST（椎动脉支架试验）是前瞻性、多中心、开放式的随机化对照研究，始于 2008 年，由荷兰心脏基金会支持，荷兰多家医学院神经科参与，现处于实施阶段。拟人组 180 例患者，入组对象是：椎动脉狭窄 >50% 且出现短暂性脑缺血发作或非致残性脑卒中的患者。首要目标是比较症状性椎动脉狭窄 >50% 的患者行最优化的药物治疗与最优化药物治疗 + 支架置入术两组的安全性及有效性；其次是比较两组远期的预后。该试验入组病人数量大，设计严谨，可以期待在不久的将来对药物治疗或是药物 + 支架治疗有个令人信服的结论。

二、介入治疗术后疗效

1. 术后短期疗效 手术的短期目标包括：①成功的临床预后，患者症状获得缓解；②技术上成功（定义为支架放置在合适部位，术后造影残余狭窄 <30%），无围手术期（术中及术后 30 天）神经系统及血管通路上的并发症。

国外文献曾统计了 300 例椎动脉开口狭窄介入治疗的病例，其手术死亡率是 0.3%，围手术期的神经系统并发症是 5.5%，手术成功率高达 95% 以上。而对 170 例远端椎 – 基底动脉血管介入治疗的回顾性研究中，其围手术期的神经系统并发症为24%（80%的并发症发生在急诊椎－基底动脉血管重建术）。

急性脑卒中及串联狭窄患者具有较高的围手术期并发症，并且预后较差。

2. 长期随访和再狭窄评估　对椎－基底动脉狭窄PTA及支架置入术后患者应进行长期随访，观察支架内再狭窄以及患者是否有椎－基底动脉缺血事件的发生。

患者的基础状况、狭窄部位和程度以及随访时间和方法均可影响长期随访结果。在VAS术后随访中，无论是小样本的前瞻性研究，还是大样本的回顾性病例研究，其最突出的问题是狭窄病变处术后再狭窄的问题，文献报道中的术后再狭窄发生率差异很大。随访时间越长，亚急性和慢性支架内再狭窄的发生率就越高。许多随访研究都没有血管造影资料。部分接受血管造影检查的患者是因为他们在支架置入术后出现了新症状，或原症状有所进展。值得注意的是，相当一部分患者其血管再狭窄程度较严重，所表现的临床症状却很轻；而那些症状不稳定的患者，其再狭窄程度反而较轻。症状的持续性、再发性与再狭窄的程度并没有明确相关性。所以在随访过程中仅关注患者的临床表现是不够的，对患者的血管状况进行评价（超声、CTA、MRA等）是必需的，有条件应行血管造影检查。

我们统计了近年来发表的较大样本的椎动脉颅外段回顾性病列研究，平均随访12个月（4~36个月），再狭窄发生率平均为26%（0~48%）。从统计结果中我们认为：椎动脉颅外段狭窄血管成形术及支架置入术手术操作相对简单，手术成功率高，围手术期并发症少，安全性、可行性高，症状缓解率高，但是金属裸支架的术后再狭窄率高，相反，药物涂层支架的术后再狭窄率相对较低，术后再狭窄与症状缓解率并不对称，多数术后再狭窄患者并无临床症状。

椎动脉颅内段及基底动脉狭窄的血管内介入治疗其远期再狭窄率较椎动脉开口低，大约在10%左右（平均随访12~6个月）。综合14个单中心回顾性病例研究中，远端椎－基底动脉血管内介入治疗年脑卒中发病率在3%，越是远端病变，越是复杂病变，其脑卒中发生率及再狭窄发生率就越高。

3. 再狭窄发生的病理机制　支架置入术后发生再狭窄的病理机制是内膜的过度增生和支架内附壁血栓的机化。血管壁发生急、慢性炎症，诱导一系列细胞因子和生长因子分泌，激活各种信号转导途径，使平滑肌细胞增殖、迁移，导致血管内膜增生，管腔缩窄。发生再狭窄的患者，2/3是无症状性的，这是因为由内膜增生引起的再狭窄病变，较动脉粥样硬化而言，其发生血栓栓塞的风险较低。

4. 加速再狭窄的诱因

（1）吸烟：吸烟患者其椎动脉支架术后再狭窄率较未吸烟患者高，亦有文献报道吸烟是椎动脉支架术后再狭窄的独立危险因素。

（2）糖尿病患者，支架置入术后再狭窄率≥30%。

（3）血管直径小，再狭窄的发生率高。

（4）椎动脉开口处病变再狭窄的发生率较高。

（5）病变血管扭曲度大，其术后再狭窄高。

（6）所选择的支架大小不合适，可加速再狭窄。若所选支架尺寸偏大，则可能破坏内弹力膜，促进肌纤维增生。新内膜增生，加速再狭窄。若所选支架尺寸偏小，则可能破坏层流现象，形成一个血流淤滞区域，造成涡流，发生再狭窄。

（7）目前适合椎-基底动脉的神经介入专用器材较少，椎动脉颅外段大多是采用冠脉支架或肾动脉支架。这些支架并不是针对扭曲的椎动脉及坚硬而有弹性的斑块设计的，这从某种程度上可能会增加血管再狭窄的发生率。

5. 椎动脉开口处的再狭窄　椎动脉开口处的解剖组织学特征决定了其有较高的再狭窄发生率。椎动脉管径较小，在扩张后较易发生回缩。椎动脉起始处较为扭曲，PTA 或支架置入术将其不自然的拉直，这会造成内膜损伤，加速再狭窄。此外，椎动脉开口处的斑块常较坚硬，球囊及支架难以将其完全压缩。血管造影椎动脉起始处常与锁骨下动脉重叠，不能很好显像，造成支架难以放置在最佳位置。

椎动脉开口处与冠状动脉、肾动脉开口处一样，具有丰富的弹力蛋白和平滑肌，可在 PTA 及支架置入术后可产生巨大回缩力。研究表明，冠状动脉、肾动脉开口处较其远段更易发生支架后再狭窄。这是因为它们从主动脉直接发出，有较大的切应力，并易在开口处形成涡流。同样，椎动脉起始处常成锐角，其管径与锁骨下动脉相差甚大，与冠状动脉、肾动脉开口一样，再狭窄发生率较高。

不同的回顾性病例研究发现，吸烟、术前病变长度、糖尿病、术前血管高度狭窄、术后残留狭窄大于 30%、血管扭曲度、血管管径、支架类型可能是再狭窄风险相关因素。绝大多数椎动脉起始狭窄患者在支架置入术后症状都能改善，其术后 1 年的症状缓解率在 80% ~ 97% 左右，这与术后再狭窄率并不匹配。其症状改善的原因是支架覆盖斑块防止栓子脱落还是因为血流量得到了改善？目前观点倾向于认为椎动脉起始处狭窄栓子栓塞性疾病要多于血流动力学疾病。

三、药物涂层支架的应用

目前主要有两种药物涂层支架（drug - eluting stents，DES）：西罗莫司涂层支架（sirolimus - eluting stent）及紫杉醇涂层支架（paclitaxel - eluting stent）。药物涂层支架置入术的操作技术成功率已取得理想结果，但对其远期疗效还需要长期随访的资料。

对于再狭窄风险较高的血管病变，DES 可能成为一种有效的治疗工具。一项研究表明，颅内狭窄患者支架置入术后再狭窄发生率有 32%。再狭窄预示着脑卒中再发的风险较高，若再次进行介入治疗会增加患者手术并发症的风险。DES 治疗冠状动脉狭窄已取得了成功，使冠状动脉再狭窄率下降至 5%。近几年，DES 也开始应用于颅内动脉狭窄的治疗。一项研究对 8 名颅内动脉狭窄者进行了 PTA + 药物涂层支架置入治疗。术后一年随访，患者均没有再出现脑缺血事件，血管造影结果显示除一位患者在支架处出现轻度内膜增生（29% 狭窄），其他患者均没有内膜增生表现。这说明 DES 治疗颅内动脉狭窄，远期随访结果要好于普通支架。

采用 DES 也存在一些理论上的风险。如药物会引起血管或脑组织毒性发应，造成动脉瘤等不良后果。动物实验及临床应用结果均证明药物涂层支架是安全的。此外，DES 还存在迟发性内皮化（delayed endothelialization）的可能性，即在支架置入 6 ~ 12 个月之后出现迟发性支架内血栓形成（stent thrombosis），当然普通支架也存在这样的风险。延长联合抗血小板治疗（阿司匹林 + 氯吡格雷联合使用 1 年以上）可预防支架内血栓形成。但最新研究表明，对于伴随广泛的小血管病变或糖尿病的脑卒中患者，联合应用阿司匹林和氯吡格雷的时间延长，会增加颅内出血的风险。

四、展望

脑血管介入技术已经日臻成熟，围手术期并发症也在不断降低，但椎动脉开口处狭窄支架治疗究竟能否预防椎 - 基底动脉系统脑卒中发生，还需依赖多中心随机对照研究的结果而定。

最近的研究并没有足够多的例数来调查基于椎动脉疾病自然史最优化的药物治疗的影响或与椎动脉支架的比较。将来，仍有许多最优化的血管内治疗策略尚未解决，双侧椎动脉狭窄成了临床的一个挑战。与前循环缺血不同，椎 - 基底动脉缺血的症状很难判断是哪一侧导致的。尚不清楚单侧椎动脉支架能缓解临床症状还是有必要行双侧椎动脉支架。锁骨下动脉狭窄并无椎动脉狭窄也能引起椎 - 基底动脉缺血。最近的研究表明，29.9% 的患者并发锁骨下动脉狭窄。很需要知道是否锁骨下动脉狭窄也应该行支架治疗。

另一个重要的问题是支架内的再狭窄问题。与 CAS 较低的再狭窄率不同，VAS 有很高的再狭窄率。关于药物涂层支架的使用其信息量也很有限，虽然最初的报告提示了较低的再狭窄率。目前严格控制适应证、选用适当的支架、控制危险因素、药物预防和新技术新材料的应用可能会降低支架内再狭窄的发病率。

对于动脉粥样硬化性病变而言，治疗的目标是安全、有效（症状可得到缓解或可预防脑卒中发生）、持久。对于椎 - 基底动脉狭窄病变而言，DES 的应用可能会使治疗成果到达一个新的高度。糖尿病患者较非糖尿病患者发生支架内再狭窄的几率高，所以采用 DES 可能会使糖尿病患者受益。

随着对内膜增生和支架内再狭窄发生机制的深入研究，以及材料科学的发展，应用生物降解材料制造的支架治疗血管狭窄病变已成为一种可能。在动脉内膜重塑后逐渐降解为可溶解部件，它可以预防再狭窄。

（邹云涛）

第二十二章 脑血管介入的并发症及处理

第一节 概述

随着技术的发展和器材的改良，血管内介入诊治的适用范围不断扩展，治疗病例的难度不断加大，与血管内介入相关的并发症种类也在不断增加。血管内介入法作一种临床新技术，其并发症的发生率和严重程度是决定其能否在临床广泛开展的一个主要因素。而对于具体病例来说，并发症的发生和处理是否得当，是评判介入操作成败的关键因素，因此，介入医生必须高度重视并发症的预防和处理，才能保证操作的成功和患者的安全。

根据发生部位和累及器官，血管内介入相关的并发症可分为四大类，即系统性并发症、穿刺点并发症，治疗局部并发症以及终末器官（神经系统）并发症（见表 22 - 1）。系统性或穿刺点并发症也可发生于其他介入操作中。而治疗局部并发症和神经系统并发症是脑血管介入所特有的。相对于内膜剥脱术而言介入治疗的并发症发生率较低。但也有一些解剖因素和伴随因素会增加介入治疗的危险性。

表 22 - 1 脑血管介入治疗相关的并发症

系统性并发症	穿刺点并发症	治疗局部并发症	终末器官并发症
心动过缓	血肿形成	血管痉挛	中风
心搏暂停	穿刺点出血	颈外动脉闭塞	TIA
低血压	腹膜后出血	动脉内膜夹层	过度灌注综合征
心肌梗死	假性动脉瘤	动脉穿通	意识丧失
充血性心力衰竭	动静脉瘘	支架内血栓形成	脑出血
肾衰竭	动脉血栓形成	保护伞内血栓形成	癫痫发作
	感染	主动脉弓损害	多发梗死性痴呆
		支架远端成角	
		支架展开不够	

（邹云涛）

第二节 系统性并发症

一、常见的系统并发症

SAPPHIRE 研究表明，脑血管介入治疗可以引起心脏并发症。围手术期心肌梗死的发生率为 2.6% 。导管或导丝进入主动脉弓、心腔或颈动脉壶腹内均可诱发心律失常。由于在颈动脉分叉处实施球囊成形或支架置入术时对血管壁的牵拉和扩张，刺激压力感受器，导致迷走神经张力增加，可导致低血压、心动过缓、甚至心搏暂停。心律失常在治疗先天性颈动脉分叉部狭窄时更容易出现。这些系统性并发症在内膜剥脱术时也可发生，尤其在切开颈内动脉壶腹部的过程中，但其严重程度较轻，持续时间也较短。由脑血管造影或介入治疗诱发的心律失常有时可进一步导致充血性心力衰竭或心肌梗死。另外，过多使用造影剂引起血浆渗透压改变也可引起或加重充血性心力衰竭。过量使用造影剂还能诱发严重肾功能不全或肾衰竭。因此，实施颈动脉介入治疗或脑血管造影时，一次操作造影剂的总量最好不要超过150ml。对于心肾功能异常的患者，造影剂的用量更应严格控制。

二、系统并发症的处理方法

1. 心动过缓和心跳骤停的防治方法　在早期颈内动脉介入治疗时，实施介入治疗前常为患者安置临时心脏起搏电极。Harrop 等研究表明，术前安置的临时心脏起搏电极，有62% 在介入操作过程中启动。但这一应对措施本身也会带来并发症，有报道称临时心脏起搏电极穿通心壁后可导致死亡。因此，如有必要，应随时准备好临时心脏起搏器（包括血管鞘、临时心脏起搏电极及起搏器），以备及时启用。永久性心脏起搏器仅限于特殊病例（如本身有病窦综合征或心动过缓的患者）。如果心律失常能及时得到处理，很少需要实施心脏起搏。在球囊扩张前给予0.5mg 或 1.0mg 阿托品往往能预防或减轻心动过缓的发生，一般建议使用0.5mg 即可。阿托品应在球囊扩张前 1 分钟静脉推注。对于有心动过缓以及正在服用 β 受体阻滞剂或地高辛的患者，注射阿托品后有时会出现心率急剧增快的反应。而这些患者球扩后心率减慢的反应往往较为明显，因此应适当加大阿托品的用量（1.0mg）。内膜剥脱术后发生颈内动脉再狭窄的患者，由于手术已切断了血管壁上部分迷走神经分支，因此这些患者在球扩时一般不会出现严重心律失常和低血压反应。因此术前可不给予阿托品，但应将阿托品抽取备用。已经置入永久心脏起搏器的患者，不需要降低迷走张力，因此球扩前也无需给予阿托品。但这些患者有时会出现低血压，必要时应给予适当干预。

2. 围手术期低血压处理　颈内动脉介入治疗后发生的低血压大多与心动过缓有关。但在某些血管成形或支架置入病例，血压的下降可能较心率下降更明显，同时，低血压持续的时间也较心动过缓长。对于这些患者，可先用阿托品治疗心动过缓。另外，可以考虑加大输液量，因为低血容量往往使血流动力学反应更显著。根据情况，操作过程中或术后短期可使用血管收缩药物。常用的缩血管药物有去甲肾上腺素和多巴胺等，应根据血压的监测情况决定药物的使用剂量和使用时间。一般情况下，应使收缩压保持在100mmHg 以上。如患者同时有其他症状（由于脑或心肌低灌注引起），可适当再调高血压。多数情况下，血管收缩药物仅需在术后数小时内使用，个别情况可能要延续到 24 小时或更长时间，一些学者所做的颈动脉支架患者术后应用升压药物最长达 2 周左右。部分患者需要临时终止抗高血压治疗，或出院时减低抗高血压药物的剂量。在支架置入术后约 2 周血压一般会恢复到术前水平。因此，术后 2 周内定期血压监测、适时调整降压药物是非常重要的。

3. 术后高血压的处理　在内膜剥脱术中常见到剧烈而持续的血压升高，在颈动脉介入治疗中这种情况并不多见。如果出现血压急剧升高，需要积极干预。因为颈动脉介入治疗后颅内出血的发生率高于内膜剥脱术。应将收缩压控制在 150mmHg 以下。患者发生心动过缓或低血压一般多在操作过程中，术后如果血压仍高，也应积极予以控制。研究表明，术前基础血压偏高的患者围手术期并发症也较高。

4. 其他系统并发症的处理　介入操作还会出现其他一些系统并发症，包括感染和肾功能损害等。如果患者有全身感染的指征，应给予相应的抗生素。如果出现肾功能损害，可给予输液等处理。

（邹云涛）

第三节　穿刺点并发症

一、概述

根据文献报道，脑血管介入治疗的许多并发症都与穿刺点有关。常见穿刺点并发症包括皮下出血（血肿）、假性动脉瘤、动静脉瘘、血管夹层形成、血管撕裂、下肢动脉血栓形成、腹膜后出血、神经损伤、穿刺点感染等。这些并发症的产生与介入操作的复杂程度有关，也与穿刺方法、穿刺血管、穿刺点选择、穿刺次数和器材等有关。常规血管造影的穿刺点并发症在 2.0% 左右，而颈动脉介入治疗的穿刺点并发症大约在 5% 左右。

早期介入治疗是采用血管切开法实施的。因为损伤大，切开部位并发症高，操作复杂等缺点，极大地限制了早期介入技术的发展。之后发展了针外导管法和针内导管法。1953 年，Seldinger 创立了安全穿刺技术（Seldinger 法）。这种技术显著减少了穿刺点的损伤程度，明显降低了穿刺点并发症。目前除了特殊大血管介入治疗外，基本采用这种穿刺法。

介入治疗入路的不同也会影响到穿刺点并发症的发生。由于股动脉管径较大，可放置较大管径的血管鞘，手术操作视野开阔而为绝大多数介入治疗所采用。而选择合适的穿刺点和娴熟的穿刺手法是减少穿刺点并发症的重要因素。选择正确的穿刺点应充分考虑患者的身高、体型、胖瘦、下肢有无畸形、血管的韧性等诸多因素。一般右利手操作者选择右侧股动脉为穿刺部位。操作人员必须在术前准备阶段触摸腹股沟动脉搏动情况，以排除明显的血管狭窄、硬化和闭塞。如怀疑穿刺点血管有病变，可考虑用 B 超进一步明确，也可选择对侧为入路。对于右侧下肢截肢、严重畸形、曾实施疝气修补术、穿刺部位有皮肤感染或血管明显硬化的患者，也应考虑经左侧股动脉或上肢动脉为穿刺点。

一般认为穿刺点并发症应控制在 10% 以下，而严重并发症更应控制在 5% 以下。这一比例是针对波立维充分抗凝并使用 6~8F 血管鞘而言。穿刺点血管正常、穿刺技术精确、穿刺点处理良好是介入治疗顺利实施的基本保证。有许多学者主张介入治疗后使用血管缝合器。尽管文献报道使用血管缝合器的并发症少，但这种器械有时会引起额外的并发症，严重时可能导致截肢。

对于脑血管介入操作而言，若血管没有异常，左右股动脉作为介入治疗的入路应该没有明显差异。如果患者有严重腹主动脉狭窄或双侧髂动脉狭窄，应考虑使用肱动脉作为介入入路。未经治疗的腹主动脉瘤也应使用肱动脉入路。使用交换导丝和无血流控制装置的大型号血管鞘容易引下肢动脉血栓。

经肱动脉入路实施颈动脉支架置入术已经有成功个案报道。这一入路虽然操作距离短，但操作角度往往不够理想。因此，必须仔细研究主动脉弓造影结果以判断肱动脉入路的可行性。一般选择没有锐角的入路。当对右侧颈动脉分叉部实施介入治疗时，左侧肱动脉一般为较好的入路，这样可以使导丝沿主动脉弓上缘先下行后上行进入右侧颈动脉，导管在主动脉弓内走行数厘米后进入无名动脉，这样导管可保持一定张力。肱动脉入路常采用渐进式球扩法以避免血管撕裂。左侧颈动脉狭窄的患者两侧肱动脉入路均可考虑。由于左侧颈总动脉开口与无名动脉或左锁骨下动脉开口之间距离较短，这样使进入左侧颈总动脉的通路形成一个发卡样迂回。当左侧颈总动脉发自无名动脉时，应考虑以右侧肱动脉为入路。

二、常见穿刺点并发症和处理方法

1. 穿刺点出血　穿刺点出血是经股动脉介入治疗最常见的穿刺点并发症。实施血管介入操作的患者，术后需要输血者在 1.8% ~ 6.5% 之间。与穿刺点出血有关的常见因素见表 22 - 2。

表 22 - 2　影响穿刺点出血的因素

女性	体重过轻
高血压	肥胖
置鞘时间过长	肝素用量较大
血管鞘直径较大	同时使用溶栓药物
高龄	

在开展脑血管造影或介入治疗时，使用 6F 导管比使用 7F 或 8F 导管的穿刺点并发症要低（大约在 1 : 2 之间）。而一些研究报道，血管鞘的直径似乎与穿刺点并发症关系不大。在实施颈动脉成形或支架置入术后停止使用肝素一般对介入治疗的效果没有明显影响，但可显著降低出血的发生。因此，建议术后尽早拔除血管鞘。有些介入治疗术前或术中需要使用血小板糖蛋白 II b/III a 受体抑制剂（如阿昔单抗，替罗非班），这时应适量减少肝素用量（70IU/kg）。

穿刺点附近如果出现了突出性包块，提示可能发生了血肿。然而，在较肥胖的患者，血肿发生后局部可能没有明显变化。穿刺点出血的治疗应根据出血量和有无继发血流动力学改变而定。少量出血可以使用机械压迫法处理，有的需要使用反转血液低凝状态（去肝素化）。如果在使用这些方法后穿刺点出血仍没有控制。应考虑进一步的介入治疗或用外科方法止血。

如果有出血并发症的患者正在使用阿昔单抗，可以输注血小板，一般这种新输注的血小板不受原先已经与血小板结合药物的影响。但这一原则不适用于小分子血小板糖蛋白 II b/III a 受体抑制剂，如依替巴肽，替罗非班等。因为这些小分子是竞争性受体抑制剂而不是与受体紧密结合的受体。因此血液中存在的未结合药物可以再作用于输入的血小板。但这些药物的半衰期较短，其抗血小板的作用在数小时后即开始减弱。

2. 腹膜后出血　文献报道介入操作后发生腹膜后出血的发生率在0.12% ~0.44%之间。股动脉高位穿刺（如穿刺点越过或接近腹股沟）或股动脉后壁穿通均明显增加腹膜后出血的几率。穿刺者熟悉腹股沟附近血管及其他解剖结构，对于选择合适的穿刺点并减低腹膜后出血的发生率是非常有益的。穿刺点应选择在股骨头中1/3对应的股动脉。

腹膜后出血的临床症状包括低血压、腹部膨隆和饱满、下腹部疼痛等。腹、盆腔 CT 扫描或 B 超探查往往能确诊腹膜后出血。如怀疑有腹膜后出血，应立即停止使用抗凝剂并使血液去肝素化。如患者有低血容量表现，应根据情况输注晶体液体、血液成分或全血。如果腹膜后出血引起明显血流动力学改变，可通过对侧股动脉行紧急血管造影以明确出血部位和程度。如造影中发现有活动性出血，可以使用球囊压迫止血，这一方法往往能使患者情况迅速稳定下来。如长时间球囊压迫仍然不能终止出血，可考虑放置带膜支架以封闭出血点。如以上方法均告失败，应及时用外科方法开放止血。

一旦确诊腹膜后出血要立即给予平卧位，腹胀严重者给予插胃管达到胃肠减压的目的，必要时可给予灌肠处理。可根据情况使用止血药物。同时及时行交叉配血，快速补液、以扩充血容量，并根据情况给予输血。如果有条件应该监测中心静脉压，而后根据监测结果调整输液、输血的量及速度。

腹膜后血肿可分为稳定型和扩展型，稳定型常是小血管破裂引起，易局限并停止。此型血肿大小无变化或逐渐缩小，血肿无波动。在给予输液或输血后生命体征可逐渐趋向平稳。稳定型血肿多采取保守治疗。扩展型血肿常由于大血管破裂，血肿迅速扩散到腹膜后间隙，动态观察时可见血肿逐渐增大，血肿呈现明显的波动性，患者生命体征不稳定，血压持续性下降，心率增快、脉搏减弱等。此种类型要尽快采取手术治疗。因腹膜后血肿压迫刺激腹腔神经丛，腹痛是最常见的症状，部分患者可有腹胀、腰背痛、肠鸣音减少，血肿巨大或有血液渗入腹腔者可有下腹部腹膜刺激征。在诊断时要注意与急腹症鉴别。同时因病情突然变化，患者常极度恐惧、紧张，应及时对患者做好耐心、细致的解释工作，尽量使患者情绪稳定。对一些过于恐惧和紧张的患者可适当使用镇静剂。但是要注意尽量使用对血压无影响或影响较小的药物。

3. 假性动脉瘤　如出血后血肿与管腔之间有血流交通，就形成一个假性动脉瘤。文献报道，介入操作后实施常规超声探查发现假性动脉瘤的发生率高达6%。股动脉低位穿刺（穿刺点位于股浅动脉或股深动脉）可明显增加假性动脉瘤的发生率。其他与假性动脉瘤相关的因素包括女性、年龄大于70岁、糖尿病和肥胖。

出现假性动脉瘤的患者往往在介入操作数天后有穿刺部位疼痛感。局部检查可以触摸到有波动的液性包块，听诊时可闻及收缩期血管杂音。假性动脉瘤的治疗方法要依据瘤体的大小、严重程度以及是否继续要抗凝治疗而定。对于直径小于2cm的假性动脉瘤，一般会自发消失，临床仅需密切观察其有无变化。较大的假性动脉瘤可采用超声定向压迫、经皮凝血酶/胶原注射、动脉瘤弹簧圈栓塞或带膜支架置入等方法治疗。这些方法无效时考虑用外科修补法治疗。下面介绍假性动脉瘤的处理方法。

（1）延长压迫时间：轻微的假性动脉瘤，可以通过延长压迫时间进行治疗。压迫的过程中，要注意观察足背动脉的搏动情况。

（2）超声定向压迫法：1991年，Fellmeth等报道了超声定向压迫法治疗股动脉假性动脉瘤。这种方法治疗假性动脉瘤的原理是，在超声定向下压迫动脉瘤颈部，使瘤体内形成血栓，达到阻断瘤腔与管腔之间交通的目的。据文献报道，这一方法的成功率在55%～90%之间。虽然多数病例都可用这种方法成功治疗，但这种方法也有局限性。实施这种操作耗时费力。压迫时间一般在10～300分钟之间，平均为30分钟。在实施过程中，因为会引起患者不适和疼痛，往往需要给予镇痛和镇静剂。如果操作后患者仍需抗凝治疗，则患者发生瘤体破裂和动脉瘤再发的可能性增加。因此必须密切观察治疗部位有无变化以及全身状况。影响治疗成功率的因素包括肥胖、瘤体过大、使用抗凝药物以及压迫时患者反应明显等。穿刺部位有感染、血肿压力高或下肢有明显缺血症状时不应使用压迫法。

（3）超声定向凝血酶注射法：在超声引导下将凝血酶注射到假性动脉瘤内也是一种有效的方法。尽管这种方法早在1986年就已经被用来治疗假性动脉瘤，直到最近这种方法才被广泛认可。文献报道，在超声定向下注射牛凝血酶（500~10 000U）治疗股动脉假性动脉瘤的成功率约在86%~97%之间。凝血酶注射法的一个潜在危险是注射的凝血酶可能进入到循环血液中引起肢体远端血栓形成。文献中已见到多例患者在凝血酶注射后发生了肢体远端血栓形成。在注射时将针头背对着瘤颈可以降低凝血酶进入血管腔的可能性，从而减少下肢动脉血栓发生的几率。另一种能有效减少下肢动脉血栓形成的方法是，在注射时用球囊临时封闭动脉瘤在血管上的开口。用这种方法治疗假性动脉瘤也有多例报道。其操作过程是，经对侧股动脉穿刺成功后，将与治疗血管管径相当的球囊释放到动脉瘤开口处，这时股动脉内的血流被阻断，进出动脉瘤的血流也同时被阻断。然后再将凝血酶注射到瘤腔内而不会发生远端血栓形成。另外，球囊对血流的阻断也有利于瘤腔内血栓形成，减少凝血酶的用量。在实施凝血酶注射法治疗假性动脉瘤时，对于曾使用过凝血酶或牛血清蛋白的患者有发生交叉过敏反应的可能。这些过敏反应可表现为低血压、心动过缓、凝血因子抑制因子形成等。因此有牛血清蛋白应用史的患者应作皮试以排除发生严重过敏反应的可能。

（4）胶原蛋白降解物注射法：经皮注射胶原蛋白降解物治疗股动脉假性动脉瘤是一项新技术。2002年Hamraoui首次报道了经对侧股动脉造影指导下，将牛胶原蛋白注射到假性动脉瘤的瘤腔内。这一技术的成功率高达98%。这一方法的优点是瘤颈部胶原栓子脱落发生的比例很低，也没有发生交叉过敏反应的报道。缺点是要经对侧股动脉造影，而且需使用较大的血管鞘。

（5）带膜支架法：用带膜支架法封闭股动脉假性动脉瘤也有多项研究报道。Weigand报道了用带膜支架法成功治疗32例假性动脉瘤患者。Thalhammer等报道了用带膜支架法成功治疗16例假性动脉瘤患者。当假性动脉瘤发生在股动脉分叉处时，一般不适合使用带膜支架治疗。因为这一部位释放支架有导致其中一支血管闭塞的可能。在股动脉放置支架后，这个部位以后将不能再作为介入治疗的入路。带膜支架置入后有发生支架内血栓形成及血管闭塞的可能，对于股动脉血流量小的病例这种可能性更大。

（6）弹簧圈栓塞法：用弹簧圈栓塞法治疗假性动脉瘤也有成功的病例报道。Waigand等报道了12例用弹簧圈封闭动脉瘤与动脉之间的通道。对于窄颈动脉瘤，可通过3F的Tracker导管释放0.014in的弹簧圈（3mm×40mm），瘤颈较宽大时，可用较大的弹簧圈（0.35in，6mm×30mm）通过5F造影导管释放。弹簧圈栓塞法是一种有效治疗股动脉假性动脉瘤的方法，缺点是操作过程有时很耗时。另外，如果弹簧圈填塞不紧密，在弹簧圈之间还会有一定血流。如果弹簧圈放置很浅，有时会引起填塞局部的不适和表面皮肤坏死，部分病例弹簧圈逸出可导致远端血管的栓塞。

（7）外科修复：目前用外科方法修复假性动脉瘤已大多被非手术方法所替代。外科手术尽管非常有效，但常常会伴随一些外科性并发症，如术后治疗部位不适、瘢痕、伤口感染、费用增加以及住院时间延长等。目前国外一般在非手术法失败后才采用外科法进行修复。

4. 动静脉瘘　动静脉瘘的产生是由于穿刺针同时穿过股静脉和股动脉，当拔出血管鞘后在动脉和静脉之间形成了瘘道。文献报道血管内介入操作后动静脉瘘的发生率约为

0.4%。穿刺点过高、过低或偏内侧，多次穿刺尝试以及凝血时间过长均会增加动静脉瘘的发生几率。动静脉瘘形成后可能于术后数天后才出现临床症状。动静脉瘘在临床上一般表现为穿刺部位持续存在的来回性血管杂音。在有些情况下，由于静脉扩张，下肢出现水肿或压痛，个别严重情况下，会发生供血不足或盗血现象。彩色多普勒血流检查可辅助确诊动静脉瘘。

大多数由穿刺引起的动静脉瘘都较轻，不会对血流动力学产生明显影响，并可自行缓解。有症状的动静脉瘘需封闭治疗，以防止血液分流加重，引起下肢水肿、疼痛和坏死等症状。用超声定向压迫法或带膜支架封闭瘘道开口均为可行的方法。1994 年，Uhlich 报道了一例用带膜支架成功封闭严重动静脉瘘。Waigand 也报道了用带膜支架治疗 21 例动静脉瘘患者。带膜支架治疗动静脉瘘的一个明显并发症是支架内血栓形成的比例较高（12% ~17%）。

也有用弹簧圈栓塞技术治疗动静脉瘘的小样本报道。但是，这方面的技术还不很成熟。在经皮介入治疗不成功的情况下，可以考虑用外科手术的方法修复动静脉瘘。

5. 下肢缺血　穿刺的股动脉或其分支血管发生血栓形成的比例很低，文献报道一般不超过 1%。发生下肢动脉血栓的危险因素包括在相对较小的动脉使用较大的血管鞘和导管（导管动脉不匹配），患者有原发性血管疾病、高龄、心肌病以及存在血液高凝状态（如血液中蛋白 C 或蛋白 S 缺乏，存在狼疮性抗凝物）等。另外，血管夹层或痉挛也会诱发下肢动脉血栓形成。

下肢动脉血栓形成的典型临床表现为下肢缺血症状（五 P 症）：疼痛、皮肤苍白、麻木、无脉、皮温低。通过详细体检常常能发现下肢缺血，双功能多普勒往往能确诊下肢动脉血栓。如果患者在介入操作后出现下肢缺血症状，应及时行血管造影以明确下肢缺血的解剖学基础。如发现有动脉血栓形成，可以实施球囊扩张术以使血流恢复再通，在球囊扩张后可选择注射溶栓药物、置入支架或血栓旋切等方法。同样，如果这些介入方法失败，也可考虑用外科的方法切除血栓并行血管再建。

6. 血管夹层形成　介入操作后发生医源性股动脉或髂动脉夹层形成的发生率在 0.01% ~0.4% 之间（图 22 -1）。穿刺部位动脉夹层形成也可诱发下肢远端缺血、假性动脉瘤和动脉血栓形成。如怀疑有动脉夹层形成，最好是行血管造影以明确夹层形成的部位和程度。动脉夹层形成的治疗方法包括球囊血管成形术和血管内支架置入术。如果较为明显，限制了局部血流通过，也可考虑用外科修复法进行治疗。穿刺造成的向夹层如远端未穿通可不予特殊处理，短时间内观察如破裂口附近无血栓形成，夹层一般可自行闭合。

7. 感染　文献报道介入操作后，穿刺点感染的发生率在 1% 以下。穿刺点感染最常见的病原微生物是金黄色葡萄球菌和表皮葡萄球菌。热源效应一般在介入治疗数小时后出现，表现为发热、寒战和昏睡。有感染指征时，应根据患者情况选用合适抗生素进行治疗。必要时应行病原微生物培养和药敏试验。

8. 上肢穿刺相关的并发症

（1）桡动脉穿刺相关的并发症：桡动脉穿刺的优点是操作后很容易止血，因为桡动脉较为表浅，短时压迫后患者即可正常活动。在行桡动脉穿刺前，必须做 Allen 试验（Allen试验可用来判断手部的桡尺动脉循环情况，具体操作是：嘱患者用力握拳，术者在腕部以上2cm 处同时用力压迫桡动脉及尺动脉，然后嘱患者快速松开握紧的拳头，此时患者手部因缺血而呈苍白状，然后术者松开对患者尺动脉的压迫，开始观察患者手部皮肤恢复红润所需时间，>10 秒则为 Allen 试验阳性，说明手部的尺动脉 - 桡动脉循环不足，Allen 试验阳性者不合适行同侧上肢的桡动脉穿刺及置鞘），以排除介入治疗时由于桡动脉血流阻断引起手坏死的可能。桡动脉作为脑血管介入治疗的缺点是动脉管径太小（只可置入 6F 及 6F 以下的血管鞘）。因此可作为脑血管造影、椎动脉及颅内段血管介入治疗的入路，在做颈动脉介入治疗时使用较少。

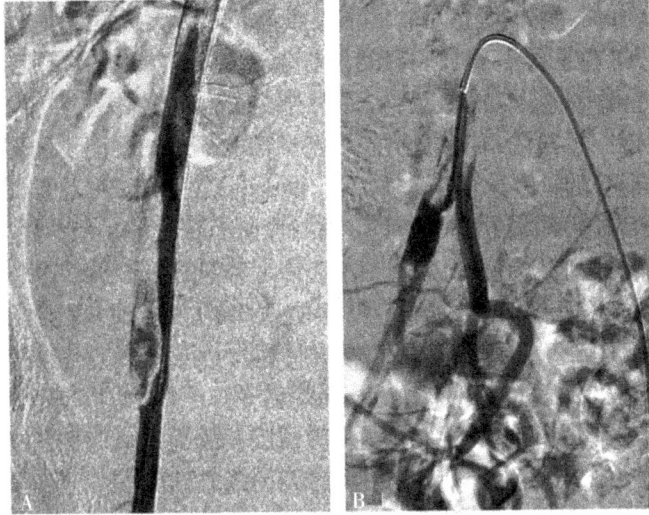

图 22 - 1　股动脉夹层

A. 股动脉夹层；B. 股动脉夹层导致髂外动脉次全闭塞

（2）肱动脉穿刺相关的并发症：早期的心脏介入操作多采用肱动脉切开法进行。自从 Seldinger 技术在临床开展以来，以肱动脉为入路的方法多为股动脉穿刺所替代。目前只是在髂动脉或下腔动脉有病变时才采用肱动脉入路。文献报道肱动脉入路较股动脉入路的穿刺点并发症约高 4 倍（0.96% vs 0.22%）。肱动脉穿刺最常见的并发症包括出血、血栓形成、假性动脉瘤形成及臂丛神经受压等。与股动脉穿刺相比，肱动脉穿刺血栓形成相对于出血的比例更高。如果介入操作后发现患者脉搏消失或有其他缺血表现，应及时行超声或造影检查。确诊有血栓形成的患者可行血管内溶栓或血栓旋切术。如造影发现有内膜夹层形成，需行球囊血管成形术或支架置入术以恢复血流。同样，如果介入手段不能解决，也需要外科修复。

9. 血管吻合设备相关的并发症　应用血管吻合设备的目的是促进介入的后止血，缩短患者制动时间，减少住院日期。根据文献报道，目前所使用的血管吻合设备均能达到上述目的。然而，这些血管吻合设备并不能降低穿刺点并发症，此外，还会带来一些额外并发症。

在美国弗吉尼亚州 Lynchburg 总医院所做的一项大样本研究表明，股动脉穿刺后使用血管吻合设备的技术失败率为 8%，出血发生率为 0.2%，假性动脉瘤发生率为 0.5%，动脉狭窄发生率为 1.4%，感染发生率为 0.2%，需要外科修复者为 1.6%。其他大样本研究也表明使用血管吻合设备的止血效果与手工压迫的效果相当，而使用血管吻合系统的并发症较高。

10. 压迫设备相关的并发症　目前国内介入治疗多采用人工压迫的方法，个别医疗机构使用了机械压迫法。常用的机械压迫法有 C 型钳压迫法和充气囊压迫法。机械压迫法优点是解放了医生及费用相对血管缝合装置低廉，缺点是压迫物随患者的活动易移位，同时压迫后不方便观察出血情况。而且研究表明机械压迫的局部出血发生率较高,有时还需要转换为传统的压迫方法,而且压迫时患者往往有明显的不适症状。

(邹云涛)

第四节　介入治疗局部和周围血管的并发症

目前报道的脑血管病介入治疗局部的常见并发症有十多种,这些并发症有的无关紧要,如颈动脉分叉部位支架置入术后出现的颈外动脉闭塞,一般不会产生明显的不良反应。而有一些治疗局部的并发症则会产生严重的后果,有的甚至是致命性的,如颈动脉穿通或远端动脉夹层形成。

1. 颈外动脉闭塞　在接受颈动脉分叉部支架置入术的患者,由于支架跨过颈外动脉开口,因此许多患者术后会出现颈外动脉闭塞。目前还没有关于颈外动脉闭塞后有任何不良反应的报道。不过,颈外动脉闭塞后,如果将来本侧的颈内动脉需要介入治疗,导引导丝将无法再放置在颈外动脉内。由于不产生明显的不良反应,颈外动脉闭塞无需任何治疗。

但有种情况例外,处理同侧的颈内动脉窦部病变时,支架需覆盖颈外动脉开口,而对侧的颈总动脉已发生闭塞,同侧的颈外动脉通过面部血管及对侧眼动脉为对侧颈内动脉颅内段提供血供时,需注意保护同侧的颈外动脉免发生闭塞,一旦发生同侧颈外动脉的严重狭窄或闭塞,这时可通过颈内动脉支架的网孔行颈外动脉的球囊成形术或支架术。临床上有患者因双侧颈外动脉发生闭塞后相应供血组织出现缺血的表现,如牙龈萎缩、舌部的味觉减退、面部特别是鼻尖在寒冷天气易发生冻伤等。

2. 血管痉挛　一般血管痉挛多发生于介入操作的血管或其远端分支。最常见的血管痉挛发生于颈内动脉(图22-2)。容易发生血管痉挛的部位包括支架释放处的远端,在一些严重情况下,这种血管痉挛会导致血流的完全阻断。血管痉挛也可由于导管末端的刺激引起,但这种情况相对较为少见。另外,脑保护装置放置的部位也是血管痉挛发生的常见部位。一般放置支架处不会发生血管痉挛。如果判断支架置入处发生了血管痉挛,往往是将其他情况如血管夹层形成等误判为血管痉挛。

血管痉挛有时会引起严重的后果。严重的痉挛有时需和动脉夹层形成,脑保护装置内血栓形成以及支架内血栓形成相鉴别。因此当判断一旦有严重的血管痉挛发生且介入治疗还需继续进行,必须立即进行处理。可直接经导管将硝酸甘油注射到颈动脉内(500μg 硝酸甘油溶解于 10ml 生理盐水中,取 2ml 含 100μg 硝酸甘油一次注射)。每隔5分钟可以追加一次注射。注射前后必须对患者的血压和心率情况进行监测,以防止低血压的发生。如果痉挛的动脉血流明显减少,可考虑额外给予肝素或使用血小板糖蛋白Ⅱb/Ⅲa 受体抑制剂。如果血管痉挛发生时介入治疗已经结束,应及时退出脑保护装置,一般由于脑保护装置刺激血管壁导致的血管痉挛,脑保护装置撤除后血管痉

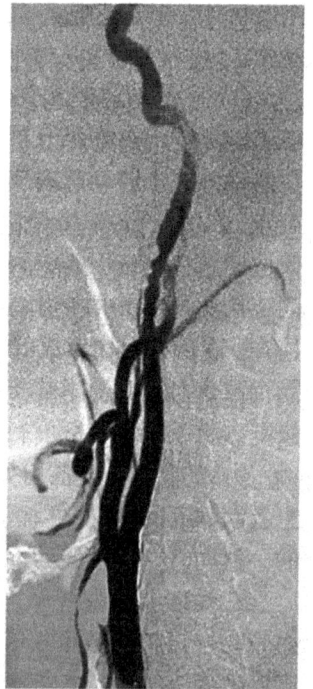

图22-2　颈动脉支架置入后出现血管痉挛

挛可逐渐自行缓解。

3. 颈动脉穿孔 在介入治疗过程中发生动脉穿孔的情况比较少见。发生动脉穿孔往往是由于对治疗血管的过度扩张。由于颈动脉分叉部位的狭窄往往都伴有明显的钙化，有大块的斑块，有的形如硬板。因此这种狭窄血管在实施较高压力的球囊扩张时，有发生破裂和穿孔的可能。因此，多数的介入医生在执行支架置入术后扩时，在允许的范围内，一般选用稍小的球囊。这种选择一方面可以减少支架处斑块的脱落，另一方面也可减低血管撕裂或穿通发生的几率。一旦发生严重的血管破裂或穿通，可置入带膜的自膨胀支架，或行外科的开放修补。

4. 动脉内膜夹层形成 动脉内膜夹层形成的好发部位与血管痉挛的好发部位基本相同。内膜夹层形成发生的可能原因包括对治疗血管的过度扩张，治疗部位远端未被支架覆盖的斑块受到挤压，以及由于脑保护装置释放以后移位引起的血管损伤。轻度的动脉内膜夹层如果不引起明显的管腔狭窄，在动脉内壁没有明显的造影剂滞留现象，可以不需要特殊处理。如果判断有轻度的动脉内膜夹层形成，应暂停介入治疗，数分钟后行动脉造影，以判断夹层有无变化。如果造影提示管腔内流受到影响，应考虑给予额外的抗凝治疗或血小板糖蛋白Ⅱb/Ⅲa受体抑制剂。如在颈动脉分叉部发生了严重的动脉夹层，应考虑使用支架治疗。一般选择直径稍小，长度稍短的支架放置在夹层发生处。一般不采用较长的支架覆盖原先的支架。在跨过颈动脉分叉部释放支架后，由于支架贴壁性欠佳，在作评估造影时往往会看到类似于动脉夹层形成的血流现象。对于这种情况应从不同角度进行造影详细评估，以免引起误诊。

5. 颈动脉支架内血栓形成 如果颈支架释放后没有充分展开，则支架内容易发生血栓形成。因此，在多数情况下支架置入后要进行后扩，以保证支架扩张到最低的限度。引起支架内血栓形成的其他原因包括支架近端或远端的结构性异常，或患者存在血栓形成的诱因。颈动脉支架内血栓发生率很低，国外有零星报道，可能和一些术者在颈动脉支架术中选用的球囊直径偏小有关，但有些学者在＞2 000例的颈动脉支架经验中，未发生颈动脉支架内血栓。如果血栓发生，应立即再次测定凝血时间，根据测定结果调整肝素的用量，必要时使用血小板糖蛋白Ⅱb/Ⅲa受体抑制剂。如果是在脑保护装置已经释放的情况下发生支架内血栓形成，脑保护装置也可能是引起血栓形成的原因。这时，应将脑保护装置放在原位，将一根长100cm或125cm的5F直端或弯端导管放置到支架近端对支架内段和保护装置近端进行抽吸。可将抽吸导管沿着0.014in导丝推进。如果完全抽吸后血栓仍然存在，可将2mg t-PA溶于5ml生理盐水中冲洗血栓。也可以考虑用机械溶栓的方法进行治疗。

6. 支架移位 支架移位主要与支架和扩张压选择不当有关。选择的支架过小，或扩张压力不足，使支架展开不充分，未完全贴壁，这时支架容易移位。另外在治疗串联病变放置多个支架时，若先放置近端支架，在放置远端支架时介入材料通过近端支架时可能会引起近端支架移位。

7. 血流过缓 血流过缓的发生几乎无一例外的与支架的形态异常有关，不管是近端还是远端。解决问题前应保证管道通畅。血流过缓可能是由于支架的近端或远端发生了内膜夹层，血管痉挛，血管闭塞，支架内发生了不完全血栓形成或有较大的栓子。

8. 保护伞内血栓形成 常用的脑保护装置有两种，一种是球囊保护装置，一种是滤过保护装置。球囊保护装置在释放支架或扩张血管时需要阻断血流。而滤过装置在介入治疗过程中打开但不阻断正常血流。因此，如果滤过装置（保护伞）释放后，出现血流阻断或血流缓慢，则可能发生了保护伞内血栓形成。如果明确保护伞内有血栓形成，应该保持保护伞在原位，和处理支架内血栓一样，将抽吸导管放置到血栓的近端进行抽吸。需要注意的是抽吸必须彻底以致保护伞内完全没有有形物质被吸出为止。在充分抽吸后回收保护伞。如果抽吸后需要球囊扩张或放置支架，应该重新使用一个新的保护伞。如果抽吸物主要由新形成的血栓组成，而很少有动脉粥样硬化斑块，这应考虑抗凝和抗血小板药物的剂量是否充足。

9. 支架远端成角　支架释放后，在其远端形成一个尖锐的角度，这种情况往往是由于术前对于颈动脉系统血管扭曲程度的估计不足造成的。支架释放后治疗血管的潜在成角由于支架的张力作用而向远端移行，因此在支架的远端形成一个锐利的夹角。最糟糕的情况是在支架的紧邻部位形成夹角。轻度的成角可以暂不予处理。没有血流动力学改变的中等程度成角应作定期随访，并进行超声检查，随访中如发现成角加大或管腔狭窄达到一定程度则应该考虑外科开放修复。对于引起血流动力学明显改变或造成血流缓慢的成角，则应给予治疗。在成角部位再释放一个支架的做法可能成为一个陷阱，因为再次释放的支架远端有可能形成更大的成角，随着治疗部位向上不断延伸，最后患者可能失去了外科手术所能到达的可能性。因此在决定是释放额外的支架还是外科修复必须慎重考虑。有时，非常局限的血管痉挛可以表现得很像血管成角。这种情况也必须通过不同的角度进行造影后，方可进行鉴别。

10. 主动脉弓损伤　处理主动脉弓损伤的最佳：方法是预防它的发生。发生主动脉弓损伤的原因往往是因为某些弓上血管入路困难。因此在进入某一血管之前，应充分评估血管的解剖走形和结构以排除发生主动脉弓损伤的可能。损伤也可能发生在原先有病变的部位，尤其是在介入治疗前的造影或其他检查未发现的病变。如果在做颈动脉介入治疗之前发生了主动脉弓损伤，如主动脉夹层形成，应及时中断介入治疗并中和肝素。这个部位的血管损伤的处理没有多少选择，往往需要外科急诊开放修复。主动脉弓的损伤最常发生在左颈总动脉开口的附近，可能和左颈总动脉与主动脉弓的相对成角较大有关，再加上常有潜在的血管狭窄、扭曲、成角或钙化斑块，在送入指引导管时易发生主动脉弓损伤。这个部位发生损伤可以考虑置入支架。如果受损部位位于血管的开口处或有明显的钙化，应考虑放置球囊扩张支架。究竟是在导管到达受损部位就行修复治疗，还是在做完颈动脉介入治疗后再修复近端的损伤目前还没有权威的观点可供参考，一般建议如发生损伤后短时间内患者生命体征不发生变化可考虑先处理颈动脉介入再处理主动脉损伤，因一旦先处理了左颈总动脉，由于指引导管再次通过左颈总动脉会很困难，想再处理同侧颈内动脉病变也会变得很困难。

11. 脊髓损伤　经股动脉穿刺行动脉造影术后发生截瘫比较少见，但是国内外均有报道。多数学者认为造影剂的毒性反应可引起脊髓血管痉挛以致脊髓缺血，或椎动脉内注射高浓度造影剂，致脊髓脱水损伤。脊髓血供以颈段最丰富，主要来源于脊髓前动脉，第一支根动脉起源于椎动脉的根髓动脉，第二支起源于颈深动脉，第三支起源于肋颈干或第一肋间动脉，一旦发生动脉主干闭塞，还可由椎动脉肌支，颈深动脉肌支，颈升动脉，枕动脉及小脑后下动脉，甲状腺上、下动脉等形成侧支吻合网。在造影过程中有可能引起脊髓前动脉痉挛，加上有些患者原有椎－基底动脉供血不足，椎－基底动脉较细，有可能颈髓供血区侧支循环不充分，容易受损伤；一些伴有椎间盘突出，椎管狭窄，有效容积减少，颈髓供血不足后发生水肿，造成颈髓压迫，导致截瘫。如果出现上述情况可给予激素如泼尼松或地塞米松、甲泼尼龙以及扩血管改善微循环、神经营养剂等治疗，同时给予功能锻炼以及高压氧治疗。

（耿　娜）

第五节　神经系统和终末器官的并发症

一、概述

神经系统并发症是脑血管病介入治疗的独特并发症。这一并发症的存在曾严重影响介入技术在脑血管病防治方面的应用。尽管脑保护装置的效果还没有被直接的比较研究所证实，在支架释放时使用脑保护装置预防脑栓塞这一理论已经极大推动了支架治疗的临床应用。表22－1列出了与支架治疗相关的神经系统常见并发症。

要防止神经系统并发症，必须执行严格的患者筛选标准，这一标准必须充分考虑患者的神经系统状况和颈动脉的解剖特点，介入治疗时必须维持合适的血液低凝和抗血小板状态，严格的将血压控制在合理水平，对介入治疗中出现的生命体征变化迅速做出反应，避免脑栓塞的发生。

除了对神经系统损害的临床特点进行充分考虑之外，评估再次发生中风的大概时间对于决定是否实施介入治疗以及决定介入治疗的时机都非常重要。介入治疗急性期的不良事件大约有一半发生在介入治疗后6小时内，在24小时后发生的不良事件仅占三分之一。在介入治疗过程中当发生新的局部神经系统损害、癫痫、意识状况变化时，应立即对支架治疗部位、脑血流量、抗凝状态等进行评估。在治疗过程中没有可靠的方法判断是否发生了脑出血，有时造影可见到造影剂外漏或有占位效应，但这些情况常常发生在出血早期。如果在球囊扩张的过程中发生并发症，这可能是由于治疗血管的灌流区缺乏有效的侧支循环。如果介入治疗后发生了新的神经系统损害，往往提示有脑出血或过度灌注发生，这些情况下必须紧急行CT扫描。支架释放后也可能发生迟发性栓子脱落引起脑栓塞。

二、常见的神经系统并发症和处理方法

1. 一过性脑缺血发作或急性脑梗死　介入治疗时出现新的神经系统症状、意识改变或癫痫发作往往提示有脑缺血或中风发生（图22－3）。这时应检查治疗部位和远端血流情况以排除器质性损害导致血流阻断的可能。如果检查中发现局部性神经系统损害，往往提示某一血管受损。个别需要全身麻醉的患者，可能无法判断是否有神经系统损害发生。如果没有局部血栓形成的证据，就应该考虑发生广泛栓子雨的可能。这一现象在造影时表现为脑血流普遍减慢（包括大血管和小血管）。处理栓子雨的措施包括加大抗凝药物和抗血小板药物的剂量，使血压保持在较高水平等。也可以考虑使用化学溶栓药物，不过目前这方面还缺乏可靠的参考资料。

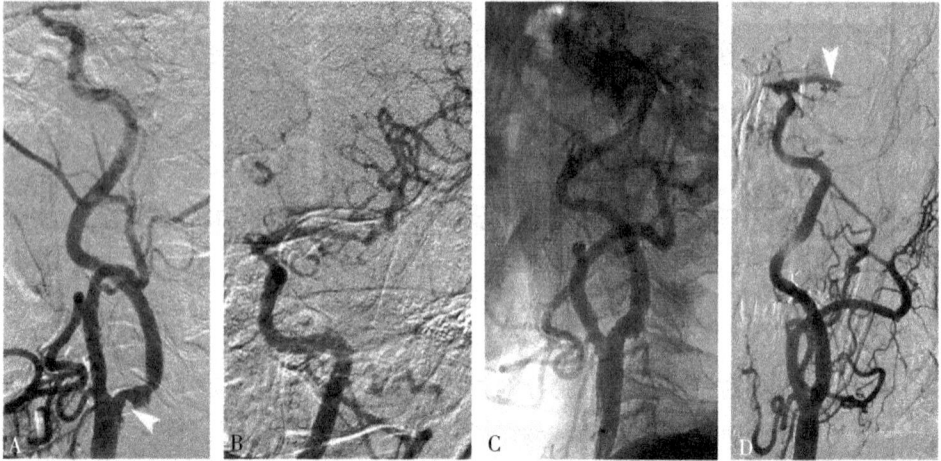

图22-3　颈动脉支架置入术术中并发同侧大脑中动脉栓塞

患者，男性，80岁。因"突发右侧肢体无力5天"入院，诊断为急性脑梗死

A. 左侧颈动脉窦部重度狭窄伴溃疡斑块；B. 术前左侧大脑中动脉正常显影；C. 左侧颈动脉窦部支架置入；D. 支架置入后造影提示左侧大脑中动脉M1栓塞

2. **脑出血**　如果患者在头痛之后突然出现意识改变，往往提示发生了脑出血。术中可见造影外渗（图22-4和图22-5）。如果新出现的神经系统损害找不出直接原因，应在完成介入治疗后立即行头颅CT扫描。一旦发生脑出血，应迅速停止所有抗凝及抗血小板聚集药物，控制血压并进行适当的药物治疗。介入治疗中发生脑出血与以下因素有关：实施治疗的血管为次全闭塞，过度抗凝治疗，过度抗血小板治疗，血压控制不良，新近发生的脑梗死。据文献报道，定期使用血小板糖蛋白Ⅱa/Ⅲb受体抑制剂也是介入时发生脑出血的危险因素。而且这种情况下发生脑出血预后不佳，往往是致命性的。

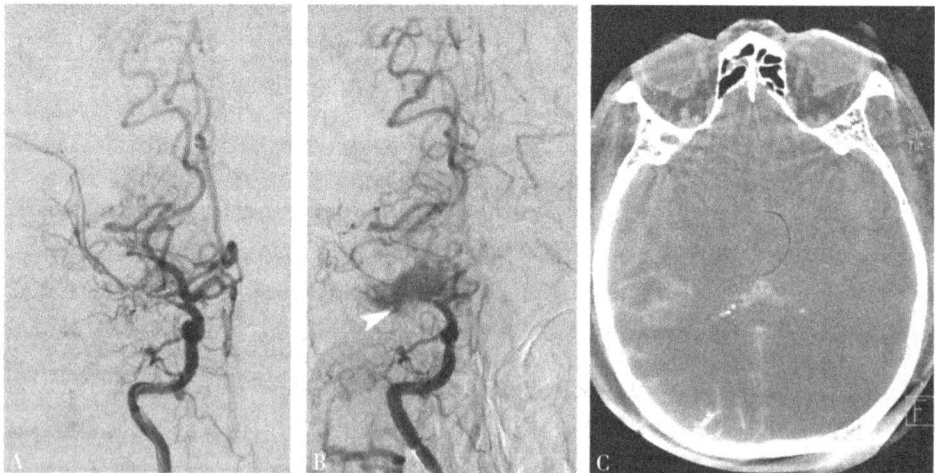

图22-4　大脑中动脉次全闭塞实施球扩支架置入，术中并发血管破裂

患者，女性，65岁。因"突发左侧肢体无力一周"入院，诊断为急性脑梗死

A. 右侧大脑中动脉M1段次全闭塞，局部伴新生血管形成；B和C. 球扩支架置入，术中并发血管破裂

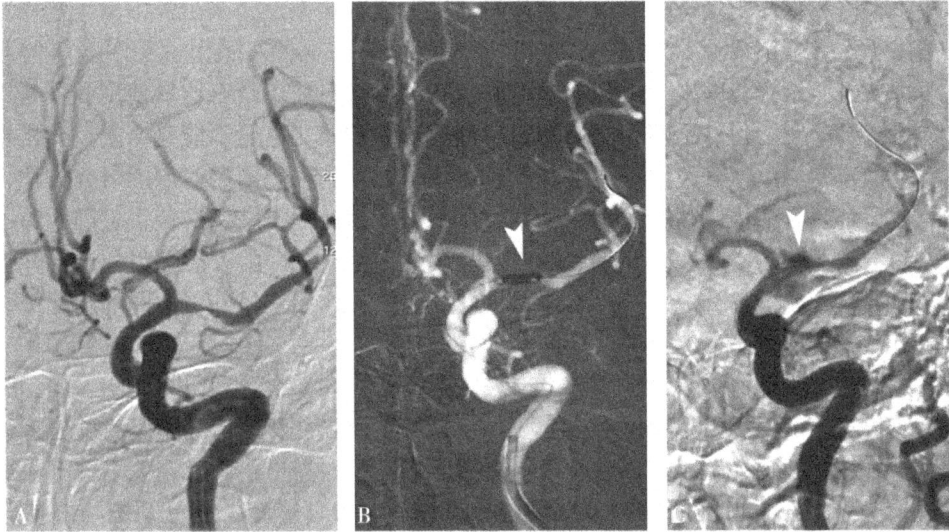

图 22 - 5 大脑中动脉重度狭窄实施 Wingspan 支架系统重建，术中并发血管破裂

患者，男性，69 岁。因 "发作性右侧肢体无力半年" 入院，诊断为短暂性脑缺血发作

A. 左侧大脑中动脉 M1 段严重狭窄；B 和 C. Gateway 球囊成形过程中并发血管破裂

3. 过度灌注 脑水肿和过度灌注在介入治疗中不多见，但可以发生在治疗 2 周后。介入治疗后发生过度灌注的几率高于内膜剥脱术。患者常表现为局部头痛以及难以控制的高血压，头颅 CT 提示弥漫性脑水肿（图 22 - 6）。治疗前脑缺血的症状越严重，治疗后发生过度灌注的可能性也就越大。这是因为血管的自身调节功能往往在血管修复后的 2 到 3 周才改善。如果没有及时发现并给予治疗，患者可能出现意识障碍和脑水肿，导致永久性神经功能损害。过度灌注综合征发生后，目前还没有特效的治疗方法。日本研究者曾报道使用自由基清除剂等可以改善预后。

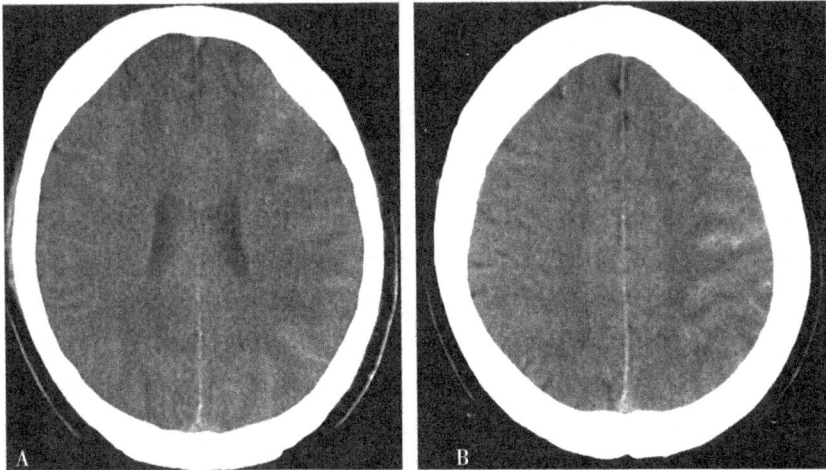

图 22 - 6 左侧大脑中动脉次全闭塞实施重建后并发颅内高灌注

4. 脑保护装置相关的并发症 使用远端脑保护装置的目的是防止在血管成形和支架置

入过程中，动脉粥样硬化斑块脱落运行到远端血管形成脑栓塞。介入治疗中发生脑栓塞与脱落斑块的大小和数量有关。经颅多普勒（TCD）可用于探测介入操作过程中脱落栓子的数量，并可评估不同治疗策略对栓子形成数量的影响。尽管目前还没有比较使用和不使用保护装置的随机对照研究，但有很多相关研究表明使用脑保护装置尽管不能完全避免介入相关的脑栓塞的发生，却可以使其发生率明显降低。这些研究大多采用前后对照的研究方法，即早期的介入治疗一般未使用脑保护装置，晚期的介入治疗则使用了脑保护装置。因此除了保护装置以外，不能排除手术经验，支架和输送器材改良等因素的影响。因此目前还不知道脑保护装置在减少介入相关的神经系统并发症发面发挥了多大作用。另外，不同的脑保护装置对神经系统所起的保护作用可能也有所不同。

应该注意的是，脑保护装置本身会带来一些并发症。大样本队列研究表明，颈动脉支架置入术总的并发症发生率为3.4%。但是大约有30%的严重并发症与远端保护设施有关。这些并发症包括颈内动脉远端闭塞，动脉内膜夹层形成以及内膜损伤等。在使用球囊保护设施的患者中，约有15%患者难以耐受这种操作并在球囊扩张时出现了神经系统功能损害的症状。尽管脑保护装置的整体尺寸已经明显减小（例如有的已经小到3F以下），但严重的血管狭窄常使残留管腔非常狭小。这种情况往往需要预扩或使用"强力"使保护设施通过狭窄血管，这些方法均会诱发栓子产生。关于滤过性保护设施的最佳网格大小目前也没有定论。有时当脱落栓子填满滤网时，多余的栓子会溢出或发生血栓形成。如果保护伞的贴壁性能不好或孔径太大，都会影响到其预防栓子的作用。随着脑保护设施的不断改良，相信其性能会越来越好。

5. 器材和操作相关的并发症

（1）导管扭结：头端柔软的导管容易发生扭结，特别是复合弯曲导管。一旦发现导管扭结，应立即停止操作，但不要急于退出导管。首先应严格按常规定时用肝素生理盐水灌洗导管，同时在透视下确定导管打结的方向、结的松紧和所在血管，以确定解决方法。若结扣较松可尝试用可控导丝解结。可控导丝的前端插到导管扭结的近端弯曲处，使导管在可控导丝上缓慢后退，结扣松解，然后推进导丝，增大结扣，直到管尖完全自结扣中脱出。在此过程中应注意：①定时冲洗导管，防止导管内发生血栓形成；②避免扭转的导管尖进入分支血管或刺破血管；③扭结的导管应尽量退到较粗的血管内进行解结。若结扣较紧，无法解开则应考虑手术取出。只要谨慎操作，紧密监视导管进程，注意插管长度，导管扭结是完全可以预防和避免的。

（2）导管及导丝折断：多见于操作动作粗暴、过度旋转头端制动的导管导丝、导管导丝质量存在问题等情况。所以在术前必须认真检查，发现硬度不均、表面不光滑或有皱褶痕迹的导管或导丝，都应予以废弃。当预计操作过程中旋转较多时，应选择强扭力导管及安全导丝。操作过程中动作要轻柔，忌粗暴拉扯。一旦发生导管导丝折断，应尽快取出，避免严重的并发症。可以利用环圈导管套取断端。从导管前端伸出1个环圈，将折断的导丝、导管套入环内，收紧环圈，拉到周围血管，然后切开取出。环圈导管的外套管选择大号导管（10~12F），环圈用细钢丝或小号导管（小于4F）对折后送入外套管，从导管前端伸出后即形成环圈。目前也有专用的环圈导管可供选用。若导管导丝折断位置较深，或无法用环圈取出时，则应考虑手术治疗。

（3）导管内血栓形成：也是介入操作过程中可能遇到的问题。所以导管到位后，必须先抽吸，发现有新鲜血液回流后，再注射肝素盐水或造影剂，以避免将导管内的血凝块推入血管内。如果回抽没有回血，决不容许盲目推注液体。可用 50ml 注射器与导管尾端接头相连，稍用力抽吸，一般新鲜血栓多可以吸出。如果仍然无血液回流，应在保持管腔持续负压下缓慢退出导管，寻找原因。

（4）气体栓子：往往南于操作过程中排气不充分，或注射的肝素盐水或造影剂中混有气体，另因手术时间太长或灌注肝素盐水滴注速度太快而导致输液瓶中液体用完后残余空气进入血管。因此每次注射前都应检查管道系统中有无气泡。用注射器推注时应将注射器尾端抬高，静置数秒钟待液体中溶解的气体上升到尾部后再注射，注射时不应将注射器推进到底，注射前要回抽。在连接导管和高压注射器时，也应先回抽注射器，这样，一方面可观察导管内是否有血栓形成；另一方面，可在导管接头处形成半月形液面，在高压注射器连接管末端也推注少许肝素盐水或造影剂以形成半月形液面，二者对接时可减少空气进入导管接头的可能。一旦有空气进入脑血管，根据气量多少和累及血管可出现不同后果，有的可能出现严重并发症。当确定有气体栓子形成并有临床症状时，应立即进行高压氧治疗。

（耿　娜）

第六节　造影剂相关的并发症

一、心血管反应

脑血管造影和心血管造影一样，均需要将较大剂量造影剂迅速注射到血管内。注射造影剂时注射局部的血管腔内的流体性质发生变化，这一变化依所使用造影剂的渗透压和注射剂量而不同。在冠状动脉造影时，由于冠状动脉内的血液突然被造影剂所替代，这样会影响到心肌的供氧使心肌收缩力下降。尽管这种现象在使用碘比率为 3.0 的离子型造影剂中很少见，而在使用碘比率为 3.0 的非离子型造影剂中几乎没有。而且这些变化患者常常可以耐受。但是对于本身心肌收缩力差或心室充盈压高的患者可能会出现肺水肿。因此术前应对患者心脏功能作系统评估，根据患者的具体情况选择合适的造影剂，术前还应做一些相应的抢救准备。脑血管造影时，由于进入冠状动脉的造影剂量很少，发生心肌收缩力改变的可能性较小。但脑血管造影时，当较大剂量造影剂注入较细血管如椎动脉时，患者可能会出现该动脉灌流区缺血的表现，尤其当这些血管的侧支循环不发达时。因此在做选择性造影前，应先做主动脉弓造影，对脑血管的大体情况进行评估后，再制订选择性脑血管造影的方案。

当注射剂量较大、造影剂渗透压较高时，会出现血管扩张现象。血管扩张可以导致一过性收缩压下降，尽管下降的程度可能很小。随着血管内造影剂随循环进入细胞外液并最终由肾脏排出体外，其影响将逐渐消失。造影剂在体内的半衰期约为 25 分钟。

二、电生理反应

造影剂可以对心肌的电活动产生明显影响。碘比率为 3.0 的离子型或非离子型造影剂对心电活动的影响比碘比率为 1.5 的高渗离子型造影剂要小得多。最严重的心电反应是造影剂引起室颤阈值降低。但在冠状动脉造影时发生室颤很少见，而在脑血管造影时几乎没有。有研究表明，心室颤动的发生可能与离子型造影剂中钠含量有关。使用含有钙结合 EDTA 的造影剂可降低心室颤动的发生。其他常见的良性心电反应还包括对心肌再极化的影响，在心电图上表现为 QT 间期延长。在颈动脉壶腹部注射较大剂量造影剂时，有引起血压下降和心率减慢的可能。这主要是由于迷走神经张力反射引起。因此操作前应准备好阿托品等急救药品。

三、过敏样反应

使用造影剂后发生速发性过敏样反应已经有文献报道。这种反应是由于系统性大剂量释放血管活性物质和组织胺引起的。临床症状根据反应的程度不同差异很大。轻度的过敏反应症状包括对环境温度升高的敏感、颜面潮红、多汗、阵发性皮肤瘙痒和鼻黏膜分泌物增多等；中度过敏反应包括恶心、头痛、头面部水肿、腹痛、轻度支气管痉挛、呼吸困难和心悸等；重度过敏反应包括心律失常、低血压、严重的支气管痉挛、喉头水肿、肺水肿、癫痫发作、甚至死亡。在过敏反应严重的患者可出现过敏性休克的各种表现。虽然这种反应被称为过敏样反应，一般认为并不是由免疫反应所介导。也没有关于对动物蛋白过敏与这种反应有任何相关性的报道。

过敏样反应的治疗应根据其严重程度而定。轻度过敏反应除了严密观察患者症状外，一般无需特殊处理。中度过敏样反应一般要经皮下或静脉注射肾上腺素，经静脉注射苯海拉明。如果有支气管痉挛症状，应经鼻吸入支气管扩张剂（如沙丁胺醇气雾剂），并给予吸氧；重度过敏样反应除了上述抢救措施外，往往需要快速补充液体，必要时行气管切开以保持气道通畅。

发生造影剂过敏样反应的危险因素包括：既往有造影剂过敏史、哮喘史、接触性过敏史、最近使用过 β 受体阻滞剂、充血性心力衰竭、曾使用过白介素 −2 等。一般认为使用低渗性和非离子型造影剂发生严重过敏样反应的比例较低。Katayama 等所做的大样本研究表明，使用离子型造影剂的严重药物不良反应发生率为 0.2%，而非离子型造影剂的发生率为 0.04%。一项评估 80 年代造影剂反应的荟萃分析表明，高渗造影剂的严重不良反应发生率为 0.157%，而低渗造影剂的严重不良反应发生率仅为 0.031%。

发生造影剂过敏反应后，再次使用造影剂发生反应的几率为 15%。Lasser 的研究表明，对于有造影剂过敏史的患者，在使用碘比率为 1.5 的离子型造影剂之前 12 小时及 2 小时，各给予 32mg 甲泼尼龙治疗，可明显减少其全身反应的发生率。对这种有造影剂过敏史的患者，目前普遍接受的方法是，预先联合使用苯海拉明、口服皮质激素和 H_2 受体阻滞剂，并且最好使用非离子型造影剂。

四、肾功能异常

造影剂由体内排泄的唯一途径是通过肾脏。在西方发达国家，造影剂引起的肾损害是住院患者发生急性肾衰竭的第三位原因。这些患者占急性肾衰竭患者的 10% 左右。如果细心测量就会发现，所有使用造影的患者血肌酐水平均会有所升高。幸运的是，在没有糖尿病和基础肾脏疾病的患者中使用小剂量造影剂（<125ml），一般极少发生肾衰竭。

有关造影剂相关的肾功能损害的文献报道很多。但由于这些研究采用了不同的诊断标准和分类方法，造影剂使用的方法和剂量也不相同，以及跟踪采样的时间各异，因此其研究结果缺乏可比性。目前普遍接受的造影剂相关的肾功能损害的诊断标准是：对于基础血肌酐水平低于 1.5mg/dl 的患者，使用造影剂 72 小时内血肌酐水平增加超过 25%；对于基础血肌酐水平在 1.5mg/dl 及以上的患者，血肌酐浓度增加超过 1.0mg/dl。发生造影剂相关的肾功能损害的原因目前还不完全清楚，但有研究者认为可能是由于造影剂诱导的肾血管收缩使肾髓质发生缺血，以及造影剂对肾小管上皮细胞的直接损害引起。由造影剂引起的肾功能损害往往是非少尿性的，因此一般无需透析治疗。大多数基础肾功能正常的患者升高的血肌酐水平可在 2~7 天内恢复到基础水平，而不出现明显的临床症状。

使用造影剂后出现肾功能损害的危险因素主要包括本身存在肾功能损害和大量使用造影剂。对于基础血肌酐水平在 2.0mg/dl 的患者，使用不超过 125ml 造影剂后发生肾功能损害的几率为 2%，但如果使用的造影剂超过 125ml，则发生肾功能损害的几率可增加到 19%。如果在使用 72 小时内再次使用造影剂，发生肾功能损害的几率也会明显增加。其他发生造影剂相关的肾功能损害的危险因素还有低血容量、糖尿病和低心排出量、年龄在 70 岁以上，肾血流减少，正在使用影响肾血流的药物（如血管紧张素转换酶抑制剂）等。存在这些危险因素的患者发生肾功能损害的几率可达 40%。与造影剂相关的其他并发症不同，临床研究表明 1.5 碘比率的造影剂和 3.0 碘比率的造影剂对肾功能的影响似乎没有明显差异。

针对造影剂引起的肾功能损害，可选的治疗方法包括静脉输液，使用呋塞米（速尿）、甘露醇、钙通道阻滞剂、腺苷拮抗剂和多巴胺等药物。Solomon 等做的对照研究表明，使用造影剂前后各 12 小时联合应用呋塞米、甘露醇并输液的方法并不比单纯输生理盐水效果好。一般观点认为对于高危患者术前一天晚上就应该给予一定处理并在术前 8 小时给予输生理盐水。如果可能，术前应停用肾毒性药物和非甾体类抗炎药物。

一项研究证明非诺多泮（Fenoldapam），一种多巴胺 1 型受体拮抗剂在高危患者中应用可以增加肾皮质和实质的血流量，减轻造影剂引起的肾血管收缩。同时它对于有心功能不全的患者可以在不增加心脏负荷的情况下发挥作用。另外据报道，口服抗氧化药物乙酰半胱氨酸（600mg，每日 2 次，连服 2 天）可显著减低造影剂诱导的肾毒性反应。

介入操作后发生肾功能损害的另外一个机制是肾动脉血栓形成。在心脏内介入治疗后其发生率约为 0.15%。血栓发生后的全身性表现有皮肤网状青斑、腹部和足部疼痛、系统性嗜酸性细胞增多伴足趾发紫（蓝趾综合征）等。与由造影剂引起的肾毒性损害不同，血栓形成性肾功能损害往往进展缓慢（数周或数月），而且约有一半的患者发展为肾衰竭。血栓形成性肾功能不全可经过肾组织活检得以确诊。一旦确诊应积极治疗。

五、胃肠道反应

碘比率为 1.5 的离子型造影剂最常见的胃肠道反应是恶心和呕吐。这些反应常出现在首次注射造影剂时。而当再次注射造影剂时，往往不再出现类似反应。使用碘比率为 3.0 的离子型造影剂这种恶心反应的发生率明显下降，而使用非离子型造影剂一般没有这种反应。

六、血液系统反应

有关造影剂对凝血功能的影响报道很多。但针对与造影剂是促进凝血还是降低凝血功能目前存在很大争议。而造影剂引起的凝血功能的改变有时会导致严重并发症，甚至危及患者生命。因此造影医师必须高度重视这一问题。

1987 年，Robertson 观察到当血液进入造影剂连接管时，与非离子型造影剂混合后形成凝血块，这一现象使研究者考虑这种造影剂可能具有促凝血作用。为了进一步探讨这一问题，此后设计了几项体外试验，但这些试验得出了不同结果。目前广泛认为，所有造影剂均具有内在抗凝血功能。将体内应用浓度的造影剂与血液混合可明显延长凝血时间。碘比率为 1.5 和 3.0 的离子型造影剂可将凝血时间由 15 分钟延长到 330 分钟以上。尽管碘比率为 3.0 的非离子型造影剂也能延长凝血时间，但其作用要小得多（从 15 分钟延长到 160 分钟）。

尽管体外试验对于支持和验证理论基础帮助很大，但体外试验的结果往往与在体反应和临床结果不同。体外试验曾报道离子型和非离子型造影剂对凝血功能的影响差异很大，但临床研究并没有发现这两种造影剂对介入后血栓形成的影响存在差异。在进行 PTCA 患者中比较不同造影剂（威视派克和海赛显）的试验 COURT（Contrast media utilization in high risk PTCA）表明，非离子型造影剂威视派克与离子型造影剂海赛显相比较，可以使严重并发症降低约 45%。而这种差异主要来自正在接受阿昔单抗的患者。因此研究者认为海赛显能中和阿昔单抗促血小板活化和去颗粒化的作用。

介入治疗选择造影剂时，不仅要考虑到造影剂的显影效果和副作用大小，还要考虑到造影剂的价格。已经有多项研究探讨了不同造影剂的效价比并提出了减少费用的策略。一般来说，便宜的造影剂如泛影葡胺等毒副作用较大。尽管绝大多数副作用如恶心、呕吐、心动过缓和充血性心衰等都是非致命性的。但在实施复杂介入治疗时会使本来就难以预料的结果变得更为复杂，因此在实施复杂介入治疗时一般应选用副作用较小的造影剂。

目前，开发显影效果更好，副作用更少的造影剂的努力还在继续。而造影剂的发展也极大地推动了介入技术的发展，拓宽了造影技术应用的领域。但在造影剂应用方面，也还存在着许多尚未解决的问题，有待今后进一步的研究。

（孙　军）

第七节　如何减少介入相关的并发症

一、选择合适的患者

对于脑血管病患者来说，介入治疗只是其他治疗的一个补充，因而不可能完全替代其他治疗。决定介入治疗的医生们必须对患者的病情和治疗史有充分的了解，认真评估介入治疗的风险和效果，将介入治疗与传统治疗相比较，全面权衡介入治疗的利弊得失，并考虑不同治疗方法的花费和患者的社会经济状况，才能做出有利于患者长久健康的治疗决策。错误的决策可能导致患者增加并发症的危险，或使本该从介入治疗中获益的患者失去治疗机会。因此，介入医生必须对脑血管病的传统治疗和疾病的预后有充分认识。如果介入治疗的预后与传统治疗相当甚至较之更差，这种患者就要避免选择介入治疗。如果患者行介入治疗的风险很高，也不应该选择介入治疗。因此在选择患者时要执行严格的适应证标准。颈动脉狭窄的另外一个治疗方法是内膜剥脱术。这种方法已经有 50 年的临床应用历史，其疗效已为循证医学所验证。但其缺点是有一定的并发症，在某些患者中不能开展。另外，我国开展内膜剥脱术的时间较晚，能够开展这项手术的医疗机构很少；因此在制订治疗方案时也应考虑到中国的实际国情。

二、选择合适的介入治疗方案

对某一患者在决定实施介入治疗后，还应根据患者的病情特点和是否有其他伴随疾病，选择合适的介入治疗方案。选择治疗方案的原则是治疗方案是否为最简单，治疗针对的问题是否能得到充分解决。对于大多数狭窄来说，目前采用的方法是球囊扩张后再选择性地置入支架。其他的介入技术如经皮腔内斑块旋切术、复合动脉内溶栓术、多支架置入术等也可考虑。

三、选择合适的入路

在选择合适的介入治疗方案后，还要选择合适的介入入路。脑血管造影和介入治疗目前一般选择右侧股动脉为介入操作入路。但对于腹主动脉或髂动脉有严重病变的患者，应考虑以肱动脉或桡动脉为入路。文献也有报道直接以颈动脉为入路进行介入治疗者。因此在实施介入手术前，应对穿刺动脉进行初步评估：简易的方法是对要穿刺的动脉进行触诊，如发现动脉有明显的硬化、搏动减弱或消失，应选择其他动脉进行穿刺。如怀疑动脉有问题，也可进行超声检查。选择穿刺的动脉最好位于主要操作者的正手侧。穿刺过程中，如果遇到困难或多次尝试不成功，应考虑改从对侧或其他血管进行穿刺，而不应反复尝试。一般穿刺是不应穿通血管后壁。术后的按压应该力量适中，既不导致穿刺点出血，也不引起血流完全阻断。

四、选择合适的器材

目前能够做脑血管介入治疗的设备有很多种。选择合适的介入设备往往不是介入医生所能掌控。有些造影设备安装在专门造影室，有的安装在手术室。不管哪种情况，在实施介入操作前，操作者必须对造影设备和造影室的环境有所了解，并参考这些情况制订患者的抢救方案。

五、及时发现复杂的血管病变

随着介入技术的发展和介入器材的改良，能够治疗的血管病变的复杂程度越来越高。当然对这些复杂病变进行介入治疗的并发症也要高得多，而且对复杂病变介入治疗的远期结果目前还没有定论。因此对复杂血管病变进行介入治疗时，更要小心血管撕裂、急性闭塞和血栓形成等严重并发症的发生。血管撕裂很少发生，其发生主要是由于过度扩张。因此扩张时不要追求形态上的完美。血管的急性闭塞往往是由于动脉夹层形成引起，可以用另外的支架进行治疗。或者进行紧急手术，预后也不一定很差。急性血栓形成也许不都是致命性的，但也许是介入治疗中最严重的并发症。这方面的治疗方法非常有限，而且往往有终末器官的损害。对于有发生栓子脱落可能的病变，必须使用脑保护装置。

六、根据情况及时调整治理方案

并不是所有的血管狭窄都应该用介入方法进行治疗。当发现介入治疗的危险性较高，或者技术成功的可能性很低时，应考虑用其他方法进行治疗。这一原则在决定患者是否实施介入治疗时优先考虑。这也是为什么应该由对脑血管病患者熟悉的神经科医生实施介入治疗的主要原因。追求技术上的完美对于许多操作者具有极大的诱惑力。但完美的技术并不等同于完美的结果，却往往带来灾难性的并发症。每一个介入医生都必须熟知技术的缺陷和不足，学会在某些情况下放弃，这一观念能减少不必要的麻烦。在决定介入治疗时，还应该以患者的整体预后作为考虑中心，而不是仅仅重视血管狭窄的程度。

（孙　军）

第八节　介入操作的学习曲线

学习曲线又称经验曲线，是由美国心理学家 Wright 于 1936 年发表。他的观察表明随着个体操作累计量的增加，操作效率和成功率不断提高。这种现象叫作学习效应。描述操作总量和操作效率之间关系得曲线图称为学习曲线。颈动脉支架置入术作为一种新建立的正在发展的技术，同样存在学习曲线。颈动脉介入治疗的理论和操作基础大多来源于心脏介入治疗和外周血管介入治疗。因此，如果具有其他血管球囊成形术、支架置入术经验的操作者其学习过程可能较短。开展脑血管造影时所获得的技术和理论知识对于学习脑血管介入治疗是非常有益的。通过脑血管造影可以学会一些对脑血管介入治疗非常有用的技术和方法，如评估主动脉弓的方法，导管进入目标血管的方法，颈内动脉超选择性造影的方法，以及用造影技术评估脑血管的状况。掌握这些技术是学习脑血管介入技术的最基本技能要求。

（孙　军）

第四篇

神经系统护理与康复

第二十三章 神经系统疾病护理常规

第一节 神经系统常见症状护理

一、头痛

头痛（headache）指额部、顶部、枕部和颞部的疼痛。颅内的血管、神经和脑膜以及颅外的骨膜、血管、头皮、颈肌、韧带等均为疼痛的敏感结构，凡这些敏感结构受挤压、牵拉、移位、炎症、血管的扩张或痉挛、肌肉的紧张性收缩等均可引起头痛。头痛大多无特异性，但反复发作或持续的头痛可能是某些器质性疾病的信号，应认真检查，及时治疗。

头痛的病因包括：①颅脑病变：如脑肿瘤、脑出血、脑水肿、脑脓肿、脑囊肿、脑膜炎等。②颅外病变：如颅骨疾病（颅骨骨折）、颈部疾部（颈椎病）、神经痛等。③全身性疾病：如急性感染、心血管疾病、中毒等。④神经症：如神经衰弱及癔症性头痛。

（一）护理评估

1. 病史　了解患者有无高血压、头部外伤、发热及家族史等，询问患者的睡眠情况及职业状况。详细询问患者头痛起病急缓、持续时间、部位、频率、严重程度与性质、加重、缓解或激发头痛的因素等。重点评估头痛性质，如突发剧烈头痛可能为蛛网膜下腔出血；进行性加重的头痛可能为颅内进行性加重的疾病如颅内高压症等；如发热伴剧烈头痛，可能为颅内炎症；女性在月经前期或经期、情绪紧张、饥饿、睡眠不足、噪音、强光、气候变化等情况下也可诱发头痛。

2. 身体评估　观察头部是否有外伤，测生命体征，观察瞳孔的变化，重点检查有无神经系统阳性体征，如有无颈项强直、克尼格（Kernig）征等。

3. 心理-社会资料　患者是否由于长期反复发作性头痛而出现紧张、恐惧、忧郁或焦虑心理，有无活动程度减少、工作能力下降、精神状态不佳，是否非常在意疼痛的症状；心理上是否潜在地依赖止痛剂；家属及周围的人是否理解和支持患者。

4. 辅助检查　头颅 CT 或 MRI 检查有无颅内病灶；脑脊液检查有无压力增高，是否为血性。

（二）常见护理诊断及医护合作性问题

疼痛：头痛与颅内外血管收缩或舒张功能障碍或颅内占位性病变等因素有关。

（三）护理目标

患者疼痛减轻或消失，能说出诱发或加重头痛的因素，并能运用有效的方法缓解疼痛。

（四）护理措施

1. 避免诱发因素　告知患者可能诱发或加重头痛的因素，如情绪紧张、进食某些食物、饮酒、月经来潮等；充分休息，保持环境安静、舒适、光线柔和。

2. 病情观察　观察患者头痛性质、部位、持续时间、频率及程度，了解患者头痛的原因，以及是否伴有其他症状或体征，老年人注意观察血压变化。如头痛伴有呕吐、视力降低、神志变化、肢体抽搐或瘫痪等多为器质性头痛，应及时与医师联系，针对病因进行处理。

3. 减轻头痛　环境宜安静、避光；指导患者缓慢深呼吸、听轻音乐、行气功、引导式想象、冷敷或热敷、理疗、按摩及指压止痛等方法减轻头痛。对器质性病变，应积极检查，尽早治疗。

4. 用药护理　指导患者按医嘱服药，告知药物作用、用药方法，让患者了解药物的依赖性及成瘾性的特点及长期用药的副作用，如大量长期使用止痛剂等可致药物依赖。

5. 心理护理　对于出现焦虑、紧张心理的患者，医护人员应及时向患者解释头痛的原因及治疗护理措施，寻找并减少诱因，消除紧张情绪，理解、同情患者的痛苦，教会患者保持身心放松的方法，鼓励患者树立信心，积极配合治疗。

（五）护理评价

患者能正确地说出诱发头痛的因素，并能有效地运用减轻头痛的方法，头痛减轻或消失。

二、意识障碍

意识障碍（disorders of consciousness）是指人对周围环境及自身状态的识别和觉察能力出现障碍。任何病因引起的大脑皮质、皮质下结构、脑干网状上行激活系统等部位的损害或功能抑制，均可出现意识障碍。意识障碍按其程度可表现为：嗜睡、昏睡和昏迷，昏迷又可分为浅昏迷、中昏迷和深昏迷。

引起意识障碍的常见原因有：①颅内疾病：主要包括中枢神经系统炎症如脑炎、脑膜炎等，脑血管性疾病如脑出血、脑梗死等，颅内占位性病变如脑肿瘤等。②全身感染性疾病：如败血症、中毒性肺炎等。③心血管疾病：如高血压脑病、肺性脑病等。④代谢性疾病：如糖尿病酮症酸中毒、肝昏迷、尿毒症等。⑤中毒性疾病：安眠药中毒、CO 中毒等。

（一）护理评估

1. 病史　详细了解患者的发病经过，评估意识障碍程度，判断病情。如昏迷发生急骤且为疾病首发症状并伴有偏瘫，可能是颅脑损伤、脑血管意外等；如昏迷前有头痛或伴呕吐，可能是颅内占位性病变。

2. 身体评估　做言语、疼痛的刺激、瞳孔对光反射、角膜反射、病理反射等的检查来判断意识障碍程度。

3. 心理－社会资料　意识障碍常给家属带来不安及恐惧，且由于患者行为、意识紊乱，给家属增添精神和生活负担，可能产生厌烦心态和不耐心的言行。评估时注意患者的家庭背景，经济状况，家属的心理状态及对患者的关注程度等。

4. 辅助检查　血液生化检查如：血糖、血脂、电解质及血常规是否正常；头颅 CT 或 MRI 检查有无异常发现；脑电图是否提示脑功能受损等。

（二）常见护理诊断及医护合作性问题

意识障碍与脑部病变、受损有关。

（三）护理目标

患者意识障碍减轻或神志清醒，不发生长期卧床引起的各种并发症。

（四）护理措施

1. 一般护理　患者取平卧头侧位或侧卧位，以免呕吐物误入气管，痰液较多者及时吸痰，保持呼吸道通畅并给予氧气吸入；保持床单及皮肤清洁干燥，每 2～3 小时翻身一次，防止压疮的发生；保证营养的供给，给予高维生素、高热量饮食，补充足够的水分，必要时给予鼻饲流质饮食；同时做好口腔护理及泌尿系统护理，防止呼吸道及尿路感染；保持大便通畅，便秘 3 日以上应及时处理，以防用力排便时颅内压增高；谵妄躁动者加床栏，防止坠床，必要时做适当的约束。

2. 密切观察病情变化　严密观察生命体征、瞳孔的变化、角膜反射等，判断意识障碍程度，有无瘫痪、颈项强直，随时分析病情进展，以便及时与医师协作进行处理。

（五）护理评价

患者意识障碍减轻、消失，未发生压疮、感染、便秘、坠床等。

三、言语障碍

言语障碍（disorders of language）分为失语症和构音障碍。失语症是脑损害导致的语言交流能力障碍，包括语言表达或理解能力受损或丧失。构音障碍是纯口语语音障碍，患者具有语言交流必备的语言形成及接受能力，听、理解、阅读和书写正常，只是由于发音器官神经肌肉病变导致运动不能或不协调，使言语形成障碍，表现为发音困难、语音不清、音调及语速异常等。见于上、下运动神经元病变所致的球麻痹、小脑病变、Parkinson 病以及肌肉疾病如肌营养不良症、重症肌无力等。

（一）护理评估

1. 病史　了解患者的文化水平与语言背景，如出生地、生长地及方言等；注意有无言语交流方面的困难，了解患者言语障碍的类型、程度；能否进行自发性谈话、命名及复述，有无语音含混不清，发音不准，或语音流利、发音清晰，但错语较多、答非所问；能否理解他人的语言，并能与人对话；能否看明白一个物体，并能将其正确的表达。

2. 身体评估　注意有无音调、语速及韵律的改变。评估意识水平、精神状态及行为表现，检查有无定向力、注意力、记忆力和计算力的异常；观察患者有无面部表情改变、流涎或口腔滞留食物等。

大脑病变导致的失语症可表现为自发谈话、听理解、复述、命名、阅读、书写等六个基本方面的障碍。由于病因及病变部位不同，所出现的失语症类型则不同，常以一种语言障碍为主，同时伴有不同程度的其他语言功能受损，亦可表现为全部语言功能均受损，还可伴有失用、失认或肢体瘫痪等。根据语言损害的临床特点和病变部位将失语症分为：

（1）Broca 失语：又称运动性失语或表达性失语。口语表达障碍为其突出的临床特点，呈非流利型口语。患者能理解别人语言的意义，但缺乏完整表达语言的能力。表现为讲话不流畅，只能讲一两个字。常用错词，能自我察觉，因语量少仅限于实质词且缺乏语法结构而呈电报式语言。

（2）Wernicke 失语：又称感觉性失语或听觉性失语。口语理解严重障碍为其突出特点，呈流利型口语。患者自己发音虽然流利，但内容不正常，对别人和自己讲的话均不理解或仅理解个别词或短语。在发音用词方面有较多的错语，严重时别人完全听不懂。

（3）传导性失语：突出特点是复述不成比例受损，表现口语清晰，能自发讲出语义完整、语法结构正常的句子，听理解正常，但却不能复述自发讲话时轻易说出的词或句，或以错语复述（如将"铅笔"说成"先北"）；自发谈话常因找词困难有较多的语音错语出现忧郁、中断，伴不同程度的书写障碍。

（4）经皮质性失语：分为经皮质运动性失语、经皮质感觉性失语和经皮质混合性失语。共同特点是复述较其他语言功能不成比例地好。经皮质运动性失语为非流利型口语，理解相对好；经皮质感觉性失语为流利型，有错语及模仿型言语，理解严重障碍；经皮质混合性失语为非流利型，有模仿型言语，理解严重障碍。

（5）命名性失语：又称遗忘性失语。以命名不能为突出特点，患者不能说出物件的名称及人名，但能说出该物件是如何使用的，别人提示名称时，能辨别是否正确。

（6）完全性失语：又称混合性失语。特点是所有语言功能均严重障碍，口语表达障碍可表现哑和刻板性语言（只能发出无意义的吗、吧、哒等声音），预后差。

3. 心理 – 社会资料　评估患者的心理状态，观察有无因无法进行正常语言交流而感到孤独、烦恼甚至悲观失望；是否能够得到家属、朋友体贴、关心、尊重和鼓励，并能够与之交谈；患者是否处于一种和谐的亲情氛围和语言学习环境之中。

4. 辅助检查　头颅 CT 或 MRI 检查有无异常等。

（二）常见护理诊断及医护合作性问题

语言沟通障碍与发音困难、失语有关。

（三）护理目标

患者能说简单的词和句子，言语障碍有所减轻；能有效地进行交流，自信心增强。

（四）护理措施

1. 语言康复训练　语言训练是一个漫长而艰苦的过程，需要患者及家属积极配合。

（1）鼓励患者大声说话：选择感兴趣的话题，激发患者进行语言交流的欲望，患者进行尝试和获取成功时给予鼓励。

（2）选择适当时机和训练方法：可以在散步时、做家务时或休闲娱乐时进行，以实物为教具，寓教于乐。对不能很好地理解语言的患者，配以手势或实物一起交谈，通过语言与逻辑性的结合，训练患者理解语言的能力；对说话有困难的患者可以借书写方式来表达；对失去阅读能力的患者应将日常用语、短语、短句写在卡片上，由简到繁、由易到难、由短到长教其朗读。

（3）要持之以恒：告知家属在对患者进行语言训练时要耐心，由浅入深，循序渐进，切不可急于求成，应逐渐丰富其内容，增加刺激量，才能达到语言逐渐恢复的目的。

2. 心理护理　患有失语症的患者容易丧失对生活的勇气，可能表现为抑郁或躁狂易怒，此时患者心理异常脆弱与敏感，也最需要护理人员及家属充满爱心的帮助。应多与患者交谈，能正确理解患者的问题并及时、耐心的解释，直至患者理解为止；护理过程中给患者列举治疗效果好的病例，使患者树立战胜疾病的信心，避免出现悲观、失望的情绪；针对患者的积极态度，如一声最简单的语言"是"或"不是"，只要患者有进步就要给予及时的肯定和表扬，患者会从赞扬的表情和语言中得到安慰和自信，从而增强语言训练的勇气和信心。

（五）护理评价

患者自我感觉言语障碍减轻，听、说、写及表达能力增强；得到有效的语言沟通，情绪好转，自信心增强。

四、感觉障碍

感觉障碍（disorders of sensation）是指机体对各种形式（痛、温度、触、压、位置、震动等）刺激的无感知、感知减退或异常的综合征。感觉障碍常见于脑血管病，如脑出血，脑梗死等，还可见于脑外伤、脑实质感染和脑肿瘤等。

（一）护理评估

1. 病史　询问患者引起感觉障碍的病因，注意感觉障碍的部位、类型、范围、性质及程度；是立即出现还是缓慢出现并逐渐加重，如外伤、感染、血管病变所引起者立即出现；肿瘤、药物及毒物中毒等引起者出现较缓。在没有任何外界刺激下，患者是否有麻木感、冷热感、潮湿感、震动感或出现自发痛；有无其他伴随症状，如瘫痪、不同程度的意识障碍、肌营养障碍等。

2. 身体评估　患者在意识清楚的情况下是否对刺激不能感知，或感受力低下，对非常弱的刺激是否出现强烈反应，或对刺激产生错误反应，在刺激一侧肢体时，对侧肢体是否发生强烈反应。注意评估患者感觉障碍是刺激性症状或抑制性症状，同时区分其临床表现类型。

（1）感觉障碍的分类

1）刺激性症状：感觉传导通路受刺激或兴奋性增高时出现刺激性症状。可有以下几种表现：

A. 感觉过敏：是指轻微刺激引起强烈感觉，如一个轻的疼痛刺激引起较强的疼痛感。

B. 感觉倒错：指非疼痛性刺激引发疼痛。

C. 感觉过度：感觉刺激阈增高，不立即产生疼痛，达到阈值时可产生一种定位不明确的、强烈的不适感，持续一段时间才消失。

D. 感觉异常：在无外界刺激情况下出现异常自发性感觉，如麻木感、肿胀感、沉重感、痒感、蚁走感、电击感、针刺感或灼热感等。

E. 疼痛：依病变部位及疼痛特点分为：a. 局部性疼痛：指病变部位的局限性疼痛。b. 放射性疼痛：如神经干、神经根及中枢神经系统受病变刺激时，疼痛不仅发生于刺激局部，而且可扩展到受累感觉神经支配区，如椎间盘突出压迫脊神经根，脊髓空洞症引起痛性麻木等。c. 扩散性疼痛：疼痛由一个神经分支扩散到另一分支，如手指远端挫伤可扩散至整个上肢疼痛。d. 牵涉性疼痛：由于内脏与皮肤传入纤维都汇聚到脊髓后角神经元，内脏病变疼痛可扩散到相应体表节段，如心绞痛引起左侧胸及上肢内侧痛。

2）抑制性症状：感觉传导径路被破坏或功能受抑制时引起感觉减退或缺失。包括完全性感觉缺失（同一部位各种感觉均缺失）和分离性感觉障碍（同一部位痛温觉缺失、触觉存在）。

（2）感觉障碍的类型及临床特点：因病变部位不同，感觉障碍临床表现多样（图23－1）。

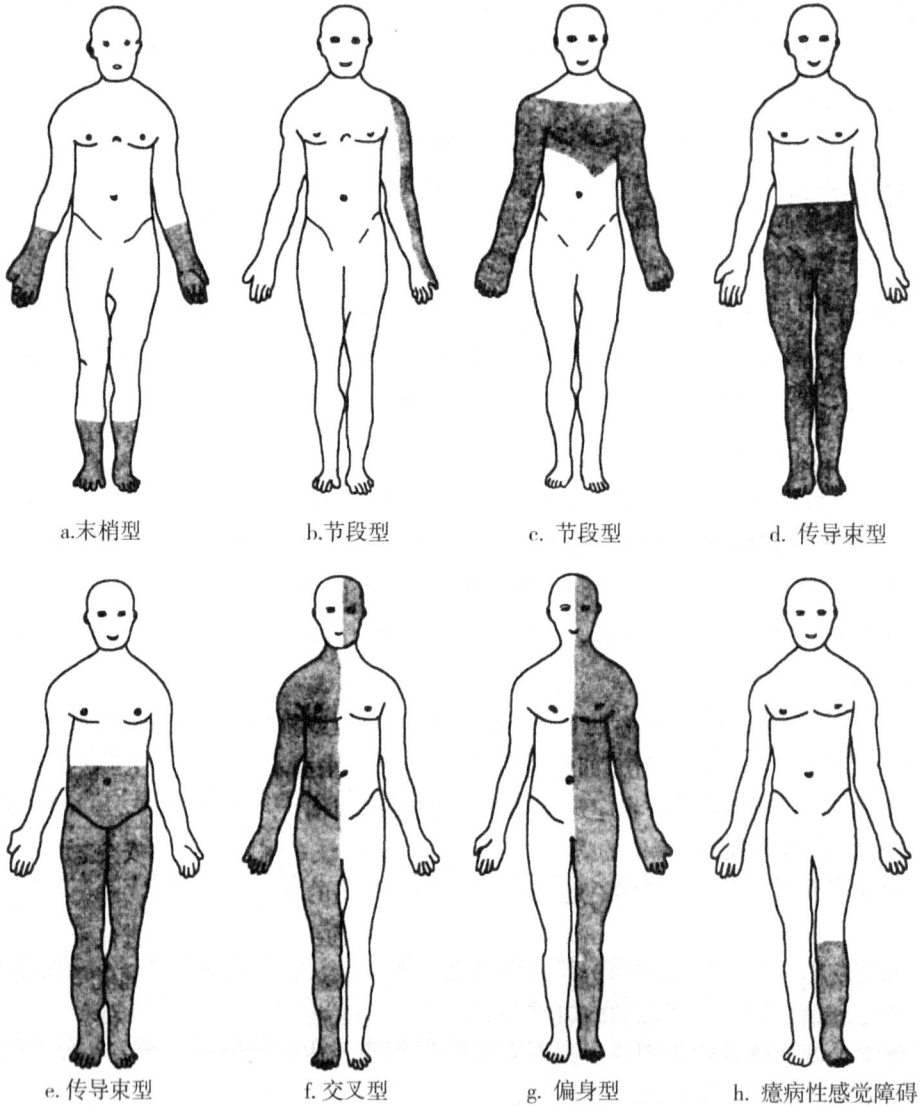

| a.末梢型 | b.节段型 | c. 节段型 | d. 传导束型 |

| e. 传导束型 | f. 交叉型 | g. 偏身型 | h. 癔病性感觉障碍 |

图23－1　各种类型感觉障碍分布图

a. 多发性神经病（手套袜子形感觉障碍）；b. 后根病变（单侧节段性完全性感觉障碍）；c. 髓内病变（节段性分离性感觉障碍）；d. 脊髓半切综合征（右侧痛温觉障碍，左侧深感觉障碍）；e. 脊髓横贯性损害（病变水平以下完全性感觉障碍）；f. 左侧延髓背外侧综合征（交叉性感觉障碍）；g. 内囊病变（偏身感觉障碍）；h. 癔病性感觉障碍

1）末梢型：肢体远端对称性完全性感觉缺失，呈手套、袜套型痛，如多发性神经病。

2）周围神经型：可表现某一周围神经支配区感觉障碍，如尺神经损伤累及前臂尺侧及第4、5指。

3）节段型：①后根型：表现为单侧阶段性完全性感觉障碍，如髓外肿瘤压迫脊神经根。②后角型：表现为单侧阶段性分离性感觉障碍，如脊髓空洞症。③前连合型：双侧对称性阶段性分离性感觉障碍，如脊髓空洞症。

4）传导束型：①脊髓半切综合征：病变平面以下对侧痛、温觉缺失，同侧深感觉缺失，如髓外肿瘤早期、脊髓外伤。②脊髓横贯性损害：病变平面以下完全性传导束性感觉障碍，如急性脊髓炎、脊髓压迫症后期。

5）交叉型：延髓外侧和脑桥病变时，致病侧面部和对侧躯体痛温觉减退或缺失。

6）偏身型：丘脑及内囊等处病变时，致对侧偏身（包括面部）感觉减退或缺失。

7）单肢型：病损对侧上肢或下肢感觉缺失，可伴复合感觉障碍。

3. 心理 - 社会资料　患者是否因自己的感觉异常而感到烦闷、忧虑，甚至悲观厌世。有无认知、情感或意识行为方面的异常；是否有疲劳感或注意力不集中；家属是否能给予极大的呵护与关爱。

4. 辅助检查　肌电图、诱发电位及 MRI 检查，可帮助诊断。

（二）常见护理诊断及医护合作性问题

感知改变与脑部病变、受损有关。

（三）护理目标

患者感觉障碍减轻或逐渐消失；情绪稳定，学会使用其他方法感知事物；感觉障碍部位未发生损伤。

（四）护理措施

1. 生活护理　保持床单整洁，防止感觉障碍部位受压或机械性刺激；肢体可加盖毛毯等保暖，慎用热水袋或冰袋，防烫、冻伤，如保暖需用热水袋时，水温不宜超过50℃；感觉过敏者，尽量减少不必要的刺激；对感觉异常者应避免搔抓，以防皮肤损伤。

2. 保证安全　对深感觉障碍的患者，在活动过程中应注意保证患者的安全，如病床要低，室内、走廊、卫生间都要有扶手，光线要充足，预防跌倒及外伤的发生。

3. 知觉训练　每日用温水（40～50℃）擦洗感觉障碍的身体部位，以促进血液循环和感觉恢复；对无感知患者，用砂纸、毛线刺激触觉；冷水、温水刺激温觉；用针尖刺激痛觉等。

4. 全身或局部按摩　按摩可以促进血液和淋巴液回流，对患侧肢体又有一种感觉刺激作用，还能防止或减少局部浮肿，有利于机体的康复。按摩动作要轻柔、缓慢、有节律，切不可用粗暴的手法；按摩的顺序应该从肢体的远端到近端，以利于血液循环。在按摩的同时可配合穴位按压以增加疗效。

5. 心理护理　针对患者感觉障碍的程度、类型，详细讲述其病情变化，安慰患者，同时让家属了解护理中的注意事项。

（五）护理评价

患者感觉障碍减轻或消失，情绪稳定，未发生冻伤、烫伤、抓伤、碰伤、压伤。

五、瘫痪

瘫痪（paralysis）指肢体因肌力下降而出现的运动障碍，是随意运动功能的减低或丧失，因上、下运动神经元病变所致，是神经系统常见的症状。

（一）护理评估

1. 病史　了解患者瘫痪起病的缓急，瘫痪的性质、程度、类型、病变部位及伴发症状；注意有无损伤、发热、抽搐或疼痛；过去有无类似病史。

2. 身体评估　评估四肢的营养、肌力、肌张力情况，了解有无肌萎缩及关节活动受限；注意腱反射是否亢进、减退或消失，有无病理反射；了解患者能否在床上向两侧翻身或坐起；观察患者步行的姿势、速度、节律和步幅，步行时身体各部位的运动及重心移动情况，步行时是否需要支持，有无病理步态；观察有无进食、构音、呼吸的异常以及抽搐和不自主运动等。其中，肌力的评估按 0～5 级肌力记录法判断肌力：

0 级　完全瘫痪。

1 级　肌肉可收缩，但不能产生动作。

2 级　肢体能在床面上移动，但不能抵抗自身重力，即不能抬起。

3 级　肢体能抵抗重力离开床面，但不能抵抗阻力。

4 级　肢体能作抗阻力动作，但不完全。

5 级　正常肌力。

注意评估患者瘫痪的分类及区分临床表现类型。

（1）瘫痪的分类：可分为痉挛性瘫痪和弛缓性瘫痪。患肢肌张力增高者称痉挛性瘫痪，又称为上运动神经元瘫、中枢性瘫痪、硬瘫；患肢肌张力降低者称弛缓性瘫痪，又称下运动神经元瘫、周围性瘫痪、软瘫。两者的鉴别见表 23-1。

表 23-1　痉挛性瘫痪与弛缓性瘫痪的鉴别

临床特点	痉挛性瘫痪	弛缓性瘫痪
瘫痪分布范围	较广，偏瘫、单瘫、截瘫和四肢瘫	多局限（肌群为主），或为四肢瘫
肌张力	增高	减低
腱反射	亢进	减弱或消失
病理反射	（+）	（－）
肌萎缩	无或轻度废用性萎缩	显著
肌束震颤	无	可有
肌电图		
神经传导速度	正常	减低
失神经电位	无	有

（2）瘫痪的类型及病变部位（图 23-2）

1）单瘫：单个肢体的运动不能或运动无力，可表现为一个上肢或一个下肢。病变部位为大脑半球、脊髓前角细胞、周围神经和肌肉等。

2）偏瘫：一侧面部和肢体瘫痪，常伴瘫痪侧肌张力增高、腱反射亢进和病理征阳性等体征。常见于一侧大脑半球病变，如内囊出血、脑梗死等。

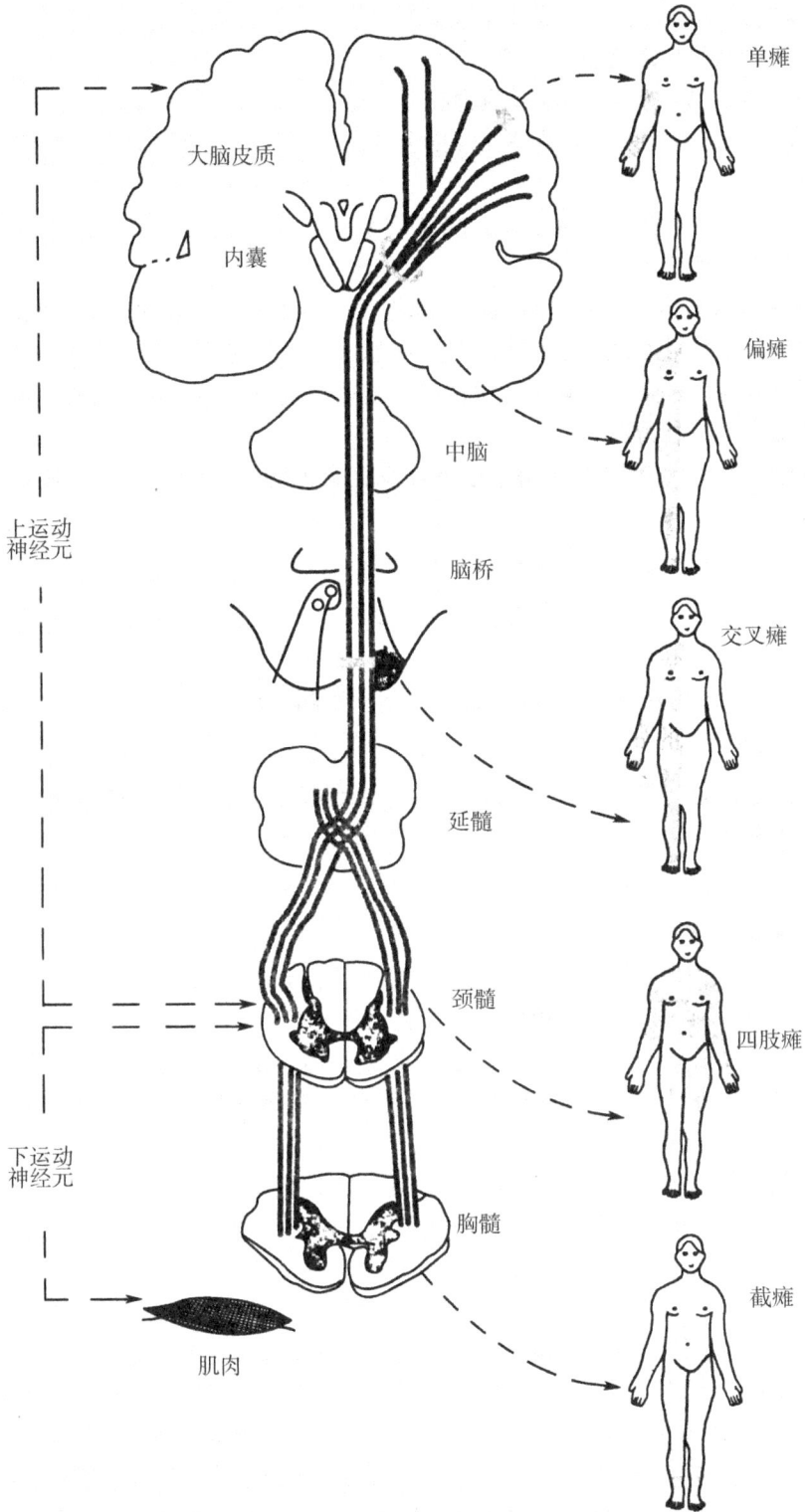

图 23－2 锥体束不同水平病损的瘫痪分布

3）交叉性瘫痪：为病变侧脑神经所支配的肌肉瘫痪和对侧上下肢瘫痪。常见于一侧脑干肿瘤、炎症和血管性病变。

4）四肢瘫痪：四肢不能运动或肌力减退。见于高颈段脊髓病变和周围神经病变等。

5）截瘫：双下肢瘫痪称为截瘫。常见于脊髓胸腰段的炎症、外伤、肿瘤等引起的脊髓横贯性损害。

6）局限性瘫痪：指某一神经根支配区或某些肌群的无力。如单神经病变、局限性肌病、肌炎等所致的肌肉无力。

3. 心理 – 社会资料　患者是否因运动障碍而产生无能感、焦虑情绪及悲观、抑郁心理；患者是否对他人有依赖心理；康复训练过程中患者是否出现注意力不集中、缺乏主动性、情感活动难以自制等现象；患者有无克服困难，增强自我照顾能力的自信心；家属在患者的康复中是否能给予支持和帮助。

4. 辅助检查　CT、MRI 可了解中枢神经系统有无病灶；必要时可作肌电图检查及神经肌肉活检等。

（二）常见护理诊断及医护合作性问题

1. 躯体移动障碍　与中枢神经系统病变及神经肌肉受损、肢体瘫痪或协调能力异常有关。

2. 有废用综合征的危险　与肢体运动障碍、长期卧床有关。

（三）护理目标

患者掌握各种运动锻炼方法，肌力逐渐增强或恢复正常；生活自理能力增强或完全自理；不发生各种并发症。

（四）护理措施

1. 躯体移动障碍

（1）生活护理：指导或帮助患者完成进食、洗漱、大小便、穿脱衣服及个人卫生等日常生活，帮助患者翻身和保持床单位整洁，满足患者基本生活需要。

（2）保护性措施：患者床周应有护栏，防止坠床；走廊、厕所要装扶手；地面要保持平整干燥，防湿、防滑；恢复期患者练习行走时，应搀扶患者，并清除活动范围内的障碍物。

（3）康复训练：告知患者及家属早期康复训练的重要性，指导急性期患者床上的患肢体位摆放以保持关节功能位置，防止关节变形而失去正常功能；协助和督促患者进行早期床上桥式主动运动（训练用患腿负重，抬高和放下臀部，为患者行走做准备，以防止患者在行走中的膝关节锁住）、Bobath 握手（十字交叉握手，避免手的僵硬收缩）；如一侧肢体有自主运动，可以健肢带动患肢在床上练习坐起、翻身及患肢运动。开始时运动的强度不宜过大，以免患者痛苦而拒绝训练，应合理、适度、循序渐进。锻炼时主动与被动相结合，积极练习仰卧起坐，仰卧伸手，抬腿及大小关节屈伸转动，逐渐实现站立、行走、下蹲，并配合拉绳，提物等，逐步提高肌力。注意训练手的精细动作，手腕的屈伸、手的抓握、捻动、捏持、扣纽扣、用勺筷、翻书报等以提高生活技能。肢体功能锻炼因有患肢肌张力过高、平衡失调等因素而较困难，故还要加强患者锻炼的意志，要顽强坚持、持之以恒。还要加强主观性训练，即让大脑发出令患肢进行各种活动的指令，进行神经冲动训练。

（4）心理护理鼓励患者正确对待疾病，消除忧郁、恐惧心理或悲观情绪，摆脱对他人的依赖心理；关心患者，避免任何刺激和伤害患者自尊的言行，尤其在帮助患者进食、洗漱和处理大小便时不要流露出厌烦情绪；多与患者交谈，鼓励患者正确对待疾病，克服困难，增强自我照顾能力与自信心，保持自强、自尊的良好心态。

2. 有废用综合征的危险

（1）分期护理原则

1）意识障碍期（卧床期）的护理原则：注意保持瘫痪肢体的功能位：手握布卷；腕关节背屈 $20° \sim 25°$，肘关节稍屈曲，臂外展位，稍高于肩部；下肢用夹板将足底垫起，使踝关节呈直角，膝下垫一小垫。此种体位可防止肘、腕关节屈曲痉挛，肩关节内收，下肢外旋和足下垂。同时应及早进行关节的被动运动及预防并发症。

2）疾病恢复期的护理原则：关节运动由被动运动→主动运动，包括床上动作训练；坐位训练；也可以同时做日常生活动作训练。

运动动作训练可按照患者的病情和动作恢复进展的顺序及不同姿势的反射水平进行循序渐进、切实可行的训练。例如，翻身→坐起→坐位平衡→从坐位到站立→站立平衡→移动→步行（借助辅助用具步行）等。一般可以根据患者的病情决定开始训练的阶段。

3）康复期的护理原则：康复期功能训练包括站立训练；移动训练；步行训练；日常生活动作训练（饮食动作训练、排泄动作训练、清洁动作训练、更衣动作训练）等。

（2）综合康复治疗：加强瘫痪肢体功能训练并配合针灸、理疗、推拿按摩等辅助治疗，以防肌萎缩和关节畸形。

（五）护理评价

患者积极配合和坚持肢体功能康复训练，恢复或逐渐恢复活动能力；无肢体挛缩、屈曲发生；未发生压疮和（或）受伤等并发症。

（于素贞）

第二节　脑血栓形成的护理

脑血栓形成（cerebral thrombosis，CT）是脑梗死最常见的类型，是脑动脉主干或皮质支动脉粥样硬化导致血管壁增厚、管腔狭窄闭塞和血栓形成，引起脑局部血流减少或供血中断，脑组织缺血缺氧，出现局灶性神经系统症状和体征。CT 又称动脉粥样硬化性脑梗死。

一、病因与发病机制

（一）病因

1. 血管病变　最重要和最常见的血管病变是动脉粥样硬化，其次是高血压病伴发的脑小动脉硬化。其他还有血管发育异常，如先天性动脉瘤和脑血管畸形；脉管炎，如感染性风湿热、结核病、钩端螺旋体病、梅毒等所致的动脉内膜炎；一些非感染性的脉管炎，如血栓闭塞性脉管炎、结节性多动脉炎，动脉壁创伤如损伤、手术、导管、穿刺等；少见的主动脉、颈动脉的夹层动脉瘤等。

2. 血液成分的改变　血管病变处的内膜粗糙，使血液中的血小板易于附着、积聚以及释放更多的 5 – 羟色胺等化学物质。血液成分中脂蛋白、胆固醇、凝血因子 I 含量的增加，可使血液黏度增加，致使血流速度减慢。此外还有血液病，如白血病、红细胞增多症和各种影响血液凝固性增高的因素，均易使脑血栓形成发生。

3. 血流动力学改变　脑血流量的调节，受到多种因素的影响。血压的改变是影响脑局部血量的重要因素，当平均动脉压低于 9.5kPa（71mmHg）和高于 24kPa（180mmHg）时，由于血管本身存在的病变，管腔狭窄，自动调节功能失效，局部脑组织的供血即可发生障碍。

4. 高血压病史　收缩压升高、体重指数增加和高密度脂蛋白减少，是影响脑血栓形成的主要因素。

（二）发病机制

动脉硬化性脑梗死一般为血供不足引起的白色梗死。但由于栓塞、抗凝治疗或低血压而形成的梗死时，血压回升后，梗死区重新获得血液的灌流可成为出血性梗死，也称红色梗死。

发生脑梗死处的脑组织软化、坏死，并可发生脑水肿和毛细血管周围点状渗血。脑梗死患者，脑组织缺血、缺氧性损害时可出现神经细胞坏死和凋亡两种方式。病理分期为：超早期（1～6h），病变组织变化不明显；急性期（6～24h），脑组织出现明显的缺血表现；坏死期（24～48h），出现明显脑水肿；软化期（3d～3 周），病变区液化变软；恢复期（3～4 周后），病变组织萎缩，坏死组织由格子细胞清除，留下有空腔的瘢痕组织，空腔内可充满浆液。研究证实，脑缺血超早期治疗时间窗为 6h 之内，原因是脑梗死区血流再通超过再灌注时间窗，脑损伤可继续加剧，产生再灌注损伤。抢救缺血半暗带的关键是超早期溶栓治疗，减轻再灌注损伤的核心是积极采取脑保护措施。

二、临床表现和诊断

（一）临床表现

脑血栓形成多发生于中老年人，多有高血压、动脉粥样硬化史。突然起病，不少患者在睡眠时发病，在清晨醒来时发现偏瘫或单瘫、失语等。常在数分钟至数小时，甚至 1～2d 达高峰，亦有白天工作时发病。部分患者病前有短暂性脑缺血发作的病史。起病时可有缺血侧头部轻度疼痛，多数患者意识清醒。脑血栓引起的症状体征取决于受累的血管。

1. 颈内动脉系统

（1）颈内动脉：一般多出现眼交叉性偏瘫，于病灶侧出现一过性或永久性单眼视力减退或失明，对侧偏瘫，病灶同侧可有 Horner 征，部分患者颈部可听到杂音，颈动脉搏动减弱或消失。

（2）大脑前动脉：瘫痪的下肢较上肢为重，有时可有排尿障碍或精神障碍。

（3）大脑中动脉：最常见，如起源于主干完全闭塞时，出现病变对侧偏瘫、偏身感觉障碍及对侧同向偏盲，优势半球病变时尚有失语。非优势半球病变可见偏瘫失认症。

2. 椎 – 基动脉系统　其共同特点是脑干和小脑受累，出现交叉性瘫痪，交叉性感觉障碍，多发性脑神经麻痹和共济失调等症状。

（1）椎 – 基脑系统供血不足：最常见的为眩晕，可见肢体轻瘫、感觉异常、吞咽困难、猝倒。

（2）延髓背外侧综合征：又称小脑后下动脉血栓形成（Wallenberg综合征）。延髓背外侧部梗死，出现眩晕、恶心、呕吐及眼球震颤，病侧小脑共济失调及Horner征；病侧面部和对侧肢体痛觉减退或消失。

3. 辅助检查　CSF：多数正常，可有少量红细胞；CT：阻塞血管分布区低密度病变区，通常在发病后的24～48h出现；TCD：可发现脑各部血流改变；MRI：对小的梗死灶，尤其是脑干的梗死灶，往往在CT片上不能发现，但DSA磁共振图像上可清晰地见到：T_1加权上低信号改变，T_2加权上呈高信号变化。MRA显示病变的血管，明确闭塞血管、侧支供血情况。区域性脑血流量（rCBF）发现在相应的梗死区脑血流减低。

（二）诊断要点

动脉硬化性脑梗死的诊断要点：

（1）可能有前驱的短暂脑缺血发作史。

（2）安静休息时发病较多，常在晨间睡醒后发现症状。

（3）症状常在几小时或较长时间内逐渐加重，呈恶化型卒中。

（4）意识常保持清晰，而偏瘫、失语等局灶性神经功能缺失比较明显。

（5）发病年龄较高，常有脑动脉粥样硬化和其他器官的动脉硬化。

（6）常伴有高血压、高血脂、糖尿病等。

（7）脑脊液清晰，压力不高，CT或MRI示脑梗死病灶。

三、治疗原则

（一）急性期治疗

1. 治疗原则

（1）超早期治疗：首先提高公民脑卒中的急症和急救意识，了解超早期治疗的重要性和必要性，发病后立即就诊，力争在3～6h治疗时间窗内溶栓治疗，以降低脑代谢、控制脑水肿及保护脑细胞，挽救缺血半暗带。

（2）个体化治疗：根据患者年龄、缺血性卒中类型、病情程度和基础疾病等情况，采取最适当的治疗。

（3）防治并发症：如感染、脑心综合征、下丘脑损伤、卒中后焦虑或抑郁症、血管升压素分泌异常综合征和多器官衰竭等。

（4）整体化治疗：采取支持疗法、对症治疗和早期康复治疗；对卒中危险因素如高血压、糖尿病和心脏病等及时采取干预，降低复发率和病残率。

2. 超早期治疗

（1）维持生命功能和处理并发症：①缺血性卒中后血压升高，通常不需紧急处理，病后24～48h收缩压＞220mmHg、舒张压＞120mmHg或平均动脉压＞130mmHg时可用降压药，切忌过度降压使脑灌注压降低，导致脑缺血加剧。②保持呼吸道的通畅、吸氧和防治肺炎，加强皮肤、泌尿系管理，预防尿路感染和压疮等。③预防肺栓塞和深静脉血栓形成。④发病3d内进行心电监护，预防致死性心律失常和猝死，必要时可给予钙拮抗药、β-受体阻滞药治疗。⑤血糖水平宜控制在6～9mmol/L，过高或过低均会加重缺血性脑损伤，并注意维持水电解质平衡。⑥及时控制癫痫发作，处理患者卒中后抑郁或焦虑。

（2）急性期多伴有缺氧，故在起病或最初几天内，患者应卧床休息，床头抬高15°~30°，肢体放于功能位。意识不清患者，在24~48h内禁食，静脉补液，输液量应根据具体情况而定。病情稳定后给予适当活动。

3. 溶栓、抗凝和降纤治疗

（1）溶栓、抗凝和降纤治疗见规范化治疗：在脑缺血组织出现不可逆损害前，溶解血栓使动脉再通，可能减轻缺血损害。静脉溶栓与动脉溶栓，应严格掌握溶栓标准。

（2）抗血小板治疗：最常见的为阿司匹林和盐酸噻氯匹定类。阿司匹林以小剂量为宜，一般50~100mg/d为宜。因阿司匹林起效快，用于急性卒中可能有效。

4. 减轻脑水肿　患者有脑水肿时，应首先降低颅内压，暂不用血管扩张药。有脑水肿的患者表现为嗜睡、精神萎靡、呃逆、头痛等。经脱水治疗后症状明显好转。用20%甘露醇125~250ml静脉滴注，每隔8~12h 1次；地塞米松10mg加入5%葡萄糖液250ml静脉滴注，每天1次。抗脑水肿治疗应从发病后24h开始，连续5~7d。应用脱水药时注意患者的心功能和肾功能、血压、血钾情况。一般来说，伴有糖尿病的患者不适合脱水治疗，有出血倾向者禁用糖皮质激素。

5. 改善微循环

（1）低分子右旋糖酐：有改善微循环、增加血容量、降低血液黏滞度和防止红细胞聚集的作用，对治疗中、后期脑血栓形成以及预防脑血栓的发展有较好的效果。心、肾功能不全者慎用，个别可见变态反应，可用500ml静脉滴注，每日1次，10~20次为1个疗程。

（2）川芎嗪注射液：川芎有改善脑和外周微循环，减轻脑水肿，使聚集的血小板、红细胞解聚，促使神经细胞功能恢复等作用。使用方法：20%川芎嗪注射液，4ml肌内注射，每日2次。对高血压患者可6h 1次，15d为1个疗程，根据病情可重复使用。或用10%川芎嗪注射液30ml加入5%葡萄糖250ml中静脉滴注，每日1次，15d为1个疗程。

（3）冠心舒：20~30mg每日3次，应连服3~6个月。

6. 扩血管药物　脑梗死发生时，在脑水肿形成前应用扩血管药物，能立即改善局部缺血，有利于侧支循环的建立，效果好。因此，凡在发病24h内者，均可应用扩血管药物。48h后，若梗死血管较大，脑组织可因缺血、缺氧、水肿、坏死，最容易引起过度灌注综合征，原则上不用血管扩张药而应考虑用脱水药，发病2周后脑水肿已退，用扩血管药物比较安全，血压偏低时亦应慎重。

（1）氟桂利嗪：是一种钙通道阻滞药，能拮抗各种缩血管物质，阻止钙离子内流，抑制血管收缩和增加脑血流量。常用量为25mg，每日3次。大剂量时可引起头晕、嗜睡，偶见皮疹及胃肠道反应。

（2）环扁桃酯（又名抗栓丸）：对血管平滑肌有较温和的直接持久的扩张作用，常用量0.2g口服，每日3次。

（3）尼莫地平：是一种不引起收缩压降低、易通过血脑屏障、强烈扩张血管的药物。该药物为钙通道阻滞药，能有效地阻止钙离子从细胞外过多地流入细胞内，特别是强有力地抑制脑血管痉挛，增加红细胞的变形性，抑制血小板的聚集，提高抽搐阈和改善胆碱能系统的活动。常用量20~40mg，口服，每日3次。或氟桂利嗪5~20mg/d，一般维持量为5~10mg/d。

7. 抗自由基治疗 脑缺血后造成的神经细胞损害，目前临床上行之有效的抗自由基药物有如下几种：

（1）地塞米松：地塞米松 10mg 加 5% 葡萄糖液 500ml 静脉滴注，每天 1 次，用 5～7d。血压超过 24/15kPa（180/110mmHg）停用。有出血倾向者禁用。应随时检测血清钾，以便随时纠正。

（2）维生素 E：有竞争性的抗自由基作用。一般用量为 200～2 000mg/d，初期 300～600mg/d，取得疗效后逐减，并维持一定时间。长期大量应用，可有恶心、呕吐、疲劳、视物模糊、性腺功能紊乱 – 男性乳房发育、妇女月经过多或闭经，停药后逐渐恢复正常。

8. 手术治疗

（1）颅外血管：如颈总动脉、颈内动脉狭窄、血栓形成，经造影确诊后，可行动脉内膜剥脱术、血栓切除术、人造血管手术，以免进一步缺血缺氧及新栓子落入脑血管造成脑梗死。

（2）广泛脑软化、脑疝形成的患者，可考虑做大骨瓣减压及清除坏死组织，以抢救患者的生命。

9. 有条件的医院，应组建卒中单元（stroke unit，SU）SU 由多科医师、护士和治疗师参与，经过专业培训，将卒中的急救、治疗、护理及康复等有机地融为一体，使患者得到及时、规范的诊断和治疗，有效降低病死率和致残率，改进患者预后，提高生活质量，缩短住院时间和减少花费，有利于出院后管理和社区治疗，中、重度脑卒中，如大面积脑梗死、小脑梗死、椎 – 基底动脉主干梗死及病情不稳定脑梗死患者均应进入 SU 治疗。

（二）恢复期治疗

1. 康复治疗 多数脑血栓形成的患者都遗留不同程度的后遗症，其主要症状有偏瘫、失语、吞咽困难、痴呆等。为促进神经功能的恢复，急性期的口服药物还要继续应用，并且选用体针、高压氧治疗，同时要进行语言训练、肢体主动与被动活动，按摩、理疗、体疗等。

2. 病因治疗 对查明原因者，如糖尿病、红细胞增多症、原发性血小板增多症或颈动脉、椎动脉狭窄、高脂血症等，应针对原因治疗。有效的控制诱因，防止复发。

（于素贞）

第三节 脑栓塞的护理

脑栓塞（cerebral embolism）指脑血管被血流带进颅内的固体、液体或气体栓子阻塞，引起相应供血区域脑组织缺血、坏死与脑功能障碍。脑栓塞占全部缺血性脑卒中的 15%～20%，但 45 岁以下者的发病率更高。只要产生栓子的病因不消除，脑栓塞就有反复发病的可能。有 2/3 的复发患者，均发生在第 1 次发病后的 1 年之内。临床上最常见的为心脏并发症。

一、病因与发病机制

（一）病因

1. 心源性 占脑栓塞的 60%～75%，常见为非瓣膜性房颤（45%）和急性心肌梗死（15%）。

2. 非心源性 气栓、附壁血栓、脂肪栓、癌栓、羊水栓塞等。

3. 来源不明性 30%的患者不能明确原因。

（二）发病机制

病理改变与脑血栓形成基本相同。由于栓子常多发、易破碎，有移动性或可能带菌，故栓塞性脑梗死多灶性，可伴有脑炎、脑脓肿、局限性动脉炎和细菌性动脉瘤等。脑栓塞并发出血性梗死（点片状渗血）发率约30%，可能由于栓塞血管内栓子破碎向远端前移，恢复血流后栓塞区缺血坏死的血管壁在血压作用下生出血。

二、临床表现和诊断

（一）临床表现

脑栓塞80%以上发生在颈内动脉系统，大脑前动脉占7%，出现偏瘫、偏身感觉障碍、失语或局灶性癫痫作。椎 - 基底动脉占10%，表现眩晕、复视、交叉性瘫或四肢瘫痪，共济失调，饮水呛咳、吞咽困难及构音障等。对以下卒中表现者，应高度警惕栓塞性卒中。

（1）任何年龄，但以青壮年多。活动中突然发病，常无前驱症状，瞬间即达高峰，多呈完全性卒中。

（2）大多数患者意识清楚或仅有轻度意识模糊，主干的大面积脑栓塞病情危重，可发生严重的脑水肿，颅压增高，甚至脑疝和昏迷。椎 - 基底动脉系统，常发生昏迷。

（3）有全身系统栓塞表现；大多数患者有栓子来源的原发疾病；部分病例有脑外多处栓塞证据。

（4）病史或检查中发现1条以上的血管供血区受累。局限性神经缺失症状与栓塞动脉供血区的功能相对。

（二）诊断

（1）骤然起病，数秒至数分钟内出现偏瘫、失语、一过性意识障碍、抽搐等局灶性症状。

（2）有心脏病史或发现栓子来源。

（3）同时发生其他脏器栓塞。

（4）心电图可见原发心脏病变；脑CT可见低密度病变区；MRI缺血病灶较早出现低信号；TCD可发现脑部血流改变。

（三）预后

（1）脑栓塞急性期病死率为5%～15%，心肌梗死所致脑栓塞预后较差。

（2）心源性脑栓塞容易复发，10%～20%在10d内复发，很少3d复发，短期内再发病死率高。

（3）如脑栓塞病情已趋稳定，突然意识障碍加重，肢体瘫痪加重，常提示出血性脑梗死的可能。

三、治疗原则

（一）一般治疗

与同脑血栓形成治疗相同。

（二）病因治疗

1. 心源性栓塞　进行心脏病的治疗：抗心律失常，血管扩张药的运用。

2. 针对栓子的处理　①气栓处理时患者应取头低、左侧卧位，如为减压病，应尽快行高压氧治疗，减少栓，增加脑含氧量，气栓常引起癫痫发作，应严密观察，并抗癫痫治疗。②脂肪栓处理可用扩容药、血管扩药静脉滴注。③感染性栓塞需选用足量有效的抗生素治疗。

（于素贞）

第四节　脑出血的护理

脑出血（cerebral hemorrhage）为非创伤性脑实质内出血，占全部脑卒中的 10% ~ 30%。脑出血可来源于脑内动脉、静脉或毛细血管的坏死、破裂，但以动脉出血最为多见。脑出血患者中 80% 发生于大脑半球，其余 20% 发生于脑干和小脑。患病率 112/10万，年发病率 81/10 万。主要病因为高血压和动脉硬化，是死亡率和致残率极高的一种常见病。

一、病因与发病机制

（一）病因

1. 高血压性脑出血　常见部位是豆状核、背侧丘脑、小脑和脑桥；急性期极为短暂，出血持续数分钟；常有高血压病病史；外伤、淀粉样血管病等其他出血证据。

2. 脑淀粉样血管病　老年患者或家族性脑出血的年轻患者；出血局限于脑叶；无高血压病病史；有反复发作的脑出血病史；确诊靠组织学检查。

3. 抗凝药导致的脑出血　长期或大量使用抗凝药；出血持续数小时；脑叶出血。

4. 溶栓药导致的出血　使用溶栓药史；出血位于脑叶或原有的脑梗死病灶附近。

5. 脑肿瘤出血　肿瘤或全身肿瘤病史；出血前有较长时间的神经系统局灶症状；出血位于高血压脑出血的非典型部位；多发病灶；影像学上早期出现周围水肿和异常增强。

6. 毒品或药物滥用导致的脑出血　毒品滥用史；血管造影，血管呈串珠样改变；脑膜活检的组织学证据；免疫抑制药有效。

7. 动静脉畸形出血　发病年龄早，常有遗传性的血管畸形史；影像学检查发现血管异常影像；确诊依据脑血管造影。

（二）发病机制

1. 原发性损害　脑损伤引起的脑组织受压导致神经功能障碍。血肿压迫产生的占位效应使颅内压（intracranial pressure，ICP）增高，然后出现脑血流（cerebral bloodflow，CBF）减少，脑灌注压（cerebral perfusion pressure，CPP）下降，脑水肿加重。严重者还可造成脑组织移位和脑疝形成。

2. 继发性损害　脑出血后可促发凝血级联反应，产生大量凝血酶。研究表明，凝血酶不但可通过细胞毒素作用，直接损害神经细胞，还能破坏血－脑屏障，是形成脑水肿的主要原因。已证实给予凝血酶抑制剂或有凝血功能障碍的患者，脑出血后血肿周围水肿较轻，血

· 607 ·

肿分解造成红细胞破坏，后者产生的血红蛋白可分解为血红素和 Mg^{2+}，它们都具有神经毒性作用；同时，血肿分解还可引起炎症细胞浸润，导致白细胞活化。脑出血后，血肿周围组织 CBF 明显下降，易诱发神经细胞缺血性损伤和（细胞）凋亡。

二、临床表现和诊断

（一）临床表现

50 岁以上中老年人，男性略多，冬春季易发病，常在活动、用力、激动时突然起病。50% 的患者出现剧烈头痛、呕吐物可呈咖啡样，血压升高，数分钟或数小时达高峰，严重者出现意识障碍、昏迷、脑疝、脑膜刺激征。临床症状体征，因出血部位及出血量不同而异。

1. 基底核区出血　壳核和背侧丘脑出血为最常见的两个部位，它们被内囊后支分为外侧（壳核）和内侧（背侧丘脑）。主要症状有对侧三偏综合征（偏瘫、偏身感觉障碍和同向偏盲），病灶在优势半球者有失语，双眼凝视病灶侧。其临床特点为：发病急，突然感到头痛，随即频繁呕吐，可吐出咖啡样胃内容物。

（1）壳核出血：是最常见的脑出血，占 50% ~60%，主要是豆纹动脉外侧支破裂所致。通常引起较严重运动功能缺损，对侧三偏综合征（突发的病灶对侧偏瘫、偏身感觉障碍和同向偏盲），病灶在优势半球者有失语，双眼球向病灶侧凝视。出血量大时可有意识障碍；出血量较小可仅表现纯运动、纯感觉障碍，不伴头痛、呕吐，与腔隙性梗死不易区分。

（2）背侧丘脑出血：丘脑膝状动脉和背侧丘脑穿通动脉破裂，该部位出血往往偏身深浅感觉障碍，瘫痪轻，双眼球向下凝视，意识障碍多见且较重，可有特征性眼征，如上视障碍或凝视鼻尖、眼球偏斜或分离性斜视、眼球汇聚障碍和无反应性小瞳孔、去皮层强直等中线症状。

（3）尾状核头出血：临床表现与蛛网膜下腔出血颇相似，头痛、呕吐及轻度脑膜刺激征，无明显瘫痪，轻度颈强、Kernig 征，可有对侧中枢性面、舌瘫；或仅有头痛而在 CT 检查时偶然发现，临床上往往容易被忽略。

2. 脑桥出血　约占脑出血的 10%，多由基底动脉脑桥支破裂所致，出血灶位于脑桥基底与被盖部之间。临床上轻者，可无意识障碍，出现交叉性瘫痪，出血侧脑神经、对侧上下肢瘫痪。重者，迅即深昏迷，眼球浮动、针尖样瞳孔、四肢瘫、中枢性呼吸困难、中枢性高热、呕吐咖啡样胃内容物、去皮质强直等，多在 48h 内死亡。

3. 小脑出血　约占脑出血的 10%，大多由小脑齿状核动脉破裂所致。出现严重眩晕和频繁呕吐、瞳孔常缩小、枕部剧烈头痛、颈项强直、眼球震颤、共济失调等无明显瘫痪。出血量大者，病情迅速进展，12~24h 出现昏迷及脑干受压征象，两眼凝视病灶对侧，肢体瘫痪及出现病理反射，最终因发生脑疝而死亡。

4. 脑室出血　占脑出血的 3% ~5%，由脑室内脉络丛动脉或室管膜下动脉破裂出血所致。多数病例是小量脑室出血，常有头痛、呕吐、脑膜刺激征，一般无意识障碍及局灶性神经缺损症状，可有血性 CSF，酷似蛛网膜下腔出血，小量脑室出血可完全恢复，预后良好。大量脑室出血，常起病急骤，迅速出现昏迷、频繁呕吐、针尖样瞳孔、眼球分离斜视或浮动、四肢弛缓性瘫痪及去皮质强直发作等，病情危急，多在短时间内死亡。

5. 脑叶出血　又称脑白质或皮质下出血，占高血压脑出血的 1/10 左右。常有脑动静脉畸形、烟雾病（Moyamoya 病）、血管淀粉样变和肿瘤等所致。出血以顶叶最常见，其次为颞叶、枕叶、额叶，也可有多发脑叶出血。临床表现多种多样，程度轻重不等，主要取决于出血的部位和血肿的大小。部分患者表现酷似蛛网膜下腔出血，可仅有头痛、呕吐、颈项强直及克氏征阳性，脑脊液呈血性。

（二）诊断

（1）中老年突然起病，体力活动或情绪激动时发病。

（2）有高血压病病史。

（3）颅内高压症，反复呕吐、头痛和血压升高，局灶性神经体征：意识障碍、偏瘫、大小便失禁等神经系统症状和体征。

（4）CT示边界清楚，圆形、卵圆形、菱形或不规则的均匀高密度区。MRI急性期扫描呈低信号。腰穿脑脊液呈血性和CSF压力增高。

三、治疗原则

（一）脑出血急性期的治疗

尽快减轻并控制脑水肿，消除血肿，减少对周围组织的压迫，避免继发脑干损伤、脑室出血、背侧丘脑下部损伤及脑疝的形成，维持生命体征，从而降低死亡率；保护出血周围的脑组织，减轻脑水肿及缺血性损伤。

1. 外科治疗 手术宜在超早期（发病后6～24h内）进行。

（1）手术适应证：①颅内压增高伴脑干受压体征，意识水平F降，GCS评分≥5分，呈浅昏迷至中度昏迷，脑疝早期。②小脑出血≥10ml（血肿直径≥3cm），小脑半球血肿＞15ml、蚓部血肿＞6ml。③脑室出血致梗阻性脑积水，幕上出血≥30ml，出血部位表浅。④因血管畸形或动脉瘤所致的脑内出血，年轻患者脑叶出血，壳核中至大量出血（＞40～50ml）。

（2）手术禁忌证：①出血后病情进展迅猛，短时间内陷入深度昏迷者。②发病后血压持续升高≥200/120mmHg。③伴有严重的心、肝、肺、肾疾病及凝血功能障碍者。

（3）常用手术方法：小脑减压术、开颅血肿消除术、钻孔扩大骨窗血肿消除术、钻孔微创颅内血肿消除术和脑室出血脑室引流术。

2. 内科治疗

（1）安静卧床：严密观察体温、呼吸、脉搏、血压、意识、瞳孔，保持呼吸道通畅，及时清理呼吸道分泌物，根据病情给予吸氧，保持肢体功能位。有意识障碍、消化道出血者，宜禁食24～48h。

（2）降低颅内压和控制脑水肿：颅内压增高和脑水肿是高血压脑出血急性期患者的死亡原因，主要是脑水肿引起脑疝所致。一般ICH发病6h可发生脑水肿，24h开始明显，24h～5d为水肿高峰期，完全消失需4～6周。气管插管、过度换气和渗透疗法是降低ICP和逆转即将发生脑疝的最快方法。目前，甘露醇仍是渗透疗法中最为常用的药物，急救时可短期应用，每次剂量为0.2～0.5g/kg，应用时间不超过5d。适当延长甘露醇的治疗时间，可提高脑出血的治疗效果，疗程以1个月左右为宜，个别病例可能更长，但必须密切观察肾功能。复方甘油注射液作用较甘露醇弱，但反跳较轻，不增加肾脏负担，且可进入三羧酸循环代谢而提供能量，不升高血糖，与甘露醇合用可以维持恒定的降颅压作用和减少甘露醇的用量。但其进入体内过快可引起溶血，产生血红蛋白尿。

（3）控制血压：脑出血后的血压升高是一种保护性反应，通常在几天内会降至平时的水平。急性 ICH 的治疗原则仍应遵循降低幅度不超过 20%，尼卡地平、拉贝洛尔静脉制剂或血管紧张素转换酶抑制剂是目前可供选择的药物：目前认为收缩压（SBP）<180mmHg 和舒张压（DBP）<105mmHg 不必降压，而拉贝洛尔对 ICP 或局部脑血流量（rCBF）的自动调节机制几乎无影响，它是治疗中等血压升高的首选药。

（4）钙通道阻滞药治疗：脑血周围同样存在缺血半暗带，由其神经细胞内钙离子的聚集而引起的脑损害，是引起血肿周围水肿的原因之一，研究证实，钙离子通道阻滞药可减轻实验性脑缺血及继发性脑损害。如尼莫地平治疗高血压脑出血可显著改善脑出血的预后，一般在出血后 10~15d 使用。氟桂利嗪可改善微循环，促进血液的吸收，预防脑水肿。

（5）胰岛素的使用：胰岛素可与血小板上的胰岛素受体相结合，兴奋后可降低局部血栓烷 A_2 浓度，调节血小板的凝聚性，改善血液淤滞，从而改变半暗带区的供血状态，增加脑出血后周围水肿带的有效供血，造成低血糖高灌流状态，减少脑组织的软化坏死、缩小水肿范围、缓解血管痉挛、降低脑出血的病死率，促进患者康复。胰岛素能改善重型脑出血患者预后，而对极重型或轻型脑出血患者无明显效果。

（6）保证营养和维持水电解质平衡：每日液体输入量按尿量＋500ml 计算，高热、多汗、呕吐或腹泻的患者还需适当增加液体输入量。注意防止低钠血症，以免加重脑水肿。

（7）脑出血多是由于高血压导致血管破坏所致，而不是凝血机制障碍。目前多不主张用止血药，但对并发应激性溃疡和蛛网膜下腔出血（SAH）者仍主张用止血药（氨基己酸、酚磺乙胺等）。脑温的高低直接影响高血压性脑出血（HIH）患者预后。早期（6h 内）实施亚低温治疗，可使高血压脑出血患者病死率明显减低。

（8）对症治疗，防治并发症：①肺部、尿路感染。②应激性溃疡。③血管升压素分泌异常综合征（又称稀释性低钠血症），应限水补钠。④痫性发作。⑤中枢性高热。⑥下肢深静脉血栓形成等。

（二）恢复期治疗

康复治疗最佳介入时机为 0.5~1 个月，既能取得满意疗效，同时又不增加再出血危险性，一般按照脑梗死进行治疗。严格控制血压与患者的预后关系密切。康复训练、及早使用神经保护药、营养药、中药活血化瘀药和针刺，可促进神经功能的恢复和肢体功能的改善。早期大剂量应用纳洛酮能有效保护脑神经功能，同时降低颅内压、减轻脑水肿、促进意识恢复。

（于素贞）

第五节　脑梗死的护理

脑梗死又称缺血性脑卒中，是指脑部血液供应障碍，缺血、缺氧引起的局限性脑组织的缺血性坏死或脑软化。引起脑梗死的主要原因是供应脑部血液的颅内或颅外动脉中发生闭塞性病变而未能建立及时、充分的侧支循环，使局部脑组织的代谢需要与可能得到的血液供应之间发生超过一定限量的供不应求现象。临床上常见类型有脑血栓形成、脑栓塞和腔隙性梗死。脑血栓形成是脑血管疾病中最常见的一种，其最常见的病因是脑动脉粥样硬化，好发于老年人，常在安静休息时发生，临床分为可逆性缺血性神经功能缺失、完全型、进展型、缓慢进展型4种类型。

一、常见病因及发病机制

1. 常见病因

（1）心源性脑栓塞：栓子在心内膜和瓣膜产生，并脱落造成的脑栓塞。心源性脑栓塞占所有脑栓塞的60%～80%。常见于风湿性心脏病、心肌梗死、亚急性细菌性心内膜炎、非细菌性血栓性心内膜炎等。

（2）非心源性脑栓塞：是指心脏以外血管来源的栓子造成的脑栓塞。常见于动脉粥样硬化斑块性栓塞、脂肪栓塞、空气栓塞、癌栓塞、医源性栓塞等。

（3）不明原因性脑栓塞。有部分脑栓塞患者未发现栓子的来源。

2. 发病机制　栓子进入脑动脉后，随血流向远端移行至比栓子细小的动脉时，发生阻塞现象导致脑组织缺血、缺氧、坏死；栓子刺激动脉及周围小动脉造成痉挛，缺血进一步扩大。

二、临床表现

（1）有原发病史：以风湿性心脏病、冠心病和动脉粥样硬化病史为多见，部分患者发生于心脏手术后、长骨骨折、大血管穿刺术后等。

（2）突然发病，常在数秒或数十秒内症状达高峰。

（3）患者在发病时有短暂意识障碍、头痛、头晕及抽搐；因80%的栓塞发生在颈内动脉系统，其临床表现为失语、眼球凝视麻痹、面瘫、肢体瘫痪、感觉障碍。

（4）椎基底动脉系统发生者，表现为复视、口舌麻木、眩晕、共济失调、交叉性瘫痪、意识障碍等。

（5）较大动脉被栓塞致大块脑梗死，或多发栓塞者，发病后3～5d病情加重，甚至因高颅压引起脑疝致死。

（6）少量的空气栓塞，症状在短期内可完全消失；大量空气栓塞者病情严重，甚至在短期内死亡。

三、辅助检查

1. 脑CT　可见低密度影，MRI病灶区呈长T_1和长T_2信号。

2. 腰椎穿刺检查　有助于了解颅内压、炎性栓塞及出血性梗死。

3. 心电图　可有心律失常、心肌损害，胸部X线片可见心脏扩大。

四、治疗原则

调整血压、改善侧支循环、减轻脑水肿和治疗原发病。

（1）溶栓治疗：适用于超早期患者及进展性卒中。应在发病3～12h给药。

（2）抗凝治疗：主要适用于进展型脑梗死、心源性脑梗死等，常用药物有肝素、低分子肝素、华法林等。

（3）抗血小板聚集治疗：主要应于预防脑梗死复发和治疗轻度脑血管狭窄<70%，常

用药物有阿司匹林等药物。

（4）改善脑代谢和脑功能。

（5）改善微循环。

（6）预防和治疗脑水肿。

（7）急性期卧床休息，调整血压，血压调整在稍高于平时血压。

五、护理评估

（1）起病的时间、方式，有无前驱症状和伴发症状。

（2）了解患者的既往史，服药史，自理能力，生活方式。

（3）评估有无卒中高危因素。糖尿病、高血脂、TIA 反复发作、吸烟、饮酒、心脏疾病、已有的脑梗死史等。

（4）生命体征、意识状态、瞳孔变化。

（5）偏瘫的部位和程度，吞咽、感知障碍，认知、语言能力。大小便情况。

（6）各项检查及化验结果。颅脑 CT、MRI、经颅多普勒超声检查，凝血功能等。

（7）抗凝、溶栓治疗效果及副作用。

（8）心理及社会支持系统。

六、护理措施

（一）一般护理

（1）急性期患者应绝对卧床休息，协助患者翻身，做好大、小便护理，预防压疮。

（2）保持室内空气清新，避免受凉。

（3）提供低脂、易消化软食，可少量多餐。如有吞咽困难、呛咳者给予糊状流质或半流质饮食，必要时鼻饲进食。卧床期间定时按摩腹部，养成良好的排便习惯。

（4）多与患者沟通，了解患者心理变化，指导家属关心患者，使患者克服急躁心理和悲观情绪。

（二）症状护理

（1）急性期卧床休息期间应平卧或低枕卧位，头部禁止使用冰袋。

（2）保持呼吸道通畅，清除呼吸道分泌物，防止窒息、呛咳、误吸或呕吐。遵医嘱给予氧气吸入。

（3）应用溶栓药物治疗者，须监测出、凝血时间，严格掌握用药剂量及时间，注意观察有无口腔黏膜、皮肤、脑实质出血倾向。

（4）静脉应用血管扩张药者，应监测血压并根据血压变化调整输液滴速，血压保持在稍高于患者基础血压的水平上。

（5）指导患者进行早期肢体被动和主动运动，卧床期间保持肢体功能位。病情稳定后鼓励患者进行主动锻炼，并逐渐加大活动量。失语患者应加强语言康复锻炼。

七、健康教育

（1）积极治疗原发病，如高血压、高血脂病、糖尿病等。指导患者正确服药。

（2）以低脂、低胆固醇、富含维生素饮食为宜，忌烟、酒。多进食粗纤维食物，保持大便通畅。

（3）老年人晨间睡醒后不要急于起床，最好静卧 10min 后再缓缓起床，以防体位突然改变致血栓脱落。

（4）鼓励患者进行力所能及的劳动，平时参加一些适度体育活动，以促进血液循环。

（5）语言、感知、运动障碍的患者应坚持进行康复训练，家属应鼓励患者并为其提供良好的休养环境。

（于素贞）

第六节　蛛网膜下腔出血的护理

蛛网膜下腔出血（subarachnoid hemorrhage，SAH）是各种原因引起出血、血液直接流入蛛网膜下腔的总称，分原发性或自发性 SAH、继发性 SAH。原发性 SAH 是指脑底部或脑及脊髓表面血管破裂流入蛛网膜下腔；继发性 SAH 是脑实质、脑室出血和硬膜下血管破裂，血液穿破脑组织和蛛网膜流入蛛网膜下腔；还有外伤性 SAH。SAH 约占急性脑卒中 10%，占出血性脑卒中 20%，年发病率 5~20/10 万。

一、病因及发病机制

蛛网膜下腔出血最常见的病因为颅内动脉瘤（占 50%~80%）破裂，其中先天性粟粒样动脉瘤约占 75%，还见高血压、动脉粥样硬化所致梭形动脉瘤及感染所致真菌性动脉瘤。其次是血管畸形（约占 10%），其中动静脉畸形占血管畸形 80%。其他如颅内肿瘤、垂体卒中、血液病、各种感染所致的脑动脉炎、脑基底异常血管网病、颅内静脉系统血栓和抗凝治疗的并发症等。另约 10% 患者病因不明。

粟粒样动脉瘤可能与遗传和先天发育缺陷有关。炎症动脉瘤是由动脉炎或颅内炎症引起的血管壁病变。脑动静脉畸形是发育异常形成的畸形血管团。其他：如肿瘤或转移癌侵蚀血管，引起血管壁病变。当重体力劳动、情绪变化、血压突然升高、饮酒或酗酒时，瘤壁或管壁破裂，血液进入蛛网膜下腔，可引起颅内压增高，甚至因脑推移压迫脑干而骤死；血液的刺激也可发生无菌性脑膜炎，因蛛网膜粘连，阻碍脑脊液循环和吸收，出现不同程度的脑积水；流入蛛网膜下腔的血液直接刺激血管或血细胞，破坏产生多种血管收缩物质刺激血管，使部分患者发生血管痉挛，患者出现剧烈的头痛。

二、临床表现

SAH 临床表现差异大，轻者可无明显临床症状和体征，重者可突发昏迷甚至死亡。先天性动脉瘤破裂多见于中青年患者，老年患者以动脉硬化多见。常由于突然用力或情绪兴奋等诱因，数分钟内患者出现剧烈头痛，呕吐、面色苍白、全身冷汗，半数患者可伴不同程度的意识障碍，部分患者可出现精神症状，如欣快、谵妄和幻觉等，或有痫性发作、失语、轻偏瘫、视野缺损等，部分患者可见眼底出血。

最具特征性的体征为颈项强直、Kerning（＋）等脑膜刺激征。后交通动脉的动脉瘤破裂可出现一侧动眼神经麻痹，个别重症患者可很快进入深昏迷，出现去大脑强直。因脑疝形成而迅速死亡。

再出血是 SAH 主要急性并发症，在病情稳定后再次出现临床症状加重，使病情恶化，死亡率增加一倍。脑血管痉挛是另一并发症，其严重程度与出血量相关，常表现为波动性轻偏瘫或失语，是死亡和致残的重要原因。SAH 患者有不同程度脑积水并发症，急性脑积水轻者表现嗜睡、短时记忆受损、下肢腱反射亢进等体征，严重者引起颅内高压，甚至脑疝。亚急性脑积水表现隐匿出现痴呆、步态异常和尿失禁。

三、实验室及其他检查

1. 头颅 CT、MRI 是诊断 SAH 首选方法，CT、MRI 显示蛛网膜下腔内高密度影可确诊。

2. 腰椎穿刺脑脊液（CSF）检查 若 CT 扫描不能确诊，可行 CSF 检查（12h 后），注意与穿刺误伤鉴别。若脑脊液压力增高，肉眼观察为均匀一致血性，镜检可见大量红细胞，可提供 SAH 诊断重要依据。若无再出血，1 周后脑脊液内的红细胞大部分溶解，2～3 周后可找到较多的含铁血黄素吞噬细胞。

3. 病因检查 有血常规、凝血功能、肝功能等血液检查；TCD；确定蛛网膜下腔出血病因诊断的最有意义的辅助检查是脑血管造影。目前常用的磁共振血管显像（MRA）和数字减影全脑血管造影。

四、治疗要点

蛛网膜下腔出血的治疗原则：制止再出血，降低颅内压、防止血管痉挛，减少并发症，查找出血原因、治疗原发病和预防复发。

1. 内科治疗

（1）一般治疗：监护生命体征、降低颅内压，维持水、电解质酸碱平衡，维持呼吸循环功能，加强营养支持、预防感染、防止并发症。

（2）SAH 引起的颅内压增高：临床常用 20% 甘露醇、呋塞米、白蛋白等脱水降颅压，颅内高压征象明显有脑疝趋势者，可行脑室引流。

（3）预防再出血：6－氨基己酸（EACA）；立止血；酚磺乙胺等。

（4）预防血管痉挛：临床常用钙通道拮抗药，如急性期尼莫同静脉泵入，恢复期尼莫地平口服。

（5）放脑脊液疗法：腰椎穿刺放出少量脑脊液（10～20ml），以缓解头痛，减少出血引起的脑膜刺激症状。为防止脑疝，此法需慎重。

2. 手术治疗

（1）动脉瘤：常采用瘤颈夹闭术、瘤切除术、瘤体栓塞术。

（2）动静脉畸形：可采用整块切除术、供血动脉结扎术、血管内介入栓塞或 γ 刀治疗。

五、护理措施

（一）基础护理

1. 休息与体位 急性期绝对卧床休息 4～6 周，复发者延长 8 周，床头抬高 15°～30°。禁止起坐、沐浴、洗头、下床等活动。

2. 环境与安全　提供舒适休养环境，保持病室安静，减少探视；治疗护理活动集中进行，避免打扰患者。

3. 生活护理　按 Orem 自理模式，提供全部生活补偿系统，如压疮护理、口腔护理、排便护理等。

4. 饮食护理　急性期禁食 72h，意识清楚后患者逐步改为流食、半流食、软食；昏迷及吞咽功能障碍者给予留置胃管。

5. 心理护理　安慰患者，提供疾病相关知识，列举治疗成功范例，避免紧张、焦虑、恐惧情绪。尽量避免一切可能增加患者的血压和颅内压的诱因。

（二）疾病护理

1. 对症护理

（1）病情监测：首次蛛网膜下腔出血后 1 个月内再出血的危险性最大，2 周内再发率最高，应严密观察生命体征、瞳孔、意识及与出血部位相对应的神经系统症状体征，如语言、吞咽、肢体活动情况。对病情稳定后再次出现的剧烈头痛、呕吐、抽搐发作、脑膜刺激征等应引起重视。

（2）头痛护理：①观察头痛部位、性质、持续时。间，是否伴随呕吐，如出现头痛剧烈、呕吐频繁、烦躁不安和意识迟钝、嗜睡、两侧瞳孔不等大、血压急骤升高、脉搏由弱转慢，即为脑疝前驱症状，应及时通知医师。②遵医嘱给予止痛药对症处理。③指导患者采用轻音乐、缓慢深呼吸及引导式想象等方法减轻疼痛。

2. 专科护理

（1）腰穿护理：腰穿术后去枕平卧 6 ~ 8h。观察腰穿后可能发生的并发症，如脑疝、头痛、局部感染等。

（2）使用钙通道阻滞药者，遵医嘱严格控制输液速度，观察血压变化和肢体活动。

（3）预防并发症：①控制补液量和速度，避免补液过多过快或因脱水造成低钾、血液浓缩加重心脏负担。②观察胃管所抽出的胃液颜色，留取大便标本做隐血试验，以了解胃内有无出血。③定时监测生化指标，防止水、电解质、酸碱平衡失调。④预防压疮、挛缩、坠积性肺炎及泌尿道感染等。

（三）健康教育

1. 合理饮食　宜低盐、低脂、充足蛋白质、丰富维生素饮食，限制钠盐（<6g/d）和动物脂肪的摄入；戒烟、忌酒；控制食物热量，维持理想体重；忌辛辣、咖啡、浓茶等刺激性食物。

2. 避免诱因　避免使血压升高的各种因素，如用力屏气、排便，剧烈咳嗽、打喷嚏等诱发因素；平日注重保持情绪稳定、心态平和，戒骄戒躁；避免外界环境不良刺激；建立良好生活方式，保证充足睡眠，适度运动和锻炼，保持大便通畅；避免过度劳累、突然发力和过重的体力劳动等。

3. 控制高血压　遵医嘱正确使用降压药，避免血压波动对血管的损害。

4. 检查指导　SAH 患者常规首次出血 3 周病情稳定后行 DSA 检查，做好围术期护理，指导患者积极配合，尽早查明病因，采取进一步治疗。

5. 照护者指导　创造良好休养环境；关心、体贴患者，安抚其情绪，给予其心理支持；

督促其早检查、早确诊、早手术；了解再出血征象及时就诊。

6. 女性育龄患者应告知 1~2 年避免怀孕。

（于素贞）

第七节　帕金森病的护理

帕金森病（Parkinson disease，PD）又称震颤麻痹（paralysis agitans），是常见的老年运动障碍性锥体外系疾病，以静止性震颤、肌强直、运动迟缓和步态姿势异常为特征。主要为黑质多巴胺能神经元变性缺失和纹状体多巴胺递质变少的一种慢性疾病。多数患者为 50 岁以后发病，男性稍多于女性。

一、病因与发病机制

迄今病因未明，可能与遗传、环境及衰老导致黑质中的多巴胺能神经元破坏有关。

二、临床表现

起病缓慢，呈进行性加重。

1. 静止性震颤　多起于一侧上肢，然后波及同侧下肢，对侧上下肢。震颤频率每秒 3~6 次，静止时明显，随意运动过程中减轻或暂时消失，情绪激动时增强，入睡后消失。手指表现为粗大的节律性震颤（"搓丸"样或数钱样动作），以掌指关节及拇指不自主震颤为显著。

2. 肌强直　肌肉表现为齿轮样强直或铅管样强直（肌肉僵硬伸肌、屈肌张力均增高，被动运动时有齿轮样或铅管样阻力感）。颈肌、躯干肌强直而使躯体前屈姿势，整个人比发病前变矮。

3. 运动迟缓　患者反应慢，动作迟缓；面部表情运动少，呈"假面具脸"状；书写时手抖，并有越写越小的倾向，称为"写字过小症"。

4. 步态和姿势异常　患者行走起动后呈慌张步态。精细动作很难完成，系裤带、鞋带等不易进行。

5. 原发性震颤　是一种不伴有其他神经阳性体征的震颤，原因不明，首发于一侧手臂或手部，几乎均有头部震颤，表现为动作时细小点头或摇头震颤，静止或睡眠时消失，疲劳、情绪激动时加重。一般无肌肉强直、运动迟缓等症状，进展缓慢，预后良好。

三、实验室及其他检查

血、脑脊液常规检查均正常，CT、MRI 检查无特异性改变，脑脊液和尿中高香草酸含量降低、相关基因突变、多巴胺受体功能及多巴胺神经元功能等检查可能对诊断有一定意义。

四、治疗要点

1. 药物治疗　目前仍以药物治疗为主。

（1）抗胆碱能药物：首选，如苯海索（安坦），排泄迅速、无蓄积、毒性小可长期应用。

（2）左旋多巴：复方左旋多巴目前仍是治疗帕金森病的"金标准"。左旋多巴制剂目前有两种：①多巴丝肼（美多芭），国内应用广泛；②息宁即森纳梅脱控释片。

（3）金刚烷胺：能提高左旋多巴的疗效。但可发生恶心、呕吐、白细胞减少、直立性低血压等副作用。

（4）多巴胺受体激动剂：如溴隐亭，偶有头晕、胃肠道反应、直立性低血压、精神症状等副作用。

2. 外科手术治疗　60 岁以下，药物治疗效果不佳或副作用严重者可尝试立体定向手术破坏丘脑腹外侧核后部，制止对侧肢体震颤；破坏其前部则可制止对侧肢体强直。

3. 康复治疗　如进行肢体运动、语言、进食等训练和指导，可改善患者生活质量，减少并发症。

五、护理评估

1. 病史评估　询问出现的症状、发病时间、严重程度、对生活的影响。
2. 身体评估　重点评估震颤、强直、运动迟缓、步态和姿势方面的变化和程度。
3. 心理－社会评估　对生活工作的影响是否产生自卑、恐惧的情绪。

六、护理诊断/问题

1. 生活自理缺陷　与震颤、肌肉强直、运动减少有关。
2. 躯体活动障碍　与神经、肌肉受损，运动减少，随意运动减弱有关。
3. 自尊紊乱　与身体形象改变有关。

七、护理措施

1. 一般护理　饮食给予足够热量和优质蛋白质的饮食。吞咽困难者根据患者吞咽能力、口味需要，提供黏稠不易反流的食物，每吃一口吞咽 2~3 次。鼓励患者使用辅助器具自理，如走路时持拐杖助行。

2. 安全护理　指导患者避免单独使用煤气、热水器及锐利器械；避免进食带骨刺的食物和使用易碎的餐具；外出有人陪伴，佩戴手腕识别牌或外衣口袋内放置写有患者姓名、住址和联系电话的卡片等；洗澡时，在浴缸或喷头附近加装扶手。

3. 用药护理　观察药物疗效和副作用。

（1）左旋多巴制剂：早期有消化道反应（食欲减退、恶心、呕吐、腹痛等）、直立性低血压、失眠、精神症状（幻觉、妄想）等，长期服药后可出现运动障碍（异动症）和症状波动等。运动障碍表现为舞蹈样或肌张力障碍样异常不随意运动，表现为怪相、摇头以及双臂、双腿及躯干的各种异常运动，一般在药物减量或停药后可改善或消失。症状波动包括"开关现象"和"疗效减退"两种。开关现象指每天多次突然波动于严重运动减少和缓解（伴有异动症）两种状态之间。"开"时，帕金森症状减轻，"关"时症状加重。此现象不可预知，需格外重视，为防止或减少开关现象发生，可减少每次剂量，增加服药次数而每天总药量不变或适当加用多巴胺受体激动剂，减少左旋多巴用量。疗效减退是指每次服药后药物的作用时间逐渐缩短，表现为症状有规律性的波动，与有效血药浓度有关，可以预知，增加每天总剂量并分开多次服用可以预防疗效减退。

（2）抗胆碱能药物：因其阻断副交感神经而产生口干，如唾液分泌减少出现口干、肠鸣音减少、排尿困难、瞳孔调节功能不良等副作用。由于抗胆碱能药物影响记忆功能，也不宜用于老年患者。

（3）金刚烷胺：副作用有口渴、失眠、头晕、足踝水肿、心悸、幻觉、精神错乱等。有肾功能不良、癫痫病史者禁用。

4. 康复训练的护理　告知患者运动锻炼的目的在于防止和推迟关节强直与肢体挛缩；与患者和家属共同制订切实可行的具体锻炼计划。

（1）疾病早期：鼓励患者坚持适当体育锻炼，如养花、下棋、散步、太极等。注意保持身体和关节的活动强度与最大活动范围，防止肢体挛缩、关节僵直的发生。

（2）疾病中期：①行走障碍：手杖可帮助患者限制前冲步态及维持平衡。步行时脚抬高，跨大步伐；双臂自然摇摆，目视前方；转身时，以弧线前进，身体跟着移动。家属不要拉着患者走，只要伸出一只手让他牵附即可。②姿势平衡障碍：指导患者两脚交替性放在台阶上、训练双足站立时重心向左右前后移动、单足站立、躯干及骨盆旋转、上肢随之摆动、用足跟行走、爬行训练、向后和左右推拉等保持平衡的训练。

（3）疾病晚期：做被动肢体活动和肌肉、关节的按摩，促进肢体的血液循环。

5. 病情观察　观察患者有无进行性加重的震颤、运动减少、强直和体位不稳等典型神经症状和体征等、观察药物的副作用、同时注意观察有无因长期卧床并发肺炎、压疮等情况。

6. 心理护理　鼓励患者表达恐惧与关切，注意倾听。纠正患者错误观念，提供正确信息。日常活动及进食时可提供患者隐蔽的环境。

7. 健康指导

（1）疾病知识指导：嘱患者及家属坚持治疗、康复，坚持治疗、康复的患者可生活自理甚至继续工作多年，未及时治疗，病情可严重至全身肌肉强硬、主动活动困难，甚至卧床不起，致最后因发生心肺等合并症而死亡。告知病人不单独使用煤气、热水器及锐利器械，防止受伤；外出时需人陪伴，智能障碍者衣服口袋中要放置写有病人姓名、地址和联系电话的卡片，防止走失。

（2）疾病监测指导：当病人出现发热、外伤、骨折、吞咽困难、运动障碍、精神智能障碍加重时应及时就诊。

（于素贞）

第八节　癫痫的护理

癫痫（epilepsy）是一组由于大脑神经元异常放电而造成短暂性大脑功能失常的临床综合征，具有突然发生和反复发作的特点。每次发作称为痫性发作，反复多次痫性发作则为癫痫。

一、病因与发病机制

按病因不同可分为以下两类：

1. 原发性（特发性）癫痫　病因未明，可能与遗传因素有关。

2. 症状性（继发性）癫痫　较常见，多继发于脑部疾病，如颅内感染、脑血管病、颅脑外伤、颅内肿瘤、脑先天性畸形等；或继发于多种全身疾病，如中毒、肝性脑病和尿毒症等。

癫痫的发病机制尚未完全阐明，但发作时大脑神经元可出现异常的过度性同步放电。神经元放电是神经系统的生理功能，一般在 1 ~ 2 次/秒。癫痫灶中病变神经元的放电频率可达每秒数百次至数千次以上。

某些因素可诱发癫痫的发作，如高热、缺少睡眠、疲劳、饥饿、便秘、饮酒、声音或强光刺激、女性妊娠月经期等。

二、临床表现

癫痫发作具有短暂性、刻板性、间歇性和反复发作性的特点，根据发作的临床表现，可将癫痫发作分为部分性发作（即一侧大脑半球部分神经元被激活）和全面性发作（即双侧大脑半球同时受累）。

1. 部分性发作　发作时躯体的一部分涉及，根据发作过程有无意识障碍分为单纯部分性发作（发作时无意识障碍）和复杂部分性发作（发作时有意识障碍，发作后不能回忆），两者均可发展为全面性强直阵挛发作。

（1）单纯部分发作：不伴意识障碍，发作后能复述发作的具体情况，持续时间短，一般不超过 1 分钟。可分为 4 种类型，即部分性运动性发作、体觉性发作或特殊感觉性发作、自主神经性发作和精神性发作。以发作性一侧肢体、局部肌肉感觉障碍或节律性抽搐为特征，或表现为简单的五官幻觉。

（2）复杂部分发作：又称精神运动性发作。于发作起始出现各种精神症状或特殊感觉症状，随后出现意识障碍或自动症和遗忘症，有时一开始即有意识障碍，常称为精神运动性发作。大多数为颞叶病变引起，又称颞叶癫痫。患者可有吸吮、咀嚼、舔唇、流涎、摸索等无意识的动作，或机械的继续其发作前正在进行的活动，如行走、奔跑或进餐、解扣、搓手等。有时有精神运动性兴奋，如无理吵闹、唱歌、脱衣裸体等。每次发作持续数分钟或更长时间，神志清楚后对发作情况无记忆。

2. 全面性发作　发作时伴有意识障碍或以意识障碍为首发症状，神经元痫性放电起源于双侧大脑半球。

（1）全面性强直 - 阵挛发作（GTCS）：也称大发作，最常见的发作类型之一，以全身对称性抽搐和意识丧失为特征。发作前可先有瞬间疲乏、麻木、恐惧等感觉或出现无意识动作等先兆，发作经过分三期：①强直期：突发意识丧失，尖叫一声倒地，全身肌肉抽搐，头部后仰，上眼睑抬起，眼球上翻；口先强张，而后突闭，可能咬破舌尖；颈部和躯干先屈曲后反张，上肢先上举、后旋再变为内收、前旋，下肢自屈曲转变为强烈伸直。强直期持续10 ~ 20 秒后转入阵挛期。②阵挛期：肌群强直和松弛交替出现，由肢端延及全身。此期持续 0.5 ~ 1 分钟。最后一次强直痉挛后，抽搐突然停止，所有肌肉松弛，进入惊厥后期。强直期和阵挛期患者血压升高，心率加快，汗液、唾液和支气管分泌物增多（口吐白沫，若舌或颊部被咬破，则口吐血沫），瞳孔扩大等；呼吸暂时中断，皮肤自苍白转为发绀，瞳孔散大、对光反射及深、浅反射消失、病理反射阳性。③惊厥后期：呼吸首先恢复；脸色由发绀变为正常；心率、血压、瞳孔等恢复正常，肌张力松弛，意识逐渐复苏，自发作开始至意识恢复历时 5 ~ 10 分钟；醒后感到头昏、头痛、疲乏无力、全身酸痛，对抽搐全无记忆。

（2）癫痫持续状态：若癫痫持续发作之间意识尚未完全恢复又频繁再发，或癫痫发作持续 30 分钟以上不能自行停止时称为癫痫持续状态。发作间期仍处于昏迷状态，如不及时终止发作，可因呼吸、循环及脑衰竭而死亡。

（3）失神发作：也称小发作，主要表现为意识短暂丧失，持续约 3～15 秒。表现为突发突止的意识障碍，每日发作数次至数十次不等。患者可停止当时的活动，呆立不动，两眼凝视，手中持物可坠落，不抽动、不跌倒。清醒后继续原先之活动，对发作无记忆。

三、实验室及其他检查

1. 脑电图　对本病诊断有重要价值，多数癫痫患者，在发作的间歇期亦可出现如棘波、尖波、棘－慢波等病理波。

2. 实验室检查　血常规、血糖、血寄生虫（如肺吸虫、血吸虫、囊虫）等可有助于了解有无贫血、低血糖、脑寄生虫等。

3. CT、MRI 检查　虽对诊断癫痫无帮助，但可发现助于了解继发性癫痫的病因，如脑部器质性改变、占位性病变、脑萎缩等。

四、治疗要点

1. 病因治疗　彻底治疗脑寄生虫病、低血糖、低血钙、脑瘤等。

2. 发作时的治疗　以预防外伤及其并发症为原则，而不是立即用药，因为任何药物可能已来不及发挥控制本次发作的作用。为预防再次发作，可选用地西泮、苯妥英钠、异戊巴比妥钠等药物。

3. 抗癫痫药物治疗　原则是从单一药物开始，剂量由小到大，逐步增加；一种药物增加到最大且已达到有效血药浓度而仍不能控制发作者再加用第二种药物；经药物治疗，控制发作 2～3 年，脑电图随访痫性活动消失者可以开始逐渐减量，不能突然停药。

4. 癫痫持续状态的治疗

（1）迅速控制抽搐：①地西泮 10～20mg，缓慢静脉注射；②其他药物，如异戊巴比妥、苯妥英钠、水合氯醛等。

（2）其他：保持呼吸道通畅，吸氧，必要时气管切开。高热时物理降温，及时纠正血酸碱度和电解质变化；发生脑水肿时注射甘露醇和呋塞米，预防和控制感染等。

五、护理评估

1. 病史评估　评估患者发作时状况、发作前诱因；有无家族史，有无脑部病变、外伤史及其他全身疾病史等。

2. 身体评估　评估患者发作时和间期的意识状况、生命体征及神经系统阳性体征、是否存在病理反射等。

3. 心理－社会评估　评估患者有无因癫痫反复发作影响正常生活与工作而出现焦虑、紧张、悲观、自卑感等。

4. 实验室及其他检查的评估　评估患者脑电图、CT 及全身检查结果，分析癫痫的可能病因。

六、护理诊断/问题

1. 有窒息的危险　与癫痫发作时喉头痉挛、气道分泌物增多有关。
2. 有受伤的危险　与癫痫发作时意识突然丧失或判断力受损有关。

七、护理措施

1. 一般护理　保持环境安静，避免光、声刺激，保证患者充足睡眠，患者不可单独离开病区活动。间歇期活动时，注意安全，出现先兆即刻卧床休息，必要时加床档。给予清淡饮食，少进辛辣食物，忌烟、酒，避免过饱。限制饮水量，24小时不超过1 500ml，不能进食者给予鼻饲。测肛温或腋温，禁止测量口腔温度。

2. 用药护理　遵医嘱用药，观察疗效和副作用。不可随意停药或更改药量。苯妥英钠的副作用常可致牙龈增厚、毛发增多、乳腺增生、皮疹、中性粒细胞减少和眼球震颤、小脑性共济失调等，轻者可以坚持服药，严重者应停药。卡马西平有中性粒细胞减少、骨髓抑制的副作用。丙戊酸钠、苯巴比妥、扑痫酮等均有不同程度的肝脏损害。服药前后应做血、尿常规和肝、肾功能检查。

3. 症状体征的护理

（1）癫痫发作：立即让患者平卧，解开衣领、衣扣，头偏向一侧，保持呼吸通畅，及时给氧；对呼吸功能不恢复者，及时做人工辅助通气。取出义齿。出现发作先兆时，使用张口器置入患者上下臼齿之间（也可用牙垫或手帕甚至衣角卷成小布卷），防止舌咬伤。不可对抽搐肢体用暴力按压，以免造成骨折、脱臼等。应有专人陪护，详细记录发作经过、时间和主要表现。

（2）癫痫持续状态的患者：专人守护，床旁加床档，防止受伤。对易受擦伤的关节处用棉花及软垫加以保护。极度躁动患者必要时给予约束带，但注意约束带切勿过紧，以免影响血液循环。使用镇静剂、给予氧气吸入、快速静脉滴注脱水剂。严密观察呼吸、循环情况。

4. 病情观察　观察癫痫发生的类型、发作持续时间及次数，发作时患者生命体征、神志变化。发作时有无外伤、窒息等。

5. 心理护理　鼓励患者说出害怕及担忧的心理感受。指导患者自我调节，克服自卑心理。鼓励家属向患者表达不嫌弃、亲切关怀的情感，解除患者的精神负担。指导患者承担力所能及的社会工作，提高自信心和自尊感。

6. 健康指导

（1）疾病知识指导：保持良好生活规律，避免疲劳、便秘、睡眠不足和情绪激动；食物清淡、不宜辛、辣、咸、过饱，戒除烟酒。鼓励适当体力锻炼。禁止从事危险活动：如攀高、游泳、驾驶以及在炉火旁或高压电机旁作业等。随身携带个人资料，写上姓名、地址、病史、联系电话等，以备癫痫发作时及时了解及联系。

（2）疾病监测指导：坚持长期服药，定期门诊复查。

（孙丽娜）

第九节 偏头痛的护理

偏头痛（migraine）是反复发作的一侧或双侧搏动性头痛，为临床常见的特发性头痛。多在成年早期和青年期起病，以女性多见，大多有家族史。

一、病因与发病机制

1. 病因 可能与下列因素有关。

（1）遗传：约60%的偏头痛患者有家族史，某些特殊类型为常染色体显性遗传。

（2）内分泌与代谢因素：女性较男性易患偏头痛，常始于青春期，月经期发作加频，妊娠期或绝经后发作减少或停止。

（3）其他因素：紧张、劳累、焦虑、抑郁、睡眠障碍、气候变化，部分摄食奶酪、红酒、巧克力或服用利血平和血管扩张剂等药物均可诱发偏头痛的发生。

2. 发病机制

（1）传统血管学说：认为偏头痛先兆症状与颅内外血管的舒缩障碍有关。

（2）神经血管假说：在下丘脑和边缘系统的功能障碍与偏头痛的前驱症状有关，先兆及头痛的发生与继发于血管改变的神经元功能障碍有关。

（3）神经递质：5-羟色胺（5-HT）在偏头痛的发病中具有重要作用。儿茶酚胺、组胺、血管活性肽、前列环素和内源性阿片物质等神经递质与偏头痛的发生有关。

二、临床表现

1. 典型偏头痛 起病初最常见有闪光、暗点、视野缺损、视物变形和物体颜色改变等视觉先兆；其次为一侧肢体或（和）面部麻木、感觉异常等躯体感觉性先兆；先兆症状多于头痛前1小时发生，可持续数分钟至1小时；继之出现一侧眶后或额颞部搏动性头痛，可扩展至一侧头部或全头部，常伴有恶心、呕吐、畏光、畏声、易激惹、颞动静脉突出等症状。头痛可因活动或摇动头颈部而加重，睡眠后减轻。头痛消退后常有疲劳、倦怠、烦躁等症状。发作频率从每周至每年1次至数次不等。

2. 普通型偏头痛 是偏头痛最常见的类型，约占偏头痛患者的80%。缺乏典型症状，头痛多呈搏动性，发病时为一侧，也可波及对侧或双侧交替发作。

3. 特殊类型的偏头痛 根据发作时的神经系统症状和体征，常见以下几种类型：

（1）眼肌麻痹型偏头痛。

（2）偏瘫型偏头痛。

（3）基底动脉型偏头痛。

（4）偏头痛等位症。

三、治疗要点

目的是减轻或终止头痛发作，缓解伴发症状，预防头痛再发。

1. 发作期治疗 轻症偏头痛发作单用乙酰氨基酚、萘普生、布洛芬等止痛剂治疗；无效时可选择麦角制剂等药物治疗。

2. 预防性治疗　首先应消除或避免偏头痛的诱因，其后可酌情给予普萘洛尔、钙拮抗剂及抗抑郁等药物治疗。

四、护理评估

1. 病史评估　询问头痛发作史，包括疼痛的性质、疼痛的程度、部位、持续时间；有无前驱症状；影响疼痛的因素、发作频率以及伴随症状。

2. 身体评估　评估患者意识状况，检查神经系统是否存在阳性体征，排除眼源性、鼻源性头痛。

3. 心理－社会评估　评估患者的情绪和精神状态。

4. 实验室及其他检查的评估　了解辅助检查排除其他器质性颅内及颅外病变。

五、护理诊断/问题

1. 头痛　与颅内外血管舒缩功能障碍有关。

2. 焦虑　与偏头痛长期反复发作有关。

六、护理措施

头痛的预后差别很大，偏头痛等原发性头痛可数十年不引起严重后果，但严重高颅压性头痛患者可能会导致死亡，因此需要根据头痛的类型制订个体化的护理措施。以下主要介绍慢性反复发作性头痛如偏头痛、紧张性头痛等的护理措施。

1. 避免诱因　指导患者记录头痛发生的诱因和先兆，和患者一起总结诱发或加重头痛的因素，如情绪紧张、工作劳累、睡眠紊乱、进食某些含酪胺的食物（如乳酪、红酒、咖啡等）、药物、月经来潮、用力性动作、强光线及噪音刺激等；指导患者合理作息，规律饮食、适度锻炼、避免可能的诱发因素；保持环境安静、光线柔和、舒适。

2. 减轻头痛　如指导患者冰袋疗法（将盛有冰的袋子或杯子置于痛侧颞部或头痛明显处）、按摩、压迫止痛（用手指指腹或有弹性的带子压迫头痛处）以及放松训练，听轻音乐、引导式想象等。

3. 用药护理　告知常用止痛药物的用法、用量、不良反应及注意事项，如麦角胺咖啡因多量可引起中毒，有严重肝肾功能障碍、高血压、心脏病者禁用。慢性头痛服用药物预防发作时，避免药物依赖和成瘾。

4. 心理护理　长期反复发作的头痛，患者可能出现焦虑、紧张心理，在理解、同情患者的基础上，应指导患者避免诱因、放松训练及合理的服用药物。

（于素贞）

第二十四章　脑血管病的康复

第一节　脑卒中功能恢复的机制

20世纪初研究发现，成年哺乳动物神经元损伤后不可能再生。至今这对脑血管病功能恢复仍是最大的理论挑战。尽管如此，仍有大量脑血管病患者的运动、语言和认知功能得到显著恢复，已无可争议。一般认为，偏瘫功能恢复从发病后第1~7周开始，一直持续到3个半月左右，以后神经功能改善微乎其微。但许多临床研究发现，即使进入慢性期或发病半年以上，经过科学严格的强化训练，也会有不同程度的功能改善。如手功能恢复时间更长，个别患者可达一年以上。一般比较而言，下肢恢复率高些，其次上肢，最难的是手。20世纪60~70年代挪威神经解剖学家 Alf Brodal 认为"虽然没有确切的证据表明哺乳动物轴索横贯性破坏后的再生，但是多数情况下，是没受到损伤的神经纤维替代了受损的部分"。随着偏瘫功能恢复的神经病理生理研究的深入，提出了中枢神经系统可塑性（plasticity）的基本概念。中枢神经系统可塑性是指神经的修饰或适应能力，主要表现神经突触发芽、失神经超敏感、潜伏通路启用、异位皮质区替代、长时程增强等神经元突触水平变化方面，Hebb 认为脑的可塑性实际是突触的可塑性，突触连接变化决定行为改变。突触变化包括突触短期的功能改变和长期的结构变化，许多研究证实这种变化机制是多样的，是在内外环境因素作用下而产生的。90年代科学家们利用经颅磁刺激（TMS）、fMRI、PET - CT 等技术研究表明：大脑的功能可以增减、转移，这种变化是"使用"的结果，其与重复的量、有效率的学习、知识扩充及自动学习有关。人类新技巧的习得，可以使脑结构发生变化以适应新技巧。中枢神经损伤可以诱导可塑性的变化，而导致行为改变。同样，脑损伤后的康复训练也可能影响着可塑性机制，而使突触功能和结构发生变化。尽管脑组织损伤后恢复机制十分复杂，但是许多基础性探索研究已为康复治疗带来希望。

一、急性期恢复机制

脑卒中急性期多为第一周，一般称为"自然恢复"期或"自然治愈"期。患者主要在神经内科或脑外科救治，为了减少后遗症，康复训练也应尽早开始，如被动运动、体位变换、良性肢位的保持等。因为多数患者的每次训练时间很短，不是诱导恢复，不贻误"自然恢复"的方向，主要是起着促进恢复的辅助作用。对于自然恢复的机制的认识主要有如下方面：

1. 脑循环、脑水肿的改善（含损伤部位、周边和远处）
2. 血肿的吸收
3. 损伤神经组织的变化、吸收消失
4. 脑代谢的改善

5. 血－脑屏障的修复和改善

6. 脑脊液循环的改善

二、恢复期功能改善的机制

一旦急性期过后，"自然恢复"的速度逐渐减慢，而神经可塑性的恢复比例增加起来。据报道：一般在发病后 3 个月内为"最佳恢复期"，第 6 个月后功能改善速度开始变慢。运动学习和心理调整此时显得尤为重要。综上所述，应该抓住脑功能改善的有利时期，经过最初 1~2 个月的康复治疗，多应达到预期的目标；也有的要经过长期康复治疗，神经功能才得以改善，揭示了长期的积极康复治疗也是十分必要的，因此有人提出：脑血管病的康复治疗是个终身的过程。有的患病数个月后，因何种原因没有或不再接受康复训练，可能会缺少"神经学性"的改善，但是肌萎缩、关节僵直、躯干肌力低下等失用综合征却成为主要问题，通过改善失用综合征，实现日常生活动作能力提高的例子也不少。据资料统计，病后 6 个月内，70%~90% 的患者能行走，1/3 的能恢复实用手，约 1/2 的可以生活自理，1/3 的还可以从事轻微的工作。这种效果和康复治疗的积极介入有关。

既然中枢神经损伤后神经元不能再生，为什么功能却得以恢复或改善呢？关于这个阶段功能障碍恢复机制的研究，1973 年挪威神经学家 Alf Brodal 推论：尽管没有确切证据表明哺乳动物轴索横贯性损伤后的再生，但多数情况下是未受损的神经纤维代替了受损的部分。随后大量动物实验和临床观察，又相继提出了许多证据和类似观点，如残存部分的代偿机制学说、损伤周边恢复的晕影学说（半暗带区）以及结论，使人们对康复治疗能改善功能障碍的认识进一步提高。尤其近年通过 fMRI、PET、经颅磁刺激（TMS）和脑电描记器（MEG）等应用，大量证据支持成熟的中枢神经系统在受损后，具有一定程度的自我修复和重组的能力，包括神经元之间变化的潜在性和重组自我修复性的所有机制。尽管对个体研究结论存在差异，但是脑功能重组的可塑性机制初步成为共识。可塑现象可能是学习和损伤修补的基础。如反复的技巧训练使大脑皮质永久或短暂产生记忆，掌握动作。脑血管病后出现偏瘫，经过康复训练，偏瘫症状得到改善甚至消失，也可视为是脑可塑性的典型表现。脑损伤后功能的修复涉及相关脑区域或核团，神经元内结构和突触水平的改变。所谓"功能修复"主要表现在"替代"和"重获"的含义上。"替代"是指神经系统利用其他的感觉传入或运动模式替换已损坏的部分，而使功能得到恢复。"重获"是指通过启用解剖上潜伏的神经结构，再次获得已丧失的功能。

（一）脑可塑性机制

1. 神经发芽　神经发芽包括再生性发芽（regenerating sprouting）、侧支发芽（lateralsprouting）两种形态结构变化。再生发芽是消失的神经突触本身的真正再生或形成，在中枢神经系统中较少见到，常见到侧支发芽，主要是从未受损伤的神经细胞的树突或轴突中向受损伤的神经细胞生长新芽，它构成了中枢性损伤功能恢复的形态学变化，反映了功能代偿或重组的解剖学基础。

突触发芽的类型可能有如下 3 种：①旁侧发芽（collateral sprouting）：在神经纤维上生成新的轴索支，并且末端与另外的神经元形成新的突触。②终端发芽（paraterminal sprouting）：现存突触的终末端某部分膨出，又形成新的突触。③突触性发芽（synaptic sprouting）：仅出现突触终末的接触面扩大，突触的接触点增多。

2. 突触效率的可塑性 突触的可塑性是建立在分子水平可塑性的基础上的，它涉及神经末梢去极化、突触的运动频率、突触前膜内钙离子浓度以及外在因素的调节等。突触可塑性包括两种类型：①突触后结构上的突触接触位点数量的改变，如失神经过敏。②已有突触的功能活性变化，如在电生理学上表现为长时程增强（LTP）、长时程压抑（LTD）和失神经过敏。

（1）长时程增强（long-term potentiation，LTP）：这种现象在正常生理状况下，与学习、记忆相关。所谓 LTP 是指中枢神经受到一定条件刺激后，可引发突触后电位（EPSP）叠加，幅度增大，保持长时间的兴奋状态现象。它可保持十几个小时，甚至几天。当突触后膜上的 NMDA 通道受刺激时或与神经递质结合，则平素阻挡 Ca^{2+} 内流的 Mg^{2+} 让位，Ca^{2+} 内流的浓度增加，导致了 LTP。动物训练发现：动作技能获得程度与 LTP 呈正相关，影响 LTP 的因素也影响运动的学习和记忆。

（2）长时程压抑（long-term depression，LTD）：LTD 是指突触传递效率（兴奋性）的长时间降低。这种现象存在脑的许多部位里，最早是在小脑内发现的。小脑的普肯耶（Purkinje）细胞接受的两种兴奋性突触，分别来自苔藓纤维和攀缘纤维。如果同时重复刺激两者，则可在平行纤维与普肯野细胞间的突触上观测到普肯野细胞放电率下降或 EPSP 降低，可长达 1 小时。目前认为 LTD 产生与 Ca^{2+} 内流导致谷氨酸的使君子碱受体失敏有关。低频电刺激可使突触后膜的 NMDA 通道受到压抑，钙离子内流减少，形成 LTD。一般认为小脑突触的 LTD 效应关系到精细运动的学习和记忆。

（3）失神经过敏（denervated supersensitivity，DS）：这一现象首先发现在周围神经系统中，神经-肌肉接点，后来在脑内也发现。失去神经支配的肌肉的兴奋性异常增高，或者失去传入神经结构后，突触后膜对特定的神经递质的反应敏感性增强，都可使细胞膜上的受体增多，据认为其可保持失神经组织的兴奋性，减少变性，与将来重新接受新的前神经纤维的支配，形成新突触有关。

3. 神经网络功能的变通性 这里是指神经系统利用新的功能模式替代已经损失的功能，使整个运作程序仍处于有效的状态。有人提出：可塑性的潜能，或是大脑未损伤系统的重组，孕育了一个逐渐增长的积极的体系。通过越来越多的 fMRI、PET、TMS 技术研究发现：脑损伤后功能的恢复与大脑次级运动区（如补充运动区、前运动区、小脑、感觉运动区等）的参与有关，另外脑卒中的不同阶段，两侧半球激活区不同或者参与程度有差异。可以认为重组的神经学机制是一个动态过程，它可能受到神经病理损伤程度的变化、患者在康复治疗中付出的努力程度、环境和作业训练方法等因素的影响。变通性包括潜在通路的启用、古旧脑的代偿、对侧或同侧周边的代偿、不同感觉神经之间的功能替代等。

（1）潜伏通路的启用（unmasking）：中枢神经系统中每个神经细胞通过突触与其他众多神经细胞连接起来，但平时多数连接通路处于被抑制或"休眠状态"。当主要神经通路受损后，信息传达网络在数小时内出现抑制状态，感觉传入被阻断，其大脑感觉区的抑制性神经递质如 γ 氨基丁酸（GABA）出现一过性减少，以后旁侧神经通路被激活启用，发挥主通路作用。

（2）古旧脑的代偿：哺乳动物脑的最外侧皮质为新脑，当其损伤时功能丧失或降低，由脑内层的古旧脑部分承担起新脑的功能，但大多只能学会执行粗糙运动，缺乏精细动作的能力。

（3）对侧或同侧周边代偿：许多研究证实，大脑双侧半球及同侧损伤周边的皮质功能具有相互代偿的能力。目前功能影像学研究发现，运动功能重组表现可能有 3 种：患侧受累及的主要运动区发生移位；患侧未损伤部位仍有激活；非主要运动区的功能明显激活。

Morell 发现皮质某部位兴奋一定时间后，对侧相应部位的核糖核酸合成明显增加。White 对猴进行整个半球的切除试验，术后运动功能能够大部分恢复，证实了每侧半球均有双侧传出，维持身体两侧的功能。说明双侧半球相应部位间存在着联系，有利于损伤后运动功能的重新组织和支配，如语言功能的互相转移、运动能力的互相替代。

（4）感觉的替代：利用皮质内不相干的神经区域替代丧失的功能，使未受损的输出的突触效应被调整。如盲人利用触觉代替视觉做空间定位。有研究发现，截肢术后患者的肢体皮质感觉区变成颜面感觉区，考虑为感觉区域间的替代。Rossini 等研究 1 例大脑中动脉缺血性脑卒中患者，导致运动功能丧失一年后，训练右侧肢体，fMRI 发现左侧大脑半球感觉运动区不对称性增大和后移。

4. 与神经生长、发育过程相关的体内生物因子作用　目前，围绕着生物体内的促进神经生长和抑制神经生长的类生物因子研究中有许多新的发现。体内的两类物质对神经生长的作用截然不同，对神经系统产生综合性效应。

（1）促进神经生长发育的因子：具有保护、促进神经正常生长发育的称为神经营养因子（neurotrophic factor），它是一些能够提高神经元生存率的多肽。由于其局部的神经营养作用，可有利于突触的重塑和改变受体的表达。20 年来对神经营养因子的研究给予极大的重视。但是生长和再生的含义不同，迄今仍未发现确实有效的直接帮助中枢神经再生的因子。人们已经开发出许多生物制剂，在临床治疗中枢神经损伤方面发挥了一定的作用。

如神经生长因子（neuro generation factor，NGF）在神经元靶组织产生，被神经元轴突末梢摄入，逆行运输到胞体，维持神经元的存活，对损伤后的轴突有促进生长作用。又如胶质细胞源性生长因子（GDNF）对脊髓损伤的恢复具有重要作用，它从胶质细胞系分离出来，可以在运动神经损伤时保护神经元存活，与此类似的神经营养因子（neurotrophic factor，NTFs），如睫状节神经营养因子（CNTF）、神经营养因子 - 3（NT - 3）也具有一定的保护神经元存活、防止凋亡的作用。如临床应用的神经节苷脂（GM1）在正常神经元发育及分化中起重要作用，促进神经突生长，增加损伤部位轴突存活数目。

（2）抑制神经生长的因子：大量研究发现，成年动物中枢神经的轴突只能够在周围神经移植物中再生，提示中枢神经系统的内环境中可能含有某种抑制再生能力的物质。

（二）影响中枢神经可塑性的主要因素

对于神经可塑性的影响作用，主要表现在脑损伤的功能修复程度、速度和最后的质量上。

1. 损伤（injury）的性质　神经组织受损的数量、部位、起因（创伤和疾病）、进展速度（急性和慢性）等是决定机体预后的一大因素。如脑手术时，脑组织切除区域越大，功能恢复越差，大面积脑梗死的患者也如此。重复的损伤比一次性伤害更难恢复，其可能是一个多次不固定的错误信息难以准确被中枢神经系统调节，也不利于相应的代偿机制的形成。但也有认为损伤大不一定引起重度功能障碍，与损伤部位有关。脑肿瘤是个慢性损伤过程，中枢神经系统很难对其进行有效的调整，功能障碍表现逐渐加重。

2. 可塑性临界期（borderline phase of plasticity）　脑损伤后功能的修复过程中，功能训练和药物治疗存在一个"时间窗"的问题。代偿的"敏感期"是损伤的早期，学习训练的效果明显。另外长期卧床制动、对高张力肌肉缺乏抑制、采用非正常（不科学）的动作模式训练或缺少正确的对策（如放置不管、单纯依赖药物或期待自然恢复、畏惧运动而静养等）都会延误最佳的脑可塑期，导致异常运动模式的固定化。一般认为脑卒中发病第3天后即可出现神经的可塑性变化，发病后1～3个月为自然恢复期，该期可塑性变化尤为显著。但是，可塑性是脑组织的基本能力，临界期是相对的影响因素，一些实验证明：即使中枢神经系统损伤半年以上，再次给予适当刺激，脑仍可出现激活区改变以及行为变化。

3. 再学习及训练（relearing and training）的作用 脑损伤后功能的修复是一个中枢神经系统的再学习、再适应的过程。如运动训练作为一种外界刺激，是向损伤的中枢神经系统定向地提供具体的修正方案和相关信息再传入的源泉，各种信息经过相关中枢的重组而形成一个新的行为模式，即诱发适当的运动应答。无论是感觉替代，还是神经网络功能的变通，都是要经过反复的"做"来学习和建立。例如，将两组猴大脑损伤后，次日一组开始积极的关节活动和移动训练，猴很快改善了运动功能，而饲养放置且不训练组的猴多数死于挛缩和压疮。也有人主张在神经网络重组活跃期，给予大量的位置觉和运动觉刺激（称多重感觉刺激），如让患者注视患肢、主动感知运动，体会运动中的差异变化，有助于正确模式的建立。有时可用语言提示或矫正动作，增强记忆。

突触的效率如何取决于突触使用的频率。运用得越多，突触效率越高，所以反复训练、学习才能形成突触记忆，或者使具有某种功能的神经网络结构承担新的功能。如脑血管病的恢复期（发病3个月后），中枢神经仍存在可塑性，虽然不如早期敏感，但是反复训练或者重复多种感觉的外周刺激尤为重要。功能影像学的许多研究提示，脑区激活与外界刺激量密切相关，具有明显的动态性，而与原有的功能状态不一定平行。

训练方法与脑可塑性关系密切。如强制性使用运动疗法（CIMT）、想象性运动疗法、神经易化技术、双侧运动疗法、重复训练疗法以及机器人训练等各有特点，许多功能影像技术研究发现：不同的康复训练方法在脑内表现不同的神经激活模式，因此结合病情，科学选择方法，摒弃缺少循证医学支持的技术，才可能产生更大的疗效。

4. 环境和效果（environment and effect） 一般认为，脑损伤后，通过丰富环境使剩余的功能增大而代偿。幼儿教育也证明丰富的环境对儿童智力发育有益。丰富的康复治疗环境，包括医疗、家庭及社会条件和支持氛围，有助于脑损伤后身心障碍的恢复。在小鼠实验性脑梗死后，分成环境复杂组与普通组分笼饲养，前者运动功能恢复最好，甚至将小鼠推迟15天再放入环境复杂笼饲养，功能恢复也优于后者。临床手术观察也显示手术后环境能够影响功能恢复的程度或速度。如对坐轮椅者进行复杂环境、社会交往、身体活动等方面比较，社会交往多者恢复较好。如果在复杂环境中允许身体自由的活动，再加上良好的社会交往，效果更好。

5. 心理素质（psychological diathesis） 可以认为所有脑卒中患者都有不同程度的自发性恢复和神经功能重组的潜力，它不仅取决于神经病理损伤程度的差异，而且与患者在康复治疗中，为实现环境和作业要求做出的积极努力程度有关。许多临床事实证明，患者的乐观、勇于面对现实，具有战胜残疾、争取自立的良好心理素质，多能产生较好的治疗效果。

6. 年龄（age） 一般而言，发育中的大脑较成熟脑组织更易变化，可塑性较大。同样部位的损伤，成年人的症状大于年轻的个体，年龄越小可塑性越好。有人认为越是成熟的个体，完成的"投射量"（突触的数量）越多，而其生长能力越是相对的小。如将幼猫和成年猫的胸段脊髓切断，前者在以后的发育中，其后肢仍有较好的运动协调能力；而后者则行走困难。但是也有不利的方面，如幼儿左半球损伤后，不仅出现运动、语言障碍，而且易伴有严重的智力和知觉缺陷，而对于同样损伤的中年人，后述症状较轻。显然，年龄对可塑性的影响具有双重性。

7. 物种（species）　物种的进化过程中，越是低等的物种结构的重组性越是占优势，越容易形成新的神经联系。

8. 药物（medicine）　临床中急性中枢性神经损伤使用的药物，能改善神经的营养状态，减少其变性，具有保护脑细胞的作用。另外前述各种营养因子的生物制剂的应用，如神经节苷脂（CM1）能促进神经的生长，有利于损伤的神经纤维修复。

9. 物理因子（physical agent）　某些物理因子可能具有促进轴突生长速度的作用。有报道 30~100mV/mm 梯度的恒定磁场可能促进中枢神经的恢复；经颅磁刺激（TMS）疗法具有兴奋或抑制中枢神经的作用，可能影响脑的可塑性。

10. 神经移植（neural transplantation）　一个世纪前人们就开始了脑组织的移植研究，动物实验和临床上已经观察到宿主脑组织与移植的幼鼠或胎儿的新生皮质细胞建立了联系，发生作用并产生营养因子影响周围的神经元，但是移植的神经组织是否能长期存活及发挥其原有的功能的问题仍未解决。近年来神经干细胞定向诱导分化调控、神经干细胞移植的研究备受重视。神经干细胞可以分化，通过分裂产生相同的神经干细胞，并进一步分化为成熟细胞，从结构和功能上替代或修复损伤的神经组织，它有可能影响神经系统的可塑性。Wagner 等将神经干细胞移植到帕金森病模型的鼠脑，神经干细胞在其脑组织中迁移并修复损毁的脑组织，且震颤症状明显减轻，可能是神经干细胞分化成为多巴胺能神经元起到治疗作用。近年来许多科学家通过获取的胚胎干细胞，在体外定向培育出全身 200 多种细胞类型及机体的各种组织、器官。另外骨髓间充质干细胞也可向多种细胞组织分化，将其移植到动物体内具有改善肢体瘫痪的作用。由于干细胞培育、分化及调控机制的复杂性，人类干细胞移植能否解决脑组织损伤后导致的局限性脑功能缺失，还需要投入大量的研究。

（何　斐）

第二节　功能障碍的评价

评定的目的主要是寻找妨碍正常功能的原因或出现症状的问题所在，以确定如何改善障碍的康复治疗计划。此外也可以通过评价检查治疗效果，修订康复程序或方法。评价时，多采用量表等工具，所用量表必须具有实用性、有效性（效度）、可信性（信度）。入院时进行初期评定，每个月也可实施中期评定，出院时进行末期评定。一般围绕以下方面问题评价，如：意识水平、吞咽障碍、失语、肢体运动控制、躯干控制（平衡水平）、认知能力、感觉、步行、情绪状态、独立性、二便控制能力、智力水平、参与水平等，为此各国根据当地情况，设计形成了许多脑卒中后功能障碍评价的量表，有单个项目评价的，也有综合性评价的。目前使用较多的如美国国立卫生研究院卒中量表（the NIH Stroke Scale，NIHSS）、哥本哈根卒中量表（The Copenhagen Stroke Scale）、斯堪的纳维亚卒中量表（Scandinavian Stroke Scale，SSS，瑞典）、脑卒中临床神经功能缺损评分标准（中国）、神经功能量表（the Canadian NeurologicalScale，CNS，加拿大）、脑卒中残损评定法（Stroke Impairment Assessment Set. SIAS，日本）、脑卒中神经功能统一量表（Unified Form for Neurological Stroke Scale，UNSS）、欧洲卒中评分（theEuropean Stroke Scales，ESS）、Barthel 指数（Barthel Index，BI）、Fugl－Meyer 偏瘫身体功能评价法（瑞典）、Brunnstrom 偏瘫肢体功能分级法，功能独立性量表（Function Independent Measure，FIM，美国）以及各种吞咽功能分级标准等。使用中可参考脑卒中常见问题选择某些评价项目和相关的量表进行。为了正确把握功能障碍的评价方法，本部分主要就与障碍相关的基本知识概念及常用评价方法加以介绍。

一、脑卒中患者常见问题

（一）生物水平（impairment 残损）

1. 左大脑半球损伤　可表现为右侧偏瘫（如出现利手麻痹，可施利手交换训练）、右半侧身体感觉障碍、失语症、观念失行、观念运动失行等。

2. 右大脑半球损伤　可表现为左侧偏瘫、左半侧身体感觉障碍、左半侧空间忽略、注意障碍、病态失认、穿衣失用等。

3. 双侧大脑半球损伤　常见于多发性腔隙性梗死或多次脑卒中发作等，临床可见两侧肢体瘫痪、躯干肌力低下、假性延髓性麻痹（构音障碍、吞咽障碍）、意欲低下、智力减退等。

4. 脑干损伤　交叉性瘫痪、脑神经损害症状（复视、周围性面瘫、眩晕、耳鸣、吞咽困难等）、共济失调。

5. 小脑损伤　眩晕、共济失调。

（二）能力低下/残疾（disability）

1. 基本动作能力障碍　可表现仰卧位到坐位、跪位、站立等姿势转换及保持能力障碍，尤其双侧身体瘫痪时，因为肌力低下，起立、坐位、站立的保持更加困难。

2. 步行移动能力低下　因步态、使用支具等不同，而步行表现不一（表 24－1）。

表 24－1　脑卒中异常步态表现

部位	姿势	
	患侧站立相	患侧摆动相
躯干	前倾，侧方摆动	前倾，侧方摆动
骨盆	旋转、Trendelenburg 征	上提
髋	外旋、伸展欠充分	屈曲不充分或过度、外旋
膝	屈膝、抖动、过伸展	伸展不充分
踝	全足底同时着地、尖足、内翻	拖地、足下垂、内翻、过背屈
足趾	屈曲	

3. 日常生活动作能力（ADL）障碍　主要表现在就餐动作、洗漱整容、更衣动作、排泄动作等动作能力低下或不能。有的患者需要护理照料，生活质量下降。

（三）社会性不利/残障（handicap）

脑卒中的功能障碍多为突然出现，如果症状很重，容易产生混乱。正值工作年龄，家庭经济来源成为问题。对于高龄老人来说，还会出现护理照顾的问题，应该用细致妥善的对策来解决。

1. 经济保障　如医疗及生活费用来源方面，保险的种类、公费医疗、社会或社区性福利服务的利用问题。

2. 护理问题　人员、心理、经济能力等问题。

3. 家居环境　间壁、地面、楼梯、扶手、浴室、洗手间设备以及周围环境不适应患者，需要改造的环境。

4. 职业　对病前的工种、设备、通勤方法和工作环境不再适应。

5. 生存质量的考虑　需要扩大生活空间（购物、娱乐、兴趣、教育、驾驶等），理解身体功能的状态，提高满足度，援助患者对生活的要求。

二、运动功能障碍的评价

脑卒中运动功能障碍属于中枢神经性障碍，表现特点不同于周围神经损伤。目前国内外运动功能评价量表较多，如 Brunnstrom 肢体运动功能评价表、Bobath 评定法、上田敏评定法、Fugl - Meyer 评定法、MAS 评定法都是围绕运动模式和功能评定，但是各有侧重。肌肉张力的评价多采用修改的 Ashworth 量表（TAS）。平衡评价量表有 Romberg 试验、功能够物试验（FRT）、Tinet 平衡量表、Berg 平衡评价量表等。另外关节活动度评定可采用临床骨科的方法。一般认为，常规的徒手肌力评定方法（6 级肌力评定法）不大适用重症障碍患者的肌力定量，因各种原始反射存在，使得测定值不稳定或不确切。

三、步态分析

对脑卒中患者进行步态分析或评估的目的，是为了纠正异常步态，提高步行能力。因此首先要熟悉正常人体步行模式，然后才可能发现问题所在。目前临床上多采用传统的目测方法分析，也有使用如三维分析系统能够在三维空间里对受试者步行运动规律、力学变化及肌肉活动进行定量的、精确的及客观的评价。

（一）正常人体步行模式

1. 基本概念

一步（step）：一侧足跟着地到另一侧足跟着地期间的动作。

步幅（step length）：一步动作时双足跟之间的距离。

步行周期（walking cycle）：一侧足跟着地后，依次同足跟再次着地的连续动作，为步行的基本单位。

足夹角（food angle）：足底长轴与前进方向所成夹角。

步行率（walking rate）：每分钟步数，它与年龄、身高、性别有关。

每步时间：每个步幅所需时间。

每分速度（m/min）：每分钟所走的距离。每步时间及每分速度均可表示步行的速度。为方便起见，也有用测定 10 米距离内所用时间来表示速度。步行周期分为站立相和摆动相，各相又分成若干期（图 24 - 1）。

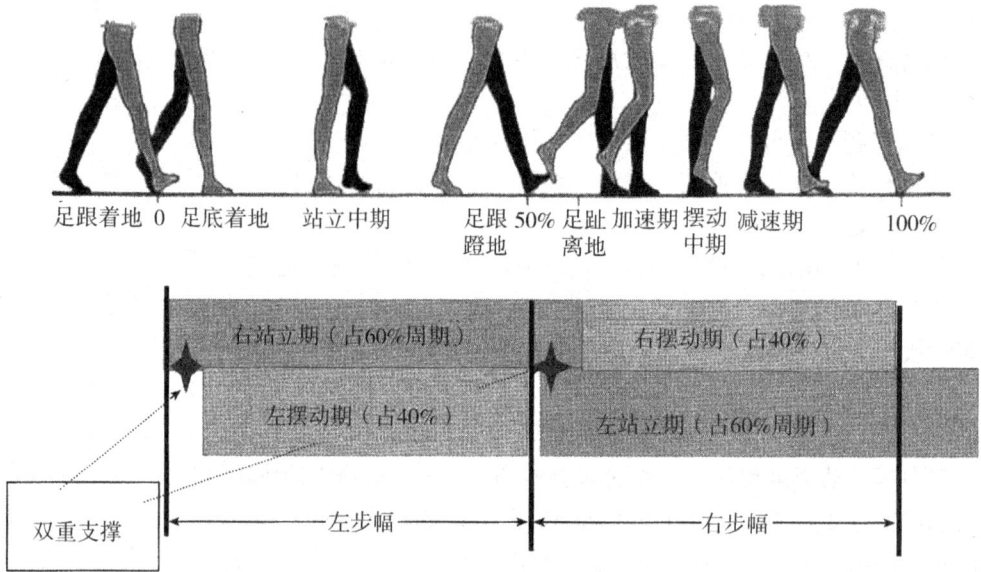

足跟着地 0 足底着地   站立中期   足跟 50%足趾 加速期 摆动 减速期   100%
                                  蹬地   离地   中期

图 24-1 步行周期的各阶段示意图

2. 决定步行效率的因素 效率较高的步行是重心上下和左右方向移动低幅度，接近与地面平行的直线移动，这种状态下的能量消耗最少。其受 5 个因素影响：

（1）骨盆转动：骨盆围绕垂直轴在水平面上旋转运动，转动轴心为髋关节，内旋在站立相初期最大，外旋在摆动相初期最大。每侧为 4°，两侧合计为 8°。作用：骨盆转动可减少垂直向下方的振动幅度。

（2）骨盆的侧向移动：当一侧进入站立相时，该侧髋关节垂直处于内收位时，骨盆自然会向该侧移动约 3cm，由于股骨与胫骨之间形成生理性外翻夹角，使骨盆侧移减少 1/2。

（3）骨盆的倾斜：行走时摆动相侧的骨盆在额状面的运动，从水平位置向下倾斜约 5°（重力作用）。作用：可减少重心的垂直向上的振幅。

（4）站立相时的膝伸屈活动：膝关节在一个站立相时，表现"伸展－屈曲－伸展－屈曲"的双重膝作用（double knee action）。它具有减少运动冲击、减少重心上升幅度（屈曲）的功能。

（5）膝和踝关节的协调运动：站立相时，足跟着地期表现踝关节 0°、膝伸展；然后足底着地期表现踝跖屈、膝屈曲；站立中期时，踝开始背屈，膝伸展；足趾离地期，踝跖屈、膝屈曲。作用：减少重心上升幅度。

（二）常见异常步态原因分析

1. 踝关节跖屈位着地（多见）

（1）伴有足前部位外侧着地（腓肠肌痉挛，短缩/胫前肌活动低下）。

（2）足底外侧（足内翻）着地（腓肠肌痉挛，短缩/胫前肌活动低下）。

（3）足趾尖先着地（足趾屈肌群痉挛较强）。

（4）足底部向地面摔打（足底全面着地）（小腿三头肌痉挛较弱，且足背肌控制也不充分）。

（5）膝过伸展踝关节背屈受限（股四头肌控制不灵下肢着地常常变得困难。尤其在下楼梯时患肢内收，多数着地困难）。

（6）足底内侧着地者极少（患者病前为足外翻者例外）。

2. 着地阶段膝关节的分析

（1）膝关节从着地期前开始持伸展或过伸展，多数人直至着地仍维持该种肢位。原因可见比目鱼肌挛缩、股四头肌控制不灵（0°～15°）。

（2）本体感受器障碍者用膝关节伸展位着地，并确认着地后才开始移动身体。

（3）用膝屈曲位着地的人，一旦足底着地，因阳性支持反应的影响，也可见到膝伸肌紧张度增高的现象。

3. 站立中期膝关节的分析

（1）多数情况下，膝的过伸展状态残留，到后来，最终使躯干前进受到限制。因下肢支持体重，大腿四头肌显示异常的紧张，同起初的小腿三头肌痉挛相符，易呈现膝关节的伸展或过伸展。

（2）本体感受器障碍时，即使是运动功能水平较高，也常常用膝过伸展位来获得稳定性。

（3）控制膝的肌力低下，因心理恐惧导致膝过伸位。

（4）少数患者呈现膝屈曲状态。大腿四头肌张力低下时，尤其在站立之初，出现膝屈曲（处于10°～15°状态），直到中期因为膝的不稳定，无助力下步行变得困难。考虑原因与足背屈控制下肢向前方运动的肌活动能力低下及下肢伸肌群的共同运动受限有关。

4. 站立中期髋关节分析　髋关节的外展肌作用不充分时，出现Trendelenburg步态（臀肌麻痹时所见的摇晃步态），骨盆过度侧向移动。为代偿，多显示躯干前屈，行走时左右摆动躯干和臀部。

5. 站立后期

（1）踝关节：小腿三头肌处于紧张状态，靠其收缩产生前进力（后蹬地力）的能力低下。另踝关节处于背屈状态，着地时间延长。

（2）膝关节：因大腿四头肌的过紧张，关节屈曲减少且延迟了。

（3）髋关节：为迈腿准备易出现外旋位，导致足尖离地困难。

6. 摆动初期

（1）伸肌共同运动一旦增强的话，在踝关节上则发生反尖足（足下垂）。膝关节因伸肌紧张屈曲变得困难，导致足尖拖地。另外由于用力迈出，也常常出现划弧步态。躯干向健侧屈曲。

（2）屈肌共同运动模式处于优势时，髋关节和膝关节成过度屈曲，也常常伴有髋关节外旋。

7. 摆动后期

（1）为了准备足着地，小腿三头肌、大腿四头肌、髋内收肌的紧张度逐渐增大，髋关节也常常表现出明显的内收。

（2）急剧迈出小腿，着地前伸膝→屈膝位是一种情况，着地时逐渐伸展膝的情况也有。

四、日常生活动作的评价

日常生活动作能力（Activity of Daily Living，ADL）的评价主要是为了解病后患者，为了独立生活而反复进行的、最必要的基本活动的能力。它是一种综合能力的测定，对制订和修订训练计划，安排患者重返家庭和工作岗位十分重要。量表有 Barthel 指数、功能独立性评定（functional independence measure，FIM）、KATZ 指数及 PULSE 简表（详见有关资料）。这里主要介绍 Barthe 指数分级法（表 24-2），该法将日常生活动作障碍分成轻、中、重三级，轻度：大于 60 分，中度：60~41 分，重度功能障碍：小于 40 分。一般入院时 Barthe 指数为 0~20 分者属于重症，约 35% 死亡，16% 能返回家庭，完全依赖。指数 60~100 分者，轻度依赖，约 95% 能重返家庭。

表 24-2 Barthel 指数评分法

ADL	自理	稍依赖	较大依赖	完全依赖
就餐	10	5	0	0
洗澡	5	0		
洗漱（洗脸，刷牙，梳头，刮脸）	5	0		
更衣（含系鞋带）	10	5	0	
控制大便	10	5（偶可控制）	0	0
控制小便	10	5	0	0
如厕（含擦，穿衣，冲洗）	10	5	0	
床-椅转移	15	10	5	
平地行走 45m	15	10	5（用轮椅）	
上下楼梯	10	5	0	

（周　岚）

第三节　康复治疗程序及方法

一、康复治疗的范畴

在康复治疗中，应该了解或弄清解决问题的范畴，围绕其中开展有目的的治疗工作。

（一）促进自然恢复

有利于尽快改变循环代谢，促进脑循环自动调节和血-脑屏障功能的正常化。

（二）防止继发性功能障碍的发生

（1）预防肌萎缩、肌力低下、挛缩、骨质疏松等失用综合征。

（2）预防韧带弛缓、肩手综合征等误用综合征。

（3）如已经发生上述综合征，应及时矫治。

（三）强化残存的功能

在加强改善患侧肢体功能的康复训练过程中，对于健侧来说，其不一定是"健常"的，也应该对健侧上下肢进行功能强化性训练，有时此类训练可作为重点进行。如老年人在脑卒中发生之前，就可能存在肌力低下。

（四）改善瘫痪侧

瘫痪侧随意运动能力的改善与肌力的改善相比，应该放在首位。提高随意运动控制能力的神经肌肉易化技术［如 PNF 技术、Bobath 疗法、Brunnstrom 疗法、Rood 法等，统称为促通技术（neuro - muscular facilitation）］、运动再学习法、强制性使用运动疗法（CIMT）、想象性运动疗法、双侧运动疗法、重复训练疗法以及机器人训练等各有特点，结合病情评价，应进行科学选择运用。

（五）高级神经功能障碍（失语、失认、失用等）的评价

康复治疗中，要对高级神经功能障碍进行如实的评价，这不仅能够预测功能障碍，还能决定治疗方案。它在判断整体性预后上十分重要的，对确定最终康复目标有重大影响。

（六）排便排尿自立

发病早期就应开始排便排尿的训练，使患者自立，不仅能减轻护理工作量，也关系到开展其他项目训练，提高日常生活能力等，也可以减少或预防尿路感染或等其他并发症。

（七）代偿方案

为改善功能，有各种代偿的方法，不能千篇一律采用某种习惯的方式。要因人因症而异，如多数老年人的功能改善不如中青年人，在发病之后就可能马上出现肌力低下，为适应患者可使用必要的支具、自助具。

（八）简化日常生活动作（ADL）

脑卒中患者多伴有肌力低下，耐久性差的问题，可导致生活能力下降，应该协助患者想办法简化生活动作，使其容易掌握要领，多练习患者容易做的动作。

（九）危险因素及并发症的管理

重点管理好高血压、动脉硬化、糖尿病、冠心病等并发病。不能忽视上述疾病的各种症状的观察，发现时要及时妥善处置。

（十）神经障碍的改善

许多神经障碍的改善机制并非十分清楚，如发病 1 年后的患者中仍可见到肌力迅速提高，上下肢瘫痪才进入完全恢复的高峰阶段。有时也可见到，尽管脑功能改善进入"无希望"时期，但有时失语症却明显改善。一般认为，这种现象起因于脑的可塑性，根据康复技术，如能控制可塑性朝向更加合理且具有功能性的方向进行的话，就更有意义了。这也是康复治疗研究的课题。因此摒弃不科学的，无意义的康复方法是十分重要的。

二、康复治疗程序及方法

脑卒中康复治疗主要是通过运动疗法为主的综合措施，促进运动功能恢复，减少后遗症和并发症，充分调动残余功能，调整心理状态，学会使用辅助器具，指导家庭生活，争取实现生活自理。功能训练不应理解为"治愈"功能障碍，主要是控制异常的，原始的反射活动，改善异常运动模式，防止其构筑化，重建正常运动模式，强化随意性控制动作的能力。其次，加强软弱肌肉力量的训练。脑卒中恢复各期表现不同，所采用方法

要有所区别。

（一）早期康复护理内容

发病早期康复治疗的重点是护理，尤其重症者，其关节活动度的维持，体位变换，良性肢位的保持等都是不可缺少的。

在坐位和站立训练时，危险因素的管理非常重要。如脑卒中发病初血压自动调节功能低下，姿势的急速变化可引起体位性低血压，因此在血压略高点的条件下，训练反而安全些。在抗重力体位下训练，注意保持脑血液循环量问题。

（1）不能使血压过度下降，维持一定高度。可使用血压监护仪，每 2～5 分钟测量一次。血压低时，如与训练前相比较，收缩压下降 30mmHg 以下应停止训练，但要排除降压药物的作用。

（2）心率不能过快：一般在 100 次/分以下可以训练，有心房纤颤时在 140 次/分以下可以训练。

（3）注意观察临床症状：有颜面苍白、冷汗、发绀、呵欠、自觉疲劳等，应终止训练。

（二）康复程序

1. 超急性期（发病几日内）

（1）神经内外科性治疗：如生命指征、神经所见、头部 CT、MRI、血液、心电图等检查；清除血肿手术、脑水肿预防或减压、维持脑血流量、预防恶化和再发。

（2）康复治疗：主要目的是预防失用、维持健侧和躯干肌力、维持立位感觉、安定心理状态。意识障碍恢复时，施关节活动度训练、变换体位、保持良肢位。做好危险因素的管理，施短时间的坐位、立位训练等。

2. 急性期（约 1 周内）

（1）神经内外科性治疗：脑水肿的预防、减压，维持脑血流量；预防恶化和再发、营养管理、危险因素、全身性管理等。

（2）康复治疗：目的同上。提高功能，逐渐向实用步行努力。

3. 恢复期早期（约 2～4 周）

（1）神经内外科性治疗：预防恶化和再发、营养管理、全身及危险因素管理；预防并发症。

（2）康复治疗：功能恢复训练、日常生活动作训练、高级功能训练、心理治疗。

4. 恢复期中后期（约 2～6 个月）

（1）神经内外科性治疗：对痉挛增强的抑制、疼痛的对策（如丘脑痛）。

（2）康复治疗：主要目的是功能和能力障碍治疗、家庭和社会的适应、对障碍的接纳和克服的对策，包括功能恢复训练、日常生活训练、高级脑功能训练、ADL 关联训练、耐力和体力训练、就职前训练、住宅环境整修等。

5. 慢性期或后遗症期（7 个月至 1 年及以上）

（1）神经内外科性治疗：预防再发，维持健康水平、外科性功能再建术。

（2）康复治疗：主要目的是寻求社会性的适应。包括高级脑功能训练、职业环境调整、功能维持。一边维持功能一边生活。

（三）各阶段的康复治疗

1. 物理治疗

（1）床边训练

1）早期的体位：早期就保持良好的肢位，后期的肢体功能状况会更好。卧床姿势要点：保护肩部，（尤其肩在下方的侧卧姿势），取上肢良性功能肢位（肩前伸、肘轻度伸展位），预防髋关节外旋和外展，预防膝关节出现过伸展或屈曲挛缩，预防足内翻和跖屈。需要注意的是，传统的用手握毛巾卷来使手指伸展的方法可能会因抓握反射的作用而导致手指屈曲痉挛加重，因此不建议在患手中放置任何物品。抗痉挛体位摆放如下：

健侧卧位

头颈：中立、对称

受累侧上肢：下方垫枕头、前伸，腕关节中立位、手指伸展、拇指外展

躯干：对线良好

受累侧下肢：髋部前屈，用枕头支撑；膝部略屈曲。

患侧卧位

头颈：中立、对称

受累侧上肢：肩关节下方垫枕头前屈，伸直肘关节，前臂旋后、腕关节中立位、手指伸展、拇指外展

躯干：伸直，对线良好

受累侧下肢：屈膝

非受累侧下肢：屈膝，膝关节下方垫枕头。

仰卧位

头颈：中立、轻微前屈

受累侧上肢：前伸，轻度外展、外旋，腕关节中立位、手指伸展、拇指外展

躯干：伸直，对线良好

受累侧下肢：髋部下方垫枕前屈；足底无支撑物。

2）被动关节活动度训练：为预防关节挛缩，早期可施关节的被动训练。肩及踝关节最易产生挛缩，应给予高度重视。关节训练的重点如下：

肩：外展、外旋、屈曲	髋：外展、伸展
肘：伸展	膝：伸展
手：背屈、伸展、尺屈	踝：背屈

3）助力运动和主动运动：如果全身状态稳定，可逐渐增加助力下的主动运动和独立的主动运动训练。如用健侧手与患侧手十指交叉，协助做伸展、上举运动，可以预防肩肘挛缩，也会有助于以后的坐位和起立时的姿势活动。

4）床上起坐训练：起坐时要注意自觉症状和血压变化，然后再进行坐位维持练习。

5）坐位平衡训练：首先可使用起坐床协助患者进入床上坐位训练。基本上达到此目的后，立即让患者垂双足坐在床边练习平衡。助力者可坐在患者一侧向左右前后轻轻摇晃患者身体，强化坐位平衡能力。

6）乘轮椅训练：此训练几乎与坐位训练同时开展，让患者坐在轮椅上，主要训练耐久力。

7）起立训练：随后开展由床向轮椅移动及向厕所移乘的训练，此时也要进行起立训练。

（2）训练室训练

1）基本动作训练：翻身、骨盆上举训练、起立、长坐位训练、膝跪位训练、三肢和四肢支持、爬行训练、臀部蹭行训练、坐位到站起训练等。

2）平行杠内训练：在平行杠内，先从轮椅坐位开始训练，逐渐转向立位平衡训练、平行杠内行走训练等。根据健足和患足的位置关系分为 4 种类型的步态：

a. 相反型：健足、患足交替落在前方。

b. 平齐型：摆动足落下与支撑足平齐。

c. 患足前型：患侧足总是落在健侧足的前方。

d. 健足前型：健侧足总是落在患侧足的前方。

各种类型可以互相变化，随功能改善，最后进入平齐型→相反型，步行速度和耐力也随之提高。

3）持杖步行训练：一般多使用 T 字手杖，有共济失调、重症麻痹、上肢肌力低下时，可选用稳定性好的肘杖、四点杖。在使用手杖和迈足的时间关系上，可分为 3 点步行和 2 点步行方法。三点步行顺序：手杖→患足→健足，再反复前述动作，总是保持三者分别运动；两点步顺序：手杖和患足→健足，再反复前述动作，总是分成两个运动部分进行。

4）上下阶梯：学会平地步行后，施上下阶梯训练。先使用扶手上下阶梯，再试用手杖。上下阶梯的方法有 2 足 1 阶和 1 足 1 阶两种方法：2 足 1 阶指双足在每个台阶上，落齐后再迈步；1 足 1 阶指双足交替迈上迈下。最初训练时多采用 2 足 1 阶法，上时先迈健足，下时先迈患足，这样做稳定性较好。

5）实用性步行训练：主要进行室外训练，以适应生活环境。如练习上下火车站和商店的阶梯、坡道，学走凹凸不平的砂石路，跨越小沟，练习慢跑等。

6）驱动轮椅：适用重症老人或体力衰竭者。一般将患足放在轮椅踏板上，用健侧足向后蹬地，健侧手向前转动铁轮行走。对于步行缺乏实用化和远距离移动者，可以使用轮椅。

7）下肢支具的应用：下肢支具可作为提高步行能力的一种方法而使用。分为长短两种支具，依症状而用。

小结：实现步行功能的物理治疗简述为如图 24 - 2 所示程序，对于伴有疼痛、肩手综合征、Pusher 征，半侧空间者等还可采用其他物理治疗手段，如光、电、热疗等方法。

2. 作业治疗　作业治疗主要是针对上肢及手功能进行的训练。

（1）床边训练：作业治疗应在早期床边开始进行，包括体位、关节活动度训练、助力下的主动运动、主动运动、抗阻运动等，各种注意事项与物理治疗相同。急性期的作业疗法目的：改善肢体功能障碍，预防失用征。促进就餐动作、排泄动作等日常生活动作的早期自立。

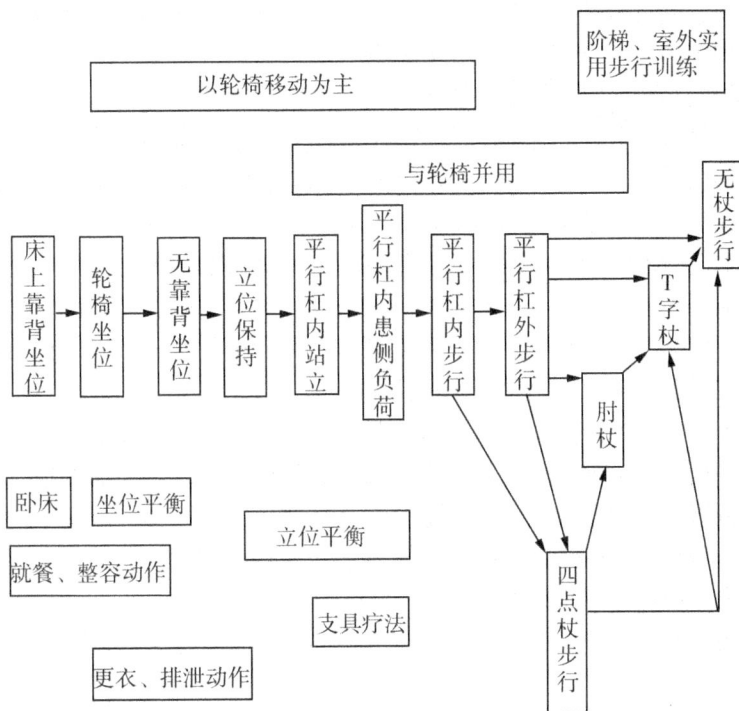

图 24 – 2　实现步行功能训练图

（2）训练室训练：患者的坐位可维持 30 分钟时，就可以实施训练室的作业治疗。依据病情选择如砂磨板、滑车、体操棒、套圈、拧螺杆、剪纸、编织、刺绣、书法、绘画、皮革工艺、陶艺等方法。通过这些方法，达到如下目的：

1）增大或维持关节活动度。

2）强化肌力（含健侧和患侧）。

3）耐久力训练。

4）提高协调性和精细性。

5）培养注意力、改善精神状态、预防或改善痴呆。

6）放松心情、娱乐调整心理。

7）日常生活动作训练、家务动作训练。

8）职业前训练。

9）失认、失用治疗。

10）支具使用。

（3）神经肌肉易化训练：患侧上肢的运动感觉再教育训练与提高健侧的代偿能力同时进行。利手侧重度瘫痪时，利手交换训练也应进行。卧位时训练上肢上举，促进肩胛骨周围肌群随意控制能力。坐位时把患肢放在身体的前方或后方，支撑身体重量，可以诱发肌收缩，促进肘伸展活动。在套圈和拧螺丝等训练中，应该注意抑制肌痉挛。神经肌肉易化技术较多，常用 Rood 法、Brunnstrom 法、Bobath 法、PNF 法等（详见有关资料）。

3. 日常生活动作训练　首先评价日常生活动作能力，尽量设定具体的目标，仔细观察运动功能的状态，制订合适的训练计划。训练中，应选择含有必要的坐位和起立动作内容的作业课题，在训练的场合下获得日常生活动作。

1）就餐动作：利手无障碍时就餐无困难。利手有障碍时，可以训练非利手，使用匙子、叉子就餐。伴有半侧空间忽略、失用症者还应该训练高级神经功能。

2）洗漱整容：洗脸、刷牙、梳头等动作，在恢复期轻症者可以使用自助具，基本可达到自理。如果在床上或椅子上进行这类动作，还应进行坐位或立位的平衡训练。

3）更衣动作：因单侧肢体瘫痪及关节挛缩，应修改衣服和更衣方法。如前开领衬衣，先穿患侧上肢袖子，随后到肩上，再向后伸健肢穿入袖口。脱衣动作顺序相反。穿裤子也是先穿患足，然后穿健足；如果躺着穿，可将臀部抬起。坐位时稍站立，将裤子拉到腰部。脱裤子时，先从健侧脱下，再坐到椅子上脱患侧。

4）排泄动作：如果基本动作、移动动作、更衣动作不能正确进行，则排泄动作也困难。对于站立平衡、移动能力低下的患者，可以手扶栏杆，改进移动方法，还可以使用携带式简易便器、尿壶。对居室改造，使之适合患者如厕。

5）生活关联动作与就职前训练：烹饪炊事、洗刷、扫除、外出、购物等家务活训练，可根据个人能力及以后的需求进行。

如果涉及再就职，作业治疗应以职业内容为标准，尽量选择与实际情况相适应的训练项目。

4. 脑高级功能障碍训练

（1）失认的康复治疗：失认症状在临床上很少单独出现，所以有时它与感觉障碍很难区别，例如，联合型视觉失认和失语。失认的症状并非固定不变，这里叙述的仅仅是临床症状，临床上要诊断失认还需要详细慎重的检查。

目前失认的康复治疗，多将知觉、认知、运动三者功能训练结合同时进行。常用方法有4种：

1）神经发育（NDT）或感觉运动法：主要用来提高患者的感知和控制自身的能力。如利用前庭感觉和触觉输入，训练患者控制姿势和平衡。鼓励应用两侧身体。

2）训练转移法（TTA）：假定重复练习一种训练知觉的作业，会影响人将来的类似行为。如在桌子上做形状匹配联系，将会转变为将衣物形状和身体部分匹配等需要知觉技能的行为。

3）功能治疗法（FRA）：反复练习与日常生活动作（ADL）密切相关的活动，如在轮椅上转移身体、烹调食物等训练患者的知觉功能。

4）行为疗法（behaviour therapy）：脑血管病中常出现忧郁、疲劳、经受不了挫折环境、认识过程存在缺欠、持续动作、记忆力不清、缺乏洞察力等行为可以用条件反射的方法，将中性刺激与引起所需要的反应的刺激匹配起来。例如，当患者拒绝起床或去治疗室训练时可以出现焦虑，解决办法，只有去治疗室才提供饮食，几日后患者就会就范。

感知觉障碍方面包括实体感缺失、体像障碍、单侧忽略、同向偏盲、双侧空间认识不能（左右失认、手指失认、失读及失写的 Gerstmann 综合征，垂直感觉异常）、视觉失认（形状、面貌、空间关系）等均可以采用上述四种方法进行（详见康复医学有关资料），主要在作业疗法中实施。

（2）失用症的康复治疗

1）意念性失用：因为患者完成动作逻辑混乱，那么可以将一个整套动作分解成为若干个小动作，按照顺序训练，每个动作完成后予以提示，反复训练逐渐掌握整个运动完成的程序。如果知觉技能不能改善，可以集中改善某个单项的技能。

2）意念运动性失用：由于患者不能按照医师的命令进行有意识的运动，但是过去曾经学习过的运动可能自发出现。因此，治疗时要设法触发其无意识的自发运动。例如让患者刷牙，命令不行，模仿医师刷牙也不行，但是将牙刷放在患者手中或许能够自动刷牙。这就是要常常启发患者无意识运动以达到改善功能的目的。但是没有学习过的动作，是无法启发的。

3）结构性失用：选用对患者有目的和意义的作业课题，治疗中多运用暗示和提醒。最初让患者复制事先的示范（平面图或者立体构造图），多给暗示，以后能力提高时逐渐减少提示次数，并增加构造图的复杂性。

4）穿衣失用：医师可以用暗示、提醒，甚至一步步地用语言指示，同时用手教患者进行，也可以给患者上下衣、左右部分作上明显记号，以引起注意，同时辅以结构失用的训练方法效果更好。

5）步行失用：由于患者不能发起步行的动作，可以在前方放置障碍物或者"L"型手杖，诱发迈步，还可在开始步行时用喊口令配合行走，加大上肢的摆动以帮助行走。

5. 言语矫治

（1）构音障碍：发音器官的训练主要有放松练习、腹式呼吸训练、构音器官运动（下颌运动、颊部、口唇及舌的运动等）、吞咽训练、发音训练等。重症者可并用手势或手指点字、笔谈等代偿手段，还可借助多媒体语音训练器、录音（像）机等进行。

（2）失语症：失语症类型较多，可根据症状程度进行听、说、读、写、计算能力的训练。

6. 室外、外出、外宿训练　室外、外出、外宿可作为专门能力来训练，才能让患者更好适应外界环境。根据门诊和通勤的手段，指导患者及家属使用室外支具的方法、移动轮椅方法、乘的士、上下公共场所的楼梯及电梯、购买车票等方法。另外出院前回家暂居的过渡计划和家室试住训练也应实施。通过这方面的训练，尽量解除患者及家属不安、恐惧、疲劳等感觉，使患者较快地重新适应家庭或社会生活，逐渐减少对医院的依赖性。

（周　岚）

参考文献

[1] Biyani CS, Joyce AD. Urolithiasis in pregnancy. IPathophysiology, fetal considerations and diagnosis. BJU Int, 2012, 89: 811 – 818.

[2] Griffith DP, Osborne CA. Infection (urease) stones. Miner Electrolyte Metab, 2007, 13: 278 – 285.

[3] Borghi L, Meschi T, Amato F, et al. Urinary volume, water and recurrences in idiopathic calcium nephrolithiasis: A5 – year randomized prospective study. J Urol, 2012, 155: 839 – 843.

[4] Ansari S, Rahman M, McConnell DJ, et al. Recanalization therapy for acute ischemic stroke, pate 2: mechanical intra – arterial technologies. Neurosurgical Review, Neurosurg Rev, 2011, 34 (1): 11 – 20.

[5] Velat GJ, Hoh BL, Levy EI, et al. Primary Intracranial Stenting in Acute Ischemic Stroke. Currrent Cardiology Reports, 2010, 12 (1): 14 – 19.

[6] Ansari S, Rahman M, Waters MF, et al. Recanalization therapy for Basilar Artery Thromborsis and Stenting College of Carotid Disease: Implications and Futuer Directions. Storke, 2016, 38 (2): 721 – 722.

[7] Roth C, Papanagiotou P, Behnke S, et al. Stent – assisted mechanical recanalization for treatment for treatment of acute intracerbral artery occlusions. Stroke, 2010, 41 (11): 2559 – 2567.

[8] Marsh, J. D, S. G. Keryrouz. Stroke Prevention and Treaement. Journal of the American College of Cardiology 2015, 56 (9): 683 – 691.

[9] Boyle P, langman JS. ABC of colorectal cancer. Epidemiology. BJM, 2010, 321: 805 – 808.

[10] Johnson IT, Lund EK. Review article. nutrition, obesity and colorectal cancer. Aliment Phamacol Ther, 2014, 26: 161 – 181.

[11] Willett WC. Dite and cancer: an evolving pictuer. JAMA, 2015, 293: 233 – 234.

[12] Osawa H, Yamamoto H, Miura Y, et al. Diagnosis of entent of early gastric cancer using flexinble spectral imaging color enhancement. World J Gastrointest Endoec, 2012, 4: 356 – 361.

[13] Brott TG, Hobson RW 2, Howard G, et al. Stenting versus endarterectomy for treatment for treatment of carotidartery stenosis, N Engl J Med, 2014, 363: 11 – 23.

[14] Adams, H. P, Jr, et al. Guidelines for the early management of adults with ischemic stroke: a guideline from the American Heart Association/American Stroke Association Stroke Council, Clinical Cardiology Council, Cardiovascular Radiology and Intervention

Council, and the Atherosclerotic Peripheral Vascular Disease and Quality of Care Outcomes in Research Interdisciplinary Working Groups: The American Academy of Neurology affirms the value of this guideline as an educational tool for neurologists, Circulation, 2007, 115 (20): 478 – 534.

[15] Marsh, J. D. and S. G. Keyrouz. Stroke Prevention and Treatment, Journal of the American College of Cardiology, 2010, 56 (9): 683 – 691.

[16] Hachinski, V. Intra – Arterial Thrombolysis for Basilar Artery Thrombosis and Stenting for Asymptomatic Carotid Disease: Implications and Future Directions, Stroke, 2013, 38 (2): 721 – 722.

[17] Qureshi AI, et al. New grading system for angiographic evalution of arterial occlucions and recanalization reponse to intra – arterial thrombolysis in acute ischemic stroke, Neurosurgery, 2012, 50 (6): 1405 – 1415.

[18] Halliday A, Mansfield A, Marro J, et al. Prevention of disabling and fatal strokes by successful carotid endarterectomy in patients without recent neurological symptoms: randomised controlled trlial, Lancet, 2014, 363: 1491 – 1502.

[19] Johnston SC, Gress DR, Browner VVS, et al. Short – term prognosis after emergency department diagnosis of TIA, JAMA, 2010, 284: 2901 – 2906.

[20] Connors JJ 3rd, Sacks D, Furlan AJ, et al. Training, competency, and credentialing standards for diagnostic cervicocerebral angiography, carotid stenting, and cerebrovascular intervention: a joint statement from theAmerican Academy of Neurology, the American Association of Neurological Surgeons, the American Society of Interventional and Therapeutic Neuroradiology, the American Society of Neuroradiology, the Congress of Neurological Surgeons, the AANS/CNS Cerebrovascular Section, and the Society of Interventional Radiology, Neurology, 2015, 64: 190 – 198.

[21] Al – Mubarak N, Colombo A. Gaines PA, et al. Multicenter evaluation of carotid artery stenting with a filter protection system, J Am Coll Cardiol, 2012, 39: 841 – 846.

[22] Roubin SG, New G, lyer SS, et al. Immediate and late clinical outcomes of carotid artery stenting in patients with symptomatic and asymptomatic carotid artery stenosis: a 5 – year prospective analysis, Circulation, 2011, 103: 532 – 537.

[23] 刘洪杰. 介入治疗与护理. 北京: 科学技术文献出版社, 2008.

[24] 陈书长. 肿瘤的内科治疗. 北京: 科学出版社, 2010.

[25] 贾建平. 神经病学. 北京: 人民卫生出版社, 2011.

[26] 王明礼. 临床头面痛学. 第2版. 上海: 上海医科大学出版社, 2016.

[27] 许贤豪. 神经免疫学. 北京: 北京医科大学、中国协和医科大学联合出版社, 2003.

[28] 史玉泉. 实用神经病学. 第2版. 上海: 上海科学技术出版社, 2015.

[29] 王新德. 神经病学. 北京: 人民军医出版社, 2011.

[30] 王玉平. 脑磁图及其在神经科的临床应用. 当代医学, 2010, 6: 25 – 28.

[31] 尤黎明, 吴瑛. 内科护理学. 第5版. 北京: 人民卫生出版社, 2012.

[32] 余宗颐. 神经病学. 北京: 人民卫生出版社, 2008.

简明神经内科综合治疗学

（上）

孙　军等◎主编

吉林科学技术出版社

图书在版编目（CIP）数据

简明神经内科综合治疗学/孙军等主编. -- 长春：
吉林科学技术出版社，2016.6
ISBN 978-7-5578-0775-7

Ⅰ．①简… Ⅱ．①孙… Ⅲ．①神经系统疾病－治疗学
Ⅳ．①R741.05

中国版本图书馆CIP数据核字(2016) 第133757号

简明神经内科综合治疗学
Jianming shenjing neike zonghe zhiliaoxue

主　　编	孙　军　魏玲莉　张艳霞　沈瑞乐　吴文波　邹云涛
副 主 编	付俊丽　魏秀燕　于素贞　常文广
	杨惠杰　贾汉伟　李红宇　郑东焕
出 版 人	李　梁
责任编辑	张　凌　张　卓
封面设计	长春创意广告图文制作有限责任公司
制　　版	长春创意广告图文制作有限责任公司
开　　本	787mm×1092mm　1/16
字　　数	1003千字
印　　张	41
版　　次	2016年6月第1版
印　　次	2017年6月第1版第2次印刷

出　　版	吉林科学技术出版社
发　　行	吉林科学技术出版社
地　　址	长春市人民大街4646号
邮　　编	130021
发行部电话/传真	0431-85635177　85651759　85651628
	85652585　85635176
储运部电话	0431-86059116
编辑部电话	0431-86037565
网　　址	www.jlstp.net
印　　刷	虎彩印艺股份有限公司

书　　号	ISBN 978-7-5578-0775-7
定　　价	160.00元

如有印装质量问题　可寄出版社调换
因本书作者较多，联系未果，如作者看到此声明，请尽快来电或来函与编辑
部联系，以便商洽相应稿酬支付事宜。
版权所有　翻印必究　举报电话：0431-86037565

主编简介

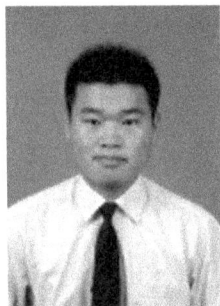

孙 军

　　1986年出生。南阳市中心医院神经内科脑血管介入病区，神经病学硕士研究生，主治医师，中共党员。曾在北京天坛医院进修脑血管介入技术。擅长及主攻方向：脑血管病、神经系统感染性疾病、癫痫、帕金森病、周围神经病变、头痛、眩晕等神经系统疾病的诊疗。尤其在脑血管造影、脑血管支架植入术、脑动脉瘤栓塞术及其它脑血管疾病的介入诊治方面有深入研究，发表专业论文多篇。

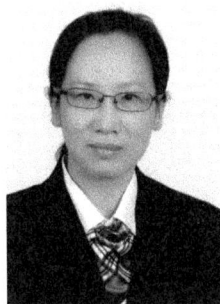

魏玲莉

　　1966年出生。副主任医师，湖北省襄阳市中心医院北区神经科副主任。1989年毕业于南京铁道医学院（现东南大学医学院），从事神经内科工作20余年。湖北省心理卫生协会临床医学心理卫生专业委员会委员，襄阳市医学会神经病学分会副主任委员，襄阳市康复学会委员，襄阳市心理学会委员。先后在华中科技大学附属同济医院、北京协和医院、宣武医院进修学习。擅长脑血管病、癫痫、痴呆、神经重症、头痛和头晕的诊治。参与了2项省级课题的临床研究工作，发表了论文10余篇。

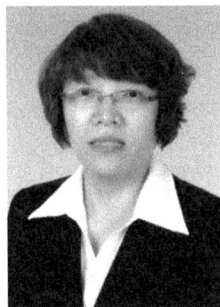

张艳霞

　　1970年出生。大学本科学历，副主任医师，现在郑州市中心医院康复医学部工作；为河南省直医疗生育保险医学专家，郑州医师协会神经内科专业委员会委员，郑州医师协会老年病专业委员会委员。从事内科临床工作20余年，擅长脑梗塞、脑出血、脑供血不足、周围神经疾病等脑血管疾病的诊治，在脑血管病的早期康复及恢复期的神经功能康复治疗等方面积累了丰富的临床经验。在国内专业杂志发表高水平医学论文8篇，参与编写《神经系统疾病诊疗新进展》一书，任副主编。

编　委　会

主　编　孙　军　　魏玲莉　　张艳霞
　　　　　沈瑞乐　　吴文波　　邹云涛

副主编　付俊丽　　魏秀燕　　于素贞　　常文广
　　　　　杨惠杰　　贾汉伟　　李红宇　　郑东焕

编　委　(按姓氏笔画排序)

于素贞　漯河医学高等专科学校第三附属医院
付俊丽　郑州市中医院
刘玉清　郑州大学附属郑州中心医院
孙　军　河南省南阳市中心医院
孙丽娜　辽宁中医药大学附属医院
李红宇　焦作市中医院
杨惠杰　河南中医药大学第三附属医院
吴文波　河南省安阳地区医院
何　斐　河南省唐河县人民医院
邹云涛　潍坊市中医院
沈瑞乐　河南科技大学第一附属医院
张艳霞　郑州大学附属郑州中心医院
张燕平　河南中医药大学第一附属医院
苑振云　河北医科大学第一医院
周　岚　十堰市太和医院
　　　　（湖北医药学院附属医院）
郑东焕　河南省安阳市第六人民医院

耿　娜　威海市立医院

贾汉伟　平顶山市第一人民医院

常文广　新乡市中心医院

靳明伟　郑州市第七人民医院

魏秀燕　山东单县杨楼医院

魏玲莉　襄阳市中心医院

（湖北文理学院附属医院）

前　言

近年来，随着神经科学和临床神经病学的飞速发展，神经内科学以及神经康复学的发展也今非昔比，新的发现接踵而至，新的成就层出不穷，使得许多神经系统疾病在诊疗上的一些难点和盲点已逐步攻克和改善，各种神经系统疾病的检查、诊断和治疗也更加科学、有效、规范化。神经内科疾病在临床上比较常见，若这些患者得到及时的诊断和正确的治疗，将会大大提高疗效和治愈率，降低死亡率和致残率，提高患者的生活质量。

全书分四大篇，第一篇详细论述了神经内科疾病的诊断、检查方法和常见症状及体征、临床治疗的新技术和新方法；第二篇重点讲述了神经内科常见病的病因、发病机制、临床表现、诊断治疗等内容；第三篇重点论述了脑血管的介入治疗、并发症及相关处理；第四篇详细论述了神经系统常见疾病的护理和康复治疗。内容丰富，紧扣临床，简明实用，取材新颖，适用于神经内科及相关科室的医护人员。

由于写作时间和篇幅有限，难免有纰漏和不足之处，恳请广大读者予以批评、指正，以便再版时修正。

编　者
2016 年 6 月

目　录

第一篇　总论

第二篇　各论

第三篇　神经系统介入治疗

第四篇　神经系统护理与康复

总论

第一章　神经系统疾病诊断方法

第一节　神经系统疾病诊断原则

临床医师通过周详的病史采集、细致的全身和神经系统检查以及有关的辅助检查后，根据收集来的资料，进行全面的综合分析，方可对疾病作出初步诊断。神经系统疾病的诊断原则应当包括：确定诊断方向（定向诊断），明确病变部位（定位诊断），弄清病变性质和原因（定性诊断）。只有完成了这一过程，才能制定出全面、妥善的治疗措施。

一、定向诊断

确定某种疾病是否为神经系统疾病或病变是否主要累及神经系统是神经科医师首先需要解决的问题。及时进行定向诊断，有利于患者尽快得到恰当的处理。因为许多神经系统症状是由其他系统疾病所引起，例如，头痛可能为眼科或耳鼻喉科疾病所诱发，短暂的意识障碍可能为肝性脑病的表现等。另外，神经系统的疾病也可能以其他系统或器官的症状作为主诉，如吉兰－巴雷综合征常以四肢乏力为首发症状到内科就诊，重症肌无力的复视常到眼科就诊等。实际上，心血管、呼吸、内分泌等内、外、妇、儿科疾病常合并有神经系统损害，还有些疾病，如骨、关节、周围血管结缔组织等疾病，其症状也可类似神经系统疾病。因此，临床医师确定神经系统疾病诊断时，要强调整体观念，避免只重视局部而忽视整体的片面观点，要全面了解病情和病损可能累及的器官和系统，确定诊断方向，这样才能作出正确的诊断，才能够抓住主要矛盾，进行及时处理。

二、定位诊断

根据临床上所表现的神经症状和体征，结合神经解剖、生理和病理等方面的知识，常可确定神经病变所在的部位。神经系统的病变部位根据其病损范围可分为局灶性、多灶性、弥漫性及系统性病变四类。局灶性病变指只累及神经系统的一个局限部位，如面神经炎、尺神经麻痹、脊髓肿瘤等。多灶性（播散性）病变系指神经损害分布在两个或两个以上的部位或系统，如多发性硬化常常在视神经、脊髓、脑部等部位有多发病灶，急性播散性脑脊髓炎可在脑及脊髓出现多处分散的病灶。弥漫性病变常比较弥漫或对称性分布，其临床表现多种多样，受侵部位的次序也无规律，因此诊断时可根据较广泛的症状和体征，做出弥漫性病变的定位，如病毒性脑炎、中毒性脑病等。系统性病变是指某些传导束或神经功能系统（锥体束、后索、脊髓丘脑束等）的细胞或纤维的变性，如肌萎缩性侧索硬化，其病变有选择性地累及脊髓前角细胞、脑神经的运动神经核及锥体束等。

在分析病变的分布和范围之后，还需进一步明确其具体部位，如病变是在中枢（脑、脊髓）还是在周围神经？病变在脑部或脊髓哪一个节段上？对于颅内病变，应分析病灶在脑膜，还是脑实质？在脑内还应进一步判断在哪一个部位？对于椎管内的病变，在定位诊断时应力求确定病灶的上界、下界、髓内、髓外、硬膜内、硬膜外。如为脑神经损伤，应确定是核上病变、核性病变抑或核下病变；周围神经病变则应判明是根性病变、神经丛病变还是神经干病变等。现将大脑、脑干、小脑、脊髓以及周围神经病变的主要特点分述于下。

（一）大脑病变

临床主要表现有意识和精神活动障碍、失语症、失认症、偏瘫、癫痫发作、偏身感觉障碍、偏盲等。各脑叶病变亦有各自不同的特点，如额叶损害主要表现为随意运动障碍、局限性癫痫、运动性失语、智能障碍等症状；顶叶损害主要为皮质型感觉障碍；颞叶损害主要表现为精神症状、精神运动性癫痫、感觉性失语等；枕叶损害主要表现为视野缺损及皮质盲。此外，还可出现各种锥体外系症状。

（二）脑干病变

一侧脑干病变多表现有交叉性运动障碍或交叉性感觉障碍，其病变的具体部位是根据受累脑神经临床表现来判断的。脑干两侧或弥漫性损害时常引起双侧多数脑神经和双侧长束症状。

（三）小脑病变

小脑蚓部损害主要引起躯干的共济失调，小脑半球损害则引起同侧肢体的共济失调。

（四）脊髓病变

一般以横贯性损害较多见，表现为双侧运动障碍（截瘫或四肢瘫）、传导束型感觉障碍和自主神经功能障碍症状（二便障碍）。

（五）周围神经病变

由于脊神经是混合神经，受损时在其支配区有运动、感觉和自主神经障碍的症状和体征。运动障碍为下运动神经元性瘫痪。

（六）肌肉病变

病变损害肌肉（如进行性肌营养不良症）或神经－肌肉连接点时，可出现运动障碍，表现为下运动神经元瘫痪，无感觉障碍。

三、定性诊断

定性诊断是建立在定位诊断的基础上，将年龄、性别、病史特点、体征以及各种辅助检查结果结合在一起，进行分析。病史中特别要重视起病情况和病程特点这两方面的资料。一般而言，当急性发病，迅速达到疾病的高峰，应考虑血管病变、急性炎症、外伤及中毒等。当发病缓慢，逐渐恶化，病程中无明显缓解现象，则多为肿瘤或变性疾病；呈间歇发作性发病形式，则多为癫痫、偏头痛或周期性瘫痪等。当病程中出现缓解与复发交替发病，常为多发性硬化的表现。现将神经系统几类主要疾病的临床特点列述于下。

（一）脑血管病

起病急骤，症状可在几秒、几分、几小时或几天内达到高峰。多见于中老年人，既往常有高血压病、动脉粥样硬化、心脏病、糖尿病及高脂血症等病史。神经症状中以偏瘫较多见。如年轻患者突然头痛、出现脑膜刺激症状者，多为脑动脉瘤或血管畸形破裂引起的蛛网膜下腔出血。

（二）感染性疾病

起病呈急性或亚急性，病情多于数日、少数于数周内达高峰。神经系统症状较广泛弥散，常伴有全身感染中毒的症状。有针对性地进行微生物学、血清学，寄生虫学及脑脊液等有关检查可进一步明确感染的性质和原因。

（三）外伤

多有明显外伤史，呈急性起病。但也有外伤较轻，经过一段时间以后发病，如慢性硬膜下血肿。要详细询问外伤经过，以区别其是否先发病而后受伤，如癫痫发作后或脑卒中后的头部外伤。X 线及 CT 检查有助于诊断。

（四）肿瘤

起病缓慢，病情呈进行性加重。但某些恶性肿瘤或转移瘤发展迅速，病程较短。颅内肿瘤除常有的局部定位症状外，尚有颅内压增高的征象。脊髓肿瘤时，可出现逐渐进展的脊髓压迫症状和脑脊液蛋白增高。X 线、同位素扫描、超声波检查等有助于发现转移瘤原发病灶。

（五）变性

起病及病程经过缓慢，呈进行性加重，有好发的年龄段，其病理改变有系统性，如肌萎缩性侧索硬化、遗传性共济失调等。过去曾将多种原因不明的慢性进行性神经系统疾病归为变性病，由于检测手段的进展，已将其中的一些疾病逐渐确定与代谢障碍、遗传、慢性病毒感染以及免疫异常等有关。

（六）其他

有中毒、代谢和营养障碍、遗传性疾病等。神经系统中毒性疾病可呈急性或慢性发病，其原因有化学品、毒气、生物毒素、食物及药物中毒等，诊断中毒时必须结合病史调查及必要的实验室检查方能确定。代谢和营养障碍发病缓慢，病程较长，在全身症状的基础上出现神经症状。某些代谢和营养障碍常引起较固定的神经症状，如维生素 B_1 缺乏常发生多发性神经炎、Wernicke 脑病，维生素 B_{12} 缺乏发生亚急性联合变性，糖尿病引起多发性神经病等。神经系统遗传病多于儿童及青年期发病，家族中可有同样疾病，其症状和体征繁多，部分具有特征性症状，如先天性肌强直症出现的肌强直、肝豆状核变性出现的角膜色素环等，为这些疾病的诊断提供了重要依据。

四、临床思维方法

神经科领域是整个医学领域的重要组成部分，其本身也必然符合医学科学发展的一般规律，同时神经科又有其发展的特殊性而使之有别于其他医学学科，因此，建立符合神经科本身特点的临床思维方法对神经科疾病的诊断治疗至关重要，所以神经科医生应有意识地锻炼自己的临床思维过程，使之科学合理，更加符合神经科的内在规律。

具体来讲，神经科医生宜按如下几个步骤进行临床思维的培养锻炼：①进行详细的问诊、查体以及实验室检查，获取可靠的翔实的临床资料，为进一步临床工作打下基础。②利用所学的神经科基础知识，明确患者的症状与体征，如"三偏征""脑膜刺激征""失语"等，首先进行症状诊断的临床思维。③将上述症候汇总分析，利用神经解剖学、生理学的基础知识，尽可能合理地解释出病变的部位，例如："三偏征"常定位于内囊病变，"脑膜刺激征"常定位于脑膜病变，"失语"常定位于皮层语言中枢病变等等，进行定位诊断的临床思维。④根据病变的部位、临床的病史与体征以及相关的实验室检查结果，最终分析判断疾病的病因，即为定性诊断的思维过程。⑤明确疾病性质后，可根据疾病的性质、部位、患者的综合状态等等因素进而评估疾病对患者本身生理功能、心理状况、社会适应能力等方面的影响，评定患者的预后，这一过程就是功能诊断的思维过程。

上述培养神经科临床思维的过程绝不是一成不变的教条，要始终把握"具体问题具体分析"的总原则。

在临床中，神经科医生要善于抓住疾病的主要矛盾，透过现象抓住其本质特征，这也是一个需要长期锻炼的过程。有些神经系统症候群是由于本系统疾病造成，而有时相同的症候群则可能由于系统以外的疾病因素造成。例如，昏迷的患者，查 MRI 有时仅见底节区的个别腔隙性脑梗死，再加上一侧锥体束征，即不假思索地按血管病处理，这种做法是不可取的。而有的医生善于使用矛盾分析的方法，抓住主要矛盾。对昏迷患者的神经影像学检查是完全必要的，但必须要客观判定检查结果：个别的腔隙性脑梗死灶能否成为昏迷的病因？一侧锥体束征是否可用腔隙性脑梗死解释？昏迷是否还有别的原因？因此，这位医生在分析病情之后，急查血糖、渗透压、胸片等，发现患者高渗，血糖增高，即按糖尿病高渗昏迷处理，患者很快痊愈。从本质上讲，临床思维的过程就是认识矛盾的过程，也是抓主要矛盾的过程，总的来说就是矛盾分析。

对疾病的认识还是一个实践过程，同时疾病也是一个不断发展变化的过程，医生的检查技巧、患者的状态、疾病所处的不同时期等因素均影响着医生对病情的判定，所以，一次或几次体格检查、实验室检查的结果不是一成不变的，因此临床医生对疾病的掌握应通过"实践－认识－再实践－再认识"的过程获得。有效的治疗依赖于正确的诊断，而正确的诊断来自于对症候的识别和分析。例如，真性眩晕和假性眩晕；部分性癫痫持续状态的异常运动与锥体外系疾病的运动异常；Horner's 征与动眼神经不全麻痹等，任何两者间的混淆均可导致完全不同的诊疗结果。因此，仔细观察病情变化，反复查体以明确疾病症候是十分必要的。有人甚至说：再次体格检查是对神经系统疑难病症的一种最可靠的方法。

（魏玲莉）

第二节　神经系统疾病的病史采集和体格检查

神经系统疾病的病史采集和体格检查是神经科医师需要掌握的重要基本功。尽管现代有着许多先进的医疗诊断仪器，如神经影像学方面的计算机断层扫描（computerized tomography，CT）和核磁共振（Magnetic resonance imaging，MRI），神经病理学方面的光镜和电子显微镜技术，神经电生理方面的脑电图（Electroencephalogram，EEG）、肌电图（Electromyogram，EMG）和诱发电位（Evoked potential，EP），实验室方面的细胞、生化和分子生物学检查等，都能对诊断起到重要的辅助作用，但仍需要和临床结合，才能对患者作出正确诊断。因此，不管现代科技发展到了什么样的阶段，将来的诊断仪器多么样的先进，患者的病史采集和体格检查都有着不可替代的作用。

从另一方面讲，如果没有病史采集和体格检查，临床医师不可能对患者的病情和诊断有一个基本思路，也不可能知道下一步应该用什么样的手段和仪器来完善检查。这就意味着病史采集和体格检查是医疗实践中医师和患者发生联系的第一步，这一步所得出的信息对诊断特别重要。但必须熟练掌握病史采集和体格检查的方法，才能获得正确的临床资料和信息，才能引导出正确的诊断结果。

一、神经系统疾病的病史采集

神经系统疾病的病史采集和一般病史采集基本相同，但因为神经系统疾病往往有着自己的独特症状和病程，在询问病史时应予以重视。完整、准确的病史是神经系统疾病诊断的重要依据，对病变的定位和定性、病情的分析及预后的推断有着重要意义。从病史了解中可抓住神经疾病的诊断线索，如：①症状是功能性还是器质性。②病变的部位及范围。③病变的性质。④病变发生的原因等。和其他临床学科相比，神经科疾病的诊断对病史的依赖性更大。许多神经系统疾病并无异常的体征和实验室发现，但确切的病史常可获得病变性质和受损部位的初步印象，如癫痫、偏头痛和三叉神经痛等常查不到阳性体征，而根据病史往往可以做出诊断。

神经系统病史采集应全面系统而又重点突出，主要注意以下几个方面：①尽可能让患者自己陈述疾病的主要痛苦和经过，患者在陈述时一般不要打断，要集中精力地边听边思考，等患者讲完后，对病史进行综合、分析和提炼，获得一个初步印象，再沿着这一初步印象和思路对患者没有谈及的而且对诊断有意义的问题进行提问，提问时切忌暗示。②对昏迷或有智能、语言等障碍不能自己陈述病情的患者，让其家属尤其是最亲近的家属进行病情陈述。③不管患者自己还是家属陈述，检查者要善于引导患者按时间先后讲述每个症状出现的具体时间及演变情况，尤其是要善于并有耐心接待那些文化程度较低、语言表达较差的患者。④在病史采集过程中，遇有患者使用医学术语，如"眩晕"、"复视"、"视野缺损"、"感觉障碍"等时，因有可能患者所使用的医学术语与实际病情不符，应仔细询问具体指的是什么，以免造成误解。⑤检查者在询问病史时要态度和蔼，尊重患者，如遇到涉及患者隐私的问题，要给予适当的解释，取得患者的信任，以得到可靠的病史。

在病史采集时患者的基本情况应包括：性别、年龄、职业、左利手、右利手、双利手或先左后矫正为右利手等。

（一）主诉

主诉是患者在患病过程中感到最痛苦的部分，包括主要症状和发病时间。因此，主诉是医师在诊断和治疗疾病过程中的主要依据之一。在临床实践中，大部分患者能直接提供明确主诉，但也有慢性多种（多种慢性）疾病重叠的患者，在叙述疾病时症状零乱，也有神经症患者在叙述时症状极为繁杂，需要临床医师进行分析、归纳。

（二）现病史

现病史是主诉的注释和延伸，是病史中最重要的部分，主要包括疾病中主诉症状和其他重要症状，以及每个症状发生的时间、方式和性质，有无明显的致病或诱发因素，症状的进行、发展或消失，既往治疗的方法、经过及其效果，病程是缓解还是恶化，各个症状的相互关系及与环境的关系。

在病史采集过程中一是要注意需要重点询问的问题，以免遗漏疾病的线索，造成分析错误。二是要注意神经科最常见症状，在询问时应给予充分的重视，这些症状如果存在，则要重点描述，如果不存在，也须注明。

1. 病史采集中需要重点询问的问题　①初发症状的发生时间（疾病症状的起始时间）。②症状的特点及其严重程度。③发病的方式：是突然起病（患者能够正确回答出起病的日期和时间）、急性起病、缓慢起病还是发作性或周期性起病等。④症状的部位和范围。⑤症状发生的顺序。⑥伴发的全身症状（有无发热等）。⑦患者想到的可能原因或诱因。⑧症状加重和减轻的因素。⑨既往的药物治疗及其效果。⑩病程经过：有无恶化、停滞、改善、缓解复发和周期性发作。

通过对上述病史的询问，能够初步得出一个疾病类型的判断，有助于对病因的分析和对疾病的诊断。疾病突然发生，神经症状迅速出现，经治疗部分症状消失，部分遗留，可能为脑出血、脑梗死等血管障碍，或急性炎症，如急性感染性多发性神经炎、急性脑膜炎等。发病缓慢，逐渐恶化，病程中无明显缓解现象，则多为肿瘤，如脑瘤、脊髓瘤、肌萎缩性侧索硬化等，或变性疾病如阿尔茨海默病和帕金森病。间歇发病者，发作性神经症状之后迅速恢复，如间歇发生的意识障碍和抽搐，可能是癫痫的表现，间歇发生的肢体瘫痪，提示周期性瘫痪等，间歇发生的面部疼痛，提示三叉神经痛。病程中也可有愈后复发或暂时缓解，其经过呈波浪形，常为脱髓鞘病的特征。

2. 神经系统疾病的常见症状　了解神经系统疾病的常见症状对问诊和病史采集特别有用，现将几个常见的症状介绍如下：

（1）头痛：是神经系统疾病最常见的症状之一。在询问时需要了解：①头痛部位：整个头痛还是局部头痛，如为局限性，可具体询问是在一侧、前额、头顶、枕后还是部位变换不定，如发作性一侧头痛则可能为偏头痛。②头痛时间：是早晨还是晚上，如脑肿瘤患者早晨易有头痛，丛集性头痛易在夜间入睡后发生。③头痛性质：是胀痛、钝痛、隐痛，还是搏动性痛、裂开痛、箍紧痛、钻痛、割痛等。如血管性头痛常为搏动性痛，脑瘤常为钝痛，蛛网膜下腔出血常为裂开痛等。④头痛类型：是波动性、持续性还是周期性。在询问病史时，如头痛有阵发性加重，须注意头痛与时间、体位、情绪及疲劳的关系。如有周期性发作，则应注意与季节、气候、饮食及睡眠的关系。⑤头痛加重因素：有无在用力、低头、咳嗽、喷嚏等使颅内压增高的情况下头痛加重，有无在月经周期头痛程度发生变化等。⑥头痛程度：是否到了影响睡眠和工作的程度。⑦头痛伴发症状：有无恶心、呕吐、视物不清、耳鸣、失语、瘫痪等。⑧头痛先兆症状：有无暗点、亮光、异彩、幻觉等视觉先兆。

（2）视力障碍：在询问时需要了解是视物不清还是全盲。视物不清的诉说可能提示视野缺损、复视和眼球震颤，应进一步查清种类。如为全盲，有可能为眼科疾病。单眼盲有可能为眼动脉或视网膜中央动脉闭塞。

（3）脑神经症状：第Ⅰ对脑神经（嗅神经）损害主要产生嗅觉障碍。第Ⅱ对脑神经

（视神经）损害主要产生视力障碍、视野缺损和视盘异常。第Ⅲ、Ⅳ、Ⅵ对脑神经（动眼、滑车和展神经）损害主要产生眼球运动障碍、复视和瞳孔异常。第Ⅴ对脑神经（三叉神经）损害主要产生面部感觉障碍和咀嚼肌瘫痪。第Ⅶ对脑神经（面神经）损害（一侧，周围性）主要产生患侧额纹变浅或消失、眼裂变大、鼻唇沟变浅、口角下垂、口角偏向健侧，皱额、皱眉、闭眼、示齿、吹哨、鼓颊等动作不能。中央前回下部一侧性损害或皮质延髓束损害引起的中枢性面瘫仅有对侧眶部以下的面部表情肌麻痹。第Ⅷ对脑神经（听神经）损害主要产生眩晕、平衡障碍、眼球震颤、耳聋和耳鸣。第Ⅸ、Ⅹ对脑神经（舌咽、迷走神经）损害主要产生发音嘶哑、吞咽困难或呛咳、咽部感觉丧失和咽反射消失等。第Ⅺ对脑神经（副神经）损害（一侧，周围性）主要产生患侧肩下垂，胸锁乳突肌和斜方肌萎缩，转颈（向对侧）和耸肩（同侧）乏力。由于副神经基本上受双侧皮质延髓束支配，因此一侧中枢性损害常不出现症状。第Ⅻ对脑神经（舌下神经）一侧中枢性损害主要产生伸舌偏向患侧。两侧麻痹，则伸舌受限或不能。周围性舌下神经麻痹时，常有舌肌明显萎缩。

（4）眩晕：询问时应注意分清是眩晕还是头昏。眩晕是一主观症状，是机体对于空间关系的定向感觉障碍或平衡感觉障碍，是一种运动幻觉，有学者称之为运动错觉。患者感外界环境或自身在旋转、移动及摇晃。询问病史或检查时应注意患者有无平衡失调、站立不稳、眼球震颤（视物模糊）、指物偏向、倾倒、恶心、呕吐、面色苍白、出汗及血压脉搏的改变。另外应分清是前庭系统性眩晕还是非前庭系统性眩晕（假性眩晕亦称头晕）。前者为真性眩晕，常有视物旋转和自身摇晃感，由前庭神经系统病变（包括末梢器、前庭中枢及其中枢）所引起，也可由椎－基底动脉供血不足引起。后者常为头昏，有头重脚轻、眼花缭乱等诉说，但并无外界环境或自身旋转的运动幻觉，常由脑血管疾病、心血管系统疾病、全身中毒性疾病、代谢性疾病、眼病、贫血甚至神经衰弱等引起。

（5）痴呆：询问时应注意智能和认知情况。痴呆是由于脑功能障碍而产生的获得性智能损害综合征，具有以下精神活动领域中至少三项受损：语言、记忆、视空间技能、情感、人格和认知（概括、计算、判断等）。主要表现为记忆力下降，不能进行正常的思维和判断，对时间、地点、人物不能做出正确判定，计算力减退，性格行为异常，忧郁或欣快，语言能力下降甚至完全丧失。对痴呆患者不仅需要询问病史和体格检查，还需要心理量表检查，如简易智能量表（Minimental state examination，MMSE）、长谷川智能量表（Hasegawas dementia scale，HDS）和日常生活量表（Activity of daily living，ADL），才能对患者智能做出一个客观的评价。对有认知功能障碍者，常需进行影像学和其他相关检查，以明确病因。

（6）疼痛：疼痛是神经科很多疾病的主要症状，需要认真询问病史和仔细体格检查。首先应该清楚的几个问题是：①疼痛部位：是皮肤、肌肉、关节，还是难以描述部位的，是固定的还是游走的，尤其注意有无沿着神经根或周围神经支配区的疼痛放射现象。②疼痛性质：是酸痛、灼痛还是闪电样疼痛；是放射性疼痛、扩散性疼痛还是牵涉性疼痛；是发作性还是持续性疼痛。③疼痛规律：与气候和冷暖变化有无关系等。

疼痛如是伴发症状或是疾病过程中多个症状之一时，诊断应具体分析。起病以瘫痪为主要症状，应询问瘫痪前后有无疼痛。如急性四肢瘫伴有疼痛，可能为急性感染性多发性神经炎；如有急性瘫痪而不伴有疼痛时，可能为急性脊髓炎或急性脊髓灰质炎；如疼痛区域与神经根支配区域一致，且在咳嗽、喷嚏等动作时加剧，则表明有根痛，提示有脊髓压迫症如髓外肿瘤、脊椎结核、椎间盘突出等。

（7）瘫痪：询问病史时应了解①瘫痪发病的急缓：如为急性疾病，应问及有无发热、抽搐和外伤史，有无伴随疼痛症状，过去有无类似症状发作。如为慢性疾病，应问及发展的速度和过程。②瘫痪发病的部位：应注意瘫痪的分布是全身还是半身，一侧肢体还是肢体的某一部分或仅涉及某个动作，是在肢体的近端还是远端。③瘫痪的程度：应仔细检查瘫痪肢体的无力程度（分为0、Ⅰ、Ⅱ、Ⅲ、Ⅳ、Ⅴ级），以及瘫痪是否影响了坐起、站立、行走、上下楼甚至构音、进食和呼吸等动作，或仅影响手部的精细动作。④瘫痪伴发的症状：有无语言障碍、皮肤改变、疼痛、麻木、挛缩、肌肉萎缩和排尿困难等。

（8）肌肉萎缩：肌肉失去正常的形态，容积变小时称为肌肉萎缩。肌肉萎缩的确定主要依靠视诊、触诊和肢体周径测量。从组织学观点来看，男性成人肌纤维直径在35μm以下（正常为48~65μm），女性成人肌纤维直径在28μm以下（正常为33~53μm）者，诊断为肌肉萎缩。由于长期慢性疾病及营养不良引起的全身消瘦不属于肌萎缩。肌萎缩分为两类，肌源性肌萎缩和神经源性肌萎缩（表1-1）。

表1-1 神经源性肌萎缩与肌源性肌萎缩的鉴别诊断

鉴别要点	神经源性肌萎缩	肌源性肌萎缩
发病年龄	成年人	小儿或青年
家族性	少	极多
受累肌肉	远端肌多，如上下肢的远端	近端肌多，如肩胛带、骨盆带
肌纤维束震颤	常有	无
感觉障碍	常有	无
假性肌肥大	无	可有，如假性肥大型肌营养不良症
血清酶	轻度上升	明显上升
肌电图	神经源性变化	肌源性变化
肌肉活检	神经源性病变	肌源性病变

肌源性肌萎缩主要见于肌营养不良症、营养不良性肌强直症、周期性瘫痪、多发性肌炎、代谢性肌病、内分泌性肌病、药源性肌病、神经肌肉接头病等。神经源性肌萎缩主要见于脊神经疾病、脊髓前角疾病、脊髓空洞症、脊髓内肿瘤、脊髓炎、脊髓内出血、进行性脊肌萎缩症、肌萎缩性侧索硬化症、脑干血管性病变、脑干脑炎，也可见于多发性硬化症等。

（9）不自主运动：指患者意识清楚，而不能自行控制的病态骨骼肌动作。主要依视诊来进行诊断，分为以下几类：①舞蹈动作：以舞蹈样不自主动作为特征，多见于舞蹈病和脑部炎症，以及某些全身性疾病如感染、营养不良、代谢障碍、肝脑病变、一氧化碳中毒等。②手足徐动症：是手、足的不自主运动，以手部多见，表现为掌指关节过伸，手指外展，随之缓慢转入屈曲、对掌、手部旋前，重者合并有臂部回缩和腕关节屈曲。在婴儿主要见于先天性手足徐动症、苍白球-黑质变性、髓鞘形成障碍与婴儿偏瘫症等。在儿童和成人见于脑炎、麻疹后播散性脑脊髓炎、核黄疸、肝豆状核变性，也可见于糖尿病性神经病变、脊髓空洞症、亚急性联合变性与多发性硬化等。③扭转痉挛：指变形性肌张力不全，表现为肢体与（或）躯干顺纵轴扭转的畸形不随意运动。见于原发性扭转痉挛，也可见于症状性扭转痉挛，如感染疾病中的包涵体脑炎、结核性脑膜炎，血管疾病，如脑动脉硬化、风湿性脑病，中毒疾病，如一氧化碳中毒和吩噻嗪类药物过量，代谢性疾病，如肝豆状核变性，其他如颅脑外伤、脑占位性病变等。

（10）抽搐：在询问病史时应仔细清楚地知道抽搐的全过程：①抽搐最初发作的年龄。②诱发因素，与睡眠、情绪、饮食、月经等之间关系。③抽搐发作有无先兆，如先感到某处麻木、眼前闪光、怪异气味、胃气上升等，也应通过家人或目睹者询问患者发作时有无潮红、瞪视、无意识的动作和言语等。④是全身性抽搐还是局限性抽搐，如为全身性抽搐应问及从何处起始，又如何波及全身。⑤抽搐时症状，有无肢体伸直、屈曲、阵挛；有无全身旋转动作；有无尖叫、口吐白沫和血沫、大小便失禁；有无眼、颈、躯干向一侧旋转；有无舌咬破、跌倒、跌伤和小便溺身等情况。⑥抽搐时有无意识丧失，如有则应询问持续时间。⑦抽搐发病后症状，有无昏睡、头痛和肢体瘫痪等。⑧抽搐前病史，病前有无脑部炎症性疾病、脑血管病、遗传性疾病、头部外伤等。⑨抽搐发作的频率和持续时间，应询问自发作以来的发作频率，注明每年、每月、每天发作次数，以及每次发作的时间。⑩发作间歇期有无症状。另外，还要询问过去的治疗和效果。

（11）震颤：震颤主要依靠视诊。震颤是指循一定方向的节律性来往摆动动作，常发生于人体某一部分，如肢体、头部，少数波及全身。常分为以下几种：①静止性震颤：震颤出现于肌肉静止而又松弛的状态下，起动后消失，见于震颤麻痹、老年性震颤。②体位性震颤：震颤出现在身体某部（多为肢体）维持一定体位时，变换体位后消失，见于生理震颤的变异和原发性震颤。③动作性震颤：震颤在自主动作时明显出现，当肢体接近目的物时，震颤频率、幅度增加，见于小脑病变，有时为功能性震颤。④混合性震颤：同一病例合并有动作性、静止性与体位性震颤，大多为中毒（如锰、汞、铅、磷、一氧化碳、钡、乙醇等）、感染（伤寒、乙脑、神经梅毒等）或代谢性疾病（肝昏迷早期、肝豆状核变性、尿毒症、充血性心力衰竭并发红细胞增多症等）的从属症状。

（12）感觉异常：询问时应注意是否有浅感觉（痛、温觉）、深感觉（运动觉、位置觉、振动觉）和复合感觉（形体觉、定位觉、两点辨别觉）的异常。在检查感觉时应注意有无感觉障碍的抑制性症状和刺激性症状。抑制性症状包括感觉缺失和感觉减退，感觉缺失有痛觉、温度觉、触觉和深感觉缺失等，感觉减退主要指感觉敏感程度的降低。刺激性症状主要包括感觉过敏、感觉倒错、感觉过度、感觉异常和疼痛。如有感觉平面常常见于横贯性脊髓病变，如有四肢手套袜套样感觉障碍，常见于末梢神经炎。

（13）麻木：询问麻木的部位及性质，是某一部位还是全身，麻木的性质应与感觉障碍中的感觉减退、感觉缺失、感觉异常、感觉性痛性发作、根痛进行区别和联系。另外还应询问麻木是否伴有无力等症状。

（14）睡眠障碍：询问有无嗜睡或失眠，有无梦游，有无入睡困难或易唤醒情况，有无影响睡眠的各种因素，并确切记录一天睡眠总的时间。

（15）内脏障碍：询问有无腹痛、呕吐、尿急、尿潴留、尿失禁、便秘、阳痿等；有无营养障碍如消瘦、肥胖、厌食、易饥饿等。

（16）括约肌障碍：询问有无大小便费力、潴留、失禁，有无继发感染及持续时间，有无携带导尿管。

（三）既往史

准确的既往史对神经系统疾病的病因和鉴别诊断有着重要意义，其采集主要包括以下内容。

1. 生长及发育史（对儿童患者尤为重要）　患儿母亲怀孕时的状况和年龄，当时有无严重感染、持续呕吐、营养缺乏、阴道出血、子痫等。患者出生情况：是第几胎，是否足月顺产，是否在生产时用过麻醉药或产钳，是否有青紫、窒息、惊厥、黄疸及发音异常。问及发育时应注意儿童时代有无疾病，发育里程和标志，在校学习成绩等。

2. 过去病史　重点需要问及的有：①高血压如有，血压有多高，从何时发病，用药情况。②糖尿病如有，血糖有多高，从何时发病，用药情况。③感染曾否患过流行病、传染病和地方病，如乙型脑炎、森林脑炎、各种脑膜炎、传染性肝炎、流行性结膜炎、风湿热、结核病、血吸虫病、囊虫病、钩端螺旋体病等；有无慢性感染性疾病，如中耳炎、乳突炎、副鼻窦炎、肺脓肿、支气管扩张等；有无反复发作的口腔或皮肤溃疡等。④血管疾病有无心脏疾患如房颤、周围血管栓塞等。⑤肿瘤有无恶性肿瘤病史及正在发生的性质未明的可疑肿瘤。⑥中毒有无铅、汞、苯、砷、锰、有机磷等毒物的接触或中毒史。⑦过敏有无荨麻疹、药疹、支气管哮喘及其他过敏史。⑧外伤有无头部或脊椎外伤，有无外伤后骨折、昏迷、抽搐和瘫痪，有无残留症状。⑨癫痫有无癫痫发作史，如有，则应询问其频率等。

（四）个人史

1. 社会经历　主要包括出生地、居住地和居留时间（尤其是疫源地和流行病区）、教育程度和经济生活等。

2. 职业与工作环境　主要包括工种、劳动环境等。

3. 习惯与嗜好　包括卫生习惯，饮食质量，烟、酒嗜好与摄入量，有无吸毒或应用毒麻药品史。

4. 月经史　如为女性应询问月经史并记录。

（五）家族史

神经系统遗传性疾病如进行性肌营养不良和遗传性共济失调等，大多有明确的家族史。另外还有一部分与遗传有关的疾病如癫痫、周期性瘫痪、偏头痛、帕金森病、阿尔茨海默病等，在询问病史时应注意患者家庭成员和亲属中这些疾病的分布情况，也应注意有无直系亲属中近亲结婚的情况。

神经系统遗传病常常发生在有血缘关系的家庭成员中。如两代以上出现相似疾病，或同胞中有两个以上在相近年龄出现相似疾病，应考虑到遗传病的可能性。

发现遗传病后，应绘制成家系图谱，供临床参考。

二、神经系统体格检查

体格检查是指医师对患者的客观检查。实际上，医师在询问病史时已经做了初步的客观检查，如对患者的精神状态、体位、姿势、表情、发音、言语、反应能力等已经做了观察。

神经系统体格检查的核心要求是检查者必须应用熟练、精确的基本功来获取正确的能反映患者本来现象的临床资料。这种信息的可靠性如何，直接关系到对疾病的正确诊断，因此，必须重视和熟练地掌握这一最重要的基本功。除此之外，还需要医师耐心细致地取得患者的信任和配合，这也是取得正确结果的重要一步。

检查前需准备一些必要的工具。普通用具：叩诊锤、棉絮、大头针、音叉、双规仪、试管（测温度用）、电筒、压舌板、带尺、皮肤铅笔、听诊器、视力表、眼底镜、视野计。特殊用具：嗅觉试验瓶（薄荷水、樟脑油、香水、汽油）、味觉试验瓶（糖、盐、奎宁、醋酸）、失语症试验箱（梳子、牙刷、火柴、笔、刀、钥匙、各种颜色、各式木块、图画本等）。

神经系统检查顺序一般为先查精神和认知，然后是头部和脑神经（包括头皮上的触诊、叩诊和听诊）、颈部、四肢运动和反射及各种感觉机能，最后查步态及小脑机能（如指鼻、Romberg 征等）。检查既要全面，又要根据病史掌握重点。如患者病情较重或处于昏迷状态，在必要检查后应立即抢救，待患者病情稳定后再做补充检查。

（一）一般检查

神经系统症状仅为全身性疾病的一部分，因此不应忽视全身体检。关于全身体格检查的详细内容可参考诊断学，本节只对与神经系统疾病密切有关的全身检查做简要介绍。

1. 一般情况　观察患者意识是否清晰，检查是否合作，是否有发热、抽搐、全身或局部剧烈疼痛等，有无血压、脉搏、呼吸等生命体征的变化。另外应注意有无精神症状，对话是否正确，情绪是否紧张，有无痛苦面容，异常步态或不自主运动等。

然后观察全身发育状态及有无畸形，有无肢端肥大或矮小、侏儒，有无明显的骨骼畸形，有无消瘦、恶病质或明显肌肉萎缩，有无肥胖或不均匀的脂肪组织增多。观察畸形时，让患者解开衣服，一些明显的畸形便很清楚，如遗传性共济失调的弓形足、神经纤维瘤病的体积和外形以及咖啡斑，脊柱畸形的侧凸、后凸、前凸等。另外，对脊柱可做压触和叩诊，检查有无压痛和叩痛。

2. 意识状态　意识状态的判定，首先应观察患者是否属于正常的清醒状态。患者意识异常一般分为两种情况：一是以觉醒状态改变为主的意识障碍如嗜睡、昏睡、昏迷等；二是以意识内容改变为主的意识障碍如意识模糊、谵妄和醒状昏迷等，可根据具体的标准来进行判定。

3. 精神状态　脑部疾病常常出现精神症状，因此精神状态检查是一个重要项目，下面简述精神状态检查的几个步骤。

（1）一般仪表和行为：观察精神是充沛还是倦怠，以及个人卫生、衣着、举止等行为，得出一个大略印象。

（2）精神状态检查：①意识水平的确定：在精神状态检查中，首先进行觉醒水平的确定。正常的意识应该是机体处于觉醒状态，对痛、触、视、听及言语等刺激均能迅速、正确地做出反应。②精神异常的确定：需进行粗略的语言功能检查。两项检查较为敏感：命名能力（视物命名、色命名、反应命名、列名等）和写一句话，如有一项不正常，则应进一步进行全面语言功能测试，包括回答问题、叙事、复述、命名、听理解、阅读和书写等。③定向功能：主要包括时间、地点和人物定向检查。④视空间功能：这一活动要求大脑半球许多不同静区的功能，而这些区域遭受破坏时，一般的神经病学或精神状态检查方法常不能发现，可用临摹立体图形的方法来检查。⑤运用能力：运用是人类在内外神经冲动的刺激下，做出有目的的、合乎要求的活动。这种反应必须具备先天的各种感觉、运动系统的完整和自幼生活的实践。失用是后天获得性运用功能障碍，由于脑损害而不能按指令做有目的的或熟练的动作，而患者无运动障碍、无共济失调或震颤、无严重听理解障碍、无明显意识障碍、无严重痴呆。检查方法是患者能不能用面、口、手、足等做出已习得的灵巧的运动动作。⑥记忆力：记忆是指生活经历和学习经历在脑内的储存和保留能力。有许多检测记忆功能的成套测验，现介绍几种简便的方法：a. 立即回忆测验（注意力测验）：典型方法为数字距亦即数字广度实验。检查者说出一串数字令受试者复述，能说出 5 个以上为正常，低于 5 个为注意力不集中。另一方法是说 4 个不相关的词，如紫颜色、图书馆、足球场、西红柿，立即要求受试者说出这四个词，正常应能立即说出 3 ~ 4 个词。只能说出 1 个，甚至 1 个也说不出，视为异常。b. 近记忆力测验：检测近记忆有许多方法。可用上述 4 个无关词（紫颜色、图书馆、足球场、西红柿），让患者重复 2 ~ 3 次，几分钟后回忆。正常应能记住 3 个词以上，只记住 1 ~ 2 个词视为异常。另一个简单的方法是检查者告诉患者自己的姓名，几分钟后问患者"我叫什么？"，有近记忆障碍者不能回忆，甚至说未告诉他。c. 远记忆测验：可提问个人重要经历，但这需要亲属或知情者证实患者说得是否对。也可问社会重大事件，但这也需注意患者文化水平及生活经历。⑦情感：检查是否有情感淡漠、低落、欣喜、兴奋、不稳、稚气等。情感包括心境和表情两个方面。心境指内在的感受，而表情是感受的外在表现，情绪是上述二者的联合。心境如何可通过询问"你内心感受如何？""你现在感觉怎么样？"另外，还要注意患者有无抑郁，现在或过去有无自杀的念头。最后检查患者对未来的计划和预见。⑧人格：人格是整个行为的体现，检查时观察是礼貌、热情、大方，还是粗暴、冷漠、刻薄，以及衣着和举止等。通过这些检查，对患者的人格做出一个客观评价。⑨思维内容：检查有无错觉、幻觉、妄想等。

4. 脑膜刺激征和神经根征

（1）颈强直：检查时嘱患者仰卧，用一手托住枕部，并将其颈部向胸前屈曲，使下颏接触前胸壁，正常人应无抵抗存在。颈强直为脑膜受激惹所致，表现为颈后肌痉挛，尤其以伸肌为重，被动屈颈时遇到阻力，严重时其他方向的被动动作也受到限制。主要见于各种脑膜炎、蛛网膜下腔出血、脑脊液压力增高等。另外还可见于颈椎病、颈椎关节炎、颈椎结核、骨折、肌肉损伤等。

（2）Kernig 征：嘱患者仰卧，先将一侧髋关节和膝关节屈成直角，再用手抬高小腿，正常人膝关节可被伸至 135°以上。阳性表现为伸膝受限，并伴有疼痛与屈肌痉挛（图 1 - 1）。

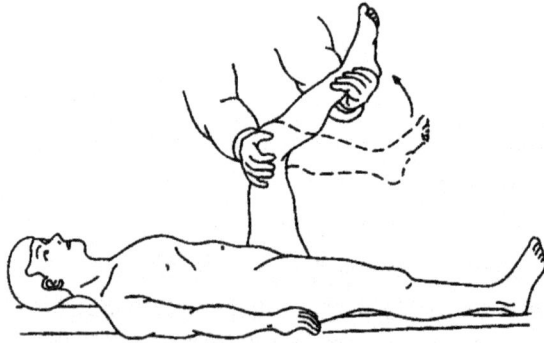

图 1 - 1　Kernig 征检查方法

（3）Brudzinski 征：嘱患者仰卧，下肢自然伸直，医生一手托患者枕部，一手置于患者胸前，然后使头部前屈，阳性表现为两侧髋关节和膝关节屈曲（图 1 - 2）。

（4）Lasegue 征：检查时嘱患者仰卧，双下肢伸直，医师一手置于膝关节上，使下肢保持伸直，另一手将下肢抬起。正常人可抬高至 70°角以上，如抬不到 30°，即出现由上而下的放射性疼痛，是为 Lasegue 征阳性，为神经根受刺激的表现。见于坐骨神经痛、腰椎间盘突出或腰骶神经根炎等。

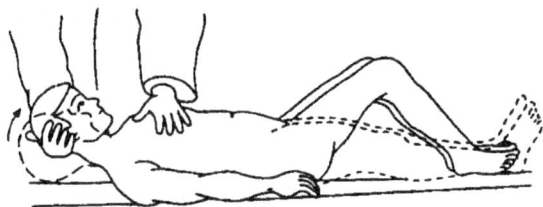

图 1 – 2 Brudzinski 征检查方法

5. 头部和颈部

（1）头颅：观察头的形状、对称性、大小和有无畸形及发育异常。头颅的大小异常或畸形成为一些疾病的典型体征，常见类型如下：①小颅：小儿囟门多在 12～18 个月内闭合，如过早闭合即可形成小头畸形，并伴有智能发育障碍。②尖颅：头顶部尖突而高起，与颜面比例失调，见于先天性疾患如尖颅合并指（趾）畸形，即 Apert 综合征。③方颅：前额左右突出，头顶平坦呈方形，见于小儿佝偻病或先天性梅毒。④巨颅：额、顶、颞及枕部突出膨大呈圆形，对比之下颜面很小，见于脑积水。⑤长颅：头顶至下颏部的长度明显增大，见于肢端肥大症。⑥变形颅：发生于中年人，以颅骨增大变形为特征，同时伴有长骨的骨质增厚与弯曲，见于变形性骨炎。

（2）面部：面部需要观察的内容很多，从神经科角度主要检查有无口眼歪斜、血管色素斑、皮脂腺瘤、皮下组织萎缩、肌病颜面、重症肌无力的特征性面容和帕金森病的面部表情减少。

（3）五官：观察眼部有无眼睑肿胀、眼睑下垂、眼球突出、眼球下陷、巩膜黄染、结膜炎、角膜 K－F 环等；耳部有无外形异常、脓血流出和乳突按痛；鼻部有无畸形、鼻出血和副鼻窦按痛；口部有无口唇颜色苍白或青紫、溃疡、唇裂和疱疹样病变。

（4）颈部：检查时应取舒适坐位，解开内衣，暴露颈部和肩部。检查内容主要有：①颈部的外形：有无粗短和后发际低，如有则见于先天性畸形疾病，如颅底凹陷症。②颈部的姿势与运动：正常人坐位时颈部直立，伸屈转动自如。如检查时头不能抬起，见于重症肌无力、肌炎、脊髓前角灰质炎、进行性脊肌萎缩或严重消耗性疾病的晚期。头部向一侧偏斜称为斜颈，见于先天性颈肌痉挛或斜颈、颈肌外伤、瘢痕挛缩等。

（5）头颈部杂音：患者取坐位，应用钟形听诊器，详细和系统地对头顶、眼眶、乳突、锁骨上窝进行听诊。如有杂音，应注意其部位、强度、音调、传播方向和出现时间，以及颈部位置和姿势变化对杂音的影响。脑动静脉畸形的患者可在眼眶或颅部听到杂音。在颈部大血管区若听到血管性杂音，应考虑颈动脉或椎动脉狭窄。区别颅颈部杂音的生理和病理性对于临床诊断十分重要。正常儿童颅骨杂音的出现率较高，并非代表疾病的发生。如果成人出现，应查找原因。

（6）躯干及四肢观察：①胸部：胸廓有无畸形，呼吸动作的幅度、力度和对称性，同时须观察两侧胸部肌肉有无萎缩，并触摸腋下淋巴结有无肿大。②腹部：是否膨隆，触摸是否柔软，有无肝、脾肿大，有无腹股沟压痛和淋巴结肿大。③背部：有肩胛骨异常或后突见于肌营养不良，有脊柱弯曲和伸直等运动受限见于强直性脊柱炎，有脊柱前凸、后凸和侧凸见于先天性异常、灰质炎、脊髓空洞症和外伤，有脊柱关节压痛见于感染性疾病，有脊柱局部强直见于坐骨神经痛和腰椎间盘突出，有下背部皮肤凹陷和异常毛发见于隐性脊柱裂或脊膜膨出。④四肢：四肢有无瘫痪，有无陈旧骨折、关节强直、杵状指和弓形足，有无双侧肢体发育失对称。注意四肢尤其是末端的颜色和温度，触摸桡、足背等动脉的搏动。⑤皮肤：有无皮肤多发性肿瘤、色素斑、毛细血管扩张、紫癜、褥疮、痤疮、带状疱疹等。注意皮肤粗细程度、颜色深浅和出汗多少。触摸有无硬皮病皮肤过紧、松皮病的皮肤过松和囊虫病的皮下结节。

（二）脑神经检查

脑神经检查是神经系统检查中的一个重要部分，异常的发现往往是神经系统疾病中最早出现的症状，结合其他体征，对定位有重要意义。检查者应耐心地取得患者合作，以取得正确的检查结果。

脑神经检查应注意以下问题：①脑神经损伤是在脑干内还是在脑干外颅腔内（如小脑桥脑角或海绵窦）。②脑神经损伤是否由全身性疾病所引起（如重症肌无力）。③脑神经损伤是否为多发性损害（如多发性硬化、脑血管病、颅底脑膜炎）。在中枢神经系统疾病诊断中，脑神经的损伤有极为重要的定位意义，比如检查眼即能推断从视神经到枕叶的全部通路上的异常。而且，脑干内脑神经核的损伤可作为病变水平的一个标志，尤其是第Ⅲ、Ⅳ、Ⅵ、Ⅶ和Ⅻ对脑神经。比如当舌和面受到损伤并且和偏瘫同侧，病变一定在第Ⅻ和Ⅶ神经核以上。

1. 嗅神经　检查时须两侧鼻孔分开试验。将对侧鼻孔填塞，请患者闭目，用松节油、醋、酒、香皂置于鼻孔前，让患者用力嗅闻，说出气味的名称，然后检查另一侧。有些物质如氨水、福尔马林等，因刺激三叉神经末梢，不能用于嗅觉试验。有鼻腔炎症或阻塞时，也不宜做此检查。

嗅觉正常时可明确分辨测试物品的气味。一侧不能正确识别称单侧嗅觉丧失，双侧不能称双侧嗅觉丧失。单侧嗅觉丧失见于鼻塞、嗅球和嗅丝损害，前颅凹占位病变、颅底脑膜结核等。双侧嗅觉丧失的常见原因是：鼻塞（如感冒）、创伤、老年人嗅觉减退、帕金森病等。

2. 视神经

（1）视力：视力改变可有黑朦（失明）、光感、指动、指数、减退（以视力表上的数字表示程度）或正常，临床上以视力减退多见。

视力分为近视力和远视力两种，检查时应两眼分别测试。查近视力时，以国内通用的近视力表，置于患者眼前30cm处，两眼分别按顺序自上而下认读表上符号，直到不能辨认的一行为止，前一行即代表患者的视力。视力表视力有 0.1 ～ 1.5，小于 1.0 为视力减退。远视力检查用国际远视力表，通常用分数表示其视力，分子表示检查患者的距离，一般为 5m，分母表示正常人看到该行的距离。例如 5/10 指患者在 5m 处仅能看清正常人在 10m 处应能看清的一行。

视力减退到不能用视力表检查时，可嘱患者在一定距离内辨认检查者的手指（数指、手动），记录为几米数指、手动。视力减退更严重时，可用手电筒检查，以了解有无光感，完全失明时光感也消失。

　　视力减退的常见原因为眼部本身疾病，如屈光不正、玻璃体混浊、白内障等。即使中枢神经病变引起的视力变化也可能混杂有眼部病变。在视神经疾病中，视力的检查很重要，如球后视神经炎时视力的变化较眼底变化为早。另外，视力检查也可作为视盘水肿或视神经萎缩的随访方法。

　　（2）视野：视野是眼睛保持固定位置时所能看到的空间范围。当用单眼向前凝视时，正常人均可看到向内约60°，向外90°~100°，向上50°~60°，向下60°~75°，外下方视野最大。检查方法分为两种。

　　1）手试法：①大体视野测定：嘱患者双眼注视检查者的双眼，检查者将双手向外伸出约50cm，高于眼水平30cm左右，并伸出双食指，此时检查者双手指应出现在患者双上颞侧视野。询问患者说出哪一侧手指在动，是左、右还是双侧。然后在眼水平以下30cm重复本动作。如果检查者双手运动而患者只看到一侧，即有视野缺损存在（图1-3）。②单眼视野测定：大的物体比小的物体容易看到，白色比红色容易看到，因此视野也随物体的大小和颜色而变化。检查时嘱患者相距约60cm面对而坐，双方同时闭合或用手指遮住相对应的眼（如患者为左眼，则检查者为右眼），另一眼互相固定直视。检查者用棉签或其他试标在两者中间分别自上、下、颞侧、鼻侧、颞上、颞下、鼻上、鼻下八个方向，从外周向中心移动，请患者一看到试标时立即说明。检查者以自己的视野作为标准而与患者比较，即可测知患者的视野有无缺损（图1-4）。

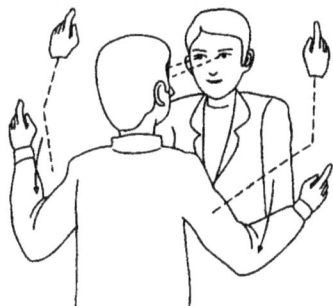

图1-3　视野双手测定方法

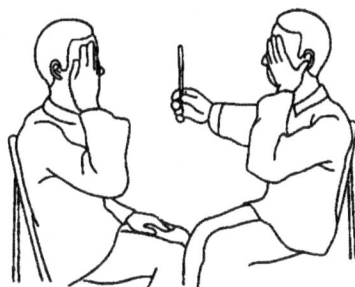

图1-4　视野单手测定方法

　　2）视野计：患者单眼注视视野计中央的一点，然后把试标循着视野计某子午线逐步向中央点移动，瞳孔与中央点或试标间的距离固定在330mm。试标的大小，一般白色的直径在1~5mm。白色的视野为最大，依次为蓝色、红色、绿色（最小）。用颜色视标常可较早地发现视野变化。

　　视野的变化可分为视野缩小和盲点两类。视野向心性缩小严重时呈管状视野，可见于视神经萎缩或色素性视网膜变性，但更提示疲劳、照明不足或癔病。局部性缩小可分为偏盲（占视野的一半）和象限盲（占视野的1/4）。单眼全盲常见于视神经的病变（血管和炎症病变），双颞侧偏盲见于垂体瘤、颅咽管瘤的压迫，一侧鼻侧盲见于一侧视交叉侧部病变（如颈内动脉粥样硬化时压迫视交叉的外侧部），双眼对侧同向偏盲见于颞叶肿瘤向内侧压迫时，双眼对侧同向上象限盲见于颞叶后部肿瘤或血管病，双眼对侧同向下象限盲见于顶叶肿瘤或血管病，双眼对侧同向偏盲但有黄斑回避（偏盲侧光反射仍存在，同时视野的中心部保存）见于枕叶肿瘤或血管病。

盲点表示正常或相对正常的视野中间的视力缺失区。生理盲点扩大见于视盘水肿和视神经炎。病理盲点，亦称暗点，有许多种类。中心暗点见于黄斑区或其纤维病损，如球后视神经炎和中毒性黑矇。环状暗点常见于视网膜细胞的病变，如色素性视网膜变性。弓形或楔状暗点见于视网膜神经纤维的病变。

3. 眼底　眼底检查应在不散瞳的情况下进行，以免影响瞳孔反射的观察。检查时，宜使患者背光而坐，固视正前方，勿移动眼球。检查右眼时，检查者可用右手持眼底镜，并用右眼观察眼底。检查左眼时，检查者用左手持眼底镜，并用左眼观察眼底。检查者与患者眼睛的距离不能超过 2.5cm。检查时应注意：①视盘的形态、大小、色泽、隆起、边缘等。②血管的粗细、弯曲度、动静脉粗细比例、动静脉交叉处情况等。③视网膜的水肿、出血、渗出物、色素沉着等。正常眼底视盘呈圆形或卵圆形，淡红色，边缘清楚，有一中央凹陷，外围常有一圈色素沉积。视盘的病理变化主要为水肿和萎缩。

（1）视盘水肿：早期视盘水肿在眼底检查时常不易发现，需结合临床表现和颅高压征象。常见的眼底改变有：①视盘边缘模糊，先见于鼻侧，后为颞侧。②视盘充血。③静脉充盈，静脉与动脉之比可为 4∶2 甚至 5∶2（正常为 3∶2）。

重度视盘水肿可见生理凹陷全部消失，视盘边缘十分模糊，直径增大，静脉怒张，并可出现迂曲。视盘及其周围的血管因水肿而不甚清楚，视盘也有不同程度隆起，周围可出现片状出血或渗出物斑块。视盘隆起的高度可用屈光度（D）记录，即视盘突出的最高点的屈光度和周边视网膜的屈光度的差距，例如用眼底镜片黑字 2（+2）看清视盘，而用镜片红字 1（-1）看清周边视网膜，则可得出差距为 3 个屈光度（3D），即视盘水肿为 3D，相当于实际高度 1mm。

（2）视神经萎缩：视神经萎缩是视神经纤维变性的结果，主要表现为视力减退和视盘苍白。原发性视神经萎缩时视盘呈白色或灰色，边缘整齐，筛板结构常清晰可见，萎缩经常出现于两眼，但有早晚和轻重之别。初期引起的视野缺损以向心性缩小为多。眼底常无其他改变（如视盘水肿、视网膜病变等）。在继发性视神经萎缩中，视盘呈苍白或边缘模糊，苍白程度常较原发性者稍轻，因胶质组织增生致使筛板结构不复见到，生理凹陷也不明显，血管变得细小。

（三）动眼、滑车和展神经

1. 眼睑　嘱患者平静地睁眼，观察双眼裂是否等大，有无增大或变窄，眼睑有无下垂。睑垂常见于动眼神经瘫痪，重症肌无力，肌营养不良等。

2. 瞳孔　瞳孔的大小是由动眼神经的副交感纤维和颈上交感神经节的交感纤维调节，主要检查其外形和反射。

（1）瞳孔外形：①大小：正常人瞳孔直径约为 3～4mm，小于 2mm 为瞳孔缩小，大于 5mm 为瞳孔扩大。单侧瞳孔缩小见于动眼神经受到刺激或颈交感神经破坏。双侧瞳孔缩小可见于婴儿、老年、动脉硬化、桥脑病变、糖尿病、深昏迷、颅内压增高，以及睡眠状态等。单侧瞳孔扩大见于天幕裂孔疝、动眼神经损伤。双侧瞳孔扩大见于中脑病变、脑缺氧、疼痛、深昏迷、阿托品中毒等。②形状：正常人瞳孔为圆形，边缘整齐。形状变化有卵圆、不规则、切迹、锯齿等，见于虹膜睫状体炎、虹膜前或后粘连、手术后或先天异常。

（2）瞳孔反射：①光反射检查有两种方法：一种是嘱患者向光亮处注视，检查者用手掩盖其双眼，然后交替地移开一手，观察瞳孔变化。另一种方法是用电筒照射患者瞳孔，观察检查侧（直接）和对侧瞳孔（间接）是否收缩、敏捷程度及收缩持续时间。检查侧有视神经损害时，表现为双瞳不收缩或反应迟钝。检查侧动眼神经损害时，直接光反射消失，但对侧间接光反射仍存在。②调节反射：嘱患者先向远处直视，然后注视放在眼前仅数厘米距离的物体，引起两眼球会聚（内直肌收缩）及瞳孔缩小，是为调节反射。调节反射的缩瞳反应丧失见于白喉（损伤睫状神经）、脑炎（损伤中脑）。会聚动作不能见于帕金森综合征（由于肌强直）等。缩瞳反应和调节反射不一定同时被损害。阿 – 罗瞳孔（Argyll – Robertson pupil）为光反射丧失，调节反射存在，见于神经梅毒、糖尿病、脑炎、脑外伤、中脑肿瘤、多发性硬化、酒精性脑病等。

3. 眼球运动　检查眼球动作时，先请患者注视检查者移动着的手指向各个方向转动眼球，最后检查其辐辏动作。在检查中注意有无眼球向某一方向运动障碍。眼球运动神经的损害有周围性、核性、核间性和核上性四种。如眼肌麻痹仅限于眼外肌而瞳孔括约肌功能正常者，称为眼外肌麻痹；相反，则称为眼内肌麻痹，两者都存在则称为完全性眼肌麻痹。

（1）周围性眼肌麻痹：①动眼神经麻痹：上睑下垂，外斜视，瞳孔散大，对光及调节反射消失，眼球不能向上、向内运动，向下运动亦受到很大限制。②滑车神经麻痹：即上斜肌麻痹，临床上少见，眼球活动限制较少，但向下向外运动减弱，并有复视。③展神经麻痹：内斜视，眼球不能向外侧运动。④动眼、滑车、展神经合并麻痹较为多见，此时眼球固定于中央位置，各方运动均不能，并有瞳孔散大、对光及调节反射消失。

（2）核性眼肌麻痹：多伴有邻近部位神经组织的损害。例如展神经损害常累及面神经、三叉神经和锥体束，产生同侧的展神经、面神经、三叉神经麻痹和对侧偏瘫（交叉性瘫痪）。动眼神经核病变可选择性损害个别眼肌功能如内直肌、上直肌，而其他动眼神经支配的肌肉则不受影响。

（3）核间性眼肌麻痹：主要表现为眼球的水平性同向运动遭到破坏，一侧眼球外展正常，另侧眼球不能同时内收，但两眼内直肌的内聚运动仍正常。病因为连接一侧眼球的外直肌和另侧眼球的内直肌的脑干内侧纵束受到损害所致。

（4）核上性眼肌麻痹：主要表现为两眼同向偏斜。眼球水平性同向运动的皮质中枢（侧视中枢）位于额中回后部（第8区），该区一侧的刺激性病灶（如癫痫）引起两眼向对侧偏斜，破坏性病灶（如中风）则向同侧偏斜。脑桥的侧视中枢在展神经核附近，支配两眼向同侧的侧视，受对侧皮质侧视中枢来的纤维的控制，故破坏性病灶引起眼球向健侧（对侧）同向偏斜，方向关系同皮质中枢相反。

（四）三叉神经

1. 运动功能　首先观察双侧颞肌及咬肌有无萎缩，然后以双手触按颞肌及咬肌，嘱患者做咀嚼动作，如果双侧咀嚼肌瘫痪，则下颌下垂，不能完成这一动作。另嘱患者露齿，以上下门齿的中缝线为标准，观察张口时下颌有无偏斜，以测试翼内、外肌的功能。一侧三叉神经运动支受损时，病侧咀嚼肌力弱或出现萎缩，张口时下颌偏向病侧，为核性或核下性病变。双侧三叉神经运动支病变时，肌萎缩不明显，下颌前后左右运动受限，下颌反射亢进，见于双侧皮质延髓束病变。

2. 感觉功能　以针、棉絮以及盛冷、热水的玻璃管等测试面部三叉神经分布区域内皮肤的痛觉、触觉及温度觉，并进行两侧对比，评定有无过敏、减退或消失，并判定出感觉障碍的分布区域，是三叉神经的周围分布，还是节段性分布。

3. 角膜反射　嘱患者向一侧注视，以捻成细束的棉絮轻触其对侧角膜，由外向内，避免触碰睫毛、巩膜或直接触碰瞳孔前面，检查另眼时嘱患者调换注视方向，方法相同。正常反应为双侧的瞬眼动作。角膜反射的传入通过三叉神经眼支，至脑桥而经面神经传出，故三叉神经感觉和面神经运动支病变、三叉神经和面神经病变均可使角膜反射消失。

4. 下颌反射　患者略微张口，检查者将手指放在其下颌中部，以叩诊锤叩击手指。反应为双侧咬肌和颞肌的收缩，使口部闭合。反射中枢在桥脑，传入和传出均经三叉神经。正常反应大都轻微，双侧皮质延髓束病变时反应亢进。

（五）面神经

1. 运动功能　先观察患者额纹及鼻唇沟是否变浅，眼裂是否增宽和口角是否低垂或向一侧歪斜，然后嘱患者作睁眼、闭眼、皱眉、示齿、鼓腮、吹哨等动作，以判断两侧是否对称及有无瘫痪。怀疑瘫痪时，可在闭眼或鼓腮时施加阻力，以观察肌肉收缩有无减弱。一侧面神经周围性（核或核下性）损害时，病侧额纹减少，眼裂较大，闭眼不拢，鼻唇沟变浅，示齿时口角歪向健侧，鼓腮及吹口哨时病变侧漏气。中枢性（皮质延髓束或皮质运动区）损害时，只出现病灶对侧下半部面肌瘫痪，上半部面肌因受两侧皮质运动区支配，皱眉及闭眼动作不受影响。

2. 味觉　嘱患者伸舌，检查者用棉签蘸取食糖、食盐、醋或奎宁溶液涂在舌前部的一侧，为了防止舌部动作时溶液流到对侧或舌后部，辨味时不能缩舌和说话，可令患者指出事先写在纸上的甜、咸、酸、苦四字中的一个，每次用过一种试液要漱口，舌的两侧要分别对照，面神经损害时舌前2/3味觉丧失。

（六）听神经（耳蜗神经和前庭神经）

1. 耳蜗神经　耳蜗神经的检查基本上限于听力。用手掩住一侧耳后，对另一侧耳用耳语、表音或音叉检查，声音由远及近，至听到声音，测其距离，再同另一侧比较，并和检查者比较，必要时可做电测听检查。

音叉（128Hz）检查可鉴别传导性聋（外耳或中耳病变引起）和神经性聋（内耳或蜗神经引起），常用两种方法：①Rinne试验，将震动的音叉放在耳后乳突上，患者听不到后再移至耳旁，如能听到，则为：Rinne试验阳性。正常为气导大于骨导。神经性耳聋时，气导也大于骨导，但两者时间均缩短。检查时应两侧分别试验。如震动的音叉骨导声音消失，置于耳旁仍听不到，则应先试气导，再试骨导，若骨导大于气导，则为Rinne试验阴性，为传导性聋。②Weber试验，将震动的音叉放在患者的前额或颅顶正中。正常时两侧感受相同，传导性耳聋时感到病侧较响，是为Weber试验阳性，神经性耳聋时健侧较响，是为Weber试验阴性。

2. 前庭神经　损害时主要产生眩晕、呕吐、眼球震颤和平衡失调。①平衡障碍：主要表现为步态不稳，向患侧倾倒，Romberg征和指鼻试验均向患侧偏倚等，此由于前庭与小脑有联系纤维之故。②眼球震颤：眼球震颤多见于前庭及小脑病变。前庭性眼震的方向因病变部位、性质和病程而不同。急性迷路病变（如内耳炎症、出血）引起冲动性眼震，慢相向病侧，快相向健侧，向健侧注视时重，向病侧注视时轻。中枢性前庭损害（如脑干病变）时眼震方向不一，可为水平、垂直或旋转性，两眼眼震可不一致。③前庭功能检查：a. 旋转试验：让受试者坐转椅中，头前倾30°，两眼闭合，将椅向左旋转10次（20s内）后急停，并请患者睁眼注视远处，正常时可见水平冲动性眼震，其快相和旋转方向相反，持续约30s，少于15s时表示前庭功能障碍。b. 变温试验：以冷水（通常为15～20℃）灌洗外耳道，可产生眼球震颤，快相向对侧。眼球震颤停止后，可用温水（35℃左右）灌洗外耳道，也产生眼球震颤，但快相向同侧。眼球震颤在冷、温水灌洗后可持续1.5～2min。前庭受损后反应减弱或消失。

（七）舌咽、迷走神经

舌咽、迷走神经因解剖生理上关系密切，常同时受累，一般同时检查。

1. 运动　检查时注意患者有无发音嘶哑和鼻音，询问有无饮水呛咳和吞咽困难。然后令患者张口，发"啊"音，观察两侧软腭是否对称，扁桃体是否居中。一侧麻痹时，该侧软腭变低，发音时扁桃体偏向健侧，同时咽后壁由患侧向健侧运动，称幕布征。声嘶者必要时可用间接喉镜检查声音运动情况，以除外迷走神经的分支 - 喉返神经麻痹。

2. 感觉　主要检查两侧软腭和咽后壁的感觉，常用棉签进行测试。舌后1/3味觉为舌咽神经所支配，可用铜丝作为阳极导入微弱的直电流（0.2～0.4mA），正常时引起酸味觉。舌咽、迷走神经损害时，可有软腭、咽后壁和舌后部的感觉减退或消失。

3. 咽反射　嘱患者张口，发"啊"音，用压舌板分别轻触两侧咽后壁，观察有无作呕反应。此反射传入和传出均为舌咽及迷走神经，故此两神经损害时，患侧咽反射减退或消失。

（八）副神经

副神经由单纯运动神经，支配胸锁乳突肌和斜方肌组成。胸锁乳突肌的功能在于将头部旋向对侧，双侧同时收缩时颈部前屈，检查时可在头部向两侧旋转时施加阻力，同时注意收缩时肌肉的轮廓和坚硬度。斜方肌的功能为将枕部向同侧倾斜，抬高和旋转肩胛并协助臂部的上抬，双侧收缩时头部后仰。斜方肌的下部将肩胛骨向中线固定。检查时可在耸肩或头部向一侧后仰时加以阻力，并请患者将臂部高举。斜方肌瘫痪时该侧上臂不能抬过水平位，强举时肩胛内缘离开胸壁，称为翼状肩胛。副神经由双侧皮质支配，一侧瘫痪现象提示核性或核下性病变，或者肌病。

（九）舌下神经

舌下神经也是单纯运动神经，支配所有舌外和舌内肌群。检查时观察舌在口腔内的部位及其形态，然后请患者伸舌，并向各个方向做动作，并隔着腮部顶住检查者的手指，感觉其力量是否正常。在核下性病变中，可见明显的束性颤动，伸舌时健侧的颏舌肌将舌前部推向病侧。在核上性病变时，伸舌有偏斜，亦因健侧颏舌肌将舌推向偏瘫侧，但偶因伴舌部失用症而不能伸舌。双侧舌肌瘫痪者舌部完全不能动作。

三、运动系统检查

（一）肌肉体积和外观

注意有无萎缩和肥大，如有则应确定其分布及范围，是全身性、偏侧性、对称性还是散发性，是限于某个周围神经的支配区，还是限于某个关节的区域。而后则应确定具体部位是舌部、颈部、肩部、手部、腿部还是足部，具体肌肉则应确定是胸锁乳突肌、斜方肌、冈上肌、冈下肌、三角肌、二头肌、三头肌、骨间肌、股四头肌、胫前肌、腓肠肌还是伸趾短肌等，并做两侧对称性比较。右利手者，右侧肢体略粗，一般不超过 2cm，检查时应注意这些生理变异。

（二）肌张力

指肌肉静止松弛状态下肌肉的紧张度，检查时可根据触摸肌肉的硬度及被动伸屈肢体时的阻力来判断。肌张力减低时，肌肉松弛，被动运动时阻力减少，关节运动的范围增大。锥体束损害时痉挛性肌张力增高，特点为上肢的屈肌和下肢的伸肌增高明显，被动运动开始时阻力大，终了时变小（折刀现象）。锥体外系损害所致的肌张力增高，伸肌和屈肌均等增高，被动运动时所遇到的阻力是均匀的，呈铅管样肌张力增高，伴有震颤者，出现规律而连续的停顿，犹如两个齿轮镶嵌转动，称为齿轮样强直。

肌张力减低见于肌源性疾患如进行性肌营养不良和肌炎，周围神经病变如吉兰 - 巴雷综合征和多神经炎或单神经炎，后根和后索疾患如脊髓痨，脊髓疾患如前角灰质炎，小脑疾患等。肌张力增高见于锥体束病变如脑出血，锥体外系疾患如帕金森病，脑干病变如炎症和脱髓鞘等，以及其他疾患如破伤风等。

（三）肌力

肌力指患者在主动运动时肌肉的收缩力。因为有些肌肉部位过深，肌肉的功能又常有重叠，临床上只能对一部分主要肌肉或肌群进行检查。一般以关节为中心检查肌群的伸、屈力量或外展、内收、旋前、旋后等功能。这些检查适用于上运动神经元病变或多发性周围神经损害引起的瘫痪，但对单个的周围神经病变（如尺神经、正中神经、桡神经、腓总神经麻痹等）或较局限的脊髓前角病变（如脊髓灰质炎等），尚需对相关肌肉进行检查。

检查时嘱患者做某种运动并施以阻力，以判断其肌力的级别。或让患者维持某种姿势，检查者用力使其改变，也可观察肌力的强弱。如患者肌力明显减弱达不到抵抗阻力时，则应观察肌肉能否产生动作和能否抗引力而抬起肢体，如无抗引力肌力，则应观察肢体在平面上的运动程度。

常用的肌力分级标准为：0 级：完全瘫痪；1 级：肌肉可轻微收缩，但不能产生动作，仅在触摸中感到；2 级：肢体能在床面上移动，但不能抬起，即所产生的动作不能胜过其自身重力；3 级：肢体能抬离床面，但不能抵抗一般阻力；4 级：能作抗阻力动作，但较正常差；5 级：正常肌力。

1. 肌群肌力检查　测定肌群的肌力时，可选择下列运动：①肩：外展、内收。②肘：屈、伸。③腕：屈、伸。④指：屈、伸。⑤髋：屈、伸、外展、内收。⑥膝：屈、伸。⑦踝：背屈、跖屈。⑧趾：背屈、跖屈。⑨躯干：仰卧位抬头和肩，检查者给予阻力，观察腹肌收缩力量，俯卧位抬头和肩，检查脊柱旁肌肉的收缩情况。

2. 肌肉肌力检查　和测定肌群肌力不同的是，各块肌肉的检查方法需要具体的动作才能完成。应根据病情重点检查。例如手部肌肉的分别检查仅在发现手部周围神经或有关节段的病损时施行，而一般情况下，仅用握力即可满足临床需要。

3. 轻瘫检查　有些轻度瘫痪用一般方法不能肯定时，可用下列方法帮助诊断。

上肢：①上肢平伸试验：患者平伸上肢，掌心向下，数秒钟后可见轻瘫侧上肢逐渐下垂而低于健侧，并有旋前和掌心向外动作。②轻偏瘫侧小指征：双上肢平伸，掌心向下并维持这种状态时，常见轻瘫侧小指轻度外展。③数指试验：嘱患者手指全部屈曲，然后依次伸直，做计数动作，或手指全部伸直后顺次屈曲，轻瘫侧动作笨拙或不能。④手指肌力试验：嘱患者拇指分别与其他各指组成环状，检查者以一手指快速将其分开，测试各指肌力。

下肢：①外旋征：嘱患者仰卧，两腿伸直，轻瘫侧下肢呈外展外旋位。②膝下垂试验：嘱患者俯卧，膝关节屈成直角，数秒钟后轻瘫侧下肢逐渐下落。③足跟抵臀试验：嘱患者俯卧，尽量屈曲膝部，并使足跟接近臀部，病侧往往不能完成这一动作。④下肢下落试验：嘱患者仰卧，两下肢膝、髋关节均屈曲成直角，数秒钟后轻瘫侧下肢逐渐下落。

（四）共济运动

协调作用的障碍称为共济失调，主要见于小脑半球本身病变或其与对侧额叶皮质间的联系损害、前庭功能障碍、脊髓后索病变以及周围神经疾病。另外，不自主运动、肌张力增高和轻度瘫痪者也会影响动作的正常执行，检查前需排除。

共济运动可以通过患者的日常生活来观察，如穿衣、系扣、取物、进食等。共济失调患者在空间和时间上的控制失常导致了辨距不良、动作分解、语言迟缓或讷吃、书写字体过大或笔画不匀等，共济运动的检查方法有下列几种：

1. 指鼻试验　嘱患者将一侧上肢外展，用伸直的食指尖端触及自己的鼻尖，然后再试另一侧上肢。以不同的方向、速度、睁眼、闭眼重复进行，并进行两侧比较。小脑半球病变可看到同侧指鼻不准，接近鼻尖时动作变慢，或出现动作性震颤，且常常超过目标（辨距不良）。感觉性共济失调的特征是睁眼和闭眼时有很大差别，睁眼时仅见轻微障碍，而失去视力帮助时则很难完成动作。

2. 误指试验　患者上肢向前平伸，食指放在检查者固定不动的手指上，然后将手指抬至一定高度的垂直位置，再复下降至检查者的手指上，始终维持上肢伸直。先睁眼，再闭眼检查。两侧可分别或同时试验。前庭性共济失调者，双侧上肢下降时均偏向病变侧。小脑病变者，患侧上肢向外侧偏斜，感觉性共济失调者，闭眼时寻找不到目标。

3. 轮替动作试验　嘱患者快速、反复地做下列动作：①前臂的内旋和外旋，例如用手的掌侧和背侧交替地接触床面或桌面。②伸指和握拳，或其他来回反复动作。小脑性共济失调动作速度缓慢和节律不匀。

4. 跟膝胫试验　嘱患者仰卧，抬起一侧下肢，然后以足跟置放于对侧的膝盖上，最后沿胫骨向下移动。小脑性共济失调在抬腿触膝时呈现辨距不良，沿胫骨下移时摇晃不稳。感觉性共济失调患者寻找膝盖困难，下移时不能和胫骨保持接触。

5. 反跳试验　嘱患者用力屈肘，检查者握其腕部向相反方向用力，随即突然松手，正常人因为有对抗肌的拮抗作用前臂屈曲迅即终止。小脑病变时缺少这种拮抗作用，屈曲的前臂可碰击到自己的身体。

6. 平衡性共济失调实验　①Romberg 征：嘱患者双足并拢站立，双手向前平伸，然后闭目，观察其姿势。感觉性共济失调特征为闭目后站立不稳，而睁眼时能保持稳定的站立姿势，称 Romberg 阳性。小脑性共济失调睁闭眼都站立不稳，但在闭眼时更为明显。具体地说，一侧小脑病变或一侧前庭病变向病侧倾倒，小脑蚓部病变则向后倾倒。②无撑坐起试验：嘱患者从仰卧位不用手支撑而试行坐起，正常人于屈曲躯干的同时下肢下压，而小脑性共济失调患者反而将髋部（患侧尤为明显）和躯干同时屈曲，称为联合屈曲现象。

（五）不自主运动

观察有无舞蹈样运动、手足徐动、震颤（静止性、动作性）、抽搐、肌束颤动、肌阵挛等骨骼肌的病态动作。如果发现这些异常，必须注意其部位、范围、时限（经常还是间歇发生）、强度（是否几个关节甚至整个身体）、规律和过程，以及与各种生理状态如休息、情绪、寒冷、疲劳和睡眠的关系。

（六）姿势和步态

观察患者平卧、站立和行走的异常。平卧时可见上运动神经元病变引起的上肢瘫痪，呈肘部、腕部、指部屈曲，前臂内旋的姿态，患者常用健侧的手去握持它。下肢的瘫痪，即使是轻微时一般也有小腿外旋的倾向。站立时的姿势异常主要依靠视诊，帕金森病患者头部前倾，躯干俯曲。小脑蚓部病变常前后摇晃，小脑半球或前庭病变向病侧倾倒。

步态检查时可嘱患者先做普通行走，然后根据需要可直线行走、后退行走、横向行走、跑步等，必要时做闭目行走。检查者观察起步和停止情况、抬足和落下的姿势、步基的大小、行走的节律和方向。另外还需要观察身体的动态，包括肢体和骨盆部的动作。常见的步态异常有以下几种（图1-5）。

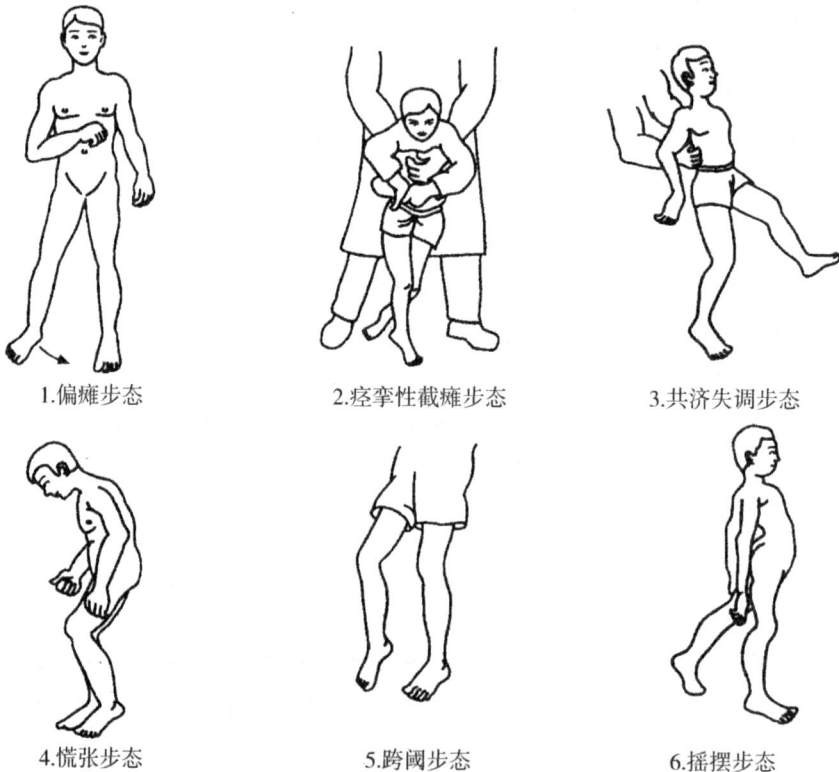

1.偏瘫步态　　　　2.痉挛性截瘫步态　　　　3.共济失调步态

4.慌张步态　　　　5.跨阈步态　　　　6.摇摆步态

图1-5　常见的步态异常

1. 偏瘫步态　患侧上肢内收、旋前，肘、腕、指关节呈屈曲状。下肢伸直并外旋，行走时患侧骨盆部提高，足尖拖地，向外做半圆形划圈动作，又称划圈步态。主要由于一侧锥体束损害引起，见于脑卒中等脑性偏瘫（图1-5-1）。

2. 痉挛性截瘫步态　行走时双下肢强直内收，交叉呈剪刀样，故又称"剪刀步态"。主要见于先天性痉挛性截瘫和脑性瘫痪等患者（图1-5-2）。

3. 共济失调步态　行走时两腿分开，因重心掌握困难，故左右摇晃，前扑后跌，不能走直线，方向不固定，上下身动作不协调，犹如酒醉，又称"醉汉步态"。小脑半球或前庭病变时向患侧偏斜，直线行走时尤甚。深感觉障碍时可有抬腿过高和落地过重，但睁眼时明显改善（图 1 - 5 - 3）。

4. 慌张步态　全身肌张力增高，起步和停步困难，走路时步伐细碎，足擦地而行，双上肢前后摆动的联带运动丧失。由于躯干呈前倾状而重心前移，致患者行走时不得不追逐重心而小步加速前冲，形似慌张不能自制，故又称"小步步态"或"前冲步态"。主要见于震颤麻痹（图 1 - 5 - 4）

5. 跨阈步态　周围神经病变时常出现足部下垂而不能背屈，行走时或是拖曳病足，或是将该侧下肢抬得很高，落脚时足尖先触地面，主要见于腓总神经麻痹（图 1 - 5 - 5）。

6. 摇摆步态　行走时有明显的脊柱前凸，常因臀中、小肌软弱而致骨盆部摇摆过度，称为摇摆步态，见于肌营养不良症（图 1 - 5 - 6）。

四、感觉系统检查

感觉系统检查是神经系统检查中最为冗长而又最容易发生误差的部分，需要耐心和细致。由于检查的结果主要根据患者表述，开始前应给患者解释检查的全过程和要求，以取得合作。检查中切忌暗示和提问，以免影响患者的判断。在检查中要注意两侧、近远的对比，一般从感觉缺失区向正常区进行检查。

（一）感觉检查

1. 浅感觉

（1）触觉：用一束棉絮在皮肤上轻轻掠过，有毛发处可轻触其毛发，嘱患者说出感受接触的次数。

（2）痛觉：以大头针轻刺皮肤，嘱患者感到疼痛时做出反应，须确定感觉到的是疼痛还是触觉。如发现痛觉减退或过敏的区域，需从各个方向用针尖在患区皮肤向外检查，以得到确切的结果。

（3）温度觉：用盛有冷水（5~10℃）及热水（40~45℃）试管交替接触皮肤，嘱患者报告"冷"或"热"。

2. 深感觉

（1）运动觉：患者闭目，检查者轻轻夹住患者指趾的两侧，上下移动5°左右，嘱其说出移动的方向，如发现有障碍可加大活动的幅度，或再试较大的关节。

（2）位置觉：患者闭目，将患者一侧肢体放一定位置，让患者说出所放位置，或用另一肢体模仿。

（3）振动觉：应用128Hz的音叉，振动时置于患者的手指、足趾，以及骨隆起处如桡尺茎突、鹰嘴、膝盖、锁骨、髂前上棘、胸骨、脊椎棘突等，询问有无振动的感受，注意感受的时限，两侧对比。老年人足部振动觉常减退，并无明确的临床意义。

（4）压觉：用不同的物体交替轻触或下压皮肤，令患者鉴别。

3. 复合感觉（皮质感觉）

（1）触觉定位觉：患者闭目，以手指或其他物体轻触患者皮肤，嘱患者用手指点出刺激部位。

（2）两点辨别觉：患者闭目，用钝脚的两角规，将其两脚分开达到一定距离，接触患者皮肤，如患者能感觉到两点，则再缩小两脚的距离，一直到两脚的接触点被感觉成一点为止。正常身体各部位辨别两点的能力不尽一致：指尖为 2~4mm，指背 4~6mm，手掌 8~12mm，手背 2~3cm，前臂和上臂 7~8cm，背部、股腿更大。检查时应注意个体差异，必须两侧对照。

（3）形体觉：患者闭目，可将常用物体如钥匙、纽扣、钢笔、硬币、圆球等放在患者一侧手中，任其用单手抚摸和感觉，并说出物体名称和形状，左、右分试。

（4）重量觉：用重量不同（相差 50% 以上）的物体先后放入一侧手中，令患者区别。有深感觉障碍者不做此检查。

（二）感觉障碍的类型

1. 周围神经型　为限于该神经支配皮肤区域内各种感觉的缺失。如果损害是部分性的，则可表现为该区域中的感觉减退、感觉过度、感觉异常或自发性疼痛。多发性周围神经病变中，感觉障碍以四肢末端最为明显，呈手套、袜套型分布。

2. 后根型　脊神经后根的损害可产生区域性的感觉缺失、减退或过敏，其范围按节段分布。后根受到压迫或刺激时常有放射性疼痛。

3. 脊髓型　横贯性脊髓病变出现损伤平面以下各种感觉缺失，但脊髓不完全损害则可出现分离性感觉障碍，如白质前联合的病变损害两侧的痛、温觉交叉纤维，后角的病变损害一侧尚未交叉的痛、温觉纤维，相应地产生双侧或单侧的痛、温觉缺失，而其他感觉正常或仅轻度受损。周围神经病变也偶有分离性感觉障碍，但如障碍呈节段型分布，则病变应在脊髓。

4. 脑干型　桥脑下部和延髓病变也可发生分离性感觉障碍，偏外侧病变（主要包括三叉神经及其脊束核、外侧脊丘束）可产生同侧面部和对侧身体痛温觉缺失。中央的病变可能损害一侧或双侧内侧丘系产生深感觉障碍。到脑干上部，内侧丘系、三叉丘系和脊丘束已经聚合，则产生面部和半身麻木。

5. 丘脑型　丘脑病变感觉障碍的特征是偏身麻木、中枢性疼痛和感觉过度。

6. 内囊型　内囊病变也可以产生对侧偏身麻木，一般不伴有中枢痛。

7. 皮质型　顶叶感觉皮质的病变一般产生部分性对侧偏身麻木。复合感觉和深感觉的障碍比较严重，浅感觉变化轻微，分布也多不完整，往往仅限于一个肢体，即使偏身感觉障碍，也常以肢体远端部分明显。

五、反射系统检查

检查时应将被检查部位暴露，肌肉放松，并进行两侧反射的比较。在神经系统检查中，反射检查比较客观，但有时受到紧张情绪的影响，仍需患者保持平静、松弛。反射活动还有一定程度的个体差异，在有明显改变或两侧不对称时意义较大，一侧增强、减低或消失有重要的定位意义。

（一）深反射

又称腱反射，强弱可用下列来描述：消失（－）、减弱（＋）、正常（＋＋）、增强（＋＋＋）、阵挛（＋＋＋＋）及持续阵挛（＋＋＋＋＋）。

1. 肱二头肌反射（$C_{5~6}$，肌皮神经）　患者坐或卧位，前臂屈曲90°，检查者以手指

（右侧时中指，左侧时拇指）置于其肘部肱二头肌腱上，以叩诊锤叩击手指，反应为肱二头肌收缩，前臂屈曲（图1-6）。

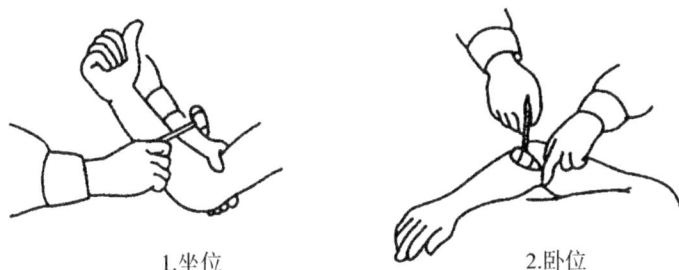

1.坐位　　　　　　　　　　　2.卧位

图1-6　肱二头肌反射

2. 肱三头肌反射（$C_{6~7}$，桡神经）　患者坐或卧位，肘部半屈，检查者托住其肘关节，用叩诊锤直接叩击鹰嘴上方的肱三头肌腱，反应为肱三头肌收缩，肘关节伸直（图1-7）。

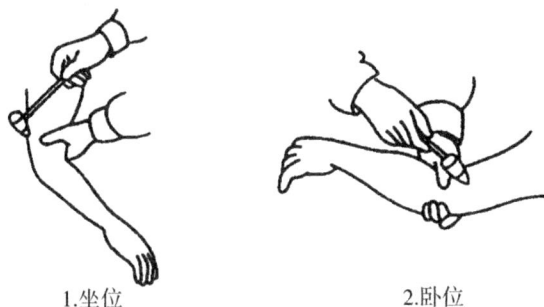

1.坐位　　　　　　　　　　　2.卧位

图1-7　肱三头肌反射

3. 桡反射（$C_{5~6}$，桡神经）　又称桡骨膜反射。患者坐或卧位，前臂摆放于半屈半旋前位，叩击其桡侧茎突，反应为肱桡肌收缩，肘关节屈曲、旋前，有时伴有指部的屈曲（图1-8）。

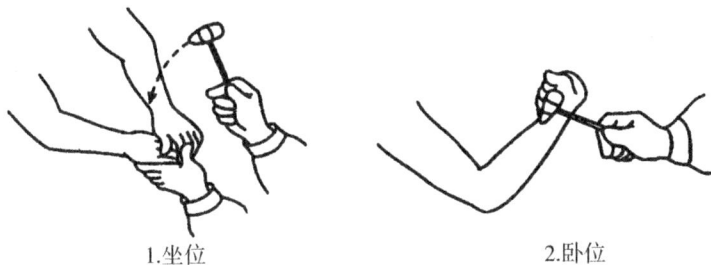

1.坐位　　　　　　　　　　　2.卧位

图1-8　桡反射

4. 膝反射（$L_{2~4}$，股神经）　患者坐于椅上，小腿弛缓下垂与大腿成直角，或取仰卧位，检查者以手托起两侧膝关节，小腿屈成120°，然后用叩诊锤叩击膝盖下股四头肌腱，反应为小腿伸展。如患者对下腿注意过度不易叩出时，可一腿置于另一腿上，嘱其两手勾紧向两方用力牵拉，此为常用的加强方法（图1-9）。

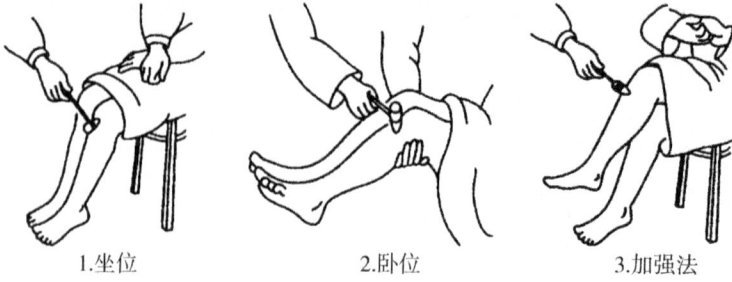

1.坐位　　　　　　　2.卧位　　　　　　　3.加强法

图 1 – 9　膝反射

5. 踝反射（$S_{1\sim2}$，胫神经）　又称跟腱反射。患者仰卧位，股外展，屈膝近90°，检查者手握足，向上稍屈，叩击跟腱，反应为足向跖侧屈曲。如不能引出，令患者俯卧，屈膝90°，检查者手的拇指和其他各指分别轻压两足足趾的前端，而后叩击跟腱。也可嘱患者跪于凳上，两足距凳约20cm，检查者用手推足使之背屈，再叩击跟腱（图 1 – 10）。

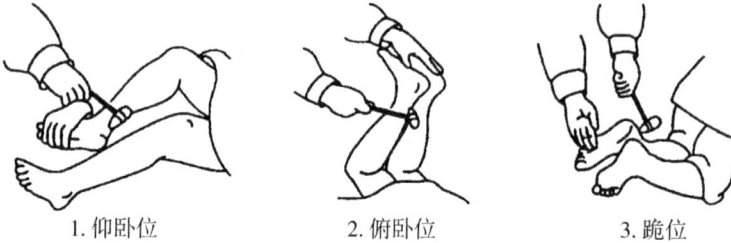

1.仰卧位　　　　　　2.俯卧位　　　　　　3.跪位

图 1 – 10　踝反射

（二）浅反射

1. 腹壁反射（$T_{7\sim12}$，肋间神经）　患者仰卧，下肢膝关节屈曲，腹壁完全松弛，双上肢置于躯体的两侧。检查以钝针或木签沿肋缘下（$T_{7\sim8}$）、平脐（$T_{9\sim10}$）及腹股沟上（$T_{11\sim12}$）的平行方向，由外向内轻划腹壁皮肤，反应为该侧腹肌的收缩，使脐孔略向刺激部位偏移（图 1 – 11）。

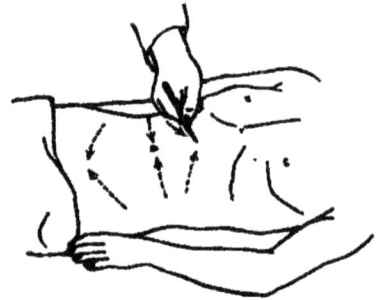

图 1 – 11　腹壁反射

2. 提睾反射（$L_{1\sim2}$，生殖股神经）　用钝针或木签由上向下轻划上部股内侧皮肤，反应为同侧提睾肌收缩，睾丸向上提起。

3. 跖反射（$S_{1\sim2}$，胫神经）　膝部伸直，用钝针或木签轻划足底外侧，自足跟向前方至小趾根部足掌时转向内侧，反应为各个足趾的屈曲（图 1 – 12）。

4. 肛门反射（$S_{4\sim5}$，肛尾神经）　用大头针轻划肛门周围，反应为肛门外括约肌收缩。由于肛门括约肌可能受双侧中枢支配，故一侧锥体束损害，不出现肛门反射的障碍，而双侧锥体束或马尾等脊神经损害时，该反射减退或消失。

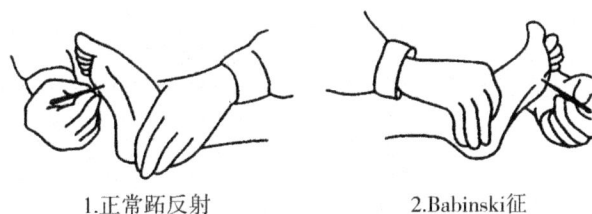

1.正常跖反射　　　　2.Babinski征

图 1 - 12　跖反射和 Babinski 征的检查方法

（三）病理反射

传统意义上病理反射有 Babinski 征、Chaddock 征、Oppenheim 征、Gordon 征、Schäeffer 征、Gonda 征等。但临床中把阵挛和牵张反射如 Hoffmann 征、Rossolimo 征等习惯上也列入病理反射之列。

1. Babinski 征　方法同跖反射检查，但足趾不向下屈曲，踇趾反而较缓地向足背方向背曲（也称跖反射伸性反应），可伴有其他足趾呈扇形展开，是为 Babinski 征阳性。一般认为本征为上运动神经元病变的重要征象，但也可见于两岁以下的婴儿和智能发育不全、昏迷、深睡、中毒、严重全身感染、足趾屈曲肌瘫痪、疲劳，甚至少数正常人。临床意义需结合其他体征一并考虑（图 1 - 12）。

2. Chaddock 征　用钝针或木签轻划外踝下部和足背外侧皮肤，阳性反应同 Babinski 征（图 1 - 13）。

3. Oppenheim 征　以拇指和食指沿患者胫骨前面自上而下加压推移，阳性反应同 Babinski 征（图 1 - 13）。

4. Gordon 征　以手挤压腓肠肌，阳性反应同 Babinski 征（图 1 - 13）。

5. Schäeffer 征　以手挤压跟腱，阳性反应同 Babinski 征（图 1 - 13）。

6. Gonda 征　紧压足第 4、5 趾向下，数秒钟后再突然放松，阳性反应同 Babinski 征（图 1 - 13）。

以上六种测试，方法虽然不同，但阳性结果表现一致，临床意义相同。一般情况下，在锥体束损害时较易引出 Babinski 征，但在表现可疑时应测试其余几种以协助诊断。

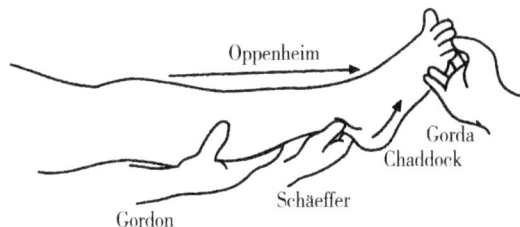

图 1 - 13　病理反射的各种检查方法

7. Hoffmann 征　患者腕部略伸，手指微屈，检查者以右手示、中指夹住患者中指第二指节，以拇指快速地弹拨其中指指甲，反应为拇指和其他各指远端指节屈曲然后伸直的动作。如检查者用手指从掌面弹拨患者的中间三指指尖，引起各指屈曲反应时，称 Trömner 征（特勒姆内征）（图 1 - 14）。

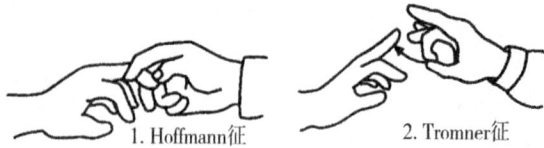

图 1-14　Hoffmann 征和 Trömner 征检查法

8. Rossolimo 征　患者仰卧，两腿伸直，用叩诊锤叩击足趾基底部跖面，亦可用手指掌面弹击患者各趾跖面，阳性反应同 Babinski 征（图 1-15）。

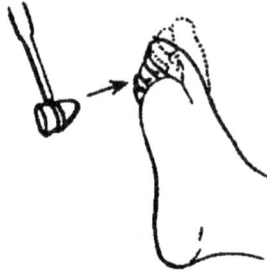

图 1-15　Rossolimo 征

9. 阵挛　阵挛是在深反射亢进时，用一持续力量使被检查的肌肉处于紧张状态，则该深反射涉及的肌肉就会发生节律性收缩，称为阵挛。①髌阵挛：检查时嘱患者下肢伸直，医生用拇指和食指捏住髌骨上缘，用力向远端方向快速推动数次，然后保持适度的推力。阳性反应为股四头肌节律性收缩，致使髌骨上下运动，见于锥体束损害（图 1-16）。②踝阵挛：嘱患者仰卧，髋关节与膝关节稍屈，检查者左手托住腘窝，右手握住足前端，突然推向背屈方向，并用力持续压于足底，阳性反应为跟腱的节律性收缩反应。见于锥体束损害（图 1-16）。

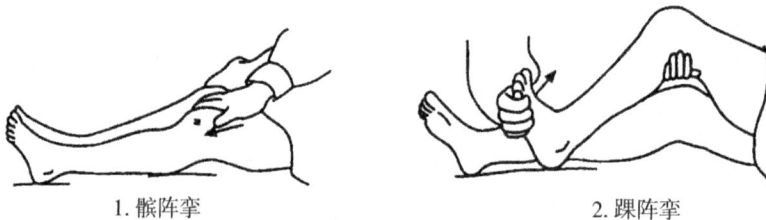

1. 髌阵挛　　　　　　　　　　　2. 踝阵挛

图 1-16　阵挛的检查方法

六、自主神经（植物神经）功能检查

（一）一般观察

1. 皮肤与黏膜　注意观察以下内容：有无色泽变化如苍白、潮红、红斑、紫绀、色素减少或沉着等；有无质地变化如变硬、增厚、脱屑、潮湿、干燥等；有无水肿、溃疡、褥疮等。

2. 毛发与指甲　毛发有无过度增生或脱失，有无分布异常。指甲有无变脆、失去正常光泽和起条纹等。

3. 排汗与腺体分泌　观察有无局限性多汗或少汗、无汗，有无泪液和唾液等腺体分泌的过多或过少。

4. 体温、血压、呼吸、心率变化　注意24h内体温变化情况，观察各种体位的血压变化，以及心率和呼吸在不同条件下的变化。

（二）括约肌功能

有无排尿障碍如尿急、费力、潴留、充盈性失禁、自动膀胱，有无膀胱膨胀及其膨胀程度，有无排便困难等。

（三）自主神经反射

1. 眼心反射　患者仰卧休息片刻后，数1min脉搏次数，然后闭合眼睑，检查者将右手的中指及食指置于患者眼球的两侧，逐渐施加压力，但不可使患者感到疼痛，加压20～30s后计数1min脉搏次数，正常每分钟脉搏可减少6～8次，减少12次/min以上提示迷走神经功能增强，减少18～24次/min提示迷走神经功能明显亢进。如压迫后脉率不减少甚或增加，称为倒错反应，提示交感神经功能亢进。

2. 卧立位试验　在患者平卧时计数1min脉搏数，然后嘱患者起立站直，再计数1min的脉搏数，如增加10～12次/min为交感神经兴奋增强。由立位到卧位称为立卧试验，前后各计数1min脉搏数，若减少10～12次/min为副交感神经兴奋增强。

3. 竖毛反射　将冰块放在患者的颈后或腋窝皮肤上数秒钟之后，可见竖毛肌收缩，毛囊处隆起如鸡皮状。竖毛反射受交感神经节段性支配，颈$_8$～胸$_3$支配面部和颈部，胸$_{4～7}$支配上肢，胸$_{8～9}$支配躯干，胸$_{10}$～腰$_2$支配下肢。根据反应的部位可协助交感神经功能障碍的定位诊断。

4. 皮肤划纹征　用钝针或木签适度加压在皮肤上划一条线，数秒以后皮肤就会出现白色划痕（血管收缩）并高起皮面，正常持续1～5min即行消失。如果持续时间超过5min，提示有交感神经兴奋性增高。经钝针或木签划压后很快出现红色条纹，持续时间较长（数小时），而且逐渐增宽或皮肤隆起，则提示副交感神经兴奋性增高。

（张艳霞）

第二章 神经系统特殊检查方法

第一节 失语症检查法

失语症（aphasia）是指大脑言语功能区、补充区及其联系纤维的局部损伤，导致出现口语和（或）书面语的理解、表达过程的信号处理受损的一类言语障碍。临床上表现为获得性言语功能减退甚至丧失。95%以上的右利手及多数左利手其大脑优势半球位于左侧。优势半球外侧裂周围病变通常会引起言语（speech）及语言（language）障碍。远离该半球言语中枢的病变引起言语、语言障碍的可能性不大。因此，左侧外侧裂周围动脉分支血供障碍引起的脑盖及脑岛区损伤所致的语言功能（包括发音、阅读及书写）失常称为失语（aphasia）。失语诊断需与精神病、意识障碍、注意力减退及记忆障碍引起的言语障碍及非失语性言语障碍，如构音不良、先天性言语障碍、发音性失用及痴呆性言语不能相鉴别。

一、失语的分类

根据大脑白质往皮质的传入及传出系统病变将失语分为运动性失语（motor aphasia，MA，与额叶病变有关）、感觉性失语（sensory aphasia，SA，与外侧裂后部病变有关）、传导性失语（conductive aphasia，CA，介于额叶与外侧裂后部之间的病变）。

除了病变部位以外，失语的分类还与患者的言语表达、理解及复述功能有关。以下为国际上病变部位和临床特点的分类。

（1）外侧裂周围失语综合征：包括运动性失语、感觉性失语、传导性失语。

（2）经皮质性失语（或称分水岭带失语综合征）：包括经皮质运动性失语、经皮质感觉性失语、经皮质混合性失语。

（3）皮质下失语综合征：包括丘脑性失语、基底核性失语、Merie 四方空间失语。

（4）命名性失语。

（5）完全性失语。

（6）失读。

（7）失写。

二、失语的检查

失语检查的目的是通过系统、全面的语言评定来发现患者是否具有失语症并评定其程度，对区分失语类型、判断失语转归，进一步确定失语治疗方案意义重大。在临床上，需耐心反复练习方能熟练，在作失语诊断时需慎重，因与检查技巧等诸因素有关。失语检查时应注意以下方面：

（一）评定注意事项

（1）安静的环境，避免干扰。

（2）保持谈话主题，避免话题转换。

（3）言语简练、准确，避免表达含糊、简单。

（4）容许患者停顿、思考（给其充分的时间）；当患者出现理解困难时，应该：①换一种表达方式。②改变回答形式（如将回答问题改为仅以"是"或"不是"回答）。③交谈中经常辅以非言语方式，如表情、手势。④给自己时间，以正确理解患者言语及非言语信息。⑤检查者出现理解不清时，重复问患者。⑥当患者出现与话题完全无关的表达（奇语、自语、自动）时打断患者。

（二）评定内容

各类失语症的测查主要针对听、说、读、写4个方面做出评价，包括表达、理解、复述、命名、阅读及书写6项基本内容。口语表达和听理解是语言最重要的两个方面，应视为评定的重点。

1. 表达　传统的失语检查法应该均从谈话开始，如要求患者讲发病经过，在谈话过程中，注意患者说话是否费力，音调和构音是否正常，说话句子长短，说出的话是多还是少，能否表达其意。这对失语诊断十分重要。因此，要求对其做录音记录。需描述的内容有：

（1）音韵障碍：如语调、发音速度、重音改变等，仔细描述音韵，将有助于错语的判断。

（2）语句重复：如赘语（perseveration）、回声现象（echolalia），对特定内容语句重复的描述将有助于失语诊断及预后的判断。

（3）错语：需说明患者的错语形式，语音性错语（"桥"－"聊"）或语义性错语（"桌子"－"椅子"），是否存在新语或奇语。

（4）找词困难：为失语患者最常出现的症状，其结果是患者出现语义性错语（semantic paraphasia），如以近义词替代目标词（桌子－椅子），称为近义性语义错语；或以不相干性词代替目标词（桌子－花），称为远义性语义错语；其他找词困难的表现为语句中断、语句转换（如"您知道我说的意思……"）、语句重复或持续现象；过多错语的后果为"奇语"（jargon）。

（5）失文法现象：在语句层面出现的语法错误称为失文法（agrammatism），如"电报性言语"（患者省略功能词——副词、助词等，而仅以名词、动词表达，如"头痛，医生……"）；或文法错用（paragrammatism），即语句中功能词过多或错用。

2. 理解　理解包括对词、句朗读的理解，典型的检查方法是患者对口头指令的反应，让患者从图中选择检查者发音的意思，可从简单地指一物开始，继而指不相关的几件物，还可说某一物的功能让患者指出该物。行动无困难者还可让患者做一系列动作。也可采用是（否）问题。在床上检查失语时，需注意避免常用命令词"将眼睛闭上"、"将口张开"或"将舌头伸出来"，因患者可以完成指令的正确性因检查者无意识的暗示动作而具偶然性。

检验患者对句子的句法结构的理解程度需通过专项测试（Achener Aphasie－Test）。

3. 复述　检查复述能力对于急性期语量减少的患者特别重要，因为复述能力保留较好者一般其预后较好。复述可在床边检查，且容易判断其功能是否正常。检查者可从简单词开始，如数字、常用名词，逐渐不常用名词、一串词、简单句、复杂句等，无关系的几个词和文法结构复杂的句子。很多患者准确重复有困难，甚至单个词也不能重复。不能重复可能因患者说话有困难，或者是对口语理解有困难。但有些患者的复述困难比其口语表达或理解困难要严重得多。复述困难提示病变在优势半球外侧裂周围，如 Broca 区、Wemicke 区及二区之间的联系纤维。有些患者尽管自发谈话或口语理解有困难，但复述非常好。一种强制性的重复检查者说的话称模仿语言。完全的模仿语言包括多个短语、全句，以致检查者说出的不正确句子、无意义的字、汉语均可模仿。模仿语言可以是患者只能说的话，有些患者在模仿语言后又随着一串难以理解的话。显然，患者自己也不知自己在说什么。大多数模仿语言患者有完成现象，如检查者说一个未完成的短语或句子，患者可继续完成，或一首诗、儿歌由检查者开始后，患者可自动接续完成。有些患者重复检查者说的词或短语时变成问话的调，表明他不懂这个词或短语。模仿语言最常见于听理解有困难的患者。以复述好为特点的失语提示病变在优势半球边缘带区。

4. 命名　命名检查包括 8 个方面。

（1）听患者谈话，从谈话中看有无命名问题。

（2）判断患者对看见的物品命名的能力，以现有环境中患者熟悉的物品为主要对象，如表、窗户、被子等。

（3）判断患者摸物品命名的能力，患者存在视觉失认时可给予语句选择，如"草是什么颜色"，"用什么点烟"。

（4）检查通过听刺激命名的能力，如用钥匙撞击出现的响声。

（5）判断患者对躯体部位的命名能力，如大拇指、肩、手腕等。

（6）检查者口头描述物品功能让患者说出其名称；患者出现命名困难时可给予提示如命名"手表"，将口形做成"手"的发音状，如"这是 sh……"，也可将音头拼出如"这是手……"。

（7）列出某一类别的名称的能力（列名）。

（8）检查命名能力注意除常用名称外，还应查不常说的物品一部分或身体一部分。如表带、肘、耳垂等命名。单纯命名性失语定位困难，必须结合其他语言功能检查及神经系统体征。

命名不能有三种情况及不同病灶部位：

（1）表达性命名不能：患者知道应叫什么名称，但不能说出正确词，可接受语音提示。病灶大多在优势半球前部，即 Broca 区，引起启动发音困难，或累及 Broca 区纤维，产生过多语音代替。

（2）选字性命名不能：患者忘记了名称，但可描述该物功能，语音提示无帮助。但可从检查者提供名称中选出正确者，此种命名不能的病变可能在优势半球颞中回后部或颞枕结合区。

（3）词义性命名不能：命名不能且不接受提示，亦不能从检查者列出名称中选出正确者。实际上患者失去词的符号意义，词不再代表事物，其病变部位不精确。但最常提出的部位为优势半球角回，角回与产生选字性命名不能的皮质区接近，临床上两种命名不可能混合出现，但纯粹型亦分别可见。

5. 阅读　阅读障碍称失读，由于脑损害导致对文字（书写语言）的理解能力丧失或有障碍，要注意读出声与理解文字是不同的功能。失读指对文字的理解力受损害或丧失。有说话障碍者不能读出声，但能理解。阅读检查较容易．让患者读卡片上的字或句，并指出其物或照句子做，如此水平可完成则让患者读一段落，并解释。不完全阅读障碍可表现为常用字保留较好，名词保留较好，不常用字不能理解。临床上鉴别失语较为简单的方法为 Token - Test（Orgass，1983）。

6. 书写　书写检查为专项检查，对患者做听写检查时主要会出现 4 方面的表现。

（1）患者对字空间结构失认，故此为结构性失用，而非失语。

（2）音韵障碍：患者将音韵写错。

（3）词错写：患者将词写错。

（4）严重病例常会出现书写中断或音节持续书写或自动症的表现。

（三）评定工具

失语症的评估国内外有很多不同的工具，主要分为床边筛选测查和综合性成套测查。此外，还有一些评定交流功能的测查及针对性的失语测查，如针对听理解的 Token 测查，针对双语患者的双语失语测验等。以下介绍几种国内外常用的失语评定方法：

1. 波士顿诊断性失语检查（Bosten diagnostic aphasia examinanon，BDAE）　此检查是由美国波士顿退伍军人管理局医院、波士顿大学失语症研究中心、波士顿大学医学院的 HaroldGooldglass 和 Edith Kaplan 在 1972 年编制发表的，是目前英语国家普遍采用的标准失语症检查法，许多国家都据此修改应用或作为蓝本制定本国的诊断试验。此检查由 27 个分测验组成，分为对话和自发言语、听觉理解、言语表达、书面语理解、书写等五大项。还附加一组评价顶叶功能的非言语分测验，包括计算、手指辨认、左右辨认、时间辨认和三维木块图测查等。

2. 汉语标准失语症测查（China rehabilitation research centeraphasia examination，CRR-CAE）　是中国康复研究中心以日本的标准失语症检查为基础，按照汉语的语言特点和中国人的文化习惯编制而成。检查法于 1990 年编制完成。检查内容包括两部分，第一部分是通过患者回答 12 个问题以了解其言语的一般情况：第二部分由 30 个分测验组成，分为 9 个大项，包括听理解、复述、说、出声、阅读理解、抄写、描写、听写和计算。

3. 汉语失语症成套测验（aphasia battery of China，ABC）　是由北京大学医学部神经心理教研室参考波士顿诊断性失语检查和西方失语症成套测验，结合我国国情及临床修改编制而成。1988 年开始用于临床，已进行了信度和效度检验。

4. Token 测验　由 Renzi 及 Vignolo 在 1962 年提出，DeRenzi 和 Faglioni 于 1978 年将原始检查缩减一半，设立了 36 个条目的短版 Token 测验，是一项专门针对失语症患者理解障碍的较为常用及有效的评定方法。

（魏玲莉）

第二节　智能、失认、失用检查法

（一）智能检查

智能是人们运用以往的知识和经验进行智慧活动，解决实际问题的能力。智能的高低与年龄、文化水平及生活经历有关。对患者智能的检查需从患者的理解、记忆、逻辑思维以及对日常生活常识的掌握上来评价，常需要家属提供病史和描述患者的活动，并结合神经系统检查和选择性特殊检查等结果。智能检查一般包括以下几项：

1. 一般常识　应根据受教育情况和生活经历及工作性质进行提问。例如：现在我们国家主席和总理是谁？国庆节和劳动节是哪一天？和我们最近的东邻和北邻是哪个国家？一年有几季、有几个月、有多少天？农民种麦割麦是什么时间？苹果熟了为什么掉在地上？等等。

2. 理解判断能力　通过提问的方式了解患者的理解、判断、分析、综合和抽象概括能力。如问：愚公移山是什么意思？黄鼠狼给鸡拜年是什么意思？花香鸟语是什么意思？牛和羊有何相同和不同？轮船为何能在江海里行驶？等等。

3. 计算力　计算力的检查可用笔算，但主要是心算，心算不但可以测定其计算力，还能较好地反映其思维的灵活性、记忆的保存能力和注意力是否集中。可用"100 - 7"的方法递减下去，直到剩 2 为止。也可用其他方法测定计算力，如 15 + 17 = ？1 元 2 角 5 分买一尺布，10 元钱能买几尺布？等等。检测时应注意计算的速度和错误。

4. 记忆力

（1）即刻回忆：在短时间内完全准确地保存少量信息的能力称即刻回忆，常以测数字广度来评定。

（2）记住新材料的能力：亦称近事记忆或短时记忆。一个简单的方法是将自己的名字告诉患者，几分钟后让患者回忆此名字，亦可提出三或四个不相关的词，如"紫红色、大白菜、图书馆、足球场"，让患者复述出来，然后在进行其他检查 5 ~ 10 分钟后，要求患者回忆这些词。

（3）回忆过去记住过的知识的能力：即远事记忆或长期记忆，此功能对于不同文化层次的患者难以判断，因为检查者不知道患者过去已熟悉的知识有哪些。可以问一些常识性的问题，如涉及政治、个人历史等。

（4）名称。

（5）虚构：患者对普通问题给予古怪的或不正确的回答称虚构。对星期几或日期回答不正确，对方向问题回答错，或说出最近并未发生过的个人活动。

（6）健忘：是启动回忆的问题，而不是记住新知识的问题，每个人都有健忘趋势，且随正常年龄增长而加重。

通过以上检查发现患者有智力缺陷时，有条件的单位还可以利用各种智力测验，如Wechsler 成人智力量表（WAIS）等，具体测定患者的智力水平。

智能检测同时应注意以下事项：

1. 意识状态　智能检查首先需判断患者的精神状态，第一步就是要仔细检查患者在被检查时的意识水平，这包括与脑干网状激动系统有关的醒觉状态和大脑皮质功能有关的意识内容两部分，其次是记录检查时患者意识水平的状态及其波动。一般观察通常就能够确定醒觉异常，但对醒觉意识错乱状态定量则需要正规测验。数字广度是最常用的检查方法：检查者按每秒钟一个字的速度说出几个数字，立即让患者重复，如能复述数字达（7 ± 2）个则认为正常，不能重复 5 个或 5 个以下数字的患者即有明显注意力问题。另一个方法是"A 测验"，这是一种简单的持续进行的试验。检查者慢慢地无规律地说英文字母，要求患者在每说到"A"时作表示。30秒内有一个以上的遗漏即表明有注意力不集中。

2. 精神状况与情绪　描述当时患者的精神状况及情绪情况有助于对智能评定结果的判定，常需要通过直接与患者接触和询问家属及护理人员，来了解患者如何度过一天，以及吃和睡的情况，患者的一般行动和精神状态如何（如患者是整洁的还是很肮脏的，对待他人的行为如何，患者对周围事情的反应是否正常，有无大小便失禁等）。情绪状况包括患者内在情感和主观情感，也可反映患者的人格特点。可以问患者"你内心感受如何"，或者"你现在感觉怎么样"。提问包括患者现在或过去产生过的自杀念头及实施的行为方式，抑郁是常见的心境障碍，可用"症状自评量表（SCL－90）"来检测。

3. 言语功能　见失语检查部分。

4. 视空间功能　此为脑的非口语功能之一。最基本的测验是临摹图画的能力，平面图和立体图都要画，也可让患者画较复杂的图画，判断患者是否存在"疏忽"（neglect）。

（二）失认检查

失认症是患者不能认识物体的本质，主要包括视觉失认、听觉失认、触觉失认、空间失认及体象障碍等。

1. 视觉失认

（1）对常用物件的失认：让患者辨认室内常用物件，看能否讲出这类常用物件的名称、性质和用途。

（2）对各种符号的失认：患者能否认出标点符号、英文字母、数字符号、音乐符号等。

（3）颜色的失认：患者能否说出室内各种物件的颜色，可让患者将各种颜色进行同色归类。亦可展示连续排列的各种颜色，让其指名并写出各种颜色的名称。

（4）对人的失认：让患者辨认家人或医护人员，也可让患者从照片中认出他所熟悉的人。

（5）对情景的失认：给患者看一段幻灯或连环画，让其讲出某些内容和情景。

2. 听觉失认

（1）对一般声音的失认：让患者闭目，观察患者能否分辨各种非语言性声音，如茶杯的碰撞声、铃声、敲桌声、脚步声等。

（2）对音乐的失认：对有一定音乐知识的患者，唱一支歌或放一段音乐，让患者说出是什么音乐或歌曲，是什么乐器的声音等。

3. 触觉失认　检查触觉失认时，让患者闭目，然后将一些常用的物品，如钢笔、钥匙、手表、硬币等，分别置于患者手中，让患者辨别手中物品的名称。

4. 空间失认　又称视觉性空间定向障碍，主要表现为患者不能正确认识他与环境中其他事物在空间的位置关系。不能正确估计两物之间的距离。如在不同位置放两个茶杯，让患者估计何者离其近。可以让患者绘出住室内家具摆设的方位是否正确，也可让患者讲述住室方位定向与邻居住房之间的位置关系。通过观察患者对病室、床铺、厕所等定向情况检查其有无空间失认。

5. 体象障碍　体象障碍是指患者对身体的认识，对身体各个部位及在一定时间内对各部位置之间关系的认知发生障碍。

（1）身体空间的失认：检查时让患者指出自己身体的部位或医生相应的部位，以观察是否有自体部位的失认症。亦可令患者画一人像或将画有人体的硬纸片肢解开后拼凑成一个完整的人形，了解他对身体各部位的概念。

（2）左–右定向的失认：检查时患者可指出身体的左右部分，如让患者伸出右手、用左手摸其右耳。观察患者能否指出医生的左右手，或指出位于其身体左右的物体等，以了解有无左右定向障碍。

（3）手指失认症：检查时让患者指出并称呼自己或他人伸出的手指的名称。

（4）半侧身体失认症和一侧躯体忽略症：通过观察梳头、穿衣、脱鞋或洗澡等日常生活动作，观察患者是否忽略了其身体的一半，了解患者是否否认一侧肢体是自己的。

（5）病感缺失：询问偏盲或偏瘫的患者是否有偏盲或偏瘫，以了解患者是否有偏瘫否认症或病感缺失。截肢患者是否有幻肢症状的出现。

（三）失用检查

失用（apraxia）为患者在运动、感觉及反射正常时出现不能完成病前能完成的熟悉动作的表现。

1. 结构性失用检查　优势半球顶、枕交界处病变时，患者不能描绘或拼搭简单的图形，常用 Benton 三维检查。

2. 运动性失用　发生于优势半球顶、枕交界处病变时，常用 Goodglass 失用评定法。

（1）面颊：吹火柴、用吸管吸饮料。

（2）上肢：刷牙、锤钉子。

（3）下肢：踢球。

（4）全身：正步走、拳击姿势。

评定：正常——不用实物也能完成；阳性——必须有实物方能完成大部分动作；严重——给予实物也不能完成动作。

3. 意念性失用　优势半球缘上回、顶下回病变时，患者对精细动作的逻辑顺序失去正确判断。检查时让患者按顺序操作，如"将信纸叠好，放入信封，封上"，患者表现为不知将信与信封如何处置。

4. 穿衣失用　右顶叶病变时，患者对衣服各部位辨认不清楚，不能穿衣，或穿衣困难。必须确定患者是否有过分的穿衣或脱衣困难，特别是要注意患者有无趋向身体一侧穿衣和修饰，而忽视另一侧（一侧忽视）；在穿衣时完全弄乱，胳膊或腿伸错地方，不能正确确定衣服方位（视空间定向障碍）；或者有次序问题，为视空间失认的一种表现。

5. 意念运动性失用　因缘上回、运动前区及胼胝体病变所致，患者不能执行口头指令，但能下意识做一些熟悉的动作，检查时可让患者做模仿动作，如检查者做刷牙动作，让患者模仿，或让患者"将手放在背后，并握拳"。不能完成者为阳性。

6. 额叶功能

（1）连续动作：当额叶病变时，运动失去有效的抑制，患者用手做连续动作的能力下降，不能顺利、流畅地完成"拍、握拳、切"的动作。亦可让患者敲简单节律，看患者重复的能力，完成做–不做测验（当检查者敲一下时，患者敲二下；检查者敲二下时，患者不敲）。

（2）一笔画曲线：当额叶病变时，运动失去有效的抑制，患者一笔画会出现偏差。

（四）临床上常用的痴呆评定量表

痴呆是一个复杂的综合征，是获得性的大脑皮质高级功能的全面障碍。早期痴呆患者，标准的智力测验和记忆测验仍是首选。而在中重度痴呆患者评定时，由于病情的进展无法完成复杂的成套测验，或在初步筛选时为了减少临床工作的压力，应考虑选用短小、简便的测验。以下介绍几个国内外最广泛应用的测验。

1. 简易精神状况检查法（MMSE）　1975 年，由 Folstein 等编制，有良好的信度和效度，简单易行，主要使用对象为老年人，国外已广泛采用。测验包括 20 题、30 项，答对 1 项计 1 分，不答或答错计 0 分。修订后内容如下：

（1）定向力：共 10 项。

现在是哪一年？

现在是什么季节？

现在是几月份？

今天是几号？

今天是星期几？

你能告诉我现在我们在哪个省、市？

你住在什么区（县）？

你住在什么街道？

这儿是什么地方？

这里是几层楼？

（2）记忆力：包括 3 项。现在我要说三样东西的名称，在我讲完之后，请你好好记住这三样东西，因为等一下我要再问你的：皮球、国旗、树木，请你把这三样东西说一遍（检查者只说一遍，受试者无须按顺序回忆，回答出一个算一项）。

（3）注意力和计算力：包括 5 项。现在请你从 100 减去 7，然后从所得的数目再减去 7，如此一直计算下去，把每一个答案都告诉我，直到我说"停"为止（连减 5 次，每减一次算一项，上一答案错误，而下一答案正确，算正确）。

（4）回忆：包括 3 项。请你说出刚才告诉你的三样东西，每样计 1 分。

（5）语言：包括 9 项。

（出示手表）请问这是什么？

（出示铅笔）请问这是什么？

现在我要说一句话，请你清楚地重复一遍，这句是"四十四只石狮子"（检查者只说一遍，受试者需正确复述，吐字准确方算对）。请你照着这张卡片所写的去做（出示写了"闭上你的眼睛"的纸）。

我给你一张纸，请你按我说的去做，"用你的右手拿这张纸，用双手把纸对折起来，放在你的左腿上"（每个动作算一项，共 3 项）。

请你说一句完整的句子（要求有意义、有主语和谓语）。

（出示两个等边五角形交叉的图案）这是一张图，请你在同一张纸上照样把它画出来。

本测验的划界分原作者提出为 ≤24 分。我国张明园等发现，测验成绩与文化程度密切相关，提出根据文化水平来划分：文盲 ≤17 分；小学 ≤20 分；初中及以上 ≤24 分。

2. 修订的长谷川痴呆量表（HDS－R）　1974 年，由日本学者长谷川（HASECAWA）编制。该量表评分简单，不受文化程度影响，有较高的敏感性和特异性，是筛选老年性痴呆较理想的工具。总分 30 分，划界分为 22 分，见表 2－1。

表 2 - 1　HDS - R 项目及评分

项目内容	评分
（1）您多大年龄？（±2 岁）	0 1
（2）现在是哪年？	0 1
哪月？	0 1
哪日？	0 1
星期几？	0 1
（3）这是什么地方？（5 秒内回答正确给 2 分）	0 2
"医院?"、"办公室"正确选择给 1 分	0 1
（4）即刻回忆 3 个单词，每个 1 分	
A. a 樱花 b. 猫 c. 无轨电车	0 1 2 3
B. a 梅花 b. 狗 c. 汽车	
（每次测验用上述一种形式）	
（5）100 减 7 等于多少？	0 1
再减 7 等于？	0 1
（6）倒说数字 6 - 8 - 2，3 - 5 - 2 - 9（各 1 分）	0 1 2
（7）回忆问题（4）中的 3 个单词	a. 0 1 2
每一个正确回答给 2 分	b. 0 1 2
提示后正确回答给 1 分	c. 0 1 2
（8）出示 5 种物品（烟、火柴、钥匙、手表、钢笔）	
然后收起，要求患者回忆，每个 1 分	0 1 2 3 4 5
（9）说出尽可能多的蔬菜品种，如超过 10 秒钟	
不能说出下一个，即终止	
在说出 5 种后，每说一种给 1 分	0 1 2 3 4 5

3. 日常生活活动能力（ADL）　日常生活活动能力是国外常用评定躯体功能状况的指标，特别在老年医学中应用广泛，具有实际意义和可行性，反映病变的严重程度，可以作为诊断及疗效观察的指标之一。评定条目包括基本生活能力（吃饭、穿衣、洗漱、上下床、室内走动、上厕所、大小便控制及洗澡等）和操作性能力（如购物、做饭、一般轻家务、较重家务、洗衣剪脚趾甲、服药、管理个人钱财、使用电话、乘公共汽车、在住地附近活动、独自在家等）。评定方法是每项活动完全自理为 0 分、有困难需帮助为 1 分和需人完全照顾为 2 分。

4. Hachinski 缺血指数量表　血管性痴呆起病迅速，呈阶梯性变化，并有明显的局灶性神经系统体征，常与 Alzhrimer 病混合发生。两者有时鉴别十分困难。临床上常用 Hachinski 缺血指数量表作鉴别筛查。

（五）神经心理学评定的影响因素

1. 来自被试者的各种心理干扰　大脑损害的患者除有高级心理功能障碍外，往往还有瘫痪、头痛等躯体症状。患者通常情绪低沉，容易疲乏。由于体力和心理上的原因，一般不能承受复杂的测验作业，这时必须根据患者的具体情况，选用其能胜任的较简单的测验，或分段进行。被试者对测验有顾虑时，要做好解释工作，操作过程中要调动和保持其积极性，避免因情绪影响测验成绩。

2. 来自外界的影响　测验时，主试者和在场人员无意中流露的面部表情、语调变化和言语暗示，都会影响被试者的操作，应尽量避免。在场无关人员（如病友、工作人员和家属）最好回避。主试者对测验的程序、步骤、指导语以及评分标准不统一，也会影响测验结果。

（魏玲莉）

第三节　前庭功能检查法

前庭功能检查是根据前庭系统病变时所产生的一系列症状，或以某些方法刺激前庭系统，观察其诱发的眼震、倾倒、眩晕和自主神经系统反应，以查明病变性质、程度和部位，亦用以协助诊断颅内的病变，也用于特殊从业者的选择或锻炼前的参考。常用检查方法如下：

（一）自发现象检查

1. 自发性眼球震颤（spontaneous nystagmus）　在无诱发因素的情况下眼球出现的一种持续的、不随意的、节律性的往返运动，称自发性眼震，简称眼震，是前庭功能紊乱的主要体征之一。一般属病理性，可出现于前庭系周围性病变、中枢性病变以及某些眼病。前庭性眼震由慢相和快相组成。慢相为前庭受刺激引起的转向一侧的较慢的眼球运动。快相为继慢相之后发生的中枢矫正性眼球运动，使眼球迅速返回其原始位置。由于快相便于观察，故以其快相作为眼震方向。

Frenzel – 眼镜试验：为诊断自发性眼球震颤的方法。在双颞部置一个光源，将双侧眼球置于光源下，通过放大镜使得自发性震颤能被观察到，检查在暗室中进行。

2. 误指试验（B 蠹 rany 示指试验）　患者被要求用手指指向固定的目标（如将检查者手指置于患者肩胛骨高度，让其睁眼指准后，闭眼重复）。检查可在站立时进行，也可在平卧时进行；单臂及手臂均可。

3. 自发性偏倒

（1）闭目直立试验：又称昂白试验（Romberg's test）。受检者直立，两脚并拢，双上肢下垂，闭目直立，维持 30 秒，亦可两手于胸前互扣，并向两侧牵拉，观察受检者有无站立不稳或倾倒。前庭周围性病变时，躯干倾倒方向朝向前庭破坏的一侧，与眼震慢相方向一致；中枢性病变时，躯干倾倒方向与眼震慢相不一致。

（2）Unterberger – Tret 试验：将患者置于暗室中，嘱其闭眼。双臂平举，原地踏步。杂音及一侧的光线可影响试验。下肢应尽量抬高（大腿约抬至水平），试验持续时间不应少于半分钟。患者旋转走动，无位置偏移。

（3）手臂固定试验：嘱患者闭眼，将双臂前伸站立，异常时患者的手臂均向同一侧偏向。

（二）诱发现象检查

1. 旋转试验（rotatory test）

（1）机制：使半规管的内淋巴液发生流动以刺激壶腹嵴诱发前庭反应，这是半规管功能检查的基本原理。一般以诱发性眼震的特点作为判断的标准。

（2）方法：患者坐于旋转椅上，头固定于前倾30°位，使外半规管呈水平位置，以每2秒一圈的速度做向右（顺时针）或向左（逆时针）方向旋转10圈后突然停止，嘱患者两眼向前凝视，观察眼震。在顺时针方向旋转后，发生向左的眼震，而逆时针旋转后则为向右的眼震，两次检查至少间隔5分钟。正常者眼震持续时间平均为30秒（15~45秒），两侧相差不超过5秒。由于上（后）半规管检查后可引起严重反应，故临床少用。

2. 冷热水试验（变温试验，caloric test） 是通过温度刺激半规管来诱发和观察前庭反应的检查方法。

（1）微量冰水法：方法简便易行。受检者仰卧，头倾向一侧，受试耳向上。向外耳道内注水0.2ml，20秒后将冰水倾出，头恢复正中位，并抬起30°，使外半规管位于垂直位，观察眼震，出现反应后，休息3~5分钟后以同样方法检查对侧。如无眼震则用0.4ml，仍无眼震用0.8ml. 再无眼震可用冰水2ml。正常人70%对0.2ml冰水即有反应，0.4ml冰水则全部正常人都可引出向对侧的水平性眼震。如果需要0.8ml或2ml才能引出眼震，则提示前庭功能减退。2ml以上无反应，则为前庭功能丧失。

（2）交替冷热试验（altemate bithermal caloric test，Hallpikecaloric test）：此法反应小，无痛苦，较准确，并能指出眼震的优势偏向。仰卧，头抬高30°，吊桶悬挂于患者头部上60cm处，内盛30℃冷水，桶下接皮管和特制橄榄头。橄榄头内径为4mm，其外壳有回水槽，将橄榄头放入外耳道，并将冷水灌注外耳道后40秒即停止（注水量为250~500ml），同时嘱患者注视正前上方，观察眼震方向和反应时间。反应时间计算为自灌注开始起到眼震停止为止。休息5~10分钟再检查对侧。然后用44℃热水如上法测试两耳。

1）正常反应：冷水和热水试验，两侧外半规管，其每侧的眼震持续时间相等。方向相同的眼震（如右耳热水试验与左耳冷水试验均为向右的眼震），其持续时间相等。正常眼震持续时间冷水试验约2分钟，热水约1分40秒。

2）半规管轻瘫（canal paresis，CP），即一侧冷、热水两种试验的眼震持续时间之和低于另一侧，表示半规管功能低下甚或消失。其相差值须在20%以上（大于40秒）始有诊断价值。

3. 眼震电图描记 利用皮肤电极和电子技术记录眼球运动的描记称眼震电图描记（electronystagmography，ENC）。所得的图形称眼震电图。它是目前研究眼球运动的一种比较精确的方法，利用它可对前庭功能检查方法（如位置性眼震试验、旋转试验和冷热试验等）进行记录和分析，以鉴别受检者前庭功能正常或异常，确定病变的部位。它的原理是利用角膜（正电位）与视网膜（负电位）之间存在的电位差在眼球周围形成的电场。眼球运动时周围的电场随之发生变化，置于眼球周围的皮肤电极就能导出这种电场的变化，通过放大器传给记录装置，即可记录到眼震电图。分析眼震电图的主要参数是眼震的慢相角速度和持续时间。

（三）各种检查的意义

1. 周围性眩晕表现

（1）眼震出现时常限于一种头位，且多患耳向下，持续时间短（一般 10 秒左右），眼震多为水平性，伴有的眩晕和眼震强度相一致 Romberg 重。

（2）Romberg 征倾倒，行走偏向病灶侧。

（3）Unterberg – Tret 试验偏向病灶侧（50 步后至少偏向 45°）。

（4）手臂固定试验偏向病灶侧。

（5）Barany 示指试验手臂偏向病灶侧（手臂高的一侧指向目标，在闭眼时自上而下缓慢垂直指向目标）。

（6）Caloric 试验反应性减低或消失。

2. 中枢性眩晕　　与周围性眩晕表现不同，其症状常常分离，如双臂向相反方向偏向，或快速眼球震颤成分伴旋转性眼球震颤。诊断标准如下：

（1）多种头位均可出现眼震，持续时间较长（30 秒以上）。

（2）特殊情况下可见垂直性眼球震颤。

（3）特殊情况下可见旋转性眼球震颤。

（4）特殊情况下可见分离性眼球震颤。

（5）反向性前庭综合征，即表现与迷路综合征相悖的症状。

（6）可以发现脑干病变的症状，如眼肌麻痹。

一般冷热水试验或旋转试验是由耳鼻喉科医师进行检查，若神经科医师欲做快速检查，可以将患者平卧，躯体（包括头部）抬高 30°；让患者取直立坐位，头部向后仰 60°。将室温 100～200ml 的水或 5～10ml 冰水灌注左耳，通常可诱发慢相向左、快相向有的水平性眼球震颤。患者向左倾倒，并出现恶心和眩晕。若此反应缺如，则说明前庭反应性差，脑干与迷路间的通路中断。

（魏玲莉）

第四节　昏迷患者神经系统检查法

昏迷患者由于意识丧失，不能合作，因而不能进行满意的体格检查，包括神经系统检查，对诊断和处理增加了困难，下面我们介绍昏迷患者特殊的检查方法和临床意义。

一、眼部体征

（一）眼睑

昏迷患者肌肉松弛，常呈半睁半闭状，与癔症性假性昏迷患者的双眼睑紧闭有本质上的区别，后者是一种有意识的随意肌活动。

（二）眼球位置和运动

（1）两眼球向上或向下凝视，常提示中脑四叠体附近的病变，如丘脑出血。

（2）分离性眼球运动，一侧眼球向上而另一侧眼球向下，常见于小脑病变引起的昏迷。

（3）双眼球固定偏向一侧，常提示该侧额中回后端或另一侧脑桥有破坏性病变。

（4）双眼球呈钟摆样活动，常由脑干病变所致，如脑桥肿瘤或出血。

（5）两眼球浮动，当浅昏迷时可见眼球水平或垂直性自发性浮动，以水平浮动多见，说明昏迷尚未达到中脑功能受抑制的深度，少数情况下见于脑桥病变。

（6）一侧眼球固定、瞳孔扩大，又伴球结膜水肿、高热者，则为海绵窦血栓静脉炎。

（7）反射性眼球运动，昏迷患者由于眼球自发性侧向运动消失或受限时，可利用反射性眼球运动的检查来测定侧视及垂直运动的范围。转头试验：将昏迷患者的头水平地分别向两侧转动，注意观察两眼球运动，可见两眼球很快地协同转向对侧。此反射由迷路、前庭、侧视中枢、内侧纵束、眼球运动神经与眼肌参与。正常人此反射受大脑皮质的适应性抑制而无反应或反应不明显；当皮质功能低下（昏迷）、两侧额叶或弥漫性大脑半球病变时可出现，随着昏迷的加重此反射又消失。头仰试验：正常人在头屈向前时眼球向上仰视，头向后仰时眼球向下，这一反射由颈肌本体感觉、前庭系统及脑干的垂直凝视中枢（丘脑底部的后连合）来完成。此反应障碍主要病损见于丘脑及丘脑底部，如出血、肿瘤。

（三）瞳孔

观察昏迷患者的瞳孔大小、形态和位置的两侧对称性及对光反射都是很重要的，这些对确定神经系统损害的部位、程度及性质很有帮助。

（四）角膜反射

角膜反射是判断昏迷深浅的重要标志之一，如果角膜反射消失，那么说明昏迷较深。

二、脑膜刺激征

昏迷患者都必须检查脑膜刺激征，这有助于昏迷病因的诊断。

（1）脑膜刺激征阳性，包括颈项强直：Kernig 征和 Brudzinski 征阳性，见于脑膜炎、蛛网膜下腔出血和脑出血。

（2）颈项强直明显，而 Kemig 征和 Brudzinski 征不明显或为阴性，提示有枕骨大孔疝的可能性。

（3）急性脑血管意外的患者，偏瘫侧 Kemig 征可不明显。

（4）婴幼儿患者的脑膜刺激征判断困难，前囟膨出可资参考。

（5）深度昏迷时，脑膜刺激征往往可以消失。

三、面瘫

一侧面瘫时，可见面瘫侧鼻唇沟变浅，口角低垂，眼列增宽，在呼气时面颊鼓起，吸气时面颊陷塌。如果压迫眼眶，正常侧出现面肌收缩，则体征更为明确。检查者欲掰开患者眼睑时，麻痹侧无阻力，正常侧可有阻力。根据上述检查，属周围性面神经麻痹，则要考虑小脑脑桥角或脑桥病变，中枢性面神经麻痹则为脑桥以上的锥体束损害，可见于脑血管病变和颅内占位性病变。

四、肢体瘫痪

昏迷患者运动功能的检查方法：

（1）压迫患者的眶上切迹若发现有面神经麻痹，则可能有偏瘫，并观察患者能否以手来反抗，瘫痪上肢则无此反应。

（2）用针或棉签刺激患者的足心或手心，瘫痪肢体不能躲避。

（3）瘫痪的肢体在病变的早期肌张力减低，随后肌张力增高。

（4）瘫痪的下肢呈外旋位。

（5）抬高肢体后瘫痪的肢体呈软鞭样下落。

（6）将肢体放于不自然位置，正常肢体可逐渐移至自然位置，瘫痪肢体则无此反应。

（7）将两下肢被动屈膝成90°竖立位，放手后瘫侧下肢很快落下，且倒向外侧。

（8）偏瘫侧肢体早期腱反射减低，随后腱反射增高，而深昏迷时腱反射都消失。

（9）偏瘫侧肢体可能引出病理反射，随着昏迷加深，健侧也可引出，而深昏迷时双侧均不能引出病理反射。昏迷患者的肢体瘫痪，如果为偏瘫，多系急性脑血管病，如内囊出血。交叉性瘫痪，即一侧脑神经麻痹和对侧肢体偏瘫，为脑干病，变如脑干肿瘤等。四肢痉挛性瘫痪，见于高颈段脊髓病和颅脊部病变。双下肢截瘫见于急性播散性脑脊髓炎、上矢状窦血栓形成和恶性肿瘤向脑与脊髓转移。

（魏玲莉）

第五节　神经心理学评定

神经心理学是近半个世纪逐渐发展起来的一门独立的学科。它是从神经学的角度来研究心理学的问题，即把脑当作心理活动的物质本体来研究脑和心理或脑和行为的关系。神经心理学评定的主要目的是在一定的刺激反应情景下，评价个体的行为，以推论有关人脑结构和功能的关系，是研究神经心理学的重要途径之一。在临床上主要应用于高级神经功能的诊断、药物或外科手术的疗效评定、心理功能的康复、预后的预测及研究等方面。

一、神经心理学评定的选择原则

神经心理学评定方法种类繁多。临床上常用的有两大类：一类是成套测验，另一类是单项测验。成套测验全面检查脑损害患者的心理功能；单项测验专为测查某一种或几种心理功能而设计，可根据病变的性质和部位来选择适当的测验。两种测验各有优缺点。可以根据病史、神经病学检查和神经心理学知识来选择适当的测验方法。

（一）一般检查

主要目的是获得对大脑功能状态的总的了解，如智力、记忆力、理解力等。可考虑选择的测验有韦氏成人（或儿童）智力量表、韦氏记忆量表、临床记忆量表、Halstead - Reian 神经心理学成套测验、Luria - Nebraska 成套神经心理学测验等。

（二）可提供定侧和定位信息的测验

1. 定侧测验

（1）测定左半球功能的测验：各种类型的言语测验和语文作业，以及测定抽象思维的一些测验如各种失语症和言语检查、语文记忆、算术运算、威斯康星卡片分类测验、范畴测验等。

（2）测定右半球功能的测验：各种与空间知觉和定向有关的测验，以及与非言语材料的感知和记忆有关的测验等，如触摸操作测验、无意义图形再认、面容认知测验等。

2. 定位测验

（1）额叶

1）抽象、概念的转移：颜色－形状分类测验、威斯康星卡片的分类测验。

2）行为的计划性、调整能力：Porteus 迷津测验、伦敦塔测验、算术问题解答。

3）言语行为的测定：言语表达能力测验、词语流畅性测验。

（2）颞叶

1）视觉记忆：Rey 复杂图形测验、本顿视觉保持测验、面容再认测验。

2）一般记忆：成套记忆测验或单项记忆测验。

3）遗忘综合征测验：空间记忆作业、逻辑记忆作业、编码学习作业。

4）听知觉测验：节律测验、语声知觉测验。

5）失语症检查：优势半球病变时。

（3）顶叶

1）结构运用：本顿视觉保留测验、Rey 复杂图形测验、韦氏成人智力量表中的木块图和图形拼凑测验、HRB 中的触摸操作测验。

2）准空间综合：逻辑－语法测验、数学测验。

（4）枕叶：颜色命名、面容认知测验、重叠图片认知测验。

（三）根据病变性质选择测验

（1）癫痫：一般认为癫痫患者的神经心理学异常主要表现为记忆障碍、注意障碍以及知觉－运动等心理过程的速度有障碍，故可以根据这挑选有关的测验。

（2）帕金森病：帕金森病患者的神经心理异常主要表现为视空间知觉障碍、记忆和智力障碍等，近年又发现与额叶有关的功能也有改变。可选用相应的量表测验。

二、临床常用的检查方法

下面简要介绍一些目前国内外常用的神经心理学测验。

（一）成套神经心理学测验

1. Halstead－Reitan 神经心理学成套测验（HRB）　可测查多种心理功能，包括感知觉、运动、注意力、记忆力、抽象思维能力和言语功能。成人 HRB 由 10 个分测验组成。

（1）范畴测验：要求被试者发现在一系列图片（156 张）中隐含的数字规律，并在反应仪上做出应答。

（2）触摸操作测验：被试者在蒙着双眼的情况下，按利手、非利手、双手的顺序，凭感知觉将不同形状的木块放入相应的木槽中，然后回忆这些木块的形状和位置。

（3）节律测验：听 30 对音乐节律录音，辨别每对节律是否相同。

（4）手指敲击测验：用左右手食指快速敲击计算器的按键。

（5）失语甄别测验：被试者回答问题、复述、临摹图形和执行简单命令。

（6）语声知觉测验：被试者听到 1 个单词或 1 对单词的录音后，从 4 个备选词中找出相应的词。

（7）侧性优势检查：对被试者写字、投球、拿东西动作的询问和观察，判断其利手或利侧。

（8）握力测验：用握力计比较左右握力，反映左右半球功能和运动功能的差异。

（9）连线测验：按顺序将阿拉伯数字、英文字母连接起来。

（10）感知觉障碍检查：包括听觉检查、视野检查、脸手触觉辨认、手指符号辨认和形状辨认、指尖认字能力等6个方面。

通过损伤指数来进行评定分析，分为正常、边缘状态、轻度脑损伤、中度脑损伤和重度脑损伤。该测验由于较全面，加之已标准化，故已成为比较被广泛接受和使用的神经心理学量表。

2. Luria – Nebraska 成套神经心理学测验（LNNB） 成人版由11个量表共269个项目组成。每个项目都是针对特定的神经功能，包括运动量表、节律量表、触觉量表、视觉量表、言语感知量表、表达性言语量表、书写量表、阅读量表、算术量表、记忆量表、智力量表。从以上11个量表中有挑选出其中某些项目组成附加量表：①定性量表，鉴别有无脑器质性病变。②定侧量表，包括左右半球两个量表，鉴别左或右半球病损。各量表得分累加得量表粗分，得分越多，表明脑损害越重。

（二）单项神经心理学测验

1. 智力测验

（1）韦氏成人智力量表（WAIS）：是目前国际心理学界公认的比较好的智力测验工具。包括11个分测验，分文字部分和非文字部分。文字部分称为言语测验，包括知识、领悟、算术、相似性、数字广度和词汇6个分测验；非文字部分称为操作测验，有数字符号、图画填充、木块图、图片排列和图形拼凑5个分测验。将所得粗分换算成量表总分，然后在等智商表上查出等值的智商（IQ）。IQ平均成绩为100，标准差为15。IQ为100时表示属中等智力；115以上时，高于一般人智力；85以下，低于一般人智力。

（2）瑞文标准推理测验：是一个非文字智力测验，分A、B、C、D、E 5组，每组12题。每个题目都有一定的主题图，但每张主题图中都缺少一部分，被试者要从每题下面所给的6~8张小图片中找出合适于主题图的1张，使整个图案合理与完整。将所得分换算成标准分，即可对被试者智力水平做出评价。

2. 记忆测验

（1）临床记忆量表：是中国科学院编制的一套记忆量表，包括指向记忆、联想学习、图像自由回忆、无意义图形再认和人像特点联系回忆5项分测验。前两项为听觉记忆，中间两项为视觉记忆，最后一项为听觉和视觉结合的记忆。最后按所得记忆商（MQ）衡量被试者的记忆水平。

（2）韦氏记忆量表（WMS）：是国外较广泛应用的成套记忆量表，包括7个分测验，即个人的和日常的知识、定向力、计数、逻辑记忆、数字广度、视觉记忆和成对联想学习。

综合上述7个项目的积分，得出记忆商。我国修订的WMS增加了3个分测验，即记图、再认和触摸记忆。连同WMS原有的7项，合计10项分测验。

（3）语文记忆测验：有数字广度的记忆，包括顺背数字和倒背数字；词的记忆和故事的记忆。

（4）非语文记忆：有本顿视觉保持测验、Bender Cestalt 测验、Rey 复杂图形测验、Lhermitte Signoret 测验等。

3. 知觉测验

（1）视知觉和视结构能力测验：有线的两等分测验、线的方向判断测验、Hooper 视觉组织测验、WAIS 木块图测验、WAIS 图形拼凑测验等。

（2）听知觉测验：HRB 中的音韵节律测验，常用于测查颞叶病变；HRB 中的语声知觉测验可测查持久注意、听与视觉相联系的能力。

4. 注意测验　常用的有划消测验、数字符号模式测验等。

5. 概括能力测验　包括颜色 - 形状分类测验、威斯康星卡片分类测验和范畴测验等。

6. 执行功能和运动操作的测验　有 Porteus 迷津测验、流畅性测验、钉板测验和失用症检查等。

（三）失语症及其检查法

见本章第一节。

（四）智能、失认、失用检查法

见本章第二节。

三、神经心理学评定的影响因素

（一）来自被试者的各种心理干扰

大脑损害的患者除有高级心理功能障碍外，往往还有瘫痪、头痛等躯体症状。患者通常情绪低沉，容易疲乏。由于体力和心理上的原因，一般不能承受复杂的测验作业，这时必须根据患者的具体情况，选用其能胜任的较简单的测验，或分段进行。被试者对测验有顾虑时，要做好解释工作，操作过程中要调动和保持其积极性，避免因情绪影响测验成绩。

（二）来自外界的影响

测验时，主试者和在场人员无意中流露的面部表情、语调变化和言语暗示，都会影响被试者的操作，应尽量避免。在场无关人员（如病友、工作人员和家属）最好回避。主试者对测验的程序、步骤、指导语及评分标准不统一，也会影响测验结果。

（魏玲莉）

第三章 神经系统常用的穿刺诊断技术

第一节 脑脊液检查

一、腰椎穿刺术

（一）指征

（1）当怀疑任何形式的脑炎或脑膜炎时，必须经腰穿做脑脊液检查。

（2）怀疑多发性硬化以及评价痴呆和神经系统变性病时，腰穿也是一种有用的检查。

（3）怀疑蛛网膜下腔出血时，不能做头颅 CT 或不能与脑膜炎鉴别时，有必要做腰穿。

（4）评价炎性神经病和多发性神经根病时，脑脊液检查可提供有价值的信息。

（5）怀疑占位性病变时，腰穿脑脊液检查有时可以找到肿瘤标志。

（6）脊髓病变，需做脑脊液动力学检查。

（7）需要向椎管内注射药物时。

（8）通过腰椎穿刺术做特殊检查如气脑造影、脊髓造影或蛛网膜下腔镜。

（二）禁忌证

（1）实施腰穿取脑脊液时，一定要考虑是否有颅内压升高，如果眼底检查发现视盘水肿的话，一定要先做头颅 CT 或 MRI 检查。影像学上如脑室大小正常且没有移位，后颅凹没有占位征象，方可腰穿取脑脊液，否则不能做腰穿。

（2）病情危重已处于休克状态，心力衰竭以及呼吸功能严重障碍者。

（3）穿刺部位有化脓性感染。

（4）躁动不安难以合作者。

（5）凝血酶原时间延长、血小板计数低于 50 000/mm³、使用肝素或任何原因导致的出血倾向，应该在凝血障碍纠正后行腰穿。

（6）脊髓压迫症做腰时应该谨慎，因为腰穿可以使脊髓压迫症状加重。

（7）开放性颅脑损伤或有脑脊液漏者。

（三）操作方法

1. 体位　合适的体位是决定腰穿成功与否的重要因素，有时医师对自己的穿刺技术过分自信而忽视了病人的体位，结果导致穿刺失败。病人要求侧卧位，至于左侧卧位还是右侧卧位对穿刺效果影响不大，身体尽可能靠近床边，屈颈抱膝以增加脊柱前屈，使得椎间隙张开，背部与检查床垂直，脊柱与检查床平行。如果病人不能配合做充分前屈体位，可以让助手在检查床另一侧帮助保持病人膝部和头颈部的正确体位。

2. 穿刺点　一般选择腰₄、腰₅椎间隙或腰₅、骶₁椎间隙作为穿刺点，如穿刺失败后可以选用腰$_3$、腰$_4$椎间隙为穿刺点。沿双侧髂嵴最高点做一连线，与脊柱中线相交处为腰$_4$棘突，其上为腰$_3$、腰$_4$椎间隙，其下为腰$_4$、腰$_5$椎间隙。

3. 消毒　同一般手术操作的皮肤消毒。用3%的碘酒消毒，75%的酒精脱碘。操作医师戴无菌手套，消毒完毕后在操作部位铺无菌洞巾。无论在病房、腰穿室、诊室还是在其他环境做腰穿，要保持环境的相对清洁，避免人员的走动，以减少感染机会。

4. 麻醉　用1%~2%的普鲁卡因或0.25%~0.5%的利多卡因1~2ml在穿刺点做皮内、皮下麻醉，然后将针头刺入韧带后向外抽出，同时注入麻药。

5. 穿刺　操作者用左手固定穿刺部位的皮肤，右手持穿刺针，针头斜面向上刺入皮下，方向与背平面横轴垂直，针头略向头端倾斜，缓慢刺入，刺入韧带时可感受到一定阻力，当阻力突然减低时提示已刺入蛛网膜下腔，可抽出针芯让脑脊液流出，如没有脑脊液流出，可转动针尾180°，个别病人因压力过低可能需要用针筒吸一下。有时由于穿刺过浅或过深不能获得脑脊液，可将针芯重新插入后略微推进再拔出，观察有无脑脊液。如仍未见到脑脊液流出，可将穿刺针缓慢分几次退出少许，直到脑脊液流出为止。如实在没有脑脊液流出，可考虑重新穿刺。

6. 测压和留取脑脊液　穿刺流出脑脊液后，可接测压管或测压表做压力测定，测压时，让病人放松身体，伸直头和下肢，脑脊液压力上升到一定水平后可以看到压力随呼吸有轻微波动，此时可让病人咳嗽，见咳嗽时压力迅速上升，之后又迅速下降，这提示穿刺针没有黏堵或梗阻。测压完毕以后，拔出测压管或测压表，留取化验所需要的脑脊液。如果脑脊液压力过高时不要留取脑脊液，以防诱发脑疝。

留取的脑脊液送化验，不要超过1小时，如果时间过长，因以下因素会影响检测结果：①脑脊液放置时间过长，细胞可能被破坏或与纤维蛋白凝集成块，导致细胞分布不均匀，使得细胞计数不准确。②脑脊液中的细胞离体后迅速变形，而且逐渐消失，影响分类计数。③随着时间的延长，脑脊液中的葡萄糖分解，造成含糖量降低。④细菌在体外溶解，影响细菌的检出率，尤其以脑膜炎双球菌最为明显。⑤在室温下，一些抗体活性降低，影响抗体的阳性率。

7. 留取脑脊液后　插入针芯，拔出穿刺针，用消毒纱布覆盖穿刺处，稍加压以防止出血，再用胶布固定。嘱病人去枕平卧4~6小时。

（四）并发症

1. 腰穿后头痛　腰穿后头痛是最常见的一种并发症，发生机制是由于腰穿放出脑脊液后使颅内血管扩张、充血或静脉窦被牵拉而引起的头痛，或者是由于放出脑脊液过多造成颅内压减低时由三叉神经感觉支支配的脑膜及血管组织牵拉、移位引起的头痛。腰穿后头痛多在腰穿后24小时出现，最迟发生于2~5天。头痛以枕部及前额为著，为跳痛或胀痛，当坐起或站立、咳嗽、喷嚏、牵引时头痛加重，而头低位或平卧数分钟后头痛明显减轻。头痛剧烈时伴有恶心、呕吐、头晕、面色苍白、多汗、颈肩部疼痛，有时出现轻度脑膜刺激征，有时头痛持续5~8天，最长可达8周。出现腰穿后头痛时，让病人取头低位，平卧休息，鼓励多饮水，必要时静脉滴注生理盐水。

2. 腰背痛及神经根痛　腰穿后的腰背痛多是由于穿刺造成局部软组织损伤所致，当穿刺不得当时，穿刺针斜面与韧带呈垂直方向时可切断韧带的纵行纤维，使韧带失去正常张力从而产生腰背部的酸痛，这种疼痛有时可持续数月之久。有时穿刺可以损伤神经根而引起急性根痛或感觉障碍，少数病例可遗留较长时间。

3. 脑疝　颅内压增高是腰穿的相对禁忌证，这是因为腰穿留取脑脊液时可使椎管内压力减低，颅内容物借压力差而被推向椎管方向，结果小脑蚓部组织嵌入枕骨大孔形成小脑扁桃体疝。脑疝是腰穿最危险的并发症，因此必须严格掌握腰穿的指征，如颅内压增高者必须做腰穿时，应该在腰穿前先用脱水剂。

4. 出血　一般腰穿有创伤性出血时，大多是刺破蛛网膜或硬膜的静脉，出血量少，很少引起临床症状。当刺破大血管，如马尾的根血管时，即可能产生大量出血，临床上类似原发性蛛网膜下腔出血。如果腰穿后病人主诉背部剧烈疼痛，迅速出现截瘫时，提示有硬膜下血肿的可能。因此对于有出血倾向的一定要在纠正凝血障碍后方可进行腰穿。

5. 感染　由于消毒不彻底或无菌操作不严格，可能导致腰穿时的感染，包括脊柱脊髓炎、椎间盘感染、硬膜外脓肿和细菌性脑膜炎。

6. 植入性表皮样肿瘤及神经根的带出　有文献报道，用无针芯的穿刺针时，将小的表皮栓子带入蛛网膜下腔，数年以后形成一个缓慢生长的植入性表皮样肿瘤。无针芯穿刺针穿刺撤出时可吸入一些神经根纤维，或者插入针芯时把神经根纤维夹入针孔内，带出硬膜外，引起疼痛。

7. 鞘内注入异物或药物造成的并发症　由于操作不慎，把一些异物或药物注入蛛网膜下腔可引起一系列临床表现，注入鞘内的异物和药物包括滑石粉、酒精、棉花纤维、麻醉药。这些物质进入蛛网膜下腔后可以引起急性化学性脑膜炎，慢性粘连性蛛网膜炎和惊厥发作。

二、侧脑室穿刺带

（一）指征

（1）因各种原因，不适于其他方法穿刺，而又急需了解脑脊液情况时。
（2）临床需要了解脑室液情况，或需要与腰穿时的脑脊液情况做对比时。
（3）颅内压增高明显，需要放脑脊液减压时。
（4）需要做颅内压检测时。
（5）脑室内有血液需要清除时。

（二）禁忌证

（1）穿刺部位皮肤感染。
（2）因脑水肿导致脑室变得极小。

（三）操作方法

病人取仰卧位，剃发备皮，用3%碘酒消毒，75%酒精脱碘。病人头下铺消毒巾，操作医师戴无菌手套，消毒完毕后在操作部位铺无菌洞巾。麻醉用1%~2%的普鲁卡因或0.25%~0.5%的利多卡因1~2ml局部浸润麻醉。选择的穿刺部位有三个，即侧脑室前角、后角和下角。

1. 侧脑室前角穿刺　用1%煌绿液在头皮上画出矢状缝及冠状缝线，穿刺点位于矢状缝外侧2cm及冠状缝前2cm处。在穿刺点用骨锥钻一个孔，穿刺针向与矢状缝平行方向刺入，针尖稍向后，即沿两侧外耳道方向前进，一般于5~5.5cm处穿入脑室，拔出针芯，见有脑脊液流出。

优点是侧脑室额角较大，易刺中，且无脉络丛组织，便于操作脑室外持续引流术。其缺点是此处皮质血管较多。

2. 侧脑室后角穿刺　病人取侧卧位，用 1% 煌绿液画出矢状窦线及横窦线，横窦线是枕外粗隆至两侧外耳道的连线。穿刺点位于枕外粗隆沿矢状缝向前 4～5cm，向外侧 3cm 处。在穿刺点用骨锥钻一个孔，穿刺针方向向同侧眼眶外上角，一般大约 5～6cm 深即刺入脑室。

此部位的优点在于三角部最大，容易刺中，发生移位机会少，或不严重，而且此处脑皮质血管较少。缺点是穿刺时可能伤及脉络丛而引起脑室内出血，做脑室持续外引流时，引流管容易被头颅压迫而闭塞及伤口受压疼痛等。

3. 侧脑室下角穿刺　穿刺点位于外耳道向上 3cm，向后 3cm，在穿刺点用骨锥钻一个孔，穿刺针针头与骨面垂直刺入，一般大约刺入 4～5cm 时即是脑室。

（四）并发症

（1）颅内感染。

（2）刺破血管导致颅内出血。

（3）损伤脑组织，导致穿刺后癫痫。

三、脑脊液结果判断及临床意义

（一）压力

成人脑脊液压力正常值为腰椎穿刺（卧位）0.59～1.76kPa（60～180mmH$_2$O），脑室穿刺 0.69～1.18kPa（70～120mmH$_2$O）；不同年龄脑脊液压力也有差别，新生儿为 0.13～0.64kPa（13～65mmH$_2$O），婴儿为 0.29～0.79kPa（30～80mmH$_2$O），儿童为 0.49～0.98kPa（50～100mmH$_2$O）。无压力计可测流速，正常在 60 滴/min 以下。

临床意义：升高提示颅内炎症、出血性脑血管病、颈内动脉血栓、颅内占位病变、尿毒症、高血压脑病、胸腹腔内压力增高、良性颅内压增高等情况；降低提示脑脊液循环受阻、脑脊液鼻漏、分泌减少、良性低颅压、穿刺位置不当、反复穿刺放液、使用脱水药等情况。

（二）外观

正常应为无色透明。红色提示出血性脑血管病、穿刺外伤；黄色可能为陈旧出血、蛋白升高、重度黄疸；白色米汤样提示化脓性脑膜炎。

（三）比重

正常在 1.005～1.009。升高见于脑膜炎、尿崩症、糖尿病等。

（四）蛋白

定性：Pandy 试验阳性提示脑脊液中球蛋白含量增高。有脑组织和脑膜疾患时常呈阳性反应，脑出血时多呈强阳性反应，但穿刺损伤有血液混入时也可呈强阳性反应。

定量：因穿刺部位不同而有差别。脑池中正常值儿童为 0.10～0.25g/L（10～25mg/dl），成人为 0.15～0.25g/L（15～25mg/dl）。脑室中正常值为 0.05～0.15g/L（5～15mg/dl）。脊髓腔中正常值新生儿为 0.4～1.5g/L（40～150mg/dl），婴儿为 0.4～0.8g/L（40～80mg/dl），儿

童为 0.16~0.56g/L（16~56mg/dl），成人为 0.15~0.45g/L。（15~45mg/dl）。脑脊液中的蛋白质 80% 为白蛋白，20% 为球蛋白。

临床意义：脑脊液蛋白升高见于中枢神经炎症、脑血管疾病、颅内肿瘤、脊髓肿瘤、多发性硬化、Guillain－Barre 综合征、糖尿病、甲状腺和甲状旁腺功能低下、铅中毒等；蛋白降低见于良性颅内压增高、低蛋白血症、慢性脑脊液漏、甲状腺功能亢进等。

蛋白电泳：白蛋白正常值为 0.55~0.69（55%~69%），升高多见于颅内肿瘤、椎管梗阻、脑血管疾病。

α_1 球蛋白正常值为 0.03~0.08（3%~8%），升高时见于炎症，降低多是在脑外伤急性期；α_2 球蛋白正常值为 0.04~0.09（4%~9%），升高时见于脑转移瘤、脑膜癌、胶质瘤；β 球蛋白正常值为 0.10~0.18（10%~18%），升高时见于多发性硬化、亚急性硬化性全脑炎、帕金森病、手足徐动、运动神经元病、胶质瘤；γ 球蛋白正常值为 0.04~0.13（4%~13%），升高时见于多发性硬化、亚急性硬化性全脑炎、病毒性脑炎、脑脓肿、Guillain－Barre 综合征、浆细胞瘤、胶质瘤、结节病、脑外伤、血清 γ 球蛋白增高（肝硬化、结缔、组织病、多发性骨髓瘤），降低则见于脑外伤急性期。

免疫球蛋白（Ig）正常值：IgA 为 0~6mg/L（0~0.6mg/dl），IgG 为 10~40mg/L（1~4mg/dl），IgM 为 0~13mg/L（0~1.3mg/dl）。免疫球蛋白（Ig）升高见于化脓性脑膜炎、亚急性硬化性全脑炎、神经梅毒、风疹脑炎、多发性硬化、病毒性和细菌性脑膜炎、小舞蹈病、红斑狼疮、急性化脓性脑膜炎、病毒性脑膜炎。

（五）葡萄糖

脑脊液葡萄糖正常值由于不同部位和不同年龄而有差别。成人腰穿脑脊液葡萄糖正常值为 450~800mg/L（45~80mg/dl），脑室脑脊液为 500~750mg/L（50~75mg/dl）。10 岁以下儿童腰穿脑脊液葡萄糖正常值为 350~850mg/L（35~85mg/dl），10 岁以上儿童为 500~800mg/L（50~80mg/dl），新生儿为 700~900mg/L（70~90mg/dl）。

脑脊液和血清葡萄糖比在新生儿和婴儿为 0.8~1.0，在成人为 0.6~0.7。

临床意义：升高时见于病毒感染、脑或蛛网膜下腔出血、丘脑下部病变、糖尿病、精神分裂症。早产儿及新生儿因血脑屏障通透性高故无临床意义。

降低时见于细菌或霉菌的颅内感染、脑寄生虫病、癌性脑膜病、神经梅毒、低血糖。

脑脊液和血清葡萄糖比降低可见于细菌性、霉菌性、梅毒性脑膜炎或癌性脑膜病，红斑狼疮，蛛网膜下腔出血（10 天内）。

（六）氯化物

脑脊液中氯化物的含量高于血中，是血中氯化物含量的 1.2~1.3 倍。成人脑脊液氯化物的正常值是 197~212mmol/L（700~750mg/dl），儿童是 195~203mmol/L（690~720mg/dl）。

临床意义：脑脊液中氯化物升高见于麻痹性痴呆、脊髓腔肿瘤、小儿浆液性脑膜炎、尿毒症、肾炎等。脑脊液中氯化物降低见于结核性、化脓性及霉菌性脑膜炎、脑出血、急性梅毒性脑膜炎、流行性脑脊髓膜炎。

（七）白细胞计数

正常值因年龄不同而有差异，成人为（0~8）$\times 10^6$/L（0~8/mm³），儿童为（0~10）$\times 10^6$/L（0~10/mm³），婴儿为（0~20）$\times 10^6$/L（0~20/mm³）。其中淋巴细胞占（64.1±

9.1)%，单核细胞占（33.8±8.3)%，中性粒细胞占（0.4±0.6)%，组织细胞占（1.2±1.4)%。

临床意义：淋巴细胞计数增高见于结核性、霉菌性及病毒性脑膜炎，麻痹性痴呆、乙型脑炎恢复期、脊髓灰质炎、脊髓痨、脑膜血管梅毒、脑肿瘤。单核细胞增多见于脑肿瘤。中性粒细胞增多见于化脓性脑膜炎、乙型脑炎急性期。组织细胞增多见于浆液性脑膜炎。

四、动力试验

颅内无淋巴系统，静脉为唯一的回流通路。压迫颈静脉时脑脊液回流受阻，颅内压迅速上升。压迫腹腔使脊髓静脉丛淤滞，脊髓蛛网膜下腔压力增高。颅内压增高为禁忌证。

（一）压腹试验（Stookey 试验）

以手用力压腹部 15 秒，脑脊液压力迅速上升，放松后在 15 秒内下降至原有水平。如压力不上升表明腰穿局部蛛网膜下腔有阻滞。此时不需再做压颈试验。

（二）压颈试验（Queckenstedt 试验）

分别压两侧颈静脉 15 秒，然后再同时压双侧颈静脉 15 秒，脑脊液压力迅速上升至 2.95～3.9kPa（300～400mmH$_2$O），比初压高 0.98～2.95kPa（100～300mmH$_2$O）。放松后应在 15 秒内下降至原有水平。或用血压计围于患者颈部，充气至 2.67kPa（20mmHg），每 5 秒报告一次压力，至不再上升为止，或维持 30 秒。迅速放气降压，仍每 5 秒报告一次压力，至降到原水平为止。而后再分别加压到 5.33kPa（40mmHg）及 8.0kPa（60mmHg）重复试验。

临床意义：①无梗阻，加压 15 秒脑脊液压力上升至最高点，放松后 15 秒内降至原水平。部分梗阻，颈静脉加压后，腰穿处脑脊液压力上升及下降均缓慢，或上升快而下降慢，或解除压力后不能降至原水平。②完全梗阻，加压至 60mmHg（8.0 kPa），压力仍无变化。③若一侧颈静脉加压后脑脊液压力不上升，而压对侧或双侧均可使脑脊液压力上升，压力不上升侧可能有横窦血栓形成。

（三）Ayala 指数

Ayala 指数＝终压×放出脑脊液量（毫升）＊/初压

＊不少于 10 毫升

正常值 5～7。小于 5 提示脑脊液储量小，常见于蛛网膜下腔梗阻或脑瘤使脑脊液循环通路有梗阻时，如梗阻性脑积水；大于 7 提示脑脊液储量大，常见于交通性脑积水、脑萎缩、脑膜炎（尤其是浆液性脑膜炎）。

（沈瑞乐）

第二节　周围神经活检术

一、适应证

周围神经活检主要用来显示病变的轴索和髓鞘，因此，活检的目的是明确周围神经病变性质和病变程度，如糖尿病性周围神经病、急慢性脱髓鞘神经病、类淀粉沉积症、血管炎等。

二、取材

一般取表浅、后遗症轻微的神经进行活检，如腓肠神经、枕大神经、前臂外侧皮神经等。但一般临床病人的活检取材主要是取小腿的腓肠神经，腓肠神经的走行比较表浅，易于手术取材，手术取材后无大的感觉和运动障碍，对疾病的预后无直接影响。手术时常规消毒，局麻，沿神经走行切开皮肤，找出神经，切取 2~3cm。

三、实验室技带

（一）固定

（1）用石蜡切片 HE 染色，采用中性缓冲甲醛液固定 24~48 小时。

（2）用于髓鞘染色的采用 Flemming 液固定 3~6 天。

（3）用于半薄切片和超薄切片的采用戊二醛及锇酸双重固定。

（二）脱水与包埋

1. 用于石蜡切片　常规 HE 染色和 Flemming 染色需石蜡包埋，包括纵横两个切面。

2. 用于半薄和超薄切片　采用环氧树脂混合液包埋。

（三）切片和染色

电镜采用超薄切片 0.5~1.0μm。

1. 石蜡切片　①HE 染色：髓鞘和纤维组织染成红色，细胞核染成蓝色。②Masson 三色染色：胶原纤维染成蓝色，弹力纤维染成棕色，肌纤维、纤维素及红细胞染成红色，细胞核染成黑蓝色。临床用于显示脱髓鞘后胶原纤维的增生。③Flemming 染色：周围神经及正常的髓鞘染成黑色，变性纤维不着色。

2. 半薄切片　甲苯胺蓝染色正常脂肪和髓鞘呈黑色，变性髓鞘不着色。

（沈瑞乐）

第三节　肌肉组织活检术

一、适应证

1. 代谢性肌病　不但提供组织学证据，还可获得生化改变的依据。如线粒体肌病、脂质沉积性肌病等。

2. 先天性肌病　如中央轴空病等。

3. 局部或弥漫性炎症性肌病　如多发性肌炎等。

4. 鉴别神经源性与肌源性损害　如进行性肌营养不良与脊髓性肌萎缩的鉴别。

5. 不明原因的静止性或进行性肌无力。

6. 确定病情严重程度及累及范围。

二、取材

（一）活检部位

多数肌病以肢体近端肌肉受累为重，故临床上多首选上肢肱二头肌和下肢股四头肌外侧肌，上述肌肉活检后较少影响病人活动。对急性肌病如多发性肌炎，应选压痛明显或肌无力较重的部位；对慢性肌病应选中等损害的部位，因为萎缩严重的部位肌纤维常常被脂肪组织代替，如肌营养不良患者，股四头肌受累较重，则选肱二头肌。另外肌电图改变明显的部位也可作为参考条件，但不宜在肌电图检查的部位活检，可在肌电图检查的对侧取活检，以免针电极对肌组织的损伤造成病理判断上的困难而影响结果。

（二）手术

按常规外科无菌手术操作，获得肌肉组织标本大小为 0.5cm×1cm×0.5cm，取材时注意局部麻醉药不能注射到肌肉，切取肌肉标本时动作要轻柔，不可过度牵拉或挤压肌肉，避免钳夹，一般用刀背分离肌肉，然后两端用线结扎后再用刀片切断。

需送电镜的从一端留取少许，放入戊二醛固定液中为电镜检查备用，其余部分快速冰冻切片供光镜检查使用。

三、实验室技术

（一）制片技术

为避免肌肉中的酶被破坏，目前多采用液氮快速冷冻法制片。冰冻过程是肌肉活检的关键步骤，肌肉组织中水分含量高，制片过程中易出现冰晶，给诊断造成困难。使用异戊烷间接制冷可防止冰晶伪差的形成。在恒冷箱式冰冻切片机（-20℃）条件下切片，厚度 8～10μm 左右，免疫组化为 5μm。

（二）染色

根据不同需要做免疫组化染色。

（沈瑞乐）

第四章 神经内科常见症状与体征

第一节 头痛

头痛是神经系统临床常见的最常见症状之一，引起头痛的病因较多。

一、病史

（一）头痛部位

全头痛提示高血压、脑肿瘤、颅内感染及肌紧张性头痛；一侧头痛提示偏头痛、耳源性头痛、牙源性头痛、颞动脉炎等；前头痛多提示鼻窦炎、痛性眼肌麻痹。

（二）头痛性质及程度

波动性头痛常见于偏头痛；剧烈头痛见于蛛网膜下腔出血、偏头痛及急性颅高压；中度头痛见于慢性炎症、肿瘤；轻度头痛多为紧张性头痛。

（三）病程

头痛时间越长，症状波动，功能性头痛可能性大；头痛时间短，症状持续并有加重趋势，器质病可能性大。

（四）起病速度

急性起病多为偏头痛，脑出血、蛛网膜下腔出血；慢性起病为肿瘤、慢性炎症。

（五）伴随症状

头痛伴恶心、呕吐可为偏头痛、脑出血、蛛网膜下腔出血；伴头晕多为颅后窝病变；伴动眼神经麻痹多为动脉瘤。

（六）诱发、加重和缓解因素

咳嗽后加重多为高颅压；坐起头痛加重多为低颅压；紧张、睡眠不足可诱发紧张性头痛；压迫颞动脉可缓解偏头痛。

二、症状体征

头痛无神经系统体征多是功能性头痛；伴脑膜刺激征见脑膜炎、蛛网膜下腔出血；眼球突出、眼外肌麻痹、球结膜充血见于痛性眼肌麻痹；伴 Brun 征多为第四脑室活瓣性病变；一侧头痛伴对侧肢体运动障碍脑出血可能性大；慢性头痛伴癫痫发作提示脑囊虫病、脑肿瘤等。

（张艳霞）

第二节　眩晕

眩晕这种症状是机体对空间关系的感觉障碍或平衡感觉障碍。临床上可将其分为2种：①前庭系统性眩晕（亦称真性眩晕），是由前庭神经系统病变（包括前庭末梢器、前庭神经及其中枢）所引起，表现为有运动幻觉的眩晕，例如有旋转、摇晃、移动感。②非前庭性眩晕（亦称一般性眩晕），常由心血管疾病或全身性疾病所引起，表现为头昏、头胀、头重脚轻、眼花等，无外环境或自身旋转的运动觉。

前庭系统性眩晕中，通常又将内耳前庭至前庭神经脑外段之间病变所引起的眩晕，称周围性眩晕。前庭神经脑内段、前庭神经核及其联系纤维、小脑、大脑等的病变所引起的眩晕，称为中枢性眩晕。

周围性眩晕表现特征为眩晕呈旋转性或向上、下、左、右晃动的感觉，典型的真性眩晕为感到周围景物向一定方向旋转，即他动性旋转性眩晕，眩晕一般持续数分钟或数日，很少超过数周。眩晕程度多较重，以至于不能起身或睁眼。眼球震颤明显，呈水平性或旋转性，有快、慢相，常伴有耳鸣、听力减退和迷走神经激惹的症状，如恶心、呕吐、脸色苍白、出冷汗、血压下降，躯体多向眼震慢相侧倾倒。前庭功能检查呈无反应或反应减弱。前庭周围性眩晕常见疾病有：内耳眩晕症，良性发作性位置性眩晕，中耳炎所致的迷路炎，前庭神经元炎等。

中枢性眩晕临床表现特征为眩晕呈旋转性或摇摆感、倾斜感、地动感，眩晕持续时间较长，可在数月以上。眩晕程度较轻，眼震呈水平、旋转、垂直或混合性，可无快慢相，眼震可持续数月至数年。眩晕程度与眼震不一致，可伴轻度耳鸣及听力减退，迷走神经激惹症状亦较轻，躯体发生倾倒方向不定。前庭功能检查多呈正常反应，前庭功能各项检查之间表现为反应分离。中枢性眩晕常见于脑干炎症、脑血管病、多发性硬化及颅内肿瘤等。

一、内耳眩晕症

内耳眩晕症又称梅尼埃综合征，为内耳迷路的膜迷路积水所引起。其发病原因可能为血循环障碍、自主神经功能紊乱、代谢障碍、变态反应、病毒感染等。大多数患者初次发病都在50岁以前，以发生于青壮年为多，男性多于女性。发病率占眩晕患者的9.7%~30%。本病临床特征为发作性眩晕，波动性、渐进性、感音性听力减退、耳鸣，耳聋，发作时常伴头痛、恶心、呕吐、腹泻、面色苍白、脉搏慢而弱及血压降低等。眩晕发作时患者往往卧床，不敢睁眼、翻身和转头，每次眩晕发作历时1~2d，即逐渐减轻而自行缓解。发作间歇长短不一，间歇期内一般无症状。

内耳眩晕症的原因至今未明确。治疗方法分为内科治疗与手术治疗2大类。

（一）内科治疗

1. 一般治疗　卧床休息，饮食以半流质为宜，酌情给予静脉输液以维持营养，尽可能避开外界环境的各种刺激。

2. 镇静剂及安定剂　应用目的在于清除患者焦虑不安情绪，抑制前庭敏感度，以减轻眩晕，另外尚有止吐作用。常用药物有巴比妥0.03g，每日3次；地西泮2.5mg，每日3次；异丙嗪25mg，氯丙嗪12.5~25mg或奋乃静2mg，每日2~3次。

3. 影响内淋巴电解质平衡

（1）限制水和盐分摄入：部分患者可以有效地控制发作或减轻发作强度，24h 液体摄入不超过 1 500ml，禁止吃含盐较多的食物，有人建议每日盐限制在 0.8~1.0g。

（2）利尿剂：是利尿脱水的一种有效方法。研究表明：耳蜗血管及蜗旋韧带和内淋巴管的细胞与肾小管的细胞结构相似，利尿剂可同时影响耳蜗与肾脏的离子交换。常用氢氯噻嗪 25mg，每日 3 次，螺内酯 20mg，每日 3 次，或呋塞米 20mg，每日 1~2 次。乙酰唑胺为碳酸酐酶抑制剂，致使钠钾及重碳酸盐类易于排出，故有减低内淋巴渗透压及利尿作用。于治疗前 3d 控制患者饮水及氯化钠摄入量，首剂为空腹一次服 500mg，以后每次 250mg，每日 3~4 次，10d 为一个疗程。服药后第 8d，可渐增加食物内的氯化钠含量。除口服法外，亦可乙酰唑胺 500mg 溶于 10% 葡萄糖液 250ml 中做静脉滴注，每 6h 1 次，根据病情可连续应用 3~4 次，然后改用口服法。Jackson 等认为对内耳有毒性作用的利尿药如呋塞米、依他尼酸等不宜应用，眩晕急性发作期间可用肾上腺皮质激素地塞米松 10mg 静脉滴注，每日 1 次，可迅速缓解症状。

4. 影响耳蜗血管壁的渗透性　根据交感神经兴奋性过高导致耳蜗血管纹毛细血管收缩缺氧，继而渗透性增高的学说，可采用血管扩张药，以改善耳蜗血循环，降低毛细血管渗透性。常用地巴唑、罂粟碱、烟酸、倍他司汀、山莨菪碱以及中药毛冬青、葛根等。

5. 钙离子通道拮抗剂　它具有选择性阻断病变细胞膜的钙离子通道，且有改善内耳循环的作用。常用：盐酸氟桂利嗪 5mg，每晚 1 次，口服或尼莫地平等静脉滴注。

6. 影响终末感觉器官和中枢神经系统活动性

（1）抗胆碱能药物：作用于自主神经系统，对控制前庭症状效果较明显。东莨菪碱 0.3mg，溴丙胺太林（普鲁本辛）15mg，阿托品 0.5mg，口服，每日 3 次；山莨菪碱 5~10mg，肌内注射，每日 1 次。其中以东莨菪碱抗眩晕作用最强，不良反应小，可列为首选药。

（2）抗组胺药物：控制前庭症状最好。其抗眩晕机制可能系通过对中枢和周围神经系统乙酰胆碱的拮抗作用。常用药物有：苯海拉明每次 25~50mg，异丙嗪每次 12.5mg，茶苯海明片，本品含氨茶碱苯海拉明 50mg/片，每次 1~2 片，每日 3 次，小儿酌减。盐酸氯苯丁嗪（安其敏）每次 25~50mg，每日 2~3 次，作用时间长而持久，具有镇吐作用。除以上常用药物外，曾有人试用桂利嗪和地芬尼多，桂利嗪对前庭功能有显著抑制作用，对外周性病因引起的眩晕效果好，每次 15~30mg，每日 3 次，尚具有镇静作用；地芬尼多抑制前庭神经核的兴奋性，每次 25~50mg，每日 3 次。硫乙拉嗪止吐作用强，口服成人每次 10mg，服用 3~4d 后可完全控制恶心、头晕等症状。

（3）麻醉类药物：利多卡因对控制自主神经症状、眩晕耳鸣效果明显。急性期应用可明显缓解症状，用法为 1mg/kg 配成 0.5%~1% 溶液，缓慢静推（注入 5~6mg/min），或 40~80mg 溶于 5% 葡萄糖液 500ml 中静脉滴注。

7. 中医治疗　中医学论述眩晕病因以肝风、痰湿、虚损三者为主，治疗方面概括于下：

（1）由于脏腑失和，痰火上扰，治宜和胆清火，除痰止眩，方剂为温胆汤加减。

（2）由于脾失健运，水浊中阻，治宜运脾引水，化湿除病，方剂为半夏天麻白术汤加减。

（3）肝炎应以泻肝胆，清热为治，如龙胆泻肝汤。

（4）肾阴不足应滋肾壮水，用六味地黄丸。

8.间歇期治疗　应注意休息，避免过度疲劳和情绪激动，低盐饮食，对发作频繁者，应继续应用上述药物治疗，以巩固疗效、减少发作次数。

（二）手术治疗

对反复发作的眩晕，或无间歇期已长期不能工作者，或听力丧失至少在30dB以上，语言辨别率<50%，用药物等保守治疗半年以上无效者，应采用手术治疗。治疗原则为破坏迷路的前庭部分，尽可能保留听力。Fish把内耳眩晕症的手术治疗归纳为3种：

（1）保守性：内淋巴囊分流、减压与切开。

（2）半破坏性：前庭神经和前庭神经节切断术。该法可防止眩晕进一步发作而不影响其尚存的听力，用于两侧病变或一侧病变而希望保留其听力者。

（3）破坏性：迷路切除术和耳蜗前庭神经切除术，该法能持久地缓解眩晕症状，但因可导致手术侧耳聋，仅适用于单侧病变，且听力已严重而持久地受损者，双侧病变则不宜采用。

二、良性发作性位置性眩晕

在一个特定头位或头位变换时产生的眩晕称之为位置性眩晕，可分为2类，一类由中枢神经系统疾患引起，另一类由前庭外周性病变引起，称为良性发作性位置性眩晕。

良性发作性位置性眩晕常发生于50～60岁，女性多于男性。在眩晕患者中占18%，在睁眼作体位试验所见到的位置性眼球震颤中，有80%是本病。眩晕具有周围性、位置性的特点，让患者采取能诱发出眩晕的体位，一般在3～6s后即出现眼球震颤，为旋转性或水平旋转性和易疲劳性。有些患者体位试验或在某种头位时可出现短暂的眩晕。本病呈良性、自限性病程，一般为数周或数月，但可复发。治疗原则：

（1）一般药物治疗：如扩张血管剂及镇静药物，如地西泮、茶苯海拉明等。

（2）眩晕体操：定时做转头或卧于致晕侧，反复、逐渐进行，可以减轻症状。

（3）手术治疗：如眩晕发作较重，影响工作和生活，可以考虑做患侧半规管前神经切断术。

三、前庭神经元炎

该病为前庭神经元病毒感染所致，发病部位在前庭神经节或其上方前庭径路的向心部分，多发于青壮年，发病年龄一般较内耳眩晕症患者为早。43%患者在发生眩晕之前有上呼吸道感染史，有时两者可同时发生。临床症状表现为眩晕、恶心、呕吐，患者不敢睁眼，闭目卧床，动则症状加重。检查可见持续性眼球震颤，前庭功能变温试验不正常，以病侧前庭功能减低明显。治疗要针对眩晕及感染因素。眩晕的治疗可用镇静剂。若有病毒或细菌感染，可用抗病毒及抗生素治疗，可给予血管扩张剂及激素治疗，预后良好，症状多在3～4周内缓解。

四、药物中毒性眩晕

由全身或耳局部应用耳毒性药物引起的眩晕，与药物直接损害前庭末梢感觉细胞有关，耳蜗也可同时受累。常见药物有：降低心输出量药物，降血压药尤其是交感神经节阻滞剂，造成视物或听声失真而引起幻觉的药物，镇静剂中有吩噻嗪、三环类和苯二氮草类，催眠类药物以及含乙醇饮料等，均可影响前庭神经系统及运动协调功能。

然而，多数引起眩晕的药物，其诱发眩晕的机制均系其对迷路的毒性作用。常见的有氨基糖苷类抗生素（链霉素、庆大霉素和卡那霉素、新霉素）、利尿剂、水杨酸类和奎宁等。

（张艳霞）

第三节　晕厥

晕厥是一组由于一过性大脑半球及脑干血液供应减少，导致的伴有姿势张力消失的短暂发作性意识丧失综合征，是临床较常见的症状之一。

一、病因及分类

临床上根据晕厥的病因及发病机制不同分为 4 类（表 4 - 1）。

表 4 - 1　晕厥的病因及分类

分类	常见引起晕厥的病因及疾病	
反射性晕厥	1. 血管迷走性晕厥（单纯性晕厥） 2. 直立性低血压性晕厥 3. 特发性直立性低血压性晕厥 　（Shy - Drager 综合征） 4. 颈动脉窦性晕厥	5. 排尿性晕厥 6. 吞咽性晕厥 7. 咳嗽性晕厥 8. 舌咽神经痛性晕厥
心源性晕厥	1. 心律失常 2. 心瓣膜病 3. 心绞痛与心肌梗死 4. 原发性心肌病	5. 先天性心脏病 6. 左房黏液瘤及巨大血栓形成 7. 心包填塞 8. 肺动脉高压
脑源性晕厥	1. 各种严重脑血管闭塞性疾病 2. 主动脉弓综合征 3. 短暂性脑缺血发作	4. 高血压性脑病 5. 基底动脉性偏头痛 6. 脑干病变
其他晕厥	1. 哭泣性晕厥 2. 过度换气综合征	3. 低血糖性晕厥 4. 严重贫血性晕厥

二、临床特点

（一）典型晕厥的临床特点

晕厥发作的临床表现及程度不尽相同，这主要取决于发病机制及发作时的背景情况，晕厥一般具有突然发病、持续短暂、自发且不需任何特殊治疗即可完全恢复的特点。典型晕厥可分为 3 期。

1. 发作前期　可出现短暂而明显的自主神经症状和脑功能低下症状，如头晕、眩晕、面色苍白、出汗、恶心、神志恍惚、视物模糊、耳鸣、全身无力、打哈欠、上腹部不适等。此先兆持续数秒至数十秒。此时如患者取头低位躺卧姿势可防止发作。

2. 发作期　患者感觉眼前发黑、站立不稳，出现短暂的意识丧失而倒地。意识丧失数秒至数十秒，超过 15～20s 可发生阵挛动作，而后迅速恢复。发作时可伴有血压下降、脉缓而细弱、瞳孔散大、肌张力减低等，可有流涎、尿失禁等，但神经系统检查无阳性体征。此期一般持续 1~2min。

3. 恢复期　患者意识转清，可仍有面色苍白、恶心、出汗、周身无力等，甚至头痛、呕吐及括约肌失禁等。此期持续时间取决于晕厥发作的程度，轻者仅延续数秒钟，重者可长达数十分钟。晕厥发作后不遗留任何后遗症。

（二）常见晕厥的临床表现

1. 血管迷走性晕厥　是各类晕厥中最常见的类型，较多见于年轻体弱的女性。常有明显的诱因，如情绪紧张、恐惧、疼痛、注射、看到流血、闷热、疲劳、站立过久等。可有长短不一的前驱症状，继之出现意识丧失、跌倒，血压迅速下降，脉弱缓，患者很快恢复意识，如在 10~30min 内试图让患者坐起或站立，可导致晕厥再次发生。

2. 心源性晕厥　此类晕厥是由于心脏停搏、严重心律失常、心肌缺血、心脏排出受阻等原因引起血流动力学紊乱，导致一过性脑血供减少。患者多无前驱症状，发生特别迅速，与直立体位无关，有相应的心脏疾病症状和体征。

（三）晕厥与痫性发作的鉴别

晕厥与痫性发作的临床表现存在一定的相似之处，有时容易混淆，但两者有着完全不同的病因及发病机制，相应的治疗差别很大，因此对它们的鉴别尤为重要。晕厥与痫性发作的鉴别要点见表 4-2。

表 4-2　晕厥与痫性发作临床特点比较

临床特征	晕厥	痫性发作
先兆症状	较长，可数十秒	短，数秒
发作与体位关系	多站立时发作	无关
发作时间	白天较多	白天黑夜均可，睡眠时较多
发作时皮肤颜色	苍白	青紫或正常
抽搐	少见	常见
尿失禁	少见	常见
舌咬伤	几乎无	常见
发作后意识模糊	少见	常见，可历时较长
发作后头痛	无	常见
神经系统定位体征	无	可有
心血管异常	常有	无
发作间期脑电图异常	罕见	常有

（张艳霞）

第四节　耳鸣

一、概述

耳鸣是神经科和耳科临床上常见的症状之一，是指外界并无任何音响刺激而患者却有持续音响感觉而言。造成耳鸣的病因很多，发病机制尚不清楚，耳鸣多属主观症状，客观检查较为困难。耳鸣与幻听不同，幻听虽在早期也有以耳鸣为首发症状的，但经历一定时间后就可以有具体的声响出现，如谈话声、流水声、钟表声等。在听觉传导通路上任何部位的刺激性病变均可出现耳鸣。耳鸣可分为低音性和高音性两类。低音性耳鸣表现为嗡嗡之声，与神经系统疾患关系不大，多为外耳道、中耳部病变所致；而高音性耳鸣表现为吹口哨音或蝉鸣，多见于神经系统疾病的早期。神经系统疾病中以小脑脑桥角病变最为常见，如肿瘤（特别是听神经瘤）、蛛网膜炎等。当颅内压增高时，尤其是颅后窝病变，常有耳鸣，多为双侧性，严重程度与颅内压增高的症状平行，当颅内压缓解时，耳鸣也可消失。在面神经麻痹的恢复期，由于镫骨肌发生异常收缩，也可出现耳鸣，为低音调。此外，神经症和精神病也常有耳鸣症状。耳部疾患，特别是内耳眩晕症，耵聍栓塞、中耳炎、鼓膜凹陷等常可伴耳鸣症状，同时常伴耳聋。奎宁、水杨酸和链霉素等药物中毒时所致的耳鸣多为双侧性，高音调，常伴耳聋，且进行性加重。颈部疾病，如颈动脉瘤、颈动脉受压或狭窄、颈静脉球体瘤、颈椎病等所致的耳鸣称为颈性耳鸣，常位于同侧，多为低音调，可与心脏搏动一致，又称搏动性耳鸣，有时在颈部可听到血管性杂音，这种杂音可由于压迫颈动脉而暂时消失。椎基底动脉供血不足，特别是影响到内听动脉时常可引起耳鸣，常伴有眩晕、耳聋等。此外，噪声也是耳鸣的常见诱因。

二、治疗

（一）手术治疗

对颅后窝占位性病变，特别是小脑脑桥角肿瘤所致的耳鸣，进行手术治疗，切除肿瘤。对颈部的动脉瘤或静脉瘤所致的搏动性耳鸣，也应手术治疗，对用药物治疗无效的严重的内耳眩晕症所致的顽固性耳鸣、眩晕也可采用内淋巴囊减压术或前庭神经切断术等予以治疗。

（二）药物治疗

1. 双氯麦角碱　又称海特琴。日本报道用双氯麦角碱治疗各种原因所致的内耳性耳鸣获得良好效果。双氯麦角碱能改善或增加内耳血流而使症状改善，每次给予双氯麦角碱2mg，每日3次，饭后服用，连用2~8周，无明显不良反应。

2. 利多卡因　能改善内耳的微循环而使症状缓解或消失。1~3mg/kg 稀释于 25% 葡萄糖 20~40ml，以每分钟 ≤20mg 的速度静脉注射。注完后卧床，每日1次，5d 为一个疗程，2个疗程之间隔 2d。Schmidt 报道用利多卡因 4mg/kg 静脉点滴，每日1次，连用 5d，共治疗 108 例耳鸣患者，其中持续耳鸣超过 3 个月的慢性耳鸣 78 例，急性耳鸣 30 例，结果 84 例耳鸣减轻，痛苦感严重的耳鸣患者从 60 例减少到 32 例。

3. 乙酰胆碱　除具有扩张末梢血管外，尚有抑制内耳毛细胞的作用，从橄榄核发出的橄榄耳蜗束的大部分末梢终止于毛细胞，毛细胞能分辨最微细的声波频率差异，因此它对耳鸣很敏感。乙酰胆碱能抑制由橄榄核传出的异常冲动，故用于治疗耳鸣。剂量为 1~2ml，皮下注射，每日1次。

4. 卡马西平　该药对中枢神经和周围神经均有阻滞作用，可用来降低中枢神经系统兴奋性因而能治疗耳鸣。余增福报道用卡马西平治疗耳鸣 50 例（其中链霉素中毒 4 例、庆大霉素中毒 6 例）。剂量为每次 100mg，每日 2 次。用于 60 岁以下的患者；或者每次 100mg，每日 1 次，用于 60 岁以上的患者。若耳鸣较重，可于当晚睡前加服 50mg，1 个月为一个疗程。总有效率为80%。在治疗过程中可出现轻微的头晕、恶心、呕吐、上腹部不适、手麻、白细胞减少、嗜睡等不良反应。1~2d可消失，若3~5d后仍不消失，即应减量或停药。

5. 弥可保 该药为维生素B_{12}的一种新制剂，含有甲基B_{12}，日本左藤报道用弥可保治疗25例耳鸣患者，发现与精神安定剂并用疗效较好。

6. 胞磷胆碱（CDP-胆碱） 所谓神经性耳聋包括老年性耳聋、暴发性耳聋、听神经损伤、头部外伤后耳聋、药物中毒以及内耳眩晕症等所致的耳聋。神经性耳聋常伴有耳鸣、眩晕等症状。Makishima等报道用CDP-胆碱治疗41例神经性耳聋患者，剂量为CDP-胆碱300mg加入25%葡萄糖20ml，静脉注射，每日1次，连用12d为一疗程。总有效率达67.6%，好转率耳聋占27%，耳鸣占71.7%，眩晕占100%。可见CDP-胆碱对耳鸣和眩晕的效果更好些。

7. 其他药物 据文献报道用来治疗耳鸣的药物还有血管扩张剂，如尼莫地平每次30mg，每日3次；盐酸倍他啶每次4~8mg，每日3次；桂利嗪每次25mg，每日3次；镇静剂，如丙氯拉嗪每次5~10mg，每日3次；地西泮每次2.5~5mg，每日3次；止吐剂可用甲氧氯普胺每次10mg，每日3次；也可用三环抗抑郁剂，如阿米替林每次25mg，每日3次或盐酸丙米嗪每次25mg，每日3次。

（张艳霞）

第五节 瘫痪

瘫痪是神经系统障碍的主要症状，是神经科临床最常见的器质性疾病的早期症状。它表现为随意动的障碍，是由上、下运动神经元损害引起的。表现为肢体力弱的瘫痪称为轻瘫或不完全性瘫痪，随意运动完全丧失称为完全性瘫痪。

瘫痪的程度按肌力来分类，临床上常用的是五度六级分类法。其判定方法是：让患者尽力去活动其肢体，观察患者各关节伸屈等动作时肌肉收缩情况及关节的活动和克服阻力的情况。

各种刺激所造成的反射性活动，不能作为判断肌力的标准。各度肌力的表现为如下。

0度——完全性瘫痪，无任何动作。

Ⅰ——可见或仅在触摸中感到肌肉轻微的收缩，但不能牵动关节产生肢体运动。

Ⅱ度——肢体仅能在床上移动，不能抬离床面，即只能克服摩擦力，不能克服地心引力。

Ⅲ度——肢体能够抬离床面做主动运动，但不能克服阻力，即只能克服重力。

Ⅳ度——肢体能够克服一定的阻力进行活动，但较正常时差。

Ⅴ度——正常肌力，可因人而异，体力劳动者肌力较强，妇女、老人肌力相应较差，所以判定有无肌力减退应与平时情况对照，应与健侧肢体对照。

上、下运动神经元病变均可引起其支配区的肌肉瘫痪，但临床特点却截然不同，二者的鉴别在临床上具有重要的意义，应特别提及的是，在上运动神经元损害时，如为急性病变，常有"神经休克"现象存在。此时表现为类似下运动神经元瘫痪的症状，如肌张力减退、腱反射减弱或消失，病理征不能引出。这些表现一般经2~4周逐渐形成上动神经元瘫痪的特点。此现象临床很常见，所以在表现为瘫痪症状的急性患者，应结合运动系统的受累部位及其他系统症状综合判断，才能做出比较准确的定位。比如遇到急性两下肢瘫痪的患者，尽管肌张力低、腱反射消失及无病理反射，也应首先想到脊髓的横贯性损害累及双侧锥体束所致，因为下运动神经无疾病同时累及双侧时的情况较少见，再加上查到了脊髓的感觉平面以膀胱症状为主的自主神经障碍，则定位可以明确。

瘫痪要与疼痛或骨关节病变而引起的肢体活动受限相区别，与锥体外系引起的肢体活动不灵相区别。紧张症的精神患者呈不食、不动的木僵状态，癔症患者的随意运动丧失等均不是真正的瘫痪，应予鉴别。

一、偏瘫

（一）临床表现

偏瘫是由大脑运动区皮质、皮质下白质及内囊损害引起的，包括同侧头面部瘫痪在内的一侧上、下肢瘫。它是临床上最常见的一种偏瘫，在头面部出现病灶对侧的中枢性面瘫和中枢性舌瘫，在躯干和肢体出现病灶对侧的上运动神经元性的上、下肢瘫。

常表现为肌张力增高，腱反射亢进，病理征阳性，常以肢体远端瘫痪更重。由于其邻近结构的损害，常伴有同部位的感觉障碍，如痛、温觉的减退或丧失，深感觉障碍及皮层觉的障碍；有侧视麻痹，表现为双眼偏向病灶侧；主侧半球病变时可伴有运动性或感觉性语言障碍。

临床上一些瘫痪很轻，一般检查方法不易确定时，可采用轻瘫试验来证实。上肢检查时，嘱患者双上肢平伸，掌心向下，短时间持续后可见偏瘫侧小指轻度外展，或者见偏瘫侧肢体轻度下落。下肢检查时，让患者仰卧于检查台上，双髋、膝关节屈曲，下肢悬空可见瘫痪侧肢体轻度下垂。对昏迷患者可观察其体位，偏瘫侧的足有外旋；做坠落试验时，可见偏瘫侧肢体呈自由落体运动，即同时放开抬起的两侧肢体，正常侧肢体下落有一个似放下的过程，而偏瘫侧则无阻力的落下。另外，痛刺激时也可根据肢体反应情况来判断偏瘫侧。

（二）症状鉴别

（1）交叉瘫由脑干病变引起，表现为一侧肢体的偏瘫，同时出现另一侧头面部运动障碍，所以称为交叉瘫，此症状另题讨论。

（2）脊髓半侧病变又称为脊髓半切征或布朗-塞卡（Brown-Sequard）综合征。由于脊髓一侧的各种传导束损害，临床表现为损害平面以下同侧的上运动神经元性瘫痪，同侧的深感觉障碍及对侧的痛、温觉缺失。颈髓的病变可出现病灶同侧的上下肢偏瘫；胸髓以下病变出现病灶同侧的下肢瘫。该症状与截瘫同为脊髓病变的症状，所以把它与截瘫一起讨论。

（三）定位诊断

1. 内囊　该处神经纤维集中，除锥体束的下行纤维外，还有感觉系统的上行纤维、视觉传导纤维通过，所以病变时出现典型的"三偏综合征"，即病灶对侧的偏瘫、对侧的偏身感觉障碍和两侧对侧偏盲。有意识障碍的患者偏盲和偏身感觉障碍不能被发现时，仅表现为偏瘫。内囊区比较小的病灶，如腔隙性脑梗死、多发性硬化也可仅累及运动纤维造成单纯的偏瘫，可不伴感觉和视野障碍。

2. 皮质及皮质下白质　在额叶后部中央前回的运动中枢占有从大脑内侧面旁中央小叶至大脑背外侧部外侧裂处的一个很长的区域，因此病变时常不能同时受损，临床上表现为头面部、上肢、下肢的瘫痪程度不一致，或表现为某一肢体为主的瘫痪，也称为单瘫。皮质及皮质下病变导致的瘫痪常伴有瘫痪区域的感觉障碍。

（四）定性诊断

1. 急性偏瘫

（1）脑出血：系指非外伤性脑实质内出血。内囊是最常见的出血部位，所以大多数患者都表现为偏瘫。该病发病年龄在50～70岁，多有高血压史，寒冷季节发病较多。起病常突然而无预感，多在体力活动或精神激动时发病，大多数在数分钟或数小时内发展至高峰。急性期以颅内压增高而致的头痛、呕吐、头晕、意识障碍等全脑症状为主，常伴有血压明显增高，脑膜刺激征阳性，甚至有脑疝形成。局灶症状与出血部位相关。CT可见高密度出血影。

（2）脑血栓形成：是急性脑血管病中最常见的类型。常以偏瘫为主要表现。它是在颅内外血管壁病变的基础上形成血栓，阻塞血流而致。本病多见于50～60岁以上患有动脉粥样硬化者，多伴有高血脂、冠心病或糖尿病。常于睡眠中或安静休息时发病，多数病例在1～3d内达到高峰，患者通常意识清晰，头痛、呕吐不明显，由于梗死血管不同，症状各异。

脑血栓形成根据其病程和累及范围又分以下几类。①完全性脑卒中：系指起病6h内病情即达高峰，病情一般较重，可有昏迷。②进展性脑卒中：指局限性脑缺血逐渐进展，数天内呈阶梯式加重。③缓慢进展型脑卒中：在起病2周以后症状仍逐渐进展，常与全身或局部因素所致的脑灌流减少侧支循环代偿欠佳及血栓向心性逐渐扩展等有关。④可逆性缺血性神经功能缺失型脑卒中：患者症状体征持续超过24h，但在2～3周内完全恢复，不留后遗症。⑤大块梗死型脑卒中：由于较大动脉或广泛性脑梗死引起，往往伴有明显的脑水肿，颅内压增高，可发生出血性梗死。患者意识丧失，病情严重，常难与脑出血鉴别。⑥腔隙性梗死：是由直径为100～400pm的深穿支血管闭塞而产生的微梗死，而致脑部形成小的囊腔，一般腔隙的直径多在10mm以下。多发性的腔隙则称为腔隙状态。因其损害部位较小，临床症状比较单一，一般较轻，甚至无临床症状。脑部CT对本病的确诊有帮助。

（3）脑栓塞：指栓子经血液循环进入脑血管而致动脉阻塞引起的脑功能障碍。栓子来源主要为心源性的，如风湿性心脏病、细菌性心内膜炎、心心房颤动动等，所以患者常伴心衰、心律不齐等心脏症状。另外动脉粥样硬化的斑块、脓栓、脂肪栓、气栓、癌性栓子等均可致病。

其临床表现同脑血栓形成，但突然起病是其主要特征，在数秒或数分内症状发展到高峰，另外可见原发病的相应症状。

2. 急性一过性偏瘫　常见于短暂性脑缺血发作（TIA），是指某一区域脑组织因血液供应不足导致其功能发生短暂的障碍，表现为突然发作的局灶性症状和体征，大多持续数分钟至数小时，在24h内完全恢复，可反复发作。如累及的是颈内动脉系统，常见的症状为单瘫或不完全性偏瘫，感觉障碍多为感觉异常或减退，也可表现为失语、偏盲。椎基底动脉系统症状常为眩晕，视力、视野症状常为双侧性，可出现复视、共济失调、平衡障碍、口吃、吞咽困难等，也可出现交叉性的运动和感觉障碍。

3. 亚急性伴有发热症状　颅内感染的各类脑炎、脑脓肿都可累及一侧半球，出现偏瘫体征，常为几天时间的急性起病，有感染史或发热，有头痛、呕吐、意识障碍等全脑症状，由于病灶常较弥散，各类症状都可出现，如癫痫发作、感觉障碍、失语、颅神经麻痹、共济失调、精神症状等。脑脊液常表现为压力不同程度的增高、蛋白细胞增高，如为细菌性感染还有糖和氯化物的降低。CT 可协助诊断。

4. 逐渐加重的偏瘫　常见于颅内占位性病变，包括脑肿瘤、囊肿、肉芽肿、硬膜下或硬膜外血肿等占位性病，它们如累及了一侧半球的中央前回或其纤维，即可导致偏瘫，临床常有头痛、呕吐、头晕、视力障碍等颅内压高的症状，血肿常伴有外伤史，而炎性肉芽肿常有感染病史。头颅 CT 是确诊的依据。

二、交叉瘫

（一）临床表现

交叉瘫是由一侧脑干病变引起，既累及本侧该平面的颅神经运动核，又累及尚未交叉至对侧的皮质脊髓束及皮质延髓束，出现交叉性瘫，表现为病变平面的同侧下运动神经元颅神经瘫痪及对侧身体的上运动神经元瘫痪。如脑桥病变时，它累及同侧的面神经核及纤维形成同侧周围性面瘫，又引起对侧舌瘫及上下肢的上运动神经元瘫痪。

（二）症状鉴别

在延髓下段由于锥体交叉处的病变引起上下肢的交叉性瘫，均为上运动神经元瘫痪。它由于延髓下段一侧病变时损坏了交叉后支配上肢的纤维及未交叉的支配下肢的纤维，所以出现同侧上肢中枢性瘫和对侧下肢中枢性瘫。

（三）定位诊断

根据脑干不同颅神经的损害可判断脑干病变的位置，颅神经核、脑干内纤维及相邻结构的损害可构成许多综合征。

1. 中脑

（1）中脑腹侧部综合征（Weber 综合征）：位于大脑脚底的内侧，表现为同侧动眼神经麻痹和对侧中枢性面瘫、舌瘫和上下肢瘫。

（2）中脑背侧部综合征（Claude 综合征）：病变位于红核，表现为同侧动眼神经麻痹和对侧的肢体共济失调。

（3）中脑顶盖综合征（Parinaud 综合征）：病变位于四叠体，早期症状主要为两眼不能协同向上仰视或伴两眼会聚麻痹。

2. 脑桥

（1）脑桥外侧部综合征（Millard – Gubler 综合征）：病变位于脑桥的腹外侧部，表现为同侧的外展神经麻痹和周围性面瘫、对侧的中枢性舌瘫和上下肢体瘫痪。

（2）脑桥内部综合征（Foville 综合征）：病变位于一侧脑桥近中线处，表现为同侧外展神经麻痹和对侧上下肢中枢性瘫。

（3）脑桥背盖部综合征（Raymonod – Cestan 综合征）：病变位于脑桥背盖部的背侧部。邻近第四脑室底部，表现为同侧外展神经麻痹、周围性面瘫；病变稍高时出现同侧小脑性共济失调，还表现为对侧肢体本体感觉障碍，也可因损害内侧纵束而产生双眼水平协同运动麻痹。

3. 延髓

（1）延髓背外侧综合征（Wallenberg 综合征）：是延髓中最常见的一种综合征，病变位于延髓背外侧部。主要临床表现为眩晕、呕吐、眼球震颤、饮水呛咳、吞咽困难、声音嘶哑、同侧咽反射消失、同侧共济失调、交叉性感觉障碍及同侧霍纳征。

（2）延髓前部综合征：病变位于延髓前部橄榄体内侧，表现为同侧的周围性舌瘫和对侧上下肢的偏瘫。

（3）延髓后部综合征：病变位于延髓后部一侧近中线处，近第四脑室底部，此处为后组颅神经核所在区，可发生部分颅神经麻痹，病变扩展至脊丘束时，可伴对侧半身痛、温觉障碍。

（4）延髓半侧损害综合征（Babinski Nageotte 综合征）：为延髓半侧比较广泛的损害。表现为病灶对侧偏瘫与分离性偏身感觉障碍、血管运动障碍，病灶的同侧有面部感觉障碍，小脑性共济失调，霍纳征，软腭、咽及舌肌麻痹。

4. 脑干内外损害的鉴别

（1）由脑干内病变所引起的交叉性瘫，一般其颅神经与肢体瘫痪的发生先后及程度往往差别不远，而脑干外病变，颅神经损害症状往往发生早且较明显，对侧偏瘫往往发生较迟而程度较轻。

（2）脑干内病变的颅神经损害多呈核性损害症状，而脑干外病变呈核下性症状。

（3）脑干内病变常有脑干内结构损害表现，如内侧纵束损害引起的核间性眼肌麻痹，交感神经损害引起的霍纳征等。脑干外病变一般无此类症状。

（4）根据颅神经在脑干内外不同的组合来鉴别，比如第5、第7、第8颅神经核在脑干内分布比较散，不易同时受累，而在脑桥小脑角处却比较集中，可同时受损。

（四）定性诊断

1. 急性症状

（1）闭塞性脑血管病：以延髓多见，中脑的侧支循环较丰富，所以闭塞性血管病少见。小脑后下动脉血栓形成延髓背外侧综合征，为脑血栓形成的一个类型，多数系由椎动脉闭塞引起，部分由椎动脉和小脑后下动脉的合并闭塞所致，少数由小脑后下动脉的单独闭塞引起。其临床表现常为晨起时发现的眩晕、站立不稳、饮水呛咳及吞咽困难、声音嘶哑，检查可发现比较典型的延髓背外侧综合征的症状，临床常见。

（2）脑桥出血：脑干的出血以脑桥最多见，是脑出血的一个类型，常于动态下突然起病。轻症者早期检查时可发现单侧脑桥损害的特征，如出血侧的面和展神经麻痹及对侧肢体弛缓性偏瘫，头和双眼凝视瘫痪侧，出血量常在5ml以下，预后较好。重症脑桥出血多很快波及对侧，患者迅速进入昏迷，四肢瘫痪，大多呈弛缓性，少数呈去大脑强直，双侧病理征阳性，双侧瞳孔极度缩小呈"针尖样"，持续高热，明显呼吸障碍，病情迅速恶化，多数在24~48h内死亡。

（3）脑桥中央髓鞘溶解症：病变为脑桥基底部有一个大而对称的脱髓鞘病灶，而轴突、神经细胞和血管相对较完整。因主要损害锥体束，故临床表现为迅速进行的假性延髓麻痹及四肢弛缓性瘫痪，其病因不明，一般认为由乙醇中毒及营养不良所引起。

2. 亚急性症状　常见于脑干炎症即脑干炎，与大脑的炎症同时存在即称脑干脑炎。大多数起病较急，可有发热或上呼吸道感染等前驱症状。病变易侵犯脑干背侧位的旁正中区，发生动眼神经及外展神经麻痹，也可引起背外侧区的前庭核损害，腹外侧区的三叉神经感觉及运动核损害，以及面神经和迷走神经的运动核损害。常同时或相继损害 2 个或 2 个以上的颅神经核，病变常局限于一侧脑干或两侧均受损。颅神经损害常为脑干炎的主要表现，传导束也可受累，但较颅神经损害轻，其中以锥体束及前庭小脑束受损而发生偏瘫和共济失调较多见。本病常见于青壮年，起病为急性或亚急性，多个症状同时加重，达一定程度后开始好转，常在数周或数月内恢复，早期脑脊液可有白细胞和蛋白的轻度增加。

3. 慢性症状

（1）常见于脑干肿瘤：小儿多见，病情呈进行性发展，脑桥部位较多，其次为中脑及延髓。起病时可局限于一侧，常表现为单一的颅神经麻痹，因脑干肿瘤多呈浸润性生长的神经胶质细胞瘤，随着肿瘤生长更多的症状相继出现，它们提示了肿瘤生长的速度和方向。症状可累及双侧，而且可以侵犯脑干的任何部位，病情比较严重时常表现为双侧外展神经麻痹、侧视麻痹和双侧锥体束征。大部分病例无视盘水肿，少数至晚期才出现视盘水肿。CT 对确诊有帮助。

（2）神经系统变性病：较其他系统多见，以往曾将多种不明原因的神经系统慢性进等有关。其特点为起病及进展均缓慢，有好发年龄，常选择性地侵犯神经组织某一系统如运动神经元病，它只侵犯上、下运动神经元，而与之相邻的结构毫不受损。①运动神经元病：它的延髓麻痹型表现为第 9、第 10、第 12 颅神经受损，患者表现为言语障碍及吞咽困难，包括讲话不清、带鼻音或声音嘶哑、饮水呛咳不能进食。检查可见舌肌麻痹、萎缩及肌束颤动，软腭声带麻痹，咽反射迟钝或消失。延髓以上双侧锥体束病变时可出现假性延髓性麻痹，也可累及眼外肌与面肌。②延髓空洞症：为脊髓空洞症侵入脑干的病变引起，是一种慢性进行性的变性病，病因未明。延髓病变常损害疑核、舌下神经核及三叉神经脊束核，因此常有一侧或双侧的舌肌麻痹和萎缩，软腭、咽喉及声带麻痹。面部的感觉障碍常自近颈段的节段开始，而鼻尖及口唇部最后才受损。由于前庭核受损，常出现眼球震颤。

三、截瘫

（一）临床表现

从广义上看四肢瘫或两下肢瘫都叫截瘫，一般所谓截瘫多指两下肢瘫。截瘫按病变部位分为脑性截瘫、脊髓性截瘫、周围神经性截瘫。此处重点讨论脊髓性截瘫。脊髓横贯性损害时累及各传导束，表现为典型的截瘫，即损害平面以下双侧上运动神经元性瘫，肌张力增高，腱反射亢进，病理征阳性。如为急性损害可表现为"脊髓休克"。脊髓横贯性损害还表现为损害平面以下的各种感觉减退或丧失，伴以膀胱功能障碍为主的自主神经障碍。病损还会累及一段灰质，所以前角受损时表现为截瘫平面的上端有一段下运动神经元瘫痪的症状，表现为肌束颤动、肌肉萎缩和无力。慢性脊髓病变致痉挛性截瘫，除表现为上运动神经元性瘫外，还出现行走时两腿交叉，即剪刀步态。典型的脊髓半侧损害表现为一侧的肢体瘫痪。但临床上典型症状很少，多为双侧肢体受累，症状与截瘫类似，因为都是脊髓病，所以在此一起讨论。脊髓半侧损害也称脊髓半切征或称为布朗－塞卡（Brown－Seguard）综合征。它表现为病灶损害平面以下同侧肢体的上运动神经元瘫和深感觉障碍，对侧的痛、温觉障碍，在损害平面的上端同侧可有节段性的根性疼痛及感觉过敏带。不典型的病例虽为双侧症状，但常有两侧肢体受累的先后不同、受累的程度不同等特点，与脊髓横贯性损害有一定的区别。

（二）症状鉴别

1. **脑性截瘫** 由双侧大脑半球病变引起。旁中央小叶病变双侧旁中央小叶相距极近。容易同时受累，表现为双下肢远端的瘫痪、感觉障碍、排尿障碍，与脊髓截瘫相似，但其病变的上界一般不明显，尤其是感觉障碍无明确平面，再加伴有脑部的其他症状，如头痛、头晕等，可以鉴别。常见病因有大脑镰的肿瘤、大脑前动脉闭塞、上矢状窦血栓等。CT常可帮助明确诊断。

2. **周围神经性截瘫** 由双侧对称的脊神经损害引起。

（1）马尾病变：它为椎管内脊神经根的病变，症状也表现为两下肢瘫痪，但为下运动神经元性瘫，与圆锥病变相似，但它起病常从单侧下肢开始，有神经根的刺激性症状，如发作性的会阴部、股部或小腿部的疼痛，排便障碍常不明显。主要病因为椎管内的肿瘤、囊肿和脊蛛网膜粘连。

（2）周围神经病变：如吉兰-巴雷综合征、多神经炎、糖尿病性神经炎等，它们也可表现为两下肢或四肢弛缓型瘫，但无传导束型感觉障碍，而是末梢型或神经干型的感觉障碍，一般无排便障碍。

3. **肌肉疾病** 各种肌肉疾病常累及的是四肢，但多以下肢近端的肌肉为主，在疾病早期最被注重的往往是下肢无力，所以也类似截瘫，但不伴感觉障碍和自主神经障碍，应仔细检查鉴别。

（三）定位诊断

1. **脊髓各节段损害症状**

（1）高颈髓（颈$_{1\sim4}$）：出现损害平面以下各种感觉缺失，四肢呈上运动神经元性瘫痪，括约肌障碍，四肢和躯干多无汗。常伴有枕部疼痛及头部活动受限。颈$_{3\sim5}$节段受损，将出现膈肌瘫痪，腹式呼吸减弱或消失。此外，如三叉神经脊束核受损则出现同侧面部外侧痛、温觉障碍，如副神经核受累，可见同侧胸锁乳突肌及斜方肌无力和萎缩。病变如向上累及延髓及小脑时，可出现吞咽困难、饮水呛咳、共济失调、眼球震颤，甚至呼吸循环衰竭而死亡。

（2）颈膨大（颈$_5\sim$胸$_2$）：双上肢呈下运动神经元性瘫痪，双下肢呈上运动神经元性瘫痪，损害平面以下各种感觉缺失及括约肌障碍。可伴有双肩部及双上肢的神经根性疼痛。颈$_8$、胸$_1$受损时常出现霍纳征。上肢腱反射的改变有助于受损节段的定位。

（3）胸髓（胸$_{3\sim12}$）：胸$_{4\sim5}$水平是血供较差最易发病的部位。损害时，平面以下各种感觉缺失，双下肢呈上运动神经元性瘫痪，有括约肌障碍；受损节段常伴有束带感。

（4）腰膨大（腰$_1\sim$骶$_2$）：受损时出现双下肢下运动神经元性瘫痪，双下肢及会阴部各种感觉缺失，括约肌障碍；如损害平面在腰$_{2\sim4}$则膝反射往往消失；在腰$_3\sim$骶$_1$则跟腱反射消失；如骶$_{1\sim3}$受损则出现阳痿。

（5）脊髓圆锥（骶$_{3\sim5}$和尾节）：损害时出现会阴部及肛门周围感觉缺失，髓内病变可出现分离性感觉障碍，肛门反射消失和性功能障碍。脊髓圆锥为括约肌功能的副交感中枢，该处病变可出现充盈性尿失禁，还可出现阳痿。

2. **脊髓的横位定位**

（1）髓内病变：神经根刺激性症状相对少见，症状多为双侧。感觉障碍通常呈下行性进展，常出现分离性感觉障碍，受压节段支配的肌肉萎缩明显，括约肌功能障碍较早出现且程度严重。腰穿时椎管梗阻程度较轻，脑脊液蛋白含量增高不明显。

（2）髓外硬脊膜内病变：神经根刺激或压迫症状发生率高，可能在较长的时间内是唯一的症状。脊髓损害常自一侧开始，早期多表现为脊髓半侧损害症状。感觉障碍呈上行性进展，受压节段肌肉萎缩相对不明显，括约肌功能障碍出现较晚，椎管梗阻程度较重，脑脊液蛋白含量增高明显，一般病程进展较慢。

（3）硬脊膜外病变：可有神经根刺激征，但更多伴随局部脊膜刺激症状。脊髓损害的症状较晚发生，常出现在椎管已有明显或完全梗阻之后，感觉障碍亦呈上行发展，受压节段肌肉萎缩不明显，括约肌功能障碍出现较晚，脑脊液蛋白含量增高不显著。

（四）定性诊断

1. 急性起病

（1）脊髓炎性疾病

1）急性脊髓炎：是脊髓的非特异性炎症，以急性横贯性脊髓损害为特征。病前常有感染史，起病较急，于几小时至几天达高峰。病灶常位于胸段，表现为两下肢瘫，也可为颈段，出现四肢瘫并累及呼吸，也见于腰骶段。早期的截瘫常表现为脊髓休克状态，有明确的传导束型深浅感觉障碍，在损害平面有束带感。损害平面以下有自主神经损害症状，膀胱功能障碍较明显，早期常表现为尿潴留，随着脊髓休克的度过，逐渐形成尿失禁，椎管内一般无梗阻，蛋白和白细胞可以正常或轻度增高。经几个月时间大部分患者可基本痊愈，少部分会留有严重的后遗症。

2）急性硬膜外脓肿：由于其他部位的化脓性病灶通过血行而引起硬膜外脓肿。起病较急，伴高热和全身中毒症状，病灶相应部位的脊柱剧烈疼痛，且有明显压痛和叩击痛。神经系统早期症状常为剧烈的根性疼痛，继而出现截瘫。脑脊液蛋白含量增高，椎管梗阻明显。

3）急性化脓性脊髓炎：为脊髓化脓性炎症，容易形成脊髓脓肿。多继发于附近组织的化脓性感染、血源性感染和淋巴系统感染。病变多位于胸段，发病时先出现高热、寒战等全身感染中毒症状，继而出现脊髓的横贯性症状，早期为脊髓休克表现。脑脊液呈化脓样改变。

（2）脊髓前动脉闭塞：为急性起病，也可在数小时或数天内逐渐起病。其症状与急性脊髓炎类似，表现为截瘫，偶为单侧性，括约肌功能障碍，痛、温觉障碍常较轻。由于脊髓后索是脊髓后动脉血，所以深感觉保留，这种分离性感觉障碍是该病的特征。

（3）椎管内出血：根据出血的部位，椎管内出血可分为硬膜外、硬膜下、蛛网膜下隙及脊髓内出血。其原因为血管畸形、外伤、出血性疾病、抗凝血治疗的并发症等。硬膜外及硬膜下出血以外伤多见，临床表现为急、慢性的脊髓压迫症表现。脊髓蛛网膜下隙出血表现为突然的剧烈背痛，可有撕裂样神经根痛及暂时的轻瘫，脑脊液呈血性。脊髓内出血起病突然，发生剧烈的背痛，随之数分钟或数小时内出现病变水平以下的瘫痪、感觉丧失及大小便障碍，早期呈现脊髓休克，脑脊液呈血性。

2. 慢性起病

（1）脊髓压迫症：脊髓本身或周围组织的病变压迫脊髓所致脊髓横贯性损害者，称为脊髓压迫症。其临床表现的主要特点是进行性脊髓横贯性损害和椎管梗阻。引起脊髓压迫症的常见病因为脊椎病变，其中以脊柱结核最多见，其次是脊椎肿瘤，大多属转移性，其他为脊柱外伤，如脊椎骨折、脱位或椎间盘脱出；脊髓肿瘤系指椎管内的各种肿瘤。

（2）脊髓蛛网膜粘连：也称脊蛛网膜炎，因各种感染和理化刺激所引起。多为慢性病程，病变多累及脊髓数个节段或全长的蛛网膜。其囊肿型构成脊髓压迫症。粘连型累及神经根，出现下运动神经元瘫和多节段性感觉障碍。脑脊液常有梗阻现象和蛋白的明显增高，椎管造影可明确诊断。

（3）多发性硬化：是一个神经白质脱髓鞘性的自身免疫疾病，起病常在成年早期，具有一种迁延的、不规则的、有时是每况愈下的病程，常为缓解复发的病史。起病形式可急可缓，表现为多个神经部位的症状。视神经和脊髓联合病变在国内最常见，构成了视神经脊髓炎，临床表现为视力障碍，视神经萎缩和急性脊髓炎的表现。其诊断主要依据临床的多病灶和缓解复发的病史。

（4）运动神经元病：它是一组主要侵犯上、下两级运动神经元的慢性变性病，感觉系统不受侵犯。该病多于中年后起病，男多于女，主要临床表现为肌萎缩、肌力弱和锥体束征的不同组合而出现的不同的临床类型。肌萎缩性侧索硬化为最常见的一个类型，首发症状常在上肢远端，逐渐向近端发展，表现为上肢的肌肉萎缩和无力，但肌张力虽低，腱反射往往增高，并可引出霍夫曼征。在肌肉萎缩区可出现粗大的肌束颤动，患者自述为肉跳。双下肢常为上运动神经元损害征。可出现延髓麻痹。

（5）脊髓亚急性联合变性：它是由维生素 B_{12} 缺乏而引起的神经系统变性，主要病变在脊髓的后索、侧索，临床表现以深感觉缺失、感觉性共济失调及痉挛性截瘫为主，常伴有周围性感觉障碍。

（6）遗传性痉挛性截瘫：多呈常染色体显性遗传，大多在儿童期起病，主要表现为逐渐进展的下肢痉挛性瘫痪，呈剪刀步态，多数有弓形足，无感觉障碍。该疾病缓慢进展，晚期上肢和延髓也会受累。

3. 其他脊髓病

（1）放射性脊髓病：是由于应用放射线治疗恶性肿瘤时引起的脊髓病变，它常有一段潜伏期（1个月～6年），起病可急可缓，常先表现为肢体的疼痛和麻木，症状持续进展，则出现受累平面以下的痛、温觉障碍和截瘫，深感觉常无改变。受累的脊髓节段可有前角受累的症状，表现为肌肉萎缩、反射减弱、肌束震颤等。放射治疗后出现脊髓受累的症状体征，为该病诊断的主要依据。

（2）肝性脊髓病：指肝硬化患者继门腔静脉吻合、脾肾静脉吻合术后或自然吻合后出现的脊髓病。多见于30～50岁男性，首先表现为肝硬化的症状和体征，而后表现为反复发作的一过性意识障碍和精神症状（肝性脑病），最后出现脊髓受累。脊髓病变主要表现为锥体束障碍的症状和体征，即下肢出现不同程度的上运动神经元瘫痪。一般无感觉障碍和括约肌障碍。

（3）枕大孔区畸形：它为先天畸形病，常于成年起病，表现为双侧锥体束征、肢体感觉障碍、小脑性共济失调及后组颅神经症状。

四、四肢瘫

（一）临床表现

四肢瘫表现为两侧肢体的瘫，但两侧或上、下肢瘫痪程度可不一致。可由脑部的双侧病变、高颈髓的病变致四肢瘫，而多发性周围神经病和肌肉肌病也可致肢瘫，此处主要讨论后两类的四肢瘫。多发性周围神经病导致的瘫痪多为两侧对称，表现为下运动神经元损害、肌张力减低、腱反射减弱或消失和肌肉萎缩，尤其在慢性周围神经病变时肌萎缩特别明显。它常伴末梢型感觉障碍，表现为手套、袜子样的痛觉减退；还伴有自主神经损害，表现为皮肤、毛发和泌汗的障碍。肌肉疾病所累及的四肢瘫常以近端为主，往往伴有明显的躯干肌肉无力，如颈肌不能支撑头部。它也表现为肌张力的减低，也可因肌无力表现为腱反射减弱，肌肉可出现萎缩，也可表现为假性肥大。它不伴客观的感觉障碍和自主神经障碍，可以有肌肉压痛。

（二）症状鉴别

1. 双侧脑部病变　由双侧大脑半球或脑干病变引起，实际上是双侧偏瘫或双侧的交叉瘫，所以四肢都受累，表现为上运动神经元性瘫痪，但临床常表现为两侧病变起病先后不同，症状轻重不同，伴有假性延髓性麻痹症状，患者还常有意识障碍、精神障碍或痴呆等脑的症状。一般认为由各种脑部的血管病、炎症、变性病或肿瘤引起。

2. 颈髓病变　它可累及四肢，两侧症状常为对称。脊髓病变常有明确的感觉平面和以膀胱功能障碍为主的自主神经功能障碍，已在截瘫中论述，这是与其他部位病变造成四肢瘫痪的主要区别。

（三）定位诊断

1. 末梢型神经损伤　表现为四肢远端对称性的运动、感觉和自主神经障碍，以手套、袜子样的痛、温觉障碍为其特点，伴有深感觉障碍、下运动神经元性的瘫痪及皮肤、泌汗改变。

2. 脊神经根型　为两侧不对称性下运动神经元瘫痪，常伴有根性痛，拉塞克征阳性，感觉障碍呈节段型的或末梢型的，常伴自主神经障碍，大小便障碍较少。

3. 肌肉病变　表现为弛缓性瘫痪，腱反射常减弱，无病理反射，无感觉障碍和自主神经障碍。瘫痪常以四肢近端及躯干为主，可以有肌肉萎缩，假性肥大是肌营养不良的特征性表现。

（四）定性诊断

1. 急性起病

（1）急性感染性脱髓鞘性多发性神经根神经病（AIDP）：也称吉兰-巴雷综合征。它是由免疫异常引起的周围神经脱髓鞘性疾病。该病在青年和儿童多见，四季都可发生，以夏、秋两季较多。病前常有感染史，呈急性起病，1～2周内达高峰，其突出表现为四肢对称性下运动神经元性瘫痪，常由下肢开始，起病后可很快累及呼吸肌而危及生命。感觉障碍常较轻，以手套、袜子样的痛觉减退和神经根的刺激性症状为主。半数以上病例出现颅神经障碍，多为双侧，各颅神经均可受累，以面神经和舌咽迷走神经最多见，导致面瘫和吞咽障碍，自主神经可受累，出现多汗或少汗，皮肤营养障碍，偶有大小便障碍。它可影响心脏，引起心动过速。脑脊液有蛋白细胞分离现象。

（2）周期性瘫痪：也称为低钾性麻痹，它主要由于血清钾的降低而引起骨骼肌麻痹。本病呈反复发作，每次可持续几小时至几天，主要表现为四肢近端为主的瘫痪，一般不累及头面部肌肉，无感觉障碍，发作时血清钾的明显降低为本病特征。该病可由遗传引起，也可为甲亢、醛固酮增多症、肾小管酸中毒、利尿等引起。

2. 亚急性起病

（1）多发性神经炎：也称末梢神经炎。表现为肢体远端的运动、感觉和自主神经障碍。其病因很多，如感染、代谢、中毒、变态反应、肿瘤等均可引起。

（2）脊髓灰质炎：也称小儿麻痹它为脊髓前角细胞病毒感染所致的下运动神经元性瘫痪，有时表现为四肢瘫，但常为单瘫或不对称性的瘫痪。

3. 亚急性起病伴反复发作　重症肌无力，它是神经肌肉传递障碍的获得性自身免疫性疾病。其临床特征为横纹肌的病态疲劳，表现为晨轻晚重，劳累后加重，休息后减轻。眼外肌受累是最常见的一个类型，表现为单侧或双侧眼睑下垂、眼球活动障碍，咽肌、咀嚼肌也可受累，全身型表现为四肢无力，重症者可出现呼吸肌麻痹。临床诊断除典型表现外，可经疲劳试验或药物试验确诊。注射新斯的明或依酚氯铵症状可明显缓解，肌电图的衰减改变为客观指标。

4. 慢性起病

（1）脊髓性脊肌萎缩症：它为运动神经元病的一个类型，表现为肢体对称性的下运动神经元性瘫痪，有典型的肌束震颤为该病的特征。

（2）多发性肌炎：本病是以骨骼肌的间质性炎症和肌纤维的变性为特征的疾病。一部分伴有皮肤病变，即称为皮肌炎。本病可能与自身免疫有关，也可由肿瘤和结缔组织病引起。该病女性多见，起病隐袭，常伴有低热和关节痛。表现为以肢体近端和躯干肌肉瘫痪为主的症状，肌肉压痛明显，肌肉萎缩出现较晚。急性期可见血清肌酸磷酸激酶和免疫球蛋白增高，尿中肌蛋白出现，肌酸增加。肌电图和肌肉活检有助于诊断。

（3）肌营养不良症：是一组由遗传因素所致的肌肉变性病，表现为不同分布、程度和进行速度的骨骼肌无力和萎缩，也可涉及心肌。分多个型：①假肥大型（Duchenne 型），为儿童中最常见的一类肌病，属性连锁隐性遗传，均影响男孩，常于 3～4 岁起病，表现为缓慢进展的下肢无力，行走缓慢，不能奔跑，易绊倒，行走时呈"鸭步"。②肢带型，呈常染色体隐性遗传，各年龄均可发病，但以 10～30 岁多见，临床主要表现为骨盆带和肩胛带肌肉萎缩和无力，进展较慢，通常至中年时才出现运动的严重障碍。③面肩肱型，性别无差异，为成年人中最常见的肌营养不良症，通常在青春期起病，首先影响面部和肩胛带肌肉，呈现特殊的"肌病面容"。④眼肌型，表现为持续性、缓慢进展的眼外肌麻痹。

五、单瘫、多肢瘫

（一）临床表现

一个肢体的瘫痪称为单瘫。单瘫可由大脑皮质病变引起，也可由脊髓半侧损害所致，更多地为脊髓的前角、周围神经病所引起的下运动神经元性瘫痪。后者为此处重点讨论的内容。由于周围神经为混合性神经，所以常伴有相应区域的感觉障碍。多个不对称的肢体瘫痪称为多肢瘫，它常由几个单瘫的肢体组合而成。一般均为下运动神经元性瘫痪。

（二）症状鉴别

1. 皮质性单瘫　支配上、下肢及头面部的运动中枢在中央前回的皮质有个较广泛的区域，因此各种病变常累及其一段，表现为上运动神经元性单瘫，比如中央前回中段的病变表现为对侧上肢的运动障碍。其临床症状往往是以某一肢体为主的偏瘫，早期常有局灶性癫痫的症状，常伴瘫痪部位的感觉障碍，它的界限不明确，甚至累及整个半身。皮质性单瘫可由大脑半球的血管病、肿瘤、炎症、外伤等引起。

2. 脊髓半侧损害　胸段的脊髓半侧损害可出现同侧下肢的上运动神经元性损害，常伴同侧的深感觉障碍和对侧下肢的痛、温觉障碍，即布郎－塞卡征。临床症状一般不典型，常为不对称性的两下肢症状，其病因为脊髓的各种原因病变，可参阅截瘫内容。

3. 骨、关节病变　如肩周炎、髋关节结核、膝关节病变等，均可影响肢体的运动。但它们并不表现为肌肉的无力，而是由于疼痛、关节活动障碍所致的运动障碍，应给予鉴别。

（三）定位诊断

1. 脊髓前角　表现为下运动神经元性瘫痪，可累及单个肢体或多个肢体，慢性病变可出现肌束震颤，表现为肌肉中少数肌纤维的非节律性不自主收缩，患者感觉该处有肌肉跳动感。前角病变一般不伴根性痛，无感觉障碍。

2. 前根　呈节段性分布，偶有肌束颤动。前根损害的病因大多继发于脊髓被膜或脊椎骨质的病变，因此后根也常同时受损，出现根性疼痛或节段性感觉障碍。

3. 神经丛　神经丛是运动和感觉的混合神经，因此损害后瘫痪与相应的神经丛相关，常为单肢瘫，表现为肌张力低、腱反射减弱及肌肉萎缩，伴相同区域的感觉障碍。臂丛损害出现上肢的瘫痪，腰丛主要支配股肌和大腿肌群，而骶丛支配小腿肌群和臀部肌群。

4. 神经干　为混合神经，损伤后常表现为肌群的瘫痪，如桡神经支配腕伸肌群，损伤后出现腕关节下垂，同时伴有该神经支配的皮肤感觉障碍。神经干损伤多为外伤性，本身病变以神经炎为多。

（四）定性诊断

1. 急性起病

（1）脊髓灰质炎：为脊髓前角的病毒感染性疾病。患者多为儿童，故又称小儿麻痹。临床表现为早期出现一般感染症状，表现为发热、头痛等，经 1～3d 病毒侵入神经系统后再度出现感染症状和脊髓前角细胞受累症状。肢体呈弛缓性瘫，多发生在下肢；在一侧时，各肌组受累的程度不一致；双侧时，可能不对称。若累及三肢、四肢，程度也不完全一致，感觉和排便正常。早期脑脊液表现为蛋白细胞的轻度增高。

（2）臂丛神经麻痹：外伤是其主要病因，炎症也可累及，表现为肩关节下垂、上臂呈内收内旋、前臂伸而旋前的姿势，伴上肢桡侧皮肤感觉减退。

（3）周围神经麻痹：指上、下肢单发的周围神经瘫痪，最常见的原因是外伤和血液循环障碍，有的原因不明。表现为与该神经相关的肌群瘫痪和斑片样的感觉障碍。其神经的定位可根据损伤的肌群与神经的关系及皮肤感觉障碍区与神经的关系判断为某神经的损伤。

2. 亚急性或慢性起病

（1）脊柱疾病颈椎病：腰椎间盘突出、脊柱裂和脊椎骨质增生、脊柱的肿瘤与结核均可压迫神经根，出现单个肢体瘫痪。

（2）前斜角肌和颈肋综合征：也称胸出口综合征，由臂丛下干和锁骨下动脉被前或中斜角肌、颈肋等压迫所致的症状，主要表现为由肩胛向下放射到手的尺侧和上肢的疼痛，手肌萎缩。也因锁骨下动脉和静脉的压迫出现脉搏的改变、远端发绀、水肿、苍白、静脉怒张等症状。

（3）其他椎管内病变：①脊髓蛛网膜炎：也称脊髓蛛网膜粘连，可累及神经根造成根性的瘫痪节段感觉障碍。②脊髓空洞症：最常累及的是后角，造成节段性感觉障碍，也可累及前角细胞，出现下运动神经元瘫痪。

（4）运动神经元病：常为四肢瘫，但其早期也可为单肢开始，表现为单瘫的症状。

瘫痪的治疗主要靠病因治疗和自然恢复，另外可加康复治疗促进恢复。

（沈瑞乐）

第六节 共济失调

一、概念

因小脑、本体感觉和前庭功能障碍引起的运动不协调和笨拙称共济失调。

特点：患者肌力正常，但四肢、躯干及咽喉肌运动不协调，引起姿势、步态和语言障碍。

共济运动：依靠小脑、深感觉、前庭和锥体外系统的参与完成。损害小脑、深感觉、前庭和锥体外系可出现共济失调。

小脑主要参与完成精巧动作。当大脑皮质每发出一次随意运动的指令时，小脑同时发出制动性冲动，协调大脑完成准确的运动或动作。临床上共济失调分为小脑性、深感觉性、大脑性和前庭性。

二、共济失调的分类和表现

（一）小脑性共济失调

1. 小脑的发生、结构联系及功能定位　小脑是皮质下重要的运动调节中枢。与大脑皮质、前庭、脊髓联系密切，古小脑（绒球小结→前庭神经核→前庭小脑）维持躯体平衡及眼球运动；旧小脑（蚓部→脊髓→脊髓小脑）维持躯体平衡；新小脑（半球→大脑皮质→皮质小脑）维持肢体协调运动。小脑不能直接产生运动性冲动，起到调节下行运动系统的作用。

2. 小脑性共济失调　随意运动的不规则（协调运动障碍）如速度、节律、幅度和力量，伴有肌张力减低、言语障碍及眼球运动障碍。

3. 临床表现

（1）姿势和步态的异常：①躯干性共济失调（姿势性共济失调）：小脑蚓部病变。即站立不稳、步态蹒跚、两足远离叉开、左右摇晃不定，并举起上肢以维持平衡。②病位：损害上蚓部易向前倾倒，损害下蚓部易向后倾倒，损害小脑半球时行走向患侧倾斜。严重躯干共济失调者难以坐稳。

（2）协调运动障碍：①临床特征：随意运动的协调性障碍，上肢较下肢重，远端比近端重，完成精细动作较粗大动作困难。在动作的初始和终止时明显表现出运动的速度、节律、幅度和力量不平稳。②辨距不良：两点间的距离辨别不清。③意向性震颤：手或手指运动指向目标时震颤明显。④协同不能：不能协调地完成复杂的精细动作。⑤轮替运动：异常。⑥书写障碍：笔画不匀，字愈写愈大。以上运动异常组成典型的小脑笨拙综合征。

（3）言语障碍：①临床特征：因发音器官的唇、舌、喉肌共济失调所致。②吟诗样语言：说话缓慢，含糊不清，声音断续、顿挫。③爆发性语言：声音呈爆发性。

（4）眼运动障碍：①临床特征：眼球运动肌的共济运动失调引起粗大的共济失调性眼球震颤。损害与前庭的联系时，可产生双眼来回摆动。②下跳性眼震：偶见。③反弹性眼震：偶见。

（5）肌张力减低：①临床特征：不能维持姿势或体位，较小的力量可使肢体移动，运动幅度增大，行走时上肢摆动的幅度增大，腱反射呈钟摆样。②常见疾病：急性小脑病变。③回弹现象：患者前臂在抵抗外力收缩时，如果外力突然撤去，患者前臂不能立即放松，出现不能控制的打击动作。

（二）大脑性共济失调

额桥束和颞枕桥束联系大脑的额、颞、枕叶和小脑半球，损害时出现共济失调，但大脑性共济失调不如小脑性共济失调症状明显，较少出现眼球震颤。

1. 额叶性共济失调

（1）病变部位：额叶或额桥小脑束。

（2）临床表现：同小脑性共济失调，如步态不稳、向后或向一侧倾倒、体位性平衡障碍；对侧肢体共济失调，腱反射亢进、肌张力增高、病理反射阳性，或额叶损害的精神症状、强握反射和强直性跖反射等。

2. 顶叶性共济失调

（1）病变部位：顶叶。

（2）临床表现：对侧患肢共济失调，闭眼时症状明显，深感觉障碍呈一过性或不严重；损害两侧旁中央小叶后部时双下肢感觉性共济失调及大小便障碍。

3. 颞叶性共济失调　较轻，早期不易发现，可一过性平衡障碍。

（三）感觉性共济失调

1. 临床特征　脊髓后索损害引起深感觉障碍，不能辨别肢体的位置及运动方向，重要的反射冲动丧失。

2. 临床表现

（1）站立不稳。

（2）迈步不知远近，落脚不知深浅。常目视地面，黑暗处步行更加不稳。

（3）特点：通过视觉辅助症状可减轻，睁眼时共济失调不明显，闭眼时明显。闭目难立征阳性，当闭眼时身体立即向前后左右各方向摇晃，幅度较大，甚至倾倒；检查音叉震动觉及关节位置觉缺失。

（四）前庭性共济失调

1. 病变部位　损害前庭引起身体空间定向功能丧失所致。

2. 临床表现

（1）平衡障碍为主，当站立或步行时躯体易向病侧倾斜，摇晃不稳，沿直线行走时更为明显，头位改变则加重症状。

（2）四肢共济运动：多正常。

（3）特点：眩晕、呕吐、眼球震颤明显，双上肢自发性指误。

（4）前庭功能检查：内耳变温（冷热水）试验或旋转试验反应减退或消失。

（5）病变越接近内耳迷路，共济失调症状越明显。

（沈瑞乐）

第七节　不自主运动

一、概念

意识清醒的状态下，出现不能自行控制的骨骼肌异常运动称不自主运动。睡眠时停止，情绪激动时增强。

二、病变部位

在锥体外系。锥体系以外与协调运动相关的结构和下行通路，包括基底节、小脑及脑干中诸多核团均为锥体外系。

三、解剖与生理

（一）联系环路

基底节调节运动功能的主要结构基础是纹状体与运动皮质之间的联系环路。包括：

（1）皮质→新纹状体→苍白球（内）→丘脑→皮质回路。

（2）皮质→新纹状体→苍白球（内）→丘脑底核→苍白球（内）→丘脑→皮质回路。

（3）皮质→新纹状体→黑质→丘脑→皮质回路。

（二）神经递质

各种神经递质如谷氨酸、多巴胺和 γ-氨基丁酸等实现其间的联系与功能平衡。

四、临床症状

（一）静止性震颤

1. 概念　指静止时主动肌与拮抗肌交替收缩引起的节律性颤动，多见于帕金森病。

2. 颤动频率　4~6 次/s。

3. 特征性体征　静止时出现，紧张时加重，随意运动时减轻，睡眠时消失，手指震颤如搓丸状；部位：手指、四肢、下颌、唇、颈部等。

（二）肌强直

或称强直性肌张力增高。帕金森患者的伸肌和屈肌张力均增高，出现铅管样强直，即向各方向被动运动遇到的阻力相同；齿轮样强直震颤时，被动运动遇到的阻力断续相间。

（三）舞蹈症

1. 概念　肢体及头面部迅速、无节律、不规则、粗大的不能随意控制的动作称为舞蹈症。

2. 临床表现 转颈、耸肩、挤牛奶样抓握（手指间断性屈伸）、摆手和伸臂等舞蹈样动作。可有扮鬼脸动作，上肢较重；肢体张力低，步态不稳且不规则。重者舞蹈样步态即从一侧向另一侧快速粗大的跳动。

3. 加重或缓解因素 随意运动或情绪激动时加重，安静时减轻，睡眠时消失。

4. 常见疾病 小舞蹈病、Huntington 舞蹈病、药物诱发的舞蹈症如神经安定剂（酚噻嗪类、氟哌啶醇）。偏侧舞蹈症是局限于身体一侧的舞蹈症，脑卒中、肿瘤等常见。

（四）手足徐动症

1. 概念 指肢体远端游走性的肌张力增高或减低的手足徐动动作。

2. 临床表现 手足缓慢如蚯蚓爬行的扭转样蠕动，手指缓慢逐个相继屈曲；伴有肢体远端过度伸张如腕过屈、手指过伸，奇怪的姿势和动作；可伴有异常舌运动的怪相、发音不清等。

3. 常见疾病 神经系统变性疾病最常见，如 Huntington 舞蹈病、Wilson 病、苍白球 – 黑质色素变性（Hallervorden – Spatz）病等，慢性中毒如酚噻嗪类、氟哌啶醇及肝性脑病等；偏侧手足徐动症多见于脑卒中疾病。

（五）偏身投掷运动

1. 临床特征 粗大的无规律的跨越和投掷样运动。

2. 病变部位 对侧丘脑底核及与其联系的苍白球外侧部急性损害，如梗死或小量出血。

（六）肌张力障碍

1. 概念 由于异常肌收缩引起缓慢扭转样不自主运动或姿势异常。

2. 常见疾病 Huntington 舞蹈病、Wilson 病、帕金森综合征、苍白球 – 黑质色素变性（Hallervorden – Spatz）病、酚噻嗪等药物中毒。

（七）扭转痉挛又称扭转性肌张力障碍

1. 概念 因身体同时收缩某一部位主动肌和拮抗肌，产生姿势固定，特点为躯干和肢体近端扭曲。

2. 临床表现 手过伸或过屈、头侧屈或后伸、足内翻、躯干屈曲扭转、眼睛紧闭及固定的怪异表情，依靠支撑站立和行走。

3. 常见疾病 原发性遗传性疾病如早期 Huntington 舞蹈病、Wilson 病、Hallervorden – Spatz 病等，或继发于产伤、脑炎、核黄疸等。

（八）遗传性变形性肌张力障碍

少见的最严重的一种类型。

（九）痉挛性斜颈

或称局限性肌张力障碍，是扭转性肌张力障碍变异型。由于颈部肌肉痉挛性收缩，头部不自主的缓慢转动和弯曲。

（十）抽动秽语综合征

1. 发病年龄 儿童多见。

2. 临床表现 初起多以面部肌肉突发性快速无目的重复性抽动，逐渐耸肩、扭颈等。

伴有不自主发声（发音肌抽搐），或伴有秽语，频繁者一日十几次至数百次抽动，症状的程度呈波动性变化。

（沈瑞乐）

第八节　认知障碍

认知（cognition）是理解和认识的技能，是作出判断和决定的能力，它包括记忆力、定向力、创造力、计划和组织能力、解决问题的能力、灵活性和抽象思维能力。脑的损害可出现认知功能的障碍（认知和知觉功能的障碍）。认知障碍（cognitive disturbance）的内容非常广泛。本节仅介绍轻度认知损害（mild cognitive impairment，MCI）、血管性认知损害（vascular cognitive impairment，VCI）和痴呆（dementia）。

一、轻度认知损害

轻度认知损害是 1982 年 Reisberg 等在编制认知功能障碍分级量表即总体衰退量表（global deterioration scale，CDS）时首次使用的，他们将认知功能和社会职业功能有轻度损害，但日常生活无明显影响的老年人归为 MCI。也可认为 MCI 是正常衰老与痴呆间之间的过渡状态。

针对老年人痴呆前状态的认知障碍，曾经有很多术语，如年龄相关记忆损害（age associated memory impairment，AAMI）、年龄相关记忆减退（age related memory decline，ARMD）、年龄相关认知减退（age related cognitive decline，ARCD）、良性老年遗忘（benign senescent forgetfulness，BSF）、非痴呆认知损害（cognitive impairment no dementia，CIND）、轻度认知障碍（mild cognitive disorder，MCD）、轻度神经认知障碍（mild neurocognitive disorder，MND）、可疑痴呆（questionable dementia，QD）、亚临床认知损害（subclinical cognitive impairment，SCD）等。10 余年来，基本统一为 MCI。

（一）诊断

Petersen 等（1999）首先提出 MCI 临床诊断标准，包括："有记忆减退的主诉，有记忆减退的客观证据，总体认知功能未受影响，日常活动能力正常和非痴呆"5 个方面。其作为遗忘型 MCI 的诊断标准，目前仍然得到广泛应用。Petersen 于 2004 年对 MCI 诊断标准作了修订并进一步提出 MCI 可以区分为四个亚型。同年 MCI 国际工作组提出了 MCI 广义诊断标准及诊断流程，诊断标准包括：①认知功能障碍，但未达到痴呆的诊断标准（不符合 DSM－Ⅳ和 ICD－10 的痴呆诊断标准）；②认知功能衰退：患者和（或）知情人报告且客观检查证实存在认知损害，和（或）间隔一段时间检查发现有认知功能减退的证据；③基本日常生活能力保持正常，复杂的工具性能力可有轻微受损。该标准不再强调记忆损害作为 MCI 的诊断必备条件，并提出复杂工具性能力在 MCI 患者的变化。值得注意的是它提到了随访的重要性。欧洲阿尔茨海默病协会（EADC）MCI 工作小组确立的 MCI 概念及诊断程序与上述标准相似。

最近的研究认为 AD 诊断可以划分为三个阶段，第一阶段是"临床前 AD（preclinical AD）"，患者已经有生物学指标改变，是最早期的信号，在这个阶段，还没有临床诊断标准；第二阶段是"AD 型 MCI 或预期发展为 AD 的 MCI（MCI due to AD）"，患者的记忆和思

维能力的轻度改变，能够被观察到，被评估，但是，日常生活和功能没有损害；第三阶段是
"AD 型痴呆（Dementia due to AD）"，患者的记忆、思维和行为症状已经损害患者的日常生
活和功能。

2011 年出版的美国国立衰老与阿尔茨海默病协会推荐的 MCI 诊断标准，将 MCI 诊断标
准区分为核心临床标准（core clinical criteria）和临床研究用标准（clinical research criteria），
后者结合了生物学指标，仅用于发病机制和药物临床试验的研究中。由于生物学指标及其正
常值不是每个单位都容易获得，临床研究用标准还不能推广普及。

临床研究用 MCI 标准将 MCI 试用性地区分为 3 种类型：

1. 很可能 MCI 符合 MCI 核心临床标准，同时，分子生物学指标和神经损伤指标均呈
阳性，该患者发展为 AD 有"最高的可能性"，因此，这部分患者称为"很可能 AD 型 MCI"
诊断。

2. 有可能 MCI 符合 MCI 核心临床标准，反映 Aβ 沉积的指标阳性而未检测神经损伤，
或者相反，神经损伤指标阳性而反映 Aβ 沉积的指标未检测。由于生物学指标检测不全，随
着时间推移发展为 AD 的可能性是中等的，因此这部分患者被称为"有可能 MCI"。

3. 不发展为 AD 的 MCI 反映 Aβ 沉积和神经损伤的指标均为阴性，未来发展为 AD 的
可能性最低，但是，这种 MCI 患者仍然有患 AD 的可能性，其病因值得进一步研究。

（二）检查与随访

MCI 的核心问题是能否衍变为老年痴呆，因此临床检查与各种辅助检查均十分必要。

1. 认知检查 在神经心理检查中，情景记忆的延迟记忆（而不是即刻记忆或长时记忆）
损害是最具 AD 预测价值的指标，是 AD 前驱期核心症状。目前用来评估情景记忆的常用方
法有：听觉词语学习测验（auditory verbal learning test，AVLT）、逻辑记忆测验（logical
memory，LM）、Rey - Osterrieth 复杂图形测验（complex figure test，CFT）、词语配对联想学
习测验、韦氏记忆测验修订版（Wechsler Memory Scale Revised，WMS - R，1987）、Alzhei-
mer 病联合登记组织（Consortium to Establish a Registry for Alzheimer Disease，CERAD）采用
CERAD 的 10 词语回忆分测验（CERAD - CWL，要求对 10 个词语进行长时延迟回忆）
（Shankle，2005）。根据这些量表的检查结果，各国和各作者报道的 MCI 发生率和转化率均
有不同。例如，60 岁以上的 MCI 发生率为 5.3% ~24.3%，年转化为老年痴呆的发生率为
3.0% ~15.3%。

2. 神经影像学检查

（1）皮层厚度测量以精确反映全脑皮层厚度的变化：随着 MCI 向 AD 的进展，脑皮层
厚度越来越薄，在颞叶区的变化最为显著，健康老年人 > MCI > AD 患者。使用皮层厚度测
量方法获得的皮层萎缩的定量指数为 AD 的诊治提供了重要的衡量指标。研究显示，与年龄
相关的灰质丢失主要发生在前额叶、颞叶中部和纹状体皮层等。横向和纵向像素形态分析方
法（voxel based morphometry，VBM）显示正常衰老过程中，额叶和顶叶灰质的年丢失率分别
为 0.38% 和 0.55%，颞叶和枕叶灰质的年丢失率分别为 0.31% 和 0.09%。Chetelat 等报告，
MCI 患者全脑灰质年丢失率为 0 ~4%，处于正常老年（<1%）和 AD 患者（5.3 ±2.3%）
之间。Karas 等应用 VBM 对 MCI 患者进行随访，发现 3 年后有 46% 的患者发展为 AD，颞中
叶萎缩是转化为 AD 患者的特点，左侧颞叶及左侧顶叶皮层萎缩是预测转化的独立因素。在
MCI 阶段若出现扣带后回、海马体尾部、颞顶叶、楔前叶等部位皮层萎缩，提示该 MCI 患

者易转化为 AD。因此，应用 VBM 可以早期预测哪些 MCI 患者能向 AD 转化，早期进行干预，从而能抑制 AD 的发生。

（2）功能性磁共振成像（fMRI）：与正常相比，MCI 患者完成任务时主要激活了海马、后扣带回、后侧颞顶区域等，这与 AD 的典型病理改变一致。但与 fMRI 不一致。类似的结果也在 AD 高危基因 ApoEε4 携带者中发现。因此，海马及其他与 AD 发病相关的脑区激活模式的改变，可能是预测老年人认知状态连续变化的指标。

（3）磁共振波谱（MRS）：MRS 可对活体组织进行准确、无创的检查，可用于研究脑的生化及代谢方面变化，从而提高 MCI 病理生理的认识。AD 及 MCI 中代谢的主要评价对象是 N－乙酰天冬氨酸（NAA）、肌醇（MI）、胆碱类化合物和肌酸。一般认为，灰质 NAA 水平反映了神经元缺失和代谢状态的改变，白质内 NAA 浓度减低反映轴索损伤。NAA 浓度改变也可用于反映不同疾病状态下神经元数量的变化，在神经元受损伤的疾病均可出现 NAA 浓度的降低。因此，NAA 下降在 MCI 的诊断中有重要的价值。MI 主要存于神经胶质细胞中，是维持神经胶质细胞渗透压的物质，并被认为是神经胶质细胞的标志。大多数研究发现 MCI 患者的大脑半球脑组织存在广泛的 NAA 含量减少，MI 含量增加，与正常老年组相比差异具有统计学意义。

（4）扩散张量成像（DTD）：能够用三维空间描述组织的各向异性特点，精确地显示白质纤维走行方向、纤维束的密度以及髓鞘的厚度。在认知病变的早期，DTI 有望为临床早期发现病灶以及病程监测和疗效评估等提供新的依据。在正常脑老化者，DTI 的异常出现于额叶特别是额叶白质、扣带前回和胼胝体膝部，而对于 AD 患者，DTI 的异常则集中表现在海马旁回、颞叶白质、胼胝体压部和扣带后回等后部区域，MCI 的 DTI 异常表现与 AD 的类似，均在后部区域显示异常信号。

（5）单光子发射计算机体层摄影（SPECT）：有研究显示，顶叶、后扣带回低灌注是MCI 进展为 AD 的危险因素，并认为进展型轻度认知功能损害（PMCI）与稳定型轻度认知功能损害（SMCD 在 SPECT 显像中存在不同的灌注缺损模式，这一发现可能有助于 AD 的早期诊断）。

（6）正电子发射体层摄影（PET）：PET 是一种借助于扫描放射性示踪剂在人体内的活动，获取细胞活动或代谢的信息，并用以成像的核医学手段。应用分子影像技术，以 β 淀粉样蛋白标记观察 AD 和 MCI 的变化是近年的热点。

3. 事件相关电位（ERP）　ERP 指人注意到某客体并对其进行高级认知加工（如思维、情感、记忆、判断）时记录下来的认知脑电位。研究表明，MCI 和正常老年人听觉 ERP，包括刺激前准备电位（RP）、刺激后诱发电位（P50、N100、P200、N200 和 P300）和反应时间，对刺激反应的准确程度相当，尽管 MCI 组反应时间有增加趋势，但两者差异无统计学意义；MCI 组 P50、P300 潜伏期都比对照组明显延长，P50 的波幅也增加，表明 MCI 老年人部分脑诱发电位（RP、N100、N200 和 P200）有健康老年人的特点，其他改变（P300 潜伏期延长，反应时间变慢）则类似于 AD 患者。

4. 生物学指标检测　MCI 的血液学检查的目的是识别可逆性病因，一般认为痴呆病因中 8% 部分可逆，3% 完全可逆。生物学指标检测包括脑脊液 Tau、Aβ、Aβ 前体蛋白和胆碱乙酰转移酶活性等。

综上各种用于 MCI 的检查方法，各有优缺点和实用价值，现比较如表4-3。

表4-3　各种 MCI 检查方法的优点和缺点

类别	指标	优点	缺点
认知测验	情景记忆如词语延迟回忆、故事延迟回忆、联想学习；语义记忆如语义流畅性、名人面孔识别；执行功能如心理加工速度	易接受、易获得	临床前患者不够敏感
结构影像学	MRI 容积测量；颞叶内侧视觉评估量表；脑萎缩程度；弥散加权 MRI	易接受、较高敏感性	特异性偏低
功能影像学	SPECT 扣带回和左额叶区血流量、PET 颞顶叶区葡萄糖代谢、fMRI、功能网络分析	易接受、较高敏感性	特异性偏低
分子影像学	PIB-PET 等	敏感性和特异性高	费用高，设备依赖
电生理学检查	EEG 反映的 θ、α、β 活动，事件相关电位	易接受、易获得	敏感性和特异性偏低
CSF	Aβ 与 tau 蛋白检测	敏感性和特异性高	创伤性，接受差

（三）治疗

MCI 的治疗分为药物治疗和非药物治疗。增加 MCI 患者的脑力劳动和体力活动，均能够有效地降低患 AD 的危险性。俄勒冈州老年病研究所一项 5 年随访研究发现，不管是智能训练还是加强体能训练，MCI 患者进展为痴呆的危险性均下降。所以，临床治疗与家庭康复都应将两者有机结合。

有大量的临床试验研究是将一些用于治疗 AD 的药物也用于 MCI 治疗。这些药物包括乙酰胆碱酯酶抑制剂（AChEI）、抗谷氨酸能药物、益智药、抗氧化剂、抗炎药物、中医治疗和理疗等。荟萃分析 AChEI 治疗 MCI 的 4 项经典研究，发现药物治疗组的转化率为 15.4%，安慰剂对照的转化率为 20.4%，两组之间有显著差异。常用的药物有石杉碱甲、银杏叶片、多奈哌齐（安理申）、卡巴拉汀、加兰他敏等。

二、血管性认知损害

由血管因素导致或与之伴随的认知功能损害被称为血管性认知功能损害（vascular cognitive impairment，VCI）。VCI 可单独发生或与 AD 伴发。而且，脑血管病理与 AD 病理间似乎存在很强的相互作用，同时有两种病理改变的患者的认知功能损害比只有一种病理改变者更明显。因为大部分血管性危险因素是可以干预的，所以 VCI 和伴有血管因素的 AD 是可以预防，或者可延迟、缓解其发展的。早期有关脑血管疾病相关认知功能损害的诊断与治疗只聚焦于痴呆即血管性痴呆（VaD）这种严重的认知功能损害，近年来，那些表现为非痴呆的 VCI 患者得到重视，并被认为是临床试验的最佳对象。

（一）分类

VCI 分类的意见尚不统一，现就本病的严重度、病因和具体疾病进行归类。详见表4-4。

表4-4 VCI的分类

严重度分类	病因学分类	疾病
VCI-R（VCI危险人群）	心血管	冠状动脉旁路移植术、心脏骤停、急性心肌梗死
	脑血管	一过性缺血发作（TIA）、慢性偏头痛
	全身性	高血压或严重低血压、糖尿病、低血氧-低灌注性（如血容量不足、失血性休克）、肥胖症
	精神性	血管性抑郁
VCI-ND（非痴呆血管性认知损害）	大血管缺血性	皮质性脑梗死、多发性脑梗死、关键部位梗死等
	小血管缺血性	Bingswanger病，伴有皮质下梗死和白质脑病的常染色体显性遗传脑动脉病（CADASIL）、腔隙性脑梗死等
VCI-D（血管性痴呆）	出血性	脑出血、蛛网膜下腔出血、脑淀粉样血管病、慢性硬膜下血肿等
	脑静脉血管病性	脑静脉窦血栓形成、脑动静脉畸形等
	血管炎	变态反应性血管炎、感染性血管炎（如结核性、梅毒性血管炎）
VCI-M（混合性痴呆）	退行性痴呆+血管性因素	AD+血管性因素、FTLD+血管性因素、LBD+血管性因素、PDD+血管性因素、其他退行性痴呆（MSA、PSP、CBD、海马硬化）+血管性因素
	血管性痴呆+退行性因素	血管性痴呆+退行性因素

（二）临床及实验室评估

VCI 涵盖了范围很广的认知功能损害，从非痴呆的相对较轻的 VCI（又称为 VCI-ND）到较为严重的血管性痴呆，或者是脑血管疾病与阿尔茨海默病等其他痴呆疾病的混合。VCI 的认知功能缺陷涉及认知领域的各个方面，但或许"执行"功能的缺陷更为突出，表现为信息处理缓慢、不同工作转换能力的受损以及掌握和应用信息能力（例如工作记忆）的缺陷。因此神经心理学评估既需要对广泛形式的认知能力敏感，又要特别适合对执行功能的评估。限时的执行功能测查尤其适用于评估 VCI 的认知功能损害，因为患者的信息处理缓慢突出。

2006 年美国国立神经疾病和卒中研究所与加拿大卒中网（NINDS-CSN）提出的 60min 检查方案可以用于不同认知领域的研究，其内容涉及 4 个方面：执行/活动、语言、视空间和记忆，以及神经行为学改变的测定和情绪测定。实用的 60min 检查方案包括 MMSE、Hopkins 词汇学习测验（修订版）、Rev-Osterrieth 复杂图形、波士顿命名测验、字母流畅性、动物流畅性、WAIS-Ⅲ数字符号编码、连线测验、简单反应和选择反应时间、认知功能衰退老人的知情者问卷简式、神经精神科问卷（NPI）、流行病学研究中心抑郁量表（CESD）。

VCI 的神经影像学表现与 AD 不同，没有统一的 VCI 特有的放射学特征。

VCI 结构影像特点为有脑血管疾病病变表现，多位于额叶皮质、顶叶皮质、角回、枕叶、海马、基底节区、丘脑，单个或多个大小不等的缺血性病灶。明显的白质低密度影伴局灶性梗死也较为常见。VCI 功能的影像学改变很大程度与脑血管病病理基础相关。故病变部位不固定，病变形式多样。常显示脑内单一或多发的局限性异常信号影，也可为全脑病变。

脑脊液（CSF）中的候选标志物包括：①血清清蛋白比率，反映颅内小血管血脑屏障的破坏程度；②硫酸脑苷脂，反映白质的脱髓鞘；③神经微丝，反映轴突变性；④基质金属蛋白酶（MMPs），反映脑血管病相关的细胞外基质变化。虽然这些标志对 VCI 诊断的特异性不高，但单独或联合运用能增加诊断的肯定性。此外，VCI 患者的 CSF 中没有 Tau 蛋白和磷酸化的 Tau 蛋白的升高，而可与 AD 患者相区别。

（三）预防与治疗

脑血管病的危险因素和脑血管病本身都是 VCI 的主要病因。因此，通过控制脑血管病的危险因素（例如高血压、糖尿病、高脂血症等），减少脑血管病的发生，是 VCI 一级预防的根本途径。二级预防是对于已经出现卒中或 VCI 的患者，进行血管危险因素的干预以防止再次出现卒中从而预防 VCI 的发生或减缓 VCI 的进展。

VCI 的治疗在于加强训练和自我调节。鉴于 VCI 有血管性痴呆之发展趋势，和血管性痴呆的发病机制亦与乙酰胆碱通路的损坏有关的理论，国际上亦有人应用抗胆碱酯酶药物和 NMDA 受体拮抗剂（美金刚）等治疗，但结果很不一致。目前广为接受的治疗措施为：①口服尼莫地平 30~60mg，每日 3 次；②奥拉西坦，400~800mg，每日 2~3 次。此外，己酮可可碱、石杉碱甲等均可应用。有抑郁症状者服用抗抑郁药物。

三、痴呆

痴呆（dementia）是一种综合征，代表在意识清醒状态下的持续性全面的智能，包括记忆、语言、视空、人格异常、认知能力的降低，常伴行为和感知异常，表现为判断力、分析能力、综合能力和解决问题的全面衰退和社会交往、日常生活能力减退和不能。

痴呆的发病率随人口的老龄化而逐步增高，在整个人群中，痴呆的发病率为 4%~5%。我国资料提示，55 岁以上患病率为 2.67%~4.6%。65 岁以上为 4.3%~7.3%。80 岁以上的老年人中痴呆的患病率高达 20%~25%。95 岁以上的人群中几乎 50% 为痴呆，因此早期认识，诊断和治疗痴呆，开展积极的防治十分重要。

（一）分类

痴呆是复杂的临床综合征，分类方法很多，现就病变部位、病因及可治性进行分类。

1. 按引起痴呆的部位分类

（1）皮质性痴呆：包括：①阿尔茨海默病（Alzheimer 病）；②额颞叶痴呆。

（2）皮质下痴呆：包括：①帕金森氏病，进行性核上性麻痹 - Huntington 病，弥漫性 Lewy 体病，肝豆状核变性，脊髓小脑变性，原发性基底节变性等；②间脑肿瘤，正常压力性脑积水；③脑白质病变，如多发性硬化，海洛因脑病，中毒性脑病（CO 中毒，鱼胆中毒），HIV 脑病等；④皮质下血管，腔隙状态，Binswanger 病，海马、丘脑或额叶底部等特殊部位脑梗死。

（3）混合型痴呆：包括：①多发性脑梗死性痴呆；②蛋白粒子病，包括 Creutzfeldt - Jacob 病，GSS，Kuru 病等；③麻痹性痴呆；④脑脓肿，脑寄生虫病等；⑤中毒和代谢性脑病，包括药物、工业中毒，全身性疾病，VitB$_{12}$缺乏，席汉病，Hashimoto 脑病等。

（4）其他：脑外伤后综合征，脑肿瘤以及抑郁症所之假性痴呆综合征。

2. 按病因分类

（1）变性性疾病：包括：①阿尔茨海默病；②额颞痴呆、Pick 病；③路易体痴呆（Lewy body dementia，LBD）；④帕金森病；⑤关岛型帕金森病 - 肌萎缩侧索硬化 - 痴呆综合征；⑥进行性核上性麻痹（Steel - Richardson - Olzewsi 综合征）；⑦运动神经元病；⑧亨廷顿病；⑨多发性硬化；⑩苍白球黑质变性；⑪成人型家庭黑矇痴呆综合征（Kuf disease）；

⑫肝豆状核变性（Wilson disease）；⑬异染性脑白质营养不良；⑭原发性丘脑变性；⑮原发性基底节钙化。

（2）血管性：包括：①多发梗死性痴呆（MID）；②大面积脑梗死性痴呆；③腔隙状态；④皮质下白质脑病（BD）；⑤脑淀粉样血管病；⑥结节性多动脉炎；⑦颞动脉炎；⑧复合型血管性痴呆（≥2种上述病因）。

（3）神经系统损伤：包括：①拳击性痴呆；②闭合或开放性脑外伤后；③脑缺氧；④蛛网膜下腔出血；⑤一氧化碳中毒。

（4）感染：包括：①艾滋病合并痴呆；②克-雅病；③单纯疱疹性脑炎；④细菌或霉菌性脑膜炎/脑炎后；⑤神经梅毒；⑥进行性多灶性白质脑病。

（5）中毒：包括：①酒依赖性痴呆；②重金属中毒；③有机溶液中毒。

（6）占位病变：包括：①慢性硬膜下血肿；②脑内原发或转移脑瘤。

（7）代谢/内分泌：包括：①维生素 B_{12} 缺乏；②叶酸缺乏。

（8）其他原因：包括：①正常颅压脑积水；②癫痫；③惠普尔病（Whipple disease）；④白塞综合征（Behcet syndrome）；⑤系统性红斑狼疮；⑥脑结节病；⑦混合性痴呆；⑧VD并存 AD 或 AD 伴脑血管病。

3. 按可治与难治性分类

（1）难治性痴呆：包括：①阿尔茨海默病；②额颞痴呆，Pick 病；③多发梗死性痴呆；④大面积脑梗死性痴呆；⑤局限性脑叶萎缩（额颞叶痴呆）；⑥帕金森病；⑦弥漫性皮质路易体病；⑧亨廷顿病。

（2）可治性痴呆：包括：①抑郁性假性痴呆；②良性肿瘤，尤其额叶下脑膜瘤；③正常压力脑积水；④硬膜下出血；⑤维生素 B_1、维生素 B_{12}、维生素 B_6 缺乏；⑥内分泌疾病，如甲状腺功能减退、库欣病（肾上腺皮质功能亢进，垂体嗜碱细胞增生）、阿狄森病（肾上腺腺皮质功能不全）；⑦感染，如 AIDS 痴呆综合征、梅毒；⑧酒精中毒性痴呆；⑨肝豆状核变性。

（3）其他少见或不可治的疾病：包括：①进行性核上性麻痹，纹状体退行性变等；②非转移癌综合征；③Binswanger（皮质下动脉硬化性脑病）；④伴皮质下梗死和脑白质炎的脑常染色体显性动脉病（CADASIL）。

4. 按伴或不伴其他体征分类

（1）纯神经精神表现型痴呆：①阿尔茨海默病；②额颞痴呆，Pick 病；③进展性失语综合征。

（2）伴神经系统其他疾病的痴呆：如：①Huntington 舞蹈症，舞蹈手足徐动症；②多发性硬化，Schilder 病、肾上腺白质营养不良和相关的脱髓鞘病；③脂质沉积病（lipidostorage disorders）、小脑性共济失调；④肌阵挛性癫痫；⑤大脑-基底神经节变性（失用-强直症）；⑥伴有痉挛性截瘫的痴呆；⑦进行性核上性麻痹，帕金森病，肌萎缩侧索硬化（ALS）和 ALS-帕金森复合性痴呆；⑧其他罕见的遗传性、代谢性疾病。

（3）伴某些神经体征的痴呆：如：①多发性脑梗死，Binswanger 病；②脑转移瘤，脑脓肿；③脑外伤；④具帕金森病症状的 Lewy 体病；⑤正压性脑积水；⑥多灶性白质脑病；⑦病毒脑炎；⑧脑内肉芽肿，脑血管病。

（4）内科病相关性痴呆：如艾滋病（AIDS）、内分泌性障碍、维生素缺乏、梅毒、肝豆变性、药物中毒、酒精中毒、重金属中毒、边缘叶脑炎、透析性痴呆等。

（二）痴呆的病因、病理

痴呆的病因复杂，血管、遗传、炎症、代谢、中毒、营养等诸多因素均可为引起痴呆的原因。最为常见的老年痴呆（Alzheimer 病）的病因和发病机制尚不清楚，是当前研究的重点和方向。

Alzheimer 病的主要病理改变是弥漫性脑萎缩，皮层变薄，脑沟变深、宽，脑回变窄，尤以额、颞、顶叶为突出。切片中可见广泛存在于大脑半球新皮层中的老年斑（senile plaque），神经纤维缠结（neurofibrillary tangle，NFT），神经元数减少及空泡变性和淀粉样血管病性改变。老年斑内含有淀粉样蛋白（β-amyloid，Aβ）。该蛋白在神经元中的沉积引起神经细胞死亡，病变越重神经元死亡越多。神经纤维缠结有成对的细丝状的微管蛋白（tau protein）组成，这种神经缠结的多寡亦与疾病的严重程度呈正相关。老年斑和神经缠结均分布于正常人脑的新皮层中。在 AD 患者为什么增多尚不完全清楚。慢性炎症学说解释老年斑中 Aβ 的沉积，认为抗原-抗体免疫复合物的形成是 Aβ 在神经元中沉积的核心，Aβ 主动免疫治疗使老年斑减少，应用抗 Aβ 治疗也取得有效的实验效果。此外，Aβ 的代谢异常，特别是 β 分泌酶（β-secretase）的缺乏是促使 Aβ 不能溶解和在细胞沉积的原因，然而近年结果仍然否定了此种理论。

神经递质的异常改变是 Alzheimer 病临床相关的重要证据，Mevnet 基底核内的胆碱能神经元缺失，使之投射到中枢薪皮层的乙酰胆碱（Acetylcholine，Ach）含量降低，胆碱合成相关的胆碱乙酰转移酶，乙酰胆碱酯酶的活性也降低。临床应用胆碱酯酶抑制性药物多奈哌齐、加兰他敏、石杉碱甲等改善症状均为此证据。

（三）临床表现

痴呆的临床表现较为杂乱，不同原因的痴呆表现和临床过程有所不同。一般认为，变性性痴呆均为进展型，没有明显的波动，血管源性痴呆病程波动，时好时坏，并与血管事件密切相关。就痴呆的总体症状而言，可归纳为记忆障碍、认知障碍和精神行为障碍三大范围。

1. 记忆障碍　是 Alzheimer 病最常见和最早症状之一，也是诊断本病的必要条件。记忆可分为工作记忆（working memory），情景记忆（episodic memory）和语义记忆（semantic memory）。在 AD 患者中情景记忆损害常为最早表现，特别是近事遗忘尤为突出，工作记忆亦受损害，因此患者无法学习和记忆新的知识，表现工作能力减退，进而出现语义记忆困难，对熟悉的地理名称、内容无法理解。记忆障碍的发展与新皮质结构的损害，特别是颞叶海马的结构破坏有关。

2. 认知障碍　表现为失语、失用和视空障碍。在 AD 患者中，常有说话口齿不清，词汇减少，找词困难，命名困难，表达词不达意，错语和理解障碍。多数患者阅读尚可保留，但理解困难。计算错误常常出现，表现为购物时付账错误，重则一般的日常生活处理均困难。视空障碍表现为地理方位认识困难，出门后常常找不到自己的家；穿衣服穿裤子穿错；简单的几何图形不认识，迷宫图形无法走出，照镜时不认识自己的脸孔，等等。AD 患者的失语、失用和视空障碍常与新皮质的顶颞区后半球皮层萎缩有关。

3. 精神行为障碍　是 AD 的重要表现之一。患者往往极度过敏，在早期出现猜疑、妄想、幻觉、易激惹、人格改变等。80% 的 AD 患者均有不同程度上述症状。抑郁亦是 AD 患者的常见表现，但不伴其他精神症状（记忆障碍，视空障碍和行为障碍）者，应考虑单纯抑郁症。抑郁而伴其他精神症状的 AD 常常终日忙碌，事无头绪，整天吵闹不休或寡言少动，也有不言不食或贪食等表现。

上述三组症状中，在 AD 患者的表现较为完整，尤以记忆和精神症状为突出。血管性痴呆患者的认知障碍较为突出，亦可以为临床鉴别诊断提供参考。

痴呆的实验室检查，除头颅 MRI 可见脑萎缩或特异性脑血管损害的证据外，尚无特异的可供诊断的实验室检查。功能 MRI 可为脑区功能分布，胆碱能神经元、Ap 蛋白分布等提供皮层功能状况，为痴呆研究提供参考。

（四）诊断和鉴别诊断

痴呆的诊断要解决三个问题：①是否痴呆；②哪个部位的痴呆；③什么原因的痴呆。因此，首先应将痴呆与假性痴呆进行鉴别，其次是皮质性痴呆和皮质下痴呆，前皮质与后皮质痴呆进行鉴别，然后将可治性痴呆与难治性痴呆进行鉴别。痴呆患者应与抑郁症、反应性精神状态、甲状腺功能低下、维生素 B_{12} 缺乏等相鉴别。皮质性与皮质下的痴呆应借助是否伴其他神经精神体征予以鉴别。

根据下列标准对各种痴呆予以诊断。常见的痴呆类型有：

1. 阿尔茨海默病的诊断　目前应用的诊断标准有：①WHO 的 ICD－10；②美国精神病协会的 DSM－Ⅳ；③NIH 的 NINCDS－ADRDA；④我国精神疾病诊断方案与诊断标准（CC-MD－3）。本文仅将 NIH 及我国的诊断标准予以介绍。NIH 的诊断标准如表 4－5。

表 4－5　NINCDS－ADRDA 阿尔茨海默病诊断标准

1. 可能 AD 诊断标准
（1）通过临床检查、痴呆量表和神经心理测验证实为痴呆
（2）至少有两方面的认知功能缺损
（3）记忆和其他认知功能进行性恶化
（4）无意识障碍
（5）40～90 岁之间发病，65 岁后常见
（6）无引起记忆和认知功能进行性缺损的其他系统疾病或大脑疾病

2. 支持可能 AD 诊断的临床特点
（1）进行性的认知功能，如语言（失语）、运动技能（失用）和感知能力（失认）缺损
（2）日常生活能力和行为方式改变
（3）有类似的家族史，尤其是经病理证实的家族史
（4）实验室常规脑脊液检查正常，EEG 正常／无特异性改变，CT 有脑萎缩的证据

3. 排除其他痴呆原因后，支持可能 AD 诊断的其他临床特点
（1）在进展型病程中出现平台期
（2）有些晚期患者出现神经系统体征，如肌张力增加、肌阵挛或步态异常
（3）疾病晚期出现癫痫
（4）CT 正常（与年龄相符）

4. 不肯定或不可能 AD 诊断的临床特点
（1）突然起病
（2）句灶性神经系统体征如偏瘫、感觉丧失、视野缺损在病程的早期出现
（3）癫痫发作或步态异常在发病时或疾病早期出现

续 表

5. 可考虑 AD 的诊断标准

（1）在痴呆症状群的基础上，无足以导致痴呆的神经、精神或系统性疾病，起病方式、临床表现或病程表现多样

（2）存在足以导致痴呆的继发性系统性或脑部疾病，但认为患者的痴呆不是这些疾病所致

（3）个别被确定为严重进行性认知功能缺损而又找不到其他原因时可考虑使用此标准

6. 肯定的 AD 诊断标准

（1）符合可能的 AD 诊断标准

（2）有活检或尸检的病理证据

我国制定的 AD 诊断标准如表 4 - 6。

表 4 - 6 中国精神疾病分类方案与诊断标准（CCMD - 3）
阿尔兹海默病诊断标准

1. 阿尔茨海默病（老年性痴呆）症状标准

（1）符合器质性精神障碍的诊断标准

（2）全面性智能损害

（3）无突然的卒中样发作，疾病早期无局灶性神经系统损害的体征

（4）无临床或特殊检查提示智能损害是由其他躯体或脑的疾病所致

（5）下列特征可支持诊断，但不是必备条件：①高级皮层功能受损，可有失语、失认或失用；②淡漠、缺乏主动性活动，或易激惹和社交行为失控；③晚期重症病例可能出现帕金森症状和癫痫发作；④躯体、神经系统，或实验室检查证明有脑萎缩

（6）尸解或神经病理学检查有助于确诊

严重标准：日常生活和社会功能明显受损

病程标准：起病缓慢，病情发展虽可暂停，但难以逆转

排除标准：排除脑血管病等其他脑器质性病变所致智能损害、抑郁症等精神障碍所致的假性痴呆、精神发育迟滞，或老年人良性健忘症

2. 阿尔茨海默病，老年前期型（阿尔茨海默痴呆，老年前期型）诊断标准

（1）符合阿尔茨海默病的诊断标准，发病年龄小于 65 岁

（2）有颞叶、顶叶，或额叶受损的证据，除记忆损害外，可较早产生失语（遗忘性或感觉性）、失写、失读，或失用等症状

（3）发病较急，呈进行性发展

3. 阿尔茨海默病，老年型（阿尔茨海默病痴呆，老年型）诊断标准

（1）符合阿尔茨海默病的诊断标准，发病在 65 岁以后

（2）以记忆损害为主的全面智能损害

（3）潜隐起病，呈非常缓慢的进行性发展

4. 阿尔茨海默病，非典型或混合型（阿尔茨海默病痴呆，非典型或混合型）

（1）符合阿尔茨海默病的诊断标准

（2）临床表现不典型，如 65 岁以后起病却具有老年前期型临床特征或同时符合脑血管病所致痴呆的诊断标准，但又难以作出并列诊断者，可使用本编码

5. 其他或待分类的阿尔茨海默病（待分类阿尔茨海默病痴呆）

阿尔茨海默病无法确定为哪一型时

2. 血管性痴呆的诊断 目前应用的诊断标准有：NIH 血管性痴呆诊断标准与我国制定的血管性痴呆诊断标准（见表 4 - 7，表 4 - 8）。

表4-7　NINDS-AIREN血管性痴呆诊断标准

1. 可能的血管性痴呆诊断标准

（1）痴呆

（2）脑血管性疾病：神经系统检查有局灶性体征

脑影像学检查有脑血管疾病的依据，包括以下至少一项：

1）多发性大血管梗死

2）单一的关键部位梗死

3）多发性基底节和白质腔隙性梗死

4）广泛性白质病损

有以下二点中之一点可判定痴呆与脑血管病有关：

1）痴呆在一次可辨认的卒中后3个月内发病

2）认知功能突然恶化或认知功能缺陷呈波动性、阶梯进展

2. 支持可能的血管性痴呆的临床表现

（1）早期存在步态不稳

（2）走路不稳和频繁的无原因跌倒病史

（3）早期出现小便频繁和失禁

（4）假性球麻痹

（5）人格和情感改变

表4-8　中国精神疾病分类与诊断标准（CCMD-3）
血管性痴呆诊断标准

1. 脑血管病所致精神障碍（血管性痴呆）

在脑血管壁病变基础上，加上血液成分或血液动力学改变，造成脑出血或缺血，导致精神障碍。一般进展较缓慢，病程波动，常因卒中引起病情急骤加重，代偿良好时症状可缓解，因此临床表现多种多样，但最终常发展为痴呆

诊断标准

（1）符合器质性精神障碍的诊断标准

（2）认知缺陷分布不均，某些认知功能受损明显，另一些相对保留，如记忆受损明显，而判断、推理及信息处理可只受轻微损害，自知力可保持较好

（3）人格相对完整，但有些患者的人格改变明显，如自我中心、偏执、缺乏控制力、淡漠，或易激惹

（4）至少有局灶性脑损伤的证据，脑卒中史，单侧肢体痉挛性瘫痪，伸跖反射阳性，或假性球麻痹中的一项

（5）病史、检查或化验有脑血管病证据

（6）尸检或大脑神经病理学检查有助确诊

严重标准：日常生活和社会功能明显受损

病程标准：精神障碍的发生、发展及病程与脑血管疾病相关

排除标准：排除其他原因所致意识障碍、其他原因所致智能损害（如阿尔茨海默病）、情感性精神障碍、精神发育迟滞、硬脑膜下出血

2. 急性脑血管病所致精神障碍（急性血管性痴呆）

通常是在多次卒中后迅速发生的精神障碍，偶可由1次大脑脑出血所致，此后记忆和思维损害突出。典型病例有短暂脑缺血发作史，并有短暂意识障碍、一过性轻度瘫痪或视觉丧失。多在晚年起病

诊断标准

（1）符合脑血管病所致精神障碍的诊断标准

（2）通常在多次脑卒中之后或偶尔在1次大量出血后迅速发展为智能损害

（3）通常在1个月内发展为痴呆（一般不超过3个月）

3. 皮层性血管性所致精神障碍（多发脑梗死性血管性痴呆）

最终发展为全面痴呆。脑组织常有多个较小的腔隙梗死灶

诊断标准

（1）符合脑血管病所致精神障碍的诊断标准

（2）有脑血管病的证据，如多次缺血性卒中发作，局限性神经系统损害及脑影像学检查，如 CT、MRI 检查有阳性所见

（3）在数次脑实质的小缺血发作后，逐渐发生智能损害。早期为局限性智能损害，人格相对完整，晚期有人格改变并发展为全面性痴呆

（4）起病缓慢，病程波动或呈阶梯性，可有临床改善期，通常在 6 个月内发展为痴呆

4. 皮层下血管病所致精神障碍（脑皮层下血管性痴呆）

诊断标准

（1）符合脑血管病所致精神障碍的诊断标准

（2）病变主要位于大脑半球深层白质，而大脑皮层保持完好

5. 皮层和皮层下血管病所致精神障碍（皮层和皮层下血管性痴呆）

根据临床特点和检查证明脑血管病所致精神障碍系皮层和皮层下混合损害所致

---

3. 额颞叶痴呆　病因不明，可能是正压性脑积水之后果。额颞叶痴呆的诊断如下。

（1）表现有下列行为和认知障碍：①早期出现人格改变，表现为反应激惹，情绪波动，行为控制困难。②早期出现并进行性加重的语言障碍，表现为表达，命名困难和词义不能理解。

（2）社会和工作能力较病前显著减退。

（3）病程逐步发展，功能持续减退。

（4）没有其他中枢神经病变，代谢性或药物滥用证据。

（5）认知功能减退不发生在谵妄或精神病发作期。

4. 帕金森病相关性痴呆

（1）Lewy 体痴呆：临床表现记忆损害，病程波动，有丰富视幻觉和帕金森运动体征。主要为颞叶内侧面、前额叶皮质、黑质及网状丘脑通路受累，PET 检查可见颞顶枕皮质代谢降低。

（2）进行性核上性麻痹：临床表现为眼球上视麻痹，构音和吞咽困难，步态和平衡困难，躯干僵直。主要病理改变为中脑、球部脑神经、苍白球、黑质和丘脑底核受累，MRI 可见中脑萎缩。

（3）皮质基底节变性：除痴呆外，表现为一侧性肢体肌张力障碍，肌阵挛，皮质性感觉缺失、失用，自体不认，僵直及凝视麻痹等。主要病变为丘脑、丘脑底核、苍白球、顶/额叶新皮质以及中脑萎缩。头颅 MRI 可见局灶性不对称性皮质萎缩。

5. 皮质性与皮质下痴呆　皮质性痴呆和皮质下痴呆一般均具下列特征：①皮质性痴呆有失语、失用、失认和失定向的认知、视空障碍，而皮质下痴呆没有；②皮质性痴呆记忆障碍明显，特别是近事记忆障碍明显，而皮质下痴呆则表现健忘，回忆障碍；③皮质性痴呆的认知障碍，如情感、人格改变明显，一直不能胜任工作，皮质下痴呆则影响较轻，但有思维缓慢，解决问题能力下降等；④皮质性痴呆步态、行动正常，构音清晰，皮质下痴呆则常有构音困难，动作缓慢和姿势异常；⑤头颅 MRI 可见皮质性痴呆者有弥漫性脑萎缩，颞叶、额叶明显，皮质下痴呆仅见皮质下局灶受累或丘脑、脑干等萎缩。

6. 可治性与难治性痴呆　临床医师在接触患者时首先应考虑是原发的还是继发的痴呆，慢性的还是急性发生的痴呆。因此，临床可按下面思路进行临床诊断。

（1）其他内科疾病引起的痴呆：①感染性疾病，如艾滋病、prion 病、隐球菌脑膜炎等；②内分泌代谢病；③营养缺乏，维生素 B_1、维生素 B_{12} 缺乏；④梅毒性慢性脑膜脑炎，麻痹性痴呆；⑤肝豆状核变性；⑥慢性药物或 CO 中毒，重金属中毒；⑦副癌综合征；⑧透析性痴呆等。

（2）其他神经科疾病引起的痴呆：①不一定有神经症状的病，如：多发性硬化，脂质累积病，肌阵挛癫痫，海绵状脑病，大脑小脑变性，大脑基底节变性，痉挛性截瘫，进行性核上性麻痹，帕金森病，肌萎缩侧索硬化及其他少见的神经遗传病。②伴神经体征的病，如：脑梗死，脑肿瘤，脑外伤，Lewy 体病，正压性脑积水，进行性多灶性白质脑病，脑血管炎，肉芽肿，病毒脑炎等。

（3）痴呆为唯一表现的内科、神经科病：如 Alzheimer 病，Pick 病，进行性失语综合征，额颞痴呆，额叶痴呆及不明原因神经变性病。

（五）痴呆的治疗

痴呆的治疗包括预防、康复和药物治疗。早期 MCI、VCI 患者进行定期随访，加强认知功能训练，心脑血管病危险因子的预防、干预是延缓和减少痴呆发生的基本措施，特别是老年病者多运动，多动脑筋，多参与社会活动，对预防和减少痴呆发生很有好处。

药物治疗：种类繁多，主要有以下几类。

1. 抗胆碱酯酶药物　最常用的有：①石杉碱甲，口服，$50 \sim 100 \mu g$，每日 2 次；②多奈哌齐（安理申），口服，$5 \sim 10 mg$，每晚 1 次；③卡巴拉汀（艾斯能），口服 $1.5 \sim 3 mg$，每日 2 次；④加兰他敏，12mg，每日 2 次。

2. 脑代谢促智药物　①吡拉西坦（piracetan）（脑复康）：口服，每片 0.4g，常用为 0.8g，每日 $2 \sim 3$ 次。②奥拉西坦（oxiracetan）：口服，每粒 0.4g，每次 0.8g，每日 $2 \sim 3$ 次。③茴拉西坦（aniracetan）：口服，每片 0.5，每次 $0.5 \sim 1.0 g$，每日 2 次。

3. 改善脑循环药物　①尼莫地平（nimodipine）：口服，每片 20mg，每次 20mg，每日 $2 \sim 3$ 次。②氟桂利嗪（flunarizine）（西比灵）：口服，每次 5mg，每日 $1 \sim 2$ 次。③尼麦角林：口服，每次 30mg，每日 2 次。④已酮可可碱（pentoxifiline）：口服，100mg，400mg/片，每日 $2 \sim 3$ 次。

4. 中药制剂　有银杏叶片、血栓通、川芎嗪、当归芍药散、二氧黄酮、肉苁蓉等。

（吴文波）

第九节　意识障碍

一、意识障碍的概念

意识是中枢神经系统对内外环境中的刺激所做出的有意义的应答能力。它通过人的语言、躯体运动和行为表达出来。使人体能正确而清晰地认识自我和周围环境。对各种刺激能做出迅速、正确的反应。当这种应答能力减退或消失时就导致不同程度的意识障碍。

完整的意识由两个方面组成，即意识的内容和觉醒系统。意识的内容是大脑对来自自身和周围环境的多重感觉输入的高水平的整合，是高级的皮质活动，包括定向力、感知觉、注意、记忆、思维、情感、行为等，使人体和外界环境保持完整的联系。意识的觉醒系统是各种传入神经冲动激活大脑皮质，使其维持一定水平的兴奋性，使机体处于觉醒状态，临床上常说的昏迷、昏睡、嗜睡、警觉即视为不同的觉醒状态。

意识的改变从概念上分为两类，一类累及觉醒，即意识的"开关"，出现一系列从觉醒到昏迷的连续行为状态。临床上区别为清醒、嗜睡、昏睡及昏迷，这些状态是动态的，可随时间改变而改变，前后两者之间无截然的界限，其中昏睡和昏迷是严重的意识障碍；另一类累及意识的内容，即大脑的高级功能，涉及认知与情感，此类意识改变涉及谵妄、精神错乱、酩酊状态、痴呆和癔症等。

二、意识障碍的诊断

对意识障碍患者的评价首先要明确意识障碍的特点（如急性意识错乱状态、昏迷、痴呆、遗忘综合征等），其次就是明确病因。现将诊断步骤概括如下。

（一）病史采集

尤其对昏迷患者的病因判断极为重要，应尽可能地向患者的朋友、家属、目击者、救护人员询问患者发病当时的情况，既往病史以及患者的社会背景、生活环境。

1. 现病史　注意了解患者昏迷起病的缓急。急性起病，昏迷为首发症状，历时持久常为脑卒中、脑创伤、急性药物中毒、急性脑缺氧等。急性昏迷、历时短暂，提示痫性发作、脑震荡、高血压脑病、阿-斯综合征等。慢性昏迷或在某些疾病基础上逐渐发展变化而来，提示脑膜脑炎、脑肿瘤、慢性硬膜下血肿、感染中毒性脑病、慢性代谢性脑病（如尿毒症、肝性脑病、肺性脑病）等。

注意了解昏迷前出现的症状：昏迷前有突然剧烈头痛的，可能为蛛网膜下隙出血。昏迷前有突然眩晕、恶心、呕吐的，可能为脑干或小脑卒中。昏迷前伴有偏瘫的，可能为脑卒中、脑脓肿、脑肿瘤或某些病毒性脑炎、脱髓鞘脑病等。昏迷前伴有发热的，可能为脑膜脑炎、某些感染中毒性脑病、中暑、甲状腺危象、癌肿恶病质等。昏迷前伴有抽搐，可能为脑卒中、脑动静脉畸形、脑肿瘤、中枢神经系统感染、高血压性脑病、癫痫、妊娠子痫、脑缺氧、尿毒症、药物或乙醇戒断。昏迷前伴有精神症状，可能为肝性脑病、尿毒症、肺性脑病、血电解质紊乱、某些内分泌性脑病（肾上腺危象和甲状腺功能减退）或 Wernicke 脑病、脑炎、药物戒断。昏迷前伴有黑便的常见于上消化道出血，肝硬化患者常可诱发肝性脑病。昏迷前有恶心呕吐的，应考虑有无中毒的可能。

2. 既往史　更能提供意识障碍的病因线索。应尽可能地向家属，有时是通过既往的经治医生来询问。

（1）心血管系统：卒中、高血压、血管炎或心脏病或许能提示意识错乱状态和多发梗死性痴呆的血管性原因。

（2）糖尿病史：糖尿病患者认知紊乱常由高渗性酮症状态或胰岛素诱发低血糖所致。

（3）癫痫发作：癫痫病史对持续痫性发作、发作后意识模糊状态或意识障碍伴有脑外伤患者可能提供病因诊断。

（4）脑外伤史：近期脑外伤常致颅内出血，时间久些的脑外伤可产生遗忘综合征或慢性硬膜下血肿伴痴呆。

（5）乙醇史：对乙醇依赖的患者更易出现急性意识错乱状态，原因有乙醇中毒、戒断、醉酒后、醉酒后脑外伤、肝性脑病及 Wernicke 脑病。酗酒患者慢性记忆障碍可能为 Korsakoff 综合征。

（6）药物史：急性意识错乱状态也常常由药物所致。如胰岛素、镇静催眠剂、鸦片、抗抑郁药、抗精神病药、致幻觉剂或镇静药物的戒断。老年人对某些药物认知损害的不良反应更为敏感。而年轻人往往有很好的耐受性。

（7）精神疾病史：有精神障碍病史的患者出现的意识障碍常常是由于治疗精神病药物过量。如苯二氮䓬类药、抗抑郁药、抗精神病药。

（8）其他：对于性乱者、静脉注射药物者、输入被感染的血液及凝血因子血制品者及上述这些人的性伴侣、感染母亲的婴儿都有感染 AIDS 的危险。

发病时的周围环境和现场特点也应在病史中问及：①冬季，如北方冬天屋内生活取暖易导致 CO 中毒。②晨起发现昏迷的患者，应想到心脑血管病、CO 中毒、服毒、低血糖昏迷。③注意可能发生头部外伤的病史和现场。④注意患者周围的药瓶、未服完的药片、应收集呕吐物并准备化验。⑤周围温度环境，如高温作业、中暑等。

（二）一般体格检查

目的在于寻找昏迷的可能病因。

（1）生命体征：注意血压、脉搏、体温和呼吸变化。

（2）皮肤及黏膜。

（3）头部及颈部。

（4）口部及口味异常。

（5）胸、腹、心脏及肢体。

（三）神经系统检查

仔细查体，搜寻定位体征，以确定病变的部位。

（四）观察患者

观察患者是否处于一种自然、合适的体位，如果和自然的睡眠一样，意识障碍的程度可能不深。哈欠、喷嚏也有助于判断意识障碍的深浅。张口及下颌脱落常提示患者的意识障碍可能较重。

意识状态有以下几种情况。

（1）意识模糊：是一种常见的轻度意识障碍。有觉醒和内容两方面的变化，表现为淡漠、嗜睡、注意力不集中，思维欠清晰，伴有定向障碍。常见的病因为中毒、代谢紊乱，也有部分患者可以表现大脑皮质局灶损害的特征，尤其当右侧额叶损害较重时。

（2）谵妄：是一种最常见的精神错乱状态，表现为意识内容清晰度降低。特点为急性起病，病程波动的注意力异常，睡眠觉醒周期紊乱，语无伦次、情绪不稳，常有错觉和幻觉。临床上，谵妄必须与痴呆、感觉性失语及精神病相鉴别。

（3）嗜睡：觉醒的减退，是意识障碍的早期表现。对言语刺激有反应，能被唤醒，醒后能勉强配合检查，简单地回答问题，刺激停止后又入睡。

（4）昏睡：较重的痛觉或大声地语言刺激方可唤醒，并能做简短、含糊而不完全的答话，当刺激停止时，患者立即又进入昏睡。

（5）浅昏迷：仍有较少的无意识自发动作，对疼痛刺激有躲避反应及痛苦表情，但不能回答问题或执行简单的命令。各种反射存在，生命体征无明显改变。

（6）深昏迷：自发性动作完全消失，肌肉松弛，对外界刺激均无任何反应，各种反射均消失，病理征继续存在或消失，生命体征常有改变。

三、昏迷的鉴别诊断

（一）判断是否为昏迷

通过病史询问和体格检查，判断患者是否有昏迷。一般不会很困难，但一些精神病理状态和闭锁综合征，也可对刺激无反应，貌似昏迷，需加以鉴别。

（1）醒状昏迷：患者表现为双目睁开，眼睑开闭自如，眼球可以无目的的活动，似乎意识清醒，但其知觉、思维、语言、记忆、情感、意识等活动均完全丧失。呼之不应，而觉醒-睡眠周期保存。临床上包括：①去皮质综合征。多见于缺氧性脑病和脑外伤等，在疾病的恢复过程中皮质下中枢及脑干因受损较轻而先恢复，皮质广泛损害重仍处于抑制状态。②无动性缄默症。病变位于脑干上部和丘脑的网状激活系统，大脑半球及其传出通路则无病变。

（2）持久植物状态：是指大脑损害后仅保存间脑和脑干功能的意识障碍，多见于脑外伤患者，经去大脑皮质状态而得以长期生存。

（3）假性昏迷：意识并非真正消失，但不能表达和反应的一种精神状态，维持正常意识的神经结构并无受损，心理活动和觉醒状态保存。临床上貌似昏迷。

（4）心因性不反应状态：见于癔症和强烈的精神创伤之后，患者看似无反应，生理上觉醒状态保存，神经系统和其他检查正常。在检查者试图令患者睁开双眼时，会有主动的抵抗，脑电图检查正常。

（5）木僵状态：常见于精神分裂症，患者不言、不动、不食，甚至对强烈的刺激亦无反应。常伴有蜡样弯曲、违拗症等，并伴有发绀、流涎、体温过低、尿潴留等自主神经功能紊乱，缓解后患者可清晰回忆起发病时的情况。

（6）意志缺乏症：是一种严重的淡漠，行为上表现不讲话，无自主运动，严重的病例类似无动性缄默症，但患者能保持警觉并意识到自己的环境。

（7）癫痫伴发的精神障碍：可出现在癫痫发作前、发作时和发作后，也可以单独发生，表现有精神错乱、意识模糊、定向障碍、反应迟钝、幻觉等。

（8）闭锁综合征：见于脑桥基底部病变，患者四肢及脑桥以下脑神经均瘫痪，仅能以眼球运动示意。因大脑半球及脑干背盖部网状激活系统无损，故意识保持清醒，因患者不动不语而易被误诊为昏迷。

（二）判断病变部位

根据昏迷患者有无神经系统损害表现、颅内压增高和其他系统的表现，可推测导致昏迷的病因是在颅内还是颅外，颅内病变又可根据其范围和性质分为幕上、幕下，局灶性病变还是弥漫性病变。

四、昏迷的病因

昏迷是最严重的意识障碍，并不都是原发于中枢神经系统的损害，也多见于其他各科疾病中。了解昏迷可能的病因对于临床医生工作中配合抢救、处理昏迷患者具有指导意义。

五、昏迷的实验室检查

（一）常规检查

有助于昏迷病因的定性和鉴别诊断。包括血、尿、便分析，尿素氮和肌酐的测定，快速血糖、血钙、血钠检测及血气分析、肝功能、酶学、渗透压、心电图和胸片等。

（二）毒物的筛查

可对患者的尿、胃肠内容物进行毒物的检测。包括鸦片、巴比妥盐、镇静剂、抗抑郁药、可卡因和乙醇等。

（三）特殊检查

1. 头颅 X 线片　因价廉、操作简便、快速而不失为基层医院常用的检查手段，对脑外伤具有重要的诊断价值。能发现颅骨骨折，有无颅内异物和颅内积气。如果见到脑回压迹、颅缝分离、蝶鞍吸收和扩大、颅骨普遍性吸收萎缩、蛛网膜粒压迹增大等常提示有颅内压增高。

2. 脑电图　疑似脑炎、癫痫发作后昏迷状态的患者，可行脑电图检查。此外还有助于昏迷与闭锁综合征、癔症、紧张症的鉴别及脑死亡的判定。

3. 腰椎穿刺　高热伴脑膜刺激征者或暂时原因不明的昏迷患者应做腰椎穿刺以明确诊断。颅内压增高行腰椎穿刺后脑疝的发生率为 1%～12%，如怀疑患者脑疝形成，应先行头颅 CT 检查，各好静脉注射甘露醇及抢救措施，以防发生脑疝。颅内压显著增高者，留取 2～3ml 脑脊液供生化、常规、涂片、培养用。对有出血倾向患者，穿刺可诱发脊髓硬膜外血肿。

4. 头颅 CT 检查　能迅速显示颅内结构，特别适用于颅脑外伤的急诊检查。在脑卒中的鉴别诊断中更有意义，虽然在脑梗死早期（24h 以内）可能难以完全显示梗死的部位，但对有无出血、出血的范围、中线结构有无移位、是否破入脑室等信息的提供有高度的准确性。不足之处对幕下结构显示不佳，对早期脑梗死、脑炎及等密度硬膜下出血等易漏诊。

5. 磁共振成像（MRI）　对后颅凹病变、脑肿瘤及脱髓鞘病灶比 CT 具有更高的灵敏度和准确度，尤其对脑肿瘤的诊断要优于 CT。对急性脑出血不如 CT，检查时间较长，因躁动或呼吸困难常使头位改变而影响图像质量。

6. 数字减影脑血管造影（DSA）　适用于疑似蛛网膜下隙出血的患者，可发现有无颅内动脉瘤或动静脉畸形。DSA 为有创性检查，并有一定的风险性。

（吴文波）

第十节　智能障碍

智能是人认识客观事物、积累经验、运用以往经验解决当前问题、适应新环境的能力。

它是学习能力、概括能力、抽象思维和适应新环境能力的综合，往往通过观察、记忆、想象、思考、判断和概括等表现出来。测智能最常用的项目是智商（IQ），正常人群的智商呈常态曲线分布，多数人的智商值为100±15。智商高于130者为超常智能，而低于70者为低智能，即智能障碍，包括精神发育迟滞和痴呆。

智能障碍可由多种原因引起。在大脑发育完善以前引起的称为精神发育迟滞，可因遗传性疾病、胎儿期疾病、围产期疾病、婴幼儿疾病及儿童期疾病所引起。大脑发育完善以后，如果罹患严重脑部疾病，智能可以退化，这种情况称为痴呆。无论何种智能障碍，其主要表现是智能低下，记忆力、思维能力、注意力、理解力、反应能力等降低。预后因病因和疾病严重程度而异，轻、中度精神发育迟滞随年龄的增长，智力可逐渐有所改善，但仍低于同龄正常人。

精神发育迟滞患者人数众多，国内调查其平均患病率为4.3‰，有些学者甚至认为，任何时候人群中都有近乎1%的人符合精神发育迟滞，故此病被认为是导致人类伤残的最大一类疾病，本病患者男性比女性约多二倍。痴呆主要发生在老年期，年龄越大患病率越高，65岁以上老人中，中重度痴呆的患病率约为3%～5%，80岁以上的老人中，患病率可达20%或更高。

一、诊断

诊断智能障碍首先要确定是否存在智能低下，其次要确定病因。为此应做到以下几方面。

1. 智力测验　如智商低于70，可以认为智力低下。目前国际上通用的智力测验工具有盖塞尔、丹佛发育筛选法、画人测验、Peabody图像词汇测验（PPVV）、韦克斯勒智力测验、斯坦福-比奈智力测验等。根据测得智商判断患者的智力水平。

2. 全面了解病史　双亲家族中是否有遗传病，代谢缺陷患者，近亲婚配，多胎生育史，母孕期情况，患者出生时情况，生长发育过程中是否有落后的迹象。

3. 躯体检查　有无畸形和神经系统症状。

4. 实验室检查　测定某些代谢酶和内分泌水平，24h尿氨基酸层析，颅骨拍片，超声波检查，脑电图和CT检查，染色体核型分析，必要时借助于基因分析。

5. 评定患者的社会适应能力　包括自我料理生活能力、学习能力、处理人际关系和事物的能力。可用美国智力低下协会适应行为量表或用湖南医科大学附二院心理室姚树桥编制的儿童适应行为量表来评定。

二、鉴别诊断

1. 内分泌功能障碍

（1）地方性呆小症（endemic cretinism）：发生于甲状腺肿流行地区。全世界除冰岛外，各国几乎都有轻重不等的流行区。中度和重度智力低下者占60%以上。患者的表情淡漠或呈傻笑痴呆面容。大多安静，活动少，反应迟钝，精神萎靡。部分患者性情暴躁，哭闹无常，显露原始情绪反应。几乎都有不同程度的言语障碍，而听力障碍也十分常见。身体发育迟缓及发育不良是本病的另一特征，患者身体多矮小且不匀称，身体上部量长于下部量。体重低于同龄正常人。骨骼发育延迟，表现为骨核出现迟，发育小，掌指骨细小，骨骼愈合迟。不少患者合并瘫痪及运动功能不良，性发育迟缓，只有轻度患者性发育完全并有生殖能力。脑电图检查显示基本频率偏低，节律不整，大多有阵发性双侧 θ 波，可无 α 波。甲状腺吸^{131}碘率增高，呈碘饥饿曲线。

（2）垂体性侏儒症（pituitary dwarfism）：是由于垂体前叶功能不足引起的一种疾病。患者出生时及婴儿期生长发育尚正常，自幼儿期开始，与同龄儿童相比，显示发育落后，但其躯体各部的发育则对称均衡，精神发育大多正常，部分智力低下，情绪欣快，性腺发育缓慢或不全。

2. 颅脑畸形

（1）先天性脑积水（congenital hydrocephalus）：脑积水主要是脑脊液在脑室内大量增加。临床表现主要是头颅迅速增大，颅缝分开，囟门扩大，头部透光试验阳性，根据病程长短有不同程度的智力障碍及神经系统其他体征。

（2）颅狭窄症（craniosynostosis）：由于颅骨骨缝过早闭合所致，可为遗传性疾病，亦可散发发病。临床表现颅围小，形成尖颅畸形，常有颅内压增高症及智力障碍。

（3）脑穿通畸形（brain perforating deformation）：病变为大脑半球有一处或多处漏斗样空腔，可与脑室或蛛网膜下腔相通。症状为明显智能障碍及神经系统其他症状。

（4）大头畸形（macrocephaly）：为罕见情况，头大，脑大（部分由胶质细胞增生所致）。智力可低下、正常或超常。

（5）小头畸形（microcephaly）：原发性者为常染色体隐性遗传所致，继发性者因孕妇病毒感染或其他原因所致。前者多伴有中、重度智力低下，后者的智力水平视病因及头小的程度而定。

（6）脑回畸形（gyrus deformation）：包括无脑回，脑回大或小等畸形，均有明显的智能及情绪障碍。

3. 营养性疾病

（1）糙皮病：该病是由于烟酸缺乏引起，通常与慢性酒精中毒、甲亢、怀孕、应激等有关。有典型的"3D"症状：皮炎（dermatitis）、腹泻（diarrhea）、痴呆（dementia）。早期症状主要为：易激惹、失眠、乏力、记忆力减退、感觉异常等，一些患者表现为痴呆，而大多数则表现为精神错乱，如果不治疗则会发生不可逆转的智能减退。

（2）韦－科综合征：由于维生素 B_1 缺乏引起，通常是慢性酒精中毒所致，有时饥饿状态也可引起，分为两类综合征：

1）Wernick 脑病：又称高位出血性脑灰质炎，一次过量饮酒后突然发生震颤性谵妄、嗜睡、眼肌麻痹及共济失调。有时可出现瞳孔反射障碍，即缩瞳、瞳孔大小不等、绝对迟钝或凝滞，也可出现痉挛发作，急性起病，有生命危险。

2）科萨科夫综合征：缓慢起病，常在一次或多次震颤性谵妄发作后发生，其特点是识记能力障碍，时间定向力障碍，虚构症，顺行性或逆行性遗忘。常见病因是脑炎、脑中风后、颅脑外伤，也可因为慢性或者反复维生素 B_1 缺乏引起。

（3）维生素 B_{12} 缺乏：有时在血液或脊髓出现异常之前就引起了皮质下痴呆，因此所有痴呆患者均应检测血清维生素 B_{12} 水平，如果结果正常而高度怀疑该病时应测血清甲基丙二酸、高半胱氨酸，如果升高反映了细胞内维生素 B_{12} 异常。

4. 慢性代谢性损害　低血糖、低氧血症、尿毒症、肝功能衰竭等慢性代谢性损害均可导致智能障碍，其程度与代谢所致的大脑损害程度有关，代谢紊乱纠正后患者可能还会留下永久的智力缺陷。

（魏秀燕）

第十一节　睡眠障碍

睡眠不仅是一种生理性的抑制，也是一种复杂的节律性的生理现象。睡眠是由于抑制过程广泛扩散至整个大脑皮层和皮层下中枢的结果。睡眠和觉醒是两种截然不同的生理节律，各自受机体神经生物体系的支配和调节。

一、睡眠不足

（一）睡眠不足的原因

失眠是常见临床表现。失眠症一般分为入睡困难、间断觉醒和早醒三种形式。除增龄引起的失眠外，引起失眠的原因也是多方面的。

1. 心理生理性失眠　心理生理性失眠是一种与行为有关的睡眠障碍，多发生在情感上的紧张，心理不适应和躯体的各种疾病等情况下。多功能睡眠图常显示客观睡眠紊乱、睡眠潜伏期延长和频发的夜间觉醒。

2. 外源性失眠　该失眠是由许多影响睡眠的外界因素所致，多发生在不适宜的睡眠环境和条件下，如嘈杂的环境和外界各种不良的刺激。

3. 药物或酒精性失眠　某些药物可直接影响睡眠，如某些兴奋性药物如苯丙胺、利他林（Ritalin）等。

4. 高原性失眠　失眠是高原地区常出现的睡眠障碍。由于高原的缺氧和过度通气导致低碳酸血症，以及周期性呼吸节律的改变导致失眠。

（二）睡眠不足的治疗

治疗失眠最主要的应是消除导致失眠的各种因素，较理想的是综合治疗，涉及教育、行为疗法和药物手段。

1. 非药物性治疗

（1）睡眠卫生教育：指导失眠者养成良好的睡眠习惯，睡眠量适度，睡和醒要有规律，卧室温度和光线适宜，避免睡前兴奋性活动及饮用干扰夜眠的饮料如咖啡、茶等及食用干扰夜眠的药物等。

（2）刺激控制训练：包括只在有睡意时才上床；若上床15～20min不能入睡，则应起床；无论夜间睡多久，清晨应准时起床。研究发现，此法明显缩短睡眠潜伏期，并可减少药物治疗的用量。

（3）睡眠约束：即限制睡眠，是指导失眠者减少花在床上的非睡眠的时间。当睡眠效率超过90%时，允许增加15～20min卧床时间，睡眠效率低于80%，应减少15～20min卧床时间，睡眠效率在80%～90%则保持卧床时间不变。

（4）放松训练：放松方法有肌肉放松训练，生物反馈，沉思，瑜伽，气功和太极拳等。

（5）光疗：定时暴露于强光下2～3天，可以改善睡眠－觉醒节律。对治疗睡眠－觉醒节律障碍如睡眠时相延迟或提前综合征特别有效。

（6）时相疗法：适用于睡眠时相延迟综合征的患者。嘱患者每日将睡眠时间提前数小时，直到睡眠－觉醒周期符合一般社会习惯，需要一周左右的时间。

2. 药物治疗　药物治疗失眠，尤其是慢性成人和老年患者的失眠，应遵循以下基本原则：①应用最小有效剂量；②间断用药（每周2～4次）；③短期用药（常规不要超过3～4周）；④逐渐停药；⑤防止停药后复发。

目前用于治疗失眠的药物种类繁多，可分为五类：①苯二氮䓬类（BZD）；②抗抑郁药，如阿米替林、多虑平；③抗组胺类，如安泰乐；④巴比妥及非巴比妥类，如巴比妥、苯巴比妥；⑤精神病药物及其他镇静药，如氯丙嗪。应用最广泛的是BZD，一般说来，半衰期短的安眠药比半衰期长的显效快，抑制呼吸弱，没有或只有轻微的白日残留作用，但是短效BZD容易成瘾，撤药时容易发生反跳性失眠。这种反跳与用药剂量无关，有的人在服药几日，甚至一到两日后就会产生。虽然半衰期长的安眠药比半衰期短的成瘾性和反跳要小，但显效慢，抑制呼吸，白日残留作用是它的不足之处。其他抗失眠药物如褪黑素是松果体分泌的主要激素，其独特作用是转换光周期调节睡眠节律信号，可以用来治疗由于生理节律紊乱（诸如跨时区飞行旅游，轮班工作）引起的周期性失眠。Zolpi－dem是属咪唑吡啶类药物，近来发现具有和BZD相似的作用，被用来治疗暂时性和慢性失眠。尽管它与BZD都是通过调节GABA受体复合体的途径发挥作用，但它没有像BZD类那样会影响睡眠结构，不会引起认知和精神运动障碍的副作用，并且停药后不会出现反跳现象。尽管如此，专家仍建议服用此药不要超过4周以上。

二、睡眠过多

（一）发作性睡病

是一种原因不明的白昼困倦和难以控制的睡眠发作，同时伴有夜间睡眠障碍和猝倒发作。多数患者病因不明。部分患者是由于丘脑下部或中脑灰质被盖网状结构的损害所致。也有文献强调发作性睡病是由于网状激活系统病变或神经体液缺陷所致。

本病好发年龄在10～20岁，由若干症状所组成，主要症状是嗜睡和猝倒。睡眠发作多在白天正常人不易入睡的场合。睡眠发作时有一种难以控制的睡意迫使患者立刻入睡。睡眠的深度和持续时间以及发作的次数因人而异，一般能够唤醒。猝倒多发生在情绪激动时，突然出现全身肌肉软弱无力，肌张力和腱反射低下或消失，软瘫倒地不能活动。除此之外还有患者出现睡眠瘫痪症，多发生在入睡或觉醒时，持续数秒或数分钟后消失。部分患者还存在入睡幻觉。

发作性睡病的诊断应具备以下内容：①白昼过分嗜睡；②发作性猝倒；③入睡幻觉；④睡眠麻痹。在鉴别诊断中应与Kleine－Levin和Pickwichian综合征相鉴别。

治疗：①苯丙胺：可以抑制快动眼睡眠（REM）。10～20mg，每日2～3次。为了避免难以入睡的不良反应，睡前不宜服用。此前尚有紧张、焦虑、心悸等不良反应。成瘾是值得重视的问题。②哌醋甲酯（Ritalin，利他林）：可抑制REM。5～10mg，每日2～3次。不良反应偶有眩晕、失眠、心悸、厌食及头痛。③盐酸丙咪嗪：对猝倒效果明显。与哌醋甲酯合用，可控制猝倒与发作性入睡。25mg，每日3次。④单胺氧化酶抑制剂：可以减少发作性入睡。对猝倒、睡眠幻觉及睡眠瘫痪也有效。不良反应：低血压、阳痿、水肿、体重增加等。停药后出现失眠、抑郁、焦虑。⑤其他：L-精氨酸每日 9g，可减少睡眠发作；麻黄碱、氯化钾、氟哌啶醇等对猝倒有效。

（二）Kleine-Levin 综合征

又称周期期性嗜睡-贪食综合征或周期性嗜睡-病态综合征。本症是以周期性发作性嗜睡合并贪食，同时伴有运动不安、精神兴奋和轻度意识障碍的一组病症。

临床多见于 10~20 岁的男性青少年，典型的临床表现分为 4 期。①前驱期，多有心身方面的疲劳和疾病，发作前 2~3 天常有头痛乏力、情绪不稳、思维紊乱或轻度嗜睡。②嗜睡期，嗜睡可在昼间或傍晚急速起病，极度困倦迅速入睡，呼之不应，持续时间长短不一。表现食欲亢进，烦渴多饮，性行为释放，表情抑郁或意识朦胧，清醒后能回忆。③反跳期或恢复期，发作症状消失后 2~7 天内可出现过度觉醒或躁狂样状态，夜间不眠仍保持精神爽快。④间歇期，一般无症状如同健康人。

治疗：发作期可用哌醋甲酯或苯丙胺治疗，也可用三环类抗抑郁剂。文献报道也可用碳酸锂治疗本病可预防复发，也有不治自愈倾向。

三、睡眠相关障碍

（一）Pickwichian 综合征

又称肥胖-肺换气综合征，多见于体形过度肥胖而又无心肺疾病的健康者，表现嗜睡、入睡后呼吸暂停、发绀，严重者来不及抢救可导致死亡。

治疗：应设法降低体重，包括饮食控制，加强体育锻炼或科学减肥法降低体重。注意解除呼吸道梗阻，必要时可行气管切开，对个别严重的病例应行人工辅助呼吸。

（二）睡眠呼吸暂停综合征

该综合征是指在睡眠状态下，气流在口鼻腔至少持续 10 秒钟，并在睡眠中反复发生呼吸暂停、憋醒，形成周期性呼吸节律伴发绀、换气功能低下，称为睡眠呼吸暂停综合征。临床主要表现为无节制的响亮鼾声，这种咽喉鼾鸣常被 20 秒或更长时间的无呼吸期所打断。睡眠中的行为异常出现在呼吸恢复之前，如拍击样震颤，突然起坐或下床，甚至跌倒中断睡眠。睡眠较深，唤醒困难，疼痛刺激无反应，迷惘，不能回忆伴夜间遗尿，晨起头痛。

治疗：因气道阻塞或呼吸暂停应给氧，但效果较差。对阻塞型呼吸暂停患者可行气管造口术有一定疗效，但关闭造口易复发；也可采用气管内插入活瓣装置。鼻腔持续正压气道通气可减少呼吸暂停次数，改善睡眠和缺氧。药物方面的治疗可选用丙咪嗪或盐酸可乐宁。

（三）梦游

是指患者在睡眠状态下，可以完成简单甚至是复杂的自主运动，也可重复生活中的某些习惯动作，如开抽屉、解纽扣，不但难以唤醒甚至可发生意外。梦游全过程 3~5min，以学龄期儿童最为常见，少数患儿可反复发作并伴有遗尿症。

治疗：首要措施在于保证安全，免出意外，如夜间锁好门窗等。此病往往随年龄增长而趋于好转。必要时睡前口服丙咪嗪 25~50mg，疗效显著。

（四）夜惊

也称梦惊，是觉醒异常的一种表现。主要见于幼小儿童，多发生在入睡后数小时，主要表现患儿在夜间睡眠中突然起坐尖叫，神情惊恐不安，双目直视，意识朦胧，定向障碍和幻觉，还可出现其他复杂的无目的的动作，可自动清醒。因此在治疗中应首先消除家长的疑虑和担心，随增龄而发作的次数也自然会减少。治疗与梦游症相同。

（五）夜尿症

俗称尿床，好发于儿童。主要因睡眠中大脑对膀胱的控制能力减弱而发生遗尿。5～6岁前的遗尿被认为是儿童发育过程中的正常现象，随年龄的增长遗尿随之消失，仅有少数可发生在青少年。继发性夜尿主要由精神因素、泌尿和神经系统器质性病变所致。

治疗：首先要安排好患者的作息制度。白天不要过度劳累、睡前少喝水并排空小便。习惯性遗尿者应设法在前半夜唤醒后排尿。有器质性病变者先治疗原发病。药物可用丙咪嗪25～50mg，睡前2h口服，可使69%的患者遗尿次数减少，但其作用不能持久，需辅以心理治疗。三环类药物阿米替林、去甲替林也可选用。

（六）睡眠磨牙症

是一种在睡眠中发生的不自主用力磨牙。患者不知道存在本病。常在夜间大声磨牙被同屋或同床者发现，发病年龄多在17～20岁。其病因可能与牙本质异常有关，如咬骀不正常、心理因素或精神紧张也起一定作用。轻者不需治疗，重者可用橡皮牙托治疗，防止牙齿损害。

（魏秀燕）

第十二节　躯体感觉障碍

躯体感觉指作用于躯体感受器的各种刺激在人脑中的反映。一般躯体感觉包括浅感觉，深感觉和复合感觉。感觉障碍可以分为抑制性症状和刺激性症状两大类。

一、抑制性症状

感觉径路破坏时功能受到抑制，出现感觉（痛觉、温度觉、触觉和深感觉）减退或缺失。一个部位各种感觉缺失，称完全性感觉缺失。在意识清醒的情况下，某部位出现某种感觉障碍而该部位其他感觉保存者称分离性感觉障碍。患者深浅感觉正常，但无视觉参加的情况下，对刺激部位、物体形状、重量等不能辨别者，称皮质感觉缺失。当一神经分布区有自发痛，同时又存在痛觉减退者，称痛性痛觉减退或痛性麻痹。

二、刺激性或激惹性症状

感觉传导径路受到刺激或兴奋性增高时出现刺激性症状，可分为以下几种。

（一）感觉过敏

感觉过敏指一般情况下对正常人不会引起不适感觉或只能引起轻微感觉的刺激，患者却感觉非常强烈，甚至难以忍受。常见于浅感觉障碍。

（二）感觉过度

感觉过度一般发生在感觉障碍的基础上，具有以下特点。

（1）潜伏期长：刺激开始后不能立即感知，必须经历一段时间才出现。

（2）感受性降低，兴奋阈增高：刺激必须达到一定的强度才能感觉到。

（3）不愉快的感觉：患者所感到的刺激具有暴发性，呈现一种剧烈的、定位不明确的、难以形容的不愉快感。

（4）扩散性：刺激有扩散的趋势，单点的刺激患者可感到是多点刺激并向四周扩散。

（5）延时性：当刺激停止后在一定时间内患者仍有刺激存在的感觉，即出现"后作用"，一般为强烈难受的感觉，常见于烧灼性神经痛、带状疱疹疼痛、丘脑的血管性病变。

（三）感觉倒错

感觉倒错指对刺激产生的错误感觉，如冷的刺激产生热的感觉，触觉刺激或其他刺激误认为痛觉等。常见于顶叶病变或癔症。

（四）感觉异常

感觉异常指在没有任何外界刺激的情况下，患者感到某些部位有蚁行感、麻木、瘙痒、重压、针刺、冷热、肿胀，而客观检查无感觉障碍。常见于周围神经或自主神经病变。

（五）疼痛

是感觉纤维受刺激时的躯体感受，是机体的防御机制。临床上常见的疼痛可有以下几种。

1. 局部疼痛　是局部病变的局限性疼痛，如三叉神经痛引起的局部疼痛。

2. 放射性疼痛　中枢神经、神经根或神经干刺激病变时，疼痛不仅发生在局部，而且扩散到受累神经的支配区。如神经根受到肿瘤或椎间盘的压迫，脊髓空洞症的痛性麻痹。

3. 扩散性疼痛　是刺激由一个神经分支扩散到另一个神经分支而产生的疼痛，如牙疼时，疼痛扩散到其他三叉神经的分支区域。

4. 牵涉性疼痛　内脏病变时出现在相应体表区的疼痛，如心绞痛可引起左胸及左上肢内侧痛，胆囊病变可引起右肩痛。

5. 幻肢痛　是截肢后，感到被切断的肢体仍然存在，且出现疼痛，这种现象称幻肢痛，与下行抑制系统的脱失有关。

6. 灼烧性神经痛　剧烈的烧灼样疼痛，多见于正中神经或坐骨神经损伤后，可能是由于沿损伤轴突表面产生的异位性冲动，或损伤部位的无髓鞘轴突之间发生了神经纤维间接触。

（魏秀燕）

第十三节　语言和言语障碍

语言（language）和言语（speech）功能是社交生活和个人智能生活中基本的人类功能。语言是指个体应用语言符号进行交往、获得和处理信息的功能。对语言功能的研究是目前神经科学研究的一个重要领域，对其认识仍在不断完善中。

一、失语

失语症是因脑部损害所致的获得性语言障碍，患者理解、形成和表达语言的能力受损，但并不包括下列疾病：语言发育性疾病；单纯运动性言语障碍，如口吃、构音障碍、言语失用；因精神分裂症等原发性精神障碍所致的语言障碍。

失语可分为：①运动性失语，亦称 Broca′s 失语，"表达性"、"前部的"或"非流畅性"失语；②感觉性失语，亦称 Wernicke′s 失语，"接受性"、"后部的"或"流畅性"失语；③完全性失语；④失联络语言综合征，如传导性失语、词聋、词盲等。

（一）失语的解剖学基础

对于失语患者脑的解剖研究，构成了目前几乎所有的有关语言的解剖知识。几乎所有的右利手和 60% ~70% 的左利手人群的语言中枢在左侧大脑半球，其余 15% ~20% 的左利手者，语言中枢在右侧半球，另一半是双侧半球同时参与。传统理论认为，脑部有四个主要语言区域，有两个区域与语言理解有关，与口语理解相关的区域是包括颞叶的后部 - 后上部（22 区的后部，亦称 Wernicke 区）和 Heschl 回（41 和 42 区）。第二语言理解区是角回（39区），位于顶叶下部，视觉接受区的前部，管理书面语言理解。缘上回可能也是语言理解区域的组成部分。与语言表达相关的区域是 44 和 45 区，位于额下回后部，称为 Broca 区，与口语表达相关。另外还有与书面语言表达相关的区域，是位于第二额回后部的第四语言区（也称 Exner 书写中枢），不过这一概念尚有争议。这些结论多数是根据脑卒中等有局限性脑损害的病理结果和结合其失语表现来推断的，但各种失语症与脑定位损害并不存在严格的一一对应关系。目前认为，涉及语言理解和产生的神经解剖结构非常复杂，颞叶上部负责听觉的输入和言语解码，顶叶负责语言的分析，额叶负责语言的表达，这些脑叶的相关区域联合形成语言区，主要在外侧裂周边。近年来，在癫痫患者的皮层刺激研究，以及在健康和患者群中所做的功能影像研究（如功能磁共振和 PET）中发现，特定的言语功能（如命名图片）可激活双侧大脑半球的许多区域，言语的产生、接受和阐释需要特定的认知过程，如语音的解码和编码，字母拼写的解码和编码，词汇存取、单词的语音和语义表达，言语的语义阐释等。区分不同失语症患者中这些认知过程，有助于发现这些过程的神经解剖基础。

（二）失语的检查

详细的语言检查非常重要，结合其他神经系统体征能帮助诊断引起失语的病灶和病因。神经心理学家常应用成套的神经心理测定量表来检测语言功能，常用量表包括波士顿诊断性失语检查（Boston diagnostic aphasia examination）、西部失语系列（the western aphasia battery）、波士顿命名测试（the Boston naming test）、汉语失语成套测验等。床旁的失语检查应尽量检测语言障碍的微细变化，语言功能的每一部分应单独和全面检测，通常包括以下几方面：自发性言语、命名、听力理解、复述、阅读和书写。

1. 自发言语　可通过病史询问或量表检查了解患者的自发性言语。应检测言语的流利程度（发音的容易和快速）、速度（字词的数量）、言语的启动、语义性错语（semantic paraphasia）和音素性错语（phonemic paraphasia）的存在，找词停顿、犹豫和赘词，言语的韵律。语义性错语是将一个词说错为另一个词，如将"刀"说成"锯"。音素性错语是以相似的音素代替正确的音素．如将刀（dao）说成掏（tao）。言语中根本没有的词，称为新语（neologism）或错乱失语（乱语，jargon aphasia）。

2. 命名　命名为重要的语言功能，在各种失语症中都会受损。命名包括物品和物品组成部分、身体部位、颜色、动词的命名。有时也要求受试者分别按所见和触摸来命名同一物品。要求受试者 1 min 内说出更多水果、动物名称等也是命名测试的一种。

3. 听力理解　要求患者执行检查者的口头命令和回答问题以测试其听力理解。命令和问题应有难易程度的不同。

4. 复述　从简单的字词开始，到复述较长的句子。将其复述能力与自发性言语比较。外侧裂失语（perisylvian aphasias）包括 Broca 失语、Wernicke 失语、传导性失语和完全性失语，复述能力差。而非外侧裂失语（nonperisylvian aphasias）包括命名性失语、经皮层性失语，复述能力保留。

5. 阅读　先要求患者朗读简单的句子和一段文字。而后测试患者能否对书面命令做出正确反应和讲述所读文字材料的意义。有时默读比朗读更能测知理解的有效性。

6. 书写　测试书写较之言语能察觉轻度的语言缺损。需分别测试患者自发书写、抄写和听写的能力。注意书写的整齐性及拼写、语法、数量的正确性。

（三）失语症的分类和临床特征

1. 外侧裂失语（perisylvian aphasias）　失语症主要基于对语言的理解、重复和表达障碍来进行分类。实际上，多数失语患者的语言功能各方面均受到不同程度的损害，且随病程变化可有不同的演化。经典的分类简述如下。

（1）Broca 失语：又称为运动性失语、表达性失语或非流畅性失语等，是指患者的语言输出或言语产生的原发性障碍，而理解能力相对保留。其主要特点是口语表达障碍，具有非流利型口语的四个特点——说话费力、语调障碍、语短、语法词少。对于严重的运动性失语，患者可表现为完全无自发言语，但患者能咀嚼、吞咽、咳嗽和叫喊，偶尔可说出"是"或"不是"，但多数情况下不知所云。也有重复说几个刻板的词，也称为单语症。情况好一些，患者能说出短句，或唱出熟悉的歌词。在较轻的 Broca 失语或严重失语的恢复期，患者讲话犹豫，单词音节过渡困难，有结结巴巴的感觉，尤其是说多音节单词时。讲话缺乏抑扬顿挫的语调，声音低缓。语句简短，呈"电报式语言"，严重者不合语法，可以有名词和动词，明显缺乏语法词（如冠词、形容词、副词或连词）。口语理解好于表达，但有比较、次序和语法词的句子理解困难。命名困难、找词困难均存在。对行为的命名明显差于对物体的命名。复述同样存在问题，常省略语法词。在阅读理解方面也有障碍，尤其是对被动语态或复杂的句法结构，或主谓关系基于代词（如他看见她）而不是简单名词（如小强看见小丽），这也被称为深诵读困难，这说明严重 Broca 失语存在全面的语言功能障碍。多伴书写障碍，若右手瘫痪，左手写字比非失语症患者差；右手不瘫痪，患者多无法写出完整句子。写字笨拙，构字障碍，听写和抄写均困难。常伴右侧偏瘫，面和上肢重于下肢。面颊失用也常见，可嘱患者打飞吻和吹气来检查。如伴肢体失用时，则病灶较大且累及顶叶和额叶。抑郁也很常见，因患者能认知自己的缺陷，严重时可出现类似灾难性反应。近年来，基于脑卒中的临床病理研究发现，经典持续的 Broca 失语是由左侧大脑中动脉上支供血区的大面积梗死引起，包括额下回（包括 Broca 区）、中央前回和中央后回、尾状核和壳核、脑岛前部、额顶盖。有研究认为前三者构成语言输出的网状联络，任何部位的损害引起轻微和短暂的运动性失语，三者均损害，产生严重和持续的运动性失语，理解保持完好（Andrew Kertesz）。

（2）Wernicke 失语：又称感觉性失语、感受性失语、流利性失语等。患者有流利的语言，但言语空洞，无实际意义，不知所云。患者可以滔滔不绝地讲话而不自知（赘语），但因对语言的理解差，严重者可完全丧失对言语的听力理解（词聋），常答非所问。谈话姿势自然，构音正常，词组长短和语调正常，但能被发现许多音素错误、语义错误和自创新词。

亦有讲话少者，但讲话表现出上述流利性失语的特点。语法保留程度比 Broca 失语好，但对实质词和语法理解均困难。命名多找词困难，或多错语和赘语。复述差，常无法进行，且有大量错语，不解其意。不能大声朗读和理解性默读，对口语和文字的理解障碍可一致，也可有不一致。书写障碍以听写障碍为主，能写熟悉的字词、数字，字迹清晰，自发书写如口语，多错词、新词、词不成句，抄写慢且费力，仅能完成大体轮廓。患者起病时可有疾病失认，后期因能部分认知疾病而非常沮丧，也有因交流障碍而变得非常多疑、妄想。可伴右上象限偏盲，通常无偏瘫和偏身感觉障碍。在脑卒中的临床病理研究中，与 Broca 失语相似，引起严重的 Wernicke 失语的病灶多较大，累及大脑中动脉下支所供应的区域，包括颞上回后部、顶叶缘上回、角回和岛叶后部，即外侧裂周边区域后部。这一区域病变大小和位置变化引起 Wernicke 失语的不同临床表现，有时甚至出现单纯性词聋、传导性失语或失读伴失写。这说明对于大脑内的语言如何组织管理目前仍知之不多。

（3）完全性失语（global aphasia）：语言的所有基本功能均严重受损或基本丧失，包括自发性言语、命名、复述、听觉理解、阅读和书写，但损害并非一定要完全的（有时称为混合性失语）。常伴有程度不同的偏瘫、偏盲和偏身感觉障碍，最常见于颈内动脉或大脑中动脉闭塞引起的额、顶、颞和深部白质梗死，亦有累及外侧裂周边语言区的前部和后部，而不累及运动区，多见于脑肿瘤。

（4）传导性失语（conduction aphasia）：主要特点是复述能力特别差，尤其是在重复不熟悉的事物时，且多为音位性错语。自发言语相对流利，但有些患者常有音位性错语，且停顿纠错，使得言语迟钝、口吃。听力理解相对保持良好。阅读理解、命名和书写受损程度不一。可伴上象限盲，伴顶叶损害则有肢体失用。根据 Wernicke 等人的理论，弓状纤维因连接听觉理解中枢和言语表达中枢，其受损引起这种表现，但临床解剖研究发现缘上回、Wernicke 区的不完全损害也可引起传导性失语，但无弓状纤维受损。以上四种失语症也被称为外侧裂失语（perisylvian aphasias），而非外侧裂失语（nonperisylvian aphasias）包括命名性失语、经皮层运动性失语、经皮层感觉性失语和经皮层混合性失语，也称为言语区分离综合征。

2. 非外侧裂失语

（1）命名性失语（anomic aphasia）：各类失语症均可有命名障碍，命名性失语是以命名不能为唯一或主要症状的失语综合征。主要特点是无法命名物体，自发言语流利，复述基本正常，听、写、阅读均正常。命名性失语多为其他失语症的恢复阶段，亦可作为首发失语表现，在 Alzheimer 病和 Pick 病早期也可出现命名性失语，是其典型的语言损害形式。损害部位缺乏特异性，可累及优势半球颞叶、颞枕叶皮层等。

（2）经皮质性失语（transcortical aphasias）：主要特点是复述相对保留，其他语言功能受损严重。可分为经皮质运动性失语、经皮质感觉性失语和经皮质混合性失语。以前认为这组失语的产生是原发疾病损害了语言的联络皮层而非语言皮层本身。经皮质运动性失语是自发言语少、简短，口语不流利，语法错误多，像 Broca 失语，不同之处在于复述保留好。命名、书写、朗读差，听力理解保留。病灶多在大脑前动脉供应区及额叶中央旁区的运动辅助区。经皮质感觉性失语与 Wernicke 失语相似，言语流利，多空话、错语，理解显著下降，但复述能力保留，命名不能，多见于 Alzheimer 病进展期。在脑卒中时病灶较大，多顶颞枕交界处。经皮质混合性失语，也被称为言语区域分离综合征，复述保留，其他与完全性失语相似。患者无法自主言语，理解困难，但能复述，序列语良好。病灶多在脑内主要动脉间的分水岭区。

（3）皮质下失语综合征：对这一失语症的研究仍有较多争议，目前的资料，多数来源于脑卒中的临床和影像研究。左侧丘脑病变引起的失语类似 Wernicke 失语和经皮质感觉性失语。内囊纹状体病变引起的失语与 Broca 失语类似。亦有报道在皮质下失语患者中，CT 检查正常，而 MRI 发现皮层病灶或皮层区域血流降低。

（4）单纯性词聋：无法理解和复述所听到的言语，听写能力受损。自发言语多正常，可有错语，书写正常。电测听和听觉诱发电位正常，能听懂其他声音，如铃声。病变双侧颞上回中 1/3 处，这干扰颞上回的原始听觉皮质和颞叶后上部皮质的联系，少见仅主侧颞叶病变。须与皮质聋相鉴别，后者对所有声音失去辨别，为双侧颞叶病变所致。

（5）单纯性词盲：又称不伴失写的失读症、枕叶失读症。患者丧失朗读、理解文字的能力，能抄写、自发书写或听写，却读不出所写的文字。自发言语、听力理解、复述尚可。对色彩辨认，无法将所见颜色与其名字相配，但能抽象命名颜色（例如能说出青菜的颜色）。病变通常涉及左侧枕叶距状皮质、胼胝体压部，患者右侧视野缺损，只有右侧枕叶能接受视觉信息，但这些信息无法通过胼胝体传回左侧角回。

（6）伴失写的失读症：又称顶叶失读症、角回综合征。患者丧失原已掌握的阅读和书写能力，类似获得性文盲。丧失拼写能力和理解拼写的字词，数字和音符同样不识。自发书写和听写障碍。多伴有不同程度的失语，与阅读和书写障碍不成比例。有作者认为是 Wernicke 失语症的变异类型。多左侧角回累及，且与 Gestermann 综合征相关（见后）。

（7）失写症：失语性失写症常有拼写和语法错误，如伴 Broca 失语的失写。视空间性失写（visual spatial agraphia）表现为书写部位的定向障碍，字母和单词拼写正确，但在页面错误排列。对汉字则笔画移位，偏旁分离。右侧顶叶病变者只写纸张的右半侧。失用性失写（apraxic agraphia）书写字形无法辨认、潦草，语言处理能力正常，知道字怎么写，拼音和打字能力保留，可伴有意念运动性失用和观念性失用。以上损害累及额叶、顶叶和外侧裂周围。单纯性失写（pure agraphia），极少见，虽然对第二额回后部的书写中枢（Exner 书写中枢）有争议，但有病例证实额叶运动区下的半卵圆区病变可引起单纯性失写。

二、失用症和失认症

（一）失用症

失用，即获得性运用不能，患者不能执行原先掌握的一些动作，其运用障碍并非由于无力、感觉丧失、共济失调、视力丧失、不随意运动或理解障碍。现多认为失用症是由于指导有目的动作的中枢运用程序的丢失或无法获得。常伴失语等，临床上可分为如下几类。

1. 肢体失用（limb apraxia）

（1）意念运动性失用（ideomotor apraxia）：患者能理解检查者的要求，却无法按嘱做出欢迎、伸舌、招手等简单动作，但有时能自动或反射性地完成这些动作。轻症患者动作笨拙不精确。模仿能改善动作但仍是不正常的，而使用物品时可能正常。常伴失语。现认为编码熟练动作的运动程序储存在左顶上叶，执行这些动作需要将程序传输至左侧额叶的运动前区。这样，意念运动性失用可见于两种情形：直接损伤左侧顶上叶的运动程序；或损伤从左顶上叶到左额叶运动前区的传导通路。病灶多为皮层病变，或深部较大的病灶。

（2）意念性失用（ideational apraxia）：是复杂动作的顺序和计划受到破坏，能完成一套动作中的分解动作，但无法将其统合在一起，越是复杂的动作越容易发现错误。与意念运动性失用的关系不明确，有认为其为后者的严重类型，也有认为各自是独立的。多见于主侧顶叶病变，或双侧顶叶病变。常伴感觉性失语、命名性失语、传导性失语或 Gerstmann 综合征。

（3）肢体运动性失用（limb kinetic apraxia）：是对习得的运动功能丧失了动作的速度、技巧和准确性。做刷牙、玩牌等常见动作笨拙，不能用肢体轻度无力、共济失调等来解释；使用物品时动作稍改善，但患者表现为不熟悉物品的用途。常见运动前皮层和临近白质病变。较为少见，因有时无法与意念运动性失用和意念性失用区分。

2. 口 - 颊 - 舌失用（oral - bucco - lingual apraxia）　口 - 颊 - 舌失用亦称口面失用（orofacial apraxia），无法按嘱进行口部和面部肌肉的技巧性活动，如噘唇、鼓腮、舔嘴唇，也不能模仿，但能自发完成，肢体活动正常。常伴 Broca 失语和完全性失语（后者难以测试），病灶多在皮层或深部较大的病变。

3. 结构性失用（constructional apraxia）　患者无法按要求画出或构建出二维平面图形或三维立体结构，表明空间分析障碍，可通过绘图、搭积木等检查而显示。多见于顶叶或额叶病变，右侧顶叶病变所致的结构性失用多表现为视觉性空间定向障碍，常伴左侧空间忽略。左侧顶叶病变所致的结构性失用多表现为控制运动执行障碍。

4. 穿衣失用（dressing apraxia）　患者不能理解衣服各部分与身体各部位的对应关系，不能正确穿脱衣服。多见于顶叶病变，常伴结构性失用。结构失用和穿衣失用并不是严格意义上的失用，而可能是空间失认，或偏侧忽略。

（二）失认症

失认症是指患者丧失认识经由某一感觉形式辨察的熟悉物体，如形状、声音或气味等，但特殊的感觉并未受损，记忆、智能和意识等无障碍。

1. 视觉失认（visual agnosia）　视觉失认为各类失认症中最常见的一种。患者不能认识、描述或命名所见的物体。可分为视物失认（visual object agnosia）、颜面失认（prosopagnosia）、颜色失认（color agnosia）等。视物失认症者视敏度正常、意识清楚、无失语。患者无法认出在视野范围内的物体，但通过触摸、嗅觉或听觉能辨别。特殊情况是患者无法辨认某一类物品（如动物或蔬菜），常伴象限盲和视觉性词语失认（失读）。病灶多为双侧，也有局限于左侧颞枕叶。颜面失认者，对熟悉的人脸或照片，能认出是人脸，但认不出是谁的脸；同时尚无法学习认识新的人脸，无法解释面部表情、面部体现的年龄、性别等，病变多见为双侧颞枕叶。环境失认（environment agnosia）是与颜面失认很相似的综合征，患者能在记忆或地图上描绘出熟悉的环境，置身当地时却无感觉或迷失了，病变部位在颞枕叶；与地形觉失认（topographagnosia）的区别是后者无法在抽象环境中定位自己，病变在顶叶。颜色失认指无法区分各种颜色，物品都像灰色似的，常与双侧视野缺损、面部失认有关，病灶累及枕叶或颞叶。另一种情形是能分辨颜色，但无法命名颜色的名称或指出与颜色名称相对应的颜色，多为失语或失读的表现。

2. 听觉失认（auditory agnosia）　听觉失认患者听觉存在，不能辨别各种原先熟悉的声音。非言语声听觉失认的患者不能辨认钟声、动物叫声，通常伴随对言语声的辨认缺失，多为右侧颞叶损害。音乐失认更为复杂，因对音乐的辨认包括：识别和命名熟悉的旋律；感知音调、音色和节奏；能创作、阅读和书写音乐。目前认为无单词的和声和旋律主要依靠右侧颞叶，而乐谱的命名和音乐的写和读需要左侧颞叶的整合，可能还包括额叶的整合。而言语性听觉失认，亦称单纯性词聋，见前述。

3. 身体失认（asomatognosias）　身体失认是指不能辨认身体的各个部分。一侧身体失认，患者对患病侧的肢体不关心，否认是自己的肢体，或否认瘫痪，也称疾病失认，常见右侧顶上叶损害，也可累及中央后回、额叶、颞叶或枕叶。Gerstmann 综合征被认为是双侧身体失认的典型表现，不能辨认自己或他人手指（手指失认），不能分辨左右方向，失算和失写，可能与手指、身体两侧和数字的空间定位缺失有关。见于左侧顶叶角回病变。

三、言语障碍

言语（speech）是指语言符号经由发声器官的表达。言语障碍仅影响声音的输出，而不影响语义和语法，出现构音障碍（dysarthria）。同时言语的流利性障碍，如口吃也在此讨论。

（一）构音障碍

构音障碍是指神经－肌肉系统器质性损害所致言语动作控制失常而产生的表达障碍。临床上表现为发音不准、咬字不清，声响、音调、速度和节奏的异常和鼻音过重等言语听觉特性的改变，就是说话不流利。严重时，他人无法听懂其意，或完全不能说话。可分为以下两型：迟缓性构音障碍又称周围性构音障碍，下运动神经元性构音障碍。因参与口语动作的肌肉、呼吸肌或支配这些肌肉的下运动神经元病损致受累肌肉张力过低（迟缓）、肌力减弱而不能正常言语。主要表现为说话时鼻音特别重，易漏气而语句短促，声母、韵母发不准，可伴吞咽困难，进食呛咳，食物易从鼻孔中流出。可有舌肌萎缩、呼吸困难。常见病因是进行性延髓麻痹、急性脊髓炎、急性感染性多发性神经元脑干肿瘤、延髓空洞症、脑膜炎和外伤，极罕见如白喉性神经炎。面神经瘫痪影响唇音和唇齿音的发音。重症肌无力的构音障碍呈波动性。

1. 痉挛性构音障碍　常见于双侧皮质脑干束受损的患者，如脑血管病、多发性硬化和运动神经元病等。患者可于累及一侧皮质脑干束的卒中后突发（之前有无症状的对侧损害）。患者有发音困难、讲话缓慢费力、声母不清、音调低沉单一、鼻音重、声音嘶哑等。常伴吞咽障碍、强哭强笑、下颌反射亢进、瘫痪肌肉无萎缩和肌束震颤，临床上称为"假性延髓麻痹"。常伴肢体感觉－运动障碍。

2. 锥体外系性构音障碍　为帕金森病、进行性核上性麻痹等强直性锥体外系疾病所致的构音障碍，语速快，发音低而含糊，音调单一，亦称运动过少性构音障碍。而运动过多性构音障碍，见于舞蹈症、抽动秽语综合征等，以说话声音大、说话急促、语言韵律改变、与呼吸节律不协调等为特征，抽动秽语综合征尚有鸣叫、鼻吸声、鼾声等不自主发声。

3. 共济失调性构音障碍　见于遗传性共济失调、多发性硬化、脑血管病等累及小脑系统的各种疾病。表现为构音不准，语速慢而不清，暴发性言语和吟诗样言语，音调和声响缺乏变化，声音粗糙等。急性发病，症状出现早，缓慢发病者构音障碍晚期才出现。多伴肢体共济失调和眼震等小脑体征。

4. 混合性构音障碍　累及与言语动作有关的多个神经－肌肉机制，构音障碍更为复杂。如肌萎缩侧索硬化可同时表现为痉挛性和迟缓性构音障碍，以痉挛性成分更为突出，对言语的影响也较单纯影响者更重。多发性硬化患者常呈共济失调 - 运动过少 - 痉挛性构音障碍，表现为韵律不全（音调和响度单一，重音减少）、韵律过度（速度慢、音素拖延、间隔延长等）、发音狭窄（低音调、发音费力、声音粗糙）和构音 - 共鸣不足（鼻重音、声母不准）等。

5. 其他言语障碍　成年人中口吃的发生率达1%，男性多于女性。表现为重复言语时正常节律中断和延长，或发声中断。言语缺陷发生在从一个语音转换至下一个语音的过程，在发出语音前不恰当地停顿。口吃患者在歌唱、随节拍器讲话等状态下，原有口吃可消失。口吃发生的原因较多，有研究发现在听觉皮质的联系受损后，患者口吃消失；正常人在自己的讲话声经过延迟听觉反馈处理后变得口吃，因此认为口吃原因是讲话时的听觉反馈功能的失调。另有报道认为口吃是言语运动控制异常引起的。患者不能按正常讲话所要求的速度适当调节有关肌肉的收缩，肌电图发现喉内肌和外展肌收缩的相互关系失常。

儿童在学习说话过程中可有口吃现象，多数是暂时性的。少数永久性口吃患者，症状持续发展至无法说出一些字词，而回避与人交流。

（二）失声症和发声困难

1. 失声症　双侧声带麻痹引起完全性失声症，只能耳语而无语音，在吸气时声带不能分开而可能发生吸气性喘鸣。可见于延髓麻痹、迷走神经或喉返神经麻痹、喉部严重炎症等。也可因呼吸肌麻痹或协调障碍而致气流不足以发声和言语，仅能做耳语，见于重症肌无力、急性感染性多发性神经炎、帕金森病、脊髓炎等。

2. 痉挛性发声困难（spasmodic dysphonia）　痉挛性发声困难是了解较少的神经疾病，发生于中、老年人，患者逐渐丧失正常言语的能力，只要开始讲话即引起言语肌肉痉挛而发音困难，像被勒住喉咙而拼命讲话，非常吃力。可伴眼睑痉挛或痉挛性斜颈。现多认为是局限性肌张力障碍。在喉镜引导下在甲杓肌和环甲肌注射肉毒素是目前最有效的治疗，可维持缓解数个月。一侧喉返神经切断可能有效。心理治疗无效。

（三）发育性言语障碍

发育性言语障碍，又名先天性失语，多为感受性失语，有发育性失读症和先天性听觉感知不能或混合型，常被误认为精神发育不全。

1. 发育性失读症（developmental dyslexia）　发育性失读症又名先天性词盲。基本缺陷为先天性的不能理解视觉符号（文字）的意义而视觉正常，较先天性听觉感知不能多见。有家族性病例。病理检查曾发现皮质结构功能异常。从小起就不能掌握正常的阅读和书写能力，但口语和听力理解正常。儿童入学后，常因学业成绩落后，屡教不懂而被误认为智力不足或不用功学习，实际上其他精神能力无缺损。诵读文字有发音错误，笔录口语写错文字。常有反写现象。儿童不认识自己有缺陷，常发生神经症。治疗以教育为主，采用教授拼音的语音学习方法，同时教以用右手做书写该词的笔划动作；在学习时，不应单纯笔录口语，允许他观看旁坐同学的书写。教师应予照顾，不勉强学习文字的读写，而应鼓励他学习新的知识和技能。个别患者在数学等领域可取得优于常人的成绩。

2. 先天性听觉感知不能　先天性听觉感知不能又名先天性词聋，其基本缺陷为不理解声音的意义，但听觉正常。较少见，常有家族史，男性多见。当患儿达到能理解语声和学习言语的年龄时，家人发现其对他人的言语全不理会，也不会学习重复他人的言语。但患儿听觉正常，对声音刺激有反应，并不丧失其他精神能力。由于听觉感知不能，言语功能未能正常发育，可多年不开口说话，但多数患儿可逐渐获得他们自己的词汇，仅有亲密的人才理解，称为"婴儿样语"。治疗可按聋哑症原则进行，训练其他途径来弥补其听觉缺陷，如采用视觉教以唇读或用触觉教以发音。

四、失语、失用和失认的诊断和处理

失语、失用和失认检查见前述。详细的检查和量表的应用能发现更多、更细微的异常。磁共振（包括功能磁共振）和正电子发射断层扫描能发现更多脑的结构和功能异常。对于病因的诊断，应结合病史、影像学发现、辅助检查（如脑脊液检查）来明确病因。常见的病因包括脑血管病、肿瘤、外伤、神经变性疾病等。

言语障碍的治疗均应首先明确病因，其处理包括治疗原发疾病和言语训练。语言训练最好以专业的言语治疗师进行训练，并高度注意患者情绪和心理的巨大变化，给相应的药物和心理干预。训练应有步骤、有计划进行，在疾病稳定后尽早进行。首先是发音练习，接着是日常用品的名称和发音，然后是将名称与图片和文字联系起来训练。坚持口语训练，家庭和社会的积极参与是取得进步的重要条件，即使在病后 2~3 年，仍有好转的可能。

口吃的治疗，注意言语训练，放松情绪，练习放松肌肉，再依次进行呼吸、发音、词句的训练。对患儿不应有歧视态度，或特别注意其讲话困难，应鼓励患儿多与他人交谈。

（魏秀燕）

第五章　神经系统疾病中医辨证治疗

第一节　头痛

一、概述

头痛是临床上常见的自觉症状，可以出现于多种急慢性疾病之中。本节所论头痛是指内科杂病范围内，以头痛为主要症状的疾病。若属某一疾病过程中所出现的兼证，不列在本篇讨论范围内。

现代医学中的内、外、神经、五官以及感染性发热疾病、高血压、颅内疾病。神经官能症等以头痛为主症时均可参照本病进行辨证施治。

二、诊断

（一）诊断要点

（1）辨别致病的原因，头痛之久暂、疼痛的性质、特点及其部位。

（2）外感头痛，一般发病较急，病势较剧，多表现为掣痛、跳痛、灼痛、胀痛、重痛、发无休止，多属实证。

（3）内伤头痛，其发病原因与肝、脾、肾三脏有关，一般起病缓慢，病势较缓，多表现为隐痛、空痛、昏痛、痛势悠悠，疲劳则剧，时作时止，多属虚证。

（4）瘀血头痛，头痛多见刺痛、钝痛、固定痛或有头部外伤史。

（二）相关检查

常规做血压、血常规等检查，必要时可做经颅多普勒、脑电图、脑脊液、颅脑 CT 或 MRI 等项检查以明确头痛的病因，排除器质性病变。

三、辨证论治

（一）辨证要点

1. 辨疼痛轻重　一般来说，以外感、寒厥、偏头痛较重；而内伤、气虚、血虚、肝肾阴虚头痛较轻；气虚早晨反重；血虚午后痛重。

2. 辨疼痛性质　因于痰湿者，重坠或胀；肝火者，跳痛；寒厥者，冷感而刺痛；阳亢者，痛而胀；气血、肝肾阴虚者，隐痛绵绵或空痛。

3. 辨部位　一般气血、肝肾阴虚者，多以全头作痛；阳亢者在枕部，多连颈肌；寒厥者痛在巅顶；肝火者痛在两颞；偏头痛者痛在一侧，痛连同侧跟齿。就经络而言，前部为阳明经，后部为太阳经，两侧为少阳经，巅顶为厥阴经。

（二）分证论治

【外感头痛】

1. 风寒头痛

主症：头痛起病较急，其痛如破，连及项部，恶风畏寒，遇风尤剧，常喜棉巾裹头。口不渴或兼鼻塞流清涕等症，苔薄白，脉浮或浮紧。

治法：疏风散寒。

方药：川芎茶调散（川芎、荆芥、防风、薄荷、羌活、细辛、白芷、甘草）。

若寒邪著，头痛剧烈，遇寒即发，舌苔白，应加重温经散寒之品，如细辛、川乌。头重痛如裹、肢体困重，湿困清阳，可加独活、苍耳子、苍术。

2. 风热头痛

主症：头痛如灼，甚则如裂，发热恶风，面红目赤，口渴欲饮，鼻流浊涕，便秘，溲黄，舌红苔黄，脉浮数。

治法：疏风清热。

方药：芎芷石膏汤（川芎、白芷、石膏、菊花、羌活、藁本）。

热甚便秘者，加制大黄或黄连上清丸。热甚伤津，舌红少津，加茅根、天花粉等，如伴鼻流浊涕如脓、鼻根及鼻旁亦痛者，加苍耳子、辛夷等，清热散风，除湿。

3. 风湿头痛

主症：头痛如裹，肢体困重，纳呆胸闷，小便不利，大便或溏、苔白腻，脉濡。

治法：祛风胜湿。

方药：羌活胜湿汤（羌活、独活、川芎、蔓荆子、甘草、防风、藁本）。

若头痛发生于夏季暑湿内侵，症见身热汗少或身热微畏寒，汗出不畅，口渴胸闷，干呕不食，治宜清暑化湿，用黄连香薷饮加知母、佩兰、荷叶、竹茹等。

【内伤头痛】

1. 肝阳头痛

主症：头痛而眩，甚或两侧跳痛，常波及巅顶，心烦易怒，睡眠不宁，面部升火、目赤口干苦，苔薄干或黄、舌质红、脉弦有力。

治法：平肝潜阳。

方药：天麻钩藤饮（天麻、钩藤、石决明、川牛膝、桑寄生、杜仲、山栀、黄芩、益母草、朱茯神、夜交藤）。

若肝火旺盛，头痛剧甚，面红目赤，口苦，胁痛，便秘，苔黄，脉弦数者，加龙胆草、夏枯草或加服龙胆泻肝丸。素体肝肾阴虚或因肝旺阳亢而耗伤肝肾之阴，证见两耳干涩，腰膝酸软无力，舌红少津，脉细弦者，加生地、何首乌、石斛、桑寄生等滋养肝肾之品。

2. 肾虚头痛

主症：头痛且空，每兼眩晕、腰痛酸软，神疲乏力、遗精带下、耳鸣少寐、舌红少苔、脉细无力。

治法：养阴补肾。

方药：大补元煎（人参、炒山药、熟地黄、杜仲、枸杞子、当归、炙甘草、山茱萸）。

若头痛而畏寒，面白、四肢不温、舌淡、脉沉细而缓，证属肾阳不足，可用右归丸，温补肾阳，填补精血，若兼外感寒邪，侵犯少阴经脉，可用麻黄附子细辛汤。

3. 血虚头痛

主症：头痛且花，时时昏晕，痛势隐隐，午后或遇劳则甚，神疲乏力，心悸怔忡，食欲不振，面色少华，舌淡苔薄白，脉细弱无力。

治法：滋阴养血。

方药；加味四物汤（白芍、当归、生地、川芎、蔓荆子、菊花、黄芩、甘草）。

若血不养心，心悸不寐者，配炒枣仁、柏子仁、桂圆肉、远志等。若体倦乏力，少气懒言，气虚阴虚者加党参、黄芪、白术等，益气养血。

4. 痰浊头痛

主症：头痛而重，如物裹首，时有目眩，胸脘痞闷，恶心泛泛，甚则呕吐痰涎，纳呆，舌苔白腻，脉滑或弦滑。

治法：化湿祛痰。

方药：半夏白术天麻汤（半夏、白术、天麻、陈皮、茯苓、甘草、生姜、大枣）。

若肝胃虚寒，干呕吐涎沫，头痛者，加吴茱萸、生姜温肝和胃而降逆。若痰湿蕴久化热，痰热上蒸口苦，舌苔黄浊，大便不畅者宜去白术加黄芩、竹茹、枳实、胆星等。

5. 瘀血头痛

主症：头痛经久不愈，痛处固定不移，痛如锥刺或有头部外伤史，舌质紫，苔薄白，脉细或细涩。

治法：活血化瘀。

方药：通窍活血汤（赤芍、川芎、桃仁、红花、麝香、老葱、鲜姜、大枣、酒）。

疼痛甚者，加全蝎、地龙、五灵脂、乳香、没药等。若兼因受寒而诱发或加重，并有畏寒、舌苔薄白、舌质淡者、加细辛、桂枝等。

四、其他疗法

（一）简验方

（1）夏枯草30g，水煎服，或用菊花6~10g，决明子10g，开水冲泡，每日代茶常饮，适用于肝阳上亢之头痛。

（2）川芎、蔓荆子各10g，水煎服，适用风邪上犯的头痛。

（3）制川草乌各10g，白芷、僵蚕各6g，生甘草9g，研细末，分成6包，每日1包，分3次用绿茶送服，适用于顽固性风寒头痛。

（4）全蝎、地龙、甘草各等分，研末，每服3g，一日3次，适用于顽固性头痛。

（5）白凤仙一株捣烂，火酒浸，露七夕，去渣、饮酒，治寒湿性头痛。

（6）山羊角15~30g（锉成细末，先煎），白菊花12g，川芎6g，水煎服，治偏头痛。

（7）白附子3g，葱白15g，白附子研细末，与葱白捣成泥状，取如黄豆大一粒，堆成小圆形纸上，贴在痛侧太阳穴处，约1h左右取下，治偏正头痛。

（8）蓖麻同乳香、食盐捣，贴在太阳穴上治气郁头痛。

（9）鹅不食草30g，白芷15g，冰片1.5g，共研细末备用，发作时用棉球蘸药粉少许塞鼻孔，适应于偏头痛。

（二）西医治疗

包括药物治疗和非药物物理治疗两部分。治疗原则包括对症处理和原发病治疗两方面。

原发性头痛急性发作和病因不能立即纠正的继发性头痛可给予止痛等对症治疗以终止或减轻头痛症状,对于病因明确的继发性头痛应尽早去除病因,如颅内感染应抗感染治疗,颅内高压者宜脱水降颅压,颅内肿瘤需手术切除等。

五、预防调护

(1) 平时生活应有规律,起居有常,参加体育锻炼,增强体质,避免精神刺激,保护情志舒畅。

(2) 饮食有节,宜食清淡,以免过食肥甘,损伤脾胃,聚湿生痰。痰浊中阻,清阳不展,肝阳上亢者,禁食公鸡、猪头肉、螃蟹、虾等以免动风,使病情加重。

(3) 头痛剧烈者,宜卧床休息,环境要清静,光线不要过强。

(李红宇)

第二节　眩晕

一、概述

由于风火痰虚瘀引起清窍失养,临床上以头晕、眼花为主症的一类病证称为眩晕,轻者闭目可止,重者如坐车船,旋转不定,不能站立或伴有恶心、呕吐汗出、面色苍白等症状,严重者突然仆倒。

眩即眼花,晕是头晕,两者常同时并见,故统称"眩晕"。

西医学中的高血压、低血压、低血糖、贫血、梅尼埃综合征、脑动脉硬化、椎-基底动脉供血不足、神经衰弱等病。临床表现以眩晕为主要症状者,可参照本篇内容辨证论治。

二、诊断

(一) 诊断要点

(1) 患者自觉眼花或眼前发黑,视物模糊,或自觉外界景物或自身旋转、动摇、晃动、漂浮感。

(2) 诊见站立不稳,身体向一侧倾斜,时时常欲跌倒,不敢站立或行走。

(3) 常伴有耳鸣、耳聋、恶心、呕吐、汗出、肢体颤震等。

(3) 发病年龄。外感眩晕多见于青年人;内伤眩晕多见于中年以后,老年居多。

(5) 可有不同病史,如外感、饮食、情志、劳欲、劳伤、外伤等。

(二) 相关检查

头颅X线摄片、脑电图、脑血流图、胸片、TCD、头颅CT及磁共振成像检查等,疑为颈椎病者需做颈椎正、侧、斜位等X线摄片检查。

三、鉴别诊断

眩晕一证应与厥证、痫证、中风、头痛等相鉴别。

1. 眩晕与厥证　眩晕是患者自觉眼花,如坐舟车,发作严重者见欲仆或晕旋仆倒,与厥证相似。但眩晕一般无昏倒不省人事，而厥证是指突然昏倒，不省人事，四肢厥冷，片刻自行苏醒而无后遗症的一种病证，其病机多为气机逆乱，升降失常，阴阳之气不相顺接所致。眩晕是本虚标实，脑海失灵或脑窍不利而发病。厥证属临床急症之一，眩晕病情以缓者多见。厥证发作前及缓解期常兼见眩晕、眩晕日久不愈，可演变成厥证。

2. 眩晕与痫证　眩晕发作严重见眩仆者与痫证之昏仆相似，而且痫证发作前的眩晕、胸闷等先兆症状及缓解期的神疲乏力眩晕等症也与眩晕病相似。然痫证是一种发作性神志病，以猝然昏仆，两目上视，四肢抽搐，口吐涎沫；或口中如做猪羊叫声，移时苏醒，醒后如常人为特征，其病因病机为情志所伤，大惊卒恐，损伤肝肾，肝风夹痰，上蒙脑窍；或与先天禀赋有关，母腹受惊，脏气失调，气机逆乱而发病。眩晕则有内伤和外感之别，本虚标实。两者鉴别要点，一是既往史；二是痫证之昏仆必不省人事，而眩晕之仆倒则不然。同时痫证必见口吐涎沫，两目上视，四肢抽搐，或口中如做猪羊叫声，移时苏醒。

3. 眩晕与中风　中风之中脏腑阶段昏仆与眩晕之甚者眩仆相似，中风之中经络阶段所见的眩晕与眩晕病亦相似。但中风是以猝然昏仆，不省人事，伴口眼㖞斜，半身不遂，语言不利或不经昏仆仅以㖞僻不遂为主症的一种疾病，其病因病机以内伤为主，外风发病少见，外邪多为其诱因之一，在本属阴阳偏胜，气血上逆。眩晕虽以内伤致病为主，然外邪致病者亦为不鲜，在本为肝肾不足，气血虚弱，使脑窍失养或失利。两者鉴别要点是眩晕之晕旋仆倒较轻，中风昏仆较甚而必不省人事，且不伴㖞僻不遂，中风之中经络者虽无不省人事，但以㖞僻不遂为主症，眩晕者无此后遗征象。

4. 眩晕与头痛　眩晕和头痛均属患者的自觉症状，病位皆在脑。临床可单独出现，亦可同时并见。但眩晕以头晕眼花，站立不稳为主要特征，头痛则以头部疼痛为主要特征，两者病因均有外感与内伤两方面，然头痛因外感而病者较多，眩晕因内伤而病者较多。在辨证方面，头痛偏于实证者较多，眩晕偏于虚证者较多，临床不难鉴别。

四、辨证论治

（一）辨证要点

1. 首辨外感内伤　青壮年在外感病的同时，或外感病后2～3周发生眩晕，多属外感眩晕。中年以后发生的眩晕多属内伤眩晕。有外伤史的眩晕多是外伤性眩晕。

2. 次辨虚实属性　外感属实，中年以后，缓慢起病，病程较长，体质虚弱者，以虚为主。兼见风火痰瘀者，多属实，或虚实夹杂。

3. 其他　外感辨其寒热属性，内伤别其脏腑病位。

（二）治疗原则

发作期定眩以治标，休止期逐邪扶正以治本。外邪当散，须分寒热。内伤需分虚实，邪实治当镇肝熄风、化痰降逆、活血通窍；正虚则当补益，分清气血阴阳亏虚，在脾在肾，分别施治。内伤眩晕的治疗总以治肝、治痰、治瘀、补虚为要着。

（三）分证论治

【外感眩晕】

1. 风热上扰

主症：热病过程中，或热病之后出现头晕目眩，恶心欲吐，发热恶寒，咽痛鼻塞，口干或渴，舌质红，苔薄黄，脉浮或弦数。

治法：疏风清热。

方药：银翘散。

本证亦可选用《圣济总录》之甘菊散（菊花、旋覆花、防风、石膏）。热盛用干葛防风汤（石膏、知母、甘草《症因脉治》）。

2. 少阳郁热

主症：眩晕耳鸣，头痛口苦，头目不爽，咽干目赤，或见寒热阵作，舌质红，苔薄黄而干，脉弦细或弦数。

治法：和解少阳，清解郁热。

方药：小柴胡汤去半夏，加蝉蜕、僵蚕、蔓荆子、钩藤。

若热象已不著，仅见眩晕恶心，头目不爽，胸胁不适，纳呆食少，苔薄白，脉弦细，可用柴胡桂枝汤。少阳风寒眩晕，左脉弦紧，用柴胡羌活汤（柴胡、羌活、防风、川芎《症因脉治》）。

3. 暑热上蒸

主症：盛暑季节，或高温作业，出现头晕目眩，头痛烦躁，身热面赤，胸闷恶心，口渴汗闭，舌质红，舌苔黄乏津，脉洪大滑数。

治法：清热解暑，益气生津。

方药：竹叶石膏汤（《伤寒论》竹叶、生石膏、半夏、麦冬、人参、炙甘草、粳米）。

湿热或暑热为患，可用蒿芩清胆汤。

4. 风湿困阻

主症：头目昏眩，头重如裹，身体沉重，体倦乏力，脘痞纳呆，舌苔白腻，脉濡。

治法：祛风胜湿，理气通阳。

方药：羌活胜湿汤（《兰室秘藏》羌活、独活、川芎、防风、藁本、蔓荆子、甘草）。

《医心方》四时散亦可选用（秦艽、独活、茯神、山药，功能祛风除湿，健脾安神；主治风气、风眩、头面病）。

5. 风寒束表

主症：头目不爽，昏眩不适，周身拘束，或见寒热，头身疼痛，苔薄白，脉浮。

治法：疏风散寒，通阳利窍。

方药：葛根汤（葛根、桂枝、麻黄、白芍、炙甘草、生姜、大枣）。

【外伤后眩晕】

1. 瘀血阻窍

主症：头颅外伤，眩晕头痛，面暗神疲，健忘失眠，或见官窍失聪，舌质暗，或见瘀点、瘀斑，苔薄白，脉弦涩或细涩。

治法：活血化瘀，通络利窍。

方药：通窍活血汤（《医林改错》麝香、川芎、桃仁、红花、赤芍、当归、老葱、生姜、黄酒）。

2. 瘀阻水停

主症：外伤日久，眩晕头痛，经久不愈，舌质暗淡，舌体胖大，苔薄白而腻，脉滑大。

治法：活血化瘀，利水通窍。

方药：桂枝茯苓丸（《金匮要略》桂枝、茯苓、桃仁、丹皮、赤芍）加味。

3. 脑髓损伤

主症：外伤之后，头昏目眩，精神疲惫，健忘失眠，面晦无华，腰膝酸软，舌质淡嫩，或舌体瘦小，苔薄而少，脉细弱。

治法：滋肾填精，养脑生髓。

方药：大补元煎（《景岳全书》熟地、山药、山茱萸、枸杞子、人参、当归、杜仲、炙甘草）加橘络、乌梢蛇。

4. 气血失和

主症：头目昏眩，心悸失眠，精神不振，纳少乏力，舌质淡红，苔薄白，脉弦细。

治法：调气和血，振奋气机，通达阳气。

方药：柴胡桂枝汤加味（《伤寒论》柴胡、桂枝、白芍、黄芩、半夏、人参、炙甘草、生姜、大枣）。

【内伤眩晕证治】

1. 髓海空虚

主症：眩晕、耳鸣、腰膝酸软，遗精滑泄，神疲健忘，少寐多梦。偏于阴虚者，五心烦热，颧红咽干，舌嫩红少苔，脉弦细数；偏于阳虚者，形寒肢冷，面色㿠白或黧黑，舌质胖嫩，脉沉细。

治法：填精补髓充脑。偏于阴虚者滋阴，偏于阳虚者温阳。

方药：偏于阴虚者用左归丸（《景岳全书》熟地黄、山药、山萸肉、枸杞子、菟丝子、鹿角胶、牛膝、龟板胶）。

偏于阳虚者用右归丸（《景岳全书》熟地、山药、山萸肉、杜仲、枸杞子、菟丝子、肉桂、附子、鹿角胶、当归）。

2. 气血虚弱

主症：眩晕，动则加甚，劳累则发，神疲懒言，气短声怯，心悸怔忡，健忘少寐，纳谷不香，面色㿠白或萎黄，唇甲无华，舌质淡嫩，边有齿痕，脉细弱。

治法：补气养血益脑。

方药：归脾汤（《济生方》白术、茯苓、黄芪、人参、酸枣仁、远志、当归、龙眼肉、木香、甘草、生姜、大枣）。

3. 肝阳上亢

主症：眩晕耳鸣，头痛且胀，面色潮红，急躁易怒，失眠多梦，每遇恼怒或烦劳则加重，目赤，口苦，尿赤，便秘，舌红苔黄糙，脉弦或弦数。

治法：平肝潜阳，熄风清脑。

方药：天麻钩藤饮（《杂病证治新义》天麻、钩藤、生石决、山栀、黄芩、川牛膝、杜仲、益母草、桑寄生、夜交藤、朱茯神）。

4. 痰浊中阻

主症：眩晕、头重如蒙，胸闷恶心，呕吐痰涎，少食多寐，倦怠无力，舌苔白腻，脉濡滑。

治法：健脾燥湿，化痰熄风。

方药：半夏白术天麻汤（《医学心悟》半夏、白术、天麻、陈皮、茯苓、甘草、生姜、大枣）。

五、其他疗法

（一）简验方

（1）车前草、豨莶草、小蓟各30g，水煎服，每日一剂，适用于肝阳上亢之眩晕。

（2）泽泻30g，炒白术15g，怀牛膝10g，水煎服，每日一剂，适用于痰浊眩晕。

（3）桑葚子、黑大豆各15g，煎服，适用于肝肾阴血亏虚之眩晕。

（4）生明矾、绿豆粉各等分研末，用饭和丸如梧桐子大。每日早、晚各服五丸常服；或明矾七粒，晨起空腹开水送下，治痰饮眩晕。

（5）桑寄生120g，水煎服或胡桃肉三个，鲜荷蒂一枚，捣烂，水煎服，治肾精不足之眩晕。

（二）西医治疗

急性眩晕发作的病人，应静卧，避免光刺激，解除精神紧张；有明确病因者，应积极对因治疗；药物对症治疗；内耳病变听力已丧失而久治不愈者，可行迷路破坏手术或前庭神经切断术。

（李红宇）

第三节　耳鸣、耳聋

一、概述

耳鸣、耳聋是因外邪侵袭、饮食失调、情志抑郁、病后体虚等引起听觉功能异常的一种病证。凡耳内鸣响，或如闻蝉声，或如潮声，其声或细或暴，静时尤甚，妨碍听觉者，称为"耳鸣"；凡听觉有不同程度减退，甚至听觉丧失，影响日常生活者，称为"耳聋"。临床上耳鸣可单独出现，也可伴有耳聋，耳聋亦可由耳鸣发展而来。二者症状表现和病情轻重不一，但发病机制多有相似之处，故合并一起讨论。

本病在临床上有暴鸣、暴聋、久鸣和久聋之分。凡耳鸣、耳聋突然发生，病程较短，伴有恶寒发热、咽痛头痛等外感症状，甚至出现颈项强直、角弓反张者，多为外感病邪入侵所致的暴鸣、暴聋；若耳鸣、耳聋如蝉声作响，或如潮水，声时强时弱，病程较长，且伴有腰膝酸软，阳事不举，遗精早泄，体倦乏力，或伴头晕目眩、面色萎黄无华、唇甲淡白等全身性虚弱症状者，多为肾元亏虚，精血不足，脾胃虚弱，肝火上炎，痰浊阻滞，导致耳窍失于充养，或清阳之气不升所致的久鸣、久聋。

西医学的流行性感冒、猩红热、脑膜炎等急性传染病，听神经瘤、脑肿瘤、颅内压增高等中枢性病变、内耳性眩晕、高血压、贫血，以及诸如链霉素、奎宁、水杨酸钠等药物中毒，出现以耳鸣、耳聋为主症时，可参照本节辨证论治。

二、诊断

（一）诊断要点

患者自觉耳内鸣响，或如蝉鸣，或如潮声者，是耳鸣的临床特征；患者感觉听力减退甚至丧失，不闻其声者，是耳聋的临床特征。暴鸣、暴聋者多兼有外感症状，久鸣、久聋者则往往伴有全身虚弱性症状。

（二）相关检查

（1）客观性耳鸣可用助听器或听诊器检查。

（2）若怀疑有腭肌阵挛者，可利用肌电图检查。

（3）X线血管造影有助诊断血管畸形、动静脉瘘、血管分布等。颈椎X线片可检查有无骨质增生压迫血管。X线断层片、CT头颅扫描以排除颅内病变。

三、鉴别诊断

1. **耳鸣、耳聋与聋哑** 耳鸣、耳聋多发生于成年人，耳虽聋但无口哑。聋哑多见于小儿，常为热病后遗，或先天所致。通常聋哑一证系先发耳聋，后致口哑，耳聋者必有口哑。

2. **耳鸣、耳聋与耳蕈、耳痔、耳挺** 耳鸣、耳聋主要表现为耳内鸣响或听力减退甚至丧失，耳内并无肿块等赘生物阻塞耳道或突出耳外。耳蕈、耳痔、耳挺都属于肿块阻塞耳道而引起耳鸣、耳聋。凡外耳道内长出小肿块者，统称"耳痔"，多由于肝、肾、胃三经火热炽盛酿成，表现为耳内胀塞、听力减退、耳鸣作痒等感觉。本病类似外耳道乳头状瘤。按照肿块形状的差异，病名又各不相同，比如形状似樱桃或桑葚的，称为"耳痔"，状如枣核的称为"耳挺"，头大蒂小如初生蘑菇的称为"耳蕈"。

四、辨证论治

（一）辨证要点

1. **分新久** 新者即暴聋，多因热病后期，或因肝火、痰火、瘀血以及药物中毒等引起，表现为突然耳聋；久者即久聋，多由肾虚或脾虚所致，常由耳鸣转化而来，表现为听觉逐渐减退。

2. **辨虚实** 一般暴聋多属实证，久聋多属虚证。因风热所致者，表现为突然耳鸣或耳聋，往往兼有表证；属肝火者，表现为耳中阵发性轰鸣作响，伴头痛目赤、口苦咽干，并每因情志刺激而加重；属痰浊或痰火者，表现为眩晕耳鸣，胸闷泛恶；因药物中毒所致者，初期多伴有肝胆火盛的证候，后期则常常出现脾虚、肾虚的临床表现；因于肾虚者，表现为耳鸣如蝉，伴腰膝酸软，形体消瘦，或潮热盗汗，或形寒肢冷；属脾气虚者，表现为耳鸣阵作，劳累后加重，静卧则减轻，伴神疲乏力、纳食减少、脘腹胀满、大便溏薄等症。

（二）治疗原则

耳鸣、耳聋因其病位、病变脏腑、病因及发病机制均大体相同，故治疗原则也相同。一般实证通常采用疏风清热、清泄肝火、化痰降火、通窍活血等治法；虚证则采用补肾填精、益气健脾等治法；若属于虚实夹杂，则又当虚实并治，标本兼顾。

（三）分证论治

【实证】

1. 风热上壅证

主症：耳鸣、耳聋突然发作，头晕目眩，耳内作痒，发热恶风，头胀痛，或伴牙龈肿痛，咽干口渴，耳中疼痛，甚至流脓、流血；苔薄黄，脉浮数。

证候分析：本证以风热上扰，壅阻清窍为主要病机。外感风热病邪，搏于经络，上扰清窍，头目不利，故见头晕目眩，耳鸣、耳聋，耳内作痒，头胀痛；风热束表，营卫不和，邪正相争，故发热恶风；风热上犯，阳明、少阳两经受邪，故见牙龈肿痛，耳中疼痛，甚至流脓、流血；咽干口渴乃热邪伤津、津不上承之象；苔薄白、脉浮数均为风热表证之征。本证应以耳鸣、耳聋，伴头身疼痛，发热恶风为辨证要点。

治法：疏风清热通窍。

方药：清神散加减。若咽痛、发热、咳嗽者，可酌加桔梗、牛蒡子、银花、连翘、栀子、淡豆豉等，以增强散风清热之力；耳内作痒者，加蝉蜕以祛风止痒；腮颊肿痛明显者，加大青叶、板蓝根、蒲公英等，以增强清热解毒之功，并以麻油调金黄散或青黛散敷于局部。

2. 肝胆火盛证

主症：耳鸣、耳聋突然发作，头痛，面红目赤，咽干口苦，心胸烦闷，心神不安，性急易怒，每遇情志刺激而使病情加重，胁肋胀满，便秘溲赤；舌红苔黄，脉弦数。

证候分析：本证以肝胆实火上炎，清窍为之蒙蔽为主要病机。长期情志刺激或暴怒伤肝，肝胆实火上逆，循经上扰，清窍失灵，故耳鸣、耳聋，头痛，面红耳赤，咽干口苦；肝胆实火内扰心神，故心胸烦闷，心神不安，性急易怒；肝经布于胁肋，情志郁结或暴怒，肝气失于条达舒畅，故胁肋胀满；肝火内郁，津液被灼，肠失濡润，故便秘溲赤；舌红苔黄、脉弦数为肝胆火盛之象。本证以突发耳鸣、耳聋，胸胁满闷，口苦咽干，性急易怒，每遇情志刺激而使病情加重为辨证要点。

治法：清泄肝胆实火。

方药：龙胆泻肝汤加减。若头痛甚者，加天麻、钩藤、石决明、代赭石等以增强平肝潜阳之力；肝火内扰心神，心胸烦闷，心神不安者，可酌加朱茯神、知母、酸枣仁、龙骨、牡蛎、珍珠母等以安心神；长期情志郁结者，可加郁金、白芍、夏枯草、牛蒡子等以疏肝理气解郁。

3. 痰火上扰证

主症：耳鸣如蝉，时轻时重，甚则闭塞如聋，痰多，胸闷，口苦；苔黄腻，脉滑数。

证候分析：本证以痰火上壅，阻塞清窍为主要病机。痰火上壅，郁于耳中，壅阻清窍，清窍不灵，故耳鸣如蝉，时轻时重，甚则闭塞如聋；痰火内郁，阻塞气机，故胸闷，痰多，口苦；苔黄腻、脉滑数皆为痰火内盛之象。本证应以耳鸣如蝉，甚则耳聋，伴痰多，胸闷，口苦为辨证要点。

治法：清火化痰，和胃降浊。

方药：黄连温胆汤或礞石滚痰丸加减。前方重在理气化痰、清热和胃，用于肝胃不和、痰热内扰之证；后方长于清火化痰，用于痰火旺盛、腑气不通者。若痰火甚者，酌加焦山栀、黄芩、浙贝母、海蛤壳、天花粉等，以清火化痰；痰多者加胆南星、海浮石以增强化痰之力；失眠者加酸枣仁、远志以宁心安神。

4. 瘀阻宗脉证

主症：耳鸣、耳聋，聋则如塞，或耳内流血，或见耵聍与陈血胶结，面色黧黑；舌质紫黯，有瘀点或瘀斑，脉涩。

证候分析：本证以经脉瘀阻，耳窍不利为主要病机。人体十二条经脉都向上络属于耳，耳为宗脉之所系，当瘀血阻于耳内，或与耵聍胶结，必阻塞耳道，故见耳鸣、耳聋，聋则如塞，耳内或见流血，或见耵聍与陈血胶结；面色黧黑，舌质紫黯，有瘀点或瘀斑，脉涩，均为瘀血之征。本证应以耳鸣，耳聋如塞，耳流陈血，面色黧黑为辨证要点。

治法：活血通窍。

方药：通窍活血汤加减。若属于外感所致之耳鸣、耳聋，因长期失治误治，以致脉络瘀阻，耳窍闭塞者，可用通气散加减治疗。

【虚证】

1. 肾精亏虚证

主症：耳鸣、耳聋，头晕目眩，腰膝酸软，五心烦热，潮热盗汗，颧红，遗精滑泄；舌红少苔，脉细数。

证候分析：本证以肾精亏虚、耳窍失充为主要病机。肝肾阴虚，精血亏少，或纵欲过度，耗伤肾精，必致髓海空虚，耳窍失于充养，故见耳鸣、耳聋，头晕目眩；腰为肾之府，肾阴亏虚，腰府失养，故腰膝酸软；肾阴亏虚，虚火上炎，故见五心烦热，颧红；虚火内扰则潮热盗汗；虚火扰动精室，故遗精滑泄；舌红少苔、脉细数乃肾精亏损、阴虚内热之象。本证以耳鸣、耳聋，伴头晕目眩，腰膝酸软，五心烦热为辨证要点。

治法：补肾益精。

方药：耳聋左慈丸加减。如耳鸣、耳聋较重者，可并服磁朱丸；属肝阴虚者，加枸杞、女贞子、旱莲草等滋养肝阴药；肝肾阴虚甚者，可酌加枸杞、女贞子、龟甲、鳖甲、牛膝、杜仲等以滋补肝肾之阴；遗精滑泄甚者，可加五味子、金樱子等以涩精止遗。

2. 脾虚气陷证

主症：耳鸣、耳聋，时轻时重，每因劳累而加重；头晕目眩，面色萎黄，神疲乏力，肢体倦怠，食少便溏；舌淡苔薄，脉细弱无力。

证候分析：本证以脾胃虚弱，中气下陷，清阳不升为主要病机。脾胃虚弱，中气不足，气血生化无源，耳失充养，或因脾阳不振，清气不升，清窍失养，故见耳鸣、耳聋，面色萎黄，头晕目眩；劳则耗气，故每因劳累而使病情加重；脾胃虚弱，中气下陷，故神疲乏力，肢体倦怠，食少便溏；舌淡苔薄，脉细弱无力乃气虚血少、血脉不充之象。本证应以耳鸣、耳聋，遇劳加重，伴神疲体倦，食少便溏为辨证要点。

治法：调补脾胃，益气聪耳。

方药：益气聪明汤加减。若属脾肾两虚者，可加熟地、怀山药、菟丝子、杜仲等以并补脾肾；纳差、腹胀、便溏甚者，酌加扁豆、砂仁、陈皮、白术以和胃健脾；兼心气不足者，可加柏子仁、酸枣仁、五味子、远志等以补益心气。

五、其他疗法

（一）中成药

（1）肝肾阴虚之耳鸣、耳聋可用耳聋左慈丸治疗。

（2）中耳化脓所致的耳鸣、耳聋可选用双料喉风散治疗。

（3）痰火上扰型耳鸣、耳聋可用黑锡丹治疗。

（4）阴虚火旺之耳鸣、耳聋宜用大补阴丸治疗。

（二）单验方

（1）核桃肉、五味子、蜂蜜各取适量，睡前嚼服，治疗肾精亏虚型耳鸣、耳聋。

（2）取麝香末少许，以葱管吹入耳中，并将葱管搓揉塞耳，可治暴聋。

（3）取生牛蒡根洗净，捣碎取汁，煎熬成膏状，涂于耳部，可治疗风热上壅型耳鸣、耳聋。

（三）西医治疗

（1）过度疲劳及睡眠不足者应注意休息、保证足够睡眠；情绪紧张焦虑者要使思想放松，必要时可服用一些镇静药。

（2）耳部疾病引起的耳鸣要积极治疗耳部原发疾病。

（3）有全身病者要同时进行治疗，如高血压病人要降低血压。

（4）如果是因为用了耳毒性药物如"庆大霉素"、"链霉素"或"卡那霉素"等而出现耳鸣，则应及时停药和采取有力的医疗措施，以期消除耳鸣，恢复听力。

六、预防与调护

（1）爱护耳道卫生，保持耳道清洁，定期清除耳内耵聍，同时应避免损伤耳鼓膜；耳内进水者应将耳口向下，以手抖动耳郭或单足跳跃，使耳内积水倒出。

（2）因感冒鼻塞者，应尽量避免用力擤鼻而致暴鸣、暴聋。

（3）注意饮食起居，避免外邪侵袭；保持心情舒畅，避免长期或过度情志刺激。

（4）痰热素盛之体应常服化痰清热之品以除痰热。

（5）肝胆火盛者宜常服清泄肝胆实火之剂。

（6）劳逸结合，避免过度劳累，节制性生活。

（7）应慎用耳毒性药物，以免其对耳的伤害和刺激。

（8）烟酒过量可中毒导致耳鸣、耳聋，应劝其戒除或避免过量。

（李红宇）

第四节　中风

一、概述

中风又名卒中，是以猝然昏仆，不省人事，伴口眼歪斜，半身不遂，语言不利；或不经昏仆而仅以歪僻不遂为主症的一种疾病。因起病急骤，证见多端，变化迅速，与风性善行数变的特性相似，故以中风名之。现代医学中的脑出血、脑血栓形成、脑梗死、蛛网膜下腔出血、脑血管痉挛以及周围性面神经瘫痪等疾病，均可参照本篇进行辨证施治。

二、诊断

（一）诊断要点

（1）发病急骤，口眼歪斜，舌强语謇，半身不遂；或猝然昏倒，神志昏蒙或不省人事。

（2）多发生于中老年以上，老年人尤多。

（3）病前多有头痛、眩晕、肢麻、心悸等病症；多因暴怒、饮食、劳倦而诱发。

（4）临证时需与痫证、厥证、痉证、痿证相鉴别。

（二）相关检查

CT 检查、脑血管造影、脑脊液检查、眼底检查多支持本病诊断。

三、辨证论治

（一）辨证要点

1. 细访病史，多有预兆　中老年人，平素体质虚衰，而常表现有发作性眩晕、头痛、与一过性肢麻、口舌歪斜、言语謇涩。若急性起病，以半身不遂、口舌歪斜、言语謇涩为首发症状者一般诊断不难。

2. 明辨病性与病情轻重　中风病性为本虚标实，急性期多以标实证候为主。

3. 辨病势顺逆　若起病即现昏聩无知，多为实邪闭窍，此为中脏，病位深，病情重。邪扰清窍或痰浊瘀血蒙塞清窍，神志时清时昧者，此为中腑，是正邪交争的表现。如患者渐至神昏、瞳神变化，甚至呕吐、头痛、项强者，说明正气渐衰，邪气日盛，病情加重。先中脏腑，如神志逐渐转清，半身不遂未再加重或有恢复者，病由中脏腑向中经络转化，病势为顺，预后多好。若目不能睁，或瞳神大小不等，或突见呃逆频频，或突然昏聩、四肢抽搐不已，或背腹骤然灼热而四肢发凉及至手足厥逆，或见戴阳及呕血症，均属病势逆转，难以挽救。

4. 辨闭证、脱证　防治清窍闭塞是中风病急性期治疗的关键，首先须区别闭证、脱证。闭者，邪气内闭清窍，证见神昏、牙关紧闭、口噤不开、肢体强痉，属实证，根据有无热象，又有阳闭、阴闭之分。阳闭为痰热闭郁清窍，证见面赤身热，气粗口臭，躁扰不宁，舌苔黄腻，脉象弦滑而数；阴闭为湿痰内闭清窍，证见面白唇暗，静卧不烦，四肢不温，痰涎壅盛，舌苔白腻，脉象沉滑或缓。阳闭和阴闭可相互转化。脱证是五脏真阳散脱于外，证见昏聩无知，目合口开，四肢松懈瘫软，手撒肢冷汗多，二便自遗，鼻息低微，乃为中风危候。另外，临床上尚有内闭清窍未开而外脱虚象已露，即所谓"内闭外脱"者，此时往往是疾病安危演变的关键时机，应引起高度重视。

（二）分证论治

【中经络】

1. 风痰入络

主症：头晕、头痛、手足麻木、突然发生口眼歪斜、口角流涎、舌强言謇、半身不遂，或手足拘挛、舌苔薄白、脉象弦滑。

治法：平肝息风，化痰通络。

方药：牵正散（白附子、僵蚕、全蝎）。

导痰汤（半夏、陈皮、枳实、茯苓、甘草、制南星）。

如风痰阻于心脾之络，手臂重滞不利，口角流涎，加服指迷茯苓丸；语言不利者，加石菖蒲、远志等；若痰瘀交阻，舌质紫暗有瘀斑，脉涩者，加丹参、桃仁、红花、赤芍等。

2. 风阳上扰

主症：眩晕头痛，面赤口渴，腰膝酸软，耳鸣，突发口眼歪斜，语言謇涩，半身不遂，苔薄黄，舌质红，脉弦细数或弦滑。

治法：镇肝熄风，育阴潜阳。

方药：镇肝熄风汤（怀牛膝、龙骨、生白芍、天冬、麦芽、代赭石、牡蛎、玄参、川楝子、茵陈蒿、甘草、龟板）。

若阳亢火盛，头痛剧烈，面红目赤，加石决明、珍珠母、夏枯草；肝风内动，肢搐手抖者，加胆星、竹沥、川贝母；痰迷心窍，语言不利，神情呆滞者，加菖蒲、远志；若伴肝肾不足，气血亏虚，腰膝酸软无力，加当归、首乌、杞子、桑寄生等。

【中脏腑】

1. 闭证

主症：突然昏仆，不省人事，牙关紧闭，口噤不开，两手握固，肢体偏瘫，拘急抽搐；由于有痰火和痰浊内闭之不同，故有阳闭、阴闭之分。

（1）阳闭。

主症：除上述症状外，兼见气粗，面红，躁动不安，舌质偏红、苔黄、脉弦滑。

治法：熄风清热，豁痰开窍。

方药：羚角钩藤汤（羚羊角、桑叶、川贝、鲜生地、钩藤、菊花、白芍、生甘草、鲜竹茹、茯神）。

若痰阻气道，喉间痰鸣漉漉、加竹沥水；肝火盛，面红目赤，脉弦者，加山栀、夏枯草、代赭石、磁石；腑实热结，腹胀便秘，苔黄厚者加大黄、枳实等，痰热津伤，舌质干红，苔黄糙者，加麦冬、沙参，石斛、生地。

（2）阴闭。

主症：除上述闭证主症外，兼见面色白，四肢不温，静而不烦，苔白腻滑，脉沉滑。

治法：熄风，豁痰，开窍。

方药：涤痰汤（制半夏、制南星、陈皮、枳实、茯苓、人参、石菖蒲、竹茹、甘草、生姜）。

2. 脱证

主症：突然昏仆，不省人事，面色苍白，目合口开，鼻鼾，息微，手撒，遗尿，汗出肢冷，舌萎缩，脉沉细微欲绝或浮大无根。

治法：回阳救阴，益气固脱。

方药：参附汤（人参、熟附子、生姜、大枣）。

生脉散（五味子、麦冬、人参）。

【后遗症】

1. 半身不遂

治法：益气活血。

方药：补阳还五汤（黄芪、当归尾、川芎、桃仁、地龙、赤芍、红花）。

兼有言语不利者加菖蒲、远志；兼有心悸而心阴不足者加炙甘草、桂枝；若以患侧下肢瘫软无力突出者，加桑寄生、川断、牛膝、肉苁蓉等。

2. 言语不利

治法：祛风化痰开窍。

方药：解语丹（白附子、石菖蒲、远志、天麻、全蝎、南星、木香、甘草、羌活）。

四、其他疗法

（一）简验方

（1）水蛭焙干研粉，每次3g，每日3次，对脑出血、脑内血肿有效。

（2）地龙15g，全蝎10g，赤芍20g，红花15g，川牛膝20g，水煎服。

（3）蕲蛇干1条，羌活、防风、五加皮各25g，当归30g，天麻20g，秦艽30g，用50°以上的白米酒5斤浸泡，3个月后服用，每天2次，每次饮酒半两。

（4）中药贴敷：桃仁、栀仁各7枚，麝香0.3g，共研细末，白酒适量调膏，男左女右涂于手心，外用胶布固定，七日换药1次，用药后掌心如起小泡，针刺消毒，忌食辛辣食物。

（二）西医治疗

1. 急性期

（1）内科治疗

1）一般治疗：①安静卧床。②镇静、止痉和止痛药。③头部降温。

2）调整血压。

3）降低颅内压。

4）注意热量补充和水、电解质及酸碱平衡。

5）防治并发症。

（2）手术治疗。

2. 恢复期

（1）防止血压过高和情绪激动，生活要规律，饮食要适度。

（2）功能锻炼。

（3）药物治疗。可选用促进神经代谢药物及扩张血管药物等。

（李红宇）

第五节　失眠

一、概述

失眠，是临床以经常性不能获得正常睡眠为特征的病证。不寐的症情轻重不一，轻者可见入寐困难，时寐时醒，醒后不能再寐，或寐而不酣，严重者可彻夜不寐。根据不寐的临床特点，属西医学的失眠症，对由于更年期综合征、神经官能症、高血压病、脑动脉硬化症患者，出现以失眠为主症者，均可参照本证辨证论治。

二、诊断

（一）诊断要点

（1）以睡眠障碍为几乎唯一的症状，其他症状均继发于失眠，包括难以入睡、睡眠不深、易醒、多梦、早醒、醒后不易再睡、醒后感不适、疲乏或白天困倦。

（2）上述睡眠障碍每周至少3次，并维持1个月以上。

（3）失眠引起显著的苦恼，或精神活动效率下降，或妨碍社会功能。

（二）相关检查

用脑电图多导联描记装置进行全夜睡眠过程监测。必要时做选择性的辅助检查：CT及MRI等检查；血常规、血电解质、血糖、尿素氮；心电图、腹部B超、胸透等。

三、鉴别诊断

凡以不寐或不易入睡，或寐而易醒等为主要临床表现者均可诊断为不寐。其概念较为明确，但不寐作为一个症状，也可出现在其他疾病中，有些医籍文献中的"不得卧"在概念上有两种意思：一是不寐；二是因疾病所苦而不得安卧，这不包括"不寐"之中，如停饮、胸痹、烦躁、脏躁、头痛等。

1. 不寐与停饮　不寐与痰饮中之停饮证都可见难以入睡的症状。但不寐是以难以入睡为主症，且能平卧，临床以虚证多见。而停饮证系痰饮停于胸胁，脉络受阻，饮邪迫肺，肺气上逆，而致咳喘不得平卧，并非难以入睡，多见于实证。

2. 不寐与胸痹　不寐以阴血不足，不能奉养脑心，而致不寐为主症，兼见心烦、头晕。而胸痹系气血瘀阻，胸阳不宣所致，临床上以胸闷心痛、心悸盗汗为主症，心烦失眠为兼症。所谓"胸痹不得卧，心痛彻背者……"

3. 不寐与烦躁　二者均有烦躁和不寐的症状，但不寐系由心阴不足，阴虚内热，虚热内扰神明所致，以失眠为主症，兼有心烦或虚烦不安。而烦躁多因邪热壅盛，灼伤心阴，即心中烦不得卧，以烦躁为主症，兼见失眠。

4. 不寐与脏躁　二者共症均为难以入睡。但不寐则是因内伤阴血不足，阳盛阴衰，心肾不交，故难以入睡为主症，心烦不安为兼症。而脏躁则是多因素影响，郁久伤心，或胎前产后精（阴）血亏虚，神明失养，神躁不宁，其主症为烦躁不安、哭笑无常（或喜怒不定），兼有夜寐不安、难以入睡。

5. 不寐与头痛　不寐在阴虚肝旺证中出现头痛与肝阳上亢所致头痛病症相类似。但不寐系因肝阴不足，肝阳上扰脑窍，以失眠为主症，兼有头痛、心烦易怒。而头痛病是由肝阳上亢，循经上扰清窍，以头痛为主症，兼有心烦失眠。

四、辨证论治

（一）辨证要点

（1）辨轻重：不寐的病证轻重，与其病因、病程久暂有关，通过不同的临床表现加以辨别。轻症表现为少眠或不眠，重者彻夜不眠，轻者数日即安，重者成年累月不解，苦于入睡困难。

（2）辨虚实：不寐的病性有虚实之分。虚证多属阴血不足，心脑失其所养；临床特点为体质瘦弱，面色无华，神疲懒言，心悸健忘，多因脾失化源，肝失藏血，肾失藏精，脑海空虚所致。实证为火盛扰心，或瘀血阻滞；临床特点为心烦易怒，口苦咽干，便秘溲赤，胸闷且痛，多因心火亢盛、肝郁化火、痰火郁滞、气血阻滞所致。

（3）辨脏腑定位：不寐的主要病位在心脑。由于心神被扰或心神失养，神不守舍而致不寐。亦因肾精亏虚，脑海失滋，神不守持，亦为不寐。其他脏腑，如肝、胆、脾、胃、肾的阴阳气血失调，也可扰动心脑之神而致不寐。因而应在兼证上加以辨别。如急躁易怒而不寐者，多为肝火内扰；入睡后易惊醒者，多为心胆虚怯；脘闷苔腻而不寐者，多为脾胃宿食，痰浊内盛；心烦心悸，头晕健忘，腰困胫酸而不寐者，多为阴虚火旺，心肾不交；面色少华，肢倦神疲而不寐者，多为脾虚不运，心神失养；心烦眠，不易入睡，醒后不易再睡者，多为心脾两虚，等等。

（二）分证论治

【实证】

1. 肝郁化火

主症：烦热不寐，性情急躁易怒，目赤口苦，口渴喜饮，小便黄赤，大便秘结，舌红苔黄，脉弦而数。

治法：疏肝泻热，宁心安神。

方药：龙胆泻肝汤（龙胆草、泽泻、木通、车前子、当归、柴胡、生地黄）。

若大便秘结，加大黄；如胸闷胁胀，善太息者加郁金、香附。

2. 痰热内扰

主症：不寐头重，痰多胸闷，吞酸恶心，心烦口苦，目眩，苔腻而黄，脉滑数。

治法：清热化痰，和胃安神。

方药：温胆汤（半夏、橘皮、甘草、枳实、竹茹、生姜、茯苓）。

热重、心烦口苦、舌质红、苔黄腻，脉滑数者加黄连、山栀；食滞脘腹胀闷不适，苔厚腻者加神曲、山楂、莱菔子；若痰热重而大便不通者可用礞石滚痰丸。

【虚证】

1. 阴虚火旺

主症：心烦不寐，心悸不安、头晕、耳鸣、五心烦热、口干津少、舌红脉细数。

治法：滋阴降火，养心安神。

方药：黄连阿胶汤（黄连、阿胶、黄芩、鸡子黄、芍药）。

朱砂安神丸（黄连、朱砂、生地黄、归身、炙甘草）。

阴虚阳亢，心烦不安，头昏，耳鸣，加珍珠母、龙齿；心肾不交，虚阳上越，头面烘热，舌尖红，足冷，加肉桂引火归元；肝血不足，阴虚内热，虚烦不眠，头晕目眩，咽干口燥，脉弦细数者合酸枣仁汤清热除烦。

2. 心脾两虚

主症：梦多易醒，心悸健忘，头晕目眩，神疲肢倦，饮食无味，面色少华，舌淡，苔薄、脉细弱。

治法：补养心脾，以生气血。

方药：归脾汤（党参、黄芪、白术、茯神、酸枣仁、龙眼、炙甘草、当归、远志、生姜、大枣）。

如心血不足者，加阿胶熟地、白芍以养心血，如兼见脘闷纳呆、苔滑腻者，加半夏、陈皮、茯苓、厚朴等，心胆虚怯，梦多易惊，胆怯心悸合安神定志丸。

五、其他疗法

（一）单验方

（1）炒酸枣仁 10～15g，捣碎，水煎后，晚上临睡前服。

（2）炒酸枣仁 10g，麦门冬 6g，远志 3g，水煎后，晚上临睡前顿服。

（3）酸枣树根（连皮）30g，丹参 12g，水煎 1～2 小时，分 2 次，在午休及晚上临睡前各服 1 次，每天 1 剂。

（4）核桃仁、黑芝麻、桑葚子叶各 30g，共捣为泥，做成丸，每丸 3g，每服 9g，每天 3 次。

（5）炙甘草 15g，水煎代茶饮。

（6）酸枣仁 30g，炒香捣为散，加入人参 30g，辰砂 15g，乳香 7.5g，炼蜜为丸服。治阳虚不眠，心多惊悸。

（二）西医治疗

（1）心理治疗：①一般心理治疗。通过解释、指导，使患者了解有关睡眠的基本知识，减少不必要的预期性焦虑反应。②行为治疗。进行放松训练，教会患者入睡前进行，加快入睡速度，减轻焦虑。

（2）药物治疗：①苯二氮䓬类。②抗抑郁剂等。

六、预防与调护

（一）预防

（1）注意精神方面的调摄：由于不寐为心脑神志的病变，故应调摄精神，喜怒有节，心情舒畅；避免脑力劳动过度，精神紧张，保持良好的精神状态。

（2）注意居处环境的安静：要居室或周围环境安静，设法尽量避免和消除周围的噪声，睡前不易听喜乐时间过长，以免引起兴奋而难以入睡。

（3）要生活规律，按时作息，养成良好的睡眠习惯。

（4）要节制房事，以免房劳过度损伤肾精，使脑海空虚，导致失眠。

（5）加强体育锻炼，增强体质，促进形神健康。

（6）平时不应过食辛辣刺激之食物，尤其睡前不宜过多吸烟或过饮浓茶。

（二）调护

（1）生活护理：劝导患者养成生活规律，起居定时的习惯，卧室要光线暗淡舒适，使其安静入睡。

（2）饮食护理：晚餐不宜过饱，少食油煎厚味及不易消化之食物。心脾两虚者宜食当归羊肉汤，阴虚火旺者宜食较多的蔬菜瓜果，忌油煎、烙烤食品。睡前禁喝咖啡、浓茶及吸烟。

（3）注意房室安静，工作人员及陪视人不要大声喧哗，说话轻、走路轻、关门轻、操作轻。

（4）精神调摄：时刻注意患者情绪变化，做好患者思想工作，护士要对精神紧张的患者多在床旁安慰，稳定情绪，消除顾虑，使心情舒畅，促进入睡。

（5）做好诱导工作，如让患者睡前口念数字，听钟声，听轻松音乐，使其渐渐入睡。

（6）加强体育锻炼，如晨起打太极拳、散步等，并持之以恒，促进身心健康。

（7）注意服药方法，一般以午睡及晚上临睡前各服1次为好。

（8）及时消除病因，如因痛失眠者应止痛，大便秘结者通便，咳嗽者应止咳等。

（9）对严重不寐者或同时具有精神失常者，要注意安全，防止发生意外。

（李红宇）

第六节　多梦

多梦是指睡眠不实，睡眠中梦扰纷纭，醒后则头昏神疲为特征的一种病证。中医学认为，梦是睡眠中神活动的表现，正常人偶尔做梦，醒后无任何不适是一种正常生理现象。但若机体脏腑阴阳气血失调，扰及神明，则通过梦象反映于外，形成多梦。西医学中的神经衰弱等疾病，以多梦为主要临床表现者，可参考本篇辨证论治。

早在《内经》中就有对梦较为系统的阐述，其称多梦者作"喜梦""妄梦"，列有专篇讨论，对梦的成因、病机、诊断等提出明确见解。《灵枢·淫邪发梦》曰："正邪从外袭内，而未有定舍，反淫于脏，不得安处，与营卫俱行，而与魂魄飞扬，使人卧不得安而喜梦。"又曰："阴气盛，则梦涉大水而恐惧；阳气盛，则梦大火而燔焫；阴阳俱盛，则梦相杀。上盛则梦飞，下盛则梦堕；甚饥则梦取，甚饱则梦予；肝气盛，则梦怒；肺气盛，则梦恐惧、哭泣、飞扬；心气盛，则梦善笑、恐畏；脾气盛，则梦歌乐，身体重不举；肾气盛，则梦腰脊两解不属。"同时确定了泻实补虚的治疗原则，如《灵枢·淫邪发梦》云："凡此十二盛者，至而泻之，立已"；"凡此十五不足者，至而补，立已也。"《内经》中的论述奠定了后世诊治多梦病的理论基础。汉代以后对多梦的认识更加深入，尤其在辨治方面积累了很多经验。汉代张仲景认为多梦与心密切相关，其在《金匮要略·五脏风寒积聚》中曰："心气虚者，其人则畏，合目欲眠，梦远行而精神离散，魂魄妄行。"

隋代杨上善在《黄帝内经太素》中指出："凡梦有三种。人有吉凶，先见于梦，此为征梦也；思想情深，因之见梦，此为想梦也；因其所病，见之于梦，此为病梦也。"唐代孙思邈结合医疗经验，从痰论治，制定了治疗多梦的竹沥汤、半夏泻心汤。宋代严用和不但认识到机体有病可以表现为病梦、多梦，而且发现梦有致病性，其在《重订严氏济生方·惊悸怔忡健忘门》中云："心虚胆怯，触事易惊，梦寐不祥，异象感惑，遂致心惊胆怯，气郁生涎，涎与气搏，复生诸症，或短气悸乏，或复自汗，四肢浮肿，饮食无味，心虚烦闷，坐卧不安。"明清之际，对多梦的认识更趋深入。明代张介宾在《类经·梦寐》中强调了"梦造于心"，指出："夫五行之化，本自无穷，而梦造于心，其原则一。盖心为君主之官，神之舍也。神动于心，则五脏之神皆应之，故心之所至即神也，神之所至即心也。心帅乎神而梦者，因情有所着，心之障也。神帅乎心而梦者，能先兆于无形，神之灵也。夫人心之灵，无所不至，故梦象之奇，亦无所不见，诚有不可以言语形容者。"清代唐容川指出安神为治梦之要，其在《血证论·卧寐》曰："梦乃魂魄役物，恍有所见之故也。魂为病，则梦女子花草神仙欢喜之事，酸枣仁汤治之。魄为病，则梦惊怪鬼物争斗之事，人参清肺汤加琥珀治之。梦中所见，即是魂魄，魂善魄恶，故魂梦多善，魄梦多恶。然魂魄之所主者，神也，故安神为治梦要诀，益气安神汤治之。"

一、病因病机

多梦病位在心，并与肝脾肾功能失调密切相关。其病因以内因为主，情志失调是发病的重要因素。病机特点为七情内伤，或脏腑失调，导致心神受扰，睡眠中心神不得静谧，魂魄不得安宁，而出现梦境纷纭。病机分虚实两端，实者常见痰火扰神而多梦；虚者常因心胆脾肾阴阳气血亏损，致神魂无倚而发多梦。

（一）七情内伤

喜怒哀乐，忧思悲恐，各种情志变化均可参与梦的形成。如明代陈士元在《梦占逸旨》曰："过喜则梦开，过怒则梦闭，过恐则梦匿，过忧则梦嗔，过哀则梦救，过忿则梦晋，过惊则梦狂。"思虑劳倦则伤心脾，营气亏虚，令神魂不安而多梦；郁怒则伤肝，肝气不疏，郁久化火，火扰心神，神魂不宁则多梦；若惊恐过甚则耗伤精气而令神明不安，梦幻纷纭。

（二）饮食不节

过饱过饥，饮食失节，以致脾胃不和，胃不和则卧不安，心神不宁而多梦。如《素问·脉要精微论》曰："甚饱则梦予，甚饥则梦取。"久之可使脾胃损伤而酿生痰湿，痰郁化火，痰火上扰，神魂不守而多梦。

（三）劳欲过度

恣情纵欲、房劳过度致肾阴亏损；或劳心过度，心阴亏耗，君火独亢。肾阴亏损则不能上奉于心，心火亢盛则无以下济于肾，心肾水火不交，则心神不宁而多梦。如《类经·阴阳之逆厥而为梦》曰："手少阴，心也，心主阳，其藏神。足少阴，肾也，肾主阴，其藏精。是以少阴厥逆，则心肾不交而精神散越，故为妄梦。"

（四）久病、年迈

久病血虚，产后失血，营血不足，或年老体衰，阴亏血少，导致心失所养，神不守舍，寐中梦扰。如《诸病源候论·虚劳喜梦候》曰："夫虚劳之人，血气衰损，脏腑虚弱，易伤于邪。正邪从外集内，未有定舍，反淫于脏，不得定处，与荣卫俱行，而与魂魄飞扬，使人卧不得安，喜梦。"

二、诊断及鉴别诊断

多梦以睡眠中自觉乱梦纷纭、梦扰不断、睡眠不实为中心证候特征。受外界环境、生活经历、情志因素、脏腑阴阳盛衰等影响，可产生各种各样的梦境，如梦救火燔灼、舟船溺水、筑垣盖屋、持械厮杀、故友相会、歌乐欢笑等，可千奇百怪，无所不包。眠中梦扰，醒后梦境或清晰或混沌，伴头昏倦怠，精神不振。

（一）诊断要点

（1）经常做噩梦，影响到睡眠质量。

（2）梦时伴有心悸气促、冷汗淋漓等症状。

（3）每晚做梦多，出现晨起头晕、困乏等病理表现。

（二）相关检查

全面体格检查，包括神经精神检查或其他必要的各项检查。需要排除其他躯体疾病或早期精神病者需做心电图，脑电图，脑电地形图，经颅多普勒，CT头颅扫描等检查。

（三）鉴别诊断

1. 多梦与失眠　失眠病可伴有多梦症状，但该病主要临床表现为入睡困难，时睡时醒，或彻夜难眠，以长期睡眠时间减少，睡眠不足为特征。而多梦病则以入睡后梦扰纷纭为主要见症，非少寐或不寐，可资鉴别。

2. 多梦与梦游　梦游亦为睡眠障碍性疾病，是在睡眠之中无自主意识地起床进行各种动作，醒后无自觉的梦境。而多梦病醒后能自述梦意，睡眠中仅有思而无动作，更无起床下地之举，不难区分。

（四）疗效标准

《神志病治疗效果标准修正草案》中对疗效标准规定如下。

1. 痊愈　精神症状消失，自知力恢复。

2. 显效　精神症状基本消失，自知力部分恢复。

3. 好转　精神症状减轻或部分消失，自知力缺乏。

4. 无效　精神症状无改善或恶化。

三、治疗

（一）辨证论治

1. 辨证要点

（1）辨病理与生理：梦是睡眠中出现的幻象，在正常健康人也可日有所思，夜有所梦，但其醒后无有不适之感，这是属于生理现象，并非病态，不必治疗。其区别要点是：一是生理梦仅是偶尔为之，不若病理之梦经常梦境纷扰；二是生理性梦寤后无有不适，病理性梦醒精神不振，常伴头昏肢软。

（2）辨主症与兼症：梦症常与其他证候并见，如虚劳、惊悸、怔忡、健忘、失眠等，在诸多症状中必须分辨其主次或兼夹，多梦证是苦于梦扰，由此而引起心悸、健忘、头昏等症，当从梦论治，梦消则诸症均安。若梦仅是其他病证所引发，是为兼症，当主从其他病证立论，兼而治之，单纯治梦，仅能暂解其苦，病证尚难痊愈。

（3）辨脏腑虚实：梦虽是脑神不安，"魂魄飞扬"或"魂魄离散"之病机，但在中医理论中是从"五神脏"立论，故梦是建立在脏腑气血偏盛偏衰而致卧不安的病理基础上，因此在临诊时必须根据梦境及其伴随症状正确进行脏腑辨证，才能采用具有针对性的治疗法则，药到梦除。

（4）辨梦情意境：梦境确可反映人体内部阴阳、脏腑、气血、盛衰的不同状况。如邪客于肾则梦临渊，没居水中；肾气盛则梦腰脊两解不居，肾气虚则梦见舟船溺人，或梦伏水中。梦境也可反映人体的病变部位，如邪客于胃则梦饮食；客于膀胱则梦溲便等。现代医学也认识到梦境与人体的某些疾病关系密切，如梦见奇光异彩常是脑血管硬化、视觉中枢神经供血不足的反映；常在梦中惊醒或梦见从高处坠下，则往往是心脏有病的预兆，由此可见梦境在虚幻离奇中寓有某一方面的象征意义。但临床不能拘泥于一件梦境的事物而牵强附会，且同一梦境可有脏腑虚实之异，如"阴阳俱盛，可梦相杀"，而在肺气虚时也可"梦见兵战"，同为战争，虚实病理不同，故尚需综合辨识。

2. 治疗要点

（1）标本缓急：治疗既要究其引发梦境之病因，审症求因，从本论治，但为解除患者梦扰之苦，常需从标入治。首先以宁神安脑之法，投磁朱丸等暂减其梦，症缓之后再缓缓从本图治，临床上又常选用标本兼治之法，以除其疾。

（2）专治与兼治：梦症在证候中有主症、兼症之别，故治疗时也有专治与兼治之分。凡梦为主症者，或经常反复出现同一梦境的梦症，病机辨析清楚者，均需专治；若梦为兼症，但原病证随其梦之纷扰而日趋复杂或证情加重者，也需专治梦症，此常可随梦症之减轻或消除使原病证减轻或有转机。如梦偶作或仅为次要兼症，则不需专治，可兼而治之，如梦境常变，无规律可辨识，梦后原病证又无明显变异者，也不需专治。

（3）补虚泻实：究梦证之病机，其外因乃正邪，正邪者中人也微，内因则是脏腑气血之偏颇，泻实仅用其暂，待梦缓后则当顾本补虚，且梦证虚多实少，故治梦常以补虚调治为主。

（4）针药与心理治疗：治梦除用药物或针灸治疗外，尚必须结合心理治疗，某些梦症乃得自疑虑、忧思，则更应重视心理疗法，甚至单纯通过心理治疗，不用药饵、针砭，也有其梦自除而向愈的。

3. 辨证分型

（1）心胆气虚，神不守舍。

主症：入眠常有梦扰，梦多惊恐不祥，时被噩梦惊醒，或有梦魇呼叫，平素情绪不宁。触事善惊易恐，常感心悸不安，舌质淡，苔薄白，脉细弱虚弦。

证候分析：心胆气虚证是多梦中常见之证型，病者素体虚怯，或系暴受惊吓所致。噩梦惊恐颇为常见，严重者可有梦魇、梦惊，呈现一派虚怯之情，此乃"恐则气下"之状。由于惊恐，神不守舍，故白昼也呈情绪不宁、精神恍惚、善惊易恐、心悸惕荡诸症，脉细弱乃心气不足之象，脉见虚弦则是胆气虚弱之兆。《内经》云"气为血帅"，心为运血之器，今心气虚则血运有碍，故舌质偏淡，提示有血亏的相应变化，气血不充，惊恐之扰，故脑神不安，神不守舍。

治法：补心益胆，宁脑安神。

方药：安神定志丸合酸枣仁汤；或平补镇心丹合十味温胆汤加减。党参12g，黄芪30g，怀山药20g，茯神12g，酸枣仁9g，龙齿20g，麦门冬12g，五味子9g，石菖蒲30g，远志10g，炙甘草6g。若心气虚怯明显，可加附子、肉桂，佐党参、黄芪强心之力；噩梦惊扰心神不宁者，可辅以磁朱丸镇静安神，宁脑为先；心悸怔忡者，可加柏子仁、合欢皮宁心疏郁安神；伴头昏神疲者，可加升麻、川芎升提之剂以益气补血养脑，使脑气得充，神魂渐安。

本方以党参、黄芪补益心气，黄芪、怀山药均为补肝气之要药，三药合用为君，针对心胆气怯之病理，虚而补之。辅以茯神、酸枣仁、龙齿宁脑安神，再佐以麦门冬、五味子养阴安神，顾其脑体，合党参又寓生脉散益气宁心之效；纳石菖蒲、远志既加强宁脑安神之力，又具开窍醒脑之功，以振奋脑气；以炙甘草为使，调和诸药，又有复脉宁心安脑之效。合而发挥补心益胆、宁脑安神之功。

（2）心脾两虚，脑体失荣。

主症：夜眠不实，多梦纷杂，或梦风雨、烟火、坏屋；或梦丘陵、大泽，神情飘忽不定，醒后梦境难忆，伴有健忘、失眠，精神萎靡，头晕眼花，倦怠无力，食欲不振，怔忡不安，舌质淡，苔薄白，脉沉细弱。

证候分析：心脾两虚之多梦主见于忧思过度所致。张锡纯曰："心与脑，神明贯通而后可以成思也。"今思虑过度，既耗心气脑神，又思虑伤脾而致心脾两虚。心主血，脾统血，心脾又共具生血之功；心脾既虚，血供不足，脑体失荣，致使昼日健忘神疲，入暮失眠多梦，梦境或火或水，或丘或泽，飘忽不定皆脑神失健所为，故醒后遗忘而难系统论述梦境，且见头晕眼花、倦怠无力，气血不足之象，脾气不足故食欲欠馨，心气虚馁故怔忡惊惕，苔脉也呈气血不足之证。

治法：补益心脾，荣脑安神。

方药：归脾汤合桂枝加龙骨牡蛎汤化裁。党参12g，黄芪30g，白术、龙眼肉各12g，桂枝8g，酸枣仁12g，远志8g，龙骨、牡蛎各20g，木香4g，白芍药10g，生姜4片，大枣6枚，炙甘草6g。若血虚明显者，可加当归、川芎、丹参养血荣脑；食欲不振者，加砂仁、鸡内金、神曲、麦芽健脾消食；心悸怔忡者加柏子仁、莲肉养心安神，更添补益心脾之力。

取归脾汤健脾养心、益气补血以除本证之病由；以桂枝加龙骨牡蛎汤调和营卫，镇潜安神，定志息梦以解本病之症。投党参、黄芪、白术、龙眼肉、桂枝补益心脾之气，振奋心阳为君；纳酸枣仁、远志养心安神，佐龙骨、牡蛎镇静定志，辅以木香理气温通、白芍药摄阴护神，再取姜、枣调和营卫，甘草调和诸药。全方使心脾之气复，心脾之血充，以荣脑神，则神情安宁，梦扰得除。

（3）心肾不交，脑神不宁。

主症：虚烦难眠，入睡梦多，男子多梦遗，女子多梦交，或梦喜笑、恐畏，醒后头昏耳鸣，平素腰酸膝软，咽干便结，或见潮热盗汗，舌红苔少，脉细数。

证候分析：本证常由思欲不遂，情志化火所致；或是见闻则欲念妄动，精出呆泄；或是房劳过度，手淫自伤，耗伤肾阴。致使脑海不充，故头昏、耳鸣、咽干，水不上济，心阳偏亢于上，虚火内扰，故虚烦难以入眠，卧则梦交遗泄，醒则潮热心烦，肾阴亏少于下，故腰酸膝软，大便干结。

治法：交通心肾，静谧脑神。

方药：朱砂安神丸或柏子养心丸合交泰丸。朱砂6g，柏子仁10g，茯神12g，当归10g，地黄20g，麦门冬10g，枸杞子15g，玄参10g，黄连3g，石菖蒲20g，甘草6g。惊悸盗汗者，可加龙骨、浮小麦、五味子等宁神敛汗；梦交遗泄者，可加金樱子、芡实、莲须安神涩精。

本方取朱砂、柏子仁、茯神宁心安神为主，以降其思欲之心火；投当归、地黄、麦门冬、枸杞子滋养肾阴，上济于心为辅，佐以玄参、黄连清热泻火，石菖蒲开窍宁神，"宣心思之结而通神明"；以甘草调和诸药。此证朱砂常用，李杲曰："纳浮溜之火而安神明。"《珍珠囊》曰："心热非此不能除。"足见其治虚焰之心火具有针对性，确可安神消梦，抑其梦交，但不宜多服、久服，故与柏子仁、茯神相配为君，以柔其性。

（4）肝肾阴虚，脑失濡养。

主症：时感眩晕耳鸣，入暮视物模糊，两目干涩，卧则难寐，梦境纷纭，或堕山谷，或伏水中，或匿树下，皆有畏恐之感，时伴心悸，易于惊醒，腰膝酸软，男子早泄或精少，女子经少或经闭，形体消瘦，时或虚烦，午后颧红，舌红少津，脉细弦。

证候分析：肝肾之阴皆上濡脑体，张景岳曰："盖寐本乎阴，神其主也。"今肝肾之阴不足则神不安也，故不寐而又多梦。《内经》曰"肾气虚则使人梦见舟船溺人，得其时则梦伏水中，若有畏恐"，"肝气虚则梦伏树下不敢起"，皆为堕坠之梦境，乃"恐则气下"使然。阴虚卧不得安，故易被梦惊醒，恐又伤肾，肝肾益伤，故形体消瘦，精少经闭。耳目乃肾肝之窍，阴虚则耳目失濡而致耳鸣目涩、视物模糊，尤以入暮夜晚为剧，久则阴虚生内热而有虚烦、颧红等虚火之象。

治法：滋养肝肾，濡脑宁神。

方药：肝肾双补丸或龟鹿二仙膏合远志丸加减。龟甲、鳖甲各30g，黄精15g，枸杞子12g，石斛、当归各10g，川芎8g，细辛4g，远志8g，茯神12g。若梦境纷扰难眠易惊者，加龙齿、朱砂以镇静宁神；男子早泄精少者，加山药、山黄肉、五味子补益肝肾；女子经少经闭者，加丹参、益母草补养经血。

本方取龟甲、鳖甲、黄精、枸杞子、石斛滋养肝肾之阴为主，佐以当归、川芎、细辛活血走窜之品以载药上行，濡养脑体，辅以远志、茯神宁脑安神，以消其惊恐堕坠之梦。

（5）肝阳痰火，上扰脑神。

主症：情志不舒，急躁易怒，卧则梦多，若郁怒而眠，梦扰更剧，或梦飞扬，或梦恼怒，或杂梦妄为，可有梦魇，醒后头痛眩晕，耳鸣目赤，胸闷心悸，胁肋灼痛，溲赤便秘，舌红苔黄腻，脉弦滑数。

证候分析：此为实证梦症，常因忧郁恼怒，肝失疏泄，气郁化火，炼液成痰，痰火上扰，脑神失宁所致。《普济本事方》曰："今肝有邪，魂不得归，是以卧则魂扬若离体也，肝主怒，故小怒则剧。"其梦飞，梦怒则诚如《灵枢·淫邪发梦》云："上盛则梦飞""肝气盛则梦怒"，因肝阳痰火易于外发，故临诊可见头晕、目赤、胸闷、胁痛、急躁、易怒等症，此证较易辨认。

治法：清热化痰，平肝安魂。

方药：当归龙荟丸合黄连温胆汤化裁。黄芩6g，黄连4g，黄柏、栀子各6g，陈皮6g，法半夏8g，竹茹、枳壳各6g，茯神、远志、枣仁、枸杞子、白芍、当归各10g，甘草6g。若头痛如裂者，可加龙胆草或羚羊角粉平肝清脑；梦境纷扰惊愕不安者，可加芦荟或密礞石以镇摄涤痰；大便秘结者可加生大黄以釜底抽薪；若肝气郁结可加柴胡、郁金疏肝解郁以助之；若见肝气虚怯之情，则可予以珍珠丸或加珍珠母、熟地黄、柏子仁养肝安神。

本方取黄连、黄芩、黄柏、栀子清泻肝火，四药均具有降压、镇静作用，故可治实证梦魇。以陈皮、法半夏、竹茹、枳壳化痰降逆，合而共除肝阳痰火之邪；以茯神易茯苓，再加远志、酸枣仁为辅，以安神定志；佐以枸杞子、白芍药、当归滋肝阴以潜其阳。

（6）血瘀气滞，脑神失司。

主症：平素郁郁寡欢，喜怒无常，健忘善惊，时或急躁头痛，伴胸闷胁胀，时或恐惧惊愕，伴面青睚黑，夜眠不安，梦多怪异，荒诞不经，纷乱难断，或见亡灵，刀光剑影，炮火争战，伴头痛晕眩，舌质紫暗，脉弦涩不畅。

证候分析：王清任认为夜睡梦多乃是血凝滞脑气所致，血瘀于脑，不论其瘀于脉内或泣于脉外，均影响气血上荣之道，脑体失荣、脑气滞塞而致脑神失司。盖血之荣脑，全仗气机调畅，血瘀之因常系气滞郁结，故其平素郁郁寡欢，气郁失其疏达之性，故或虚或亢而致喜怒无常，或急躁或恐惧，情志不一，可呈荒诞之情，气血壅滞于上。《内经》曰"阴阳俱盛，则梦相杀"，"客于项，则梦斩首"，故常见战争、亡灵、流血之情，面青睚黑、舌紫脉涩也皆为血瘀之见症。

治法：活血化瘀，理气调神。

方药：血府逐瘀汤、通窍逐瘀汤或桂枝茯苓丸加减。当归 12g，川芎 10g，桃仁 12g，红花 8g，桂枝 6g，柴胡 8g，生地黄 20g，茯苓 12g，甘草 4g。若梦多惊愕神魂不宁者，可用朱砂拌茯神易茯苓，加酸枣仁宁神安脑；若脑多恐惧脑气涣散者，可加黄芪、桔梗，以肉桂易桂枝，可益气升提以充脑；若有脑动脉硬化之征象者，可加生山楂、丹参软坚降脂通脉；见有气阴不足之症，可加枸杞子、桑寄生养阴濡络。

本方以当归、白芍药、桃仁、红花为活血化瘀；当归、赤芍药对中枢神经系统有镇静抑制作用，桃仁、红花具有通脉软坚之效，与当归、芍药相合可相得益彰，辅以桂枝、柴胡，可佐川芎血中之气药载药上行，既祛瘀通脉，又有利气血运行，佐以生地黄，有助当归养血荣脑之力，也具通脉之效；茯苓渗湿健脾，也有利通脉；甘草和中为使。

（二）其他疗法

1. 气功疗法　采用坐位强壮功，自然盘膝坐，全身肌肉放松，头微前倾，两眼轻闭，两上肢自然下垂，两手四指上下互握放在小腹前的大腿上，采用深呼吸法，吸气时胸腹均隆起，呼气时胸部回缩，腹部往外凸。意守气海或丹田，使心神静谧。每天练功时间因人而异，一般不应少于 1h。练功过程中若感疲劳，可平卧休息，静养 5～10min，后继续再练。

2. 西医治疗　一般以心理治疗为主，辅以药物、物理或其他疗法。心理治疗以解释支援治疗为主，并要建立好与病人的良好关系，消除患者的疑病观念；药物起到镇静安神作用，帮助调整机体的生理紊乱。此外在治疗时使患者获得充分休息。

四、预防与调护

（一）心理治疗，好言劝慰

多梦常由思虑或惊恐所导致，且与人之心理素质有关，患者大都是思郁寡欢或疑虑丛生之心态。故预防本病，首先要使心情开朗，无所牵挂烦恼，则夜眠时脑神得以守舍而无梦扰，若系惊恐所致者，则家人及医护人员应予以劝说或解释，使之紧张之情绪予以解除，也能使眠安梦消，故心理治疗，好言相劝，既是治疗的手段，也是防病的措施。

（二）避免或消除外界之刺激

不少梦境系由于外界微弱刺激所引起，如《列子》曰："口有含，则梦强言而喑；卧藉徽绳，则梦蛇虺。"近年来，体健少疾之妇人诉梦飞者增多，此皆是塑料卷发筒缠发而眠所致，嘱睡前去塑料卷发筒，不服药而可使梦飞自除，即消其体滞之因，故睡眠时宜宽衣解带，被褥也宜平整，勿使入眠之形体有不良的外界刺激形成。

（三）精心护理

对梦魇、梦惊及梦哭者，当其因梦惊醒之际，家人应予以安慰，并给以热毛巾沫脸，使之头脑清醒，也可予以饮服淡茉莉花茶或温开水，使之理气解郁，但不宜服浓茶、红茶、咖啡等；若对睡眠环境已形成恐怖心理的，则可移室而眠。

（四）及时就诊

多梦证若无正邪及七情之病因可察者，梦境又反复渐次加重，则应进一步检查有无其他实质性脏器之病理变化。

（五）其他

（1）本病发生与七情之变密切相关，故精神调摄，舒畅心志十分重要，使心神安宁，神魂守其舍，则梦无以为生。

（2）加强体育锻炼，增强体质，持之以恒，促进身心健康。

（3）注意生活规律，劳逸结合，按时作息，养成良好的睡眠习惯。

（4）饮食有节，戒除不良嗜好，如吸烟、饮烈酒、喝浓茶等。

五、转归与预后

本病患者经药物、针灸、推拿等方法治疗及恰当的心理护理，均能逐渐好转或痊愈，预后良好，一般不会转变成其他疾病。

（李红宇）

第七节　多寐

一、概述

多寐也称"嗜睡""嗜卧"，即现在所说的"嗜睡症"。其证候特点是不分昼夜，时时欲睡，喊之能醒，醒后复睡。有关本病的认识，中医学也早有记述，如《灵枢·寒热病篇》谓："阴跷阳跷，阴阳相交，……交于目锐眦，阳气盛则瞋目，阴气盛则瞑目。"说明阳主动，阴主静，若其功能失常或阳虚阴盛，则易引起多寐。此后历代医家对本病又各有发挥，如李东垣认为："脾气虚则怠惰嗜卧"。朱丹溪则强调："脾胃受湿，沉困乏力，怠惰嗜卧。"指出本病也可由脾虚湿盛所引起。此外，本病亦可见于病后或高年阳气虚弱者。

二、诊断

（一）诊断要点

白天睡眠过多或睡眠发作，无法以睡眠时间不适来解释；或清醒时达到完全觉醒状态的过渡时间延长。可以通过对典型的阶段进行的发生过程和对多层次睡眠潜伏测试时通宵的睡眠研究结果诊断出来。

（二）相关检查

1. 实验室检查　血糖，肝功能，肾功能及甲状腺功能等，可以帮助判断引起嗜睡的原因。

2. 影像学检查　脑部 CT 或脑部核磁扫描帮助诊断区分嗜睡症的类别。

3. 特殊检查　多项睡眠生理脑波仪及多次入睡潜伏时间测试等检查。

三、辨证论治

1. 湿盛困脾　多见于素体肥胖，或久居湿处者，主要因水湿停积，脾阳受困所致。证见嗜睡，身重，四肢发困，倦怠乏力，胸痞脘闷，痰多，泛恶，舌苔白腻，脉濡缓。治宜芳香化浊，燥湿健脾，方用藿朴夏苓汤（藿香、厚朴、半夏、茯苓、杏仁、生薏仁、蔻仁、猪苓、泽泻、淡豆豉）胃苓汤（苍术、厚朴、陈皮、甘草、生姜、大枣、桂枝、白术、泽泻、茯苓、猪苓）加减。若湿邪久郁，酿成湿热，酌加黄芩、山栀等清热之品。

2. 脾气虚弱　多见于病后体虚或久痛者，由于脾气不振，而致运化失司所致。证见食后困倦嗜睡，肢体倦怠，必须少睡片刻，醒后似若常人，苔淡薄，脉沉弱。治宜健脾益气，方用六君子汤加砂仁等。若为妇女，则因脾虚气陷，带脉不束，常伴带下淋漓，腰困乏力，小腹坠胀等，则治宜健脾益气，升用除湿，方用完带汤（白术、山药、党参、白芍、车前子、苍术、甘草、陈皮、黑芥穗、柴胡）加减。

3. 胆热上扰　由于胆热气实，营卫壅塞，浊邪上扰所致。证见精神昏聩，昼夜嗜睡，胸膈不利而多痰，口苦，苔黄，脉滑。治宜清胆泄热，方用蒿芩清胆汤（青蒿、黄芩、半夏、竹茹、茯苓、枳壳、陈皮、碧玉散）加减。

4. 髓海不足　肾主骨生髓，脑为髓之海，如肾精不足，导致髓海空虚，而致头昏欲寐，此即《灵枢·海论篇》所说："髓海不足，则脑转耳鸣，目无所见，懈怠安卧也。"治宜补肾填精。若偏肾阴虚者，方用六味地黄丸，左归饮加减，若偏肾阳虚者，方用金匮肾气丸，右归饮等加减。

5. 瘀血阻滞　多见于暴受惊恐，或外伤之后。《内经》云："怒则气逆，惊则气乱。"惊恐可伤肝肾，气逆可致血瘀，瘀血阻滞于脑则昏聩多寐。证见记忆力减退，肢体困倦，时时欲睡，或突然发作，就地入睡，舌青紫或瘀斑，苔薄白。脉沉涩。治宜活血化瘀，方用当归、川芎、红花、乳香、没药、黄芩、枳壳、神曲、丹参等。

6. 气血亏虚　多见于病后或高年之人，体质素亏，气血两虚，而致心神恍惚，沉困多寐，《灵枢·天年篇》谓："六十岁，心气始衰，苦忧悲，血气懈惰，故好卧。"治当益气养血，方用人参养荣汤（人参、黄芪、当归、白芍、茯苓、白术、熟地、肉桂、五味子、远志、陈皮、甘草、生姜、大枣）加减。

四、西医治疗

大多数情况下可以通过治疗、有规律的小睡和良好的睡眠习惯成功地控制解决这些嗜睡症状。治疗以对症为主，可适当应用中枢兴奋剂。

（李红宇）

第六章　神经系统疾病的治疗新技术和新方法

第一节　颈内动脉内膜剥脱术

颈内动脉内膜剥脱术（carotid endarterectomy，CEA）是通过外科手段在直观下将堵塞在颈动脉内的粥样硬化斑块去除，预防由于狭窄或斑块脱落引起脑卒中的一种方法。

1954年进行第一次的颈动脉内膜剥脱术（CEA），在随后的几十年里，大量的CEA手术得以开展，到1985年，手术的数量已经达到10万余例。但是，没有大规模的临床试验验证CEA是否优于内科非手术治疗。北美症状性颈内动脉狭窄内膜剥脱研究（North Amerlcan Symptomatic Endarterectomy Trial，NASCET）和欧洲颈动脉外科研究（The European Carotid Surgery TriaI，ECST）先后在20世纪进行了CEA与内科（主要使用阿司匹林）非手术治疗的疗效对比，两研究均证明对于狭窄程度在70%～99%的症状性颈内动脉狭窄的患者，CEA组严重卒中的危险和所有卒中的危险均明显下降，CEA明显优于内科非手术治疗。无症状性颈动脉粥样硬化研究（Asymptomatic Carotid Atherosclerosis Study，ACAS）入选1 662例颈动脉狭窄>60%的无症状患者，进行手术和药物治疗的对比，在平均随访2.7年后，同侧卒中、围术期卒中或死亡的风险在外科手术组病人为5.1%，药物治疗组病人为11.0%，提示对于无症状狭窄的患者CEA治疗可以使之获益。欧美的研究结论推动了CEA在治疗此类疾病中的应用，一度曾经为治疗此类疾病的标准式式。

随着颈内动脉支架手术（CAS）在颈内动脉狭窄患者治疗中的开展，特别是发明保护装置之后，使得CAS的安全性得以明显改善，CEA的地位受到了挑战，对于CAS与CEA孰优孰劣的争论已经进行了十余年，为证明两者的优劣，国际上也进行了大量研究。CREST研究国际多中心随机对照研究，比较了CEA与CAS的安全性与疗效，结果提示症状性患者主要终点事件（30d死亡、卒中、心肌梗死及4年的同侧卒中）发病率两种治疗方法没有区别，并且提示CEA、CAS分别更适合年龄>70岁和<70岁的患者；SAPPHIRE研究提示对于CEA高危患者CAS在有保护装置协助下其围术期的死亡、卒中、心肌梗死的总发病率低于CEA组（分别为4.4%和9.9%），主要终点事件（死亡、卒中、心肌梗死等）发生率明显低于CEA（分别为12.0%和20.1%）。

近些年由于药物治疗飞速发展，治疗更加的规范，有学者认为其疗效较CEA并不差，目前缺乏对CEA与最好的内科非手术治疗的比较。

1. 手术适应证

（1）在过去的6个月内症状性同侧严重颈动脉狭窄（70%～99%）的患者。

（2）在过去6个月内症状性同侧中度颈动脉狭窄（50%～69%）的患者，要根据患者的具体情况（年龄、性别、肥胖、伴发疾病）决定是否手术。

（3）无症状的颈动脉狭窄患者（脑血管造影>60%，多普勒超声造影>70%）。

2. 手术禁忌证

（1）难控制的高血压：血压高于 24/15kPa（180/110mmHg）时不宜手术。

（2）6 个月以内心肌梗死、心绞痛、充血性心力衰竭。

（3）慢性肾衰竭、严重肺功能不全、肝功能不全。

（4）特别肥胖、颈强直者。

（5）责任血管侧大面积脑梗死，对侧肢体严重残疾。

（6）恶性肿瘤晚期。

（7）对侧 ICA 闭塞。

3. CEA 手术并发症

（1）局部神经损伤：不常见，且多为持续数周至数月的可逆性短暂神经功能缺失，常见受损的神经有喉返神经、面神经、舌咽神经、迷走神经等。精细的外科技术以及丰富的解剖学知识，应用锐性剥离及常规使用双极电凝，将有助于预防大多数脑神经损伤的发生。

（2）高灌注综合征：一般出现在有严重狭窄和长期低灌注的患者，该类患者狭窄的颈内动脉自主调节功能减退，不能根据血压的波动而调节血管的收缩与舒张。表现为头痛、昏睡、癫痫、脑水肿、脑出血等。严格控制血压是最直接有效的方法。

（3）脑梗死或 TIA：表现为突发的中枢神经受损症状和体征，多为是栓塞，原因有术中斑块脱落及术后动脉闭塞。

（4）伤口局部血肿：是常见的并发症，因伤口血肿一般相对较小，几乎很少引起不适，大的血肿、明显的局部压迫症状或有扩散倾向的需要紧急处理。

（5）高血压：很重要的并发症，能够增加术后并发症的危险，如颈部血肿和高灌注综合征，可能由于手术影响了颈动脉窦压力感受器的敏感性。因此，除术前要积极控制高血压外，在分离颈总动脉时应仔细，避免损伤迷走神经和颈动脉窦压力感受器。

（6）低血压：通常都能在 24～48h 恢复。补液或输注升压药物效果较好，严重低血压者应排除心肌梗死的可能性。

（7）狭窄复发：颈动脉内膜剥脱术后可以再次出现有症状或无症状性狭窄，复发的原因可分为局部或全身性因素，而重要的局部决定性因素之一则是颈动脉内膜剥脱部位的残余病灶。因此，手术时应尽可能地将病变斑块剥除干净。

CEA 作为治疗颈内动脉开口部位狭窄最重要的外科治疗方法，已经被证明确实有效，但是由于存在手术风险，由 AHA 公布了 CEA 的质量标准：手术医生须年手术 25 台以上，围术期卒中发生率和病死率须控制在：症状性狭窄患者 <6%、无症状性狭窄患者 <3%。目前尚缺乏 CEA 与最好内科治疗的疗效观察对比。

（于素贞）

第二节 缺血性脑血管病的血管内治疗

脑供血动脉的狭窄近些年在缺血性脑血管病的重要位置日益受到重视，动脉的狭窄主要通过降低了脑灌注和脑供血量、栓塞、狭窄远端血栓清除能力的下降导致缺血性事件的发生，因此清除狭窄，改善不稳定的狭窄处的斑块，能够提高脑供血和灌注，减少栓塞事件的发生，从而起到预防缺血性脑血管病的发生。对于颈内动脉开口部位的狭窄，可以采用颈内动脉内膜剥脱术（CEA）进行治疗，而其他部位的狭窄到目前为止外科内膜剥脱术尚无法进行有效的干预。近些年来，已经被证明行之有效的治疗心血管病的方法开始在缺血性脑血管病中得到广泛尝试，主要包括血管成形术和动脉溶栓/取栓术。血管内治疗对设备的要求更高，且非有经验的团队不能为之。

（一）脑供血动脉的血管成形术

1979 年，球囊血管成形术首次应用于颈动脉狭窄的治疗。1989 年，首个球囊扩张支架在颈动脉中成功应用。脑供血动脉的血管成形术是通过机械（球囊扩张、球囊扩张联合支架置入等）的方法改善影响供血动脉的病变（动脉狭窄、动脉夹层、动脉闭塞等），目前主要采用的方法是球囊扩张联合支架置入术。

1. 血管成形术适应证　症状性颈内动脉狭窄（＞70%），不适合进行 CEA 治疗（主要是外科治疗的高危人群）；症状性颅内动脉狭窄（＞70%）及症状性颅外椎动脉狭窄。

2. 血管成形术禁忌证　合并颅内外肿瘤或 AVM、目标血管侧大脑半球功能严重受损、4 周内发生过卒中、无合适的血管入路、病人或病人家属不配合。

3. 血管成形术的并发症及危险　死亡、心肌梗死、动脉损伤、短暂性脑缺血发作、脑梗死、脑出血和高灌注综合征等。

脑供血动脉的血管成形术近些年来随着器械的发展，其发展迅速，越来越显示了其优越性，对颈内动脉狭窄的甚至可以与 CEA 相媲美，但是其受手术者的综合医学水平和操作技巧的影响很大，所以在对脑供血动脉的血管成形术的术者进行严格有效的培训是很重要的。关于 CEA 与 CAS 的优劣争论可能会持续很长的时间，但是治疗的微创化是医学的发展方向，笔者相信随着 CAS 培训的系统化，术式的规范化，有可能会取代 CEA。大规模的临床试验多在与 CEA 进行比较，但是尚缺乏其与最好的内科治疗相比较的大规模临床试验证据。

（二）动脉内溶栓、动脉内器械取栓术/碎栓术

静脉 t－PA 溶栓是急性缺血性卒中的有效治疗方法，但其存在明显局限性，主要包括溶栓时间窗短（4.5h）、再通率低、用药量大等。鉴于以上缺点，一些研究人员开始关注动脉内溶栓药物的应用，包括尿激酶（UK）、t－PA 和 pro－UK 等。动脉溶栓开始于 1983 年，是近年研究的热点。目前多采用超选择性血管内溶栓，造影确定闭塞部位后，经微导管接在血栓内注药，使得血栓局部较高的药物浓度，提高血管再通率，溶栓过程中反复血管造影，可即时监测血管再通和再通后有无狭窄等。关于动脉内溶栓的典范是 PROACT Ⅰ 和 PROACT Ⅱ 研究，两者比较了动脉内 pro－UK＋静脉内肝素与动脉内安慰剂＋静脉内肝素的效果。与静脉溶栓相比，动脉溶栓有较高的血管再通率，且症状性 ICH 的比例与 NINDS t－PA 研究相似。还有一些关于动脉溶栓的研究结果提示，发病后 3~4h 开始治疗可获得较高的血管再通率及较好的预后。

动脉内器械碎栓/取栓术比血管内药物溶栓治疗更具优势。它操作更快，只需数分钟就能实现血管再通，而动脉溶栓治疗则需要时间较长。器械溶栓颅内和全身出血的发生率也更低，再通率更高，对于大血管采用机械方法更有效。取栓/碎栓术不仅能够直接取出血栓，而且还通过破碎血栓或通过血栓，增加溶栓药物与血栓的接触，从而增强纤溶药物的药理作用。血管内器械干预治疗可分为血管内器械取栓、器械碎栓及两者联合三方面，这方面器械有 Microsnare、Neuronet、Penumbra、Merci Retriever、AngioJet 等。脑缺血多种机械取栓研究

（MERCI）为国际性、多中心、前瞻临床研究。该研究的对象是发病 8h 以内、存在大血管闭塞的急性卒中患者，且为不适宜接受静脉 rt-PA 溶栓或静脉溶栓治疗未成功的患者。研究结果提示静脉 rt-PA 溶栓后进行机械取栓和仅采用机械取栓是同样安全的，对于不适宜静脉 rt-PA 溶栓治疗以及静脉溶栓失败的急性缺血性卒中患者，采用第一代和第二代 MER-CI 装置进行机械取栓，对于病变血管的开通是有效的。

1. 动脉内溶栓和动脉内器械取栓术/碎栓术的适应证 发病 8h 内由大脑中动脉闭塞导致的严重脑卒中不适宜静脉溶栓的患者；发病 24h 内后循环闭塞导致严重脑卒中的且不适合静脉溶栓的患者；没有使用溶栓药和动脉内治疗的禁忌证。

2. 动脉内溶栓和动脉内器械取栓术/碎栓术的禁忌证 超过时间窗的严重卒中患者；NIHSS 评分 >30 分，<4 分；6 周内有卒中发作史、卒中发生时有癫痫发作、临床提示蛛网膜下腔出血；颅内出血史或颅内肿瘤、难治性高血压、30 d 内曾行外科手术或创伤、90d 内曾有头部外伤、14d 内有出血或活动性出血、口服抗凝 INR >1.5。

3. 动脉内溶栓和动脉内器械取栓术/碎栓术的并发症同血管成形术 动脉内溶栓和动脉内器械取栓术/碎栓术仍存在局限性，其中最主要的局限性在于自发病至开始治疗的时间差及治疗开始至出现血管再通的时间延误。如，在 PROACT II 研究中，自发病至开始治疗的时间差中位数 >5h；该技术对术者和其合作团队及仪器的要求更高，需要熟练的介入操作和丰富的脑血管病相关知识。另外，有些研究表明，血管再通并不意味着良好的临床结局，血管再通还不能替代临床终点作为疗效评价的指标。

（于素贞）

第三节 功能神经外科在神经内科的应用

采用手术的方法修正神经系统功能异常的医学分支是为功能神经外科学（Functlonal Neurosurgery），早期亦称生理神经外科学、应用神经生理学。功能神经外科是运用各种手术或技术对中枢神经系统的某些结构进行刺激、破坏或重建，实现新的各系统平衡，达到缓解症状、恢复神经功能的目的，改善中枢神经系统的功能失调。

最早开展功能性神经外科工作是 Horsley，但真正将功能神经外科工作用于临床是 1947 年 Spiegel 和 Wycis。20 世纪 60 年代中期开始，随着各种定向仪的研制成功，较以前更加准确，疗效明显提高。

1. 功能神经外科的适应证 药物治疗效果差的帕金森病、难治性癫痫、微血管减压术能够治疗的疾病（三叉神经痛、面肌痉挛、舌咽神经体痛）、癌性疼痛及顽固性疼痛、小儿脑瘫等。

2. 功能神经外科的禁忌证 尽管，功能神经外科手术在帕金森病、癫痫和疼痛等功能性脑病的治疗上获得了巨大的成功，但尚有部分功能性脑病不能采用功能神经外科手术，如：

（1）病人不满 18 岁或超过 65 岁。

（2）合并有其他急慢性疾病，如酗酒、镇静药及违法药物的滥用。

（3）合并偏执型或边缘型、反社会型、表演型的个性异常是相对的手术禁忌证，逃避或强迫症型个性异常不是禁忌证，随焦虑症的治疗成功该组症状可以消除。

（4）合并有中枢神经系统病变，如脑萎缩、痴呆或肿瘤。

3. 功能神经外科的检测方法

（1）电生理技术的临床应用：神经电生理技术（肌电图、诱发电位及细胞内、外放电记录技术等）使手术的靶点更为精确，而且还应用于手术患者的选择和术后疗效的预测和评估，广泛应用于运动障碍病、癫痫、疼痛等疾病的手术靶点的选择和确认。应用微电极技术有助于靶点的最终确认。

（2）实时磁共振成像（interventional MR imaging，iMRI）技术：利用开放式磁共振仪进行磁共振成像（MRI）影像实时引导手术，使得操作台上即可以清晰地看到所要定位的手术靶点，三维重建技术为手术提供了良好的角度和方向，提高了手术的疗效。但是 iMRI 设备和检查费较昂贵，限制了它的普及和应用；对病人体动敏感，易产生伪影，不适于对急诊和危重病人进行检查。

（3）功能性磁成像（functional MR imaging，fMRI）技术：可以一次成像同时获得解剖与功能影像，被广泛地用于人脑正常生理功能、脑肿瘤和癫痫的术前评价，协助制订手术方案并最大程度保留神经功能。但其扫描时间长，空间分辨力不够理想；对体内有磁金属或起搏器的特殊病人不能使用。

（4）正电子发射扫描技术（PET）：PET 扫描技术通过扫描颅内各分区的代谢情况，来判定病变的范围和程度。目前已在癫痫的手术中广泛应用。但是其体层面有限，造价高，正电子核素大都由加速器产生，半衰期短，制作和标记条件要求高。

4. 功能神经外科植入材料

（1）脑深部电刺激电极：利用脑立体定向手术在脑内某一个特殊的位置植入电极，通过高频电刺激，抑制异常电活动的神经元，从而起到治病的作用，称为深部脑刺激技术（deep brain stlmulation，DBS）。由于不破坏脑组织，为病人保留了今后接受其他新的治疗的机会。目前已经广泛应用于帕金森病、原发性震颤、癫痫、肌张力障碍等疾病的治疗。

（2）迷走神经刺激器（VNS）：VNS 类似于 DBS，主要用于各种类型的癫痫病人，控制癫痫发作，有效率在 60%～80%，刺激电极安装在颈部迷走神经上，延伸导线连接安装在胸前锁骨下的刺激器，刺激参数通过体外程控仪控制，可根据术后的病情调节刺激参数，满意控制癫痫。其特点为手术损伤小。

（3）微电脑泵（synchromed pump）：根据症状和病种差异，选择植入的部位和药物。可以在体外程控状态下，根据病情的需要，调节注射药物的速度。

（4）脊髓和周围神经电刺激：装置类似于 DBS，主要用于顽固性疼痛的治疗。避免了长期口服镇痛药的不良反应，难度不高，易开展。

（于素贞）

第四节　立体定向技术

（一）立体定向技术的发展

立体定向技术是利用空间一点的立体定向原理，通过影像学定位和测算，确定脑内某一解剖结构或病变部位，即靶点在颅腔内的坐标；再采用立体定向仪，将立体定向治疗专用的特殊器械与装置，如微电极、穿刺针、射频针等置入脑内特定靶点，制造毁损灶、消除病变等，以达到进行生理研究、诊断或治疗脑部疾病的目的。其主要特点是定位精确、创伤性小。立体定向术是常用来治疗功能性疾病，如运动障碍性疾病、癫痫、顽固性疼痛、难治性精神病、顽固性三叉神经痛等。由于立体定向技术多是采用毁损靶点病灶，达到治疗的目的，因此一般是药物及针灸、射频等治疗无效的情况下才采用。

立体定向技术的完善需要建立与之配套的立体定向计划系统，实际上是一种先进的神经影像融合计划系统，通常以 CT 或 MRI 作为基础图像，并结合脑电图、脑磁图、解剖图谱、神经导航、神经示踪等图像，经过影像学上的融合处理后，设计出不同的治疗路径、对即时的视图反馈信息进行研究、提供脑内靶点体积和结构的治疗前演示，评估不同的治疗入路，利于医生选择最佳路径，提高临床效果。

脑立体定向技术由 Horsley 与 Clarke 创始，当时是为了研究脑的解剖生理。其机制是将颅腔视为一个空间，脑内某一个解剖结构作为靶点。根据几何学的原理，定出靶点的三维坐标。1908 年试制成原始的实验用脑立体定向仪，成功地将电极送到脑内靶点。1947 年，美国学者 Spiegel 与 Wycis 首先应用自制的立体定向仪完成首例人脑立体定向手术，治疗帕金森病取得了成功。这是脑立体定向术发展史上的里程碑。1949 年，瑞典神经外科学家 Leksell 教授首先提出立体定向放射外科的构想，发明了第一代立体定向放射装置，并于 1951 年成功地将多束射线集中聚焦在三叉神经半月节上，治疗三叉神经痛，开创了立体定向放射外科治疗的先河。1955 年，Hassler 报道了刺激和电凝患者丘脑的研究结果，为治疗各种运动障碍性疾病选择靶点奠定了基础。但此阶段确定颅内病变的靶点坐标需要脑室造影，X 线摄片间接定位，然后换算成立体定向仪三维坐标，整个过程繁琐、费时、误差较大。治疗范围主要是功能性疾病。

1972 年 CT 问世以后，现代医学影像学进一步发展，立体定向治疗的发展进入了一个崭新的阶段，具体体现在：①CT 和 MRI 等数字化医疗影像技术为立体定向治疗的发展奠定了基础，把 CT 或 MRI 等影像学资料传输到计算机工作站或治疗计划系统，进行三维重建，直观显示靶点解剖结构和坐标，设计手术的具体参数。②CT、MRI 扫描可以直接显示颅内病变及其靶点，避免了脑室造影间接定位不够精确、术后并发症多的缺点，先进的立体定向仪借助 CT、MRI 引导，实际治疗的精确度误差已降至 ±（0.3～0.5）mm。CT、MRI 引导的立体定向治疗，也称开放的 CT 或 MRI，利用先进影像技术，随时直接观察靶点或利用探针间接定位靶点。螺旋 CT 及体积扫描技术的广泛应用，使得扫描速度和分辨率提高；MRI 软件和脉冲序列的开发，使得高速成像进一步完善，空间分辨率正在接近 CT 水平。这些进步，为立体定向术创造了良好的发展前景。③伴随着影像学引导技术的发展，立体定向仪也在不断更新，先进的立体定向仪头部框架（或基环）常常能够达到 CT 和 MRI 兼容。今后立体定向仪将继续朝着通用、精确、轻巧方向发展，与之配套的附属设备也将更加完善。

（二）脑立体定向技术的基本原理

确定脑内任意解剖结构或病变，即治疗靶点在颅腔内的位置，首先要在脑内找到一个解剖位置相对恒定的结构作为治疗靶点定位的参考点。Ta－lairach 发现第三脑室周边结构的前连合（AC）、后连合（PC）及通过 AC－PC 连线的平面可作为颅腔内的基准面，前连合与后连合可以在 CT 或 MRI 片上显示，并可测量出 AC－PC 线长度。AC－PC 线的位置变动很少，正好位于脑的中线矢状面。AC－PC 线之中点，通常便作为颅腔内三维坐标的原点

（O）。通过此原点与 AC－PC 线作为基准，可构成三个相互垂直的平面：①水中面（X），即通过 AC－PC 线的脑水中切面；②冠状面（Y），即通过 AC－PC 线中点（O）并与水平面相垂直的脑冠状切面；③矢状面（Z），即通过大脑两半球的垂直面，此垂直面与 AC－PC 线重叠。上述三个相互垂直平面的交汇点即 AC－PC 线中点，亦即坐标原点（O）；交汇的线段成为 X、Y、Z 线轴。由此可测量出脑内任一目标在 X、Y、Z 平面与线轴上所处的位置数据。由此测出的三个坐标数值，通常以 mm 计算，靶点的位置便确定了。病灶位置可采用立体定向仪所建立的立体定向治疗系统坐标中准确地显示出来：首先对患者进行 CT 或 MRI 扫描，初步确定病灶。随后，在患者的头颅上安装立体定向框架，形成一个三维空间坐标体系，使脑部结构包括在这个坐标体系内，将框架和病人一起进行 CT 或 MRI 扫描，得到带有框架坐标参数标记的病人颅脑 CT 或 MRI 的图像，然后在计算机工作站上实现三维重建。病人颅脑内的各个解剖结构在坐标系内都会有一个相应的坐标值，然后通过脑立体定向仪定义的机械数据来达到该坐标点，从而实现脑立体定向。

多模态图像融合技术在立体定向治疗计划系统中非常重要，在实施治疗前，将脑部的解剖图像与功能图像进行融合。磁共振功能成像技术（functional magnetic resonance imaging，fMRI）目前已广泛应用于脑的基础研究和临床治疗，可以对脑功能激活区进行准确的定位。fMRI 与弥散张量成像（diffusion tensor imaging，DTI）、脑磁图（magnetoencephalography，MEG）、经颅磁刺激（transcranial magnetic stimulation，TMS）等技术相结合，可得到更多的脑功能活动信息。弥散张量成像可据白质张量性质计算出白质纤维束，在三维空间内定量分析组织内的弥散运动，利用各向异性的特征无创跟踪脑白质纤维束，fMRI 与弥散张量成像技术可以建立激活区域的功能连接网络图，有利于解释结构与功能之间的关系。而脑磁图主要反映神经细胞在不同功能状态下产生的磁场变化，可以提供脑功能的即时信息和组织定位，fMRI 与脑磁图技术相结合可以弥补其时间分辨率的不足，可解决脑部区域性活动的时间问题。随着 fMRI 和图像后处理技术的不断改进和完善、高场磁共振机的发展，能够使 fMRI 试验的可重复性和空间定位的准确性大大提高。脑图谱成形以及纤维束跟踪图示等，可以显示大脑的重要功能区以及将解剖图像与功能图像完美的融合，并且勾画出连接各功能区的纤维束，便于医生避开这些组织，准确定位靶点，制订最佳的手术路径。

（三）脑立体定向用于功能性疾病的治疗

1. 原发性帕金森病　立体定向术治疗帕金森病已有 50 年的历史，自从 Spiegel 和 Wycis 于 1947 年首次开展立体定向手术治疗帕金森病以来，许多学者做了大量的工作，脑内的几乎所有的核团都被尝试用来治疗帕金森病，到目前为止，最常用和最有效的核团有丘脑腹外侧核（VL）、丘脑腹中间核（VIM）、苍白球（Gpi）和丘脑底核（STN）。20 世纪 80 年代后期，影像学技术的发展和微电极的电生理记录在术中的应用，使核团靶点的定位更加精确，实现了功能定位；其中苍白球腹后内侧部的毁损手术（PVP）对帕金森病的症状改善比较全面，主要表现在僵直和运动迟缓方面，改善为 90% 左右，对震颤和运动并发症也有良好的效果。但核团毁损手术有一定的局限性，术后不可避免出现症状复发，而且双侧 PVP 治疗可能出现严重的并发症，如吞咽困难、言语障碍等。1987 年，法国的 Benabid 首次采用脑深部电刺激（deep braln stimulation，DBS）治疗特发性震颤（ET）取得了突破，后又成功地治疗了帕金森病，DBS 被认为是继左旋多巴问世以来治疗帕金森病最重要的进步，它的优点是非破坏性、可逆性，可行双侧治疗，对症状的改善非常全面，特别是中线症状，不良反应小、并发症少，不存在复发问题，长期有效。通过临床观察和随访，STN 被认为是治疗帕金森病最理想的靶点，DBS 有望最终取代毁损手术。

2. 伽马刀放射外科治疗　是采用立体定向技术，将 20 个 ^{60}CO 放射源的 γ 射线集中聚焦照射到靶点，毁损病灶，而对周围正常脑组织，几乎没有任何损伤。目前主要治疗帕金森病，根据患者的不同表现，采用毁损不同核团，如以震颤为主的帕金森病，治疗的靶点是在丘脑运动区中的丘脑腹后核或腹中间核；晚期帕金森病，尤其是用多巴丝肼（美多巴）疗效减退后出现僵硬、运动迟缓，毁损靶点是苍白球内侧核。

3. 三叉神经痛立体定向放射外科治疗　有 Ⅰ 级、Ⅱ 级和 Ⅲ 级的证据支持立体定向放射外科治疗难治性三叉神经痛。

目标人群：典型三叉神经痛男女患者，药物难治，常伴有内科并发症及高龄等外科治疗风险；经过其他外科手术治疗后的疼痛复发者。

患者有典型的三叉神经痛，经过适当的药物治疗，可推荐患者行伽马刀治疗，特别是患者伴有并存疾病、进行经皮穿刺毁损三叉神经节有不良反应风险。患者经过药物治疗后不能控制疼痛发作时，可按照自己意愿选择创伤小的伽马刀治疗。伽马刀治疗后继续口服同剂量药物直到疼痛缓解，并且要随访，如果疼痛持续缓解可逐渐减少药物剂量。伽马刀治疗后疼痛复发者或患者对伽马刀治疗的初期有部分疗效者，仍可再次伽马刀治疗，两次伽马刀照射之间的安全间隔时间是 6 个月。主要不良反应不十分常见，有面部麻木（<10%）、神经变性疼痛（<1%）等。

4. 癫痫　脑立体定向手术治疗癫痫的机制有 3 个方面：通过立体定向技术确定致痫灶的位置并实施手术毁损；破坏传导癫痫的途径，以阻断痫性放电传播；毁损脑内特定结构，从而减少大脑半球皮质的兴奋性，或增加对其他结构的抑制。其中临床最常用的主要是阻断癫痫放电扩散途径的脑立体定向手术，毁损的靶点一般为杏仁核、海马、Forel H、穹窿和前连合等区域，有效率 50% ~ 77%。

伽马刀治疗癫痫的适应证比较局限，主要是颞叶内癫痫、局灶性癫痫，致痫灶单一，定位明确，治疗范围不宜 >4cm。

伽马刀治疗癫痫的禁忌证：癫痫样放电广泛而弥散；定位不明确；致痫灶 >4cm。

5. 立体定向术　用于其他神经内科疾病的治疗，适用于一些经各种治疗无效的顽固性疼痛，恶性肿瘤引起的癌痛、精神性疼痛等；肌张力障碍；精神方面疾病。

（于素贞）

第五节　神经导航技术

神经导航（neuronavigation，NN）是指采用各种技术，术前设计手术方案、术中实时指导手术操作的精确定位技术，意义在于确定病变的位置和边界以保证手术的微创化及完整切除。

神经导航主要有 3 种：立体定向仪神经导航、磁共振影像神经导航、超声波声像神经导航。

常规神经导航技术是应用解剖影像，精确定位脑内靶目标，实现颅脑手术微创化。功能神经导航是利用多图像融合技术，把靶目标的解剖图像、功能皮质和传导束图像（经功能影像检查获得）三者融合一起，结合导航定位技术，实现既要全切病灶，又要保留脑功能结构（功能皮质和皮质下传导束）和功能。功能神经导航可保护病人术后肢体活动、语言、视觉等不受影响。

神经导航手术临床应用于颅内肿瘤及神经内科某些疾病的治疗，如帕金森病、肌张力障碍、精神方面疾病等。

（吴文波）

第六节　神经干细胞移植

神经干细胞（neural stem cells，NSCs）是具有自我更新和多向分化潜能的一类细胞，在适当条件下可以分化为神经元、星形胶质细胞及少突胶质细胞。NSCs 的概念由 Reynolds 和 Richards 在 1992 年首先提出，彻底改变了以往认为成年人中枢神经系统不能再生的认识，为神经系统损伤类疾病提供了一种新的治疗途径。

Gage 将 NSCs 的特性概括为三点：①其可以生成神经组织或来源于神经系统；②有自我更新能力；③可通过不对称细胞分裂产生新细胞。

神经干细胞不仅能促进神经元的再生和脑组织的修复，而且通过基因修饰还可用于神经系统疾病的基因治疗，表达外源性的神经递质、神经营养因子及代谢性酶，为许多难以治疗的神经系统疾病提供了新的治疗途径。

NSCs 来源较多，主要通过以下的途径获得：①来源于骨髓间质干细胞和多能成体祖细胞及脐血细胞，脐带血造血干细胞易分离，为神经干细胞移植较好的细胞来源；②来源于神经组织，已证实，成体哺乳动物中枢神经系统中存在两个神经干细胞聚集区，侧脑室下区和海马齿状回的颗粒下层；③从胚胎细胞和胚胎生殖细胞等经定向诱导分化而来。

NSCs 的具有多向分化潜能，通过不对称分裂分化成神经元、星形胶质细胞和少突胶质细胞三种主要神经组成部分；NSCs 具有自我复制和自我维持的能力，在一定条件下通过对称分裂维持干细胞库的稳定；NSCs 为未分化的原始细胞，不表达成熟细胞抗原，具有低免疫原性，故移植后相对较少发生异体排异反应，有利于其存活。

NSCs 的增殖、迁移和分化不仅受细胞自身基因调控，还与细胞所处的微环境密切相关，分化过程中需要多种生长因子的协同作用，中枢神经系统中各种因子对发育期细胞都有着非常重要的影响。

NSCs 由于具有增殖分化的可塑性，移植后的神经于细胞可以在神经系统内良好存活，能够大量增殖、迁移到不同的部位，分化成为相应的细胞类型，从而修复缺失的神经元和神经胶质，所以，NSCs 成为神经系统细胞移植的良好来源。成年人脑中确实存在神经干细胞，在一定的条件下（如注入诱导因子）可以进行增殖、迁移和分化，分化出新神经元，可替代损伤的神经元而发挥功能。而且还可以在体外通过转基因技术对 NSCs 进行基因转导，可携带多个外源基因到体内，整合到宿主脑组织中并在宿主脑内迁移，使其成为基因治疗的良好载体。

目前，使用 NSCs 移植治疗神经科疾病的尝试很多。颅脑外伤和脑血管病导致的神经系统的后遗症，目前缺乏好的治疗策略，NSCs 移植为此类疾病提供了新的思路。有学者已经通过动物实验证明，NSCs 移植对改善脑卒中后遗症，国内报道临床使用蛛网膜下腔注射 NSCs 可以改善卒中患者后遗症状。

NSCs 移植治疗帕金森病，不仅可以补充凋亡的多巴胺能神经元，而且可以分泌神经营养因子减缓多巴胺能神经元的凋亡，从而长期改善患者的症状，通过基因工程将神经营养基因转入 NSCs，经移植进入脑内可以增加 NSCs 的分泌，可促进多巴胺能神经元分泌多巴胺，还可对多巴胺能神经元起到保护作用。

国内外的神经科学工作者已经使用 NSCs 移植治疗中枢神经系统慢性退变性疾病（帕金森病、亨廷顿病、阿尔茨海默病）、癫痫、多发硬化、血管性痴呆以及中枢神经系统肿瘤等进行动物治疗试验，有的已经进行了有益的临床尝试，治疗效果尚可。

NSCs 移植虽然前景很令我们向往，但是有许多问题没有解决。缺乏足够的证据来评价 NSCs 移植在神经功能恢复方面所起的作用。没有直接证据证明移植后能获得成熟神经元的全部特征或者获得功能性神经元。NSCs 移植在动物实验及临床观察时，均发现移植细胞存活时间较短、存活率不高、治疗效果不确切等缺陷。

（吴文波）

第七节　基因治疗

基因治疗（gene therapy）是指通过在特定靶细胞中表达该细胞本来不表达的基因，或采用特定方式关闭、抑制异常表达基因，达到治疗疾病目的的治疗方法。基因治疗中枢神经系统疾病作为一种新的治疗方法，具有广阔的研究、应用和开发前景。

但血-脑屏障的存在，许多具有潜在治疗价值的 siRNA 或 DNA 不能从外周循环顺利转运到脑内。常规的脑部基因治疗手段是将基因载体通过立体定位手术直接注射入脑内。这种方法的弊端是基因扩散范围小，且难以控制，不利于基因治疗在人体的应用。非侵入性的方法是将 siRNA 或 DNA 从外周血管转运入中枢神经系统内。

近些年，随着基因研究的发展，各国学者对神经系统疾病进行了大量的研究，目前主要集中于癫痫和帕金森病，亦有学者对脊髓损伤修复、神经胶质瘤治疗、肌萎缩侧索硬化、亨廷顿病、脊髓小脑性共济失调、家族性阿尔茨海默病等进行了动物实验研究。

癫痫发作是基因治疗的重要靶点，病毒载体介导的基因治疗能产生神经元的稳定转导，影响神经元的兴奋性。由于促生长激素神经肽和神经肽 Y，能调节神经元的兴奋性，故很多学者把研究的方向放在两者的基因表达因子对抗癫痫方面的作用。有学者已经使用该种方法在动物实验中取得疗效。还有的学者通过病毒载体达到保护神经系统损伤的神经元凋亡和死亡的效果，特别是海马。基因治疗对癫痫的治疗将会主要集中于对难治性癫痫的治疗。

帕金森病病变部位局限，受累神经元较为单一，被认为是适合进行基因治疗。基因治疗帕金森病主要有 3 条途径：①引入保护基因，使多巴胺能细胞免受损害；②导入神经营养因子基因，维持多巴胺能细胞功能和延长寿命；③导入调控和（或）分泌基因，表达酪氨酸羟化酶分泌多巴胺。同时也可以进行多基因联合转移提高疗效。目前帕金森病基因治疗还处于动物实验阶段，常用转移载体包括病毒载体（腺病毒载体、单纯疱疹病毒载体、腺相关病毒载体以及反转录病毒载体）、质粒载体，转基因路径主要包括直接法和间接法，前者就是直接将目标基因转入动物治疗靶区，后者则将目标基因首先在体外转入适当的靶细胞，再将转基因靶细胞植入动物脑内，常用的是直接法。

基因治疗应用于临床治疗尚存在许多问题，如如何确定治疗时机、如何对目标基因进行调控。因此，这种新的治疗技术在临床的广泛应用仍需时日。

（吴文波）

第二篇

各论

第七章　脑血管疾病

第一节　短暂性脑缺血发作

短暂性脑缺血发作（transient ischemi attack，TIA）指急性发作的短暂性、局灶性的神经功能障碍或缺损，病因是由于供应该处脑组织（或视网膜）的血流暂时中断所致。TIA 预示患者处于发生脑梗死、心肌梗死和其他致死性血管性疾病的高度危险中。TIA 症状持续时间越长，24 小时内完全恢复的概率就越低，脑梗死的发生率随之升高。大于 1～2 小时的 TIA 比多次为时短暂的发作更为有害。所以 TIA 的早期诊断以及尽早、及时的治疗是很重要的。TIA 是脑血管疾病中最有治疗价值的病种。随着医学的进步，对于 TIA 的认识得到了很大提高。

一、历史背景

1951 年美国神经病学家 Fisher 首次提出命名，1958 年提出"TIA 可能持续几分钟到几小时，最常见是几秒钟到 5 或 10 分钟"；同年美国国立卫生研究所委员会（NIH）定义 TIA 为一种脑缺血发作，局限性神经功能障碍持续时间 ＜1 小时；1964 年 Acheson 和 Hutchinson 提出 1 小时作为 TIA 和中风的时间界限；1975 年 NIH 委员会将持续时间确定为 ＜24 小时。目前随着对 TIA 认识的深入，为强调 TIA 的严重性和紧迫状态，有人建议改用"小中风"、"暂时性中风"、"暂时性脑发作"和"先兆性中风"命名 TIA。最近更提出先兆脑梗死（threatening infarct of the brain，TIB）、迫近中风综合征（impending stroke syndrome）、紧急中风前综合征（emergency prestroke syndrome）等喻意准确和预示病情严重、紧急的名称。2002 年 Albers 提出"TIA 是由局部脑或视网膜缺血所引起的短暂的神经功能缺失发作，典型的临床症状持续不到 1 小时，且没有急性梗死的证据。相反，持续存在的临床症状或影像上有肯定的异常梗死就是卒中"。

二、定义

TIA 是由颅内血管病变引起的一过性或短暂性、局灶性脑或视网膜功能障碍；临床症状一般持续 10～15 分钟，多在 1 小时内，不超过 24 小时；不遗留神经功能缺损症状和体征；

结构性（CT、MRI）检查无责任病灶。需要强调 TIA 指局部脑缺血，与全脑缺血所致的晕厥在病理生理上是完全不同的，症状学上也有一定的区别。

对于 24 小时这个时间限定，目前越来越受到质疑。动物实验发现脑组织缺血 3 小时，局部的缺血损伤不可逆，出现选择性神经元坏死；大脑中动脉阻断缺血 30 分钟，DWI 发现有异常，但病变是可逆的，2.5 小时后即不可逆。临床研究证实 70% TIA 在 10 分钟内消失，绝大多数 TIA < 1 小时，典型的症状持续数秒到 10 ~ 15 分钟。TIA > 1 ~ 3 小时神经功能缺损恢复的概率非常低。近年研究发现前循环 TIA 平均发作 14 分钟，后循环平均 8 分钟。影像学研究表明超过 1 小时的 TIA 发作多发现有新的实质性脑病损，同样说明有脑梗死病理改变的 TIA 患者临床上可表现为暂时性的体征。所以有人提出若遇发作超过 1 小时的患者，应按急性脑梗死处理。因此，有人提出急性缺血性脑血管综合征（Acute Ischemic Cerebrovascular Syndrome）的概念来描述基于脑缺血这个病理生理基础上的一组临床症状。

三、病因

1. 动脉粥样硬化　老年人 TIA 的病因主要是动脉粥样硬化。
2. 动脉 - 动脉栓子　常由大动脉的溃疡型粥样硬化释放出的栓子阻塞远端动脉所致。
3. 源性栓子　最多见的原因为：①心房纤颤。②瓣膜疾病。③左心室血栓形成。
4. 病因
（1）血液成分的异常（如真性红细胞增多症、血小板减少症、抗心磷脂抗体综合征等）。
（2）血管炎或者 Moyamoya 病是青少年和儿童 TIA 的常见病因。
（3）夹层动脉瘤。
（4）血流动力学的改变：如任何原因的低血压、心律不齐、锁骨下盗血综合征和药物的不良反应。

四、发病机制

不同年龄组，发病机制有所不同。
（1）源于心脏、颈内动脉系统和颅内某些狭窄动脉的微栓塞和血栓形成学说：以颈内动脉系统颅外段的动脉粥样硬化性病变最常见，也是导致脑血流量减少的主要原因之一。微栓子的产生与颈动脉颅外段管腔狭窄的程度无关，而决定于斑块易脱落的程度。多发斑块为主要的影响因素；微栓子物质常为血凝块和动脉粥样硬化斑块。老年人 TIA 要多考虑动脉硬化。
（2）低灌注学说：必须有动脉硬化的基础或有血管相当程度的狭窄前提下发生；血管无法进行自动调节来保持脑血流恒定；或者低灌注时狭窄的血管更缺血而产生 TIA 的临床表现。
一般而言，颈内动脉系统多见微栓塞，椎基底动脉系统多见低灌注。

五、临床表现

大部分患者就诊往往在发病间歇期，没有任何阳性体征，诊断通常是依靠病史的回顾。TIA 的症状是多种多样的，取决于受累血管的分布。

（一）视网膜 TIA（retinal transient ischemic attack，RTIA）

RTIA 也称为发作性黑矇或短暂性单眼盲。短暂的单眼失明是颈内动脉分支眼动脉缺血的特征性症状，但是少见。患者主诉为短暂性视物模糊、眼前灰暗感或眼前云雾状。RTIA 的发作时间极短暂，一般 <15 分钟，大部分为 1~5 分钟，罕有超过 30 分钟的。阳性视觉现象如闪光、闪烁发光或城堡样闪光暗点一般为先兆性偏头痛的症状，但颈动脉狭窄超过 75% 的 RTIA 患者也可见此类阳性现象。短暂单眼失明发作时无其他神经功能缺损。患者就医前 RTIA 发作的次数和时间变化很大，从几天到 1 年，从几次到 100 次不等。RTIA 的预后较好，发作后出现偏瘫性中风和网膜性中风的危险性每年为 2%~4%，较偏瘫性 TIA 的危险率低（12%~13%）；当存在有轻度颈动脉狭窄时危险率为 2.3%；而存有严重颈动脉狭窄时前两年的危险率可高达 16.6%。

（二）颈动脉系统 TIA

亦称为短暂偏瘫发作（transient hemispheric attacks，THAs），最常见的症状群为偏侧肢体发作性瘫痪和感觉异常或单肢的发作性瘫痪，以面部和上肢受累严重；其次为对侧纯运动偏瘫、偏身纯感觉障碍，肢体远端受累较重，有时可是唯一表现。主侧颈动脉缺血可表现为失语，伴或不伴对侧偏瘫。偏盲也常发生于颈动脉缺血；认知功能障碍和行为障碍有时也可是其表现。THAs 的罕见形式是肢体摇摆（shaking），表现为反复发作的对侧上肢或腿的不自主和不规律的摇摆、颤抖、战栗、抽搐、拍打、摆动。这型 TIA 和癫痫发作难以鉴别。某些脑症状如"异己手综合征"，岛叶缺血的面部情感表情的丧失，顶叶的假性手足徐动症等，患者难以叙述，一般医生认识不足，多被忽略。

（三）椎 - 基底动脉系统 TIA（vertebral basel transient ischemic attacks，VBTIAs）

孤立的眩晕、头晕和恶心多不是 TIA 所造成，VBTIAs 可造成发作性眩晕，但同时或其他时间多伴有其他椎基底动脉的症状和体征发作：包括前庭小脑症状，眼运动异常（如复视），单侧或双侧或交叉的运动和感觉症状、共济失调等。大脑后动脉缺血可表现为皮质性盲和视野缺损。另外，还可以出现猝倒症，常在迅速转头时突然出现双下肢无力而倒地，意识清楚，常在极短时间内自行起立，此发作可能是双侧脑干内网状结构缺血导致机体肌张力突然降低而发生。

六、影像学与 TIA

1. 头颅 MRI　TIA 发作后的 DWMRI 可以提示与临床症状相符脑区的高信号；症状持续时间越长，阳性率越高。

2. 经颅多普勒超声（TCD）　可以评价脑血管功能；可以发现颅外脑血管的狭窄或斑块。同时还可以根据血流检测过程中的异常信号血流，检测和监测有否栓子脱落及栓子的数量。对于颅内脑血管，多普勒超声检查仅仅可以间接反映颅内大血管的流速和流量，无法了解血管的狭窄，必须结合 MRA 或脑血管造影检查。

3. SPECT　TIA 发作间期由于神经元处于慢性低灌注状态，部分神经元的功能尚未完全恢复正常，SPECT 检查可以显示相应大脑区域放射性稀疏和/或缺损。

4. 脑血管造影　MRA 和 CTA 可以发现颅内或颅外血管的狭窄。选择性动脉血管造影是评估颅内外血管病最准确的方法，可以鉴别颅内血管炎、颈或椎动脉内膜分层等疾病。

七、诊断和鉴别诊断

TIA 发作的特征为：①好发于 60 岁以上的老年人，男性多于女性。②突然发病，发作持续时间 <1 小时。③多有反复发作的病史。④神经功能缺损不呈进展性和扩展性（march of symptoms）。见表 7 - 1。

表 7 - 1　TIAs 的特征

持续时间（数分钟到数小时）
发作性（突然/逐渐进展/顿挫）
局灶性症状（正性症状/负性症状）
全脑症状（意识障碍）
单一症状，多发症状
刻板的，多变的
血管支配区域
伴随症状

若身体不同部分按顺序先后受累时，应考虑为偏头痛和癫痫发作。

鉴别诊断："类 TIA"的病因：①颅内出血：小的脑实质血肿或硬膜下血肿。②蛛网膜下腔出血（SAH）：预兆性发作，可能是由于小的，所谓"前哨"警兆渗漏（sentinel warning leaks）所致，如动脉瘤扩展，压迫附近的神经、脑组织或动脉内栓子脱离至动脉。③代谢异常：特别是高血糖和低血糖，药物效应。④脑微出血。⑤先兆性偏头痛。⑥部分性癫痫发作合并 Todd's 瘫痪。⑦躯体病样精神障碍。⑧其他：前庭病变、晕厥、周围神经病或神经根病变、眼球病变、周围血管病、动脉炎、中枢神经系统肿瘤等。

八、治疗

TIA 是卒中的高危因素，需对其积极进行治疗，整个治疗应尽可能个体化。治疗的目的是推迟或预防梗死（包括脑梗死和心肌梗死）的发生，治疗脑缺血和保护缺血后的细胞功能。

主要治疗措施：①控制危险因素。②药物治疗：抗血小板聚集、抗凝、降纤。③外科治疗，同时改善脑血流和保护脑细胞。

（一）危险因素的处理

寻找病因和相关的危险因子，同时进行积极治疗。其危险因素与脑卒中相同。

AHA 提出的 TIA 后危险因素干预方案：

合并糖尿病，血压 <130/85mmHg；LDL <100mg/dl；fBG <126；戒烟和酒；控制高血压；治疗心脏病；适量体育运动，每周至少 3 ~ 4 次，每次 30 ~ 60 分钟。鉴于流行病和实验研究资料关于绝经后雌激素对于血管性疾病影响的矛盾性，AHA 不建议有 TIA 发作的绝经期妇女终止雌激素替代治疗。

（二）药物治疗

抗血小板聚集药物治疗：已证实对有卒中危险因素的患者行抗血小板治疗能有效预防中风。对 TIA 尤其是反复发生 TIA 的患者应首先考虑选用抗血小板药物。

《中国脑血管病防治指南》建议：

（1）大多数 TIA 患者首选阿司匹林治疗，推荐剂量为 50~150mg/d。

（2）有条件时，也可选用阿司匹林 25mg 和潘生丁缓释剂 200mg 的复合制剂，每天 2 次，或氯吡格雷 75mg/d。

（3）如使用噻氯匹定，在治疗过程中应注意检测血常规。

（4）频繁发作 TIA 时，可选用静脉滴注抗血小板聚集药物。

AHA Stroke Council's Ad Hoc Committee 推荐：

（1）阿司匹林是一线药物，推荐剂量 50~325mg/d。

（2）氯吡格雷、阿司匹林 25mg 和潘生丁缓释剂 200mg 的复合制剂以及噻氯匹定也是可接受的一线治疗。

与 Ticlid（噻氯匹定）相比，更推荐 Plavix（氯吡格雷），因为不良反应少，Aggrenox（小剂量阿司匹林＋潘生丁缓释剂）比 Plavix 效果更好，两者不良反应发生率相似。

（3）重申心房颤动患者 TIA 后抗凝预防心源性栓塞的重要性和有效性，建议 INR 在 2.5。

（4）非心源性栓塞卒中的预防，抗凝和抗血小板之间无法肯定：

最近发表的 WARSS 结果表明，华法林（INR 1.4~2.8）与 Aspirin（325mg/d）预防卒中再发和降低死亡上效果无统计学差异，但是因为不良反应轻、方便、经济，所以 Aspirin 在以后的治疗指南中似乎有更好的趋势。

（三）抗凝治疗

目前尚无有力的临床试验证据来支持抗凝治疗作为 TIA 的常规治疗。但临床上对心房颤动、频繁发作 TIA 或椎－基底动脉 TIA 患者可考虑选用抗凝治疗。

《中国脑血管病防治指南》建议：

（1）抗凝治疗不作为常规治疗。

（2）对于伴发心房颤动和冠心病的 TIA 患者，推荐使用抗凝治疗（感染性心内膜炎除外）。

（3）TIA 患者经抗血小板治疗，症状仍频繁发作，可考虑选用抗凝治疗。

（4）降纤治疗。

《中国脑血管病防治指南》建议 TIA 患者有时存在血液成分的改变，如纤维蛋白原含量明显增高，或频繁发作患者可考虑选用巴曲酶或降纤酶治疗。

（四）TIA（特别是频发 TIA）后立即发生的急性中风的处理

溶栓是首选（NIH 标准）：

（1）适用范围：①发病 <1 小时。②脑 CT 示无出血或清晰的梗死。③实验室检查示血球容积、血小板、PT/PTT 均正常。

（2）操作：①静脉给予 tPA 0.9mg/kg，10% 于 1 分钟内给予，其余量于 60 分钟内给予；同时应用神经保护剂，以减少血管再通－再灌注损伤造成近一步的脑损伤。②每小时神经系统检查 1 次，共 6 次，以后每 2 小时检查 1 次，共 12 次（24 小时）。③第二天复查 CT 和血液检查。

（3）注意事项：区别 TIA 发作和早期急性梗死的时间界线是 1~2 小时。

（五）外科治疗

1. 颈动脉内膜剥脱术（carotid endarterectomy，CEA）　　1951 年美国的 Spence 率先开展了颈动脉内膜切除术。1991 年北美有症状颈动脉内膜切除实验协作组（NASCET）和欧洲颈动脉外科实验协作组（ECST）等多中心大规模地随机试验结果公布以后，使得动脉内膜切除术对颈动脉粥样硬化性狭窄的治疗作用得到了肯定。

（1）适应证：①规范内科治疗无效。②反复发作（在 4 个月内）TIA。③颈动脉狭窄程度 >70% 者。④双侧颈动脉狭窄者。⑤有症状的一侧先手术。⑥症状严重的一侧伴发明显血流动力学改变先手术。

（2）禁忌证：① <50% 症状性狭窄。② <60% 无症状性狭窄。③不稳定的内科和神经科状态（不稳定的心绞痛、新近的心梗、未控制的充血性心衰、高血压或糖尿病）。④最近大的脑梗死、出血性梗死、进行性中风。⑤意识障碍。⑥外科不能达到的狭窄。

（3）CEA 的危险或合并症：CEA 的合并症降低至 ≤3%，才能保证 CEA 优于内科治疗。

CEA 的并发症包括围手术期和术后两部分并发症。围手术期并发症有脑卒中、心肌梗死和死亡；术后并发症有颅神经损伤、伤口血肿、高血压、低血压、高灌注综合征（hyperperfusion syndrome）、脑出血、癫痫发作和再狭窄。①颅神经损伤：舌下神经、迷走神经、面神经、副神经。②颈动脉内膜剥脱术后高灌注综合征（postendarterectomy hyperperfusion syndrome）：在高度狭窄和长期低灌注的患者，狭窄远端的低灌注区的脑血管自我调节功能严重受损或麻痹，此处的小血管处于极度扩张状态，以保证适当的血流供应。当正常灌注压或高灌注压再建后，由于血管自我调节的麻痹，自我血管收缩以保护毛血管床的功能丧失，可造成脑水肿和出血。脑血流的突然增加最常见的临床表现是严重的单侧头痛，特征是直立位时头痛改善。这些头痛患者的脑血流从术前的平均 43 ± 16ml/100g·min 到术后的 83 ± 39ml/100g·min。③脑实质内出血：是继发于高灌注的最坏的情况，术后 2 周发生率为 0.6%。出血量大，后果严重，死亡率高（60%）和预后不良（25%）。④癫痫发作：发生率为 3%，高灌注综合征造成的脑水肿是重要的原因，或为高血压脑病造成。

根据 NASCFT 结果，ICA 狭窄 ≥70% 手术可以长久获益；ICA 狭窄 50%～69% 有症状的患者可从手术获益，但是益处较少。NASCET 和其他研究还发现男性患者、中风过的患者，症状为半球的患者分别与女性患者、TIA 患者和视网膜缺血的患者相比，手术获益大，内科治疗中风的危险大；同时提出糖尿病患者、血压偏高的患者、对侧血管有闭塞或者影像学已有明确病灶的患者手术期间发生中风的危险大。因此 AHA Stroke Council's Ad Hoc Committee 推荐如果考虑给存在 ICA 中度狭窄并发生过 TIA 或卒中的患者手术，需要认真评估患者的所有危险因子，比较一般内科治疗 2～3 年和手术后 2～3 年的中风危险性。

（4）血管介入治疗：相对于外科手术治疗而言，血管介入在缺血性脑血管病的应用历史较短。自 1974 年问世以来，经皮血管成形术（percutaneous transluminal angioplasty，PTA）成为一种比较成熟的血管再通技术被广泛应用于冠状动脉、肾动脉以及髂动脉等全身血管狭窄性病变。PTA 成功运用于颈动脉狭窄的最早报道见于 1980 年。1986 年作为 PTA 技术的进一步发展的经皮血管内支架成形术（percutaneous transluminal angioplasty and stenting，PTAS）正式运用于临床，脑血管病的血管介入治疗开始了迅速的发展。

颅内段颈内动脉以及分支的狭窄，手术困难，药物疗效差，介入治疗可能是较好的选择。但是由于颅内血管细小迂曲，分支较多，且血管壁的弹力层和肌层较薄，周围又缺乏软组织，固而手术操作困难，风险大，相关报道少。

大多数学者认为颅外段颈动脉狭窄患者符合下列条件可考虑实施 PTA 或 PTAS：①狭窄≥70%。②病变表面光滑，无溃疡、血栓或明显钙化。③狭窄较局限并成环行。④无肿瘤、疤痕等血管外狭窄因素。⑤无严重动脉迂曲。⑥手术难以抵达部位（如颈总动脉近端、颈内动脉颅内段）的狭窄。⑦非动脉粥样硬化性狭窄（如动脉肌纤维发育不良、动脉炎或放射性损伤）。⑧复发性颈动脉狭窄。⑨年迈体弱，不能承受或拒绝手术。

禁忌证：①病变严重钙化或有血栓形成。②颈动脉迂曲。③狭窄严重，进入导丝或球囊困难，或进入过程中脑电图监测改变明显。④狭窄 <70%。

椎动脉系统 TIA，应慎重选择适应证。

其他还有颈外 - 颈内动脉搭桥治疗初步研究患者可以获益，但仍需更多的随机临床研究证实，同时评价其远期疗效。

九、预防及预后

TIA 后第一个月内发生脑梗死者 4% ~8%；3 月内为 10% ~20%；50% 的脑梗死发生于 TIA 后 24 ~48 小时。1 年内约 12% ~13%，较一般人群高 13 ~16 倍，5 年内增至 24% ~29%。故应予积极处理，以减少发生脑梗死的概率。频发性 TIA 更需要急诊处理。积极寻找病因，控制相关危险因素。使用抗血小板聚集药物治疗，必要时抗凝治疗。见表 7 - 2。

表 7 - 2   TIA 预后

高危险因素	低危险因素
CA 狭窄 >70% ~99%	CA 狭窄 <50%
同侧有溃疡样斑块	同侧无溃疡样斑块
高危心源性栓子	无或低心源性栓子来源
半球 TIA	TMB，非半球 TIA
年龄 >65 岁	年龄 <65 岁
男性	女性
上一次 TIA 发作时间 <24 小时	上一次 TIA 发作时间 >6 个月
其他的危险因子	少或无危险因子

CA：颈内动脉；TMB：短暂的单眼失明

（魏玲莉）

第二节   脑梗死

一、脑血栓形成概述

脑血栓形成（CI）又称缺血性卒中（CIS），是指在脑动脉本身病变基础上，继发血液有形成分凝集于血管腔内，造成管腔狭窄或闭塞，在无足够侧支循环供血的情况下，该动脉所供应的脑组织发生缺血变性坏死，出现相应的神经系统受损表现或影像学上显示出软化灶，称为脑血栓形成。90% 的脑血栓形成是在脑动脉粥样硬化的基础上发生的。脑梗死约占全部脑卒中的80%。

脑梗死包括：

1. 大面积脑梗死　通常是颈内动脉主干、大脑中动脉主干或皮质支的完全性卒中，患者表现为病灶对侧完全性偏瘫、偏身感觉障碍及向病灶对侧的凝视麻痹，可有头痛和意识障碍，并呈进行性加重。

2. 分水岭性脑梗死（CWSI）　是指相邻血管供血区之间分水岭区或边缘带的局部缺血。多由于血流动力学障碍所致。结合 CT 可分为皮质前型，为大脑前与大脑中动脉供血区的分水岭脑梗死；皮质后型，为大脑中动脉与大脑后动脉，或大脑前、中、后动脉皮质支间的分水岭区；皮质下型，为大脑前、中、后动脉皮质支与深穿支间或大脑前动脉回返支与大脑中动脉的豆纹动脉间的分水岭区梗死。

3. 出血性脑梗死　是由于脑梗死供血区内动脉坏死后血液漏出继发出血，常见于大面积脑梗死后。

4. 多发性脑梗死　是指两个或两个以上不同的供血系统脑管闭塞引起的梗死，多为反复发生脑梗死的后果。

（一）临床表现

本病好发于中年以后，60 岁以后动脉硬化性脑梗死发病率增高。男性较女性为多。起病前多有前驱症状，表现为头痛、眩晕、短暂性肢体麻木、无力，约25%的患者有短暂性脑缺血发作史。起病较缓慢。患者多在安静和睡眠中起病。

动脉硬化性脑梗死发病后意识常清醒，如果大脑半球较大面积梗死、缺血、水肿可影响间脑和脑干的功能，起病后不久出现意识障碍。如果发病后即有意识不清，要考虑椎 - 基底动脉系统梗死。动脉硬化性脑梗死可发生于脑动脉的任何一分支，不同的分支可有不同的临床特征，常见的有如下几种。

（1）颈内动脉闭塞：临床主要表现病灶侧单眼失明（一过性黑蒙，偶可为永久性视力障碍），或病灶侧 Horner 征，对侧肢体运动或感觉障碍及对侧同向偏盲，主侧半球受累可有运动性失语。颈内动脉闭塞也可不出现局灶症状，这取决于前、后交通动脉，眼动脉、脑浅表动脉等侧支循环的代偿功能。

（2）大脑中动脉闭塞：大脑中动脉是颈内动脉的延续，是最容易发生闭塞的血管。①主干闭塞时引起对侧偏瘫、偏身感觉障碍和偏盲，主侧半球主干闭塞可有失语、失写、失读症状；②大脑中动脉深支或豆纹动脉闭塞可引起对侧偏瘫，一般无感觉障碍或同向偏盲；③大脑中动脉各皮质支闭塞可分别引起运动性失语，感觉性失语、失读、失写、失用，偏瘫以面部及上肢为重。

（3）大脑前动脉闭塞：①皮质支闭塞时产生对侧下肢的感觉及运动障碍，伴有尿潴留；②深穿支闭塞可致对侧中枢性面瘫、舌瘫及上肢瘫痪，亦可发生情感淡漠、欣快等精神障碍及强握反射。

（4）大脑后动脉闭塞：大脑后动脉大多由基底动脉的终末支分出，但有 5%～30% 的人，其中一侧起源于颈内动脉。①皮质支闭塞：主要为视觉通路缺血引起的视觉障碍，对侧同向偏盲或上象限盲；②深穿支闭塞，出现典型的丘脑综合征，对侧半身感觉减退伴丘脑性疼痛，对侧肢体舞蹈样徐动症等。

（5）基底动脉闭塞：该动脉发生闭塞的临床症状较复杂，亦较少见。常见症状为眩晕、眼球震颤、复视、交叉性瘫痪或交叉性感觉障碍，肢体共济失调，若主干闭塞则出现四肢瘫痪、眼肌麻痹、瞳孔缩小，常伴有面神经、展神经、三叉神经、迷走神经及舌下神经的麻痹及小脑症状等，严重者可迅速昏迷，发热达 41～42℃，以至死亡。基底动脉因部分阻塞引起脑桥腹侧广泛软化，则临床上可产生闭锁综合征，患者四肢瘫痪，不能讲话，但神志清楚，面无表情，缄默无声，仅能以眼球垂直活动示意。

在椎 - 基底动脉系统血栓形成中，小脑后下动脉血栓形成是最常见的，称延髓外侧部综合征（Wallen - berg 综合征），表现为眩晕、恶心、呕吐、眼震、同侧面部感觉缺失、同侧霍纳综合征、吞咽困难、声音嘶哑、同侧肢体共济失调及对侧面部以下痛、温觉缺失。

小脑后下动脉的变异性较大，故小脑后下动脉闭塞所引起的临床症状较为复杂和多变，但必须具备两条基本症状即一侧后组脑神经麻痹，对侧痛、温觉消失或减退，才可诊断。

根据缺血性卒中病程分为：①进展型。指缺血发作 6h 后，病情仍在进行性加重。此类患者约占 40%以上，造成进展的原因很多，如血栓的扩展，其他血管或侧支血管阻塞、脑水肿、高血糖、高温、感染、心肺功能不全，多数是由于前两种原因引起的。据报道，进展型颈内动脉系统占 28%，椎 - 基底动脉系统占 54%。②稳定型。发病后病情无明显变化者，倾向于稳定型卒中，一般认为颈内动脉系统缺血发作 24h 以上，椎 - 基底动脉系统缺血发作 72h 以上者，病情稳定，可考虑稳定型卒中。此类型卒中，CT 所见与临床表现相符的梗死灶机会多，提示脑组织已经有了不可逆的病损。③完全性卒中。指发病后神经功能缺失症状较重较完全，常于数小时内（＜6h）达到高峰。④可逆性缺血性神经功能缺损（RIND）。指缺血性局灶性神经障碍在 3 周之内完全恢复者。

（二）辅助检查

1. CT 扫描　发病 24～48h 后可见相应部位的低密度灶，边界欠清晰，并有一定的占位效应。早期 CT 扫描阴性不能排除本病。

2. MRI　可较早期发现脑梗死，特别是脑干和小脑的病灶。T_1 和 T_2 弛豫时间延长，加权图像上 T_1 在病灶区呈低信号强度，T_2 呈高信号强度，也可发现脑移位受压。与 CT 相比，MRI 显示病灶早，能早期发现大面积脑梗死，清晰显示小病灶及颅后窝的梗死灶，病灶检出率达 95%，功能性 MRI 如弥散加权 MRI 可于缺血早期发现病变，发病半小时即可显示长 T_1、长 T_2 梗死灶。

3. 血管造影　DSA 或 MRA 可发现血管狭窄和闭塞的部位，可显示动脉炎、Moyamoya 病、动脉瘤和血管畸形等。

4. 脑脊液检查　通常脑脊液压力、常规及生化检查正常，大面积脑梗死者脑脊液压力可增高，出血性脑梗死脑脊液中可见红细胞。

5. 其他　彩色多普勒超声检查（TCD）可发现颈动脉及颈内动脉的狭窄、动脉粥样硬化斑或血栓形成。超声心动图检查有助于发现心脏附壁血栓、心房黏液瘤和二尖瓣脱垂。PET 能显示脑梗死灶的局部脑血流、氧代谢及葡萄糖代谢，并监测缺血半暗带及对远隔部位代谢的影响。

（三）诊断与鉴别诊断

1. 脑血栓形成的诊断　主要有以下几点：

（1）多发生于中老年人。

（2）静态下发病多见，不少患者在睡眠中发病。

（3）病后几小时或几天内病情达高峰。

（4）出现面、舌及肢体瘫痪，共济失调，感觉障碍等定位症状和体征。

（5）脑 CT 提示症状相应的部位有低密度影或脑 MRI 显示长 T_1 和长 T_2 异常信号。

（6）多数患者腰椎穿刺检查提示颅内压、脑脊液常规和生化检查正常。

（7）有高血压、糖尿病、高血脂、心脏病及脑卒中史。

（8）病前有过短暂性脑缺血发作者。

2. 鉴别诊断　脑血栓形成应注意与下列疾病相鉴别。

（1）脑出血：有 10% ~ 20% 脑出血患者由于出血量不多，在发病时意识清楚及脑脊液正常，不易与脑血栓形成区别。必须行脑 CT 扫描才能鉴别。

（2）脑肿瘤：有部分脑血栓形成患者由于发展至高峰的时间较慢，单从临床表现方面不易与脑肿瘤区别。脑肿瘤患者腰椎穿刺发现颅内压高，脑脊液中蛋白增高。脑 CT 或 MRI 提示脑肿瘤周围水肿显著，瘤体有增强效应，严重者有明显的占位效应。但是，有时做了脑 CT 和 MRI 也仍无法鉴别。此时，可做脑活检或按脑血栓进行治疗，定期复查 CT 或 MRI 以便区别。

（3）颅内硬膜下血肿：可以表现为进行性肢体偏瘫、感觉障碍、失语等，而没有明确的外伤史。主要鉴别依靠脑 CT 扫描发现颅骨旁有月牙状的高、低或等密度影，伴占位效应如脑室受压和中线移位，增强扫描后可见硬脑膜强化影。

（4）炎性占位性病变：细菌性脑脓肿、阿米巴性脑脓肿等炎性占位性病变可表现在短时间内逐渐出现肢体瘫痪、感觉障碍、失语、意识障碍等临床表现，尤其在无明显的炎症性表现时，难与脑血栓形成区别。但是，腰椎穿刺检查、脑 CT 和 MRI 检查有助于鉴别。

（5）癔症：对于以单个症状出现的脑血栓形成如突然失语、单肢瘫痪、意识障碍等，需要与癔症相鉴别。癔症可询问出明显的诱因，检查无定位体征及脑影像学检查正常。

（6）脑栓塞：临床表现与脑血栓形成相类似，但脑栓塞在动态下突然发病，有明确的栓子来源。

（7）偏侧性帕金森病：有的帕金森病患者表现为单侧肢体肌张力增高，而无震颤时，往往被误认为脑血栓形成。通过体格检查可发现该侧肢体有明显的强直性肌张力增高，无锥体束征及影像学上的异常，即可区别。

（8）颅脑外伤：临床表现可与脑血栓形成相似，但通过询问出外伤史，则可鉴别。但部分外伤患者可合并或并发脑血栓形成。

（9）高血压脑病：椎 - 基底动脉系统的血栓形成表现为眩晕、恶心、呕吐，甚至意识障碍时，在原有高血压的基础上，血压又急剧升高，此时应注意与高血压脑病鉴别。高血压脑病可以表现为突然头痛、眩晕、恶心、呕吐，严重者意识障碍。后者的舒张压均在 16kPa（120mmHg）以上，脑 CT 或 MRI 检查呈阴性时，则不易区别。有效鉴别方法是先进行降血压治疗，如血压下降后病情迅速好转者为高血压脑病，如无明显改善者，则为椎 - 基底动脉血栓形成。复查 CT 或 MRI 有助于两者的鉴别。脑血栓形成的治疗原则是尽量解除血栓及增加侧支循环，改善缺血梗死区的血液循环；积极消除脑水肿，减轻脑组织损伤；尽早进行神经功能锻炼，促进康复，防止复发。

（四）治疗

治疗脑血栓形成的药物和方法有上百种，各家医院的用法大同小异。但是，至今为止，仍无特殊有效的治疗方法。脑血栓形成的恢复程度取决于梗死的部位及大小、侧支循环代偿能力和神经功能障碍的康复效果。一般来讲，在进行性卒中即脑血栓形成在不断地加重时，应尽早进行抗凝治疗；在脑血栓形成的早期，有条件时，应尽早进行溶栓治疗；如果丧失上述机会或病情不允许，则进行一般性治疗。在药物治疗中，如果病情已经稳定，应尽早进行早期康复治疗。不论是完全恢复正常或留有后遗症者，应长期进行综合性预防，以防止脑血栓的复发。

急性期的治疗原则：①超早期治疗。提高全民的急救意识，为获得最佳疗效力争超早期溶栓治疗。②针对脑梗死后的缺血瀑布及再灌注损伤进行综合保护治疗。③采取个性化治疗原则。④整体化观念：脑部病变是整体的一部分，要考虑脑与心脏及其他器官功能的相互影响，如脑心综合征、多脏器功能衰竭，积极预防并发症，采取对症支持疗法，并进行早期康复治疗。⑤对卒中的危险因素及时给予预防性干预措施。最终达到挽救生命、降低病残及预防复发的目的。

1. 超早期溶栓治疗

（1）溶栓治疗急性脑梗死的目的：在缺血脑组织出现坏死之前，溶解血栓、再通闭塞的脑血管，及时恢复供血，从而挽救缺血脑组织，避免缺血脑组织发生坏死。在缺血脑组织出现坏死之前进行溶栓治疗，这是溶栓治疗的前提。只有在缺血脑组织出现坏死之前进行溶栓治疗，溶栓治疗才有意义。

（2）溶栓治疗时间窗：脑组织对缺血耐受性特别差。脑供血一旦发生障碍，很快就会出现神经功能异常；缺血达一定程度后，脑细胞就不可避免地发生缺血坏死。脑组织对局部缺血较全脑缺血的耐受时间要长。实际上，局部脑缺血中心缺血区很快发生坏死，只是缺血周边半暗带区对缺血的耐受时间较长。溶栓治疗的主要目的是挽救那些尚没有坏死的缺血周边半暗带脑组织。缺血性脑卒中可进行有效治疗的时间称为治疗时间窗。不同个体的溶栓治疗时间窗存在较大的个体差异。根据现有的研究资料，总的来看，急性脑梗死发病3h内绝大多数患者采用溶栓治疗是有效的；发病3~6h大部分溶栓治疗可能有效；发病6~12h小部分溶栓治疗可能有效，但急性脑梗死溶栓治疗时间窗的最后确定有待于目前正在进行的大规模、多中心、随机、双盲、安慰剂对照临床试验结果。

（3）影响溶栓治疗时间窗的因素：①种属：不同种属存在较大的差异。如小鼠局部脑梗死的治疗时间窗<2~3h，而猴和人一般认为至少为6h。②临床病情：当脑梗死患者出现昏睡、昏迷等严重意识障碍，眼球凝视麻痹，肢体近端和远端均完全瘫痪，以及脑CT已显示低密度改变时，均表明有较短的治疗时间窗，临床上几乎无机会可溶栓。而肢体瘫痪等临床病情较轻时，一般溶栓治疗的治疗时间窗较长。③脑梗死类型：房颤所致的心源性脑栓塞患者，栓子常较大，多堵塞颈内动脉和大脑中动脉主干，迅速造成严重的脑缺血，若此时患者上下肢体瘫痪均较完全，治疗时间窗通常在3~4h之内。而对于血管闭塞不全的脑血栓形成患者，由于局部脑缺血相对较轻，溶栓治疗时间窗常较长。④侧支循环状态：如大脑中动脉深穿支堵塞，因为是终末动脉，故发生缺血时侧支循环很差，其供血区脑组织的治疗时间窗常在3h之内；而大脑中动脉 M_2 或 M_3 段堵塞时，由于大脑皮质有较好的侧支循环，因而不少患者的治疗时间窗可以超过6h。⑤体温和脑组织的代谢率：低温和降低脑组织的代谢

可提高脑组织对缺血的耐受性，可延长治疗时间窗，而高温可增加脑组织的代谢，治疗时间窗缩短。⑥神经保护药应用：许多神经保护药可以明显地延长试验动物缺血治疗的时间窗，并可减少短暂性局部缺血造成的脑梗死体积。因而，溶栓治疗联合神经保护药治疗有广阔的应用前景，但目前缺少有效的神经保护药。⑦脑细胞内外环境：脑细胞内外环境状态与脑组织对缺血的耐受性密切相关，当患者有水、电解质及酸碱代谢紊乱等表现时，治疗时间窗明显缩短。

（4）临床上常用的溶栓药物：尿激酶（UK）、链激酶（SK）、重组的组织型纤溶酶原激活药（rt‑PA）。尿激酶在我国应用最多，常用量 25 万~100 万 U，加入 5% 葡萄糖溶液或生理盐水中静脉滴注，30min~2h 滴完，剂量应根据患者的具体情况来确定，也可采用 DSA 监测下选择性介入动脉溶栓；rt‑PA 是选择纤维蛋白溶解药，与血栓中纤维蛋白形成复合体后增强了与纤溶酶原的亲和力，使纤溶作用局限于血栓形成的部位，每次用量为 0.9mg/kg 体重，总量 <90mg；有较高的安全性和有效性，rt‑PA 溶栓治疗宜在发病后 3h 进行。

（5）适应证：凡年龄 <70 岁；无意识障碍；发病在 6h 内，进展性卒中可延迟到 12h；治疗前收缩压 <26.7kPa（200mmHg）或舒张压 <16kPa（120mmHg）；CT 排除颅内出血；排除 TIA；无出血性疾病及出血素质；患者或家属同意，都可进行溶栓治疗。

（6）溶栓方法：上述溶栓药的给药途径有 2 种。①静脉滴注。应用静脉滴注 UK 和 SK 治疗诊断非常明确的早期或超早期的缺血性脑血管病，也获得一定的疗效。②选择性动脉注射。属血管介入性治疗，用于治疗缺血性脑血管病，并获得较好的疗效。选择性动脉注射有 2 种途径：a. 选择性脑动脉注射法，即经股动脉或肘动脉穿刺后，先进行脑血管造影，明确血栓所在的部位，再将导管插至颈动脉或椎‑基底动脉的分支，直接将溶栓药注入血栓所在的动脉或直接注入血栓处，达到较准确的选择性溶栓作用。且在注入溶栓药后，还可立即再进行血管造影了解溶栓的效果。b. 颈动脉注射法，适用于治疗颈动脉系统的血栓形成。用常规注射器穿刺后，将溶栓药物注入发生血栓侧的颈动脉，达到溶栓作用。但是，动脉内溶栓有一定的出血并发症，因此，动脉内溶栓的条件是：明确为较大的动脉闭塞；脑 CT 扫描呈阴性，无出血的证据；允许有小范围的轻度脑沟回改变，但无明显的大片低密度梗死灶；血管造影证实有与症状和体征一致的动脉闭塞改变；收缩压在 24kPa（180mmHg）以下，舒张压在 14.6kPa（110mmHg）以下；无意识障碍，提示病情尚未发展至高峰者。值得注意的是，在进行动脉溶栓之前一定要明确是椎‑基底动脉系统还是颈动脉系统的血栓形成，否则，误做溶栓，延误治疗。

局部动脉灌注溶栓剂较全身静脉用药剂量小，血栓局部药物浓度高，并可根据 DSA 观察血栓溶解情况以决定是否继续用药。但 DSA 及选择性插管，治疗时间将延迟 45min~3h。目前文献报道的局部动脉内溶栓治疗脑梗死血管再通率为 58%~100%，临床好转率为 53%~94%，均高于静脉内用药（36%~89%，26%~85%）。但因患者入选标准、溶栓剂种类、剂量、观察时间不一，比较缺乏可比性，故哪种用药途径疗效较好仍不清楚。故有人建议，先尽早静脉应用溶栓剂，短期无效者再进行局部动脉内溶栓。

应用溶栓药物治疗目前尚无统一标准，由于个体差异，剂量波动范围也大。不同的溶栓药物和不同的给药途径，用药的剂量也不同。①尿激酶：静脉注射的剂量分为 2 种：a. 大剂量，100 万~200 万 U 溶于生理盐水 500~1 000ml 中，静脉滴注，仅用 1 次。b. 小剂量，

20 万～50 万 U 溶于生理盐水 500ml 中，静脉滴注，1 次/d，可连用 3～5 次。动脉内注射的剂量为 10 万～30 万 U。②rt - PA：美国国立卫生院的试验结果认为，rt - PA 治疗剂量 40.85mg/kg 体重、总剂量 <90mg 是安全的。其中 10% 可静脉推注，剩余 90% 的剂量在 24h 内静脉滴注。

（7）溶栓并发症：脑梗死病灶继发出血，致命的再灌流损伤及脑组织水肿是溶栓治疗的潜在危险；再闭塞率可达 10%～20%。

所有溶栓药在临床应用中均有可能产生颅内出血的并发症，包括脑内和脑外出血。影响溶栓药物疗效与安全性的主要并发症是脑内出血。脑内出血分脑出血及梗死性出血。前者指 CT 检查显示在非梗死区出现高密度的血肿，多数伴有相应的临床症状和体征，少数可以没有任何临床表现；后者指梗死区的脑血管在阻塞后再通，血液外渗所致，CT 扫描显示出梗死灶周围有单独或融合的斑片状出血，一般不形成血肿。出血并发症可导致病情加重，但有的可能没有任何表现。溶栓后的脑内出血在尸检的发现率为 17%～65%，远低于临床上的表现率。溶栓导致脑内出血的原因可能系：①缺血后血管壁受损，易破裂；②继发性纤溶及凝血障碍；③动脉再通后灌注压增高；④软化脑组织对血管的支持作用减弱。脑外出血主要见于胃肠道及泌尿系。

迄今为止，仍无大宗随机双盲对比性的临床应用研究结果，大多为个案病例或开放性临床应用研究，尤其是对选择病例方面，有较多的差别，因此，溶栓治疗的确切效果各家报道不一样，差别较大。但较为肯定的是溶栓后的出血并发症较高。Grond 等、Chiu 等、Trouillas 等及 Tanne 等分别对 60、30、100 及 75 例动脉血栓形成的患者行 rt - PA 静脉溶栓治疗，症状性脑出血的发生率为 6.6%、7%、7% 和 7%。rt - PA 静脉溶栓会增加脑出血的危险和脑出血死亡的机会。如果其他条件确实完全相同，治疗组的病死率只可能高于对照组。目前，溶栓治疗还只能作为研究课题，不能常规应用。因此，溶栓治疗的有效性和安全性必须依靠临床对照试验来进行回答。

2. 抗凝治疗

（1）抗凝治疗的目的：目的在于防止血栓扩展和新血栓形成。高凝状态是缺血性脑血管病发生和发展的重要环节，主要与凝血因子，尤其是第Ⅷ因子和纤维蛋白原增多及其活性增高有关。所以，抗凝治疗主要通过抗凝血，阻止血栓发展和防止血栓形成，达到治疗或预防脑血栓形成的目的。

（2）常用药物有肝素、低分子肝素及华法林等：低分子肝素与内皮细胞和血浆蛋白的亲和力低，其经肾排泄时更多的是不饱和机制起作用，所以，低分子肝素的清除与剂量无关，而其半衰期比普通肝素长 2～4 倍。用药时不必行试验室监测，低分子肝素对患者的血小板减少和肝素诱导的抗血小板抗体发生率下降。硫酸鱼精蛋白可 100% 中和低分子肝素的抗凝血因子活性，可以中和 60%～70% 的抗凝血因子活性。急性缺血性脑卒中的治疗，可用低分子肝素钙 4 100U（单位）皮下注射，2 次/d，共 10d。口服抗凝药物：①双香豆素及其衍生物：能阻碍血液中凝血酶原的形成，使其含量降低，其抗凝作用显效较慢（用药后 24～48h，甚至 72h），持续时间长，单独应用仅适用于发展较缓慢的患者或用于心房颤动患者脑卒中的预防。口服抗凝剂中，华法林和新抗凝片的开始剂量分别为 4～6mg 和 1～2mg，开始治疗的 10d 内测定凝血酶原时间和活动度应每日 1 次，以后每周 3 次，待凝血酶原活动度稳定于治疗所需的指标时，则 7～10d 测定 1 次，同时应检测国际规格化比值（INF）。

②藻酸双酯钠：又称多糖硫酸酯（多糖硫酸盐，PSS）。系从海洋生长的褐藻中提取的一种类肝素药物。但作用强度是肝素的 1/3，而抗凝时间与肝素相同。主要作用是抗凝血、降低血液黏稠度、降低血脂及改善脑微循环。用法：按 2 ~ 4mg/kg 体重加入 5% 葡萄糖溶液 500ml，静脉滴注，30 滴/min，1 次/d，10d 为 1 个疗程。或口服，每次 0.1g，1 次/d，可长期使用。个别患者可能出现皮疹、头痛、恶心、皮下出血点。

（3）抗凝治疗的适应证：①短暂性脑缺血发作；②进行性缺血性脑卒中；③椎 - 基底动脉系统血栓形成；④反复发作的脑栓塞；⑤应用于心房颤动患者的卒中预防。

（4）抗凝治疗的禁忌证：①有消化道溃疡病史者；②有出血倾向者、血液病患者；③高血压［血压 24/13.3kPa（180/100mmHg）以上］；④有严重肝、肾疾病者；⑤临床不能除外颅内出血者。

（5）抗凝治疗的注意事项：①抗凝治疗前应进行脑部 CT 检查，以除外脑出血病变，高龄、较重的脑动脉硬化和高血压患者采用抗凝治疗应慎重；②抗凝治疗对凝血酶原活动度应维持在 15% ~25%，部分凝血活酶时间应维持在 1.5 倍之内；③肝素抗凝治疗维持在 7 ~ 10d，口服抗凝剂维持 2 ~6 个月，也可维持在 1 年以上；④口服抗凝药的用量较国外文献所报道的剂量为小，其 1/3 ~1/2 的剂量就可以达到有效的凝血酶原活动度的指标；⑤抗凝治疗过程中应经常注意皮肤、黏膜是否有出血点，小便检查是否有红细胞，大便潜血试验是否阳性，若发现异常应及时停用抗凝药物；⑥抗凝治疗过程中应避免针灸、外科小手术等，以免引起出血。

3. 降纤治疗 可以降解血栓蛋白质、增加纤溶系统活性、抑制血栓形成或促进血栓溶解。此类药物亦应早期应用（发病 6h 以内），特别适用于合并高纤维蛋白原血症者。降纤酶、东菱克栓酶、安克洛酶和蚓激酶均属这一类药物。但降纤至何种程度，如何减少出血并发症等问题尚待解决。有报道，发病后 3h 给予 Ancrod 可改善患者的预后。

4. 扩容治疗 主要是通过增加血容量，降低血液黏稠度，起到改善脑微循环作用。

（1）右旋糖酐 - 40：主要作用为阻止红细胞和血小板聚集，降低血液黏稠度，以改善循环。用法：10% 右旋糖酐 - 40，500ml，静脉滴注，1 次/d，10d 为 1 个疗程。可在间隔 10 ~20d 后，再重复使用 1 个疗程。有过敏体质者，应做过敏皮试阴性后方可使用。心功能不全者应使用半量，并慢滴。患有糖尿病者，应同时加用相应胰岛素治疗。高血压患者慎用。有意识障碍或提示脑水肿明显者禁用。无论有无高血压，均需要观察血压情况。

（2）706 代血浆（6% 羟乙基淀粉）：作用和用法与右旋糖酐 - 40 相同，只是不需要做过敏试验。

5. 扩血管治疗 血管扩张药过去曾被广泛应用，此法在脑梗死急性期不宜使用。原因为缺血区的血管因缺血、缺氧及组织中的乳酸聚集已造成病理性的血管扩张，此时应用血管扩张药，则造成脑内正常血管扩张，也波及全身血管，以至于使病变区的血管局部血流下降，加重脑水肿，即所谓"盗血"现象。如有出血性梗死时可能会加重出血，因此，只在病变轻、无水肿的小梗死灶或脑梗死发病 3 周后无脑水肿者可酌情使用，且应注意有无低血压。

（1）罂粟碱：具有非特异性血管平滑肌的松弛作用，直接扩张脑血管，降低脑血管阻力，增加脑局部血流量。用法：60mg 加入 5% 葡萄糖液 500ml 中，静脉滴注，1 次/d，可连用 3 ~ 5d；或 20 ~30mg，肌肉注射，1 次/d，可连用 5 ~7d；或每次 30 ~60mg 口服，3 次/d，连用

7～10d。注意本药每日用量不应超过300mg，不宜长期使用，以免成瘾。在用药时可能因血管明显扩张导致明显头痛。

（2）己酮可可碱：直接抑制血管平滑肌的磷酸二酯酶，达到扩张血管的作用；还能抑制血小板和红细胞的聚集。用法：100～200mg加入5%葡萄糖液500ml中，静脉滴注，1次/d，连用7～10d。或口服每次100～300mg，3次/d，连用7～10d。本药禁用于刚患心肌梗死、严重冠状动脉硬化、高血压者及孕妇。输液过快者可出现呕吐及腹泻。

（3）环扁桃酯：又名三甲基环己扁桃酸或抗栓丸。能持续性松弛血管平滑肌，增加脑血流量，但作用较罂粟碱弱。用法：每次0.2～0.4g口服，3次/d，连用10～15d。也可长期应用。

（4）氢化麦角碱：又称喜得镇或海得琴，系麦角碱的衍生物。其直接激活多巴胺和5－HT受体，也阻断去甲肾上腺素对血管受体的作用，使脑血管扩张，改善脑微循环，增加脑血流量。用法：每次口服1～2mg，3次/d，1～3个月为1个疗程，或长期使用。本药易引起直立性低血压，因此，低血压患者禁用。

6. 钙离子拮抗药　其通过阻断钙离子的跨膜内流而起作用，从而缓解平滑肌的收缩、保护脑细胞、抗动脉粥样硬化、维持红细胞变形能力及抑制血小板聚集。

（1）尼莫地平：又称硝苯甲氧乙基异丙啶。为选择性地作用于脑血管平滑肌的钙离子拮抗药，对脑以外的血管作用较小，因此，不起降血压作用。主要缓解血管痉挛，抑制肾上腺素能介导的血管收缩，增加脑组织葡萄糖利用率，重新分布缺血区血流量。用法：每次口服20～40mg，3次/d，可经常使用。

（2）尼莫通：为尼莫地平的同类药物，只是水溶性较高。每次口服30～60mg，3次/d，可经常使用。

（3）尼卡地平：又称硝苯苄胺啶。系作用较强的钙离子通道拮抗药。选择性作用于脑动脉、冠状动脉及外周血管，增加心脑血流量和改善循环，同时有明显的降血压作用。用法：每次口服20～40mg，3次/d，可经常使用。

（4）桂利嗪（脑益嗪、肉桂苯哌嗪、桂益嗪）：为哌嗪类钙离子拮抗药，扩张血管平滑肌，能改善心脑循环。还有防止血管脆化作用。用法：每次口服25～50mg，3次/d，可经常使用。

（5）盐酸氟桂利嗪：与脑益嗪为同一类药物。用法：每次口服5～10mg，1次/d，连用10～15d。因本药可增加脑脊液，故颅内压增高者不用。

7. 抗血小板药　主要通过失活脂肪酸环化酶，阻止血小板合成TXA_2，并抑制血小板释放ADP、5－HT、肾上腺素、组胺等活性物质，以抑制血小板聚集，达到改善微循环及抗凝作用。

（1）阿司匹林（阿斯匹林）：阿司匹林也称乙酰水杨酸，有抑制环氧化酶，使血小板膜蛋白乙酰化，并能抑制血小板膜上的胶原糖基转移酶的作用。由于环氧化酶受到抑制，使血小板膜上的花生四烯酸不能被合成内过氧化物PGG_2和TXA_2，因而能阻止血小板的聚集和释放反应。在体外，阿司匹林可抑制肾上腺素、胶原、抗原－抗体复合物、低浓度凝血酶所引起的血小板释放反应。具有较强而持久的抗血小板聚集作用。成人口服0.1～0.3g即可抑制TXA_2的形成，其作用可持续7～10d之久，这一作用在阻止血栓形成，特别在防治心脑血管血栓性疾病中具有重要意义。

由于血管壁的内皮细胞存在前列环素合成酶，能促进前列环素（PGI_2）的合成，PGI_2 为一种强大的抗血小板聚集物质。试验证明，不同剂量的阿司匹林对血小板 TXA_2 与血管壁内皮细胞 PGI_2 形成有不同的影响。小剂量（2mg/kg 体重）即可完全抑制人的血小板 TXA_2 的合成，但不抑制血管壁内皮细胞 PGI_2 的合成，产生较强的抗血小板聚集作用，但大剂量（100～200mg/kg 体重）时血小板 TXA_2 和血管壁内皮细胞 PGI_2 的合成均被抑制，故抗血小板聚集作用减弱，有促进血栓形成的可能性。但大剂量长期服用阿司匹林的临床试验表明无血栓形成的增加。小剂量（3～6mg/kg 体重）或大剂量（25～80mg/kg 体重）都能延长出血时间，说明阿司匹林对血小板环氧化酶的作用较对血管壁内皮细胞前列环素合成酶作用占优势。因此，一般认为小剂量（160～325mg/d）对多数人有抗血栓作用，中剂量（500～1 500mg/d）对某些人有效，大剂量（1 500mg/d 以上）才可促进血栓形成。1994 年抗血小板治疗协作组统计了 145 个研究中心 20 000 例症状性动脉硬化病变的高危人群，服用阿司匹林后的预防效果，与安慰剂比较，阿司匹林可降低非致命或致命血管事件发生率 27%，降低心血管病死率 18%。不同剂量的阿司匹林预防作用相同。国际卒中试验（1997 年）在 36 个国家 467 所医院的 19 435 例急性缺血性卒中患者中应用或不应用阿司匹林和皮下注射肝素的随机对照研究，患者入组后给予治疗持续 14d 或直到出院，统计 2 周病死率、6 个月病死率及生活自理情况。研究结果表明，急性缺血性卒中采用肝素治疗未显示任何临床疗效，而应用阿司匹林，病死率及非致命性卒中复发率明显降低。认为如无明确的禁忌证，急性缺血性卒中后应立即给予阿司匹林，初始剂量为 300mg/d，小剂量长期应用有助于改善预后，1998 年 5 月在英国爱丁堡举行的第七届欧洲卒中年会认为，阿司匹林在缺血性卒中的急性期使用和二级预防疗效肯定，只要无禁忌证在卒中发生后尽快使用。急性发病者可首次口服 300mg，而后每日 1 次口服 100mg；1 周后，改为每日晚饭后口服 50mg 或每次 25mg，1 次/d，可以达到长期预防脑血栓复发的效果。至今认为本药是较好的预防性药物，且较经济、安全、方便。阿司匹林的应用剂量一直是阿司匹林疗法的争论点之一，山东大学齐鲁医院神经内科通过观察不同剂量（25～100mg/d）对血小板积聚率、TXA_2 和血管内皮细胞 PGI_2 合成的影响，认为 50mg/d 为国人最佳剂量，并在多中心长期随访研究中证实了它的疗效。但长期使用即使小剂量阿司匹林也有一定的不良反应，长期服用对消化道有刺激性，发生食欲缺乏、恶心，严重时可致消化道出血。据统计，大约 17.5% 的患者有恶心等消化道反应，2.6% 的患者有消化道出血，3.4% 的患者有变态反应，因此，对有溃疡病者应注意慎用。

（2）噻氯匹定：噻氯匹定商品名 Ticnd，也称力抗栓，能抑制纤维蛋白原与血小板受体之间的附着，致使纤维蛋白原在血小板相互集中中不能发挥桥联作用；刺激血小板腺苷酸环化酶，使血小板内 cAMP 增高，抑制血小板聚集；减少 TXA_2 的合成；稳定血小板膜，抑制 ADP、胶原诱导的血小板聚集。因此，噻氯匹定药理作用是对血小板聚集的各个阶段都有抑制作用，即减少血小板的黏附，抑制血小板的聚集，增强血小板的解聚作用，以上特性表现为出血时间延长，对凝血试验无影响。服药后 24～48h 才开始起抗血小板作用，3～5d 后作用达高峰，停药后其作用仍可维持 3d。口服每次 125～250mg，每日 1 或 2 次，进餐时服用。可随患者具体情况而调整剂量。噻氯匹定对椎－基底动脉系统缺血性卒中的预防作用优于颈内动脉系统，并且效果优于阿司匹林，它同样可以预防卒中的复发。

噻氯匹定的不良反应有粒细胞减少，发生率约为 0.8%，常发生在服药后最初 3 周，其他尚有腹泻、皮疹（约2%）等，停药后不良反应一般可消失。极个别患者有胆汁淤积性黄疸和（或）转氨酶升高。不宜与阿司匹林、非类固醇抗炎药和口服抗凝药合用。由于可产生粒细胞减少，服药后前3个月内每2周做白细胞数监测。由于延长出血时间，对有出血倾向的器质性病变如活动性溃疡或急性出血性卒中、白细胞减少症、血小板减少症等患者禁用。

（3）氯吡格雷：氯吡格雷的化学结构与噻氯匹定相近。活性高于噻氯匹定。氯吡格雷通过选择性不可逆地和血小板ADP受体结合，抑制血小板聚集防止血栓形成和减轻动脉粥样硬化。氯吡格雷75mg/d与噻氯匹定250mg 2次/d抑制效率相同。不良反应有皮疹、腹泻、消化不良，消化道出血等。

（4）双嘧达莫：又名潘生丁、双嘧哌胺醇。通过抑制血小板中磷酸二酯酶的活性，也有可能刺激腺苷酸环化酶，使血小板内环磷酸腺苷（cAMP）增高。从而抑制ADP所诱导的初发和次发血小板聚集反应。在高浓度下可抑制血小板对胶原、肾上腺素和凝血酶的释放反应。双嘧达莫可能还有增强动脉壁合成前列环素、抑制血小板生成TXA_2的作用。口服每次50~100mg，3次/d，可长期服用。合用阿司匹林更有效。不良反应有恶心、头痛、眩晕、面部潮红等。

8. 防治脑水肿 一旦发生脑血栓形成，很快出现缺血性脑水肿，其包括细胞毒性水肿和血管源性水肿。脑水肿进一步加剧神经细胞的坏死，严重大块梗死者，还可引起颅内压增高，发生脑疝致死。所以，缺血性脑水肿不仅加重脑梗死的病理生理过程，影响神经功能障碍的恢复，还可导致死亡。因此，脑血栓形成后，尤其梗死面积大、病情重或进展型卒中、意识障碍的患者应及时积极治疗脑水肿。防治脑水肿的方法包括使用高渗脱水药、利尿药和白蛋白，控制入水量等。

（1）高渗性脱水治疗：通过提高血浆渗透压，造成血液与脑之间的渗透压梯度加大，脑组织内水分向血液移动，达到脑组织脱水作用；高渗性血液通过反射机制抑制脉络丛分泌脑脊液，使脑脊液生成减少；由于高渗性脱水最终通过增加排尿量的同时，也加速排泄梗死区代谢产物。最后减轻梗死区及半暗带水肿，挽救神经细胞，防止脑疝发生危及生命。

缺血性脑水肿的发生和发展尽管是一个严重的并发症，但也是一个自然过程。在脑血栓形成后的10d以内脑水肿最重，只要在此期间在药物的协助下，加强脱水，经过一段时间后，缺血性脑水肿会自然消退。

甘露醇：是一种己六醇。至今仍为最好、最强的脱水药。其主要有以下作用：快速注入静脉后，因它不易从毛细血管外渗入组织，而迅速提高血浆渗透压，使组织间液水分向血管内转移，产生脱水作用；同时增加尿量及尿Na^+、K^+的排出；还有清除各种自由基、减轻组织损害的作用。静脉应用后在10min开始发生作用，2~3h达高峰。用法：根据脑梗死的大小和心。肾功能状态决定用量和次数。一般认为最佳有效量是每次0.5~1g/kg体重，即每次20%甘露醇125~250ml静脉快速滴注，每日2~4次，直至脑水肿减轻。但是，小灶梗死者，可每日1次；或心功能不全者，每次125ml，每日2或3次。肾功能不好者尽量减少用量，并配合其他利尿药治疗。

甘油：甘油为丙三醇，其相对分子质量为92，有人认为甘油优于甘露醇，由于甘油可提供热量，仅10%~20%无变化地从尿中排出，可减少导致水、电解质紊乱与反跳现象，可溶于水和乙醇中，为正常人的代谢产物，大部分在肝脏内代谢，转变为葡萄糖、糖原和其他糖类，小部分构成其他酯类。甘油无毒性，是目前最常用的口服脱水药。其治疗脑水肿的机制可能是通过提高血浆渗透压，使组织水分（尤其是含水多的组织）转移到血浆内，因而引起脑组织脱水。最初曾用于静脉注射以降低颅压。现认为口服同样有效。用药后 30～60min 起作用，治疗作用时间较甘露醇稍晚，维持时间短，疗效不如前者。因此，有时插在上述脱水药 2 次用药之间给予，以防止"反跳现象"。口服甘油无毒，在体内能产生比等量葡萄糖稍高的热量，因此，尚有补充热量的作用，且无"反跳现象"。Contoce 认为，甘油比其他高渗药更为理想，其优点有：迅速而显著地降低颅内压；长期重复用药无反跳现象；无毒性。甘油的不良反应轻微，可有头痛、头晕、咽部不适、口渴、恶心、呕吐、上腹部不适及血压轻度下降等。由于甘油可引起高血糖和糖尿，故糖尿病患者不宜使用。甘油过大剂量应用或浓度 >10% 时，可产生注射部位的静脉炎，或引起溶血、血红蛋白尿，甚至急性肾衰竭等不良反应。甘油自胃肠道吸收，临床上多口服，昏迷患者则用鼻饲，配制时将甘油溶于生理盐水内稀释成 50% 溶液，剂量每次 0.5～2g/kg 体重，每日总量可达 5g/kg 体重以上。一般开始剂量 1.5g/kg 体重，以后每 3h 0.5～0.7g/kg 体重，一连数天。静脉注射为 10% 甘油溶液 500ml，成人每日 10% 甘油 500ml，共使用 5～6 次。

（2）利尿药：主要通过增加肾小球滤过，减少肾小管再吸收和抑制。肾小管的分泌，增加尿量，造成机体脱水，最后使脑组织脱水。同时还可控制钠离子进入脑组织减轻水肿，控制钠离子进入脑脊液，以降低脑脊液生成率的 50% 左右。但是，上述作用必须以肾功能正常为前提。

呋塞米：又称利尿磺酸、呋喃苯胺酸、呋塞米灵、利尿灵等。是作用快、时间短和最强的利尿药，主要通过抑制髓襻升支 Cl^- 的主动再吸收而起作用。注射后 5min 起效，1h 达高峰，并维持达 3h。对合并有高血压、心功能不全者疗效更佳。如患者有肾功能障碍或用较大剂量甘露醇治疗后效果仍不佳时，可单独或与甘露醇交替应用本药。用法：每次 20～80mg，肌内注射或静脉推注，4 次/d。口服者每次 20～80mg，每日 2 或 3 次。其不良反应为电解质紊乱、过度脱水、血压下降、血小板减少、粒细胞减少、贫血、皮疹等。

依他尼酸：又称利尿酸、Edecrin。作用类似于呋塞米。应用指征同呋塞米。用法：每次 25～50mg 加入 5% 葡萄糖溶液或生理盐水 100ml 中，缓慢滴注。3～5d 为 1 个疗程。所配溶液在 24h 内用完。可出现血栓性静脉炎、电解质紊乱、过度脱水、神经性耳聋、高尿酸血症、高血糖、出血倾向、肝肾功能损害等不良反应。

白蛋白：对于严重的大面积脑梗死引起的脑水肿，加用白蛋白，有明显的脱水效果。用法：每次 10～15g，静脉滴注，每日或隔日 1 次，连用 5～7d。本药价格较贵，个别患者有变态反应，或造成医源性肝炎。

9. 神经细胞活化药 至今有不少这类药物试验报道有一定的营养神经细胞和促进神经细胞活化的作用，主要对于不完全受损的细胞起作用，个别报道甚至认为有极佳效果。但是，在临床实践中，并没有明显效果，而且价格较贵。

（1）脑活素：主要成分为动物脑（猪脑）水解后精制的必需和非必需氨基酸、单胺类神经介质、肽类激素和酶前体。据认为该药能通过血脑屏障，直接进入神经细胞，影响细胞呼吸链，调节细胞神经递质，激活腺苷酸环化酶，参与细胞内蛋白质合成等。用法：20～50ml 加入生理盐水 500ml 中，静脉滴注，1 次/d，10～15d 为 1 个疗程。

（2）胞磷胆碱：在生物学上，胞磷胆碱是合成磷脂胆碱的前体，胆碱在磷脂酰胆碱的生物合成中具有重要作用，而磷脂酰胆碱是神经细胞膜的重要组成部分。胞磷胆碱还参与细胞核酸、蛋白质和糖的代谢，促使葡萄糖合成乙酰胆碱，防止脑水肿。用法：500～1 000mg加入5%葡萄糖液500ml中，静脉滴注，1次/d，10～15d为1个疗程。250mg，肌肉注射，1次/d，每个疗程为2～4周。少数患者用药后出现兴奋性症状，诱发癫痫或精神症状。

（3）丁咯地尔（活脑灵）：主要成分为 Buflomedil hydrochloride。主要作用：①阻断 α-肾上腺素能受体；②抑制血小板聚集；⑧提高及改善红细胞变形能力；④有较弱的非特异性钙拮抗作用。用法：200mg 加入生理盐水或5%葡萄糖液500ml中，静脉缓慢滴注，1次/d，10d为1个疗程。也可肌肉注射，每次50ml，2次/d，10d为1个疗程。但是，产妇和正在发生出血性疾病的患者禁用。少数患者可有肠胃不适、头痛、眩晕及肢体烧灼痛感。

10. 其他内科治疗　由于脑血栓形成的主要原因系高血压、高血脂、糖尿病、心脏病等内科疾病，或发生脑血栓形成时，大多合并许多内科疾病。但是，并发严重的内科疾病多见于脑干梗死和较大范围的大脑半球梗死。有时，患者由于严重的内科合并证如心功能衰竭、肺水肿及感染、肾衰竭等致死。因此，除针对性治疗脑血栓形成外，还应治疗合并的内科疾病。

（1）调整血压：急性脑梗死患者一过性血压增高常见，因此，降血压药应慎用。国外平均血压［MBP，（收缩压＋舒张压×2）÷3］＞17.3kPa（130mmHg）或收缩压（SBP）＞29.3kPa（220mmHg），可谨慎应用降压药。一般不主张使用降压药以免减少脑血流灌注，加重脑梗死。如血压低，应查明原因是否为血容量减少，补液纠正血容量，必要时应用升压药。对分水岭梗死，则应对其病因进行治疗，如纠正低血压、治疗休克、补充血容量、对心脏病进行治疗等。

（2）控制血糖：临床和实验病理研究证实，高血糖加重急性脑梗死及局灶性缺血再灌注损伤，故急性缺血性脑血管病在发病24h内不宜输入高糖，以免加重酸中毒。有高血糖者要纠正，低血糖亦要注意，一旦出现要控制。

（3）心脏疾病的预防：积极治疗原发心脏疾病。但严重的脑血栓形成可合并心肌缺血或心律失常，严重者出现心力衰竭者，除了积极治疗外，补液应限制速度和量，甘露醇应半量应用，加用利尿药。

（4）保证营养与防治水、电解质及酸碱平衡紊乱：出现球麻痹或意识障碍的患者主要靠静脉输液和胃管鼻饲或经皮胃管补充营养。应该保证每日的水、电解质和能量的补给。在应用葡萄糖的问题上，尽管国内外的动物试验研究认为高血糖和低血糖对脑梗死有加重作用，但是，也应保证每日的需要量，如有糖尿病或反应性高血糖者，在应用相应剂量的胰岛素下补给葡萄糖。对于不能进食和长期大量使用脱水药者，每天检测血生化，如有异常，及时纠正。

（5）防治感染：对于严重瘫痪、球麻痹、意识障碍者，容易合并肺部感染，可常规使用青霉素320万U加入生理盐水100ml中，静脉滴注，2次/d。如果效果不理想，应根据痰培养结果及时改换抗生素。对于严重的球麻痹和意识障碍者，由于自己不能咳嗽排痰，应尽早做气管切开，以利于吸痰，这是防治肺部感染的最好办法。

（6）加强护理：由于脑血栓形成患者在急性期大多数不能自理生活，应每2h翻身1次，加拍背部协助排痰，防止褥疮和肺部感染的发生。

11. 外科治疗　颈内动脉和大脑中动脉血栓形成者，可出现大片脑梗死，且在发病后

3~7d 期间，可因缺血性脑水肿，导致脑室受压、中线移位及脑疝发生，危及生命。此时，应积极进行颞下减压和清除梗死组织，以挽救生命。

12. 康复治疗　主张早期进行康复治疗，即使在急性期也应注意到瘫痪肢体的位置。病情稳定者，可以尽早开始肢体功能锻炼和语言训练。这既可明显地降低脑血栓形成患者的致残率，也可减少并发症和后遗症如肩周炎、肢体挛缩、失用性肌萎缩、痴呆等的发生。

二、脑栓塞概述

脑栓塞是指脑动脉被异常的栓子（血液中异常的固体、液体、气体）阻塞，使其远端脑组织发生缺血性坏死，出现相应的神经功能障碍。栓子以血液栓子为主，占所有栓子的90%；其次还有脂肪、空气、癌栓、医源物体等。脑栓塞发生率占急性脑血管病的15%~20%，占全身动脉栓塞的50%。

（一）临床表现

1. 发病年龄　本病起病年龄不一，若因风湿性心脏病所致，患者以中青年为主；若因冠心病、心肌梗死、心律失常所致者，患者以中老年人居多。

2. 起病急骤　大多数患者无任何前驱症状，多在活动中起病，局限性神经缺损症状常于数秒或数分钟发展到高峰，是发展最急的脑卒中，且多表现为完全性卒中，少数患者在数日内呈阶梯样或进行性恶化。50%~60%的患者起病时有意识障碍，但持续时间短暂。

3. 局灶神经症状　栓塞引起的神经功能障碍取决于栓子的数目、栓塞范围和部位。栓塞发生在颈内动脉系统特别是大脑中动脉最常见，临床表现突起的偏瘫、偏身感觉障碍和偏盲，在主侧半球可有失语，也可出现单瘫、运动性或感觉性失语等。9%~18%的患者出现局灶性癫痫发作。本病约10%的栓子达椎-基底动脉系统，临床表现为眩晕、呕吐、复视、眼震、共济失调、交叉性瘫痪、构音障碍及吞咽困难等。若累及网状结构则出现昏迷与高热，若阻塞了基底动脉主干可突然出现昏迷和四肢瘫痪，预后极差。

4. 其他症状　本病以心源性脑栓塞最常见，故有风湿性心脏病或冠心病、严重心律失常的症状和体征；部分患者有心脏手术、长骨骨折、血管内治疗史；部分患者有脑外多处栓塞证据，如皮肤、球结膜、肺、肾、脾和肠系膜等栓塞和相应的临床症状和体征。

（二）辅助检查

目的：明确脑栓塞的部位和病因（如心源性、血管源性及其他栓子来源的检查）。

1. 心电图或24h动态心电图观察　可了解有无心律失常、心肌梗死等。

2. 超声心动图检查　有助于显示瓣膜疾患、二尖瓣脱垂、心内膜病变等。

3. 颈动脉超声检查　可显示颈动脉及颈内外动脉分叉处的血管情况，有无管壁粥样硬化斑及管腔狭窄等。

4. 腰椎穿刺脑脊液检查　可以正常，若红细胞增多可考虑出血性梗死，若白细胞增多考虑有感染性栓塞的可能，有大血管阻塞、有广泛性脑水肿者脑脊液压力增高。

5. 脑血管造影　颅外颈动脉造影可显示动脉壁病变，数字减影血管造影（DSA）能提高血管病变诊断的准确性，有否血管腔狭窄、动脉粥样硬化溃疡、血管内膜粗糙等情况。新一代的 MRA 能显示血管及血流情况，且为无创伤性检查。

6. 头颅 CT 扫描　发病后24~48h后可见低密度梗死灶，若为出血性梗死则在低密度灶内可见高密度影。

7. MRI 能更早发现梗死灶，对脑干及小脑扫描明显优于 CT。

（三）诊断及鉴别诊断

1. 诊断

（1）起病急骤，起病后常于数秒内病情达高峰。

（2）主要表现为偏瘫、偏身感觉障碍和偏盲，在主侧半球则有运动性失语或感觉性失语。少数患者为眩晕、呕吐、眼震及共济失调。

（3）多数患者为心源性脑栓塞，故有风心病或冠心病、心律失常的症状和体征。

（4）头颅 CT 或 MRI 检查可明确诊断。

2. 鉴别诊断　在无前驱症状下，动态中突然发病并迅速达高峰，有明确的定位症状和体征；如询查出心脏病、动脉粥样硬化、骨折、心脏手术、大血管穿刺术等原因可确诊。头颅 CT 和 MRI 能协助明确脑栓塞的部位和大小。腰椎穿刺检查有助于了解颅内压、炎性栓塞及出血性梗死。脑栓塞应注意与其他类型的急性脑血管病区别。尤其是出血性脑血管病，主要靠头颅 CT 和 MRI 检查加以区别。

（四）治疗

积极改善侧支循环、减轻脑水肿、防治出血和治疗原发病。

1. 脑栓塞治疗　其治疗原则与脑血栓形成相同。但应注意：

（1）由于容易合并出血性梗死或出现大片缺血性水肿，所以，在急性期不主张应用较强的抗凝和溶栓药物如肝素、双香豆素类药、尿激酶；t–PA、噻氯匹定等。

（2）发生在颈内动脉末端或大脑中动脉主干的大面积脑栓塞，以及小脑梗死可发生严重的脑水肿，继发脑疝，应积极进行脱水、降颅压治疗，必要时需要进行颅骨骨瓣切除减压，以挽救生命。由心源性所致者，有些伴有心功能不全。在用脱水药时应酌情减量，甘露醇与呋塞米交替使用。

（3）其他原因引起的脑栓塞，要有相应的治疗。如空气栓塞者，可应用高压氧治疗。脂肪栓塞者，加用 5% 碳酸氢钠 250ml，静脉滴注，每日 2 次；也可用小剂量肝素 10～50mg，每 6h 1 次；或 10% 乙醇溶液 500ml，静脉滴注，以求溶解脂肪。

（4）部分心源性脑栓塞患者发病后 2～3h 内，用较强的血管扩张药如罂粟碱静脉滴注，可收到意想不到的满意疗效。

2. 原发病治疗　针对性治疗原发病有利于脑栓塞的恢复和防止复发。如先天性心脏病或风湿性心脏病患者，有手术适应证者，应积极手术治疗；有亚急性细菌性心内膜炎者，应彻底治疗；有心律失常者，努力纠正；骨折患者，减少活动，稳定骨折部位。急性期过后，针对血栓栓塞容易复发，可长期使用小剂量的阿司匹林、双香豆素类药物或噻氯匹定；也可经常检查心脏超声，监测血栓块大小，以调整抗血小板药物或抗凝药物。

（五）预后与防治

脑栓塞的病死率为 20%，主要是由于大块梗死和出血性梗死引起大片脑水肿、高颅压而致死；或脑干梗死直接致死；也可因合并严重心功能不全、肺部感染、多部位栓塞等导致死亡。多数患者有不同程度的神经功能障碍。有 20% 的患者可再次复发。近年内国外有报道通过介入的办法在心耳置入保护器（过滤器）可以减少心源性栓塞的发生。

三、分水岭脑梗死

分水岭脑梗死（CWSI）是指脑内相邻血管供血区之间分水岭区或边缘带的局部缺血。一般认为，CWSI多由于血流动力学障碍所致；典型者发生于颈内动脉严重狭窄或闭塞伴全身血压降低时，亦可由心源性或动脉源性栓塞引起。约占脑梗死的10%。临床常呈卒中样发病，多无意识障碍，症状较轻，恢复较快。根据梗死部位的不同，重要的分水岭区包括：①大脑前动脉和大脑中动脉皮质支的边缘区，梗死位于大脑凸面旁矢状带，称为前分水岭区梗死；②大脑中动脉和大脑后动脉皮质支的边缘区，梗死位于侧脑室体后端的扇形区，称为后上分水岭梗死；③大脑前、中、后动脉共同供血的顶、颞、枕叶三角区，梗死位于侧脑室三角部外缘，称为后下分水岭梗死；④大脑中动脉皮质支与深穿支交界的弯曲地带，称为皮质下分水岭脑梗死；⑤大脑主要动脉末端的边缘区，称为幕下性分水岭梗死。这种分型准确地表达了CWSI在脑部的空间位置。

（一）临床表现

分水岭梗死临床表现较复杂，因其梗死部位不同而各异，最终确诊仍需要影像学证实。根据临床和CT表现，各型临床特征如下。

1. 皮质前型 该病变主要位于大脑前、中动脉交界处，相当于额中回前部，相当于Brodmann8、9、10、45、46区，向上向后累及4区上部。主要表现为以上肢为主的中枢性肢体瘫痪，舌面瘫少见，半数伴有感觉异常。病变在优势半球者伴皮质运动性失语。可有情感障碍、强握反射和局灶性癫痫；双侧病变出现四肢瘫、智能减退。

2. 皮质后型 病变位于大脑中、后动脉交界处，即顶枕颞交界区。此部位梗死常表现为偏盲，多以下象限盲为主，伴黄斑回避现象，此外，常见皮质性感觉障碍，偏瘫较轻或无，约1/2的患者有情感淡漠，可有记忆力减退和Gerstmann综合征（角回受损），优势半球受累表现为皮质型感觉性失语，偶见失用症，非主侧偶见体象障碍。

3. 皮质下型 病变位于大脑中动脉皮质支与穿通支的分水岭区。梗死位于侧脑室旁及基底节区的白质，基底节区的纤维走行较集中，此处梗死常出现偏瘫和偏身感觉障碍。

除前型有对侧轻瘫，或有类帕金森综合征外，其余各型之间在临床症状及体征上无明显特征性，诊断需要依靠影像学检查。

分水岭梗死以老年人多见，其特点为呈多灶型者多，常见单侧多灶或双侧梗死。合并其他缺血病变者多，如腔隙梗死、皮质或深部梗死、皮质下动脉硬化性脑病等，合并痴呆多见，复发性脑血管病多见，发病时血压偏低者多见。

（二）辅助检查

1. CT扫描 脑分水岭梗死的CT征象与一般脑梗死相同，位于大脑主要动脉的边缘交界区，呈楔形，宽边向外、尖角向内的低密度灶。

2. MRI表现 对病灶显示较CT清晰，新一代MRI可显示血管及血液流动情况，可部分代替脑血管造影。病灶区呈长T_1与长T_2。

（三）诊断与鉴别诊断

诊断主要依靠临床表现及影像学检查。头颅CT或MRI可发现典型的梗死病灶。

（四）治疗

（1）病因治疗：对可能引起脑血栓形成病因的处理，积极治疗颈动脉疾病和心脏病，注意医源性低血压的纠正，注意水与电解质紊乱的调整等。

（2）CWSI 的治疗与脑血栓形成相同：可应用扩血管、改善脑微循环、抗血小板凝聚的药物和钙拮抗药。对于严重颈动脉狭窄、闭塞的患者可考虑做颈动脉内膜切除术或颈动脉成形术。

（3）注意防止医源性的分水岭脑梗死，如过度的降压治疗、脱水治疗等。尤其是卒中的患者，急性期血压的管理特别重要。现在有很多卒中以后血压管理的指南。尽管这些指南各异，但是基本的观点是相同的，主要的内容有：①卒中后血压的增高常常是一种脑血管供血调节性的，是一种保护性的调节，不可盲目地进行干预；②除非收缩压 >29.3 ~ 30.1kPa（220 ~ 230mmHg），或舒张压 >16 ~ 17.3kPa（120 ~ 130mmHg），或者患者的平均动脉压 >17.3kPa（130mmHg），才考虑降压治疗，降压治疗通常不选用长效的、快速的降压制剂；③降压治疗过程中要密切观测患者神经系统的症状及体征变化。

四、腔隙性脑梗死

腔隙性脑梗死占所有卒中病例的 15% ~ 20%，是指发生在大脑半球深部白质及脑干的缺血性脑梗死，多因动脉的深穿支闭塞致脑组织缺血、坏死、液化并由吞噬细胞移走而形成腔隙，其形状与大小不等，直径多在 0.05 ~ 1.5cm。腔隙主要位于基底节，特别是壳核、丘脑、内囊及脑桥，偶尔也可位于脑回的白质。病灶极少见于脑表面灰质、胼胝体、视辐射、大脑半球的半卵圆中心、延髓、小脑及脊髓。大多数腔隙梗死发生在大脑前、中动脉的豆纹动脉分支、大脑后动脉的丘脑穿通动脉及基底动脉的旁正中分支的支配区。是最常见的一种高血压性脑血管病变。病变血管可见透明变性、玻璃样脂肪变、玻璃样小动脉坏死、血管壁坏死和小动脉硬化。

（一）临床表现

本病起病突然，也可渐进性亚急性起病，出现偏身感觉或运动障碍等局限症状，多数无意识障碍，症状在 12h ~ 3d 发展至高峰，少数临床无局灶体征或仅表现有头痛、头晕、呃逆、不自主运动或心情不稳定。1/5 ~ 1/3 的患者病前有 TIA 表现，说明本病与 TIA 有一定关系，临床表现呈多种多样，但总的来说，相对的单一性和不累及大脑的高级功能例如语言、行为，非优势半球控制的动作、记忆和视觉。症状轻而局限，预后也佳。

1. 腔隙综合征　腔隙性脑梗死的临床表现取决于腔隙的独特位置，Fisher 等将它分为 21 种综合征。①纯运动性轻偏瘫（PMH）；②纯感觉卒中或 TIA；③共济失调性轻偏瘫；④构音障碍手笨拙综合征；⑤伴运动性失语的 PMH；⑥无面瘫型 PMH；⑦中脑丘脑综合征；⑧丘脑性痴呆；⑨伴水平凝视麻痹的 PMH；⑩伴动眼神经瘫的交叉 PMH；⑪伴展神经麻痹的 PMH；⑫伴精神紊乱的 PMH；⑬伴动眼神经麻痹的交叉小脑共济失调；⑭感觉运动性卒中；⑮半身投掷症；⑯基底动脉下部分支综合征；⑰延髓外侧综合征；⑱脑桥外侧综合征；⑲记忆丧失综合征；⑳闭锁综合征（双侧 PMH）；㉑其他包括下肢无力易于跌倒、纯构音障碍、急性丘脑肌张力障碍。临床上以 1 ~（5、10）较多，占腔隙性梗死的 80%。

其中较常见的有以下几种。

（1）纯运动性轻偏瘫（PMH）：病变损伤皮质脊髓束脑中任何一处，即病灶可位于放射冠、内囊、脑桥或延髓。本型最常见，约占 61%。其主要表现为轻偏瘫，对侧面、上下肢同等程度的轻偏瘫，有的则表现为脸、臂无力，有的仅有小腿乏力。可有主观感觉异常，但无客观感觉障碍。

（2）纯感觉卒中或 TIA：病变多位于丘脑腹后外侧核，感觉障碍严格按正中线分开两半。主要表现是仅有偏身感觉障碍，如对侧面部及肢体有麻木、发热、烧灼、针刺与沉重等感觉，检查时多为主观感觉体验，极少客观感觉缺失，无运动、偏盲或失语等症状。一般可数周内恢复，但有些症状可持续存在。

（3）共济失调性轻偏瘫：病变在脑桥基底部上、中 1/3 交界处与内囊。主要表现为对侧肢体共济失调与偏轻瘫，下肢重于上肢。

（4）构音障碍手笨拙综合征：脑桥基底部上、中 1/3 交界处与内囊膝部病灶均可引起本征。表现为严重的构音障碍，可伴吞咽困难、对侧偏身共济失调，上肢重于下肢，无力与笨拙，可伴中枢性面瘫与舌瘫与锥体束征。

（5）运动性失语的 PMH：系豆纹动脉血栓形成而引起。病灶位于内囊膝部和前肢及邻近的放射冠白质。表现对侧偏轻瘫伴运动性失语。

（6）感觉运动性卒中：病变在丘脑腹后外侧核与内囊后肢。主要临床表现对侧肢体感觉障碍及偏轻瘫，无意识障碍、记忆力障碍、失语、失用及失认。除以上所述之外，近年来有学者发现 11%～70% 属于无症状脑梗死，因病灶位于脑部的"静区"或病灶极小，因而症状不明显。CT 或 MRI 发现多是腔隙性梗死。MRI 扫描：MRI 对腔隙梗死检出率优于 CT，特别是早期，脑干、小脑部位的腔隙，早期 CT 显示不清的病灶 MRI 可分辨出长 T_1 与 T_2 的腔隙灶，T_2 加权像尤为敏感。

2. 腔隙状态　多发性腔隙脑梗死可广泛损害中枢神经，累及双侧锥体束，出现严重的精神障碍、痴呆、假性球麻痹、双侧锥体束征、类帕金森综合征和尿、便失禁等，病情呈阶梯状恶化，最终表现如下结果：

（1）多发梗死性痴呆。

（2）假性球麻痹。

（3）不自主舞蹈样动作。

（4）步态异常。

（5）腔隙预警综合征，即多次反复发作的 TIA 是发生腔隙性梗死的警号。

（二）辅助检查

1. CT 扫描　CT 诊断阳性率介于 49%～92%。CT 扫描诊断腔隙的最佳时期是在发病后的 1～2 周内。CT 扫描腔隙灶多为低密度，边界清晰，形态为圆形、椭圆形或楔形，直径平均 3～13mm。由于体积小，脑干部位不易检出。卒中后首次 CT 扫描的阳性率为 39%，复查 CT 有助于提高阳性率。绝大多数病灶位于内囊后肢和放射冠区。纯运动、感觉运动综合征病灶大于共济失调轻偏瘫、构音障碍-手笨拙综合征及纯感觉性腔隙性梗死。对于纯运动性卒中，病灶在内囊的越低下部分则瘫痪越重，与病灶大小无关。增强 CT 对提高阳性率似乎作用不大。

2. MRI 扫描　对新、旧梗死的鉴别有意义。增强后能提高阳性率。MRI 对腔隙梗死检出率优于 CT，特别是早期，脑干、小脑部位的腔隙，早期 CT 显示不清的病灶 MRI 可分辨出

长 T_1 与 T_2 的腔隙灶，T_2 加权像尤为敏感。

3. 血管造影　因为引起腔梗的血管分支口径极小，普通造影意义不大，有可能检出一些血管畸形或动脉瘤。

4. EEG　腔梗对大脑功能的影响小，故 EEG 异常的发生率低，资料表明 CT 阳性的患者 EEG 无明显异常，对诊断或判断预后无价值。

5. 诱发电位　取决于梗死的部位，一般情况下只有 CT 显示梗死灶较大伴有运动障碍时才可能有异常。

6. 血液流变学　多为高凝状态

（三）治疗

20% 的腔隙性梗死患者发病前出现短暂性脑缺血发作，30% 起病后病情缓慢进展。对于小的深部梗死的坏死组织无特殊治疗。主要还应从病因及危险因素着手。动脉粥样硬化是最主要的病因。目前治疗的方向为纠正脑血管病的危险因素，如高血压、糖尿病和吸烟。抗血小板药如阿司匹林、噻氯匹定可以应用，但尚未证实有效，抗凝治疗也未被证实有效。颅外颈动脉狭窄只能被认为是无症状性的，除非它是唯一病因。

高血压的处理同其他类型的脑梗死，在急性期的头几天，收缩压 > 25.3 ~ 26.6kPa（190 ~ 200mmHg），舒张压 > 14.6 ~ 15.3kPa（110 ~ 115mmHg）才需要处理，急性期过后血压须很好控制。心脏疾病（缺血性心脏病、房颤、瓣膜病）和糖尿病作为危险因素必须得到诊断和治疗。当动脉炎是腔隙性脑梗死病因时，不同的动脉炎分别用青霉素、吡喹酮、抗结核药、糖皮质激素治疗。不同症状的腔梗有其特殊的治疗方法，有运动损害的所有患者，用低分子肝素预防深静脉血栓是其原则。运动康复尽可能愈早愈好。感觉性卒中出现痛觉过敏时，可用阿米替林、卡马西平、氯硝西泮治疗。有偏侧舞蹈征或肌张力不全时予氟哌啶醇 1 ~ 5mg，3 次/d，可以减轻症状，但不是都有效。总之，重在预防。

（四）预后

该病预后良好，病死率及致残率较低，但易复发。

五、无症状脑梗死

无症状脑梗死是脑梗死的一种特殊类型，一般认为高龄患者既往无脑卒中病史，临床上无自觉症状，无神经系统局灶体征，通过 CT、MRI 检查发现了梗死灶，称无症状脑梗死。

（一）发生率

无症状脑梗死的发生率与检测设置种类及敏感度明显相关，确切发生率不详，文献报道在 11% ~ 70%，公认的发生率为 10% ~ 21%。

（二）病因及发病机制

无症状脑梗死确有脑血管病发病的危险因素如高血压、糖尿病、高脂血症、房颤、TIA、颈动脉狭窄、吸烟等。可以说大部分无症状脑梗死都可找到卒中的危险因素。无症状脑梗死的发病机制与动脉硬化性脑梗死相同。之所以无症状，是因为梗死灶位于脑的静区或非优势半球，梗死造成的损伤缓慢发展，而产生了侧支循环代偿机制。此外，症状可能在患者睡眠时发生，而在患者清醒后又缓解或梗死灶小，为腔隙性梗死。

（三）辅助检查

CT 发现率为 10% ~38%，MRI 发现率可高达47%。无症状脑梗死首次 CT 或 MRI 检查发现有腔隙性梗死或脑室周围白质病变。主要病变部位在皮质下，而且在基底节附近，一般范围较小，在 0.5~1.5cm，大多数无症状脑梗死是单个病灶（80%）。

电生理方面揭示了无症状脑梗死患者事件相关电位 P300，潜伏期延长。

（四）鉴别诊断

1. 血管周围腔隙与无症状脑梗死在 MRI 上的脑鉴别

（1）大小：前者一般直径在 1mm 左右，≤3mm。

（2）形态：前者为圆形或者线形，后者多为条状、片状或不规则形。

（3）小灶性脑梗死在 T_1 加权为低信号；T_2 加权为高信号，而血管周围腔隙在 T_1 加权常无变化，T_2 加权为高信号。

（4）部位：血管周围腔隙多分布于大脑凸面及侧脑室后角周围，小灶死以基底节、丘脑、半卵圆为中心等。

2. 多发性硬化 多发生于中壮年，病程中缓解与复发交替进行，CT 扫描在脑的白质、视神经、脑干、小脑及脑室周围可见多处低密度斑，除急性期外，增强时无强化。而无症状梗死多见于老年人，有高血压病史，CT 发现脑血管的深穿支分布区的小梗死，增强时有强化反应。

（五）防治

无症状脑梗死是有症状卒中的先兆，需要引起重视，治疗的重点是预防。

1. 针对危险因素进行干预

（1）高血压患者，积极控制血压，治疗动脉硬化。

（2）常规进行心脏方面的检查并予以纠正。

（3）积极治疗糖尿病。

（4）尽量戒酒、烟。

（5）高黏滞血症者，应定期输入右旋糖酐 -40。

2. 药物预防 阿司匹林 50mg 每晚服用。如合并溃疡病，则可服用噻氯匹定每日 250mg。

六、出血性脑梗死

在脑梗死特别是脑栓塞引起的缺血区内常伴有自发性出血性改变（HT），表现为出血性梗死（HI）或脑实质内血肿（PH），PH 进一步又可分为梗死区内的 PH 和远离梗死区的 PH。临床上 CT 检出 HI 的频率为 7.5% ~43%，MRI 的检出率为 69%。尸检中证实的为 71%，多为脑栓塞，尤其是心源性栓塞。近年来，由于抗凝与溶栓治疗的广泛应用，HI 引起了临床上的重视。

出血性梗死与缺血性梗死相比，在坏死组织中可发现许多红细胞。在一些病例中，红细胞浓度足够高，以至于在 CT 或 MRI 扫描上出现与出血相一致的高密度表现。同时，尸检标本显示出血灶的范围从散布于梗死之中的瘀斑到几乎与血肿有相同表现的一个由许多瘀斑融合而成片的大的病灶。出血性梗死发生的时间变化很大，早至动脉闭塞后几小时，迟至 2 周或更晚。

出血性梗死的解释长期以来被认为是由于闭塞缓解后梗死血管床再灌注所致。例如可能发生于栓子破碎或向远处移行后或在已经形成的大面积梗死的背景下闭塞大血管早期再通所致。这可能是动脉血进入毛细血管重新形成的血压导致红细胞从缺氧的血管壁渗出。再灌注越强烈，毛细血管壁损伤越严重，出血性梗死融合得越多。假设缺血性梗死反映了可恢复的未闭腔隙，那么它可能是栓塞性闭塞后自发性或机化所致的结果，而血栓形成所造成的闭塞很难缓解。在心源性栓塞所致的梗死中有很小的出血发生率支持这个假说。

最近，这个关于出血性梗死的解释受到第三代 CT 和 MRI 扫描所见的挑战。这些研究发现出血性梗死常常在位于动脉床处的持续梗死的远端发展，这些动脉床只暴露于逆行的侧支循环处。出血性病灶的严重程度由于所观察到的大动脉再通所造成的血肿扩展的大小而不同。在那些以前的病例，瘀斑及散在性的出血性梗死的发生可能与动脉血压的急剧上升和梗死的突发程度、严重程度及大小有关。推测血肿最初可能围绕在大的梗死周围并压迫软膜血管，当血肿消退时，逆流的血液通过软膜的侧支循环再灌注并导致瘀斑性出血性梗死。

（一）临床表现

1. 按 HI 的发生时间分为

（1）早发型：即缺血性卒中后 3d 内发生的。缺血性卒中后早期发生 HI 常与栓子迁移有关，早发型 HI 常有临床症状突然加重而持续不缓解，甚至出现意识障碍、瞳孔改变。多为重型。CT 以血肿型多，预后差，病死率高。

（2）晚发型：多在缺血性卒中 8d 后发生，此型发病常与梗死区侧支循环的建立有关，晚发型的 HI 临床症状加重不明显，甚至好转。多为轻、中型。预后好，CT 多为非血肿型。在临床上易被忽视漏诊。

2. 根据临床症状演变将 HI 分 3 型

（1）轻型：HI 发病时间晚，多在卒中多于 1 周后发生，甚至在神经症状好转时发生，发病后原有症状、体征不加重，预后好。

（2）中型：HI 发病时间多在卒中 4～7d，发病后原有的神经症状、体征不缓解或加重，表现为头痛、肢瘫加重，但无瞳孔改变及意识障碍，预后较好。

（3）重型：HI 发病多在卒中少于 3d 内，表现原有神经症状、体征突然加重，有瞳孔改变及意识障碍，预后差。

脑梗死的患者在病情稳定或好转中，突然出现新的症状和体征，要考虑到有 HI 的可能。HI 有诊断价值的临床表现有头痛、呕吐、意识障碍、脑膜刺激征、偏瘫、失语、瞳孔改变、眼底视盘水肿等。有条件者尽快做 CT 扫描以确诊。

（二）辅助检查

1. 腰椎穿刺及脑脊液检查　脑脊液压力常增高，镜检可查到红细胞，蛋白含量也升高。

2. 脑血管造影检查　可发现原闭塞血管重新开通及造影剂外渗现象。

3. 头颅 CT 扫描

（1）平扫：在原有低密度梗死灶内出现点状、斑片状、环状、条索状混杂密度影或团块状的高密度影。出血量大时，在低密度区内有高密度血肿图像，且常有占位效应，病灶周围呈明显水肿。此时若无出血前的 CT 对比，有时很难与原发性脑出血鉴别。HI 的急性期及亚急性期 CT 呈高密度影，慢性期则呈等密度或低密度影，且可被增强 CT 扫描发现。因脑梗死患者临床上多不行强化 CT 扫描，故易被漏诊。

（2）增强扫描：在低密度区内有脑回状或斑片状或团块状强化影。有人统计，86% 的继发性出血有强化反应。

4. MRI 检查

（1）急性期：T_1 加权像为高信号与正常信号相间；T_2 加权像为轻微低信号改变。

（2）亚急性期：T_1 及 T_2 加权像均为高信号改变。

（3）慢性期：T_2 加权像为低信号改变。

（三）诊断

（1）具有典型的临床特点：①有脑梗死，特别是心源性、大面积脑梗死的可靠依据；②神经功能障碍一般较重，或呈进行性加重；或在病情稳定、好转后突然恶化；③在应用抗凝剂、溶栓药或进行扩容、扩血管治疗期间，出现症状严重恶化及神经功能障碍加重。

（2）腰椎穿刺及脑脊液检测，有颅内压升高；脑脊液中有红细胞发现。

（3）影像学检查提示为典型的出血性梗死图像。

（4）排除了原发性脑出血、脑瘤性出血及其他颅内出血性疾病。

诊断主要依靠临床表现和影像学检查。HI 多发生在梗死后 1~2 周，如患者症状明显加重，出现意识障碍、颅高压症状等，尤其是在溶栓、抗凝治疗后加重者，应及时复查 CT，避免延误诊治。

（四）治疗和预后

发生 HI 后应按脑出血的治疗原则进行治疗，停溶栓、抗凝、扩容等治疗，给予脱水、降颅压治疗。对于 HI 则应视具体病情做不同处理。本病不良预后与梗死面积、实质内出血面积有关。不同类型的 HI 有着不同的临床预后，HT 一般对预后无影响，而大面积脑梗死、颅内大血肿、出现脑疝形成征象、高血糖等与预后不良有关。

七、大面积脑梗死

尚无明确定义，有称梗死面积直径 >4.0cm，或梗死面波及两个脑叶以上者，也有称梗死范围大于同侧大脑半球 1/2 或 2/3 的面积。CT 或 MRI 检查显示梗死灶以大脑中动脉供血区为多见，其他还有 MCA（大脑中动脉）+ ACA（大脑前动脉），MCA + PCA（大脑后动脉）等。大面积脑梗死是脑梗死中较严重的一类，由于脑梗死的面积大，往往引起脑水肿、颅内高压，患者出现意识障碍，病情凶险，与脑出血难以区别。此病约占脑梗死的 10%。

（一）诊断及鉴别诊断

依靠临床表现及影像学检查。头颅 CT 或 MRI 检查能早期明确诊断。CT 扫描可提供某些大梗死的早期征象：脑实质密度减低、脑回消失、脑沟模糊、脑室受压，MRI 较 CT 优越，常规 MRI 最早可在发病后 5~6h 显示异常改变，弥散加权 MRI（DWI）在起病后 1~2h 即可显示出缺血病灶。因其病情严重，易误诊为脑出血，必要时应及时复查头颅 CT 或 MRI。

（二）治疗

1. 积极控制脑水肿，降低颅内压 大面积脑梗死后最重要的病理机制是不同程度的脑水肿，早期死亡的原因主要是继发于脑水肿的脑疝形成。发病 12h CT 有 ICA（颈内动脉）

远端或 MCA 近端闭塞所致大片脑梗死征象时，24～72h 将发生严重半球水肿，最早在发病后 20h 即可出现脑疝，故大面积脑梗死时应积极控制脑水肿，降低颅内压。除常规应用脱水降颅压药物以外，如果以提高存活率为治疗目的，应早期考虑外科手术减压，尤其对身体健康的年轻患者。关于手术的最佳时机，一直是悬而未决的问题。以往的减压手术多是在那些被认为不进行手术治疗可能近期将会死亡的患者中进行，现在认为对于药物难以控制的颅高压者应立即手术，尤其是对 50 岁以下的患者。早期的减压手术对控制梗死灶的扩大、防止继发性脑疝、争取较好的预后至关重要。老年患者由于存在脑萎缩，增加了对脑梗死后脑水肿的代偿，临床上脑疝症状不明显或中线移位不明显，则也可先给予药物降颅压。

2. 溶栓与抗凝　Bollaert 应用尿激酶早期局部动脉内溶栓治疗严重大脑中动脉卒中显示有积极的治疗效果，如能部分或完全再通或出现侧支循环则梗死体积明显缩小，预后较好，未再通或无侧支循环者均出现大块梗死灶，预后较差。但 CT 扫描呈现大面积脑梗死的早期征象时则不宜进行溶栓治疗。有报道认为，尼莫地平和肝素联合治疗大面积脑梗死具有良好的协同作用，较单用尼莫地平有更加显著的临床效果。

3. 防治并发症　大面积脑梗死急性期并发症多，对神经功能缺损和预后将产生不利影响。因此，早期发现和处理并发症是急性期处理的重要环节。主要有：

（1）癫痫：大面积脑梗死后易发生癫痫，其中，脑栓塞要比脑血栓形成发生率高。发作类型以单纯部分性发作居多，其次为全身性强直－阵挛发作、强直性发作、癫痫持续状态等。对此类患者应尽可能及早控制癫痫发作，对首次发作者应给予抗癫痫治疗 1 个月，频繁抽搐或抽搐时间较长者应按癫痫长期用药。但无论接受抗癫痫治疗与否，仍有可能出现迟发性癫痫发作，故有人提出对首次发作者暂不予抗癫痫治疗，如发作频繁或呈持续状态者才给予抗癫痫治疗。

（2）心脏并发症：可以引起心肌缺血、心律失常、心力衰竭等。心律失常有房颤、心动过速或过缓、Q－T 间期延长等，常为一过性，随着颅内病变的好转和经过抗心律失常治疗后可在短期内消失。

（3）肺部感染：是常见的并发症之一。大面积脑梗死后由于昏迷、卧床、误吸、全身抵抗力低下等综合原因，易并发肺部感染。呼吸道管理是预防肺部感染的关键，如发生感染宜早期、联合、大剂量应用抗生素，根据痰培养调整抗生素种类。

（4）上消化道出血：是卒中严重并发症之一。呕血、黑便是上消化道出血的重要征象，应尽早检查大便隐血或抽取胃液做隐血试验以早期诊断和处理。急性期可给予预防性用药，一旦发生出血应积极予 H_2 受体拮抗药、止血药、输血治疗等。

大面积脑梗死后颅内出血转化多见，尤其是心源性栓塞者，溶栓和抗凝治疗增加继发出血的危险性，出血多发生于脑梗死后 1～2 周内，常使临床症状加重，脑 CT 检查是最常用和可靠的检查手段，病情恶化时应及时复查。治疗上按脑出血处理。

八、复发性脑梗死的危险因素及临床特点

目前，脑梗死的死亡率随着现代医学技术的发展而明显降低，而复发率却呈逐年上升的迅猛趋势。其脑梗死复发所导致的致残率和死亡率则显著增加。随之而产生的巨额医疗费用以及沉重的家庭负担和社会负担也给患者及其家属带来了困扰，并迅速引起了医学界和众多心脑血管患者的高度重视和广泛关注。因此，如何有效分析复发性脑梗死的危险因素和临床

特点已成为进一步减少复发性脑梗死的发生的关键。

引起复发性脑梗死的危险素较多，其中不良嗜好和伴发病以及家族史则已成为重中之重。酗酒作为一种不良嗜好和不健康的生活习性是造成高血显著的危险因素，而高血压则是最重要的脑血管病的危险因素。从而在一定程度上间接的导致了复发性脑梗死的发生。伴发病中的糖尿病已被列为脑血管病的危险因素，糖尿病患者的血液黏稠度增加红细胞积聚速度加快，血小板在血管壁上的粘着功能和相互间的凝集功能增强，血液凝血因子Ⅰ、Ⅴ、Ⅶ、Ⅷ增加，纤维蛋白原增高等，这些都容易引起脑梗死。房颤作为伴发病也是临床上引起脑梗死的致命杀手，房颤可使心房无规则颤动而失去收缩能力，导致左心房内血流不畅而淤滞，在凝血子的活化下红细胞易于聚集，并与血浆中的纤维蛋白相结合易形成血栓。脱落的栓子可进入体循环动脉，随血液到处流窜，如堵塞脑部部血管或外周血管则引起栓塞性疾病。现代医学研究表明，血栓栓塞是房颤的严重并发症，房颤是缺血性脑中风的独立危险因素，尤其是风心病等有心脏瓣膜病者，因房颤导致栓子脱落更易诱发脑梗死。临床上许多人即使具备上述脑血管病危险因素却没有发生脑血管病，而另外一些不具备上述脑血管病危险因素的人却患了脑血管病，说明脑血管病的发生还与其他因素有关尤其是遗传因素有关。脑血管病家族史可能是脑血管病的危险因素。

九、急性脑梗死后并发情感障碍的相关因素

急性脑梗死后并发的情感障碍可明显影响患者的神经功能恢复及生活质量，因此越来越为神经内科医师所重视。

躯体因素：由于不同疾病受累的脏器不同，所涉及的临床表现、症状、体征和预后不同，以及病变的阶段不同，患者的心理状况也不一样。神经内科大部分患者存在有躯体功能方面的异常，表现为肢体活动受限、语言障碍、吞咽困难、饮水呛咳等，因为不同程度的神经功能障碍，给生活和心理带来很大的影响。

日常生活活动能力：大多数研究表明日常生活活动能力低下，脑卒中后情感障碍的发生率高，相反脑卒中后情感障碍发生率降低。多数研究认为肢体功能差会增加脑卒中后情感障碍的发生率，然而亦有少数研究认为肢体功能与脑卒中后情感障碍的发生率无显著关系者。

神经功能缺损：大多数认为神经功能缺损严重与脑卒中后情感障碍的发生率增高明显相关。

通过研究可见神经内科住院患者心理状态的变化与躯体、社会及人格因素有关，在从事临床实践中，除了对患者的躯体障碍进行诊治外，还应对其进行心理测试，使其在疾病的不同时期从不同的角度得到相应的干预，心身互动，促其尽快得到整体康复。

（魏玲莉）

第三节　脑栓塞

一、概述

脑栓塞是指血液中的各种栓子进入脑动脉，阻塞脑血流，当侧支循环不能及时代偿时，该动脉供血区脑组织缺血性坏死，从而出现相应的脑功能障碍，占脑卒中的 15%～20%。

栓子多来源于心脏疾病，主要病因是风湿性心瓣膜病、心内膜炎、先天性心脏病、心肌梗死、心律失常等；此外，还有心脏手术、动脉内介入治疗、长骨骨折等。

二、临床表现

1. 起病情况　以青壮年多见，可在安静或体力活动时发生，起病急骤，数秒至数分钟内达最高峰，是各种类型脑卒中起病最快的类型，且多无前驱症状。

2. 主要临床表现　颈内动脉系统栓塞多于椎－基底动脉系统栓塞，神经功能障碍取决于栓子的数目、范围和部位，可引起偏瘫、偏身感觉障碍、视野缺损、失语等症状。少数患者有头痛、呕吐和癫痫发作。可有短时意识障碍，但椎－基底动脉或大血管栓塞时可迅速昏迷，并有广泛性脑水肿及明显颅内高压表现。

3. 可能发现的临床表现　内脏或下肢动脉栓塞的表现，如呼吸困难、腹痛、便血、下肢动脉搏动消失等。

4. 感染性脑栓塞　可伴有发热、头痛、乏力等全身表现。

三、辅助检查

1. 影像学检查　头颅 CT 或 MRI 检查能明确病变部位，有时可发现梗死灶呈多发，绝大多数位于双侧大脑中动脉供血区，易合并出血性梗死等。如早期进行血管造影，10 日左右再复查，能发现一些患者的脑动脉闭塞征已消失，这种闭塞征消失现象，可作为血管造影诊断脑栓塞的指标之一。此外，如血管造影发现脑动脉结构正常、无动脉粥样硬化征象，也有助于诊断脑栓塞。

2. 心脏和颈动脉超声检查　可发现心源性栓子的部位，以及评价颈动脉狭窄和动脉斑块情况。

3. 腰穿　血性脑脊液或脑脊液中白细胞明显增多，有助于出血性脑梗死或感染性栓塞的诊断。

四、诊断及鉴别诊断

（一）诊断

1995 年第四届全国脑血管病会议组制定的脑栓塞诊断标准如下：①多为急骤发病。②多数无前驱症状。③一般意识清楚或有短暂性意识障碍。④有颈动脉系统和/或椎－基底动脉系统的症状和体征。⑤腰穿脑脊液一般不含血，若有红细胞可考虑出血性脑梗死。⑥栓子的来源可为心源性或非心源性，也可同时伴有其他脏器、皮肤、黏膜等栓塞症状。

（二）鉴别诊断

主要应与动脉血栓性脑梗死和脑出血相鉴别，脑栓塞头痛、呕吐、意识障碍等全脑症状较轻，且起病急骤，多可发现有栓子来源的证据可供鉴别。

五、治疗

1. 脑栓塞治疗　治疗原则、计划和方案与动脉血栓性脑梗死的治疗基本相同，但应注意：①对大脑中动脉主干栓塞的患者，应争取在时间窗内实施静脉溶栓治疗，但由于出血性梗死多见，溶栓适应证应更严格掌握。②感染性栓塞禁用溶栓或抗凝治疗，以免感染在颅内扩散，应加强抗感染治疗。③心腔内有附壁血栓或瓣膜赘生物，或脑栓塞有复发可能者，或心房颤动患者应长期抗凝治疗，以防栓塞复发；有抗凝禁忌证者，有时可选用抗血小板聚集治疗。④脂肪栓塞可用5%碳酸氢钠溶液或10%乙醇250ml静脉滴注，每日2次，有利于脂肪颗粒溶解。⑤气栓应取头低、左侧卧位，如为减压病应尽快用高压氧治疗，如有癫痫发作应予抗癫痫治疗。⑥补液、脱水治疗过程中注意保护心功能。

2. 原发疾病治疗　控制心律失常，手术治疗先天性心脏病和风湿性心瓣膜病，积极对感染性心内膜炎行抗感染治疗，可根除栓子来源，预防栓塞复发。

（魏玲莉）

第四节　自发性脑出血

自发性脑出血（spontaneous intracerebral haemorrhage，ICH）是指非外伤情况下各种原因引起的脑大、小动脉，静脉和毛细血管自发性破裂引起的脑内出血。

一、流行病学

在欧美国家，脑出血患者占全部卒中患者的10%～20%，病死率和致残率都很高，有资料显示病死率达23%～52%。在我国，根据2005年中国脑血管病防治指南，脑出血发病率为60～80/10万人口/年，占全部卒中病例的30%左右，急性期病死率约为30%～40%。大脑半球出血约占80%，脑干和小脑出血约占20%。至于复发性脑出血的发生率，根据国外资料，亚洲国家为1.8%～11%，欧洲国家为6%～24%，拉丁美洲为6%～30%。

二、病因和发病机制

（一）病因

脑出血是一种多因素疾病，受环境和遗传因素共同作用。自发性脑出血的最常见原因是高血压，另一些多见的病因为淀粉样变性血管病、先天性血管瘤、动静脉畸形、凝血障碍和各种原因的占位。其他还有moyamoya病、结节性多动脉炎、抗凝剂和抗血小板聚集剂的应用和某些药物的使用等。

（二）发病机制

高血压病导致的脑出血多发生在脑内大动脉直接分出的穿通小动脉，如大脑中动脉的豆纹动脉、丘脑穿通动脉等。这些小动脉是管壁薄弱的终末支，承受较多的血流和较大的压力。长期的血压增高和动脉粥样硬化使血管壁血脂沉积，结缔组织透明变性，弹力纤维断裂，纤维蛋白坏死，脆性增加，血管壁变薄，还会使血管壁上形成一些微小动脉瘤，这些因素都易引起出血。高血压性脑出血通常位于基底节区、桥脑和小脑。

先天性血管瘤和动静脉畸形在破裂前许多患者是无症状的，当血管壁的变性达到一定程度破裂时，可引起脑出血或蛛网膜下腔出血。有时动脉瘤一次性完全破裂而血管造影可为阴性。

脑淀粉样血管病（cerebral amyloid angiopathy，CAA）引起的脑出血占5%～10%，随着

年龄增大而发生率增加，在80岁时。约40%的人脑血管有淀粉样变性，其引起的脑出血多发生于脑叶，以额叶、顶叶为最多见，为多灶出血，易反复发作，而患者无高血压病。载脂蛋白E基因多态性是其重要的危险因素，e4和e2是与脑叶出血密切相关的基因型。淀粉样物质沉积在脑血管内，特别是皮质和脑膜中小动脉。淀粉样变性严重的血管呈动脉瘤样扩张，中、外膜几乎完全被淀粉样蛋白取代，弹力膜和中膜平滑肌变性消失，这是产生微血管瘤出血的原因。CAA的确诊依靠活检或尸检的病理检查。

结节性多动脉炎和一些细菌性、病毒性和立克次体病导致血管壁的炎性改变和坏死，引起脑出血。

占位性病变引起脑出血的主要是脑瘤或脑转移瘤，主要是因为新生的肿瘤血管的破裂。

药物因素有抗血小板聚集的阿司匹林和抗凝剂华法林，联合应用时出血危险性增大。

（三）危险因素

目前已肯定的与脑出血相关的危险因素有高血压病、年龄、人种、吸烟、酗酒及华法林治疗。

三、临床表现

自发性脑出血通常发生于50~75岁，男性略多于女性，多在活动中急性发病，突然出现局灶性神经功能缺损症状，如偏瘫、偏身麻木，常伴头痛、呕吐、意识障碍，绝大多数患者脑出血时血压升高。有的患者有先兆症状，如头痛、失忆、思维混乱、短暂的肢体乏力或麻木，一般持续数小时。按出血部位的不同，脑出血一般分为壳核、丘脑、尾状核、皮质下（脑叶）、小脑和脑干出血等。

（一）大脑半球深部出血

（1）丘脑出血：是一种严重的脑出血，约占20%。最初表现为对侧偏身深浅感觉障碍，如果累及内囊，出现对侧偏瘫，下肢重于上肢。出血向中线扩散时，可破入脑室系统，血块阻塞中脑导水管时，引起阻塞性脑积水。出血量大时，患者出现昏迷。出血如果向前侵入，可累及下丘脑和中脑背侧，出现瞳孔缩小、光反应迟钝、眼球上视障碍。主侧丘脑出血时，出现丘脑性失语，表现为言语缓慢不清、发音困难、重复语言、复述差而朗读正常。预后与出血量密切相关，直径大于3cm的出血通常是致命的。

（2）壳核出血：是最常见的脑出血，约占50%~60%，同时影响相邻的内囊，临床表现重。头痛、呕吐的同时，出现对侧偏瘫、偏身感觉障碍、偏盲、双眼向病灶侧凝视。优势半球出血常致失语。尚可出现失用、记忆力和计算力障碍等。出血量大时有昏迷。

（3）尾状核出血：尾状核头部出血占自发性脑出血的5%。出血扩展到周围脑组织时，出现对侧偏瘫、偏身感觉障碍、凝视障碍和认知异常。该部位出血的原因除了高血压外，动脉瘤和动静脉畸形也有可能，应常规做脑血管造影。该型预后良好。

（二）脑干出血

（1）中脑出血：比较少见。表现为病灶侧动眼神经麻痹，对侧偏瘫，即Weber综合征。如果出血量大，则出现双侧体征，严重者很快出现昏迷，去大脑强直。

（2）桥脑出血：突然出现头痛、呕吐、眩晕、复视、交叉性瘫痪、偏瘫或四肢瘫等。通常出血从桥脑中段的被盖开始，出血量大的患者很快陷入昏迷，有双侧的锥体束征和去大脑强直，表现为四联征：发热、四肢瘫痪、针尖样瞳孔和呼吸不规则，重症患者可在数小时内死亡。出血量小的患者有脑干的交叉体征，即一侧的面瘫或其他颅神经麻痹，对侧肢体偏瘫和眼球凝视障碍。与大脑半球的出血不同，桥脑出血的凝视障碍常是永久性的。

（3）延髓出血：非常罕见。轻者表现为头痛、眩晕、口齿不清和吞咽困难，重者突发意识障碍，呼吸不规则，血压下降，继而死亡。

（4）小脑出血：占自发性脑出血的10%左右，50～80岁的人群易发。大多数小脑出血的原因是高血压，其他还有占位性病变、血管畸形、凝血障碍和淀粉样变性。临床表现为后枕部头痛、眩晕、反复呕吐、行走不稳，体检有眼震、肢体或躯干共济失调，但无偏瘫，可出现同侧凝视障碍和面神经麻痹。小脑出血常破入第四脑室和后颅窝，引起颈项强直。如果水肿严重，可压迫脑干，甚至导致小脑扁桃体疝而死亡。大于10ml的小脑出血是神经外科手术的指征。

（5）脑叶出血：约占5%～10%。高血压常常不是主要原因。主要的病因为脑淀粉样血管病变，动静脉畸形和凝血障碍。患者有时有癫痫发作，与其他部位的脑出血相比较，预后较好。

1）额叶出血：表现为前额部疼痛和对侧偏瘫，偏瘫程度不等，与血肿的大小和部位有关。优势半球出血时有运动性失语。常见局灶性癫痫发作。体检时可见额叶释放征，如吸吮和强握发射。

2）顶叶出血：同侧颞顶部疼痛，对侧肢体感觉障碍和轻偏瘫。优势半球顶叶出血时，出现Gerstmann综合征，表现为手指认识不能、计算不能、身体左右辨别不能和书写不能。非优势半球出血时，有偏侧忽视、失用等表现。

3）颞叶出血：表现为对侧中枢性面舌瘫和以上肢为主的瘫痪，常伴性格和情绪改变，主侧受损时有感觉性失语。因为出血可侵及视放射，可有偏盲或象限盲。

4）枕叶出血：同侧后枕部疼痛，对侧同向偏盲或象限盲，并有黄斑回避现象，可有视物变形。一般无肢体瘫痪和锥体束征。

（6）脑室出血：约占脑出血的3%。常见的病因有血管畸形、动脉瘤、占位病变和高血压病。临床表现为急性头痛、呕吐伴昏迷；常出现丘脑下部受损的症状，如上消化道出血、中枢性高热、尿崩症等；体检示双侧瞳孔缩小，四肢肌张力增高，病理反射阳性，脑膜刺激征阳性。轻者仅有头痛和呕吐，而无其他表现，轻症患者预后良好。

四、实验室检查及特殊检查

头颅CT是脑出血首选的检查，出血后CT能立即显示病灶，怀疑为脑出血的患者应尽早进行CT检查。出血灶在CT上显示为高密度灶，边界清楚，CT值为75～80Hu，数小时后周边出现低密度的水肿带。高血压性脑出血常见于壳核、丘脑、桥脑或小脑。淀粉样变性和血管畸形引起的出血大多位于脑叶。脑出血急性期，头颅CT优于MRI，但MRI检查能更准确地显示血肿演变过程，对某些脑出血患者的病因探讨会有帮助，如能较好地发现脑瘤卒中，动脉瘤和动静脉畸形等。在脑出血后的3～10天，大的出血灶的占位效应明显，幕上病灶引起中线向健侧偏移，水肿带增宽。随着出血的吸收，病灶的密度和信号降低。当出血完全吸收时，CT上留下低密度的软化灶。对于怀疑为动脉瘤和动静脉畸形的患者，应行脑血管造影检查。

五、诊断和鉴别诊断

脑出血一般在活动中，情绪激动时发病，有局灶性神经功能受损的体征，结合典型的头颅 CT 表现，诊断不难。高血压性脑出血一般发生于 50 岁以上，有高血压病史，发病时血压很高，常见的出血部位是壳核、丘脑、桥脑和小脑。动静脉畸形引起的出血多在 40 岁以下，出血常见于脑叶，影像学检查可有血管异常表现。年龄较大，又无高血压病的多发性脑叶出血的患者常为淀粉样血管病，这种出血可反复发作。脑瘤卒中的患者发病前常常已有神经科局灶症状，头颅 CT 上血肿周围早期出现明显的水肿带。溶栓和抗凝治疗引起的脑出血多见于脑叶或原发病灶附近。

脑出血需与蛛网膜下腔出血、脑梗死、高血压脑病鉴别，有时亦需与脑膜炎等感染性疾病鉴别。头颅 CT 和 MRI 能提供可靠的结果。

六、治疗

（一）急性期治疗

自发性脑出血的治疗还没有国际统一的标准。目前普遍认同的观点是，脑出血急性期治疗的基本原则为控制颅内压增高，减轻脑水肿，调整血压，防止再出血，减少并发症，减轻血肿造成的继发性损害，促进神经功能恢复。

（1）基础护理和支持治疗：很重要。保持患者平静，卧床休息，头部少动，确保呼吸道通畅，昏迷患者应将头偏向一侧，以利于分泌物及呕吐物流出，并可防止舌根后坠阻塞呼吸道。吸氧，必要时气管插管或切开，予以机械通气。严密观察患者的生命体征，重症患者用心电监护仪。不能进食的患者予以胃管鼻饲，防止和治疗感染、褥疮和其他并发症，如上消化道出血，高血糖等。

（2）降低颅内压，减轻脑水肿：渗透性脱水剂是治疗的首选。常用的药物为 20% 甘露醇、甘油果糖和呋塞米，根据出血量、部位和患者的临床表现，决定用药的剂量和频率。甘露醇应用最广泛，其渗透压约为血浆的 4 倍，用药后血浆渗透压明显升高，使脑组织脱水，其降颅压作用确定可靠，可用 20% 甘露醇 125～250ml 快速静脉滴注，6～8 小时 1 次，一般用 5～7 天为宜，但应注意患者肾功能。肾功能不全的患者，可用甘油果糖代替甘露醇，其起作用的时间较慢，脱水作用温和，但持续时间长，可维持 6～12 小时，用法为 250～500ml 静脉滴注，每日 1～2 次。呋塞米主要辅助高渗性脱水剂的降颅压作用，在心功能或肾功能不全的患者中应用可减轻心脏负荷，促进体液排泄，一般建议与甘露醇交替使用。有条件的患者，可酌情使用白蛋白，白蛋白提高血浆胶体渗透压，使红细胞压积明显降低，产生血液稀释效应，从而减轻脑水肿。对皮质类固醇激素的使用尚有争议。

（3）调控血压：治疗高血压会降低颅内压，并减低再出血的危险性，但应缓慢平稳降压。如血压大于 200/110mmHg 时，在降颅压的同时给予降血压治疗，使血压稳定在略高于病前水平或 180/105mmHg 左右；收缩压在 170～200mmHg 或舒张压在 100～110mmHg，先脱水降颅压，必要时再用降压药；收缩压小于 165mmHg 或舒张压小于 95mmHg，不需降血压治疗。

（4）止血药的应用：对于稳定的脑内出血，周围的脑组织通过提高组织内压，压迫出血区域而止血，止血药无明确疗效。但少数患者出血早期（24 小时内）有可能继续出血或患者有凝血功能障碍时，可用止血药，时间不超过 1 周。

（5）并发症的治疗：脑出血患者也可有深静脉血栓形成和肺栓塞，这时抗凝剂的应用应该权衡利弊，根据具体情况而定。上消化道出血可用质子泵抑制剂和 H_2 受体拮抗剂。出现肺部和泌尿系统感染应选用敏感的抗生素。血糖的一过性升高可能是脑出血的应激反应，可适当应用胰岛素。

（6）外科手术的指征和禁忌症：手术的目的是尽可能迅速和彻底地清除血肿，最大限度地减少脑损伤，挽救患者生命，降低神经功能缺失的程度。应遵循个体化的治疗原则，权衡出血量和出血部位及患者的整体情况来决定是否手术。大脑半球出血大于 30ml，小脑出血大于 10ml 需要考虑手术。手术禁忌证为深昏迷或去大脑强直；生命体征不稳定；脑干出血；基底节或丘脑出血影响到脑干；病情发展急骤，数小时即深昏迷者。

（二）恢复期治疗

在脑出血恢复期，患者除了药物治疗外，还应该接受肢体功能、语言和心理方面的康复治疗和健康教育，康复治疗应尽早进行，最大可能地降低神经功能损伤，减少并发症，改善生活质量，提高患者及家属对脑出血的危险因素、预防和疗效的认识，理解脑出血后的康复治疗是一个长期持续的过程。在有条件的医院，应将患者收入康复卒中单元。也可进行社区康复，提高患者运动功能和日常生活能力。

七、预防

目前没有一种药物对脑出血明确有效，因此预防尤其重要，防治高血压是降低脑出血发病率、致残率和死亡率的最有效措施。

（1）一级预防：相当重要，强化健康教育，使居民提高对高血压病危害性的认识。用药物治疗和控制高血压是预防脑出血最主要的方法，使血压低于 140/90mmHg。同时，中老年人应有健康的生活方式，避免过度劳累、过重的体力工作和情绪激动，多食蔬菜、水果和低脂类食品，增加及保持适当的体力活动，适当减肥，戒烟限酒，保持乐观的生活态度。

（2）二级预防：脑出血后遗症患者除了积极控制高血压外，应适当进行体育锻炼，加强肢体的功能训练。

八、预后

脑出血的预后由出血部位和出血量决定。一般来说，脑干、丘脑、内囊出血和脑出血破入脑室的患者预后较差，出血量越大死亡率越高，存活的也有严重的后遗症，首次哥拉斯哥昏迷量表（GCS）评分越低，预后越差。少量的、位于脑功能静区的脑出血预后可以相当好，可完全恢复。脑出血可复发，如高血压性和淀粉样变性的患者，出血灶可在相同或不同部位。根据两次出血部位的关系可分为脑叶-脑叶型、基底节-基底节型、脑叶-基底节型、基底节-脑叶型和幕上-幕下型等，以前两型为多见。脑出血以后发生脑梗死也很常见。

（杨惠杰）

第五节　蛛网膜下腔出血

一、临床表现、病因及其临床特点

（一）概述

是指脑表面血管破裂后大量血液直接流入蛛网膜下腔，又称原发性蛛网膜下腔出血。不同于脑实质出血破入蛛网膜下腔引起的继发性蛛网膜下腔出血。蛛网膜下腔出血均有急性起病，剧烈头痛，呕吐、颈强、克氏征阳性等脑膜刺激征，血性脑脊液等共同的较典型的临床特点。部分患者可出现意识障碍、精神症状、偏瘫、失语、感觉障碍等。

（二）病因及临床特点

原发性蛛网膜下腔出血的原因很多，其中除动脉瘤、高血压动脉硬化、动静脉畸形三个主要原因外，还可由血液病、颅内肿瘤、动脉炎、静脉血栓等多种原因引起，此外，尚有15%～20%原因不明者。确定蛛网膜下腔出血的病因对治疗有重大意义。

1. 颅内动脉瘤　占蛛网膜下腔出血的50%～70%。虽可发生于任何年龄，但80%发病年龄在30～60岁最多见。可有动脉瘤的局灶症状，如动眼神经麻痹、眼球突出、视野缺损、三叉神经痛等，出血量一般较其他病因的为多，脑血管痉挛亦较多见，脑血管造影即可明确诊断。但在少数情况下脑血管造影亦可显示不出动脉瘤，这是由于瘤颈部有痉挛或瘤颈过于狭小或血块阻塞瘤腔，使造影剂充盈困难所致。

2. 高血压脑动脉粥样硬化　占 SAH 的5%～24%。老年人多见，意识障碍多见，而脑膜刺激征轻，多有高血压史，伴发糖尿病、冠心病者较多。

3. 脑血管畸形　占 SAH 的5%～10%。属先天性畸形，包括动静脉畸形、海绵状血管瘤、毛细血管扩张症和静脉血管瘤，以动静脉畸形（或动静脉瘤）最常见，好发于青年，93%位于幕上、7%位于幕下，以大脑前和大脑中动脉供血区多见。常并发偏瘫等局灶体征和癫痫发作。确诊靠血管造影。

4. 颅底异常血管网症（Moyamoya 病、烟雾病）　是由多种原因引起的颅底动脉慢性进行性加重的狭窄闭塞，伴有脑底双侧异常血管网形成特点的脑血管病。SAH 是其常见症状之一，可单独发生，亦可与偏瘫（出血或梗死）、癫痫并发。需靠脑血管造影确诊。

5. 其他原因　占 SAH 的5%～10%。①出血性疾病如血友病（Ⅶ因子缺乏）、Ⅵ因子缺乏、血小板减少症、抗凝治疗不当等。②白血病和再生障碍性贫血。③各种动脉炎。④静脉血栓形成等。均可通过病史、病前原发病表现与相应实验室检查确诊。

6. 原因不明　占 SAH 的15%～20%。系指通过临床和脑血管造影找不到原因的一组 SAH，有人将其称为"非动脉瘤性蛛网膜下腔出血"，并认为其在急性期几乎不发生再出血和脑血管痉挛，呈良性经过，预后较好，CT 仅在中脑环池有少量积血，有时亦可波及脚间池或四叠体池，而其他脑池无积血。

（三）老年人蛛网膜下腔出血的特点

（1）老年人蛛网膜下腔出血发病率高。

（2）意识障碍发生率高（40%～80%）：因老年人脑细胞功能脆弱，对缺血缺氧较敏感，易发生障碍。

（3）头痛、呕吐发生率低，程度较轻：因为老年人痛觉阈值高；意识障碍多，易将头痛掩盖；有不同程度脑萎缩，颅腔缓冲余地较大；出血速度常较慢且量较少。

（4）脑膜刺激征出现率低、程度轻，出现时间晚。这是因为老年人生理功能衰退、反应迟钝、脑萎缩，出血慢且量较少。

（5）发病时血压高较明显：因老年人基础血压较高，加上蛛网膜下腔出血后颅压增高，故血压更高。

（6）并发症多、死亡率高：老年人各脏器功能较差，合并肺部感染、心脏病、糖尿病、消化道出血、肾功能不全、水电解质紊乱者多，死亡率亦较高。

（7）发病原因高血压、动脉粥样硬化占多数（90%左右）。

（8）发病无明显诱因者多（55%～60%），症状不典型误诊率高（40%～50%）。并发脑血管痉挛较少。

二、并发症

蛛网膜下腔出血常见的并发症有：再出血、脑血管痉挛、脑积水、脑室积血、颅内血肿、脑梗死、癫痫和丘脑下部损害等。

1. 再出血　再出血可发生于第一次出血后的任何时间，再出血的原因多为动脉瘤、动静脉畸形、大脑基底异常血管网症的患者。精神紧张、情绪波动、用力排便、剧烈咳嗽、坐起活动、血压过高为常见诱发因素。其临床表现特点为：首次出血后病情稳定或好转情况下，突然再次出现剧烈头痛、呕吐、抽搐发作、昏迷，甚至脑脊液再次呈新鲜红色，脑脊液再次出现大量新鲜红细胞伴中性粒细胞。

2. 脑血管痉挛　发生率为16%～66%。按发生时间分为早发与晚发性，早发性发生于出血后数十分钟至数小时内，晚发性发生于病程4～16d，7～10d达高峰，平均持续2周。按累及血管范围分为局限性和弥散性多节段性，常涉及大脑前动脉，大脑中动脉，颈内动脉，也可发生于椎-基底动脉系统，病灶侧多于病灶对侧。早发性CVS多发生于破裂动脉瘤所在动脉，多为单侧局限性CVS，故有载瘤动脉定位意义；而晚发性CVS多为弥散性多节段性，可为单侧或双侧，对破裂动脉瘤载瘤动脉无定位价值。

3. 脑积水　SAH引起的脑积水分近期与远期脑积水，以远期并发的正常颅压脑积水较多见，但近期并发的急性脑积水也是不可忽视的并发症。SAH后急性脑积水是指发病后1周内发生的脑积水，发生率为9%～27%，无特异性临床症状和体征，通常表现为剧烈头痛、呕吐、脑膜刺激征，并可有意识障碍。而正常颅压脑积水则为SAH的远期并发症，系脑池蛛网膜粘连致脑脊液循环受阻及蛛网膜颗粒回收脑脊液减少所致，发生率为35%左右，临床表现为进行性智能衰退，步态不稳，锥体束征或锥体外系症状，尿急甚至尿失禁。

4. 丘脑下部损害　SAH后继发脑水肿、脑血管痉挛、再出血、脑室积血等均可引起丘脑下部不同程度的损害，导致自主神经、内脏功能及代谢紊乱，临床上出现呕吐、呕血、黑便、急性肺水肿、中枢性神经障碍（潮式呼吸）、心电图改变、心律失常、血压变化、高热或大汗、高血糖、尿崩症等，使临床症状更复杂化，病情更加重。

5. 脑梗死　SAH并发脑梗死见于SAH后迟发性CVS时，CVS程度重引起局部血流量小于18～20ml/100g脑组织，且持续时间过长时可导致脑梗死，个别尚可并发出血性梗死。故对 SAH 患者伴有偏瘫等病灶体征或意识障碍者，应及早做 CT 检查。

6. 癫痫　SAH 并发癫痫发生率 10% ~ 20%，大发作多见，少数不局限性或精神运动性发作。其发生原因与 SAH 后弥散性脑血管痉挛、脑血流降低、脑缺氧、脑血肿及病变血管的直接刺激等有关。癫痫发作可作为 SAH 首发症状，应引起注意。

三、辅助检查

蛛网膜下腔出血（SAH）时，电子计算机断层扫描（CT）、数字减影脑血管造影（DSA）、磁共振成像（MRI）、磁共振血管造影（MRA）、经颅多普勒超声（TCD）、局部脑血流测定（Regionalcerebral bloodr－CBF）、正电子发射断层扫描（PET）、单光子核素断层显像（SPECT）及腰穿刺脑脊液检查等，从各自不同角度对 SAH 及其并发症的诊断有帮助。

1. CT　是诊断 SAH 快速、安全和阳性率较高的检测方法，目前已成为诊断 SAH 的首选辅助检查。SAH 时 CT 可显示脑池、脑裂、脑沟局部或广泛性高密度。出血量大则在脑池形成高密度铸型。对 SAH 合并脑内血肿、脑室积血、脑积水、硬膜下血肿等并发症均能清晰显示，此外，CT 增强扫描有可能显示大的动脉瘤和脑血管畸形。

2. MRI　目前已成为诊断 SAH 的重要检测方法。与 CT 相比，其优缺点是：①MRI（MRA）可直接显示动脉瘤影像，尤其对于造影剂难以充盈的血栓性动脉瘤。②对脑血管畸形在显示血管结构方面亦优于 CT。③在显示脑血管造影不能发现的隐匿性脑血管畸形方面，明显优于 CT。但在显示并发的颅内血肿方面，CT 优于 MRI。此外在价格方面 MRI 明显高于 CT。

3. 脑血管造影、DSA 与 MRA　脑血管造影特别是全脑血管造影是显示颅内动脉瘤、脑血管畸形最好的方法。它可将动脉瘤的大小、数量、形态、痉挛及出血等情况都显示出来；对血管畸形亦能清晰显示，但由于脑血管畸形血循环快，常规的脑血管造影方法有时捕捉不到良好的摄片，不如 DSA 图像清楚。但 DSA 对颅内动脉瘤由于受颅骨的干扰及血管口径细小，其分辨力不如通常脑血管造影灵敏，然而对术后的动脉瘤和血管畸形检查血管分布情况、通畅情况及手术是否彻底等有独特的优点。MRA 是直接显示脑血管的一种无创性检测方法，对直径 0.3 ~ 1.5cm 动脉瘤的检出率可达 84% ~ 100%。但目前 MRA 尚不能取代脑血管造影，其主要原因是空间分辨率较差。

4. 腰椎穿刺　长期以来腰椎穿刺是诊断 SAH 的主要手段，但此法容易造成误伤的混淆和偶发脑疝的危险。如今已逐渐被 CT 取代，但尚不能完全取代，因为尚有小部分 SAH 患者，CT 及 MRI 在发病后可无阳性所见，对 CT 阴性的可疑病例，腰椎穿刺仍是重要的补充检查手段；50% 的 SAH 在发病 1 周后 CT 亦可无阳性所见，而 MRI 价格昂贵且不普及，对发病 1 周后的 SAH，腰椎穿刺仍是诊断的重要手段。

5. 局部脑血流测定（Re－gionalcerebral bloodr－CBF）　可做手术后预后判定指标；SAH 时 r－CBF 大多下降，如降低明显，则手术宜延期。

6. 正电子发射断层扫描（PET）、单光子核素断层显像（SPECT）及脑血管多普勒超声（TCD）　可用于 SAH 并发血管痉挛的诊断和预后判断。

四、诊断、鉴别诊断要点

1. 诊断要点　不论何种年龄，突然出现剧烈头痛、呕吐和脑膜刺激征，应高度拟诊蛛网膜下腔出血。腰穿脑脊液呈均匀一致血性、CT 扫描发现蛛网膜下腔有出血高密度影，则可确诊。对于老年人症状不典型时，应及时进行 CT 扫描和腰穿检查，及早确诊。

2. 临床上需要鉴别的疾病有

（1）脑出血：往往也可出现头痛、呕吐，但神经系统局灶征更为明显，脑膜刺激征则较轻。

（2）偏头痛：也可出现剧烈头痛、呕吐，甚至可有轻偏瘫，但一般情况较好，病情很快恢复。

（3）颅内感染：各种类型的脑炎和脑膜炎，可出现类似蛛网膜下腔出血的症状、体征，如头痛和脑膜刺激征等，但有引起感染的病史和体征。

五、治疗

急性期的治疗原则是积极防止继续出血，降低颅内压，防止继发性脑血管痉挛，减少并发症，寻找出血原因，治疗原发病，防止复发。

1. 一般处理　绝对卧床休息至少四周，避免搬动和过早离床。避免用力大小便，必要时可给以通便剂或留置导尿，防止剧烈咳嗽。头痛、兴奋或情绪激动时给予镇静止痛剂。维持血压稳定，有癫痫发作者应给予抗癫痫药物。长期卧床者，应预防褥疮和深静脉血栓的发生。

2. 脱水治疗　常用甘露醇、呋塞米等，详见脑出血一节。

3. 止血及防止再出血　常用药物：①氨甲苯酸：能直接抑制纤维蛋白溶酶。每次 100 ~ 200mg 加入 5% 葡萄糖液或生理盐水中静滴，每日 2 ~ 3 次，依病情决定用药时程。②6 - 氨基己酸（EACA）：4 ~ 6g 溶于 100ml 生理盐水或 5% ~ 10% 葡萄糖液中静滴，15 ~ 30min 滴完，维持量为每小时 1g，1 日量不超过 20g，可连续用 3 ~ 4d。③酚磺乙胺：能增加血小板数量，促使其释放凝血活性物质。每次 250 ~ 500mg 加入 5% 葡萄糖液或生理盐水中静滴，也可肌肉注射，每日 1 ~ 3 次依病情决定用药时程。④巴曲酶：具有凝血酶及类凝血酶作用。急性出血时，可静脉注射，每次 2 克氏单位（KU），5 ~ 10min 生效，持续 24h。非急性出血或防止出血时，可肌肉或皮下注射，一次 1 ~ 2KU，20 ~ 30min 生效，持续 48h。用药次数视情况而定，1 日总量不超过 8KU。⑤卡巴克洛：能增加毛细血管对损伤的抵抗力，降低毛细血管的通透性。每次 5 ~ 10mg，肌注或静脉注射，每日 2 ~ 4 次。依病情决定用药时程。

4. 防止脑动脉痉挛　早期应用钙离子拮抗剂尼莫地平 20 ~ 40mg，每日 3 次，连用 3 周以上。

5. 治疗脑积水　发生急性阻塞性脑积水者，应积极进行脑室穿刺引流和冲洗，清除凝血块。同时应用脱水剂。

6. 病因治疗　是防止再出血的有效措施。蛛网膜下腔出血病因明确后，应进行针对性处理。动脉瘤或脑血管畸形者，可视具体情况行介入或手术治疗。

（杨惠杰）

第六节　高血压脑病

高血压脑病是一种暂时性急性脑功能障碍综合征。各种原因所致的动脉性高血压，均可引起高血压脑病。目前仍公认高血压脑病是急性脑血管病的一个类型。近年来由于对高血压的诊断越来越重视和抗高血压药物的不断发展，这一综合征已日益少见。

一、概述

高血压脑病常见于原发性恶性高血压、急性或慢性肾小球肾炎、妊娠高血压综合征，也可见于嗜铬细胞瘤、库兴综合征、长期服用降血压药突然停药后、长期服用单胺氧化酶抑制剂（抗抑郁剂）同时服用酪胺（奶油和各种乳酪）等引起的血压增高。发病前有过度劳累、神经紧张或情绪激动的诱发因素。

高血压脑病的发病机制尚未完全清楚。可以肯定的是与动脉血压增高有关，当血压急剧升高时，脑的小动脉发生痉挛、造成血液循环障碍，组织缺血缺氧。而后通过自动调节机制，使脑的血液供应在一定范围内得到纠正。当血压继续恶性升高时，自动调节机制破坏，脑血管完全扩张，血流量增加，造成过度灌注，血管内液体外渗，迅速出现脑水肿和颅内压增高，毛细血管壁变性坏死，点状出血及微梗死，而产生脑功能全面障碍的症状。

二、病理

高血压脑病脑实质最具特征性的变化是表面或切面可见瘀点样或裂隙状出血及微梗死灶。脑血管特征性改变是脑内细小动脉节段性、局限性纤维性样坏死；非特征性的改变有脑内细小动脉透明样变性、中层肥厚，大中动脉粥样硬化等，还可见小动脉及毛细血管内微血栓形成。高血压脑病时，脑组织水分增加，冠状切面上见有水肿表现，白质常为淡黄色。显微镜下可见神经组织水肿明显，并有大片脱髓鞘改变。可见神经胶质瘢痕形成。

三、临床表现

临床多见于既往有血高压病史者，可有如下症状和体征：①发病年龄较宽，小儿到老年均可罹患本病。根据年龄的不同而见于不同的原发病，小儿多有急性肾炎，青年孕妇多有子痫，恶性高血压多见于 30～50 岁壮年。②急性起病，病情在 12～48h 达高峰，发病时常有血压急剧升高。以往血压相对正常者，血压突升至 180/120mmHg 时即可发病。慢性高血压者，可能在 230～250/120～150mmHg 以上才会发病。③全脑症状以剧烈头痛、抽搐和意识障碍三联征为主要表现，常伴有恶心、呕吐、烦躁不安或意识模糊、定向障碍、反应迟钝等症状。局灶症状可有短暂视力障碍、偏瘫、偏身感觉障碍和失语等。严重者可死亡。④可有原发病症状，肾炎者常有水肿、血尿、少尿和无尿，子痫者常伴有水肿和高血压等。⑤眼底检查可见视盘水肿，视网膜上有焰状出血及渗出，动脉痉挛变细等。

四、辅助检查

1. 腰穿　可见脑脊液压力升高或正常，蛋白轻度增高，偶有白细胞增多或有少量红细胞。

2. TCD 检查　可因血管痉挛而检测到血流速度改变。

3. CT 检查　可见脑水肿，双侧半球的密度减低，脑室变小，其他结构和位置正常。

4. MRI　可见半球有 T_2 高信号。CT 和 MRI 的改变于几周内完全恢复正常，可与脑梗死和脱髓鞘鉴别。

五、诊断

中青年患者，有高血压或能引起血压增高的其他疾病病史，血压急剧增高以舒张压增高为主，突发剧烈头痛、抽搐和意识障碍，心率慢及心绞痛、心力衰竭。并能通过 CT 或 MRI 除外其他脑血管病，应考虑本病。

六、鉴别诊断

本病需与脑出血、脑梗死及蛛网膜下腔出血鉴别。高血压脑病患者若及时降低血压，症状和体征很快恢复正常。而脑出血、脑梗死及蛛网膜下腔出血除症状不能很快恢复外，还有其特异的影像学或腰穿的改变。此外，既往有肾性高血压患者应与尿毒症脑病鉴别，有糖尿的患者应与糖尿病昏迷或低血糖（及胰岛素后）昏迷鉴别。

七、治疗

本病发病急、变化快，易发生脑疝、颅内出血或持续抽搐而死亡，需尽快采取以下治疗措施。

（一）迅速控制血压

应使血压尽快降至 160/100mmHg 左右或接近患者平时血压水平。但血压不宜降的太低，以免脑、心供血障碍而发生梗死。

1. 硝普钠　直接松弛周围血管，降低外周阻力。常用 50mg 加入 5% 葡萄糖 500ml 中静滴，初速在 50μg/min，逐步加量致血压降至需要水平，最大量为 400μg/min。此药作用快，维持时间短暂，须在监护下缓慢静脉滴注，根据血压情况调整用量。

2. 利舍平　1~2mg 肌内注射，每日 1~3 次。注射后 1.5~3h 才显示降压效果。重症患者不应作为首选。

3. 硫酸镁　常用 25% 硫酸镁 10ml 深部肌内注射，6~12h 可重复肌内注射 1 次。重症患者不应作为首选。

4. 压宁定　将 12.5~25mg 注射剂加入 10ml 生理盐水或葡萄糖溶液中静脉注射，观察血压变化，15min 后如必要可重复注射 12.5mg。为了维持疗效或缓慢降压的需要，可将本药注射剂溶解在生理盐水或葡萄糖溶液中静点，滴速一般为 100~400μg/min。

当血压下降至需要水平后，可口服降压药物控制血压，以免血压再度升高。

（二）减轻脑水肿、降低颅内压

可用 20% 甘露醇 250ml 快速静滴，每 6~8h 一次，也可用 10% 甘油 500ml 静滴或肌注呋塞米等。

（三）制止抽搐

抽搐严重者首选安定 10ml 静脉缓慢注射。亦可使用苯巴比妥钠、副醛、苯妥英钠等。

（四）治疗原发病

对有心肾病变应者应予相应治疗。妊娠高血压综合征应及早终止妊娠。

（杨惠杰）

第七节　脑动脉硬化症

脑动脉硬化症是指在全身动脉硬化的基础上，脑部血管的弥漫性硬化、管腔狭窄及小动脉闭塞，供应脑实质的血流减少，神经细胞变性而引起的一系列神经与精神症状。本病发病年龄大多在 50 岁以上。脑动脉硬化的好发部位多位于颈动脉分叉水平，而颈总动脉的起始部很少发生。

一、病因及发病机制

该病病因尚未完全明了，大多数学者认为与下列因素有关。

（一）脂质代谢障碍和内膜损伤

脂质代谢障碍和内膜损伤是导致动脉粥样硬化最早和最主要的原因。早期病变发生于内膜，大量中性脂肪、胆固醇由浆中移出而沉积于血管壁的内膜上形成粥样硬化斑块。

（二）血流动力学因素的作用

脂质进入和移出内膜的速度经常处于动态的平衡。但在动脉分叉处、弯曲处、动脉成角、转向处或内膜表面不规则时，可影响血液的流层，使血液汹涌而形成旋涡流、湍流，由于高切应力和湍流的机械性损伤，致使内膜进一步损伤。血浆中的脂质向损伤的内膜移动占优势，致使高浓度的乳糜微粒及脂蛋白多聚在这一区域，加速动脉粥样硬化的发生及发展。

（三）血小板聚集作用

近年来应用扫描电子显微镜的研究发现，血小板易在动脉分叉处聚集，血小板与内皮细胞的相互作用而使内膜发生损伤，血小板在内皮细胞损伤处容易黏附，继而聚集，其结果是血小板血栓形成。

（四）高密度脂蛋白与动脉粥样硬化

高密度脂蛋白（HDL）与乳糜微粒（CM）及极低密度脂蛋白（VLDL）的代谢途径有密切关系。现已发现动脉粥样硬化患者血清高密度脂蛋白降低，故认为高密度脂蛋白降低可导致动脉粥样硬化。

（五）高血压与动脉粥样硬化

高血压是动脉粥样硬化的重要因素，患有高血压时，由于血流冲击，使动脉壁承受很强的机械压力，可促进动脉粥样硬化的发生和发展。

二、病理生理

动脉硬化早期，在动脉的内膜上出现数毫米大小的黄色脂点或出现数厘米长的黄色脂肪条。病变进一步发展则形成纤维斑块，斑块表面可破溃形成溃疡出血，亦可形成附壁血栓，可使动脉管腔变细甚至闭塞。

三、临床表现

（一）早期

脑动脉粥样硬化发展缓慢，呈进行性加重，早期表现类似神经衰弱，患者有头痛、头胀、头部压紧感，还可有耳鸣、眼花、心悸、失眠、记忆力减退、烦躁以及易疲倦等症状，头晕、头昏、嗜睡以及精神状态的改变。逐渐出现对各种刺激的感觉过敏，情绪易波动，有时激动、焦虑、紧张、恐惧、多疑，有时又出现对周围事物无兴趣、淡漠及颓丧、伤感，对任何事情感到无能为力、不果断。并常伴有自主神经功能障碍，如手足发冷、局部出汗，皮肤划纹征阳性。脑动脉粥样硬化时可引起脑出血，临床上可发生眩晕、昏厥等症状，并可有短暂性脑缺血发作。

（二）进展期

随着病情的进展，患者可出现许多严重的神经精神症状及体征，其临床表现有以下几类。

（1）动脉硬化性帕金森病：患者面部缺乏表情，发音低而急促，直立时身体向前弯，四肢强直而肘关节略屈曲，手指震颤而呈搓丸样，步伐小而身体向前冲，称为"慌张步态"。其他症状尚有出汗多，皮脂溢出多，言语障碍、流口水多、吞咽费力等。少数患者晚期可出现痴呆。

（2）脑动脉硬化痴呆：患者缓慢起病，呈阶梯性智能减退，早期患者可出现神经衰弱综合征，逐渐出现近记忆力明显减退，而人格、远记忆力、判断、计算力尚能在一段时间内保持完整。患者情绪不稳，易激惹、喜怒无常、夜间可出现谵妄或失眠，有时出现强哭、强笑或情绪淡漠，最后发展为痴呆。

（3）假性延髓性麻痹：其临床特征为构音障碍、吞咽困难，饮水呛咳，面无表情，轻度情绪刺激表现为反应过敏以及不能控制的强哭、强笑或哭笑相似而不易分清，这种情感障碍系病变侵犯皮质丘脑阻塞所致。

（4）脑神经损害：脑动脉硬化后僵硬的动脉可压迫脑底部的脑神经而使其功能发生障碍，如双鼻侧偏盲、三叉神经痛性抽搐、双侧展或面神经瘫痪，或引起一侧面肌痉挛等症状。

（5）脑动脉硬化：神经系统所出现的体征临床上可出现一些原始反射，如强握反射、口舌动作等。同时可伴有皮质高级功能的障碍，如语言障碍、吐词困难，对词的短暂记忆丧失，命名不能、失用，亦出现体像障碍、皮质感觉障碍，锥体束损害以及脑干、脊髓损害的症状。另外，还可出现括约肌功能障碍，如尿潴留或失禁，大便失禁等。脑动脉硬化症还可引起癫痫发作，其发作形式可为杰克森（Jackson）发作、沟回发作或全身性大发作。

四、辅助检查

1. 血生化测定　患者血胆固醇增高，低密度脂蛋白增高，高密度脂蛋白降低，血甘油三酯增高，血β-脂蛋白增高，约90%以上的患者表现为Ⅱ或Ⅳ型高脂血症。

2. 数字减影　动脉造影可显示脑动脉粥样硬化所造成的动脉管腔狭窄或动脉瘤病变。脑动脉造影显示动脉异常弯曲和伸长。动脉内膜存在有动脉粥样硬化斑，使动脉管腔变得不规则，呈锯齿状，最常见于颈内动脉虹吸部，亦可见于大脑中、前、后动脉。

3. 经颅多普勒检查　根据所测颅内血管的血流速度、峰值、频宽、流向，判断出血管有无狭窄和闭塞。

4. CT扫描及MRI检查　CT及MRI可显示脑萎缩及多发性腔隙性梗死。

5. 眼底检查　40%左右的患者有视网膜动脉硬化症，表现为动脉迂曲，动脉直径变细不均，动脉反光增强，呈银丝样改变以及动静脉交叉压迹等。

五、诊断

（1）年龄在 45 岁以上。

（2）初发高级神经活动不稳定的症状或脑弥漫性损害症状。

（3）有全身动脉硬化，如眼底动脉硬化 Ⅱ 级以上或主动脉弓增宽及颞动脉或桡动脉较硬以及冠心病等。

（4）神经系统阳性体征如腱反射不对称，掌颌反射阳性及吸吮反射阳性等。

（5）血清胆固醇增高。

（6）排除其他脑病。

上述 6 项为诊断脑动脉硬化的最低标准。可根据身体任何部位的动脉硬化症状，如头部动脉的硬化，精神、神经症状呈缓慢进展，伴以短暂性脑卒中样发作，或有轻重不等的较广泛的神经系统异常。有脑神经、锥体束和锥体外系损害，并除外颅内占位性病变，结合实验室检查可以做出临床诊断。

六、鉴别诊断

本病应与以下疾病相鉴别。

1. 神经衰弱综合征　脑动脉硬化发病多在 50 岁以后，没有明显的精神因素，临床表现以情感脆弱、近记忆减退为突出症状。此外，表现为思维活动迟钝，工作能力下降，眼底动脉硬化及血脂明显增高均可与神经衰弱鉴别。

2. 老年性痴呆　脑动脉硬化症晚期可出现痴呆，故应与老年性痴呆相鉴别。

3. 颅内占位性病变　颅内占位性病变如脑瘤、转移瘤、硬脑膜下血肿。颅内占位性病变常缺乏血管硬化的体征，多伴有进行性颅内压增高及脑脊液蛋白高的表现。CT 扫描或 MRI 检查可加以鉴别。

4. 躯体性疾病　躯体性疾病如营养障碍、严重贫血、内分泌疾病、心肺疾病伴缺氧和二氧化碳潴留、肾脏疾病伴尿毒症、慢性充血性心力衰竭、低血糖、脑积水等，均应加以鉴别。以上各种疾病可根据临床特征、辅助检查加以鉴别。

七、治疗

1. 一般防治措施

（1）合理饮食：食用低胆固醇、低动物性脂肪食物，如瘦肉、鱼类、低脂奶类。提倡饮食清淡，多食富含维生素 C（新鲜蔬菜、瓜果）和植物蛋白（豆类及其制品）的食物。

（2）适当的体力劳动和体育锻炼：对预防肥胖，改善循环系统的功能和调整血脂的代谢有一定的帮助，是预防本病的一项积极措施。

（3）生活要有规律：合理安排工作和生活，保持乐观，避免情绪激动和过度劳累，要有充分的休息和睡眠，在生活中不吸烟、不饮酒。

（4）积极治疗有关疾病：如高血压、糖尿病、高脂血症、肝肾及内分泌疾病等。

2. 降低血脂　高脂血症经用体育疗法、饮食疗法仍不降低者，可选用降脂药物治疗。

（1）氯贝丁酯（安妥明）：0.25 ~ 0.5g，3 次/d，口服。病情稳定后应酌情减量维持。

其能降低甘油三酯，升高高密度脂蛋白。少数患者可出现荨麻疹或肝、肾功能变化，需定期检查肝肾功能。

（2）二甲苯氧庚酸（吉非罗齐，诺衡）：300mg，3次/d，口服。其效果优于氯贝丁酯，有降低甘油三酯、胆固醇，升高高密度脂蛋白的作用。不良反应同氯贝丁酯。

（3）普鲁脂芬（非诺贝特）：0.1g，3次/d，口服。它是氯贝丁酯的衍生物，血尿半衰期较长，作用较氯贝丁酯强，能显著降低甘油三酯和血浆胆固醇，显著升高血浆高密度脂蛋白。不良反应较轻，少数病例出现血清谷丙转氨酶及血尿素氮暂时性轻度增高，停药后即恢复正常。原有肝肾功能减退者慎用，孕妇禁用。

（4）普罗布考（丙丁酚）：500mg，3次/d，口服。能阻止肝脏中胆固醇的乙酰乙酸生物合成，降低血胆固醇。

（5）亚油酸：300mg，3次/d，口服，或亚油酸乙酯1.5~2g，3次/d，口服。其为不饱和脂肪酸，能抑制脂质在小肠的吸收与合成，影响血浆胆固醇的分布，使其较多地向血管壁外的组织中沉积，降低血管中胆固醇的含量。

（6）考来烯胺（消胆胺）：4~5g，3次/d，口服。因其是阴离子交换树脂，服后与胆汁酸结合，断绝胆酸与肠－肝循环，促使肝中胆固醇分解成胆酸，与肠内胆酸一同排出体外，使血胆固醇下降。

（7）胰肽酶（弹性酶）：每片150~200U，1~2片，3次/d，口服。服1周后见效，8周达高峰。它能水解弹性蛋白及糖蛋白等，能阻止胆固醇沉积在动脉壁上，并能提高脂蛋白脂酶活性，能分解乳糜微粒，降低血浆胆固醇。无不良反应。

（8）脑心舒（冠心舒）：20mg，3次/d，口服。其是从猪十二指肠提取的糖胺多糖类药物，能显著地降低血浆胆固醇和甘油三酯，促进纤维蛋白溶解，抗血栓形成。对一过性脑缺血发作、脑血栓、椎－基底动脉供血不足等有明显疗效。

（9）血脉宁（安吉宁，吡醇氨酯）：250~500mg，3次/d，口服。6个月为1疗程。能减少血管壁上胆固醇的沉积，减少血管内皮损伤，防止血小板聚集。不良反应较大，有胃肠道反应，少数病例有肝功能损害。

（10）月见草油：1.2~2g，3次/d，口服。是含亚油酸的新药，为前列腺素前体，具有降血脂、降胆固醇、抗血栓作用。不良反应小，偶见胃肠道反应。

（11）多烯康胶丸：每丸0.3g或0.45g，每次1.2~1.5g，3次/d，口服。为我国首创的富含二十碳五烯酸（EPA）和二十二碳六烯酸（DAH）的浓缩鱼油。其含EPA和DAH达70%以上，降低血甘油三酯总有效率为86.5%，降低血胆固醇总有效率为68.6%，并能显著抑制血小板聚集和阻止血栓形成，长期服用无毒副反应，而且疗效显著。

（12）甘露醇烟酸酯片：400mg，3次/d，口服。是我国生产的降血脂、降血压的新药。降血甘油三酯的有效率达75%，降舒张压的有效率达93%，使头痛、头晕、烦躁等症状得到改善。

（13）其他：维生素C、维生素B、维生素E、烟酸等药物。

3. 扩血管药物　扩血管药物可解除血管运动障碍，改善血循环，主要作用于血管平滑肌。

（1）盐酸罂粟碱：可改善脑血流，60~90mg，加入5%葡萄糖液或低分子右旋糖酐500ml中静滴，1次/d，7~10d为1疗程。或30~60mg，1~2次/d，肌注。

（2）己酮可可碱：0.1g，3次/d，口服。除扩张毛细血管外，还增进纤溶活性，降低红细胞上的脂类及黏度，改善红细胞的变形性。

（3）盐酸培他啶、烟酸、山莨菪碱、舒血管素等均属常用扩血管药物。

4. 钙通道阻滞剂　其作用机制有：①扩张血管，增加脑血流量，阻滞 Ca^{2+} 跨膜内流；②抗动脉粥样硬化，降低胆固醇；③抗血小板聚集，减低血黏度，改善微循环；④保护细胞，避免脑缺血后神经元细胞膜发生去极化；⑤维持红细胞变形能力，是影响微循环中血黏度的重要因素。

（1）尼莫地平：30mg，2～3次/d，口服。

（2）尼卡地平：20mg，3次/d，口服，3d后渐增到每日60～120mg，不良反应为少数人思睡、头晕、倦怠、恶心、腹胀等，减量后即可消失，一般不影响用药。而肝肾功能差和低血压者慎用，颅内出血急性期、妊娠、哺乳期患者禁用。

（3）地尔硫䓬（硫氮䓬酮）：30mg，3次/d，口服。不良反应为面红、头痛、心动过速、恶心、便秘，个别患者有转氨酶暂时升高。孕妇慎用，房颤、心房扑动者禁用。注意不可嚼碎药片。

（4）氟桂利嗪：5～10mg或6～12mg，1次/d，顿服。不良反应为乏力、头晕、嗜睡、脑脊液压力增高，故颅内压增高者禁用。

（5）桂利嗪（脑益嗪）：25mg，3次/d，口服。

5. 抗血小板聚集药物　因为血小板在动脉粥样硬化者体内活性增高，并释放平滑肌增生因子使血管内膜增生。升高血中半胱氨酸，导致血管内皮损伤，脂质易侵入内膜，吞噬大量的低密度脂蛋白的单核巨噬细胞，在血管壁内转化为泡沫细胞，而形成动脉粥样硬化病变，因此抗血小板治疗是防治脑血管病的重要措施。

（1）肠溶阿司匹林（乙酰水杨酸）：50～300mg，1次/d，口服，是花生四烯酸代谢中环氧化酶抑制剂，能减少环内过氧化物，降低血栓素 A_2 合成。

（2）二十碳五烯酸：1.4～1.8g，3次/d，口服。它在海鱼中含量较高，是一种多烯脂肪酸。在代谢中可与花生四烯酸竞争环氧化酶，减少血栓烷A的合成。

（3）银杏叶胶囊（或银杏口服液）：能扩张脑膜动脉和冠状动脉，使脑血流量和冠脉流量增加，并能抗血小板聚集，降血脂及降低血浆黏稠度，达到改善心脑血循环的功能。银杏叶胶囊2丸，3次/d，口服。银杏口服液10ml，3次/d，口服。

（4）双嘧达莫（潘生丁）：50mg，3次/d，口服。能使血小板环磷腺苷增高，延长血小板的寿命，抑制血小板聚集，扩张心脑血管等。

（5）藻酸双酯钠：0.1g，3次/d，口服。也可0.1～0.2g，静滴。具有显著的抗凝血、降血脂、降低血黏度及改善微循环的作用。

6. 脑细胞活化剂　脑动脉硬化时，可引起脑代谢障碍，导致脑功能低下，为了恢复脑功能和改善临床症状，常用以下药物。

（1）胞磷胆碱：0.2～0.5g，静注或加用5%～10%葡萄糖后静滴，5～10d为1疗程。或0.1～0.3g/d，分1～2次肌注。它能增强与意识有关的脑干网状结构功能，兴奋锥体束，促进受伤的运动功能的恢复，还能增强脑血管的张力及增加脑血流量，增强细胞膜的功能，改善脑代谢。

（2）甲磺双氢麦角胺（舒脑宁）：1支（0.3mg），1次/d，肌注，或1片（2.5mg），

2 次/d，口服。其为最新脑细胞代谢功能改善剂。它能作用于血管运动中枢，抑制血管紧张，促进循环功能，能使脑神经细胞的功能再恢复，促使星状细胞摄取充足的营养素，使氧、葡萄糖等能量输送到脑神经细胞，从而改善脑神经细胞新陈代谢。

（3）素高捷疗：0.2~0.4g，1 次/d，静注，或加入 5% 葡萄糖中静滴，15d 为 1 疗程。可激发及加快修复过程。在供氧不足的状态下，改善氧的利用率，并促进养分穿透入细胞。提高与能量调节有关的代谢率。

（4）艾地苯醌（维伴）：30mg，3 次/d，口服。能改善脑缺血的脑能量代谢（包括激活脑线粒体、呼吸活性、改善脑内葡萄糖利用率），改善脑功能障碍。

（杨惠杰）

第八节　颅内动脉瘤

颅内动脉瘤是引起自发性蛛网膜腔出血最常见的原因。

一、临床表现

（一）发病年龄

多在 40~60 岁，女多于男，约为 3：2。

（二）症状

1. 动脉瘤破裂出血　主要表现为蛛网膜下隙出血，但少数出血可发生于脑内或积存于硬脑膜下，分别形成脑内血肿或硬膜下血肿，引起颅内压增高和局灶性脑损害的症状。颅内动脉瘤一旦出血以后将会反复出血，每出一次血，病情也加重一些，死亡率也相应增加。

2. 疼痛　常伴有不同程度的眶周疼痛，成为颅内动脉瘤最常见的首发症状；部分患者表现为三叉神经痛，偏头痛并不多见。

3. 抽搐　比较少见。

4. 下丘脑症状　如尿崩症、体温调节障碍及脂肪代谢紊乱。

（三）体征

1. 动眼神经麻痹　是颅内动脉瘤所引起的最常见的症状。可以是不完全的，以眼睑下垂的表现最为突出。

2. 三叉神经的部分麻痹　较常见于海绵窦后部及颈内动脉管内的动脉瘤。

3. 眼球突出　常见于海绵窦部位的颈内动脉瘤。

4. 视野缺损　是由于动脉瘤压迫视觉通路的结果。

5. 颅内血管杂音　不多见，一般都限于动脉瘤的同侧，声音很微弱，为收缩期吹风样杂音。

二、辅助检查

（一）腰穿

腰穿用于检查有潜在出血的患者，或临床怀疑出血而 CT 蛛网膜下隙未见高密度影患者。

（二）影像学检查

1. 头颅 CT　在急性患者，CT 平扫可诊断 90% 以上的出血，并可发现颅内血肿、水肿、脑积水。

2. 头颅 MRI 和 MRA　可提供动脉瘤更多的资料。可作为脑血管造影前的无创伤筛选方法。

（三）脑血管造影

脑血管造影在诊断动脉瘤上占据绝对优势，可明确动脉瘤的部位和形状，评价对侧循环情况，发现先天性异常以及诊断和治疗血管痉挛有重要价值。

三、诊断

既往无明确高血压病史，突然出现自发性蛛网膜下隙出血症状时，均应首先怀疑有颅内动脉瘤的可能，如患者还有下列情况时，则更应考虑颅内动脉瘤可能。

（1）有一侧动眼神经麻痹症状。

（2）有一侧海绵窦或眶上裂综合征（即有一侧Ⅲ、Ⅳ、Ⅵ等颅神经麻痹症状），并有反复大量鼻出血。

（3）有明显视野缺损，但又不属于垂体腺瘤中所见的典型的双颞侧偏盲，且蝶鞍的改变不明显者，应考虑颅内动脉瘤的可能，应积极行血管造影检查，以明确诊断。

四、鉴别诊断

（一）颅内动脉瘤与脑动静脉畸形的鉴别（表 7-3）

表 7-3　颅内动脉瘤与脑动静脉畸形的鉴别

	颅内动脉瘤	脑动静脉畸形
年龄	较大，20 岁以下，70 岁以上少见，发病高峰为 40~60 岁	较小，50 岁以上少见，发病高峰 20~30 岁
性别	女多于男，约 3：2	男多于女 2：1
出血症状	蛛网膜下隙出血为主，出血量多，症状较重，昏迷深、持续久，病死率高	蛛网膜下隙出血及脑内出血均较多，脑脊液含血量相对较少，症状稍轻，昏迷较浅而短，病死率稍低
癫痫发作	少见	多见
动眼神经麻痹	多见	少见或无
神经功能障碍	偏瘫、失语较少	偏瘫、失语较多
再出血	相对较多，间隔时间短	较少，间隔时间长
颅内杂音	少见	相对较多
CT 扫描	增强前后阴性者较多，只有在适当层面可见动脉瘤影	未增强时多数可见不规则低密度区，增强后可见不规则高密度区，伴粗大的引流静脉及供血动脉

（二）有动眼神经麻痹的颅内动脉瘤

应与糖尿病、重症肌无力、鼻咽癌、蝶窦炎或蝶窦囊肿、眼肌麻痹性偏头痛、蝶骨嵴内侧或鞍结节脑膜瘤及 Tolosa-Hunt 综合征鉴别。

（三）有视觉及视野缺损的颅内动脉瘤

应与垂体腺瘤、颅咽管瘤、鞍结节脑膜瘤和视神经胶质瘤鉴别。

（四）后循环上的颅内动脉瘤

应与桥、小脑角的肿瘤，小脑肿瘤及脑干肿瘤做鉴别。

五、治疗

（一）手术治疗

首选手术治疗，由于外科手术技术的不断进步，特别是显微神经外科的发展，及各种动脉瘤夹的不断完善，使其手术效果大为提高，手术的病残率与死亡率都降至比其自然病残率及死亡率远为低的程度。因此，只要手术能达到，都可较安全的采用不同的手术治疗。

（二）非手术治疗

颅内动脉瘤的非手术治疗适用于急性蛛网膜下隙出血早期，病情的趋向尚未能明确时；病情严重不允许作开颅手术，或手术需要延迟进行者；动脉瘤位于手术不能达到的部位；拒绝手术治疗或等待手术治疗的病例。

1. 一般治疗　卧床应持续 4 周。
2. 脱水药物　主要选择甘露醇、呋塞米等。
3. 降压治疗　药物降压须谨慎使用。
4. 抗纤溶治疗　可选择 6 - 氨基己酸（EACA），但对于卧床患者应注意深静脉栓塞的发生。

（杨惠杰）

第九节　脑动静脉畸形

脑动静脉畸形系指一种先天性脑血管发育异常。脑内血管呈集团状的迂回走行，动静脉之间直接沟通或吻合短路，两者之间正常的毛细血管联络结构缺如，又称脑动静脉瘘。

一、病因病理及发病机制

病因为胚胎发育异常的先天性畸形。在胚胎期脑血管胚芽演化过程中即在不同阶段发生病变。由于动脉压力大而静脉压力低，短路血流通畅，其通路日益扩大，畸形血管团的体积范围亦日增，有几条灌注动脉和引流静脉可增粗如索。畸形区的静脉压增高，远端静脉因血液回流不畅而怒张，病变区血管壁菲薄，极易破裂出血。瘘口大小不一，大型者血管畸形成团，通常有核桃大小，甚至拳头大小，可涉及 1~2 个脑叶，呈楔形或三角形。小型者肉眼难见，通常不超过 20~30mm，如米粒大小。绝大部分病变区位于幕上半球浅部，而于中线及深部较少。供血动脉以大脑中动脉为多，而颈外动脉的脑膜支及头皮动脉供血较少。

二、临床表现

1. 头痛　约60%的患者表现为长期慢性头痛或突发性加重，常呈搏动性，可伴有颅内杂音，低头时更明显。周期性头痛者可能与血管痉挛有关。

2. 癫痫　约30%的患者表现为癫痫大发作或颞叶性精神运动性发作形成。

3. 定位征　天幕上病变可进行性出现精神异常、偏瘫、失语、失读、失计算等局灶症状；天幕下病变可见眩晕、复视、眼球震颤、步态不稳及构音障碍等症状。

4. 脑水肿　约25%的患者出现视神经乳头水肿，多继发于出血后导致的脑水肿。

5. 颅内出血　40%~60%的患者为蛛网膜下腔出血，以10~40岁多发，其中约65%的患者发病于20岁以前。后颅凹动静脉畸形以蛛网膜下腔出血为首发症状者占80%以上。

6. 血管杂音　当病灶伸展于大脑表面时，相应头颅骨或眼眶部、颈部听诊可闻及血管杂音，压迫颈总动脉可使杂音减低或消失。

7. 单侧突眼　单侧突眼常是由于静脉压力增高，眼静脉回流不畅所致。

8. 并发症　常见的并发症有颅内动脉瘤、多囊肾、先天性心脏病、肝脏海绵样血管瘤等。

三、辅助检查

1. 头颅X线平片　头颅X线平片显示颅骨板障血管影明显，或颅骨内板局限被侵蚀而显示模糊影或骨质菲薄，脑膜中动脉沟迂曲变宽，少数病灶伴有病理性环形钙化影。

2. 脑脊液　血管未破裂前脑脊液正常，出血时脑脊液呈均匀血性。

3. 脑血管造影　依靠脑血管造影可发现畸形血管，扩张迂曲而成簇团，如有血肿则常见血管移位，有时显示来自颈外的供血动脉。

4. 脑电图　脑电图异常率占61%。

5. CT脑扫描　CT脑扫描可显示大脑局限性或半球部位低密度影，必要时增强扫描。凡脑血管造影阴性而被CT扫描证实者，则称为隐匿性脑血管畸形。

四、诊断及鉴别诊断

（一）诊断

诊断主要依据：①青年人多发，有蛛网膜下腔出血和（或）脑出血史。②有癫痫发作史，特别是局限性癫痫，或偏头痛发作史。③有局限性神经定位征，头顶部血管杂音，单侧突眼等。④依靠脑血管造影或CT证实。

（二）鉴别诊断

本病主要应与偏头痛及其他病因所致的癫痫相鉴别。

五、治疗

（一）控制癫痫

选用镇静剂控制或减轻癫痫发作程度及次数，苯妥英钠0.1g，3次/d，或苯巴比妥0.03g，3次/d。

（二）出血期

出血期按急性出血性脑血管病内科治疗。

（三）病因治疗

病因治疗主要是手术治疗或血管内栓塞治疗。凡出血形成血肿者，应及时行血肿清除术，并争取同时将畸形血管切除。若仅为蛛网膜下腔出血，经内科治疗待病情稳定后，选择适当时机再施行畸形血管切除术，目的在于防止出血，控制癫痫，改善脑功能。脑动静脉畸形是由动脉与静脉构成，有的包含动脉瘤与静脉瘤，脑动静脉畸形有供血动脉与引流静脉，其大小与形态多种多样。一般部位的脑动静脉畸形，可采用手术切除病灶或微导管血管内栓塞治疗。位于重要功能区、位置特别深的脑内或巨大病灶，可采取在数字减影下动脉内栓塞的方法，以减少畸形血管病灶的血液供应，使病变减小或有利于进一步的手术切除或 γ 刀放射治疗。手术方法是先找到供应动脉，于靠近病变处夹闭切断。切勿远离病变以防阻断供应邻近脑组织的分支，然后分离畸形血管，完全分离后再夹闭引流静脉，将病变切除。对大的高血流病变应分期手术，先行人工栓塞或手术阻断供应动脉，使病变血流减低，改善周围脑血循环，1～2 周后再做病变切除。

（杨惠杰）

第十节　颅内静脉窦及静脉血栓形成

一、定义及解剖学基础

颅内静脉系统包括脑静脉和静脉窦。

（1）脑部主要的静脉分深、浅两组：以大脑外侧沟为界，大脑浅静脉分为上、中、下三组。外侧沟以上的静脉属大脑上静脉，外侧沟部位的静脉为大脑中浅静脉，外侧沟以下的静脉属大脑下静脉。浅静脉主要收集大脑半球皮质和皮质下髓质的静脉血，分别注入颅顶部上矢状窦和颅底部海绵窦、横窦、岩上窦和岩下窦等。大脑中浅静脉是最大的浅静脉，它借大交通静脉（Trolard vein）与大脑上静脉吻合，通入上矢状窦；借枕交通静脉（Labbe vein）与横窦衔接。

大脑深静脉包括大脑内静脉、基底静脉等，主要收集大脑半球深部髓质、基底核、内囊、间脑、脑室脉络丛的静脉血，汇合成大脑大静脉（Galen's vein）。大脑大静脉位于胼胝体压部之下，血流注入直窦。

（2）大脑静脉窦为硬脑膜在某些部位两层分开形成的腔隙，是颅内静脉血的血流管道，又称硬脑膜窦。可分为甲、乙两组。甲组包括上矢状窦、下矢状窦、直窦、横窦、乙状窦。乙组包括海绵窦、岩上窦、岩下窦、基底静脉丛等。两组均引流入颈内静脉。颅内大的静脉窦主要如下：

上矢状窦位于大脑镰的上缘，前始自额骨的鸡冠，向后在枕骨内粗隆处与窦汇相沟通，再分流入左、右横窦。上矢状窦接受大脑上静脉分支来源的静脉血流，也与颅骨板障静脉以及属于颈外静脉系统的颅骨静脉相沟通。

下矢状窦位于大脑镰下缘的后半部，走向与上矢状窦相似，但比上矢状窦小而短，在小脑幕处直接与直窦相连。

直窦位于大脑镰与小脑幕连接处，接受来自下矢状窦、大脑大静脉的血液，向后与上矢状窦的后端融合称窦汇。

横窦是最大的静脉窦，位于枕骨内粗隆两侧，至小脑幕附着于颞骨岩部处即弯向下方。围绕颞骨乳突段呈乙字形，称乙状窦。它与颈内静脉沟通，向下通过两侧颈静脉孔出颅。乙状窦与乳突小房仅隔薄层骨板，因而在乳突炎症时可以波及乙状窦而引起血栓形成。

海绵窦位于颅中窝蝶鞍两侧，内部为小梁样结缔组织组成，形似海绵。海绵窦静脉交通广泛，它接受眼静脉、蝶顶窦、大脑中静脉和下静脉的血液，并通过岩上、下窦，与横窦、乙状窦相接，将血液导入颈内静脉。两侧海绵窦围绕垂体以环状海绵间窦相连。海绵窦外侧壁与颞叶相邻，外侧壁自上而下有动眼神经、滑车神经、眼神经和上颌神经通过。海绵窦内有颈内动脉与外展神经通过。海绵窦外下壁与三叉神经节和下颌神经相邻。面部静脉和眼静脉相交通，所以面部感染如疖可蔓延至海绵窦，引起海绵窦炎症和血栓形成，导致上述神经受压。

图 7－1 显示硬脑膜窦内静脉血流的方向：

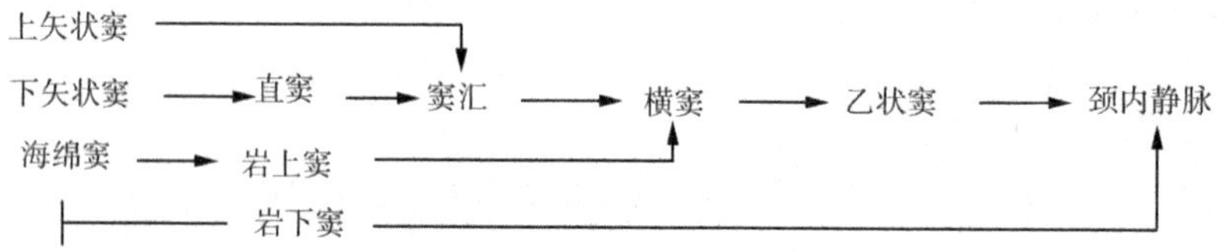

图 7－1　硬脑膜窦内静脉血流的方向

颅内静脉窦及静脉血栓形成是由多种病因所导致的以脑静脉回流受阻、脑脊液吸收障碍为特征的一组特殊类型脑血管病。依病变的性质可分为感染性和非感染性，感染性静脉血栓形成又称为化脓性静脉血栓形成或血栓性静脉炎和静脉窦炎。根据血栓部位可区分为皮质静脉血栓形成、深静脉血栓形成和静脉窦血栓形成。

颅内静脉不与动脉伴行，但深浅静脉间存在广泛的吻合；局限性的或小静脉血栓形成，由于有丰富的侧支循环，临床体征可不明显，或仅有颅内压增高的表现。颅内静脉管壁薄、无弹性，静脉注入硬脑膜窦之间没有防止血液倒流的静脉瓣装置，仅在脑静脉开口于硬脑膜窦处有瓣膜起改变血流流向的作用。故当血栓使静脉窦堵塞，或影响大量侧支静脉，病因不能及时去除，病灶易于扩散，可导致一个至数个大静脉窦完全堵塞，并伴有大量侧支静脉堵塞。由于脑静脉血流回流受阻，导致脑组织淤血、脑水肿、脑皮质和皮质下出现多发性点片状出血灶，还可出现静脉性脑梗死。

二、流行病学

既往认为颅内静脉窦及静脉血栓形成是极为罕见的重症疾病，死亡率极高。随着神经影像学的发展，尤其是 CT、MRI 和 MRV 的临床应用，为及时正确诊断提供了无创且可靠的检查手段，可早期诊断该病，现在的发病率较以前有所提高。由于颅内静脉窦及静脉血栓形成的临床表现差异很大，容易漏诊、误诊，真正的发病率还没有明确的流行病学资料。有学者估计该病约占所有脑血管病的 1% ~ 2%。颅内静脉窦及静脉血栓形成可影响所有年龄段，婴幼儿、老年人、产妇、慢性病体弱患者易发。由于存在口服避孕药、妊娠等危险因素，20 ~ 35 岁的女性患者多见。在静脉窦血栓形成中上矢状窦、乙状窦常见，其次为海绵窦和直窦。岩上窦、岩下窦、皮层静脉以及单独的小脑静脉受累极为少见。需要注意的是：同一患者常有多个静脉窦和静脉的累及。

三、病因和发病机制

颅内静脉窦及静脉血栓形成依病变的性质可分为感染性和非感染性两大类。由于解剖结构的原因,头面部、眶部、鼻窦感染多累及海绵窦,乳突部感染多累及乙状窦。其他各种因素所致凝血机制异常、血液高凝状态或局部静脉血流郁积均可导致非炎性血栓形成。需要注意的是:许多患者具有不止一个的危险因素,即使已发现一个危险因素,还需进一步检查是否存在其他病因,特别是遗传性或获得性的凝血机制障碍。虽然目前已发现许多病因和危险因素,还有高达20% ~ 30%的患者未能明确病因,归为特发性血栓形成。表7 – 4详列可致颅内静脉窦及静脉血栓形成的具体疾病及危险因素。

表7 – 4　颅内静脉及静脉窦血栓形成的病因以及危险因素

一、炎性因素

　1. 局灶性

　直接的化脓性外伤;颅内感染:脑脓肿,硬膜下积脓,脑膜炎;中耳炎,扁桃体炎,鼻窦炎,口腔感染,局部皮肤感染

　2. 全身性

　细菌性:败血症,心内膜炎,伤寒,结核

　病毒性:麻疹,肝炎病毒,脑炎(疱疹,HIV病毒),巨细胞病毒

　寄生虫性:疟疾,旋毛虫

　真菌性:曲霉菌

二、非炎性因素

　1. 局灶性

　颅脑损伤(开放型或闭合型,伴有或不伴骨折);神经外科手术;脑梗死和脑出血;肿瘤(脑膜瘤,转移瘤);蛛网膜囊肿;硬膜下

　动静脉畸形;颈内静脉置管

　2. 全身性

　任何原因所致的严重脱水(腹泻、高热、任何癌症所致恶液质等)或休克

　外科:任何手术伴有或不伴深静脉血栓形成

　妇产科:妊娠和产后,口服避孕药(雌激素,孕激素)

　心内科:先天性心脏病,心功能不全,安装起搏器

　消化科:肝硬化,Crohn病,溃疡性结肠炎

　血液科:淋巴瘤,白血病,红细胞增多症,失血性贫血,镰状细胞贫血,阵发性晚间血红蛋白尿,缺铁性贫血,凝血机制障碍:抗凝血酶Ⅲ、蛋白C、蛋白S缺乏,活化的蛋白C抵抗,弥散性血管内凝血,血浆纤溶酶原缺乏,Ⅴ因子Leiden突变,凝血酶原20210G to A突变,血小板增多症(原发性或继发性)

　风湿科:系统性红斑狼疮,颞动脉炎,Wegener肉芽肿,Behcet病,Evan综合征,结节病

　肾病科:肾病综合征

　其他:新生儿窒息,雄激素治疗,L – 天冬氨酸治疗

四、临床表现

由于颅内静脉窦及静脉血栓形成起病形式快慢不一,病变部位不一,病变程度不一,因此临床表现复杂多样,病程及转归各不相同,除海绵窦血栓形成,临床表现均缺乏特征性。病程小于2天的急性起病者约占30%,多见于感染、妊娠或产后;病程1月以内亚急性起

病最常见，约占 40% ~ 50%；慢性起病，病程大于 1 个月，多为炎性因素、凝血机制障碍所致。颅内静脉窦及静脉血栓形成起病的快慢与病因以及静脉侧支循环的建立有关，临床表现主要与血栓形成的部位、血栓形成的速度以及年龄、基础疾病有关。主要的、基本的临床表现可以分为以下四类。

1. 局灶性神经功能缺失和/或部分性癫痫　局灶性神经功能缺失包括颅神经麻痹和意识障碍，任何脑部病变的表现如失语、偏瘫、偏盲、记忆障碍均可出现。颈内静脉血栓形成可致第九、第十对颅神经麻痹。约有 40% ~ 50% 的患者会有癫痫发作，初次发作多为局灶性癫痫，可伴有 Todd 瘫痪。

2. 颅内压增高症　颅内压增高症表现为头痛、视神经乳头水肿、外展神经麻痹，可类似于良性颅内压增高症的表现。其中头痛是最早出现、最常见的症状，多表现为急性发作的严重、类似蛛网膜下腔出血的疼痛，也可类似偏头痛的表现，头痛同时可完全没有局灶性神经系统体征。约有半数患者可出现视神经乳头水肿。

3. 亚急性脑病　亚急性脑病指不同程度的意识障碍，不伴有局灶性或特征性的症状。脑深静脉血栓形成，累及基底节、部分胼胝体、枕叶，患者意识障碍迅速加重，出现昏迷伴传导束征，可不伴有视神经乳头水肿和癫痫。

4. 痛性眼肌麻痹　尽管海绵窦血栓形成大多为急性起病，一些慢性起病的患者可表现为动眼神经、外展神经的痛性麻痹。

虽然该病有上述主要的、基本的临床表现，但部分患者症状很轻，甚至可以完全没有症状。而且由于血栓形成的部位不同，病因不同，其临床表现错综复杂，对上述症状进行鉴别诊断时要考虑本病的可能性，需仔细鉴别，避免误诊。以下分述各主要静脉窦血栓形成的表现。

（1）海绵窦血栓形成：常有副鼻窦炎或鼻窦旁皮肤严重感染，及眼眶周围、面部"危险三角"区的化脓性感染引起。海绵窦血栓形成的临床表现有其特异性，常有高热、眼部疼痛、剧烈头痛、呕吐和意识障碍。由于眶内静脉回流受阻，眼眶内软组织、眼睑、眼结膜、额部头皮往往水肿，眼球突出。由于海绵窦内有动眼神经、滑车神经、外展神经以及三叉神经眼支通过，在血栓形成时上述神经均可受累，出现海绵窦综合征，表现为眼睑下垂、病侧的眼球向各方向活动均受限制，严重时眼球正中位固定，瞳孔散大，对光反射消失，三叉神经第一支分布区感觉障碍，角膜反射消失。部分患者可出现视神经乳头水肿，眼底静脉瘀血，甚至可有出血，引起视力减退，甚至失明。由于两侧海绵窦相连，单侧海绵窦血栓形成常在数日内扩展到对侧海绵窦而表现出双侧眼球突出、充血、活动受限。

（2）上矢状窦血栓形成：以非炎性多见。多见于分娩 1 ~ 3 周的产妇、妊娠期、口服避孕药、严重脱水、全身衰竭、恶液质等情况下。偶可由于头皮或邻近部位感染、颅脑外伤所致。起病多为亚急性，以颅内压增高症状为主。可出现头痛、呕吐等颅内压增高症，严重时出现嗜睡、精神异常或昏迷。婴儿中可表现为喷射性呕吐、颅缝分离、囟门隆起。在成人患者中视神经乳头水肿可能是唯一的症状。在老年患者中，症状可能较轻微，无特异性表现，诊断困难。上矢状窦血栓扩展到脑皮层静脉，脑皮层水肿，可出现出血性梗死，出现相应的症状，如局灶性或全身性癫痫、偏瘫、失语等。

（3）横窦、乙状窦血栓形成：横窦和乙状窦解剖上紧密相连，血栓形成时多同时累及。其主要为化脓性乳突炎并发症，一侧血栓形成时可无明显的症状。在化脓性乳突炎或中耳炎患者中发生败血症就需考虑乙状窦血栓形成的可能。其主要症状为颅内压增高症候群，出现头痛、呕吐、视神经乳头水肿、不同程度的意识障碍。如上、下岩窦受到影响，出现患侧三叉神经眼支、外展神经麻痹症状；血栓扩展至颈静脉，出现舌咽神经、迷走神经、副神经同时受累；极为罕见可出现血栓经窦汇或颞交通静脉扩张到上矢状窦后出现偏瘫、癫痫发作。

（4）脑静脉血栓形成：单独的皮层静脉受累罕见。多数由静脉窦血栓扩展而来。可发生在高热或严重传染病患者中。常突然起病，出现头痛、呕吐，局灶性癫痫、肢体瘫痪、感觉障碍。由于脑静脉血栓形成常为多发性，分布于脑的不同部位，临床表现错综复杂，主要表现为局灶性功能缺失，可不伴颅内压增高症。深静脉如大脑大静脉血栓形成，可导致双侧丘脑对称性梗死，可表现为淡漠、痴呆的症状，病情严重时出现高热、痫样发作、昏迷、去大脑强直，即使患者存活，多遗留有不同程度的并发症。

五、实验室检查及特殊检查

除进行生化常规检查外，对怀疑颅内静脉窦及静脉血栓形成的患者特别要进行血常规检查，了解有无外周血白细胞增高，以明确有无感染因素；血电解质测定，了解有无高钠血症；凝血功能检查，了解有无凝血机制障碍；必要时可进行蛋白 S、蛋白 C、抗凝血酶 III、VIII 因子，抗心磷脂抗体，以及 V 因子 G1691A 基因突变，凝血酶原 G20210A 基因突变检测。在急性发病疑似静脉血栓形成的患者还可检测血 D_2 聚体浓度，如在急性期浓度 >500ng/ml，有可疑病史，需高度怀疑该病的可能，必须予以影像学检查。

腰穿检查可明确患者是否存在颅内感染，排除脑膜炎。在颅内压增高的患者中进行腰穿可测定颅内压、适量放出脑脊液后将降低颅内压力，起到治疗的作用。但腰穿易诱发脑疝，在严重颅高压时，需充分评估检查的危险性。

脑影像学检查是目前诊断颅内静脉窦及静脉血栓形成最常用的方法，也是明确诊断首选的方法，主要包括头颅 CT、MRI、MRV 和 DSA，分述如下。

头颅 CT 是急诊室最常用的检查，通常为诊断本病最早采用的影像学方法。颅内静脉窦及静脉血栓形成的患者可出现具有诊断意义的"束带征"、"高密度三角征"和"空 delta 征"，但阳性率不高。"束带征"是指在 CT 平扫上，可见致密血栓形成后显示出增粗的血管条索状影，如显示出静脉窦影称"高密度三角征"。"空 delta 征"是指发病 1 个月内的 CT 增强中，由于血栓形成可显示出造影剂的充盈缺损，多见于上矢状窦血栓形成。上述特异性直接征象仅见于约 1/3 的患者，其他一些非特异性的间接征象较为常见，包括不同程度的脑水肿、多灶性常伴出血的静脉性梗死、小脑室、大脑镰和幕强化。由于头颅 CT 特异性征象出现率低，没有经验的医生难以识别，约 30% 的患者 CT 检查可以完全正常，通常不能用以确诊静脉窦血栓形成。

头颅磁共振（MRI）与磁共振静脉成像（MRV）结合是目前公认诊断和随访颅内静脉窦及静脉血栓形成的首选影像学方法，除非进行磁共振检查有禁忌证。它可以显示血栓形成后继发的脑组织病理改变及其程度，MRV 还可直接显示静脉窦和血栓本身，又能反映血栓的病理基础及演变过程，尚可用于观察治疗效果。静脉窦血栓的 MRI 表现演变可分为四期：急性期（1~5 天），T_2WI 低信号，T_1WI 等信号；亚急性期（5~20 天），T_1WI、T_2WI 均呈高信号；慢性期为患者出现症状 3 周后，血栓信号于所有序列均下降且信号不均；第四期（后期）特征性表现为血管再通或血栓的长期存留。其中亚急性期的高信号是较为典型的表现，而其他时期则不典型。MRV 检查可见血栓形成的直接征象和间接征象。直接征象指病变初期可见有病变的静脉窦高信号影缺失，而静脉窦血流再通时则表现为边缘欠清晰且不规则的稍低的血流信号。间接征象为梗阻远端侧支循环血管建立或其他引流静脉异常扩张、颈内静脉压升高等。

由于脑静脉解剖变异比动脉更大，判读 MRV 时必须注意如下几点，避免出现误读、误判。正常 MRV 上矢状窦、直窦、大脑大静脉、横窦、乙状窦、颈内静脉均可 100% 显示，其他小静脉或静脉窦不能完全显示，在诊断较小静脉窦血栓时要注意；横窦以右侧优势为多见，左右等势的仅占 16%，在诊断横窦血栓形成时要注意；上矢状窦横断面呈三角形，前端逐渐变细、消失，由皮层静脉代替，这需要与血栓形成相鉴别；血流间隙易与血栓形成和肿瘤侵蚀相混淆，优势侧横窦、上矢状窦、直窦和 Galen 静脉很少发现流动间隙。当在这些部位发现流动间隙时，应高度怀疑是由于病理状态引起的。

DSA 可显示静脉窦血栓形成的部位、范围，以及静脉异常回流和代偿循环的情况，具有目前 CT 和 MRI 甚至 MRA 所不能替代的作用。对 MRV 显示较少的下矢状窦、大脑大静脉及大脑内静脉等较小静脉窦及静脉血栓的诊断还是存在一定的优势。但是 DSA 不能显示血栓本身，亦不能显示静脉窦血栓形成继发的脑组织的病理改变及其程度。操作具有创伤性并可能加重患者的颅内高压的危险性影响了其应用。多用于不能进行磁共振检查的患者，或准备进行血管内溶栓时。

六、诊断和鉴别诊断

颅内静脉窦及静脉血栓形成中除海绵窦血栓形成的临床表现比较特殊，可依据临床表现、原发病灶的存在而明确诊断。其他部位的血栓形成如影响多支静脉和静脉窦诊断易，单独的小静脉受累诊断困难，不能仅从临床表现诊断，必须结合神经影像学检查，明确诊断。

急性起病伴局灶神经系统症状的需与动脉系统卒中鉴别，慢性者需与脓肿或肿瘤鉴别。

急性突发头痛为主要表现时需要与特发性颅内压增高症、蛛网膜下腔出血鉴别。

意识改变为主要表现者需与脑炎、代谢性疾病鉴别。

海绵窦血栓形成需与导致一侧眼球突出和眼球运动受限的一些其他情况相鉴别。如眼眶内球后蜂窝组织炎、骨膜下脓肿、球后占位性病变、视神经孔处胶质瘤。双侧眼球突出需与甲状腺功能亢进鉴别。

七、治疗

颅内静脉窦及静脉血栓形成是多种病因引起的，临床表现不同的疾病。因其少见，大众病例临床治疗研究报道不多，治疗时需坚持个体化的综合治疗原则。

1. 病因治疗

（1）感染性血栓形成：应积极控制感染及处理原发病灶，如面部疖肿、乳突炎、副鼻窦炎，抗生素的应用应遵循尽早、合理、足量、长疗程原则。抗生素的选择可依据细菌培养、血培养、脑脊液检查的结果，如病原菌不清，可选用广谱抗生素或两药联用。在抗生素应用的基础上，应彻底清除原发病灶，如疖肿切开排脓、乳突根治术等。

（2）非感染性血栓形成：也应在针对原发疾患治疗的基础上，尽力纠正脱水，增加血容量，降低血黏度，改善脑循环。

2. 对症治疗

（1）脑水肿颅内高压者应积极行脱水降颅压治疗，使用甘露醇降低颅内压；颅内压较高的患者应在大剂量抗生素使用的同时短期加用激素；使用乙酰唑胺抑制脑脊液分泌；可行腰椎穿刺适当放出脑脊液，颅高压危及生命时可行颞肌下减压术。

（2）癫痫发作者采用抗痫治疗，高热者物理降温，意识障碍者加强基础护理、支持治疗、预防并发症。

3. 抗凝治疗　目前尚没有标准化治疗方案。国内外倾向肝素抗凝治疗是安全、有效的，可列为脑静脉系统血栓形成的一线治疗方法。肝素可限制血栓发展，促进其溶解。及时给予抗凝治疗，可解除静脉闭塞，恢复血流再通，为获取最佳疗效、改善预后的最有效措施。静脉给予普通肝素与皮下注射低分子肝素最为常用，至今尚缺乏两者疗效比较的大规模临床试验研究资料。既往由于担心肝素使用可能导致继发性出血，其使用受到限制，近期的研究显示肝素治疗不良反应较少，相对安全，即使发生出血性梗死，也可谨慎应用。急性期后，如患者存在凝血障碍，尚需口服抗凝药物 3~6 个月，或更长，保持 INR 在 2~3 之间。

4. 局部溶栓　目前不主张全身性溶栓，主要采用导管经股静脉、颈静脉到达血栓形成处释放溶栓剂，同时通过机械力破坏血栓。t – PA 溶解纤维蛋白性血栓以及促进血管再通的效果均优于尿激酶，局部药物溶栓一般用于起病即为昏迷的患者，或使用足量抗凝药物病情仍在进展的患者。不良反应包括肺栓塞、再栓塞，目前尚没有大规模的临床试验结果和明确的治疗规范。

八、预防及预后

颅内静脉窦及静脉血栓形成死亡率在 5.5%~30%。大面积出血性梗死、难治性癫痫、败血症、肺动脉栓塞、恶液质是主要致死的原因。感染性血栓形成的死亡率较非感染性高。妊娠和产后患者如能早期诊断治疗，预后较好。颅内静脉窦及静脉血栓形成后遗症如肢体乏力、感觉障碍、精神异常、视觉丧失等约占 15%~25%；约 50% 左右的患者可没有明显的后遗症。由于其预后个体差别很大，有人称其为"全或无"的疾病。年龄（过大或过小）；昏迷；严重颅高压；小脑静脉、深静脉受累；病因为严重感染或恶性疾病；难控制癫痫；肺动脉栓塞；CT 显示出血性梗死的患者预后不良。长期随访显示癫痫为最常见的并发症。颅内静脉窦及静脉血栓形成复发率 12%；出现颅内静脉窦及静脉血栓形成的产妇可以再次妊娠，除自然流产外，少见其他并发症。

（杨惠杰）

第八章 中枢神经系统炎症性疾病

第一节 脑炎

脑炎系指由病毒、细菌及其他生物病原体感染脑实质所引起的弥漫性炎症性疾病，主要临床特点为发热、抽搐、不同程度的意识障碍，重则昏迷或死亡。

按照不同生物病原体所引起的脑部炎症，可将脑炎分为下列各类，表8-1。

表8-1 脑炎分类表

（一）病毒性脑炎

1. 虫媒病毒脑炎　森林脑炎，日本乙型脑炎，马型脑炎，圣路易脑炎等

2. 疱疹病毒脑炎　单纯疱疹病毒脑炎，带状疱疹病毒脑炎，巨细胞病毒脑炎，EB病毒脑炎，单纯疱疹-6病毒脑炎

3. 肠道病毒脑炎　ECHO病毒脑炎，Coxsackies病毒脑炎，灰质炎脑炎

4. 其他病毒脑炎　流行性腮腺病毒脑炎，麻疹病毒脑炎，登革热脑炎，黄热病脑炎

5. 慢病毒脑炎　风疹脑炎，亚急性硬化性全脑炎，进行性多灶性脑白质脑病

6. 艾滋病（AIDS）脑病

7. 边缘叶脑炎及其他自身免疫性脑炎

（二）细菌性脑炎

1. 细菌直接感染的脑炎　化脓性脑炎（脑脓肿），结核性脑炎（结核病），布氏杆菌性脑炎

2. 细菌毒素或代谢产物所引起的脓毒性脑炎　伤寒，百日咳，细菌性痢疾，鼠疫，霍乱，风湿热，土拉伦斯菌病等

（三）真菌性脑炎

新型隐球菌、曲霉菌、组织胞浆菌、毛霉菌、放线菌、酵母菌、芽生菌、孢子丝菌、球孢子菌、念珠球菌病等

（四）螺旋体性脑炎

神经梅毒，中枢钩端螺旋体病，莱姆病等

（五）寄生虫病性脑炎

1. 原虫病性脑炎　弓形体虫病，恶性疟疾，脑锥虫病，脑阿米巴病，黑热病

2. 蠕虫性脑炎　脑血吸虫病，肺吸虫病，圆口线虫病，旋线毛虫病等

一、虫媒病毒脑炎

虫媒病毒脑炎系指通过节肢动物传递的中枢神经病毒感染，最常见的病毒脑炎有森林脑炎和流行性乙型脑炎。

（一）森林脑炎

森林脑炎，又称蜱传染脑炎、春夏脑炎、壁虱脑炎、远东脑炎等，主要分布于俄罗斯的西伯利亚，我国的黑龙江、吉林、新疆等地的森林地区。好发季节为5~7月，以青壮年的森林工作者多见，森林旅游者也有发生。

森林脑炎病毒属被盖病毒科的B组，嗜神经质性，寄生于森林的蜱虫。当森林工作人

员或旅游者被感染的蜱虱叮咬后，即可产生病毒血症而不发生临床症状。抵抗力降低者，病毒可经血脑屏障薄弱部位（如嗅神经）进入中枢神经引起各脑部位的实质性病变而出现脑炎的临床症状。

1. 临床表现　多数感染患者在蜱虫叮咬后 1 ~ 4 周后出现上呼吸道样感染症状，多数发病较急，突然高热，体温可达 39 ~ 40℃，呈稽留热或弛张热，少数还可出现每日双峰或三峰热，持续 5 ~ 10d。患者精神萎靡，可伴出血性皮疹，部分可出现心肌损害和心律不齐，重者可出现血压下降。神经精神症状一般在发病的 2 ~ 5 天后出现，半数以上的患者出现不同程度的意识障碍，如嗜睡、谵妄、昏沉乃至昏迷；亦可出现胡言乱语、狂躁不安和惊厥、抽搐发作等。这种神经精神症状，往往随体温下降而逐步减轻。剧烈头痛、恶心、呕吐、颈项强直是多数患者的神经症状和体征。这些症状可与发热同时存在，持续 7 ~ 10d。此后可出现肩颈无力，抬头困难，两上肢近端无力和瘫痪。少数病者出现偏瘫和下肢瘫痪。所有瘫痪均属软瘫，肌张力降低，腱反射降低。多数患者出现上述症状和体征后持续 10 ~ 20d，此后逐步恢复。部分患者残留颈肌肩胛肌萎缩和垂头现象。极少数患者发病时出现震颤和不自主运动、眼球震颤和构音障碍等。

多数病程转归良好，极少数发展到慢性瘫痪，精神失常，继发癫痫、震颤麻痹等症状，迁延数年。极个别者因过度高热而救治不及，在 1 ~ 2d 内死亡。重症患者死亡率在 20% 以上。

实验室检查可见周围血白细胞的增高，可达 $(10 \times 10^9 ~ 20 \times 10^9)$ /L，以中性粒细胞为主。脑脊液检查，压力升高，白细胞增多，达 $(50 \times 10^6 ~ 500 \times 10^6)$ /L，以淋巴细胞为主。糖、蛋白质、氯化物含量正常。血清免疫学双份血清前后对照比较，抗体滴度增高 4 倍以上可供诊断参考。

2. 诊断与鉴别诊断　根据发病季节、职业、疫区活动史等流行病学资料，结合发热、头痛、项强、神经精神症状，特别是出现肩颈肌无力、肢体软瘫等临床表现，脑脊液蛋白、糖、氯化物正常和以淋巴细胞为主的白细胞增多等可作诊断。但临床上仍需与流行性乙型脑炎、肠道病毒中枢神经系统感染等相鉴别。

3. 治疗　本病无特殊治疗。急性高热期的物理降温，脑肿胀、脑水肿的积极降颅压以及镇静药的应用均十分必要。急性期后的恢复阶段，应康复治疗。

预防本病的发生是关键。春夏进入森林的工作者应作病毒疫苗的主动免疫接种。

（二）流行性乙型脑炎

流行性乙型脑炎（epidemic encephalitis – B）亦称为日本乙型脑炎（Japanese type B encephalitis），简称乙型脑炎，是由乙型脑炎病毒直接感染所引起的，以蚊子为主要传播的自然疫源性疾病。流行于夏秋季节。主要分布于亚洲日本、中国、东南亚各国、俄罗斯远东地区以及太平洋一些岛屿国家。我国以每年的 7 ~ 9 月为主要流行季节，每隔若干年出现一次较大的流行。其流行状况与人群的免疫水平、蚊子密度、季节消长以及牲畜、家禽乙型脑炎病毒血症出现的情况等因素有关。人群感染中，60% 以上见于 10 岁以下的儿童。

1. 病因和病理　乙型脑炎属黄病毒科，是我国流行的主要虫媒病毒，是一种核糖核酸（RNA）病毒，直径为 20 ~ 40nm。电镜下见有核心、包膜和表面突起三部分。病毒寄生于蚊子体内，经卵传代，并在蚊子体内过冬。待气温高达 25℃ 以上时，病毒在蚊内繁殖活跃，并开始传染给人及动物。该病毒在 100℃ 环境中 2min、56℃ 30min 可以灭活，但在 4℃ 冰箱中可以存活数年之久。最适宜温度为 25～30℃。

当人体被带病毒的蚊虫叮咬后,病毒即侵入血液循环。多数患者只形成短暂的病毒血症,而不侵入中枢神经系统,称为隐性感染。部分患者由于病毒量多,毒力大,或机体免疫力低下,血-脑屏障功能受损,病毒侵入中枢神经系统,引起广泛性病变,发生脑炎,称为显性感染。流行地区健康人群隐性感染及轻微感染可获中和抗体。一般在感染后 1～2 周出现,可持续数年或终身,但 10 岁以下儿童的抗体滴度极低,故特别易发病,约占全部发生率的 80% 以上,尤以 3～6 岁儿童发病率最高。1 岁以下婴儿极少发病。

病理上,肉眼可见脑膜紧张充血,脑肿胀,脑回扁平,脑切面见皮质和深部灰质散在分布的软化灶,如针尖大小。若病变严重,软化灶可融合而成带状坏死,尤以脑干底部为多见。由于充血、水肿而有颅内压增高,可出现颞叶钩回或小脑扁桃体疝。慢性病例则有许多空隙可见。镜检可见小血管扩张,内皮细胞肿胀,脑膜和血管周围有少量淋巴细胞和单核细胞浸润。神经细胞呈不同程度的变性和坏死,坏死的神经细胞吸引大量单核细胞或小胶质细胞,形成胶质结节和小的软化灶,软化灶融合而成片状坏死,随后可形成钙化或空腔。

2. 临床表现

(1) 分期:乙脑病毒侵入人体经 4～21d 潜伏期后出现神经症状。按病程可分为下列四期。

1) 初热期:病初 3d 为病毒血症期,起病急,无明显前驱症状。有发热、精神萎靡、纳差或轻度嗜睡。儿童可诉有头痛,婴幼儿可出现腹泻。体温一般在 39℃ 左右,持续不退。此时神经系统症状及体征不明显而误诊为上呼吸道感染。少数患者出现神志淡漠、激惹或颈项轻度抵抗感。

2) 极期:病程 3～10d,此期除全身毒血症状之外,常伴严重脑部损害的症状。主要表现为:①高热:体温表可高达 40℃ 以上,并持续不退,直至极期结束。轻者 3～5d,重者 3～4 周以上。发热越高,病程越长,症状越重。②严重的神经系统症状和体征:50%～94% 的患者意识障碍加重,由嗜睡转入昏迷。昏迷出现越早、越深,病情越重。一般患者此期持续 1 周左右,重者可达 1 个月以上。40%～60% 的患者可出现抽搐发作,呈强直-阵挛发作,发作后意识障碍加重,浅反射减弱或消失,腱反射亢进或消失,病理锥体束征阳性。部分患者可有脑膜刺激征阳性。随弥漫性脑损害加重,出现不同程度的脑水肿。随脑水肿加重,抽搐发作可以增多,昏迷加重,严重者出现天幕裂孔疝(颞叶疝),或出现枕大孔疝等极为严重的症状。

重症乙型脑炎患者由于受累水平的不同可以出现不同的神经系统体征,根据受累部位可分为以下几型。①大脑型:病变累及大脑及间脑,不累及脑干,此型患者临床表现为昏睡或昏迷,压眶反应存在,患者眼球运动正常,瞳孔光反射良好,呼吸正常,但可有颞叶的精神症状或枕叶的皮质盲。若累及间脑则可有脸色潮红和血压波动。②脑干型:当病变累及中脑时患者呈深昏迷,四肢肌强直,瞳孔散大、强直,光反应消失。两侧中脑受累常出现去脑僵直,两下肢挺直,两上肢旋后、伸直。鉴于同时伴皮质损害,往往伴发强直-阵挛痫性发作。当病变累及脑桥和延髓时,除出现深昏迷和相应脑神经(第Ⅸ、Ⅻ对脑神经)损害外,突出的表现为吞咽困难,喉部分泌物积贮和严重的呼吸障碍。以脑桥损害为主时出现潮式呼吸,延髓受累时出现鱼嘴状呼吸,叹息样呼吸等。重症乙型脑炎中,发生呼吸障碍者占 30%～40%。凡有脑干损害者往往提示患者预后不佳。

3）恢复期：继极期之体温下降后，意识状况逐步恢复，由呆滞、淡漠而逐步转为清醒。重症患者，一般需 1~6 个月的恢复期。恢复期中亦可出现许多神经和全身症状和体征。例如，持续性中枢性低热不退；多汗、面色潮红、失眠等自主神经症状；反应堆迟钝、精神异常、行为紊乱或痴呆等弥漫性脑损害症状；失语或构音障碍，吞咽困难；癫痫发作以及肢体强直性瘫痪或不自主运动等。上述症状在半年内逐步消失者为恢复期，若在急性期后 6 个月内症状不能消除者为后遗症。

4）后遗症期：在半年恢复期后仍残留神经精神症状的患者，约占总病例的 5%~20%。后遗症的多少和轻重直接与疾病的严重程度有关。主要的后遗症表现有：意识障碍、认知行为障碍（痴呆）、失语、不自主运动和肢体瘫痪等。少数长期意识不能恢复者可因继发全身感染而死亡。多数患者残留不同程度的神经系统体征而终身残废。

（2）分型：根据临床症状严重度，一般又可将乙型脑炎分为下列四种临床类型。

1）轻型：患者意识清醒，或有嗜睡，体温在 38~39℃，可伴脑膜刺激征，脑脊液检查可有白细胞数增加。此型患者一般在 7~10d 后症状消失。除流行季节外，极易误诊为病毒性脑膜炎。往往需作乙型脑炎病毒抗体检测才能诊断。

2）中型：患者嗜睡或昏迷，高热 39~40℃持续 4~5d，可有短暂抽搐，并有明显的脑膜刺激征。可有浅反射消失，脑神经麻痹或肢体运动障碍。多数患者在 2 周内恢复。

3）重型：昏迷，持续高热 40℃以上，伴频繁抽搐。脑膜刺激征明显，病理锥体束征阳性，脑干受累者可出现呼吸障碍，部分患者亦可出现脑疝症状。此型患者病程较长，若能度过脑水肿期，多数患者可在 2~4 周后恢复，但多数在恢复期中出现精神、行为障碍和一定的神经系统体征。

4）极重型：少见，占脑炎的 5% 左右。往往起病骤然，频繁抽搐，体温在 40℃或 41℃以上。患者昏迷，严重脑水肿和脑肿胀，抽搐极难控制，患者往往在发病后 1~2d 内因为呼吸衰竭或因脑疝而死亡。除上述四种典型类型之外，尚有少数表现脑干脑炎、脑膜脑炎或脊髓炎等不典型性临床症状者。

3. 实验室检查　周围血白细胞增多，一般在（10×10^9~20×10^9）/L 间，偶亦可高达 30×10^9/L 之多，以中性白细胞为主。脑脊液检查可见压力升高，白细胞数增多，达（50×10^6~500×10^6）/L，早期以中性粒细胞为主，4~5d 后转为淋巴细胞增多为主。脑脊液蛋白质、糖、氯化物含量正常或有轻度升高。

血清免疫学检测有诊断价值，IgM 型乙脑病毒抗体可于病毒感染后 5~7d 内出现阳性，并速达高峰，对乙脑的早期诊断有一定价值。

4. 诊断和鉴别诊断　根据典型的临床表现：急性起病的发热、头痛、恶心、呕吐、嗜睡、昏迷和抽搐等症状，伴脑神经麻痹和肢体瘫痪等体征，在 7~9 月季节发病及蚊子（特别是库蚊）好发地区发病者，应当首先考虑乙型脑炎之可能。应作脑脊液和血清学抗体检测予以确诊。但同时亦应考虑其他病毒脑炎，特别是单纯疱疹病毒脑炎、肠道病毒脑膜脑炎、恶性疟疾等可能。暑天尚应与中暑相鉴别。

5. 治疗　乙型脑炎患者的治疗可归纳为：降温、止惊、脱水和防止呼吸衰竭四个方面。

（1）降温：凡高热者应尽一切措施，包括化学、物理和药物等综合措施，将体温降至 38℃以下。反复抽搐发作者可考虑亚冬眠疗法，降低体温和降低脑细胞代谢。

（2）止惊：凡抽搐发作者应按癫痫发作治疗，可静脉推注地西泮 10~20mg，每分钟

2mg。若连续发作者可用地西泮 100mg 加于生理盐水 250ml 中静脉滴注。必要时，可加用苯妥英钠 250mg 加生理盐水 10～20ml 作静脉推注。亦可用 10% 水合氯醛 10～30ml 鼻饲或保留灌肠。

（3）脱水：颅内压增高的处理与一般相同，以 20% 甘露醇 250ml 静滴，短期内，每日可用 3～4 个剂量。急性脑肿胀和脑水肿期，在应用甘露醇同时，可加用地塞米松 10～20mg/d，分次静脉滴入。

（4）防止呼吸衰竭：凡有呼吸衰竭者，激素可加大剂量，亦可合用人体清蛋白等其他脱水剂。凡有严重呼吸道感染者除积极应用抗生素药物外，应尽早气管切开，加强引流。凡有呼吸麻痹和呼吸衰竭者应尽早应用人工辅助呼吸，保持呼吸道通畅。

中药大青叶、板蓝根、大蒜和大小青龙汤，以及紫雪丹、安宫牛黄丸等均在脑炎治疗中具有特殊效果，可以酌情使用。

6. 预后 若能度过急性期的病者，多数预后良好。5%～20% 的病者残留不同程度的后遗症，肢体瘫痪、言语障碍和认知障碍为最主要表现。韩国和南亚资料显示，上述残留神经精神症状在发病后十年至数十年仍未完全康复。

二、疱疹病毒脑炎

过去的 50 年中，从各种动物身上分离出疱疹病毒 50 余种，与人类有关的是单纯疱疹病毒、水痘－带状疱疹病毒、巨细胞病毒和 EB 病毒，都属于 DNA 病毒。此组病毒的共同特点是：①通过接触黏膜表面传染，也可通过胎盘屏障或器官移植传播，巨细胞病毒及 EB 病毒亦可通过输血感染；②引起多种临床表现不明显或轻型感染，但严重者可致死；③感染后病毒终身寄生，在机体抵抗力降低、免疫抑制等情况下，寄生病毒可被再次激活，并导致各种疾病；④与肿瘤和脱髓鞘性疾病有一定关系。

（一）单纯疱疹病毒脑炎

自 1941 年从脑炎患者的脑中分离出单纯疱疹病毒以来，确立了本病的致病原。本病呈散发性，见于世界各地，无季节性倾向。可能是非流行性脑炎中最常见的病原。据统计占病毒性脑炎的 2%～19%，散发性坏死性脑炎的 20%～75%，且发病率有逐渐增高趋势。

1. 病因和病理 单纯疱疹病毒脑炎又称急性坏死性脑炎，由 DNA 疱疹病毒感染引起，该病毒可分为两个抗原亚型，即 I 型和 II 型。I 型病毒主要通过嗅神经和三叉神经侵入并寄生于半月神经节，发病时常选择性地损害额叶基底部和颞叶，以成人及少年儿童感染为多。II 型病毒主要见于新生儿，与生殖道的感染有关。

病理改变主要是脑组织水肿、软化、出血性坏死。这种改变呈不对称分布，以颞叶、边缘系统和额叶最明显，亦可累及枕叶。镜下见脑膜和血管周围有大量淋巴细胞形成袖套状，小胶质细胞增生，神经细胞广泛性坏死。神经细胞和胶质细胞核内有嗜酸性包涵体，包涵体内含有疱疹病毒的颗粒和抗原。

2. 临床表现 本病可发生于任何年龄。10 岁以下和 20～30 岁之间有两个发病高峰。本病临床变化很大，常急性起病。前驱期可有呼吸道感染、发热、乏力、头痛、呕吐等非特殊性症状以及轻度行为、精神或性格改变，症状持续 1 到数天，继之，出现神经精神症状。

单纯疱疹病毒脑炎的临床表现轻重差异很大，形式亦有不同。其主要临床表现有：①症状性癫痫，局灶性或全面发作。临床上可见突然跌倒后抽搐发作，继之意识丧失，数次抽搐发作后逐步意识转清，或连续多次发作，持续意识不清，昏迷。重症病者，癫痫发作呈持续状态，并因继发颅内压增高，出现脑疝而致死。癫痫发作频度随病情严重程度和积极治疗而异，一般可持续抽搐，昏迷1至数周，重则可持续1个月至数个月，并残留严重后遗症。②精神症状，表现形式无固定模式，幻觉丰富、如幻嗅、幻视，呼喊别人名字、无目的的对话、大吵大闹、打人、骂人均很常见。多数精神症状丰富的患者不伴肢体瘫痪。③自动症和口周不自主运动，单纯疱疹病毒脑炎患者除丰富的精神症状、癫痫发作外，常可见摸索行为，口周掣动、咀嚼等不自主运动，有的患者还可出现吸吮等幼稚行为。除癫痫发作，精神异常和自动症等神经精神症状外，临床神经体征还可有颈项强直、失语、眼球同向凝视、瞳孔不等、偏盲、偏瘫、肌张力增高、反射亢进和病理征出现。32%的患者出现脑神经功能障碍，如眼球联合运动障碍、展神经麻痹等。部分患者在疾病早期即呈去大脑强直姿势，最后由于脑实质坏死、水肿，脑疝而死亡。有极少数病例经治疗后1~3个月又复发。约半数患者可残留癫痫、精神异常或认知障碍等后遗症。

新生儿单纯疱疹病毒感染，约80%由单纯疱疹Ⅱ型病毒所致。从分娩过程中经产道感染或胎儿经产道上行性感染。分娩过程中感染的潜伏期为4~21d。常见受损部位是皮肤、肝脏、肺、脑等。神经方面表现为难喂养、激惹、嗜睡、局限性或全身性癫痫发作、囟门隆起、角弓反张、瘫痪、去大脑强直、昏迷。病死率高。胎儿早期的感染常造成畸形，如小头畸形、小眼球、颅内钙化等。Ⅱ型疱疹病毒寄生于骶神经节，主要的临床表现为神经根痛、腰背痛。近年来，有认为与复发性上皮细胞性脑膜炎有关。

3. 实验室检查　周围白细胞数增高，可达 $10 \times 10^9/L$ 以上。早期出现轻度中性粒细胞增多。脑脊液检查可见压力升高，白细胞数正常或增多。一般在 $(10 \times 10^6 \sim 100 \times 10^6)/L$，以淋巴细胞为主，亦可以多形核增多为主者。部分患者可以见到较多的红细胞，$(50 \times 10^6 \sim 500 \times 10^6)/L$。脑脊液糖含量正常。蛋白质正常或轻度升高，一般均低于 $1.0g/L$。脑脊液单纯疱疹病毒抗体检测可以阳性。当脑脊液中单纯疱疹病毒抗体滴度与血清该抗体滴度相近或大于血清抗体滴度时，有诊断意义。

脑电图检查可见 α 波节律消失，额、颞部出现高波幅的周期性棘波和慢波，偶可出现局灶性的三相波。头颅CT可见局灶性脑肿胀。头颅MRI在 T_1W 可见额叶或颞叶低信号，T_2W 则见高密度异常信号。部分患者头颅MRI不能发现异常信号。放射性核素检查，可见颞部受累区核素摄入增加，这种改变较CT异常为早。

脑组织活检，可应用抗病毒抗体与活检脑组织标本进行免疫荧光检测脑组织中单纯疱疹病毒抗原，还可用免疫酶点术检测脑组织中的特异抗原，为最终肯定诊断提供依据。

4. 诊断和鉴别诊断　根据急性起病，发热，意识障碍，伴或不伴抽搐，脑电图异常和头颅CT或MRI见到额、颞叶的炎症性异常信号，可作出临床诊断。脑脊液细胞数增多和抗单纯疱疹病毒抗体阳性，脑脊液细胞单纯疱疹病毒抗体分泌细胞检测阳性（HSV-IgG sereating cells），脑组织活检，单纯疱疹病毒抗原检测阳性是肯定诊断。然而，鉴于肯定病因诊断的检测方法限制，临床上仍为拟似诊断，必须与流行性乙型脑炎、肠道病毒脑炎、其他疱疹病毒脑炎和中枢神经其他炎性疾病相鉴别。

近年来，关于自身免疫性边缘叶脑炎、脑血管炎、炎性假瘤、弓形体虫病及淋巴瘤等的不断报告，特别是在过去诊断为单纯疱疹病毒脑炎患者血清中检测到抗NMDA受体、AMPA受体、GABAα受体等抗体阳性，这些结果为疱疹病毒脑炎致病的免疫病理机制提供了新思路。

5. 治疗

（1）抗病毒治疗：单纯疱疹病毒脑炎诊断一旦拟定，应立即进行抗病毒治疗。常用的抗病毒药物应用如下。

1）阿昔洛韦：亦称无环鸟苷（aciclovir）。按 5mg/kg 静脉滴注，1h 内滴入，每日 2 次；或 250mg 静脉滴注，每日 3~4 次，连续 10d 后改为口服，剂量为 0.2g，每日 5 次，5~10d 后改为 2~3 次每日。用药时间不少于 4 周。

2）更昔洛韦（ganciclovir）：粉针剂，按 5mg/kg 静脉滴注，每日 2 次，每次滴注 1h，连续应用 2~3 周。

抗病毒药物有轻度肾功能损害和血小板减少的不良反应。用药中应当随访肝、肾功能和全血改变。

（2）脱水治疗：弥漫性脑肿胀和脑水肿者可应用地塞米松 10~20mg/d，或甲泼尼龙 1 000mg/d 冲击治疗，疗程为 7~10 天。同时应用 20% 甘露醇 125~250ml 静脉滴注，每日 3~4 次。严重者可应用人清蛋白和 IgG 静脉治疗，剂量为 0.4g/kg，每日 1 次，连续 5d 为 1 个疗程。

（3）中医中药：按中医学辨证论治的方法予以清热祛惊治则服用汤药。或服用安宫牛黄丸、紫雪丹等，每日 1 丸，不少患者有效。

6. 预后　单纯疱疹病毒脑炎，急性和暴发型者危险性大，病死率高，但轻型和中等严重者尤其自应用抗病毒药物以来，预后已大大改观，但仍有 1/3~1/2 患者遗留不同程度的后遗症（癫痫、偏瘫、痴呆等），需长期药物治疗和护理。

（二）带状疱疹病毒脑炎

带状疱疹病毒脑炎属 DNA 疱疹病毒，与水痘病毒一致，又称水痘－带状疱疹病毒。初次感染常见于儿童。病毒感染后以一种潜伏的形式长期存在于脊神经背根神经节或三叉神经节细胞内，当机体免疫功能低下时，如老年人，恶性肿瘤特别是淋巴瘤、白血病患者，较长期接受肾上腺皮质激素、免疫抑制剂治疗的患者，放射治疗的患者，艾滋病患者，潜伏的病毒可被激活和复制，沿感觉神经离心传到相应皮肤引起皮疹，或沿神经上行，进入神经系统引起脑炎或脑膜炎。

1. 临床表现　脑部症状一般在皮疹出现后 3~5 周出现，此时疱疹已消退，皮肤留有色素斑；少数患者脑损害可先于皮疹或与皮疹同时发生。常突然发生头痛、呕吐、发热、抽搐、偏瘫、失语以及精神异常、意识障碍。少数由烦躁不安、谵妄转为昏睡、昏迷甚至死亡。伴发脑干受累者可有脑神经麻痹、共济失调、病理征等。有报道，在眼部带状疱疹后发生迟发性同侧小脑症状或对侧渐进型偏瘫，CT 扫描提示在带状疱疹同侧的内囊部位有椭圆形、边界清楚的低密度区，大脑中动脉分布区有多灶性密度减低区。颈动脉造影显示大脑中动脉近端呈节段性串珠状狭窄，可能由于眼眶带状疱疹发展至颈内动脉虹吸部动脉炎造成大脑半球梗死所致。带状疱疹脑炎患者一般症状较轻，可以完全恢复，但老年人或三叉神经眼支感染侵犯眼球时可有严重并发症。

2. 实验室检查　脑脊液白细胞轻至中度增高，可达 $500 \times 10^6/L$，以淋巴细胞为主，蛋白质略升高，糖及氯化物正常。部分患者脑脊液中存在水痘－带状疱疹病毒抗体。

3. 治疗　带状疱疹病毒脑炎的治疗可参考单纯疱疹病毒脑炎的处理。阿昔洛韦（无环鸟苷）、阿糖腺苷以及转移因子和人血白细胞干扰素的应用可使症状减轻，病程缩短。

（三）巨细胞病毒脑炎

巨细胞病毒（CMV）感染普遍存在于世界各地，成人抗体的阳性率为 40% ~ 100% 不等，多数是隐性感染。巨细胞病毒为叶片神经病毒，它对神经系统有直接破坏和间接破坏作用。直接破坏作用系指巨细胞病毒感染后直接进入细胞内，形成包涵体，并利用细胞内物质进行繁殖，直接导致宿主细胞的死亡。间接作用是指巨细胞病毒感染后通过细胞介导的免疫反应而引起神经细胞死亡，如巨细胞病毒的感染，激活 TNF-α 和 IL-6 分泌，IL-8 的分泌可以增加巨细胞病毒的复制，并刺激白细胞数的增加。巨细胞病毒的直接感染引起脑内血管内皮细胞，通过血-脑屏障并感染星形细胞，因此，感染巨细胞病毒后，颅内血管内皮细胞中常发现包涵体，或伴发血管壁炎性反应和血栓形成，脑实质中有不同程度的胶质细胞增生，特别是在包涵体周边的胶质细胞增生更为明显。巨细胞病毒的间接侵入是由于病毒感染脉络膜上皮细胞后，引起脉络膜的炎性反应，继发地植入到脑室周边和向内扩散，引起脑室周围的脑白质坏死，称为坏死性脑室炎。病理上可见室管膜表面有大量的巨噬细胞，炎性渗出，细胞坏死，偶可伴出血。

临床表现以发热及呼吸道、神经系统及血液系统的症状为主。急性感染者常可累及脑血管而发生闭塞性脑膜血管病。体温可从低热到 40℃，神经症状为嗜睡、昏迷、惊厥、运动障碍、脑性瘫痪，有时有脑积水、智能减退、视网膜脉络膜炎等。

脑脊液检查中单核细胞增多。尿沉渣中找到特征性含核内包涵体的巨细胞有助于诊断。应用荧光抗体可检测组织或脱落细胞中的抗原。由于 IgM 不能通过胎盘，因此新生儿脐带血抗体阳性即可诊断先天性感染。

抗病毒药更昔洛韦对巨细胞病毒效果较好。剂量为 5mg/kg，静脉滴注，2 ~ 3 周为 1 个疗程，急性感染者疗效较好。颅内感染者治疗效果较差，但伴血管炎者效果较好。

（四）Epstein-Barr 病毒脑炎

Epstein-Barr 病毒属疱疹病毒科 γ 疱疹病毒亚科，人们较早认识它是因为它与单核细胞增多症及鼻咽癌的发病有关。近年来，该病毒与神经系统疾病的关系备受人们注意，特别是中枢神经系统脱髓鞘性疾病及脑炎等的关系深感关切。E-B 病毒感染通过软脑膜血管深入感染脑实质或经血管引起血管周围性脱髓鞘的机制不尽清楚。

临床上，急性 EBV 感染可出现癫痫发作、昏迷、人格改变、知觉异常、小脑共济失调和局灶性的脑干及大脑病变。这些并发症常在传染性单核细胞增多症临床起病后 1 ~ 3 周内发生，但也可出现在病程之前或病程中，或者有可能是急性 EBV 感染的唯一症状。发展为脑炎的患者在数天内常有发热和头痛。大多数患者为年轻人和大龄儿童。癫痫、昏迷以及其他弥散性脑部病变的表现可以不出现局部神经系统症状。但多数患者出现不同程度的局灶性神经症状和体征，如局灶性癫痫、轻度偏瘫、单瘫、锥体束征阳性等。E-B 病毒脑炎可累及脑的任何部位，其中小脑最易受累，大多以步态异常起病，严重者亦可因小脑肿胀、颅内压增高和脑疝而致死。多数病者可出现精神症状、视物变形、体像改变和知觉异常；部分患者可有锥体外系的症状和体征，如齿轮状强直、手足徐动和舞蹈症等。E-B 病毒脑炎是儿童和青年急性病偏瘫的常见原因，急性精神症状和短暂性遗忘症亦可能是 E-B 病毒脑炎的唯一神经系统表现。

E-B病毒的特殊并发症有急性导水管阻塞、抗利尿激素分泌异常综合征、Reye综合征等。

三、腮腺病毒脑炎

腮腺病毒脑炎系由流行性腮腺病毒感染所引起，该病毒属副黏病毒，主要感染腮腺，亦可感染附睾和中枢神经系统，产生腮腺病毒脑膜炎、脑炎。腮腺病毒的中枢神经感染，以脑膜炎最多见，亦有暴发性致死性脑炎。

腮腺病毒脑炎的发病机制尚不完全清楚。有的认为由病毒直接感染所致，有的认为系由病毒感染诱发脱髓鞘改变所致。

腮腺病毒脑炎多数在腮腺炎表现明显的时间发生，常表现为低热、厌食、乏力、头痛、耳痛和腮腺肿大。头痛和腮腺肿大往往同时出现，伴发脑膜炎者出现项强、恶心、呕吐，严重者意识不清、抽搐。体温可以高达39~40℃，持续3~4d。头痛、呕吐剧烈，持续48~72h。多数患者在体温降低后症状减轻。体温降低后症状不见减轻，又出现嗜睡、意识不清或抽搐，或有局灶性神经体征者，拟为腮腺病毒脑膜炎脑炎。腮腺病毒感染的临床病程约为7~14d，伴发中枢神经感染时，病程延长至3~4周。

腮腺病毒脑炎的诊断依赖于有典型的流行性腮腺炎临床表现和头痛、呕吐、昏迷等神经症状，脑脊液细胞增多，有糖、蛋白、氯化物正常的实验室检查特点可予诊断，但应与其他肠道病毒脑炎、脑膜炎等相鉴别。

腮腺病毒脑炎的治疗以对症治疗为主。应用退热药，注意水电解质平衡，多饮水，保证足够的营养为主要治疗措施。中药牛黄解毒制剂可以试用。

腮腺病毒脑炎预后良好，病程自限，不留后遗症。死亡率在1.5%以下，罕见永久性后遗症。最多见的后遗症状为抽搐、人格改变、慢性头痛、听力减退，偶有脑神经麻痹、肢体无力、偏瘫等局灶性神经体征。偶有继发性阻塞性脑积水的报道。

四、狂犬病毒脑炎

狂犬病毒脑炎又称恐水病，是狂犬病毒所引起的传染病，因被病犬咬伤而感染。病毒经狂犬的唾液从伤口进入人体，沿脊神经背根进入中枢神经系统。若未经适当处理，经数月至数年的潜伏期后出现典型的狂犬病症状。近年来，国内大中城市中居民家养宠物非常普遍，我国已成为全世界狂犬病患者最多的国家，应引起广大医务人员的重视。

（一）病理

病毒沿周围神经的轴索向心性扩散，到达背根神经节后，即大量繁殖，然后侵入脊髓和整个中枢神经系统。病变最明显的部位是颞叶海马回、延髓、脑桥、小脑和伤口相应的脊髓节段和背根神经节。脑实质充血、水肿及微小出血。镜下可见脑及脊髓弥漫性充血、水肿、炎症细胞浸润和血管周围脱髓鞘变，神经细胞空泡形成、透明变性和染色质分解。80%的患者神经细胞质中有嗜酸性包涵体。电镜证明包涵体内含有杆状病毒颗粒。

（二）临床表现

本病潜伏期一般在3个月之内。半数在1~2个月之间，文献报道最长为数十年。典型发病可分三期。

1. 前驱期　在已愈合的伤口周围出现麻木、刺痛、痒及蚁走感，并有低热、食欲缺乏、头痛、周身不适等症状，持续 2～3d。

2. 兴奋激动期　高度兴奋、暴躁，出现反射性咽喉痉挛，饮水时明显加重，呼吸困难，极度惊恐，出现恐水、怕风、畏光，在看到水或听到水声、风声亦能引起咽喉痉挛发作。神志清楚，口涎增多，体温升高，脉搏加快，瞳孔散大，持续 1～2d。

3. 麻痹期　根据病毒侵入的途径，神经麻痹的临床表现可有两种形式。一种表现为肢体上升性瘫痪，酷似上升性运动性麻痹，表现为下肢远端，逐步累及躯干、上肢的肌无力，张力降低，腱反射消失，但感觉存在，病理征阴性，因此，又称为吉兰－巴雷型样上升性瘫痪。然而，肢体肌肉的麻痹仍会上升，累及呼吸肌、延髓肌而引起呼吸困难。另一种为脑干型，此时虽然没有痉挛或很轻痉挛发作，多数患者将出现昏迷、呼吸循环衰竭而死亡。

本病一旦出现神经症状，病程均无逆转可能，并且迅速发展，多数在一周内死亡，偶可达 10d 以上。

（三）实验室检查

血液中白细胞增加，可达（$20 \times 10^9 \sim 30 \times 10^9$）/L，以中性粒细胞为主。脑脊液细胞数增多，一般不超过 200×10^6/L，主要为淋巴细胞。蛋白质增加，糖和氯化物正常。

（四）诊断

根据有被病犬、病猫咬伤史，明确患者的典型恐水、畏光、流涎等症状，诊断并不困难。

（五）治疗

被狂犬咬伤后应及早接种狂犬病毒疫苗。目前国际上通用的狂犬疫苗有两种，即 Semple 疫苗和鸭胚疫苗（DEV）。目前国内采用 Semple 疫苗，在腹壁或肩胛下缘做皮下注射，严禁肌内或静脉注射。剂量为 1～6 岁 1ml，6 岁以上 2ml，每日 1 次。连续 14d 为 1 个疗程。伤口在颈部以上或伤势严重者给 2ml，每日 2 次，7d 后改为每日 1 次。若能联合应用狂犬病毒血清则效果更好，一般剂量为 0.5ml/kg 肌内注射，伤情严重者可用 1～2ml/kg，此外，应积极处理伤口，做清创术。

五、慢病毒脑炎

慢病毒脑炎（slow viral encephalitis）系指由病毒直接感染后所引起的慢性弥漫性脑病，是中枢神经系统的一组难治性疾病，主要有进行性风疹病毒脑炎、亚急性硬化性全脑炎、进行性多灶性白质脑病等。

（一）进行性风疹病毒脑炎

进行性风疹病毒脑炎是一种非常罕见的缓慢进行性致死性疾病。自 1974—1984 年仅报道 12 例。

1. 病理　病理改变主要表现为脑膜和血管周围间隙的炎症以及脑组织的弥漫性萎缩，小脑萎缩严重。在大脑、小脑的实质内和小血管的壁上有广泛无定形嗜碱性沉积物，有时伴钙化。在脑组织中可发现风疹病毒。因此病理学上可根据无包涵体、有嗜碱性沉积物和严重的小脑萎缩与麻疹病毒引起的亚急性硬化性全脑类（SSPE）相鉴别。

2. 临床表现 隐袭起病，发病年龄在 8～19 岁，开始报道的 9 例均为男性。出现行为异常，学习成绩下降，智力进行性减退，动作笨拙。步态、躯体和四肢共济失调为本病突出的表现，癫痫发作常见，晚期发生痉挛性四肢瘫。其他有构音障碍、面肌无力和眼球运动障碍，尚可有视神经萎缩。病情进行性加重，经 8～10 年呈完全性痴呆和进行性痉挛状态。

实验室检查可见脑脊液中单核细胞增多，蛋白质增高，IgG 明显升高，有寡克隆 IgG 带，提示中枢神经系统内有抗风疹病毒抗体。血清及脑脊液中抗风疹病毒抗体滴度明显增高。脑电图示背景活动为慢节律，无局灶性表现。CT 检查示脑室扩大，特别是第四脑室，并有小脑皮质萎缩。

3. 诊断 根据母亲怀孕期有风疹病毒接触或感染史，或患者有明确的风疹感染史，以及以上临床表现和实验室检查，可作出诊断。

4. 治疗 主要是对症治疗，和 SSPE 相同。无特殊治疗方法可以中止疾病的进展。

（二）亚急性硬化性全脑炎

亚急性硬化性全脑炎（subacute sclerosing panencephalitis，SSPE）又称亚急性硬化性白质脑炎、亚急性包涵体脑炎。1933 年由 Dawson 首先报道。本病见于世界各地，主要发生在儿童和青年，农村儿童较城市儿童发病率高，50% 以上病例在 2 岁前曾有麻疹感染。虽亦可发生在接种过疫苗的儿童，但其发生率只及自然麻疹感染后的 1/5～1/50。自患者麻疹感染到 SSPE 发病的潜伏期平均 5～8 年。

1. 病因和病理 本病与麻疹病毒的持续感染有关。患者血清和脑脊液中抗麻疹病毒抗体滴定度升高，用荧光抗体技术证明在神经细胞内存在麻疹病毒抗原。偶可从死者脑组织中分离出麻疹病毒。近年来用对麻疹病毒易感的指示细胞进行协同培养，已使病毒分离成功。神经细胞核中有特殊形态的包涵体。电镜检查见脑内包涵体呈管状结构，大小与麻疹病毒的核衣壳相当。用患者脑组织接种于动物，可使动物成功地感染。以上资料支持本病与麻疹病毒感染有关。

关于 SSPE 的发病机制曾有多种学说，但至今仍有不明确之处。有作者认为麻疹病毒初次感染时，病毒在机体内增殖而偶然发生变异株，或认为 SSPE 是由于机体对麻疹病毒发生不正常免疫反应所致。用电镜检查患者的脑组织发现麻疹病毒外，尚存在乳头状瘤病毒，因此提出两种病毒混合感染所致。麻疹病毒可使免疫细胞遭受破坏，影响了 T 细胞依赖性细胞的免疫功能，因而对麻疹病毒发生了细胞免疫的耐受性，致使病毒能够在脑内存活，造成对神经系统的进行性损害。综上多种学说，SSPE 的发病可能与病毒的特点及宿主的免疫状态有关。

病理检查可见亚急性炎症变化，灰质和白质均受累。脑血管周围的淋巴细胞、巨噬细胞和浆细胞浸润，呈袖套状。灰质的炎性改变是非特异性的，神经元有严重丧失，伴明显的反应性胶质增生。在白质有星形细胞增多及神经胶质增生，并伴不同程度的髓鞘脱失。特征性的变化为电镜下可见神经节细胞、星形细胞及少突神经胶质细胞中有核内和胞质内包涵体存在，免疫荧光染色显示存在麻疹病毒抗原。一般认为，较慢性、病程较长的病例，有较多的白质髓鞘脱失，亚急性或病程较短者则包涵体显著。

2. 临床表现 起病年龄为 2～20 岁，平均 7～8 岁，以学龄儿童为最多见。男性略多于女性，为 2.5：1～3.3：1。起病多呈隐袭进行性，偶有暂时缓解期。无全身性或中枢神经系统感染的临床表现。根据病程演变的特点，一般可分为四期。

（1）第一期：行为及精神障碍期，患者有性格和行为改变，情感不稳，记忆力减退，学习成绩下降，淡漠，嗜睡，幻觉。尚可有脉络膜视网膜炎，甚至失明。此期历时约数周至数个月。

（2）第二期：运动障碍期，一般为1~3个月。最重要的特征是肌阵挛抽动，每分钟4~12次，通常是头、躯干和四肢的突然屈曲运动，接着1~2s的缓慢放松期。发生在清醒时，尚可发生舞蹈样和手足徐动样姿态、震颤、半身狂跃运动或肌紧张不全、癫痫发作、共济失调。此外，由于脉络膜视网膜炎、视神经萎缩或皮质盲而致视力障碍。偶尔发生视盘水肿。

（3）第三期：昏迷、角弓反张期，表现为去大脑强直，阵发性角弓反张，伴不规则呼吸及自主神经功能紊乱症状，如体温波动、出汗异常、高热等，最终进入昏迷。

（4）第四期：终末期，大脑皮层功能几乎完全丧失并出现眼球浮动，肌张力低下，肌阵挛消失。

多数患者病情进行性加重，整个病程9个月至3年，最终因继发性感染、循环衰竭或营养不良、恶病质而死亡。亦有报道在病后6周就死亡或病程长达10年以上。长期存活者，约5%的患者有自发性的症状缓解。

脑脊液检查正常或轻微细胞、蛋白质升高，可见浆细胞和激活的淋巴细胞。大多数病例免疫球蛋白增高，主要是IgG、IgM增高，有寡克隆IgG带。血清、脑脊液中有高滴度的麻疹抗体。脑电图示特在低平的背景上间隔4~8s，周期性地出现2~3Hz的高幅慢波，持续时间0.5~2s。双侧对称，以枕顶部最为显著。该波在疾病第二期最显著，至第四期消失。早期脑CT及MRI正常，随着病情进展，可显示进行性皮质萎缩，脑室扩大和多灶性低密度白质病损。

3. 诊断　根据典型的临床病程，特殊的脑电图改变，脑脊液的细胞学检查，免疫球蛋白增高以及血清和脑脊液中抗病毒抗体的水平异常增高，可作出临床诊断。为进一步确诊可做脑活检，从脑组织中发现典型的包涵体、麻疹病毒抗原或分离出麻疹病毒。

4. 治疗和预防　主要是对症治疗，减轻肌阵挛及癫痫发作，加强护理，防止并发症。对疾病本身尚无特殊的治疗方法。曾用各种抗病毒药物、免疫抑制药或干扰素及转移因子，均不能肯定可影响疾病的自然过程。近年来有报道用肌苷治疗本病，特别对缓慢进展的患者似可延长生命，但确实的疗效尚待进一步研究。

预防本病最有效的方法是接种麻疹疫苗。

（三）进行性多灶性白质脑病

进行性多灶性白质脑病（PML）为一种少见的亚急性脱髓鞘疾病，1958年首次报道至今已有许多报道，世界各地都有病例发生。

1. 病因和病理　本病为乳头多瘤空泡病毒（JC病毒）感染引起，常在全身性严重疾病的基础上发生，特别是亚急性淋巴细胞增生性疾病，如慢性淋巴细胞性白血病、霍奇金病、淋巴肉瘤，单核-巨噬细胞系统良性疾病，如结核和结节病，以及癌症等。近来有报道发生于器官移植、长期使用免疫抑制剂和获得性免疫缺陷综合征病例。电镜检查发现少突胶质细胞中有包涵体，直径为33~45nm的二十面体，与乳头多瘤空泡病毒颗粒相似，现已证实属多瘤病毒亚型，称为JC病毒。少数病例脑部已分离出此类病毒，并证明病毒直接作用于少突胶质细胞，破坏其所支撑的髓鞘，形成严重的脱髓鞘病变。因而认为本病系由于机体免疫功能低下，中枢神经系统慢病毒感染所致。

病理检查可见脑白质内有广泛性多灶脱髓鞘病变，以大脑半球为主，脑干及小脑亦可累及，轴突相对而言保持完整。病灶区少突胶质细胞及髓鞘脱失。病灶周围少突胶质细胞肥大，可见核内包涵体，系由大量乳头多瘤空泡病毒颗粒组成。

2. 临床表现　多见于成年男性，起病年龄 20~80 岁，多在 50 岁以上：起病无发热。大多数患者在原发病确诊后 2~4 年出现神经症状，进行性脑损害的症状有精神症状、偏瘫、四肢瘫、偏盲、皮质盲、共济失调、构音障碍、智能减退，最后成为痴呆。少数有癫痫发作、意识模糊，严重者昏迷。一旦出现神经症状后，病程迅速进展，平均 3~6 个月死亡，个别报道可有缓解。

脑脊液检查多数正常，偶可有轻度蛋白质增高或少量单核细胞。脑电图呈弥散性异常伴局灶性改变。CT 检查示白质内有多灶性低密度区，注射造影剂后无增强现象，无肿块效应。MRI 对特征性白质病损的发现更为敏感。

3. 诊断　根据在原有疾病基础上，经数年后迅速出现神经系统症状，结合实验室检查，可考虑本病诊断，然而只有脑组织活检才能作出肯定的诊断。

4. 治疗　以支持及对症治疗为主。加强护理，预防并发症的发生。

六、其他病毒的中枢神经感染

本节介绍了常见的一些中枢神经病毒感染，还有一些非常重要的或是随国际交流增多而传播或新变异型病毒引起的神经系统疾病，亦应引起重视。

（一）沙粒 RNA 病毒感染

沙粒 RNA 病毒可引起许多神经系统疾病，除众所周知的单疱病毒脑炎、HIV 等外，世界范围还有许多沙粒 RNA 病毒，例如流行于南美洲阿根廷、玻利维亚的流行性阿根廷出血热；在西非洲流行的拉萨热（Lassa fever）病毒每年致 5 000 多人的死亡。在美国则以淋巴细胞性脉络膜炎病毒（LCMV）最多见。

LCMV 是人、鼠共感染病毒，传染给人的主要宿主是仓鼠（pet hamster）。在动物中该病毒感染后引起一系列的细胞免疫反应，引起脑、视网膜、肝脏等病变。胚胎感染后则影响神经系统发育，产生一系列先天性发育异常。实验鼠的研究证明，该病毒感染引发的由 T 细胞介导的免疫反应和结构破坏是 LCMV 感染后的主要发病机制。

LCMV 急性感染的早期，特别是成年人的感染，可以没有症状，或出现轻度的一般症状，如头痛、发热、肌痛、咳嗽、项强等，少数儿童可有抽搐。少数可伴咽峡炎、附睾炎等。多数病者病程自限，持续发热数天至数周，脑脊液细胞数增多，超过 $1.0 \times 10^9/L$，持续 1 个月以上。慢性病者何时发病不清楚。儿童感染，特别是婴儿感染，常影响中枢神经发育，出现一系列发育异常，如小头畸形、脑积水、脑室扩大、脑室周边钙化、囊肿、小脑发育不全、视网膜变性等。临床表现为智能减退、抽搐、惊跳、共济失调、运动障碍和失明等。

LCMV 的诊断依赖于：①发热的病史，有脑膜炎表现；②脑脊液中淋巴细胞数的增多，细胞数在 $1.0 \times 10^9/L$ 以上，并持续大于 1 个月者；③脑脊液寡克隆区带（OB）阳性；④可除外腮腺病毒感染；⑤血清学检查示 LCMV 抗体滴度升高。

本病毒的成人感染预后良好。宫内病毒感染，特别是孕期和新生儿感染往往是神经先天性疾病的主要原因，预后差。

（二）新宿主、新病毒的中枢神经感染

（1）虫媒病毒脑炎：西尼罗病毒近年来在欧洲和美洲流行。该病毒抗体亦在我国脑炎患者中查到阳性结果。此外，切昆贡尼病毒、辛德毕斯病毒、东西方马脑炎病毒，均有在国内报道。Banna病毒和我国的云南环状病毒等均已分离。有多种不明原因的脑炎，特别是在夏秋季节流行的脑炎均提示我国有多种新的虫媒病毒脑炎的存在与流行。

（2）尼帕病毒脑炎：1998年和1999年在马来西亚和新加坡报道的发生于养猪场及其附近居民中的脑炎，共有300多例，死亡率高达40%。2001—2004年南亚有一次暴发流行，病死率高达75%。该组病例表现为发热、意识障碍、偏瘫及抽搐发作，3～4d后出现肌阵挛、腱反射减退、项强及小脑体征。头颅MRI检查可见皮质下和深部白质多发散在病灶，可以增强，皮质、丘脑、小脑亦可异常。脑脊液示无菌性脑膜炎样变。血清抗尼帕病毒IgM和IgG抗体滴度升高。该病毒的天然宿主是狐蝠和果蝠，它们与猪可互相传播，感染的猪可传播给人而致病。

（3）禽流感病毒与蝙蝠狂犬病毒：在欧洲和澳大利亚已报道了由蝙蝠狂犬病毒引起的病例。临床表现为脑干神经症状、共济失调和进行性瘫痪。头颅MRI显示脑干和小脑局灶性异常信号。血清狂犬病毒中和抗体阳性。

2010年和2011年，国际神经病学联盟（WFN）发表全球简报，共有1 000多例感染禽流感病毒的神经并发症者，亦有少数死亡病例，但未有病理报道。

随全球化进展的加速，认识更多中枢神经病毒感染将有利神经病学的发展。

（沈瑞乐）

第二节　脑膜炎

一、病毒性脑膜炎

病毒性脑膜炎又名无菌性脑膜炎、虚性脑膜炎，系由多种病毒引起的一种脑膜感染，具有急性脑膜感染的临床表现，多无并发症。脑脊液白细胞增多，以淋巴细胞为主。病毒侵犯脑膜常同时侵犯脑实质者为病毒性脑膜脑炎。本病见于世界各地，约有2/3的患者已可确认为某种病毒引起。目前所知能引起脑膜炎的病毒包括：肠道病毒，柯萨奇A、B组病毒，ECHO病毒，灰髓炎病毒，腮腺炎病毒，单纯疱疹病毒，水痘-带状疱疹病毒，虫媒病毒，传染性单核细胞增多症（EB）病毒，淋巴细胞脉络膜脑膜炎病毒，脑、心肌炎病毒，肝炎病毒，腺病毒。

以上诸病毒中以柯萨奇和ECHO病毒最常见。约50%的患者由该两组病毒所引起。

由肠道病毒引起的病毒性脑膜炎，发病高峰主要在夏季和早秋。腮腺炎病毒脑膜炎一般多见于冬、春季节，与腮腺炎同时流行。淋巴细胞脉络膜脑膜炎则以冬季较常见，而单纯疱疹脑膜炎无明显季节性。

（一）临床表现

不论何种病毒所引起的脑膜炎，其临床表现大致相同。通常急骤起病，有剧烈头痛、发热、颈项强直，并有全身不适、咽痛、恶心、呕吐、嗜睡、眩晕、畏光、项背部疼痛、感觉

异常、肌痛、腹痛及寒战等。症状的严重程度随患者年龄的增长而加重，体温很少超过40℃，除颈强直等脑膜刺激征外，多无其他阳性体征。某些肠道病毒感染可出现皮疹，大多与发热同时出现，持续 4～10d。柯萨奇和 ECHO 感染，典型的皮肤损害为斑丘疹，皮疹可局限于面部、躯干或涉及四肢，包括手掌和足底部。ECHO 感染的皮疹为斑点状，易与脑膜炎球菌感染混淆。柯萨奇 B 组病毒感染可有流行性肌痛（胸壁肌）和心肌炎。

（二）实验室检查

血液中白细胞数大多正常，部分减少或中度增多。EB 病毒感染者的周围血液中可见大量不典型单核细胞。腮腺炎病毒感染，血清淀粉酶增高。脑脊液检查压力正常或轻度升高，色清，白细胞数增加，$(10 \times 10^5 \sim 1\ 000 \times 10^5)$ /L；早期以中性粒细胞为主，数小时后主要为淋巴细胞；蛋白质含量增高，糖含量一般正常。但在腮腺炎和淋巴细胞脉络膜脑病毒感染时，糖含量可减少。

（三）诊断和鉴别诊断

根据发热、头痛、恶心、呕吐、肌痛、脑膜刺激征、血液和脑脊液的特征性改变，诊断一般并不困难，但病原学的诊断往往需从脑脊液中分离出病毒才可确诊。诊断时应与各种邻近脑膜的化脓性感染引起的脑膜反应，细菌性、结核性、真菌性脑膜炎，钩端螺旋体病脑膜炎，癌性脑膜病，单核细胞增多症等相鉴别。

（四）治疗

主要为对症及支持治疗。发热可用退热镇痛药。有明显颅内压增高者用甘露醇等脱水药。抗病毒药物，可参见本章疱疹性脑炎。中药大蒜注射液、银翘解毒片曾用于临床。急性期患者适当应用激素可能有缓解症状之功效。

本病为自限性疾病，多数预后良好，不留后遗症。若两周不能缓解者，需考虑其他疾病或病毒侵及脑实质之可能，应予以注意。

二、化脓性脑膜炎

化脓性脑膜炎是神经系统最常见的中枢细菌性感染。按照致病菌的种类，临床表现各有不同，其中最常见的致病菌是脑膜炎双球菌、肺炎双球菌及流行性感冒嗜血杆菌 B 型，其次是金黄色葡萄球菌、链球菌、大肠杆菌、变形杆菌、厌氧杆菌、沙门菌、铜绿假单胞菌（绿脓杆菌）等。脑膜炎双球菌最常侵犯儿童，称为流行性脑膜炎，是儿童最常见的脑膜炎，但成人亦可发病。流感杆菌脑膜炎好发于 6 岁以下幼儿。肺炎双球菌脑膜炎好发于老年人及婴幼儿。大肠杆菌是新生儿脑膜炎最常见的致病菌。金黄色葡萄球菌和铜绿假单胞菌脑膜炎往往继发于腰椎穿刺、颅脑外科手术或开放性损伤之后。近年来，由于抗生素的广泛应用，典型的细菌性脑膜炎已经十分少见，治疗不彻底或不典型性化脓性脑膜炎渐为多见，应引起广大临床医师注意。特别应当指出的是，随着医疗技术的进步，抗菌药物的发展，院内医源性感染和混合感染已是细菌性脑膜炎的重要原因。

院内感染所致的细菌性脑膜炎常与开颅手术、导管引流及颅脑损伤有关。经流行病学研究结果显示：①开颅手术发生细菌性脑膜炎者为 0.8%～1.5%。开颅手术后发生细菌感染者 1/3 发生于术后一周内，1/3 发生在第三周，仅 1/3 发生于手术 2 周后。②脑室内引流，常用于颅内压增高、交通性脑积水的患者。脑室内引流患者中约有 4%～17% 的患者发生继发性细菌性脑膜炎，多数发生于内引流术后 1 个月之内。③脑室外引流，用于急性颅内压增高的抢救治疗。引流后发生细菌性脑膜炎的发生率约为 8%，引流超过 5d 者感染率将进一步增高，因此脑室外引流的时间应当不超过一周为宜。④腰椎穿刺亦可引起继发性颅内感染，但发生率极低，约为数万分之一。腰椎穿刺留置引流，用于蛛网膜下腔出血的病者，引起继发颅内感染的比例较高，约为 5% 左右，多数发生在 5d 之内，因此建议腰椎穿刺的留置引流最长不要超过 5d。⑤颅脑外伤，特别是伴有颅底骨折的闭合性颅脑损伤者，继发性细菌性脑膜炎约为 1%～4%。伴有副鼻窦，特别是蝶窦的损伤并发颅内细菌感染的机会更大，可达颅脑损伤的 1/4。开放性颅脑损伤继发细菌感染者约为 2%～11%。总之，颅脑损伤是继发颅内细菌感染的最重要感染途径。

医源性颅内细菌感染的病原学以葡萄球菌或革兰阴性的厌氧菌为最多见。颅底骨折者由鼻腔而入，以肺炎双球菌感染为多。

（一）病理

各种致病菌引起的急性化脓性脑膜炎的病理变化基本相同。早期软脑膜及大脑浅表血管允血、扩张，炎症沿蛛网膜下腔扩展，大量脓性渗出物覆盖于脑表面，常沉积于脑沟及脑基底部脑池等处，亦可见于脑室内。脓液颜色与致病菌种有关，脑膜炎双球菌及金黄色葡萄球菌脓液为灰或黄色，流感杆菌为灰色，大肠杆菌及变形杆菌呈灰黄色，铜绿假单胞菌（绿脓杆菌）则为草绿色。随着炎症的扩展，浅表软脑膜和室管膜均因纤维蛋白渗出物覆盖而呈颗粒状。病程后期则因脑膜粘连引起脑脊液吸收及循环障碍，导致交通性或非交通性脑积水。儿童病例常出现硬膜下积液、积脓，偶可见静脉窦血栓形成、脑脓肿或因脑动脉内膜炎而致脑梗死、脑软化。

显微镜检下可见脑膜有炎性细胞浸润，早期以中性细胞为主，后期则以淋巴细胞和浆细胞为主。常可发现病原菌。血管充血，有血栓形成，室管膜及脉络膜亦有炎性细胞浸润。脑实质中偶有小脓肿存在。

（二）临床表现

化脓性脑膜炎者大多为暴发性或急性起病。急性期出现全身症状，有畏寒、发热、全身不适及上呼吸道感染症状。头痛为突出的症状，并伴呕吐、颈项强直、项背痛或畏光等；精神症状常见，表现为激动、混乱、谵妄；以后发展为意识模糊、昏睡以至昏迷。然而，不同类型的细菌感染，其临床表现各不相同。

1. 脑膜炎双球菌脑膜炎　多见于儿童，特别是幼儿。其临床表现轻重不一，临床过程可分为 3 种类型，即普通型、暴发型和慢性败血症型。普通型约占全部病例的 90% 左右，但也有不典型病例。

（1）普通型：临床过程可分为上呼吸道感染期、败血症期和脑膜炎期。①上呼吸道感染期，除部分患者有咽喉疼痛、鼻塞、流涕等症状外，多数患者没有任何症状。②败血症期，30%～50% 的病者没有脑膜炎症状，表现为头痛、发热、寒战、呕吐、全身乏力、肌肉酸痛、食欲不振、神志淡漠等毒血症状。约 70% 的患者在高热不久即出现大小不等的皮肤、黏膜瘀点、瘀斑，1～2mm 左右，大的可达到 1cm。瘀点分布于口腔黏膜、胸腹壁皮肤，严重者瘀斑可扩大成大片，皮肤坏死。少数患者在出现皮肤瘀点前出现全身玫瑰色斑丘疹。部分患者还可出现唇周单纯疱疹，伴有严重中毒症状的此期患者可继发脾肿大。多数患者在

1~2d内出现脑膜刺激症状而进入脑膜炎期。③脑膜炎期，多数患者急性起病，高热，全身或局部出现皮下瘀点，同时出现刺激症状。此期患者头痛剧烈，伴有频繁恶心、呕吐、血压升高、烦躁、重则抽搐、意识到不清。体格检查可见颈项强直，凯尔尼格征阳性，重则角弓反张。严重者昏迷或因颅内压增高出现脑疝而呼吸衰竭。若能有效积极治疗者，本期病者多数可在2~5d内逐步开始恢复，体温下降，瘀斑逐步消退，延迟诊断和治疗者，预后严重。

（2）暴发型：见于少数病例，以儿童为多。主要临床特征为突起高热、寒战、头痛、呕吐并迅速出现精神萎靡、意识混浊或抽搐。体检可见皮肤瘀点、瘀斑或皮片融合。此种典型症状被称为华-弗综合征（Waterhouse – Friderichsen's syndrome），是急性暴发性脑膜炎双球菌性脑膜炎的极严重综合征，除高热和皮疹外，多数患者无脑膜刺激征。脑脊液检查压力升高，但细胞数正常或轻度增多。血培养可以阳性，瘀点涂片可见革兰阴性双球菌。若不能及时诊断和治疗，此组病例常因并发中毒性休克而死亡

（3）慢性脑膜炎双球菌脑膜炎：表现极不典型。病程可连续数个月，反复发作，表现为间歇性畏寒、发热，每次发作持续12h后缓解，间隔1~4d后又可再次发作。发作时皮肤可以出现皮疹，以红色斑丘疹为多见，亦可出现瘀斑、脓疱疹、结节红斑样皮疹以及腕、膝等关节酸痛。体温曲线酷似疟疾。发热期血培养可能阳性。少数患者可继发其他细菌的化脓性脑膜炎和心内膜炎。

2. 肺炎球菌性脑膜炎（pneumococcus meningitis） 呈散发性，多见于婴儿及老年患者。50%以上的患者继发于肺炎球菌性肺炎之后，绝大多数于肺炎后7~10d内逐步出现脑膜症状。本病起病急，常有高热、头痛、呕吐和不同程度的意识障碍，胡言乱语，谵妄昏睡或昏迷。半数以上患者可有脑神经受累症状，最常见的依次为展神经，面神经，动眼神经和滑车神经麻痹。有明显的颅内压增高和脑膜刺激症状。婴儿患者常表现为抽搐、嗜睡、烦躁、厌食和呕吐，反应特别敏感，突然尖叫，两眼发呆，重则角弓反张。老年患者则深睡，精神紊乱或抽搐发作。

反复多次发作（数次至数十次）的复发性脑膜炎是本病特征之一，绝大多数由肺炎球菌引起，发作期间为数个月或数年。反复发作的原因为：①脑脊液鼻漏；②先天性缺陷（如先天性筛板裂、先天性皮样窦道、脑膜或脊髓膨出）或后天性颅骨损伤；③脑膜旁感染病灶如慢性乳突炎或鼻窦炎的存在；④儿童脾切除术后；⑤宿主免疫功能缺陷（如先天性免疫球蛋白缺乏症），应用免疫抑制剂等；⑥脑脊液极度黏稠，易形成粘连及脓性包裹，影响药物疗效。

由于炎症渗出和渗出物中的纤维蛋白含量升高，慢性患者常可出现脑膜粘连。粘连既可引起多脑神经损害，亦可继发硬脑膜下积液、积脓、阻塞性脑积水，可继发脑血管闭塞、偏瘫、失语乃至共济失调等症状。

3. 葡萄球菌性脑膜炎 以金黄色葡萄球菌性脑膜炎最为多见，偶见表皮葡萄球菌，是严重的化脓性脑的主要原因之一。多见于新生儿和成年糖尿病患者的继发感染。主要临床表现为：急性起病，除有或无局部葡萄球菌感染灶之外，一般均有明显的全身中毒症状，如高热在39℃以上，呈弛张热，伴或不伴畏寒、关节痛，肝、脾肿大，严重者伴感染性休克。神经系统表现为头痛、呕吐、畏光、眩晕、精神异常、激惹不安或精神淡漠、嗜睡，重则昏迷。神经系统体格检查可见项强、凯尔尼格征阳性等。未作积极有效治疗者，常可早期继发颅底粘连，出现多脑神经麻痹和颅内压增高，或继发脑内感染、脑脓肿或脑病而长期意识不

清，重则继发脑疝而死亡。鉴于金黄色葡萄球菌脑膜炎常有全身或局部葡萄球菌感染的征兆，因此，脑膜炎的症状常为继发于全身败血症或脓毒血症之后。此组病者若不及时积极治疗常可继发脓毒症性脑病（septic encephalopathy），残留严重后遗症。

4. 流感杆菌性脑膜炎　多见于 3 岁以下的儿童，成人极为少见。亦见于免疫力降低的头颅外伤、中耳炎、副鼻窦炎的成年人患者。主要临床表现为，前驱症状较轻，以上呼吸道感染症状为多。成年患者常为突然头痛发热，在 7～10d 后出现项强、嗜睡或伴恶心呕吐，或伴抽搐。在追问病史和体格检查中可发现中耳炎或副鼻窦炎，或有头颅外伤或颅脑手术史。暴发病例中前驱症状不明显，可迅速出现高热、抽搐和昏迷，在数天内死亡。流感杆菌性脑膜炎患者常留后遗症，50% 的患者残留不同程度的并发症，其中 30% 的患者可并发硬膜下积液、脑积水、脑脓肿等，其中以硬膜下积液占多数。临床过程中有下列情况者应考虑并发硬膜下积液可能：①积极而合理治疗 4～7d 后，脑脊液中细胞数已经好转而体温不退或退而复升者；②一般临床好转后，患者出现不明原因的呕吐、抽搐等神经症状者；③婴儿患者的脑脊液检查已经正常，但囟门却明显隆起，并有呕吐、厌食者。此型细菌感染的脑膜炎常留较多的神经后遗症，如共济失调、失明，耳聋、智能减退甚至瘫痪。

5. 铜绿假单胞菌性脑膜炎　铜绿假单胞菌是一种条件致病菌，仅当机体免疫功能降低或颅脑、脊柱手术或腰椎穿刺等检查时，污染手术野和创口后才能进入中枢神经系统而致病。近年来，由于免疫抑制剂的广泛应用，抗肿瘤药物以及 HIV 的感染等因素，条件性致病菌的中枢神经感染亦渐有增多。铜绿假单胞菌、变形杆菌等条件致病菌性脑膜炎尤为多见。主要临床表现与其他脑膜炎的表现没有区别，均以发热、头痛、呕吐和脑膜刺激症状等为表现，但是铜绿假单胞菌常继发于：①耳、乳突、副鼻窦感染的扩散；②头颅外伤，颅脑手术后；③脊柱手术，椎管内手术，腰椎穿刺；④脑室引流；⑤肺部感染，心内膜炎，尿路感染；⑥褥疮等其他部位的铜绿假单胞菌感染。铜绿假单胞菌性脑膜炎患者较少急性发病，常表现缓慢起病，病程迁延，38～39℃ 高热。晚期病者逐步出现意识丧失或弥漫性脑病。有时起病隐匿，缺乏系统的症状和体征，造成诊断和治疗的延误。铜绿假单胞菌性脑膜炎患者预后差，死亡率在 60% 以上。

6. 肠杆菌脑膜炎　系指由大肠杆菌、变形杆菌、克雷白杆菌等肠道杆菌引起的脑膜炎。2 岁以下的儿童以大肠杆菌最为多见。成年人常发生于基础疾病的晚期；妇女患者常由产前、产时的感染，产生产褥热或大肠杆菌败血症及脑膜炎；中耳炎、胆脂瘤性中耳炎和乳突炎者最易继发大肠杆菌、变形杆菌的继发感染而发生脑膜炎。大肠杆菌脑膜炎早期和轻型的病例，炎症主要表现为脑及脑膜表面的炎性渗出，随病程的发展逐步漫及大脑表面、基底部及脊髓，并累及脑血管和脑神经，引起颅内压增高和多脑神经麻痹。由于大肠杆菌性脑膜炎极易并发脑室炎，引起严重后遗症，因此，脑室穿刺往往是治疗本病的重要手段。凡具下列体征时，可考虑脑室穿刺：①头颅 CT 或 MRI 提示脑室扩大；②常规抗菌药物治疗后，临床效果不佳，并有严重脑组织受压证据，如呼吸困难、意识不清；③脑脊液培养阳性；④伴发中枢神经先天畸形。大肠杆菌脑膜炎临床过程虽不凶险，但并发症多，后遗症多，往往预后较差。

细菌性脑膜炎的临床表现虽然随不同病原菌的发病年龄和转归有些差异，但其共同特点为发热、头痛、恶心、呕吐、颈项强直和抽搐。若不能及时治疗均可并发颅底粘连，产生颅内压增高和多脑神经麻痹，继之产生脓毒血症性脑病而长期意识障碍，或残留严重神经精神症状。

（三）实验室检查

周围血检查均可见白细胞总数增高，达（$10 \times 10^8 \sim 20 \times 10^8$）/L。以中性粒细胞增高为主，恢复期的白细胞数可以降低。脑脊液检查可见白细胞增多，数千只至万只均可能。大肠杆菌脑膜炎可见脑脊液混浊，呈米汤样；铜绿假单胞菌性脑膜炎可呈草绿色。脑脊液压力增高，色浑浊或呈脓性，细胞数增多，在（$10 \times 10^6 \sim 100 \times 10^6$）/L，甚至更高，以多形核细胞为主，有时脓细胞聚集呈块状物，此时细胞培养、涂片阳性率高。蛋白质含量增高可达 1.0g/L；糖含量降低，可低至 0.5mmol/L 以下，甚至为"零"。氯化物含量亦下降。50% 的病例可在脑脊液中找到致病菌。脑脊液中 pH 降低，乳酸、乳酸脱氢酶、溶菌酶的含量以及免疫球蛋白 IgG 和 IgM 明显增高。乳酸的增高亦是细菌感染的重要证据之一。

头颅平片检查是寻找化脓性脑膜炎感染原的重要途径，常可见副鼻窦炎、中耳炎等影像学证据。头颅 CT 是早期发现交通性脑积水、脑室扩大以及发现继发性颅内脓肿的重要手段。脑膜炎病者的脑电图检查没有临床意义。

（四）诊断与鉴别诊断

根据发热、头痛、脑膜刺激征，脑脊液中以多形核白细胞增多为主的炎症变化，可予诊断。但需与病毒性、结核性及真菌性脑膜炎、脑炎、脑病、脑肿瘤、蛛网膜下腔出血以及其他疾病引起的昏迷相鉴别。脑脊液中糖含量降低，乳酸、乳酸脱氢酶、溶菌酶的含量增高和 pH 降低，可与病毒性脑膜炎鉴别。细胞数增多，以多形核细胞为主，对鉴别结核性与真菌性脑膜炎有帮助。但在疾病的早期，婴幼儿或老年，以及经过部分治疗的化脓性脑膜炎患者，其脑脊液的改变不典型，往往给诊断带来困难，常需反复多次脑脊液检查以明确诊断。具有下列标准，可作为急性化脓性脑膜炎的诊断：①脑脊液的革兰染色细菌涂片，细菌培养阳性或乳胶颗粒凝集试验检测抗原阳性；②脑脊液细胞数增高，达 1×10^9/L 以上，其中 60% 为多形核白细胞；蛋白质升高在 1 200mg/L 以上和糖浓度降低，脑脊液/血液的糖浓度小于 0.3 为异常。大约 70% ~80% 的细菌性脑膜炎患者脑脊液中可以查到细菌，细菌培养的阳性率在 80% ~90% 之间，但是慢性化脓性脑膜炎者常常培养阴性。近年来，根据血浆中原降钙素（procalcitonin）水平的升高可为细菌性与病毒性脑膜炎提供鉴别诊断。

（五）治疗

化脓性脑膜炎的治疗包括病因治疗和并发症的治疗两大方面。

1. 病因治疗 凡化脓性脑膜炎诊断一旦成立，均应积极地选择有效的抗生素进行病因治疗，治疗的积极性与准确性直接与患者的预后相关。因此，诊断一经确立，按病原菌选用抗生素。如病原菌未明确者，应选用广谱抗生素，并按一般发病规律选用药物。首先经静脉给药，使其血浓度短期内明显升高，脑脊液中相应达到较高的药物浓度。某些抗生素经静脉给药不能通过血 - 脑屏障，可作鞘内注射或脑室内给药，但应注意药物剂量、稀释浓度、注射速度及间隔时间。然而，临床实践中，常常不能立即明确病原菌，因此，治疗中必须分为病原菌明确前和明确后的两种治疗方案。

（1）常规的抗生素选择原则：①新生儿：选用头孢噻肟钠（cefotaxime sodium）、氨苄西林（ampicillin）；②婴儿和儿童：选用第三代头孢菌素；③成人：原来健康和社区获得性感染者，选用第三代头孢菌素，加用氨苄西林；外伤后或颅脑手术后感染者，选用万古霉素

（vancomycin）加用头孢类抗生素或美罗培南（meropenem）；④老年，免疫能力差者，选用氨苄西林加用头孢拉啶；脑膜炎合并短路引流者，选用万古霉素加头孢菌素或美罗培南。

（2）已知病原菌者的药物治疗

1）脑膜炎球菌脑膜炎：鉴于我国所流行的 A 群菌株，大多对磺胺药敏感，仍为首选药物。磺胺嘧啶的脑脊液浓度为血浓度的 40%～80%。首次剂量 50～100mg/kg，静脉缓慢注入；以后每日 80～160mg/kg，分 4 次口服或静脉内注入，同时给予等量碳酸氢钠和足够水分。如治疗后 48h 症状无减轻，体温不下降，则需及时改药。国外由于大多为耐磺胺的 B 群及 C 群菌株流行，故以青霉素为首选药物。对暴发型流脑，宜用大剂量青霉素 G（20 万～30 万 U/kg，儿童 10 万～25 万 U/kg）或（和）氯霉素联合应用。氯霉素易透过血－脑屏障，其脑脊液浓度为血浓度的 30%～50%；成人每日 50mg/kg，分次静脉滴注，应密切注意对骨髓的抑制作用。亦可用氨苄西林，剂量为 150mg/kg，分次静滴。

2）肺炎双球菌脑膜炎：50% 发生在急性大叶性肺炎恢复期。若青霉素敏感者首选青霉素 G，用量为 2 000 万 U/d，分次静脉滴注，2 周为 1 个疗程。青霉素耐药（MIC 为 0.1～1.0μg/ml）者，选用头孢曲松（ceftriaxone），2.0～4.0g/d，分 2 次静滴；或头孢噻肟钠（cefotaxime）2.0g，每日 2～3 次；或头孢吡肟 4.0g/d，分 2 次肌内注射。当青霉素 MIC ＞ 1μg/ml 时，选用头孢曲松或头孢噻肟或头孢吡肟加万古霉素或利福平。

3）金黄色葡萄球菌脑膜炎：目前认为 90% 以上的金黄色葡萄球菌对青霉素 G 耐药。甲氧苯青霉素的蛋白质结合率低于其他半合成青霉素，所以较易透入脑脊液，可作为首先药物，剂量为 12g/d，分次肌内注射或静脉滴注，4 周为 1 个疗程。青霉素过敏者可用万古霉素，剂量为 5g/d。杆菌肽对葡萄球菌有高度活性，使用时耐受性好，成人常用量为 5 000U，鞘内注射，每周 2～3 次。

4）流感杆菌脑膜炎：以氨苄西林或氯霉素作为首选药物，剂量同前。近年来，国外建议首选头孢噻肟或头孢曲松，剂量如肺炎球菌。

5）肠道革兰阴性杆菌脑膜炎：该组脑膜炎在成人中占 22%，以大肠杆菌多见，其次为肺炎杆菌、铜绿假单胞菌。治疗方案见表 8－2。

表 8－2 革兰阴性杆菌脑膜炎抗生素的选择

菌种	常用方案
大肠杆菌	氨苄西林＋庆大霉素（或卡那霉素）或妥布霉素
肺炎杆菌	头孢噻啶＋庆大霉素（或卡那霉素、阿米卡星、妥布霉素）
铜绿假单胞菌	羧苄西林＋庆大霉素（或阿米卡星）、多黏菌素 B
变形杆菌	氨苄（或羧苄）西林＋卡那（或庆大）霉素
产气杆菌	头孢噻啶＋庆大霉素
沙门菌属	氨苄西林或氯霉素
沙雷菌	氨苄西林（或氯霉素）＋庆大霉素（或卡那霉素）
粪产碱杆菌	氯霉素（或多黏菌素 B、E）

2. 对症治疗

（1）肾上腺皮质激素：在应用大剂量抗生素的同时，静脉滴注 5mg/d 的地塞米松，对减少颅内粘连，减少脑积水和脑膜增厚等均有远期效果。

（2）20%甘露醇：400~600ml/d，分次静脉滴注，对急性颅内压增高者有改善症状之作用。

3. 脑室引流　脑膜炎后期，继发交通性脑积水或阻塞性脑积水者，均可选择脑室外引流或脑室体内引流。

（六）预后

化脓性脑膜炎的预后依赖于诊断的早期确定和及时、足量以及合理的抗生素应用。若能早期合理和足量地应用抗生素，多数患者预后良好；抗生素选择不当，疗程不足等易使病程转化为慢性化脓性脑膜炎，并继发脑神经麻痹、交通性脑积水、偏瘫、共济失调、癫痫等后遗症。急性病期未作积极治疗者亦可继发化脓性脑炎和脑脓肿等。

三、结核性脑膜炎

结核性脑膜炎（tuberculous menigitis）是由结核杆菌感染所引起的非化脓性细菌性脑膜炎。近年来，由于广谱抗生素的应用和公共环境及社会竞争激烈等综合因素，结核病包括结核性脑膜炎的发病似有增加趋势。结核性脑膜炎可伴或不伴全身结核如粟粒性肺结核、淋巴结核、骨关节结核等。据 WHO（1990）的统计，全球约有 1/3 的人已经感染了结核菌，每年约有 800 万新结核患者发生，约有 300 万结核患者死亡，2000 年，因结核病死亡至少 350 万人。在发达国家大部分感染人口是老年人，是以前形成的感染，而发展中国家的感染人口以青壮年为多，因此今后的发病将集中在生产能力最强的青壮年。总的来看，结核疫情以非洲最严重，其次是东南亚和西太平洋地区，再次为中南美洲国家和东地中海地区，而欧洲和其他发达国家为最低。

我国的结核疫情不容乐观，1990 年抽样调查，肺结核患病率为 523/10 万，估算全国患者约 600 万人，痰液涂片阳性患病率 134/10 万，全国感染性患者约 150 万，结核死亡率 21/10 万，每年结核患者死亡约 23 万。其中结核性脑膜炎病死率为 20%~30%。

（一）病因和发病机制

结核菌在分类上属于放线菌目、分枝杆菌科、分枝杆菌属。包括人型、牛型、非洲型和鼠型 4 类，过去的鸟型结核菌现划为非典型分枝菌第 3 组。实际上中枢神经系统的结核感染几乎都是由人型结核菌引起的，牛型结核菌很少见，其他分枝杆菌引起的感染也很少见。

结核菌细长而稍弯，约 $0.4\mu m \times 0.4\mu m$，两端微钝，不能运动，无荚膜、鞭毛或芽孢，属需氧菌，天然寄生于人类。结核菌不易染色，但经品红加热染色后不能被酸性乙醇脱色，故称抗酸杆菌。电镜下结核菌细胞壁厚约 20nm，其表层粗糙，伴有横式排列的绳索状皱褶物。胞壁上有不同的噬菌体受体，据此人型结核菌可分为 4 型。胞质外紧包一层质膜。胞质内分布大小不等的糖原和多磷酸盐等颗粒，大颗粒常位于两端。颗粒的大小及多少依菌株或培养条件而异。胞质中的间质呈膜样结构，由质腹内陷折叠而成，可能与细胞壁合成、核质分裂、细菌呼吸等功能有关，应用卡那霉素后可见撕裂，甚至缺损。细胞核发为高度盘旋的 DNA 纤维，无核膜和核仁。

结核菌的培养生长缓慢，人型结核菌的体外培养至少需 2~4 周才可见菌落。经抗结核药物作用后，细菌活力显著减弱，需 6~8 周，甚至 20 周才能出现菌落。结核菌培养生长缓慢的原因，长期认为是由结核菌胞壁的疏水性使营养物质不能渗入所致，近年研究认为，主要是由于 DNA 合成所依赖的 RNA 聚合酶在结构上的异常所致。此外，结核菌的生长速度还与氧供有关。

结核菌菌体的化学成分十分复杂。首先，它含有大量的类脂质，约占菌体干重的20%~40%，主要分布于结核菌的胞壁中，它具疏水性，对环境有较强的抵抗能力。类脂的成分有磷脂、脂肪酸和蜡质三种，它们都与蛋白或多糖相结合。磷脂能增强菌体的致敏作用，脂肪酸中的结核菌酸有促进结核结节形成，蜡质中分枝菌酸与抗酸性有关。第二，结核菌中含有多种蛋白，约占菌体干重的50%，构成菌体和核质。结核蛋白是变态反应的反应原。结核菌素的主要成分为结核蛋白。第三，除类脂蛋白之外，结核菌中尚存在糖原或多糖体，它们多数与脂质一起缩合存在于胞壁中，构成免疫反应的抗原物质。此外，结核菌中也含其他的矿物质和维生素。

自从用抗结核药物治疗结核菌感染以来，很快即发现有耐药结核菌的存在。目前耐药结核菌可分为三型：①原发性耐药，见于从未接受过抗结核药物的结核患者，结核菌株对一种或多种抗结核药物耐药，由耐药结核菌传播引起，耐药菌来自以往未经合适治疗的结核患者；②获得性耐药见于初始对抗结核药物敏感的结核病，在治疗过程中发展为耐药，多数是治疗不足所致；③继发性耐药指以往经过抗结核药物治疗后出现的耐药，包括既有原发又有获得性耐药的患者。多种利药结核菌指在体外至少耐异烟肼及利福平的结核分枝杆菌菌株。

在全世界范围内，结核杆菌的耐药性已越来越普遍。在美国，肺结核中结核杆菌的耐药性已从 20 世纪 60 年代的 2% 增长到 90 年代的 9%。我国各地差异较大，在 10.4%~53.8% 之间，平均 31.9%，且呈上升趋势。

中枢神经系统的结核菌感染与全身其他部位的感染一样，均由呼吸道传入结核杆菌的微粒后，结核杆菌在 2~4 周内播散到全身各大器官，并激活细胞免疫反应，病原体可以被激活的巨噬细胞消灭，形成结核结节。结核结节由大量巨噬细胞、淋巴细胞聚集而成，中心形成干酪样坏死。结核结节的大小和炎症反应的程度与机体的免疫力和遗传因素有关。当机体免疫能力降低时，结节中心形成干酪样坏死，病原体迅速增殖，并导致结核结节破裂，释放结核杆菌及其毒素。当此过程发生于脑膜时，则产生结核性脑膜炎。多数情况下，颅内的结核感染均由血液播散所致；少数颅内结核系由邻近组织，如内耳、乳突或脊柱的感染所继发。中枢神经内结核感染后的症状，依赖于结核感染的部位，感染于脑膜、蛛网膜下腔者为脑膜炎；位于脑实质深部或脊髓膜则可形成结核球或结核性肉芽肿。

（二）病理

结核性脑膜炎病理改变包括脑膜、脑血管、脑实质。最初的病理变化是在蛛网膜下腔产生一层厚的结核性渗出物，有时渗出物靠近破裂的结核结节，在脑底部渗出往往最明显，但并不靠近破裂的结核结节。若渗出物围绕脚间窝，包裹视神经交叉并扩散到脑桥和小脑。渗出物经常进入侧裂，但却很少包绕大脑半球。在侧脑室中，类似的分泌物经常覆盖脉络丛。渗出物为凝胶状且常呈结节样，显微镜下，可见多形核细胞、红细胞、巨噬细胞和纤维组织，随着病程的发展，淋巴细胞较为突出，病程后期出现纤维母细胞和组织连接成分。渗出物可以形成典型的结核结节或大片的干酪样坏死。渗出物中可找到分枝杆菌，数量不一。

闭塞性血管炎系由结核性脑膜炎的渗出物侵犯和累及血管后所引起，表现为血管内膜增厚，血管闭塞，以中等大小到小动脉最易受累。毛细血管和静脉亦可累及。显微镜下，可见血管外膜有大量的结核渗出物附着类上皮细胞、结核结节、干酪样坏死，有时可见结核杆菌群落。血管内层也可受到类似的影响，或发生纤维蛋白样透明变性，反应性内皮下细胞增生可以堵塞管腔。因此，缺血性脑梗死是结核性动脉炎的常见并发症。脑积水是结核性脑膜炎患者非常常见的病理特征，由炎性渗出物沉积于大脑导水管或孟氏孔，引起脑脊液循环的不通畅，继发脑室扩大和阻塞性脑积水。渗出物在颅底引起粘连，除引起脑脊液循环障碍外，还可引起多脑神经的粘连，特别是外展神经、面神经以及后组脑神经的粘连而产生多脑神经麻痹。

渗出物、血管炎和脑积水都会影响脑实质。渗出物附近的组织反应包括脑组织软化、星形细胞、小胶质细胞和弥散的炎症反应。渗出物附近血管血栓形成，脑组织片状出血和梗死。渗出物所引起脑血管的病理改变也可以引起病灶远处的脱髓鞘性改变，或血管源性脑白质病变而致脑病。

（三）临床表现

各年龄段均可发病。往往起病隐匿，轻度到中度发热，主诉头痛、嗜睡或不同程度的意识障碍。继之出现颈强直、凯尔尼格征（克氏征）阳性等脑膜刺激症状，此时可出现不同程度的脑神经麻痹和肢体运动功能异常。随着疾病进展，可出现抽搐、昏迷以及严重的神经功能障碍。儿童病者，常以恶心、呕吐和行为异常等症状起病。大样本资料分析结果提示：头痛为主诉起病者占35%。3岁以下的儿童则以便秘、食欲不振为主诉者多见。抽搐亦是儿童结核性脑膜炎的首发症状，整个病程中约有50%的儿童可有癫痫发作，但因癫痫而入院者仅为10%～20%。儿童患者的既往结核病史常不明确，约有一半以上的儿童找不到明确结核病接触史。有人认为结核性脑膜炎的起病与儿童麻疹、百日咳、预防接种、头颅外伤等因素有关，但尚无法证实。儿童患者结核性脑膜炎的发展迅速，一旦起病，病程发展迅速，常在3周内发展到严重的临床症状。

成年人结核性脑膜炎的临床表现很不典型，症状可在感染后数天、数周、数个月甚至数年后才发病，但多数在感染后数周开始出现临床症状。20%的患者既往有结核病史。成人结核性脑膜炎的症状较儿童多而重。50%～70%的患者主诉头痛，但轻重不一，一般不伴恶心、呕吐。常有情感淡漠、意识模糊和行为异常。第三期的结核性脑膜炎患者常可出现局灶性神经症状和体征，30%以上的患者可出现单侧或双侧的脑神经麻痹，以第Ⅵ对脑神经（展神经）最多见，其次是第Ⅲ、Ⅳ、Ⅶ对脑神经，偶亦可累及第Ⅱ、Ⅷ、Ⅸ、Ⅺ、Ⅻ对脑神经。由于大脑血管病变的存在，可出现大脑中动脉主干或内侧豆纹动脉、丘脑穿支动脉的闭塞而出现肢体偏瘫、抽搐、偏侧投掷动作、舞动等症状，亦可出现肌阵挛和小脑共济失调等症状。这些症状和脑血管并发症，儿童结核性脑膜炎患者较成年人结核性脑膜炎病者更为多见。第三期脑膜炎患者常可出现颅内压升高，眼底检查可见明显眼底视神经乳头水肿，脉络膜层黄色的结核结节，边缘不清，在粟粒性肺结核患者中多见，其他病例较少见，少于10%。

（四）实验室检查

周围血液的常规检查显示，白细胞数正常或有轻度升高。血液生化检查亦无临床意义。若伴严重恶心、呕吐者可能出现低钠、低氯等电解质失衡改变。

1. 脑脊液检查　脑脊液检查是结核性脑膜炎的主要实验室指标。腰椎穿刺可见脑脊液压力升高，50%以上的成年人或70%的儿童结核性脑膜炎病者均有不同程度的压力升高。

脑脊液常规检查显示无色，清（晚期病者可黄变），细胞数增多，一般为（$10 \times 10^7 \sim 20 \times 10^7$）/L，最高可达（$300 \times 10^7 \sim 400 \times 10^7$）/L，在早期急性发作阶段，中性粒细胞数增高，随着病程 1~2 周的发展后，中性粒细胞数逐步减少，而淋巴细胞逐步成为主要细胞。

（1）脑脊液的生化检查：生化检查可见糖的含量降低，平均在 2.0mmol/L 左右，严重病者可以降低至 0.5~1.0mmol/L 以下。脑脊液中糖含量的高低与脑膜炎症的活动程度有关，脑脊液中结核杆菌培养阳性的糖含量远比培养阴性者为低。因此，脑脊液中糖含量的变化亦可用作疾病发展过程的重要指标之一。结核性脑膜炎患者脑脊液中的蛋白质含量增高，平均为 1.5~20g/L，早期增高可能不明显，随着疾病发展，特别是第三期结核性脑膜炎病者，蛋白可以进一步升高，甚至可达 10.0~20.0g/L，此时极易引起椎管阻塞和脑膜粘连。脑脊液中结核杆菌培养阳性与否与脑脊液中蛋白含量的高低没有关系。脑脊液的氯化物含量降低，但在诊断与鉴别诊断中的意义较低。脑脊液中氯化物的降低可见于严重水盐代谢紊乱和结核性脑膜炎的晚期，因此氯化物含量的过分降低亦可作为本病预后的重要指标之一。

（2）免疫学检查：免疫学检查包括皮肤结核菌素试验和脑脊液抗结核免疫学检查。

1）皮肤结核菌素试验：取结核菌素蛋白 1∶10 000 或 1∶5 000 的浓度，于前臂内侧皮内注射形成皮丘，观察 48h，若皮丘周边发红形成大约 1.0cm 直径的红色皮丘为阳性。结核菌素皮内试验阳性者提示有结核感染，但不提示结核性脑膜炎的诊断。近年来，由于病者常常应用皮质固醇类激素，因此，结核菌素皮内试验常为阴性结果。

2）免疫酶联（ELISA）法检测脑脊液中抗结核抗体：应用结核杆菌蛋白或结核菌素为抗原包被，以免疫酶联技术测定血清和脑脊液中的抗结核杆菌的抗体滴度，当脑脊液中的抗体光密度（OD）值大于血清中的光密度值时，具有诊断意义。

3）免疫酶点（Elispot）：系指应用结核菌蛋白或结核菌包膜蛋白为抗原，包被硝酸纤维膜板，取患者脑脊液，分离脑脊液中的淋巴细胞，1 000 个/ml 以上，在培养基中加于硝酸纤维膜板上培养 24h，洗去淋巴细胞后按免疫酶联方法操作步骤和显色。若见到棕红色的免疫斑点则为阳性。每个斑点提示一个抗结核的抗体分泌细胞，可为结核性脑膜炎提供特异的诊断依据。其特异性在 90% 以上。值得指出的是所有的免疫学检查均需脑脊液检查才有诊断意义。

（3）聚合酶链反应（PCR）：检测脑脊液中分枝杆菌的 DNA 片段。该方法是灵敏度最高的检测方法。但是，由于灵敏度高、特异性差、污染率高等缺陷，缺乏特异性而没有诊断价值。国内已被叫停。

（4）新检查法：结核病性脑膜炎的新诊断方法很多，包括：①溴化物通过血脑屏障的时间，方法为应用口服或静脉给予溴化胺，1~2d 后，血和脑脊液中浓度相近（γ 分析法），以≤1.6 作为结核性脑膜炎的诊断依据，敏感性和特异性约为 90%。假阳性可见于单纯疱疹感染以及其他病毒性脑炎、李司忒菌脑膜脑炎和中枢神经系统淋巴瘤。另外，神经梅毒也可出现溴化物的血/脑脊液比率降低，因此，该试验不能够区别结脑和神经梅毒。②生物化学法，检测脑脊液中腺苷脱氨酶（ADA）评估结脑患者宿主反应的一种新的生物化学方法。这种酶与人的 T 淋巴细胞相关，在全身感染时，可以引起细胞介导的免疫反应，从而使血中 ADA 浓度升高，如果胸水、腹水或滑膜腔液被感染，其中的 ADA 浓度也可升高。

结核病性脑膜炎的实验室检查方法繁多，其中最肯定的方法仍以脑脊液的结核培养最具特征意义。但是由于该方法的阳性率太低，较好的实验中，阳性率亦仅 25% 左右，而且耗时长，一般需在 3 ~ 4 周后方有结果。如此缓慢的实验室检查缺少临床指导意义。结核性脑膜炎的诊所有诊断方法，包括最新的方法都应密切结合临床。

2. 影像学检查　常用的检查有胸部 X 片及头颅 CT 和头颅 MRI 检查。

（1）胸片：X 胸片有无异常与患者的年龄有关。有 25% ~ 50% 的成人患者可见近期或陈旧性结核病灶。胸片检查不能用于结核性脑膜炎的诊断。

（2）头颅 CT 和 MRI：在病程早期，约 75% 的 CT 扫描有异常发现，可看到脑实质、脑血管和脑膜病变，随着病程的发展，这一比例逐步增高。在不增强状态下，CT 平扫可以发现脑积水造成的脑室扩张和由于室管膜结核渗出物形成的脑室旁软化灶，低密度缺血性脑梗死。CT 增强后可见脑膜炎增强，最常见于蛛网膜下腔基底池、大脑侧裂及脑干周围。钆增强的 MRI 发现结脑患者的异常要比 CT 扫描更敏感。在 MRI 成像中，可出现脑神经增粗，颅底结核渗出物增强，在渗出物覆盖下可出现大范围的脑实质损害。MRI 检查可以发现血管狭窄和受累动脉的血管瘤形成。或动脉梗塞所致的脑内软化灶。

（五）诊断与鉴别诊断

结核性脑膜炎的诊断主要依赖于：①典型的临床表现，如低热、头痛、呕吐、项强、凯尔尼格征阳性等脑膜刺激症状。②特殊的脑脊液检查结果，表现为中度白细胞增高，生化检查提示糖、氯化物降低，蛋白质增高。典型病例诊断不难，但治疗不完全的化脓性脑膜炎、真菌性脑膜炎、癌性脑膜炎等均需予以鉴别。脑脊液的改变常为鉴别诊断的主要依据。

（六）治疗

自从应用链霉素治疗结核性脑膜炎以来，结核性脑膜炎病者的死亡率已有明显降低，虽然最佳的治疗方案尚未统一，用药剂量、疗程和给药途径等仍有各家的独立经验，但在抗痨药物选择等方面，仍然大同小异。

1. 药物的选择

（1）一线药物

1）异烟肼（isoniazld，INH）：自 1952 年，INH 被引入临床后，很快成为治疗各种结核感染的核心药物。它可抑制结核杆菌 DND 合成，破坏菌体内酶活性，干扰分枝菌酸合成，对细胞内外、静止期或生长期的结核菌均有杀菌作用。最低抑菌浓度（MIC）0.025 ~ 0.05μg/ml。儿童患者推荐的口服剂量是每日 10mg/kg，成人可以 0.3 ~ 0.4g/d 顿服。口服经胃肠道迅速吸收，1 ~ 2h 后，血药浓度可达 3 ~ 5μg/ml，广泛分布于组织和体液，易透过血脑屏障，在结核性脑膜炎患者，脑脊液浓度可达血药浓度的 90%。INH 杀菌力与细菌活力成正比，对生长繁殖状态的细菌作用最强。INH 既可口服也可胃肠外给药，半减期限为 0.5 ~ 1.0h，大部分的乙酰异烟肼在 24h 内由尿排泄。单独应用易产生耐药性。不良反应以肝脏毒性最常见，可以表现为无症状性转氨酶升高到急性肝坏死；在常用剂量下，偶有周围神经炎、精神症状、诱发癫痫甚至昏迷等不良反应。对易发生周围神经炎的患者，如糖尿病、尿毒症、慢性酒精中毒、营养不良等肺结核患者可并用维生素 B_6 100 ~ 200mg/d。对妊娠、癫痫患者也可并用维生素 B_6，剂量酌情选择。INH 与苯妥英钠之间存在互相增加药物血浓度的影响。当两药同服时，须监测苯妥英钠血浓度水平，必要时减少用量。

2）利福平（rifampin，RFP）：它与菌体 RNA 聚合酶结合，干扰 DNA 和蛋白质的合成而灭菌。对细胞内外结核菌有同样的杀菌作用，特别对半休眠状态、偶有突发生长的细菌最为有效。利福平口服吸收较好，也可静脉给药，甚至对重症结核性脑膜炎患者可以通过 Ommaya 留置器给药。儿童剂量为 10～20mg/（kg·d），成人剂量为每日 10mg/kg，最大不超过每日 600mg，晨起饭前 1h 空腹顿服，1.5～3h 后血药峰浓度可达 7μg/ml，但个体差异较大，有效浓度维持 8～12h。对中枢神经系统结核患者不需调整剂量。利福平可以广泛分布于组织和体液，部分透过炎症脑膜，脑脊液中的浓度可以超过 0.1mg/ml，但峰浓度很少超过 1μg/ml。随着炎症的消退，脑脊液中的浓度越来越低。半减期为 2.5～3.0h，代谢产物 60% 由粪便排出，18%～30% 有尿液排泄，泪液、汗液及其他体液中也可排出，尿可呈橘红色。单药治疗易在短期内产生耐药性。耐 RFP 菌致病力可有不同程度的下降。利福平的不良反应较少见，可有肝肾功能损害和血液系统毒性，间歇性用药的患者可出现流感综合征和超敏反应。消化道反应较常见，一般不影响继续用药。

3）吡嗪酰胺（pyrazinamide，PZA）：破坏菌体内酶活性，干扰菌体需氧电子运输系统，在酸性环境下对细胞内结核菌具有杀灭作用，特别对半休眠状态的菌群更有效。口服 1.0g PZA 后，血药浓度可达 45μg/ml。目前推荐剂量为每日 25～35mg/kg，分 3 次口服。口服在胃肠道内几乎全部被吸收。2h 后达高峰浓度，迅速分布到各组织与体液中，并可自由透过血脑屏障。半减期 9h，主要自尿液排出。单药治疗极易产生耐药性。肝脏毒性较多见，偶尔引起高尿酸血症和关节疼痛。过敏反应较少见。

4）乙胺丁醇（ethambutal，EMB）：乙胺丁醇是一种结核杆菌抑制剂，它可抑制细菌 RNA 合成，阻碍核酸合成，干扰脂类代谢，与其他抗结核药物合用能防止耐药菌产生。在药物敏感试验中，约有 70% 的结核分枝杆菌可被 1μg/ml 的 EMB 抑制，其余的也可被 5μg/ml 的 EMB 抑制。给药 25mg/kg，峰药血浓度可达 1～8μg/ml，平均为 4μg/ml；给药 15mg/kg，平均血药浓度为 1.8～1.9μg/ml。经胃肠道吸收良好，其口服剂量为每日 15～25mg/kg，成人 750～1 000mg/d 顿服或分次服用，4h 达峰血浓度，半减期 4h。24 h 内大部分以原形由肾排泄。脑膜炎症时，脑脊液浓度可达同期血药浓度的 10%～50%，大多超过 1μg/ml；脑膜正常时，EMB 难以进入脑脊液。忌与利尿剂配伍，碱性药物能降低药效。单药治疗产生耐药速度缓慢。若剂量偏大，约有 5% 的患者出现球后视神经炎，表现为视物不清、辨色力差，或视野狭窄。常用剂量的球后视神经炎的发生率一般 <1%，在肾功能不全者发生率增高，停药后视神经损害可恢复。过敏反应极少见。

5）链霉素（streptomycin，SM）：尽管链霉素在很大程度上已被更有效、毒性更低的药物取代，但它在结核性脑膜炎的治疗中仍占有一定的地位。它可干扰菌体蛋白质合成和需氧电子运输系统而杀灭或抑制结核菌生长，在碱性的条件下为细胞外杀菌药。链霉素经胃肠道不能吸收，必须胃肠外给药。儿童剂量为每日 20～40mg/kg，成人每日 1.0g，1.5h 达高峰血浓度。有效浓度维持 12h，主要分布在细胞外液，易渗入胸腹膜腔，也可透过胎盘进入胎儿循环，不易渗入干酪病灶和脑脊液。在脑膜炎患者，脑脊液浓度可达血药浓度的 25%。半减期 5h，大部分以原形经肾小球滤过排出。主要毒性反应为第Ⅷ对脑神经的不可逆损害，前庭损害比听力下降更多见。总剂量大或血药浓度过高都可引起这些毒性，成人比儿童更常见。肾脏毒性作用在肾功能不全时尤易发生。此外，尚有皮疹、发热、嗜酸细胞增多和关节痛等。在多数抗结核治疗方案中，一般均在治疗的前几周每日给链霉素，以后逐渐减至每周 2～3 次，鞘内应用链霉素亦曾是大多数抗结核治疗方案的一部分，但目前已不再主张。常用抗结核药物透过血脑屏障比较如表 8-3。

表8-3　抗结核药物对血脑屏障的通透性

药物	每日剂量 [mg/ (kg·d)]	峰浓度 (μg/ml)		
		血清	CSF (正常脑膜)	CSF (炎性脑膜)
异烟肼	5~10	3.0~5.0	0.6~1.6	2.0~3.2
利福平	10~20	0.4~12.0	0	0.4~1.0
乙胺丁醇	15~25	1.0~7.7	0	0.5~2.5
吡嗪酰胺	25~30	35~50	30	30~50
链霉素	15~40	25~50	一过性	2~9

（2）二线药物：1991 年 WHO 制订抗痨的二线药物为环丝氨酸、乙硫异烟胺、卡那霉素、卷曲霉素、对氨基水杨酸、氨硫脲。二线药物为抑菌药，主要用以防止结核菌耐药性的产生。这些药物对血脑屏障的通透性差异较大。对氨基水杨酸（PAS）曾被广泛用于结核性脑膜炎的治疗，但脑膜没有炎症时不能达到有效的脑脊液浓度；乙硫异烟胺在脑膜正常或有炎症时，其脑脊液浓度都可接近血药浓度；环丝氨酸也有较好的通透性，但由于其严重的神经系统毒性，限制了它在中枢神经系统感染中的应用；卡那霉素（KM）和阿米卡星都具有抗分枝杆菌作用，在脑膜正常时，脑脊液中药物浓度很低，当脑膜有炎症时，脑脊液药物浓度可轻度升高。另外，在喹诺酮类药物中，氧氟沙星最易透过血脑屏障，其脑脊液浓度可达血药浓度的 70%，甚至更高。

2. 治疗方案

（1）国外经验：结核性脑膜炎的治疗方案是从其他形式结核的治疗方案演化而来。INH 和 RFP 是治疗方案中的主要药物。INH 和 RFP 联用 9 个月已可有效治疗非中枢神经系统结核病，但对中枢神经系统感染，大多数医师主张应加用其他抗结核药物。由于 PZA 的血脑屏障通透性好，所以结核性脑膜炎治疗方案中多含 PZA。对儿童结脑患者，可先给予 INH、RFP 和 PZA 联用 2 个月，再继用 INH 和 RFP 4 个月，疗效较好。目前，WHO 推荐结核性脑膜炎治疗方案为：联合应用 INH、RFP、PZA 和 EMB 2 个月后，对成人患者继用 INH 和 RFP 4 个月，儿童患者则继用 INH 和 RFP 10 个月，在维持治疗的前 2 个月，可每 2~3 周加用 SM 或 EMB。

（2）国内方案：我国学者主张联合应用 INH、RFP、PZA 和 SM。①INH：以往应用 INH 0.6g/d，但疗效欠佳。由于中国人有 80% 属 INH 快代谢型，而快代谢型的血及脑脊液药物浓度仅为慢代谢型的 20%~50%，因此为提高脑脊液中的药物浓度需增加 INH 量至 1.2g/d [儿童为 20~25mg/ (kg·d)]，在起始的 1~3 个月内静滴，病情稳定后改口服；3 个月后减为 0.9g/d，6 个月后 0.6g/d，1 年后 0.4g/d，直至治疗满 2 年后停药。由于用量较大，可分为每日 2 次给药，并密切随访肝功能。②RFP：0.45g/d 晨起饭前 1h 空腹顿服，应用 9~18 个月，密切随访肝脏功能。③PZA：1.5g/d，分 3 次口服，若有关节酸痛等症状时减量或暂停，疗程 3~4 个月。④SM：0.75/d，肌内注射，1 个月后改为隔日肌注，疗程长短依个体差异而定，凡发现眩晕、头晕，快速转动后出现恶心、呕吐时应立即停药。若无以上明显的不良反应，应连续应用，总量达到 60~90g 为止。

（3）耐药性结核性脑膜炎的治疗：由于抗结核治疗的不规范和数十年结核杆菌的变异，结核性脑膜炎的耐药患者日趋常见。广大临床医师数十年来的经验已经有了一个比较一致的共识。目前，对耐药菌所致的结核性脑膜炎的治疗方案是：联合 4 种一线的抗结核杀菌药物，包括 INH、RFP、PZA 和 SM。当药物敏感度报告后，可加用 EMB。至少应用两种敏感药物持续治疗 18～24 个月。在治疗结核性脑膜炎的病程中，常常可发现在刚开始应用抗结核药物时，脑脊液中的生化指标反见恶化，而原来结核杆菌阴性的反而可见阳性，脑脊液蛋白质含量亦可见增高。反之，经积极抗结核治疗，而脑脊液的生化指标没有改变者，往往结核性脑膜炎的诊断值得怀疑。颅内结核瘤的治疗也可见类似的反应，在抗结核治疗过程中，在结核瘤消失之前可有暂时增大的现象。在抗结核治疗过程中，临床症状改善较慢，患者体重增加和一般状况改善常为病情恢复的早期表现，体温降低往往见于持续治疗一个月或更长的时间之后。INH 治疗的结核性脑膜炎患者，脑脊液中糖含量的升高、淋巴细胞数的降低常为最早的治疗反应，蛋白质的降低随其之后。整个治疗过程和恢复，大约需要 6 个月，甚至更长的时间。

3. 辅助治疗

（1）肾上腺皮质激素：尽管皮质固醇类激素的应用与抗结核治疗的基础理论不符，但长期以来仍然主张应用，但它在抗结核性脑膜炎治疗中的地位仍不清楚，结论亦有有效、无效和更坏的说法，但是多数学者仍主张结核性脑膜炎患者应用皮质固醇类激素。目前主张口服泼尼松 1mg/（kg·d），一个月内逐步减量并停药，不主张鞘内注射。推荐指征如下：①病期：结核性脑膜炎第 2、第 3 期，有或部分椎管阻塞的患者。②剂量：成人，泼尼松 1mg/（kg·d），或地塞米松 10～20mg/d 分次给予；儿童，地塞米松 0.3～0.6mg/（kg·d）。③用药时间：持续 3～6 周，此后在 2～4 周内逐步停用。

（2）脱水剂：由于颅内压的增高，常需降压治疗。常用的药物有：①20% 甘露醇 125～250ml 静脉滴注，每日 2～3 次，应注意肾功能改变。②10% 甘油果糖 250ml 静脉滴注，每日 2～3 次。③七叶皂苷钠静脉滴注。

（3）抗癫痫药物：结核性脑膜炎患者常可继发癫痫发作。由于抗结核药物的 INH 的大量应用，抽搐发作颇为多见。服用 INH 者应加用大剂量维生素 B_6，并可选用卡马西平 0.1g，每日 2～3 次；或丙戊酸钠 0.2g，每日 3～4 次。

4. 手术治疗　结核性脑膜炎第 3 期病者，常继发颅底粘连和阻塞性或交通性脑积水，此时应作手术治疗。常用的方法有：①脑室引流：适用于急性颅内压增高，而颅内结核病灶没有很好控制之时，可作脑室引流；②脑室－颈静脉或脑室－心房引流：适用于脑内病灶稳定，没有活动性病灶，以 Omaya 手术，作脑脊液分流。

5. 后遗症的治疗　结核性脑膜炎的后遗症主要有两大方面，即广泛性脑功能损害而致的精神、认知功能障碍和继发性神经功能损伤。儿童结核性脑膜炎，特别是 2 岁之前发生的结核性脑膜炎患者残留后遗症较重，常表现为认知障碍和精神症状。神经损伤主要表现有：①脑神经麻痹，第 Ⅵ 对脑神经损伤最为多见，治愈以后残留内斜视；②偏瘫，常由结核性脑膜炎累及脑血管后产生的脑梗死所致；③脊蛛网膜炎，由结核性脑膜炎累及脊蛛网膜炎，粘连而引起椎管阻塞，脊髓压迫而产生痉挛性截瘫和排尿功能障碍；④癫痫，50% 的结核性脑膜炎患者可以出现癫痫发作。所有结核性脑膜炎的后遗症状均应作相应的症状治疗。

四、真菌性脑膜炎

真菌性脑膜炎是由真菌侵犯脑膜所引起的炎症，常与脑实质感染同时存在，属于深部真菌病。随着抗生素、激素、免疫抑制剂，特别是器官移植后的大剂量和长期应用，艾滋病的发病增加以及家庭饲养动物的增多等因素的影响，中枢神经系统真菌感染的发病率有增加趋势。引起中枢神经系统真菌感染的有致病性真菌和条件致病菌。前者有新型隐球菌、环孢子菌、皮炎芽生菌、副球孢子菌、申克孢子丝菌、荚膜组织胞浆菌等；后者有念珠菌、曲霉菌、接合菌、毛孢子菌属等。

（一）病因

真菌是本病的病原，不同的真菌类型，临床特征各有差异：①隐球菌（cryptococcus）：有 17 种和 7 个变异种，其中仅新型隐球菌及其变异型具有致病性。该菌存在于土壤及鸽粪中，鸽子是最重要的传染源。鸽粪进入土壤，干燥后引起尘土飞扬，含有新型隐球菌的泥土颗粒及干燥的真菌颗粒（直径约为 1mm 的隐球菌），随呼吸进入肺泡，并在体内迅速形成荚膜。有荚膜的新型隐球菌具有致病性和免疫原性，并与机体发生免疫反应，当存在机体抵抗力降低，免疫功能受抑制或头部外伤等条件时，将发生中枢神经系统感染。②念珠菌（candida）：属小圆酵母菌，以出芽繁殖。它广泛存在于自然界，特别是奶制品、水果、蔬菜中，属人类正常菌群之一。念珠菌中的白色念珠菌是中枢神经系统感染中最常见的菌种，约占念珠菌中枢神经系统感染的 90% 左右。少见的念珠菌还有热带念珠菌、吉利琼念珠菌和星状念珠菌。念珠菌感染仅发生于长期应用广谱抗生素、恶性肿瘤化疗、长期应用皮质固醇类激素、糖尿病、药物依赖或艾滋病等免疫抑制状态的患者，不发生于正常健康人群。③曲霉菌（asporgillllosis）：属曲霉属，它广泛分布于自然界、土壤、植物、空气，正常人的面颊、趾间和外耳道，属条件致病菌。曲霉菌有 200 多种，其中约有 9 种可引起中枢神经系统感染，它们是烟曲霉、白色曲霉、黄曲霉、米曲霉、灰绿曲霉、杂色曲霉、土曲霉、萨氏曲霉等。其中烟曲霉和黄曲霉是引起人类曲霉菌感染的主要病原体。④球孢子菌（coccidioidomyces immitis）：是具有高度传染的双相型真菌，它可以原发感染，亦可继发感染。原发感染以肺部感染为最多见，其次为皮肤。该病症状一般均较轻，病程短，而且自愈。少数病者由于抵抗力降低，或因吸入大量球孢子菌，则出现较重的肺部症状，而且可以播散到脑膜、皮肤及骨骼。脑膜感染约占球孢子菌病的 30% 强。⑤荚膜组织胞浆菌（histoplasma capsulatum）：该菌种分布于全世界，但以北美洲较多，且为该地区的一种流行病。我国于 1955 年首先在广州发现。该菌存在于土壤中，人体由吸入含有该真菌的尘土而致病。因此，原发病变为肺部感染，仅 10% ~ 25% 的患者出现中枢神经系统感染。⑥皮炎芽生菌（blastomyces dermatsdcs）：属双相型真菌，它存在于土壤或腐木之中，经呼吸道吸入肺部或皮肤而致病。主要流行于北美洲、非洲，我国亦有报道。⑦副球孢子菌（paracoccidioides brasiliensis）：属双相型真菌。存在于土壤和植物中。经呼吸道传播。主要流行于南美洲，以巴西和阿根廷为多见。上述所有真菌感染均以免疫功能低下状态下多见，但不同真菌的易感人群亦有所不同。

（二）发病机制

新型隐球菌脑膜炎，致病菌为新型隐球菌及其变异型，极易侵入中枢神经，传染途径为：①呼吸道吸入，导致肺部感染；②消化道途径，经食物摄入，但尚无证据证明；③皮肤感染，系由皮肤性隐球菌病后发生。然而，隐球菌进入人体不一定能发生中枢性隐球菌病。

隐球菌性中枢性感染机制为：干燥的隐球菌颗粒仅为 1μm 大小，土壤及鸽粪中的隐球菌随尘被吸入呼吸道，能直接进入肺泡，在体内后很快形成荚膜，并具有致病性。隐球菌的荚膜（多糖物质）是主要的致病因子，它作为一种特异抗原，引起机体的一系列细胞免疫反应和体液免疫反应。当机体抵抗能力降低，特别是艾滋病或抗肿瘤化疗后的细胞免疫反应能力降低时，抗原的反应能力降低，荚膜性隐球菌即可在体内繁殖和增长，并通过血 – 脑屏障而进入中枢神经系统，发生脑膜炎、脑膜脑炎。

念珠菌为小圆酵母菌，依赖出芽繁殖。它广泛存在于自然界，但致病机制较为复杂。一般说，可归为三方面因素：①机体免疫功能降低，特别是中性粒细胞减少和 T 细胞（CD_4^+ 阳性）的降低，如 AIDS 病或肿瘤化疗后的患者；②菌体的变化，念珠菌在体外是小圆酵母菌，不易致病，但在体内呈丝状生存，丝状菌体易被吞噬而增加致病性；③医源性条件，例如长期抗肿瘤化疗，大剂量长期抗菌或激素应用，长期置入性导管（静脉导管、脑室引流管等）。在上述三种条件下，念珠菌侵入中枢神经系统，侵犯血管，并累及脑组织，引起中枢神经血管炎、血栓形成和脑膜炎、脑膜脑炎等。

曲霉菌的孢子可由呼吸道吸入引起原发性肺部感染。中枢神经曲霉菌病常为血源感染，经血液循环进入中枢神经系统。在肺曲霉菌中约 13% ~16% 合并脑曲霉菌病。散发性曲霉菌患者 40% ~60% 累及脑部。曲霉菌侵入中枢神经系统后可引起慢性炎症、实质性脑脓肿、肉芽肿和脑膜炎；侵犯脑血管而产生血管炎和继发性脑梗死。

其他真菌均属少见的真菌神经系统感染。①球孢子菌病具有高度传染性，多数为肺部感染，或由肺部感染基础上继发脑膜炎。在肺外球孢子菌中，1/3 的患者出现真菌性脑膜炎。②荚膜组织胞浆菌病，经肺部感染后约有 10% ~25% 的机会出现中枢神经系统感染。③表皮炎症芽生菌一般为皮肤感染，机体抵抗力降低时也可侵入中枢神经系统，其发生率约 6% ~33%。

（三）临床表现

真菌性中枢神经系统感染属于一种亚急性或慢性的中枢神经系统感染，临床表现以慢性中枢神经系统感染为多见，但亦随真菌感染类型而异。

1. 隐球菌性中枢感染　隐球菌性中枢感染的临床表现可分为脑膜炎、脑膜脑炎、脑脓肿或脑和脑膜肉芽肿等，以脑膜炎表现为最多见。脑膜炎患者起病隐匿，表现为阵发性头痛，此后逐步变为持续性，并日益加重。极少数患者起病不清，表现为突然发作，剧烈头痛，眩晕，呕吐，或抽搐发作。多数病者除头痛、呕吐外，伴有发热，热度不高，在 38℃ 左右，偶可达 40℃，但亦有少数病例不伴发热。体格检查可有颈项强直、凯尔尼格征阳性；眼底检查可见眼底乳头水肿、渗出和出血。晚期患者可因颅底粘连而出现脑神经麻痹（面瘫，眼球运动受限，双侧内斜视）和失明以及交通性脑积水。在脑膜炎基础上，隐球菌感染沿血管进入脑实质后可引起脑内小脓肿，弥漫性脑病而出现意识障碍或癫痫发作。当沿血管发展而出现血管闭塞时可发生脑血栓形成而出现偏瘫的抽搐发作。若隐球菌沿血管进入脑实质，而临床抗真菌治疗比较晚或不彻底则可形成隐球菌性肉芽肿，临床表现为颅内占位病变。其症状依病变所在的解剖部位而出现神经症状，如偏瘫、抽搐、精神症状或共济失调等。

隐球菌性脑膜炎、脑膜脑炎是所有真菌性神经系统感染中最常见的临床类型，若能及时诊断和积极治疗，多数患者可以成活。若不能及时诊断，多数患者可因继发颅底粘连和脑实质感染而致隐球菌性脑炎，导致长期意识障碍或继发脑疝而死亡。

2. 念珠菌性脑膜炎　较少见。见于儿童，免疫功能低下，或长期应用抗菌药物治疗，或长期应用免疫抑制剂而并发。临床表现为低热、头痛、畏光、颈项强直、嗜睡或意识不清。当形成脓肿时，表现为颅内占位病变的症状和体征。当累及血管引起血管炎和脑梗死时产生脑卒中的临床病态和体征。念珠菌的中枢感染者常有颅外多部位的念珠菌感染，如鹅口疮、念珠菌性尿路感染和支气管感染等。严重者可在中枢念珠菌病的同时合并念珠菌性败血症。念珠菌中枢感染者多数预后不良。

3. 中枢神经曲霉菌病 很少见。多数患者均为头面邻近器官曲霉菌病的延续，如耳、鼻、副鼻窦等部位的曲霉菌感染后直接蔓延，亦可见于肺部曲霉菌感染后，经血行播散侵犯颅内。曲霉菌进入颅内后根据累及的部位出现相应临床症状和体征。脑膜炎、脑膜血管病、慢性颅内肉芽肿均有可能，但共同的特点往往是头痛、恶心、呕吐，但发热不明显。累及脑动脉后可能继发脑血管炎、脑梗死，出现神经系统定位的症状和体征。脑曲霉菌患者常合并颅外的曲霉菌感染，如肺曲霉菌病而出现咳嗽、哮喘、胸痛、咯血和呼吸困难等。脑曲霉菌患者90%以上均合并有颅外曲霉菌病的存在。

各种真菌侵入中枢神经系统所产生的临床症状有其共性，亦有其各自的特性。一般说，共同的症状有颈强直等脑膜刺激症状、弥漫性精神症状、癫痫或局灶性症状。

（四）实验室检查

1. 血液检查 中枢神经真菌感染者常规血液检查多数正常，白细胞数正常或有轻度升高。血清学检查特别是隐球菌性脑膜炎患者，血清乳胶试验，其敏感性和特异性均达90%以上。但是，类风湿病、红斑狼疮、肿瘤或其他慢性脑膜炎，血清乳胶试验亦可能出现阳性，应当注意。真菌抗原检测，特别是在机体抵抗力降低或肿瘤化疗或患艾滋病等患者，血液中亦可检测到真菌的存在。

2. 脑脊液检查

（1）生化常规：特别是隐球菌感染时，脑脊液压力明显增高，多数人在200mmH$_2$O以上或达300mmH$_2$O以上。脑脊液外观清，透明或微混，细胞数增多，以单核细胞为主，细胞数（$10 \times 10^7 \sim 15 \times 10^7$）/L。脑脊液蛋白含量轻度增高，为0.5~1.0g/L，晚期伴颅底粘连时可高达或超过1.0g/L。脑脊液的糖含量往往降低，其降低程度较结核性脑膜炎、化脓性脑膜炎、癌性脑膜炎为轻，多数人为2.0~2.5mmol/L，极少降低至1.0mmol/L以下。应当注意的是，在长期应用免疫抑制剂或长期应用激素治疗的患者继发隐球菌感染时，脑脊液的细胞数可能很低或正常。亦有少数隐球菌性脑病患者仅表现为慢性脑膜炎，出现中性粒细胞增多。

（2）脑脊液病原学检测：真菌感染的直接证据是在脑脊液中找到病原菌。常用的方法有：①脑脊液墨汁涂片直接找真菌。该方法简便。取脑脊液3~5ml，离心（1 000rpm）后取沉渣1滴加于玻璃片上，即加等量印度墨汁涂色后镜检。此方法可在70%的隐球菌性脑膜炎患者中找到阳性结果，其中90%的患者可在一次中得到阳性结果。但由于技术原因，人工镜检亦可出现误诊。②脑脊液培养，从脑脊液中直接培养出真菌是中枢神经真菌的金标准。取2~3ml脑脊液直接注入培养皿中进行培养，可以提高培养的阳性率。隐球菌性脑膜炎的阳性率为75%左右，若将脑脊液离心后再直接倒入培养基中培养其阳性率可以增加。一般的培养周期为2~10d。③脑或脑膜组织活组织检查。除隐球菌外，念珠菌和曲霉菌等感染，常难在脑膜炎的脑脊液培养中找到病原，因此，脑组织活检和脑膜的活检，从病理切片中找到真菌，或取脑组织、脑膜等组织进行培养予以确诊。

3. 影像学检查 头颅CT或MRI常无明确病灶，仅表现脑实质水肿，脑室受压等。在脑实质中可见不均匀的低密度病灶，病灶分布于大脑皮质、基底节和丘脑。脑实质中亦可见到等密度或低密度的阴影，病灶在 0.5cm 左右，大则 1.0cm 左右，单发或多发。病灶一般为组织坏死或脓肿形成，若作增强 MRI 检查则可见病灶周围增强。头颅 MRI 检查还可显示局灶性改变：①颅内结节或脓肿形成，见颅内片状低密度区或小结节，环形强化病灶相互融合形成脓肿，形成占位病变压迫邻近组织。②脑室扩大，皮质受压变薄，继发交通性脑积水。慢性病程者还可以有脑膜增厚和蛛网膜囊肿，出现假性占位病变。③脑梗死样改变，见于继发性血管病变、血管炎性闭塞，引起相应血管供应区的低信号。④肉芽肿性改变，MRI 提示炎性占位病变，可有增强改变，但占位效应不明显。

（五）诊断与鉴别诊断

中枢神经系统真菌感染的诊断主要依赖于慢性起病的病史。临床有脑膜刺激症状和脑脊液中中等数量的细胞数增多，蛋白增高和糖降低的特征改变。它的确诊有赖于实验室的病原诊断，包括真菌涂片、培养以及特异性抗原的免疫学检测结果。真菌的神经系统感染，没有特征性，仅表现慢性或亚急性起病的头痛、发热、颈项强硬等一般性慢性脑膜炎的症状和体征，甚至病程长达数年以上。因此，临床上当遇到下列情况时均应特别注意真菌性感染的可能，并作详细的真菌检查：①临床拟诊为结核性脑膜炎，治疗不满意；②临床拟诊为颅内压增高，原因不明，影像学显示有交通性脑积水表现者；③临床或头颅影像学显示有颅内占位病变，并且伴有发热者；④慢性消耗性疾病，恶性肿瘤或长期使用免疫抑制剂、皮质固醇类激素而出现头痛、发热、颈项强直者。

脑脊液的检查和临床表现是中枢神经系统感染中最常见的诊断和鉴别诊断手段，因此必要和重复的腰椎穿刺检查对脑脊液中的细胞、糖、蛋白质和氯化物分析，肿瘤细胞寻找和真菌涂片、培养等均为十分必要。用于临床诊断的脑脊液分析比较可见表 8-4。

表 8-4 隐球菌脑膜炎、结核性脑膜炎、脑膜癌病的鉴别诊断

	隐球菌脑膜炎	结核性脑膜炎	脑膜癌病
病原菌	新型隐球菌	结核杆菌	无
起病	慢性或亚急性	亚急性	慢性
发热	早期不明显，以后多不规则	病程中较早出现发热	多无发热
脑神经受累	视神经受累或视盘水肿	视盘水肿少见，展神经受累多见	以展神经受累多见
脑脊液细胞数	轻、中度升高，$200 \times 10^6/L$ 以下多见	中度升高，$(200 \sim 500) \times 10^6/L$ 以下多见	正常或轻度升高
糖	明显减低	多数在（200~400）g/L	一般为正常（脑膜癌中亦可见显著降低）
蛋白	轻、中度升高	明显增高	一般正常
氯化物	减低	减低	正常
涂片查菌	新型隐球菌	结核杆菌	无
隐球菌抗原检测	阳性	阴性	阴性
脑电图	弥漫型异常	弥漫型异常	多有定位性改变
头颅 CT 与 MRI	无特异性改变	无特异性改变	可有特殊改变

（六）治疗

中枢神经真菌感染的治疗包括病原治疗和对症治疗两方面。

1. 抗真菌治疗　抗真菌治疗是真菌性中枢神经病治疗能否有效与患者预后直接相关的治疗。目前用于临床的主要抗菌药物有下列数种。

（1）两性霉素 B（amphotericin B，AMB）：为深部真菌病首选药物，几乎对所有真菌均有活性，本品的作用机制为药物与敏感真菌细胞上的固醇结合，损伤细胞膜的通透性，导致细胞主要物质如钾离子、核苷酸和氨基酸等外漏，从而影响了细胞的正常代谢而抑制其生长。口服本品后肠道吸收少且不稳定。蛋白结合率为 91%～95%。本品开始时每日静滴 1～5mg，逐渐增至每日 0.65mg/kg 时血药峰浓度为 2～4mg/L，半减期 24h。在体内经肾脏缓慢排出，每日约有 2%～5% 以药物原形排出，7d 内自尿中排出给药的 40%，停药后药物自尿中排出至少持续 7d，在碱性尿中药物排出增多。临床应用于新型隐球菌、球孢子菌、荚膜组织胞浆菌、芽生菌、孢子丝菌、念珠菌、毛霉菌、曲菌等引起的内脏或全身感染。用法：首次 0.02～0.1mg/kg 静滴，以后每日或隔日增加 5mg，当增至每日总剂量为 0.6～0.7mg/kg 时，即可暂停增加剂量。每日最大剂量不超过 1mg/kg，为减轻不良反应，应加入 5% 或 10% 葡萄糖液 500ml 避光缓滴，并加用 1～5mg 地塞米松。总累计量 1.5～3.0g，疗程 1～3 个月。鞘内注射：应从小剂量开始，首次为 0.05～0.1mg，逐渐增至每次 0.5mg，总量 20mg 左右。鞘内给药时宜与地塞米松或琥珀酸氢化可的松同时应用，并需用脑脊液反复稀释药液，边稀释边缓慢注入以减少反应。

两性霉素 B 脂质体：是两性霉素 B 与脂质体的结合物。其突出优势在于不良反应低于两性霉素 B。两性霉素 B 脂质体较两性霉素 B 增加了对真菌细胞膜内麦角固醇的亲和力，降低了对哺乳动物细胞膜胆固醇的亲和力，从而提高了抗真菌活性，而且对宿主器官的损伤大为降低。与两性霉素 B 相比，该药半衰期长（26～38h），在肝脏、脾脏和肺腑中的药物浓度高，在血浆、肾脏、淋巴结、脑组织用心脏中的浓度低，主要经网状内皮细胞系统吸收，然后到达感染灶。两性霉素 B 脂质体通过抑制中性粒细胞、巨噬细胞炎症介质的释放，因而减少高热、寒战、血栓形成等的不良反应，并且因其肾内药物浓度较两性霉素 B 低 3～8 倍，肾毒性也大大下降。

两性霉素是一种毒性很大的抗真菌药物，临床应用中应特别注意其安全性。静脉滴注中恶心、呕吐、浑身颤抖常可发生，偶有心动过速、心室颤动等心脏不良反应。应当定期检查肝、肾功能和心电图，一旦发现有重要的器官功能受损时，应当及时停药。由于频繁呕吐，应注意电解质失衡；因长期静脉给药，亦应注意静脉炎和深静脉血栓形成。

（2）氟胞嘧啶（flucytosin，5-FC）：本品对隐球菌属、念珠菌属和球拟酵母菌等具有较高抗菌活性，对着色真菌、少数曲菌属有一定抗菌活性，但对其他真菌抗菌作用均差。本品为抑菌剂，高浓度时具杀菌作用。其作用机制在于药物通过真菌细胞的渗透酶系统进入细胞内，转换为氟尿嘧啶替代尿嘧啶进入真菌的脱氧核糖核酸中，从而阻断核酸的合成。口服吸收迅速而完全，具有正常肾功能的成人，单剂口服 2g 后血药峰浓度为 30mg/L，隐球菌脑膜炎患者口服相同剂量后血药峰浓度可达 48.5mg/L，口服的生物利用度达 80% 以上。2g 单剂静脉滴注后，其血药峰浓度约为 50mg/L。药品的半减期为 3～6h，肾功能不全患者可明显延长，约有 80%～90% 的给药量以原形自尿中排出；约有 10% 的药物不吸收，随粪便排出。

临床主要用于念珠菌病、隐球菌病和其他敏感真菌所致的感染。由于本品单独应用时真菌易对其产生耐药性，故在治疗深部真菌感染或疗程较长时均宜与两性霉素 B 等抗真菌药联合应用。用法为每日 100～150mg/kg 静滴或口服，口服者分 3～4 次给药，静脉滴注者分 2～3 次给药（成人每次 2.5g 溶解于 250ml 生理盐水中）。

（3）吡咯类药物：目前此类药物较多，作用机制是通过与菌体胞膜结合，使胞浆外渗，菌体溶解死亡。常用的药物有：①氟康唑，为新型广谱抗真菌药，在治疗隐球菌及念珠菌感染中取得可靠疗效，它在治疗真菌性中枢神经系统感染中的疗效确切而不良反应少。该药血脑屏障的通透性良好，在中枢神经系统中的半衰期长，极少出现的不良反应，包括粒细胞减少、消化道症状以及严重皮损等。氟康唑单独应用易产生耐药性，宜与氟胞嘧啶或两性霉素 B 联用。②伊曲康唑，为亲脂性制剂，在脑脊液中浓度低，但在脑膜与脑组织中浓度高。有研究推测伊曲康唑能以免疫细胞为载体而直接到达感染灶。该药不良反应相对较少，常见有消化道症状、一过性肝损、低钾血症、皮疹等，患者多能耐受。③酮康唑与咪康唑，因不易渗入脑脊液，故不用于脑膜炎患者的治疗。

长期临床实践与临床研究后，目前针对隐球菌性中枢神经系统感染的治疗方案有了一些共识。抗真菌药物治疗主要有两性霉素 B 与氟胞嘧啶或其他抗真菌药物联合治疗。两性霉素的成人剂量开始为 1mg，加入 10% 葡萄糖液 250ml 内静脉缓慢滴注，滴注时间不少于 6～8h，第 2 与第 3 天各为 2mg 与 5mg，加入 500ml 葡萄糖液中静脉滴注，若无严重反应，第 4 天可将剂量增至 10mg，若仍无严重反应，则以后每日递增 5mg，一般每日达 25～40mg（最高剂量 50mg/d）即可，疗程一般需 3～4 个月，总剂量为 3～4g。对于严重隐球菌脑膜炎，经单用静脉滴注无效者或复发患者，可同时由鞘内或小脑延髓池内给药，首次剂量为 0.05～0.1mg，加地塞米松 2～5mg。注入时用脑脊液反复稀释，以免因药物刺激而导致下肢瘫痪等严重后果，以后逐次增加剂量至每次 1mg 为高限，鞘内给药一般可隔日 1 次或每周 2 次，总量以 20mg 为宜。

采用氟胞嘧啶与两性霉素 B 联合治疗隐球菌脑膜炎时具有协同作用，能增强疗效，降低复发率。氟胞嘧啶成人口服或静脉剂量为每日 5～10g，儿童每日 100～200mg/kg，分次给予。病程 3 个月以上者，疗程第 1 个月须每周检查血象及肝肾功能，以后每月复查 1 次。联合用药时两性霉素 B 的剂量可减少至 20mg/d。

两性霉素 B 尚可与利福平联用，亦具协同作用。

在隐球菌脑膜炎治疗中曾对氟康唑单独用药的疗效与联合治疗（两性霉素 B 加氟胞嘧啶）作对照，发现前者在最初数周内的治疗失败率高于后者。氟康唑剂量初为 400mg/d，后可改为 200mg/d，分 2 次给药，初用静脉滴注，病情稳定后改为口服。目前，氟康唑多在急性期与两性霉素 B 及 5-氟胞嘧啶联合用药，病情稳定后撤药，或在患者不能耐受两性霉素 B 时采用氟康唑联用 5-氟胞嘧啶或氟康唑单独用药。

抗真菌的治疗，除选择合理方案外，还须对治疗效果进行审慎的评估。一般认为除临床症状、体征完全消失外，还须每周做 1 次脑脊液涂片及培养，连续 4 次阴性，脑脊液糖含量恢复正常，以及脑脊液中抗原转阴方可停药。尽管涂片阳性并非炎症活动的指标，但是如果持续阳性且糖含量偏低或颅内压仍高，宜相应延长疗程直到脑脊液上述指标转为阴性。

中枢神经系统真菌感染的合理药物选择和联合用药的方法学很有讲究，联合应用抗真菌药物可以增强疗效而同时降低每一成分的剂量，减少了不良反应。两性霉素 B 加 5-氟胞嘧啶在治疗隐球菌脑膜炎中取得了显著的疗效。该两种药物联用在治疗念珠菌性脑膜炎中亦能取得疗效。

球孢子菌脑膜炎主要治疗药物为两性霉素 B。用法与隐球菌脑膜炎相同，而总剂量为 1g，可采用鞘内注射。氟康唑每日 400mg 口服，绝大多数患者可获得症状改善，而脑脊液检测指标好转则稍滞后。绝大多数球孢子菌脑膜炎不能治愈，只是抑制感染。对该菌有抑制作用的口服药物氟康唑长期治疗是控制这种难治性感染的巨大进步。球孢子菌脑膜炎的疗程难以确定，一般建议至少保持脑脊液细胞数低于 $10 \times 10^6/L$ 及糖含量正常达 1 年。脑脊液内特异性抗体水平降低亦可用于疗效评估。由于该病的复发率高，常须不定期进行抑菌治疗。

芽生菌以及孢子丝菌脑膜炎的治疗目前尚无足够的经验。个别病例以两性霉素 B 治疗后获得痊愈。中枢神经系统曲霉菌感染极难愈。在机体免疫功能好转时采用大剂量两性霉素 B 治疗有时能够获得较理想的疗效。一般建议在感染获得稳定控制后继续长期服用伊曲康唑进行抑菌治疗。

总结各种联合用药的方案，一般推荐如下列用药方案（表 8 - 5）。

表 8 - 5　抗真菌药物治疗方案

病原体	用药方案
皮炎芽生菌	AMB
粗球孢子菌	FLU TT/AMB
荚膜组织胞浆菌	AMB
副球孢子菌	AMB/TTZ
申克孢子丝菌	AMB
接合菌纲	AMB
毛球孢子菌	FLU/AMB
曲霉菌	AMB
念珠菌属	AMB/5FC
新型隐球菌	AMB/5FC FLU

注：AMB 为两性霉素 B，5FC 为 5 - 氟胞嘧啶；FLU 为氟康唑；TTZ 为酮康唑。

2. 症状治疗

（1）降低颅内压：隐球菌脑膜炎者常伴有急性颅内压增高，可在发病后 2 周内因颅内压增高，脑疝而死亡。因此急性颅内压增高的治疗十分重要。降低颅内压的药物治疗有：①20% 甘露醇 250ml 静滴，每日 2 ~ 3 次，必要时可加用地塞米松 5 ~ 10mg/d；②七叶皂苷钠静脉注射，虽然比较安全，但脱水效果没有甘露醇明显；③10% 人体清蛋白 20 ~ 40ml/d 静脉滴注，每日 1 ~ 2 次。如药物治疗仍不能改善颅内压增高而出现脑疝前综合征时应考虑脑外引流，但应严格进行头皮及引流装置、导管及手术的无菌操作，防止医院内的医源性继发感染的发生。

（2）支持疗法：由于真菌性中枢感染病者常伴严重的消耗性改变，患者消瘦、营养不良或因严重呕吐、不能进食而出现水和电解质的紊乱。因此，经常了解病者的水盐电解质平衡的维持兼顾而治，切忌强力脱水而不注意水盐平衡。

3. 特殊治疗

（1）手术切除和活组织检查：当真菌病不能证实时，可选择组织或脑膜的活组织检查。

特殊类型的真菌感染，如曲霉菌病患者可选择肉芽肿或脓肿的手术切除。一般说，病灶或脓肿大于 3cm 者可作手术切除，但手术中必须完整，彻底切除之。手术前和手术后均应使用抗真菌药物。若为曲霉菌病者，一般均推荐大剂量曲康唑 16mg/（kg·d），联合应用利福平 0.6g/d 或氟胞嘧啶 0.1~0.15g/（kg·d），4 次分服，连续 3 个月为 1 个疗程。每月随访肝肾功能。

（2）脑室外引流和内引流：脑室外引流适用于急性或慢性颅内压增高，有交通性脑积水，并有可能发生脑疝危险的患者。此法属救急不救病，仅适合急性期真菌病原学没有诊断时用，在手术后积极抗真菌药物治疗。外引流的时间以 1 周为宜，最长不应超过 2 周。真菌性脑膜炎晚期，在有效药物治疗的基础上，脑脊液中找不到真菌的前提下可以选择脑室内引流手术治疗。

（七）预后

隐球菌性脑膜炎者，若能早期诊断，积极应用抗真菌药物治疗，多数人预后良好，死亡率约在 10% 左右，但其他中枢神经系统真菌感染的预后总体较差。一般说，凡有下列表现的隐球菌性脑膜炎者往往预后不好：①急性起病；②长期意识障碍；③确诊前的病程长，起病一个半月后才确诊者；④有明显神经定位症状和严重癫痫发作者；⑤颅外病灶，特别是血培养隐球菌阳性者；⑥脑脊液中蛋白持续升高，糖和氯化物持续降低，隐球菌培养持续阳性；⑦伴有免疫功能低下，或接受化疗，长期激素治疗的免疫功能低下者。

五、其他脑膜炎病

（一）硬脑膜炎

硬脑膜炎（pachymeningitis）是一种罕见的硬脑膜炎性病变，主要特征为头痛和头颅 MRI 可见硬脑膜增厚。根据 Kupersmith 报道，其原因可列为：①特发性颅脊硬膜炎；②低颅压综合征：自发性和腰穿后引流性低颅压；③感染性：莱姆病、梅毒、结核、真菌、囊虫病、恶性外耳道性假瘤和 HIV 感染等；④全身性自身免疫性/血管炎性疾病，包括 Wegener 肉芽肿、风湿性关节炎、结节病、Behcet 病、干燥综合征、颞动脉炎等；⑤恶性病变：硬脑膜癌病、颅骨转移、淋巴瘤、脑膜瘤等；⑥外伤。

主要临床特征表现有头痛、脑神经麻痹、共济失调和癫痫发作等，一般没有定位体征。有低颅压综合征表现者，常表现为头痛与体位相关，补液后头痛改善。脑脊液检查可见细胞增多，以淋巴细胞为主，蛋白质增高，但糖和氯化物正常。头颅 MRI 可见均匀或不均匀的硬脑膜增厚。脑膜活检可见浆细胞和上皮细胞增多，但常难找到有关的病因证据。

激素治疗常能改善症状。硫唑嘌呤和甲氨蝶呤亦可应用。

（二）Mollaret 脑膜炎

Mollaret 脑膜炎（Mollaret's meningitis）亦称复发性内皮细胞性脑膜炎，或良性复发性脑膜炎综合征。主要临床特征为突然或发病迅速的剧烈头痛、颈部肌肉痛、发热及颈项强直等。患者可在短期内剧烈头痛、烦躁、焦虑不安，但极少伴有呕吐。头痛后迅速发烧，体温可达 39~40℃，持续 1 至数天。头痛和发热以 1~3d 最明显，多数患者在 3~7d 症状消失。体格检查可有颈项强直，50% 的患者伴发抽搐、复视、脑神经麻痹、锥体束征阳性、幻觉等，偶伴昏迷。脑脊液检查可见巨大的内皮细胞，在发病高热期的 24h 较易见到，此后则难以发现。脑脊液生化检查通常正常，偶有球蛋白含量增高。

Mollaret 脑膜炎为反复发作性，每次发作时间约为 3~7d，发作后完全恢复，间歇期一切正常，不留后遗症。数月或数年后可反复发作。既无明确诱因，亦无先兆。

本病病因不清。曾被认为与头颅外伤有关，但无证据。近年来认为与病毒感染，包括 Epstein - Barr 病毒，Coxsakie 病毒 B_5、B_2，ECHO 病毒 9、7 及单疱病毒 Ⅰ、Ⅱ 感染有关，但可能仍不是本病的病因。

Mollaret 脑膜炎的诊断为排除性诊断，特别应除外无菌性脑膜炎、内皮囊肿性脑膜炎等可能。1962 年 Byrum 提出下列数条为 Mollaret 脑膜炎的诊断标准：①反复发作的头痛，发热和脑膜炎症状；②脑脊液检查细胞数增多（包括内皮细胞、中性粒细胞和淋巴细胞）；③病程自动缓解；④数周、数月或数年后可复发，发作间歇期完全正常；⑤病因不清。

Mollaret 脑膜炎为自限性疾病，无需特殊治疗可以缓解。近年来认为与病毒感染有关，由此建议使用阿昔洛韦、更昔洛韦等抗病毒治疗。

（三）癌性脑膜病

癌性脑膜病是由恶性细胞在软脑膜多灶种植所引起的，其发生率约占所有癌肿患者的 3%~5%，其中实体瘤性脑膜病占 4%~15%，白血病和淋巴瘤占 5%~15%，原发性脑肿瘤占 1%~2%。按组织类型区分，以腺瘤为最常见，如乳房癌、肺癌等。

癌细胞进入脑膜的途径大致归纳为：①血源性，经 Batson 静脉丛或经动脉而血行播散；②肿瘤直接扩展；③系统性肿瘤向中枢移行，沿血管周围或神经周围腔播散。癌细胞一旦进入蛛网膜下腔，即可经脑脊液转运和播散，引起软脑膜上的播散性和多灶性种植。肿瘤的浸润最主要见于颅底，特别是基底池和脊髓下段（圆锥）。由于肿瘤细胞在软脑膜上的种植、沉积而形成结节，特别是第四脑室和基底池，阻塞脑脊液的正常循环，极易继发交通性脑积水。

1. **临床表现** 癌性脑膜病的临床表现可归纳为：大脑半球功能障碍、脑神经损害、脊髓和脊神经根损害三大方面。

（1）大脑半球损害的症状：头痛（32%~75%），意识改变，包括昏睡、意识紊乱、记忆丧失（33%~63%），步行困难（27%~36%），昏迷（4%~9%），构音困难（4%），头昏（4%）。主要体征：智能状态改变（45%~65%），癫性发作（11%~14%），感觉障碍（11%~25%），视盘水肿（11%~21%），糖尿病（4%），偏瘫（2%~3%）。

（2）脑神经损害：39%~41% 的患者出现脑神经受累的症状，而其中 49%~55% 有体征可见。症状以复视最多见，其次是听力丧失、面部麻木、耳鸣、眩晕、构音障碍等。主要体征有运动障碍、面瘫、听神经病、视神经病、三叉神经病、舌下神经麻痹和失明等。

（3）脊髓及脊神经根损伤：主要表现为肢体无力（73%），感觉异常（42%），背及颈部疼痛，神经根痛，膀胱直肠功能障碍等症状，同时出现对称性上下运动神经元瘫痪，感觉缺失，项强及大小便困难等。

除上述大脑半球、脑神经和脊髓损害外，常有一个共同症状和体征，即剧烈头痛、项强和颅内压增高，或圆锥损伤等特殊表现。

2. **实验室检查** 脑脊液检查是诊断癌性脑膜病的重要手段。脑脊液检查常见有颅内压升高，蛋白质增高，糖降低，氯化物正常。糖的降低程度随脑脊液细胞数增多而降低。脑脊液中细胞学的检查是癌性脑膜病诊断的必要条件，但首次检查可有 45% 的为阴性结果，反复多次检查后，其阳性结果为77%～100%。脑脊液细胞学的检查不仅为癌性脑膜病的诊断提供依据，亦是抗肿瘤治疗效果随访的重要参数。

神经影像学检查是评估癌性脑膜病的重要手段。头颅 CT 检查除证明有无脑室扩大和脑积水之外，对本病的诊断没有什么意义。头颅 MRI，特别是应用镉增强 MRI，常可见到脑膜增强或软脑膜上结节性增强。近年来，应用放射核素以及 PET 的应用，为癌性脑膜病的早期诊断提供了极大方便，但总体阳性率仍在70%左右。

3. 诊断　癌性脑膜病的诊断主要依赖于有肿瘤病史，脑脊液检查时蛋白质升高，糖含量降低和氯化物的基本正常，特别是脑脊液中找到癌细胞为诊断依据。在没有肿瘤病史的慢性脑膜病变者中，凡伴剧烈头痛、颈项强直者，在排除蛛网膜下腔出血、后颅凹占位和真菌性脑膜炎后，均应排除癌性脑膜病之可能，并多次寻找脑脊液中的肿瘤细胞，直到证实为止。

4. 治疗

（1）确诊癌性脑膜病者首先化疗，可以首选氨甲蝶呤（methotrexate）、阿糖胞苷（cytarabine）局部注射，或全身大剂量化疗治疗。可选用的药物随肿瘤性质而异。

（2）可根据病变范围进行局部或颅、脊髓放疗。

（3）神经外科引流或脑脊液分流手术，适用于脑脊液循环受阻者。

（付俊丽）

第三节　脑脓肿

一、概述

脑脓肿（cerebral abscess）主要指各种化脓性细菌，通过身体其他部位的感染灶转移或侵入脑内形成的脓肿，破坏脑组织和产生占位效应。近年来，由于神经影像技术如 CT 和 MRI 的应用，有效抗生素的使用，脑脓肿的诊断和治疗水平显著提高。脑脓肿可发生于任何年龄，男性多于女性。

二、病因及发病机制

1. 邻近感染病灶扩散所致的脑脓肿　根据原发化脓性病灶可分为耳源性脑脓肿和鼻源性脑脓肿。其中以慢性化脓性中耳炎或乳突炎导致的耳源性脑脓肿为最多，约占全部脑脓肿的一半以上。这种脑脓肿多发生于同侧颞叶或小脑半球，多为单发脓肿，以链球菌或变形杆菌为主的混合感染多见。鼻源性脑脓肿为继发于鼻旁窦炎的化脓性感染，较少见。

2. 血源性脑脓肿　约占脑脓肿的25%。血源性脑脓肿由身体远隔部位化脓性感染造成的菌血症或脓毒血症经血行播散到脑内而形成。根据原发感染部位的不同分为胸源性脑脓肿（即继发于脓胸、肺脓肿、慢性支气管炎伴支气管扩张等）和心源性脑脓肿（即继发于细菌性心内膜炎、先天性心脏病等）。此外，面部三角区的感染、牙周脓肿、化脓性扁桃体炎、化脓性骨髓炎、腹腔盆腔感染都可以导致血源性脑脓肿。血源性脑脓肿通常多发，常位于大脑中动脉供血的脑白质或白质与皮质交界处，故好发于额叶、颞叶、顶叶。致病菌以溶血性金黄色葡萄球菌多见。

3. 创伤性脑脓肿　开放性颅脑损伤时，化脓性细菌直接由外界侵入脑内所致。清创不彻底、不及时，异物或骨折片进入脑组织是创伤性脑脓肿产生的主要原因。此外，颅脑外伤后颅内积气、脑脊液漏、颅骨骨髓炎也可能引起脑脓肿。此类脓肿多位于外伤部位或异物所在处。病原菌多为金黄色葡萄球菌或混合菌。

4. 医源性脑脓肿　由颅脑手术后感染所引起的脑脓肿。多与无菌操作不严格、经气窦的手术、术后发生脑脊液漏而没有及时处理、患者抵抗力低下、并发糖尿病或使用免疫抑制剂有关。致病菌多为金黄色葡萄球菌。

5. 隐源性脑脓肿　占脑脓肿的 10% ~ 15%。指病因不明，无法确定其感染源的脓肿。可能因原发感染病灶轻微，已于短期内自愈或经抗生素药物治愈，但细菌已经血行潜伏于脑内，在机体抵抗力下降时形成脑脓肿。

细菌进入脑实质后，其病理变化是一个连续的过程，大致可分为 3 个阶段。

（1）急性脑炎期：病灶中心有坏死，局部出现炎性细胞浸润伴病灶周围血管外膜四周炎症反应。病灶周围脑水肿明显。临床上有全身感染症状（如发热、寒战、头痛等），也可有脑膜刺激症状，并可出现脑脊液的炎性改变等。

（2）化脓期：脑实质内化脓性炎症病灶进一步坏死、液化、融合，同时与脑软化、坏死区汇合逐渐扩大形成脓腔，周围炎症反应带有炎症细胞和吞噬细胞。此期脓肿壁尚未完全形成。因为炎症开始局限，所以全身感染症状趋于好转。

（3）包膜形成期：脓肿周边逐渐形成包膜，炎症进一步局限。显微镜下见包膜内层主要为脓细胞或变性的白细胞，中层为大量纤维结缔组织，外层为增生的神经胶质、水肿的脑组织和浸润的白细胞。脓肿包膜的形成决定于病原菌、感染途径及机体抵抗力的强弱。需氧菌如金黄色葡萄球菌和链球菌性脑脓肿易形成包膜而且包膜较厚，厌氧菌如肠道杆菌引起的脑脓肿包膜形成缓慢，而且常不完善。直接蔓延所致的脑脓肿包膜较血源性者完善。

三、临床表现

（一）症状

（1）全身中毒症状：患者多有近期原发病灶感染史，随后出现脑部症状及全身表现。有发热、畏寒、头痛、全身乏力、肌肉酸痛、精神不振、嗜睡等表现。体检有颈阻阳性，克氏征、布氏征阳性。外周血白细胞增多，中性粒细胞比例升高，血沉加快等。隐源性脑脓肿的中毒症状不明显或缺如。中毒症状可持续 1 ~ 2 周，经抗生素治疗，症状可很快消失。部分患者可痊愈，部分脓肿趋于局限化，即进入潜伏期，时间长短不一，持续时间可从数天到数年。

（2）颅内压增高症状：颅内压增高症状在脑脓肿急性脑炎期即可出现，随着脓肿的形成和逐渐增大，症状更加明显。头痛多为持续性，并有阵发性加重。头痛部位与脓肿位置有关，一般患侧较明显。头痛剧烈时常伴喷射性呕吐。半数有视神经乳头水肿，严重时可有视网膜出血及渗出。患者常常伴有脉搏缓慢、血压升高、呼吸缓慢等表现，严重者甚至出现表情淡漠、反应迟钝、嗜睡、烦躁不安等表现。

（3）局灶性症状：脑脓肿局灶性症状与脑脓肿所在的部位有关。额叶脓肿常有表情淡漠、记忆力减退、个性改变等精神症状，可伴有对侧肢体局灶性癫痫或全身大发作、偏瘫或运动性失语（优势半球）等。颞叶脓肿可出现欣快、感觉性或命名性失语（优势半球）等。

应警惕颞叶或小脑脓肿随着脓肿的不断扩大容易发生脑疝。一旦出现，必须紧急处理。

此外，脑脓肿溃破引起化脓性脑炎、脑室炎，患者表现为突然高热、寒战、意识障碍、脑膜刺激征、癫痫等。腰穿脑脊液白细胞明显增多，可呈脓性。应迅速救治，多预后不良。

（二）类型

（1）急性暴发型：起病突然，发展迅速。呈急性化脓性脑炎症状。患者头痛剧烈，全身中毒症状明显。早期即出现昏迷，并可迅速导致死亡。

（2）脑膜炎型：以化脓性脑膜炎表现为主。脑膜刺激症状明显，脑脊液中白细胞和蛋白含量显著增高。

（3）隐匿型：无明显的颅内压增高或神经系统体征。仅有轻度头痛、精神和行为改变、记忆力下降、嗜睡等症状。诊断较困难，脑脓肿常被忽略，多数是开颅手术或尸检时才得以证实。

（4）脑瘤型：脓肿包膜完整，周围水肿消退，病情发展缓慢，临床表现与脑瘤相似，手术证实为慢性脑脓肿。

（5）混合型：临床表现多样，不能简单归于以上任何一类。脓肿形成过程中的各种症状均可出现，较为复杂。

四、诊断及鉴别诊断

（一）诊断

通常脑脓肿的诊断依据有：①患者有原发化脓性感染病灶，如慢性胆脂瘤性中耳炎、鼻窦炎等，并有近期的急性或亚急性发作的病史。②颅内占位性病变表现，患者有高颅压症状或局灶症状和体征。③病程中曾有全身感染症状。

具有以上3项者须首先考虑脑脓肿的诊断，如再结合 CT 或 MRI 扫描可对典型病例作出诊断。

（二）鉴别诊断

（1）化脓性脑膜炎：化脓性脑膜炎起病急，脑膜刺激征和中毒症状较明显。神经系统定位体征不明显，CT 或 MRI 扫描无占位性病灶。

（2）硬膜外和硬膜下脓肿：单纯的硬膜外脓肿颅内压增高和神经系统体征少见。硬膜下脓肿脑膜刺激征严重。两者可与脑脓肿合并存在。通过 CT 或 MRI 扫描可明确诊断。

（3）脑肿瘤：某些脑脓肿患者临床上全身感染症状不明显。CT 扫描显示的"环形强化"征象也不典型，故与脑肿瘤（如胶质瘤）、脑转移性肿瘤不易鉴别，有时甚至需通过手术才能确诊。因此，应仔细分析病史，结合各种辅助检查加以鉴别。

五、辅助检查

1. 实验室检查

（1）外周血象：急性期白细胞增高，中性粒细胞显著增高。脓肿形成后，外周血象多正常或轻度增高。大多数脑脓肿患者血沉加快。

（2）脑脊液检查：脑脓肿患者颅内压多增高，因此腰椎穿刺如操作不当可能诱发脑疝。腰穿脑脊液多不能确定病原菌（除非脓肿破入脑室）。脑膜脑炎期脑脊液中白细胞可达数千以上，蛋白含量增高，糖降低。脓肿形成后白细胞可正常或轻度增高，一般在（50～

100）×10^6/L，蛋白常升高，糖和氯化物变化不大或稍低。

2. 影像学检查

（1）X线平片：可见原发感染部位骨质变化。耳源性及鼻源性脑脓肿可见颞骨岩部、乳突、鼻旁窦骨质有炎性破坏。外伤性脑脓肿可见颅骨骨折碎片、金属异物等。

（2）CT扫描：是目前诊断脑脓肿的首选方法，敏感性为100%。脓肿壁形成前，CT平扫病灶表现为边缘模糊的低密度区，有占位效应。增强扫描低密度区不发生强化。脓肿形成后CT平扫见低密度边缘密度增高，少数可显示脓肿壁，增强扫描可见完整、厚度均一的环状强化，伴周围不规则脑水肿和占位效应。这种"环状强化影"是脑脓肿的典型征象。

（3）MRI：脑脓肿MRI的表现随脓肿形成的时期不同表现也不同。急性脑炎期表现为边界不清的不规则长T_1、长T_2信号影。包膜形成后病灶中央区在T_1加权像表现为明显低信号，周边水肿区为略低信号，两者之间的环状包膜为等或略高信号。T_2加权像病灶中央脓液为等或略高信号，包膜则为低信号环，周围水肿区信号明显提高。Gd-DTPA增强后T_1加权像包膜信号呈均匀、显著增强。病灶中央脓液及包膜周围水肿区信号不变。

六、治疗

原则上，急性脑炎及化脓阶段以内科治疗为主。一旦脓肿形成，则应以外科手术治疗为主。

1. 治疗原发病灶　临床上常常因为脑脓肿病情较为危急，因此应先处理脑脓肿。术后情况许可，再处理原发病灶。如耳源性脑脓肿可先做脑部手术，术后病情许可时再行耳科根治手术。

2. 内科治疗　主要是抗感染、降颅内压和对症治疗。少数患者经内科治疗可以治愈，多数患者病情可迅速缓解，病灶迅速局限，为进一步手术治疗创造好条件。

内科治疗时抗生素应用原则：①及时、足量使用抗生素。一般静脉给药，必要时可鞘内或脑室内给药。②选用对细菌敏感和容易通过血脑屏障的抗生素。细菌培养和药敏试验结果出来前，可按病情选用易于通过血脑屏障的广谱抗生素，待结果出来之后，及时调整。③用药时间要长。必须在体温正常，脑脊液及血常规检查正常后方可停药。脑脓肿静脉使用抗生素的时间为6~8周。

3. 外科治疗　脑脓肿包膜形成后，应在抗感染、脱水、支持治疗的同时，尽早采用外科治疗。

（付俊丽）

第四节　神经系统寄生虫感染

一、概述

蠕虫（囊虫、肺吸虫、血吸虫、包虫、蛔虫、旋毛虫、丝虫、线虫等）、原虫（阿米巴、疟原虫、弓形虫、锥虫）等病原体侵入人体引起疾病称为人体寄生虫病；侵入神经系统称为神经系统寄生虫病。

（一）病因及发病机制

1. 机械作用 ①破坏：虫体直接侵蚀损害周围组织，造成组织坏死变性，丧失其功能，如血吸虫病。②压迫：虫体成堆生长，可形成大团块病灶或大囊性病灶，将周围组织挤压推移，造成类似肿瘤压迫作用，同样影响组织功能，如囊虫、包虫病。③阻塞：虫体好寄生在血液供应丰富的组织内，可阻塞中小动脉、静脉，或引起脉管炎均可影响血管的血液供应功能，影响组织功能，如血吸虫、疟原虫病。④增殖：一些原虫寄生在组织细胞内，以芽植或分裂反复增殖成团块状挤压推移周围组织，使之移位影响组织功能，如弓形虫病。

2. 化学作用及免疫反应 虫体的代谢物及分泌的一些物质和酶对人体的组织均有刺激和损害作用，尤其是脑组织更敏感，主要引起颅内压增高，使患者头痛、恶心、呕吐、视力下降，严重时造成意识障碍甚至昏迷，威胁患者生命。

虫体对人体来说为异体蛋白，可引起变态反应，肉芽组织增生，导致周围组织损害，加重病情。

寄生虫所致周围组织病理改变是寄生虫与宿主相互作用的结果，是宿主对寄生虫的致病因素所表现出的组织学、生理学、免疫学的反应。神经系统寄生虫病有以下共同的病理特点：

（1）组织反应：①包围虫体：寄生虫的蚴虫（或成虫）在组织内寄生，周围组织反应性形成一层膜将其包围在内，称为包囊，由淋巴细胞、嗜酸性粒细胞、组织细胞组成。活的寄生虫的包囊极薄，透明，与周围组织没有粘连，坏死变性的寄生虫的包囊变厚，结构被破坏，有渗出物，常与周围组织粘连，并引起反应性水肿。②细胞浸润：在寄生虫的退变死亡期，或一些寄生虫的生存期由于免疫反应，常有细胞浸润，以淋巴细胞、嗜酸性粒细胞为主。血吸虫及肺吸虫明显。③细胞增生：寄生虫常引起局部周围组织内细胞增生，致使组织肿胀成肉芽组织。溶组织阿米巴在结肠形成的溃疡性病变周围常见肉芽组织。血吸虫虫卵还可引起局部或弥漫性肉芽肿性病变，为血吸虫的主要致病因素。

（2）变态反应：为机体对异体抗原的一种异常反应，常发生在组织受损明显时，寄生虫的致病因素中免疫反应具有重要作用。可分为四种类型：速发型、细胞毒型、免疫复合型、迟发型。各型反应见于不同寄生虫病，一些寄生虫可有多种反应。

（二）临床表现

（1）脑部症状：①一般性脑功能损害，包括头昏、烦躁、失眠、记忆力下降等。②颅内压增高，包括头痛、恶性、呕吐，视力下降，不同程度意识障碍。③局部脑组织损害症状，包括癫痫、偏瘫、失语、眩晕、共济失调等。

（2）脊髓症状：脊髓横断或半横断损害症状，如截瘫，感觉障碍，括约肌障碍，出汗异常等。当神经根受影响时出现根性疼痛。

（3）周围神经症状：单发或多发周围神经损害，肢体无力，麻木，感觉异常，肌肉萎缩，肌张力减低等。

二、囊虫病

（一）概述

囊虫病是链状绦虫（猪肉绦虫）的幼虫，即囊尾蚴（囊虫）侵入人体的组织器官所引起的疾病。以寄生于脑组织内、皮下肌肉内、眼、口腔等处多见，也可见寄生于肺、心脏、骨骼等处，但极罕见。寄生在脑内所引起的疾病称之为脑囊虫病，寄生于脊髓的囊虫称之为脊髓囊虫病。脑和脊髓囊虫统称为中枢神经系统囊虫病。

（二）病因及发病机制

人是猪肉绦虫唯一的终宿主，也是中间宿主。人类囊虫病的感染方式有三种。

（1）内源性自身感染：肠内有猪肉绦虫寄生的患者由于呕吐或肠道逆蠕动，使绦虫成熟妊娠节片逆流到胃内。虫卵在十二指肠内孵化成六钩蚴，钻进肠壁进入血液被送至全身，多数进入脑组织内。六钩蚴进入人脑组织后约 10 周发育成囊尾蚴，在这个过程中宿主反应性的形成一层膜将其包围在内，这层由宿主产生的膜即为囊尾蚴壁。

（2）外源性自身感染：患有猪肉绦虫的患者大便后手被虫卵污染，在进食时虫卵经口而进入消化道感染囊虫病。

（3）外来感染：患者没有猪肉绦虫寄生在肠内，因食入了污染绦虫卵的未煮熟食物，未洗净的蔬菜和水果等而感染。

根据囊尾蚴的生活状态可将其相应的病理变化分为三期：

（1）生存期：此期从囊尾蚴到达所寄生的部位开始，一直到因某种原因被破坏走向死亡为止。在此时期内，当囊尾蚴进入脑组织后，由于宿主对异体组织反应性进行包绕，产生轻度免疫反应，患者一般没有明显的临床症状。如果一次寄生的虫体较多，或寄生在较重要组织部位，如脑组织，也可出现颅内压增高（头痛、呕吐、视力下降等），癫痫发作等临床症状。

（2）退变死亡期：此期从囊尾蚴被破坏开始，直到完全死亡为止。这个过程可以是自然衰老死亡，也可以是药物或其他原因所致的蜕变死亡。虫体自然衰老死亡时宿主的免疫反应一般不明显，一是因为虫体死亡过程较缓慢，二是虫体多分批死亡，通常不会引起强烈的免疫反应。

（3）钙化期（静止期）：虫体被破坏死亡后，虫体或被溶解吸收，或钙化，周围脑组织免疫反应消失，患者恢复正常或症状体征减轻，或留有一些后遗症（癫痫、智能减退等）。

（三）临床表现

1. 脑囊虫临床表现　脑囊虫病任何年龄均可患病，但青壮年期多见。国内报道发病最大年龄 69 岁，最小 3 岁。14 岁以上，50 岁以下者约占 80%。

脑囊虫病的临床表现复杂多变，主要取决于虫体寄生的部位、数量及囊尾蚴的生存状态、周围脑组织炎性免疫反应程度、脑脊液循环受阻情况等因素。将本病主要临床表现分述如下：

（1）头痛：是比较常见的症状之一，但疼痛的程度可有很大差别。脑囊虫引起头痛的机制一是刺激脑膜或颅内疼痛敏感组织（血管、神经根等）；二是使脑组织受挤压移位。头痛的程度轻重不一，随病情而变化，无特异性。

（2）癫痫发作：大脑半球的皮层灰质和皮层下灰白质交界处是囊尾蚴好寄生的部位，而且多在皮质运动区。因此本病临床多表现为刺激症状——癫痫发作。脑囊虫病的癫痫发作约占 60%～70%，这与囊虫的寄生部位有直接的关系。

脑囊虫病患者的癫痫发作形式也是多种多样，与囊虫在颅内多部位寄生有关。由于大脑皮层运动区是囊虫好寄生部位，全身强直阵挛发作最多见；囊虫寄生在颞叶、顶叶部位则可引起简单部分性或复杂部分性发作及失神小发作。

癫痫发作的多样性和易变性为脑囊虫病的特征。

（3）颅内压力增高和脑积水：颅内压力增高也是脑囊虫病的常见症状之一，据报道约占脑囊虫病的47.4%。主要表现为剧烈头痛、恶心、呕吐，视物不清，视力下降以致失明。

（4）精神症状和智能减退：脑囊虫病可引起患者精神症状和智能减退。脑囊虫病的智能减退常和精神症状同时出现，也可有单纯智能障碍。进行性智能减退多见于颅内压增高及频繁癫痫发作患者，因为颅内压增高及频繁癫痫发作使皮层神经细胞受损。

（5）脑部局灶功能损害症状：囊尾蚴可寄生于脑组织内任何部位，一般都是多部位寄生，寄生在不同的部位可表现出不同的临床症状。如寄生于第四脑室可出现Brun's征；寄生在桥小脑角部位可出现类似听神经瘤的症状；寄生在小脑可出现共济失调，语言障碍等。

（6）颅内炎性免疫反应症状：囊虫寄生于蛛网膜下腔，皮层表浅部位，或囊虫的退变死亡期，脑组织反应严重时都可以表现为非特异性免疫反应性脑膜炎及脑炎样改变。患者可有发热，头痛，呕吐，意识障碍等症状。脑脊液的炎性反应可以持续时间较长，约为1~2年，甚至达3~4年，时好时坏，患者的临床症状常与脑脊液变化不相符合，这是脑囊虫病的又一特点。

（7）血管炎性反应：由于宿主对囊虫异体蛋白免疫反应，可引起脑血管内皮非特异性炎性改变，使管壁变厚，管腔变窄，影响血流速度，造成动脉供血障碍或血栓形成。临床上表现出缺血性脑血管病的症状，如偏瘫、失语、眩晕等，头颅CT或MRI可显示出梗死病灶。

（8）脑神经症状：①视神经受损最常见，可表现为急性的损害，视力在几天内急剧下降，以致失明。但脑囊虫病患者的视神经受损多为慢性过程，先有阵发性视物不清，继而视力逐渐减退，视力下降程度和颅内压力增高的情况有直接关系，颅内压力越高视力下降越明显。②第Ⅲ、Ⅳ、Ⅵ脑神经即动眼神经，滑车神经，展神经也常受到损害，或单独出现，或联合出现。

2. 脊髓囊虫临床表现

（1）脑脊髓膜炎的临床表现：表现为头痛、发热和脊髓神经根受刺激症状。腰穿压力有不同程度增高，脑脊液白细胞增高，以淋巴细胞为主。

（2）脊髓压迫症的临床表现：可仅有神经根受刺激症状，也可出现截瘫表现（包括感觉障碍、括约肌障碍等）。

（3）脊髓痨表现：共济失调、步态异常、下肢闪电样疼痛等症状。以上三个综合征不是脊髓囊虫特有的症状，仅是较常见的临床表现。脊髓囊虫还可表现为两种形式：髓内型和髓外型，据报道髓内型多于髓外型。

3. 其他部位囊虫

（1）皮下肌肉内囊虫：皮下和肌肉也是囊虫好发部位，占囊虫病的70%。皮下肌肉内囊虫经常与脑囊虫同时并存。由于它凸出皮肤表面，不压迫重要脏器，患者无特殊不适。皮下肌肉内囊虫死亡后大部分被吸收，消失，少数钙化。这个部位的囊虫易被触及，常成为临床上确诊囊虫病的重要依据。

（2）眼囊虫病：脑囊虫伴发眼内囊虫病约占脑囊虫病的0.5%，单纯眼囊虫病占囊虫病的12%。眼内囊虫多为单眼寄生，双眼均有囊虫者极为罕见。

（四）辅助检查

1. 免疫学检验　血和脑脊液中的各种免疫学检验是必不可少的检查手段，是诊断囊虫的重要依据。

2. 补体结合试验（Complement Fixation test，CF）　本实验是以囊虫抗原与其特异性抗体结合成抗原－抗体复合物。实验操作复杂，影响因素颇多，结果欠稳定，在20世纪70年代应用比较广泛。

3. 乳胶凝集试验　此实验是将苯乙烯等具有双链的单体聚合而成高分子乳胶颗粒，作用于囊虫抗原（猪囊虫的囊液经离心沉淀后吸取上清液为抗原原液）的载体，囊虫抗原与乳胶颗粒结合后成为致敏乳胶颗粒。

4. 间接血凝试验（lndirect hemagglutination test，IHA）　红细胞经鞣酸或其他偶联剂处理后，能在红细胞表面吸附囊虫抗原，这种被抗原致敏化的红细胞遇到相应抗体时，由于抗原抗体相结合而间接引起红细胞凝集，这一反应称为间接血凝试验或被动血凝试验（PHA）。

5. 酶联免疫吸附试验（Enzyme linked immunosorbent assay，Elisa）　将囊虫抗原吸附于固定载体，经温育后洗除未吸附抗原，加入待测稀释抗体，经温育后洗除未反应物质，再加入酶标记抗同种球蛋白经温育后洗清，再加入底物。

6. 囊虫循环抗原　采用双抗体夹心方法，将单克隆抗体分别作用在包被和酶标记抗体上，检测囊虫病患者血清或脑脊液中的循环抗原（CA）。

7. 脑脊液常规与生化检验

（1）脑脊液压力：约47%的脑实质囊虫患者压力高于正常，多为慢性颅内压升高过程，使一些患者能适应颅内压力增高，一般没有明显不适。

（2）细胞数：囊虫数量少，或位于脑实质内，脑脊液白细胞多数正常。囊虫位于大脑皮层表浅部位，脑膜或脑室系统引起了局部炎症性免疫反应，白细胞增加，一般不超过 $100 \times 10^6/L$，淋巴细胞占优势。脑脊液中白细胞增多在囊虫的退变死亡期明显，由于宿主的免疫反应所致。钙化期消失。

（3）生化：脑囊虫病患者脑脊液中蛋白基本正常，脑膜炎和蛛网膜炎型患者有不同程度升高，一般在100mg/L以下，个别达1g/L。脑脊液中蛋白以球蛋白为主。

8. 影像学检查　按囊虫的生活状态可分为共存期、退变死亡期、钙化期（静止期）。

（1）共存期：囊尾蚴存活着，周围脑组织没有明显的免疫反应，囊虫与所寄生的脑组处于共存状态，CT和MRI显示为①脑实质囊虫：头颅CT为多个散在或单个的圆形低密度病灶，不强化，头节为偏在一侧小点状高密度灶。囊虫直径一般为0.5～1.5cm，少数患者有大囊病灶，直径可达4～10cm，CT值为4～10Hu，与脑脊液相似。②脑室囊虫：CT显示脑室扩大、变形，可见单个或多个圆形、卵圆形囊性病灶，CT值脑脊液相似，病灶显示不清楚。70%患者伴有交通性或梗阻性脑积水。③蛛网膜下腔、脑池及脑底部囊虫：CT显示分叶葡萄状或大囊性低密度病灶，脑池、脑裂增宽，部分患者有交通性或梗阻性脑积水。

（2）退变死亡期：CT显示虫体周围脑组织水肿明显，可连成片，呈类似脑炎改变。虫体增大呈不规则形状，囊壁环状强化或呈结节状强化，不少情况与肿瘤及转移瘤难以区别。在退变死亡期中可看到囊虫特异性改变——壁结节：CT显示头节变大偏在一侧，呈高密度；

MRI 的 T_1 加权像呈高信号，T_2 加权像显示呈低信号，壁结节为囊虫死亡的标志。

（3）钙化期（静止期）：此期囊虫已死亡，头颅 CT 显示：多发的或单发点状高密度或钙化灶，CT 值近似颅骨的 CT 值。直径为 0.2 ~ 0.3cm，周围没有水肿，脑室和中线结构无移位，无增强。

（五）诊断

确诊标准：具备下列三项中两项可确诊为脑囊虫病。

（1）有局灶或弥散性脑部损害症状和体征，如头痛、癫痫发作、颅内压增高等症状并排除了其他病因所造成的脑组织损害；

（2）脑脊液囊虫免疫学检验阳性；

（3）头颅 CT/MRI 检查显示有典型囊虫寄生改变；

拟诊标准：不具备确诊标准中第 2、3 项，但具备下列三项中两项可拟诊本病。

（4）病理活检证实皮下、肌肉内有囊虫寄生或手术证实眼内有囊虫。血清囊虫免疫学检验阳性；

（5）脑脊液中白细胞增多，蛋白增高，糖降低或找到嗜酸细胞；

（6）颅骨及肢体平片发现多个点状钙化。

（六）治疗

1. 驱虫治疗　驱绦虫药物种类较多，经治疗大多数患者可迅速排虫而治愈。

（1）槟榔和南瓜子：槟榔对绦虫头部及前段有麻痹作用，南瓜子对绦虫中、后段有麻痹作用，两药合用可使整个虫体变软，借小肠蠕动作用将绦虫随粪便排出体外。用药方法：南瓜子 120g 炒熟带皮早晨空腹服用，2h 后服槟榔水 150ml（槟榔 120g 煮水），2.5h 后服 50% 硫酸镁 50ml，约 3 ~ 4h 后可排出绦虫。

（2）氯硝柳胺：氯硝柳胺对绦虫有杀死作用，疗效优于槟榔水南瓜子，本药主要抑制绦虫的线粒体氧化磷酸化作用而杀死绦虫头部。用药方法：早晨空腹服用 1g（咬碎药片），1h 后再服 1g，氯硝柳胺不良反应少，驱虫作用强。对心脏、肝、肾功能损害较少，孕妇也可服用。

（3）米帕林：对绦虫整体有麻痹作用。早晨成人空腹服用 0.8g（4 ~ 6 岁 0.4g，6 ~ 13 岁 0.6g），同时服用碳酸氢钠 1g，2h 后服 50% 硫酸镁 50ml，也可和槟榔水 150ml（槟榔 120g 煮水）合用。

（4）二氯甲双酚：对绦虫整体有破坏性致死作用，早晨成人空腹服用 6g（4 ~ 13 岁 4g），连服 2d。

2. 杀囊虫治疗

（1）吡喹酮（Praziquantel Embay）：系异喹啉吡嗪衍生物，为一种广谱抗寄生虫药，吡喹酮因能增加细胞膜对 Ca^{2+} 的通透性而导致虫体挛缩，并破坏头节结构使虫体死亡。

用量：总量为 180 ~ 200mg/kg。皮下肌肉内囊虫可 1g/d，分 2 ~ 3 次服用，直至达到总量为止。脑囊虫病为避免治疗过程中强烈免疫反应，须先从小剂量开始，100 ~ 200mg/d，如没有头痛、呕吐等颅压增高反应，可逐渐增加剂量，但每日不得超过 1g，达总量为止。3 ~ 4 个月后再服用第二个疗程，一般 2 ~ 3 个疗程可痊愈。

（2）丙硫咪唑（Albendazole，阿苯哒唑）：丙硫咪唑是一种广谱高效、安全抗蠕虫药，对肠道线虫作用明显，还可用于治疗绦虫病、囊虫病、包虫病、肝吸虫病、肺吸虫病。

丙硫咪唑对脑实质、眼部及脑室囊尾蚴均有效，ALBSO 较吡喹酮更能透过蛛网膜下腔，这一特性使丙硫咪唑对蛛网膜下腔的大囊型囊尾蚴和脊髓囊尾蚴有较好的治疗效果。

用量：治疗囊尾蚴的总剂量为 180 ~ 200mg/kg。皮下肌肉内囊虫 1g/d，分 2 ~ 3 次服用，直至达到总量为止。为避免治疗过程中强烈免疫反应，须先从小剂量开始，100 ~ 200mg/d，如没有头痛、呕吐等颅内压力增高反应，可逐渐增加剂量，但每日不得超过 1g，达总量为止。3 ~ 4 个月后再服用第二个疗程，一般 2 ~ 3 个疗程可痊愈。

3. 对症治疗

（1）抗癫痫治疗：癫痫发作是脑囊虫患者的主要临床症状，甚至是一些患者的唯一症状。因此抗癫痫治疗是脑囊虫病治疗的主要措施之一，甚至是贯彻始终的。有癫痫发作的患者，应及时服用抗癫痫药物。

（2）保护脑细胞治疗：囊尾蚴在脑组织中寄生所引起的炎性免疫反应、癫痫发作、颅内压增高均可影响脑细胞功能，造成患者智力下降，在脑囊虫病的治疗过程中保护脑细胞药物应注意配合使用，以保护脑细胞功能。目前较常用的药物有：钙离子拮抗剂、茄拉西坦类、赖氨酸等药物。

（3）降低颅内压及抗炎治疗：宿主的免疫反应是神经系统囊尾蚴病颅内压力增高的主要原因，降低颅内压力及抗炎（免疫反应）是脑囊虫病治疗的重要部分，皮质类固醇是抗炎治疗的关键，使用皮质类固醇（主要应用泼尼松）及口服降低颅内压力药物（50% 甘油盐水 150ml/d，呋塞米 20 ~ 60mg/d 等），可使颅内压力维持在正常范围，并能预防继发性脑神经、血管、脑膜和脑组织持续炎症性反应。颅内压高于 300mmH$_2$O 时需静脉给脱水药物（甘露醇 250ml，每天 3 ~ 4 次）。

4. 外科手术治疗　脑室内囊虫适合于手术取虫治疗。

三、阿米巴脑脓肿

（一）概述

本病系由组织内阿米巴感染所致。溶组织阿米巴生活史的基本过程是：包囊→小滋养体→包囊。在一定条件下，小滋养体→大滋养体并大量繁殖，破坏组织。四个核的包囊为感染期，人经口食入了四个核的包囊，在小肠内经消化液作用使囊壁变薄，出现小孔，随之脱囊分裂成四个小滋养体，小滋养体定居在结肠黏膜皱褶或肠腺窝间，以宿主的黏膜、细菌及消化食物为营养，以二分裂法增殖。部分小滋养体在肠内随内容物向下移动，由于内环境的改变，使之停止活动，排出体内未消化的食物，缩小并分泌出一层膜将自己包围起来成为包囊，包囊随粪便排到体外，污染食物和水源，再重新感染宿主。未形成包囊的小滋养体排出体外后很快死亡。小滋养体寄生于大肠内，对宿主没有损害，当宿主因感染、中毒等情况使机体的免疫力下降，肠壁受损，小滋养体可借伪足的机械作用和酶的化学作用侵入肠壁组织，吞噬红细胞和组织细胞转变为大滋养体，并在组织内以二分裂法大量增殖，破坏组织形成溃疡，引起阿米巴痢疾。大滋养体还可以在某种情况下经血液蔓延至肝、脾、脑等肠外组织，产生各脏器阿米巴病。神经系统阿米巴感染途径为：自肠壁进入血液循环也可至脑膜；自椎旁静脉丛至脑膜，再进入脑实质内；由肺毛细血管入血液循环进入颈内动脉。

以大滋养体形式寄生，可寄生在脑部任何部位，易形成脓肿。幕上多于幕下，额叶最多，颞叶次之。多为单个寄生，少数多个寄生；直径一般为 2~3cm，个别可达 10cm。多个脓肿可互相融合，分界不清，易破入脑室内。阿米巴性脓肿的病灶内多无细菌，因此发病机制可能是由大滋养体栓塞脑部血管，然后通过虫体本身的溶组织作用，促使脓肿形成。

（二）临床表现

与脑脓肿相似，以癫痫、神经系统局灶体征（复视、偏瘫、失语等）、颅内压增高、意识障碍、脑膜炎为主要表现。严重者病情发展迅速，数日内死亡。单独发生脑阿米巴脓肿者少见，多继发于肠、肝及脑阿米巴病，常在患阿米巴肠病多年后发生脑阿米巴病。

（三）辅助检查

（1）腰穿脑脊液压力增高，粒细胞浸润，涂片偶可见阿米巴滋养体；粪便中能找到原虫。

（2）影像学头颅 CT、MRI 显示多发脓肿，以额、颞、顶叶多见，小脑少见；常为单发，也可见多个存在，有时融合成大片，直径可达 10cm，周围组织界限清楚；还可见慢性肉芽肿；灶内可有出血，可破入脑室。

（四）诊断及鉴别诊断

（1）有阿米巴病史，粪便中找到病原体。

（2）有脑部局灶体征，脑脊液中找到滋养体，本病应与脑脓肿、转移瘤相鉴别，但结合病史，脑脊液中找到阿米巴滋养体可鉴别。

（五）治疗

1. 杀阿米巴药物

（1）吐根碱类：依米丁：通过直接阻断滋养体的分裂而杀灭阿米巴，为目前最有效的抗阿米巴药物，作用快、杀伤力强。经肾脏缓慢排泄。本药毒性较大，对心肌心血管系统有损害，对注射的局部组织有刺激，主要用于肠外重病者。用量：1mg/（kg·d），分两次深部肌肉注射，连续 6d；重症者可半量再连续 6d。

碘化铋吐根碱：为 25% 吐根碱和 20% 铋，不易被吸收，主要用于肠阿米巴。用量 0.2g，每晚一次，连服 12d。

去氢吐根碱：毒副作用小，主要用于肠道阿米巴，50mg/d，皮下注射，共 3~10d。

（2）喹啉类：氯喹：作用不如吐根碱，但口服后在小肠高位处全部被吸收，排泄缓慢，毒副作用小，主要作用于肠外阿米巴和体弱者。每日 0.6g，服用两天后每日 0.3g，2~3 周为一个疗程。

喹碘仿：本品含 28% 的碘，口服不易吸收，有直接杀阿米巴滋养体作用，毒性小，偶可引起胃肠道症状和肝脏损害，主要用于慢性肠阿米巴。用量 0.5~1.0g，每日 3 次，8~10d 为一个疗程，必要时一周后可再服一个疗程。小儿用量酌减。

双碘喹啉：作用和毒副作用与喹碘仿相似，成人用量 0.6g，连服 15~20d，必要时可在两周以后再服一个疗程。

氯碘喹啉：作用和毒副作用均与喹碘仿相似，成人用量 0.25g，每日 3 次，10d 为一个疗程。小儿用量酌减。

（3）有机砷剂：卡巴砷在肠内浓度高，不易吸收，其作用不如吐根碱，毒性较低，偶有胃肠道症状和皮疹，主要用于慢性肠阿米巴和带虫者。成人用量为 0.25g，每日 3 次，

10d 为一个疗程，必要时可在两周以后再服一个疗程。小儿用量酌减。

（4）新合成药物：二氯散糠酸酯：不易吸收，用于轻型肠内阿米巴和带虫者，毒副作用小，偶见胃肠道症状。成人用量为 500mg，每日 3 次，10d 为一个疗程。小儿用量酌减。

安痢平：对肠内滋养体及带虫者有效，能杀死肠内其他寄生虫，毒副作用小，轻度胃肠反应。0.1g，每日 4 次，10d 为一个疗程。

对二甲苯肟胲：主要对慢性肠阿米巴痢疾，无明显毒副作用，成人用量为 0.1g，每日 3 次，5d 为一个疗程。小儿用量酌减。

（5）硝基咪唑类：甲硝唑（灭滴灵）：口服后可迅速吸收，广泛分布于体内各脏器及体液，对各部位的阿米巴均有效，有直接杀阿米巴滋养体的作用，有轻度不良反应，如恶心、腹泻、头昏、头痛等。本品为近年来抗阿米巴首选药物。成人用量为口服每次 0.4~0.8g，每日 3 次，5~10d 为一个疗程。小儿用量酌减。

甲硝磺唑：与甲硝唑相似，吸收快，可广泛分布于全身各个脏器，不良反应小，偶有纳差、恶心、腹泻或便秘，皮肤瘙痒。每日 2g，一次服用，连服 3~5d。

氯甲硝哒唑：与甲硝唑相似，偶有下肢麻木和感觉异常不良反应，0.5mg/kg，每日 3 次，10d 为一个疗程。

2. 对症治疗　包括降低颅内压、抗癫痫、改善脑功能等药物。

3. 手术治疗　如果脑内阿米巴脓肿较大，药物治疗差，那么外科手术抽脓将能取得较理想的效果。

本病预后差，如不及时治疗 6~8d 内死亡，极少超过 2 周。

（付俊丽）

第九章　神经系统脱髓鞘疾病

第一节　多发性硬化

一、概述

多发性硬化（MS）是临床最常见的炎性脱髓鞘疾病，CNS白质出现多灶性和反复发作的炎性脱髓鞘病灶，病理和神经免疫组化显示带有明显的自身免疫反应的特征，临床上则表现出多发性神经功能障碍，并且有反复发作与缓解的病程。

二、病因及发病机制

MS的病因尚未完全清楚，疾病发作期，细胞免疫和体液免疫明显异常，出现了针对CNS髓鞘抗原组分的异常的免疫攻击。病灶内小血管周围淋巴细胞浸润，存在多种针对不同髓鞘抗原组分的抗体分泌细胞（如针对MBP、MOG、MAG的抗体），也可见多种活化的T细胞，分泌IFN-γ、IL-2、TNF-α等促炎性细胞因子。此外，主要组织相容性抗原-Ⅱ（MHC-Ⅱ）分子对抗原的提呈作用、黏附分子对活化T细胞进入病灶区的促进作用也都是自身免疫炎症的促发因素。MS的炎症病灶是多种细胞免疫、体液免疫因素共同作用导致的结果，而这种异常免疫反应的诱导因素和过程尚不清楚，可能与下列因素有关。

（1）病毒感染：麻疹、腮腺炎、风疹，单孢病毒、EB病毒等，可能与MS病有关。

（2）遗传：部分MS发病有家族聚集倾向，纯合子双生子发病率大大高于杂合子双生子和一般人群。

（3）环境：高纬度地区发病明显增多，其他如环境毒素、饮食等因素也可能有影响。

常见的受累部位为：大脑半球白质（脑室周围）、脑干、视神经、胼胝体、小脑、脊髓，可出现萎缩，切面上的白质散在大小不一的灰色病灶；镜下病灶表现为：白质脱髓鞘、血管周围淋巴细胞浸润，慢性病灶髓鞘脱失程度不一，轴索肿胀，可有断裂等少量轴索病变，伴星形细胞增生。

三、临床表现

发病年龄在15~50岁，偶可见小于10岁或超过60岁者。症状、体征因病变部位和病程演变的差异而呈多样性表现。

（一）发作方式

多为急性、亚急性起病，前者数日内、后者在数周至1~2个月内达到高峰。

（二）临床病程与分型

70%为复发-缓解病程，其余表现为进展性，部分复发-缓解病例可逐步转化为进展性病程，分型如下。

1. 复发-缓解型　有明确的缓解、复发病史，每次发作不少于24h，缓解期则长短不一。

2. 原发进展型　首次发病后无明显缓解，呈缓慢进行性单相病程。

3. 继发进展型　由复发-缓解型MS逐步演变为进展性病程。

4. 进展复发型　总病程表现为逐步进展，间或有不同程度的复发。

个别表现为急性发作，迅速进展，在数月内严重致残或死亡。有作者称之为急性（恶性）型（属原发进展型）。

（三）神经功能障碍

大脑半球、脑干和脊髓的单发或多发病灶累及锥体束，产生肢体无力、瘫痪、肌张力增高、腱反射亢进、病理征阳性，可产生单肢瘫、偏瘫、截瘫、交叉瘫，常伴有因病灶刺激和高肌张力导致痉挛性疼痛。累及脊髓丘脑束产生感觉障碍，传导束型痛、温、触觉减退或缺失，轻者麻木、束带感、烧灼、针刺样异常，后索病变出现深感觉障碍，部分患者屈颈时出现背部触电样异常感觉，称Lhermitte征，为颈段后索及神经根受损所致。

脑干功能障碍，出现复视、眼球活动受限、眼震、核间性眼肌麻痹；也可表现为眩晕、构音不清、听力障碍、面神经麻痹、面部感觉异常，双侧皮质脑干束受累出现假性延髓性麻痹、强哭强笑。

视神位损害常见，可表现为急性视神经炎和球后视神经炎（单或双眼视力迅速下降），轻者可表现为视野缺损。

小脑功能障碍，出现吟诗样语言、共济失调、意向性震颤及眼震，有时不对称。

自主神经功能障碍，脊髓病变常出现尿急、尿频、尿失禁等排尿异常。大便干燥、费力，偶见大便失禁者。性功能减退常见，以男性阳痿，女性性欲减退多见，颈脊髓侧角病变可导致同侧Horner征，脊髓病灶水平以下常有少汗、无汗，有时伴直立性低血压和阵发性心律失常。

认知功能损害，记忆力、注意力、空间感知能力缺损，急性期可有较重的精神症状，但一般表现为欣快或抑郁，缓解期伴发焦虑、抑郁或二者并存。多数患者出现疲劳现象，表现为肌肉的易疲劳性。

发作性症状常见肢体的强直性抽搐，一般伴疼痛；发作性眩晕和面部疼痛，为病灶刺激所致，个别病例可有癫痫发作。

四、辅助检查

1. 脑脊液　压力一般正常，白细胞、蛋白有轻度增高，IgG可有增高，急性期多出现IgG鞘内合成增高（IgG指数或IgG合成率），80%以上患者寡克隆区带（OB）阳性。

2. 免疫指标异常　急性期或活动期，血及CSF中免疫炎性活性因子增加，如IFN-γ、TNF-α、IL-2和IL-2R，IL-6R等。外周血CD_4^+细胞增加，CD_8^+细胞下降，CD_4^+/CD_8^+比值增高；急性期MBP抗体增多。

3. 视、听、体感诱发电位　常用于发现无症状体征的亚临床病灶。视觉诱发电位（VEP）：潜伏期延长，波形异常者可达80%。

听觉诱发电位（BAEP）：约三分之一患者可出现BAEP异常（以潜伏期延长为主）。

体感诱发电位（SEP）：表现为传导阻滞、潜伏期延长，见于60%的患者。

4. CT　多发白质低密度病灶，急性期可出现强化。

5. MRI　对于发现大脑半球、脑干、小脑、脊髓病灶有决定性意义，可用以确定病灶部位、大小、数量、形态和活动性，为长 T_1、长 T_2 信号，有的为等 T_1，长 T_2，活动性病灶强化明显。

五、诊断与鉴别诊断

（一）诊断

诊断基于临床症状、体征和多种实验室检查，明确在时间与空间上存在多发性。一般应考虑：10～50岁发病，CNS内同时存在两个或两个以上病灶，有缓解复发病史（每次发作持续24h以上），缓慢进展半年以上。同时应排除其他性质病变造成的神经系统症状、体征的可能（Schumacher诊断标准）。

近年广泛采用 Poser 诊断标准，将 MS 分为临床确诊 MS、实验室支持确诊 MS、临床可能 MS 和实验室可能 MS 四种诊断，具体标准如下：

1. 临床确诊 MS（CDMS）

（1）有两次发作，临床具备两个部位病灶（或一个临床病灶，并有两个或两个以上亚临床病灶）。

（2）一次发作史，一个临床提示病灶，两个亚临床病灶。

2. 实验室支持确诊 MS

（1）有两次发作史，一个临床病灶，一个或一个以上的亚临床病灶，OB（＋）。

（2）有一次发作，两个临床提示病灶，CSF 有异常。

（3）一次发作，一个临床病灶，一个或一个以上的亚临床病灶，脑脊液异常。

3. 临床可能 MS

（1）两次发作，伴一个临床病灶。

（2）一次发作，两个临床病灶。

（3）一次发作，一个临床病灶，一个亚临床病灶。

4. 实验室可能 MS　两次发作，伴脑脊液 OB（＋）。

（二）鉴别诊断

MS 的鉴别诊断需要考虑的疾病有：脑血管病，如中、青年起病的多发性脑梗死（如MELAS）以及颅内血管炎等多灶性血管病变，其他如进行性多灶性白质脑病、系统性红斑狼疮性脑病等。此外，尚需与脊髓血管病、运动神经元病和寰枕畸形等鉴别，脑干、小脑的脱鞘病变要注意与肿瘤（淋巴瘤、胶质瘤）相鉴别。

六、治疗

MS 的治疗分为免疫治疗与一般治疗，前者主要应用皮质类固醇激素、β-干扰素及其他免疫抑制剂，是主要针对 CNS 急性免疫性炎症采用的治疗措施。目的是抑制炎症、减轻水肿、减少脱鞘、减慢疾病进展。一般治疗主要是对症，减少症状发作，减轻痛苦，提高生存质量。

（一）免疫治疗

1. 皮质类固醇　具有抑制免疫炎症过程，减轻水肿，减少毛细血管通透性的作用，对急性期，活动期有效，明显缓解神经症状，但对部分患者效果欠佳或无效（对慢性进展性病例疗效差）。

甲基泼尼松龙：多采用冲击治疗，500～1 000mg/d，3～7d 为一个疗程，静点，儿童酌减，后接口服泼尼松 60～90mg/d ［0.5～1mg/（kg·d）］2 周，渐减量，共 6～8 周，症状控制欠佳可适当延长疗程和降低减药速度。

地塞米松：20mg/d，静点 7～14d 后渐减量为 10～15mg，1～2 周后以泼尼松口服替代，并按前述方式渐减量至停服。

泼尼松（强的松）：60～80mg/d，晨顿服，7～10d 后渐减量，减量速度视症状缓解程度而定（一般 5～10mg/周），4～8 周为一个疗程。

激素治疗中应注意其各种不良反应，应定期查电解质，常规补钾，水潴留或高血压可加用利尿剂，口服西咪替丁、雷尼替丁等保护胃黏膜；注意患者伴发糖尿病和血压增高情况，必要时激素减量或停用并控制血糖；注意患者继发感染及伴发结核病，必要时应予以抗生素及抗结核治疗；长期反复治疗应注意出现库欣反应；骨质疏松及股骨头坏死并发症也可见到，应适当补钙并权衡利弊调整治疗。

2. 免疫抑制剂　主要针对进展型 MS，如果 RR - MS 疗效不佳，也可加用或单用此类治疗。

硫唑嘌呤：用于多种自身免疫疾病，对 MS 可减少复发，一般持续口服 1～2 年，2mg/（kg·d），常与激素合用，但应注意副反应；骨髓抑制作用，白细胞降低及贫血，胃肠道不良反应有：恶心，呕吐，腹泻等。个别可出现脱发。

环磷酰胺：可抑制细胞免疫，用于慢性进展病例，常与激素合用。冲击治疗：200～400mg/d 静点，20d 为一个疗程；也有试用 50mg，口服，bid，持续 1 年，可减少不良反应。不良反应：出血性膀胱炎，白细胞及血小板减少。

甲氨蝶呤：小剂量 7.5mg/周，持续 2 年以上，有可能减缓疾病进展，同时不良反应也较小。

克拉立平（Cladribine）：剂量 0.2mg/（kg·d），静点，7d 为一个疗程，可减少 MRI 活动性病灶。不良反应：骨髓抑制等。

3. β - 干扰素（β - IFN）　为治疗 MS 新型免疫调节剂，可明显抑制促炎性细胞因子，抑制细胞免疫，在减少复发、缓解病灶活动性和减慢病程进展几方面均有效，是 R - R - MS 可供选择的治疗方法之一，对进展性 MS，也可试用，有效率 30%～40%（在减少复发和控制 MRI 病灶方面）。常用种类为 β - 1b 与 β - 1a，一般采用每周 1～3 次皮下注射或肌肉注射，持续 2 年以上，剂量视不同药物剂型要求而定，不良反应较少。

4. Copaxone　为多肽共聚物，结构与 MBP 有相似，可竞争性抑制 MBP 与 TCR（T 细胞受体）结合，具有缓解发作，减少复发，减慢病程，降低致残性等作用。用法与 β - IFN 类似，副反应则少于 β - IFN。

（二）一般治疗

1. 痉挛　一般为 MS 病灶引起，治疗首选巴氯芬（Baclofen），为 GABA 类似物，抑制兴奋性神经递质释放，为作用于脊髓部位的骨骼肌松弛剂，剂量以 5mg，tid 起始，可渐增至 30～40mg/d，注意出现肌无力和肌疲劳时应酌减，其他副反应可有头晕，恶心、嗜睡等。硝苯呋海因（Dantrolene Sodium，丹曲林钠）也可选用，25mg，tid，但应注意以用于无明显瘫痪者为宜，并注意其肝毒性。其他可选用苯二氮䓬类，如安定，氯硝西泮等，局部痉挛突出者也可采用 A 型肉毒毒素局部注射治疗。

2. 疼痛　骨盆带，肩部和面部的疼为 MS 导致神经损害所致，首选卡马西平，也可选用 Baclofen，其他药物如苯妥英钠、氯硝西泮也可试用，对难治性烧灼样神经痛可加用丙咪嗪。

3. 发作性症状　发作性头面疼痛、感觉异常、共济失调和构音障碍，首选用卡马西平；其他可选用溴隐亭；癫痫发作可口服卡马西平或丙戊酸钠，一般不需长年服药，数月后可缓解。

4. 震颤　可选用 Artane 或氯硝西泮，也可试用美多巴、普萘洛尔。

5. 疲劳　金刚烷胺 0.1g，tid；也可选用苯异妥因（Pemoline，匹莫林）。

6. 括约肌障碍　尿失禁因逼尿肌抑制丧失而致其兴奋性增高者，可口服普鲁苯辛7.5～15mg，tid；尿潴留可选用拟胆碱药卡巴胆碱。

7. 认知与情绪障碍　焦虑、抑郁，可将心理疏导与药物治疗结合应用，可酌情应用改善记忆药物；控制和改善抑郁及焦虑，可选用氟西汀、舍曲林等。

8. 康复治疗　注意瘫肢保持功能位，适当做主动对抗运动，配合体育疗法、理疗、针灸、按摩，防止肌挛缩畸形和失用性萎缩。

9. 预防复发　确切的复发因素尚不十分肯定，应注意避免病毒感染，精神和情绪剧烈波动，疾病活动期和复发频繁者不宜接受疫苗接种。

（魏玲莉）

第二节　弥漫性硬化

一、概述

弥漫性硬化又称弥漫性轴周性脑炎、Schilder 病，为大脑半球多发性或单个大片脱髓鞘病变。本病多见于少年儿童或幼儿。1912 年 Schilder 首先报道，为 1 例 14 岁女孩表现为进行性意识障碍和颅内压增高，尸检病理为双侧大脑半球白质大片脱髓鞘病灶和一些小脱髓鞘病灶。由于病理变化以炎症反应明显，而轴索相对保留，称之为轴周性脑炎。

二、病因及发病机制

本病的病因为免疫诱导的中枢神经脱髓鞘。

病理主要为大脑半球白质的广泛脱髓鞘病变，病变常不对称，多以一侧枕卧为主，也有以额叶或放射冠为主。皮质下的弓状纤维受累较轻或保留完整，偶见脑干和脊髓受累。通常脱髓鞘区轴索相对保留，但病灶中央区，轴索可显著破坏，甚至形成空洞。病灶内血管周围可有淋巴细胞、巨噬细胞浸润，格子细胞内可见髓鞘分解颗粒，星形胶质细胞增生。急性病例的炎症反应明显，脑组织可见充血、水肿。本病的病理改变很难与多发性硬化症鉴别，一些学者认为本病为发生在儿童期和少年的多发性硬化。

三、临床表现

本病多在儿童或幼儿起病，常常呈亚急性发病。多以视力障碍、癫痫发作或精神行为异常起病，少数以头痛、呕吐起病。视力障碍多表现为偏盲或象限盲，严重者可有皮质盲，多为视放射或视皮层病变所致。典型的病例眼底正常，瞳孔光反射正常，极少数伴有视神经炎的病例在急性期出现视盘水肿，晚期可出现视盘萎缩。随病程进展可出现行走困难、肢体瘫痪、肌张力增高、共济失调及假性球麻痹等。可有眼震、复视、皮质聋、皮质形感觉障碍。严重者智能衰退明显，言语功能丧失。少数患者因急性广泛脱髓鞘病变脑水肿明显而出现高颅压症状。

四、辅助检查

实验室检查脑脊液常规检查多正常，蛋白可略升高，有时有 IgG 升高或有寡克隆区带。脑电图可见与脱髓鞘病灶相对称的慢波。CT 示脑白质区大片低密度灶，常为多发性，多不对称；典型病灶其周边可增强。MRI 对脱髓鞘病灶敏感，先是病灶为长 T_1、T_2 信号。

五、治疗

可用肾上腺皮质激素治疗，方法同多发性硬化。本病预后不佳，多数病例在 1~2 年内死亡，严重者可在 1~2 个月内死亡。少数患者可暂时缓解，或病情进展数年后停止发展，处于相对稳定阶段。

（魏玲莉）

第三节 同心圆性硬化

一、概述

同心圆硬化（Balo 氏病）是一种大脑白质脱髓鞘病，因其在病理上有特征性改变而被作为独立疾病命名。

二、病因及发病机制

病理改变主要为同心圆病灶，即病灶内髓鞘脱失带与相对正常带呈同心圆性层状交替排列。病灶位于白质，呈大团块状，位于额、顶叶和半卵圆中心。镜下可见：脱髓鞘区髓鞘崩解、脱失，吞噬细胞和星形细胞存在，小血管周围淋巴细胞浸润。而髓鞘相对正常区大致正常，不过电镜下该区域也见到髓鞘有轻度异常。脑干和小脑可伴发有均质性病灶。

出现这种同心圆性病理改变原因尚不清楚，有学者认为属 MS 的变异型。

三、临床表现

本病青壮年多见，急性、亚急性起病，多以精神症状、行为异常起病，出现人格障碍、情感淡漠，可有偏瘫、吞咽障碍、失语、癫痫发作，重者可有去皮层状态。

本病病程短，多为几周至数月，神经症状进行性加重，后期多死于脑水肿、脑疝及肺炎、败血症等并发症。

四、辅助检查

1. 实验室检查 脑脊液一般正常，EEG 可出现中度以上弥漫性慢活动。

2. 影像学检查 CT、MRI 所见为本病的特征性改变。可见多个、散在的类圆形低密度灶，脑室外周、半卵圆中心多见，CT 尚不能区分洋葱头样或年轮样改变，MRI 则可清楚显示黑白相间的同心圆样病灶结构，T_1 像为低信号与等信号交替，T_2 像为高信号与等信号交替排列，增强时，在 T_1、T_2 像等密度病灶部位可出现强化，质子密度加权像表现与 T_2 相类似，MRI 是生前诊断本病最有力的手段。

五、诊断与治疗

本病的神经症状并无特异性，有时需和脑炎及其他脱髓鞘脑病相鉴别，MRI 对确诊有极大帮助。本病罕见，治疗上基本与 ADEM、MS 相同，可给予激素、免疫抑制及对症治疗等。

（魏玲莉）

第四节　视神经脊髓炎

视神经脊髓炎的主要特点是合并有视神经与脊髓的脱髓鞘病变。多数人认为它是多发性硬化症的亚型，是国内较常见的脱髓鞘疾病。但也有人把它归于单独一种疾病。

一、病因

与多发性硬化相同，确切病因不详。约 1/3 病例起病前有非特异性感染史，少数女患者在病前 1 个月有分娩史，曾见于并发疟疾或系统性红斑狼疮，也有单卵双生发病的报道。全年均发病，但以 6～10 月为多发病季节。女性相对多见，年龄分布以 21～40 岁多见。

二、病理改变

典型病例的病变部位在视神经和脊髓，病变性质主要为轻重不等的脱髓鞘改变、血管周围炎性细胞浸润以及坏死空洞形成。

1. 视神经损害 病损在视神经与视交叉处最多见，有时涉及视束。病变性质与急性视神经炎的各个过程基本相同，包括血管周围淋巴细胞、浆细胞与多形核白细胞浸润，并有轻重不一的脱髓鞘变化。严重时，急性炎性改变导致组织坏死。有时仅见累及视神经中心部分的小型病损。

2. 脊髓损害 病变好发部位在上胸段和颈段，少数累及腰段脊髓，大多成弥散性，一个或多个病灶侵及数个脊髓节段。病变部位肿胀、充血、软化，甚至空洞形成。镜检显示脱髓鞘性变，病灶内血管增多，血管周围淋巴细胞、浆细胞与多形核细胞浸润，伴有格子细胞形成。脱髓鞘病变轻重不一，有的病灶较小，有的融合成片。严重时导致坏死与空洞形成，甚至可能侵及脊髓的灰质，致使病损区内灰、白质界限不清。胶质增生通常不明显。在脊髓和视交叉周围都可能合并蛛网膜炎。少数病例可见神经根脱髓鞘性变与血管周围淋巴细胞浸润。

三、临床表现

1. 前驱症状　少数患者在病前数日到数周可有低热、咽痛、头痛、眩晕、全身不适、恶心、呕吐、腹痛、腹泻等症状。

2. 起病　大多数呈急性或亚急性起病，少数呈慢性进行性，也有部分患者其视神经和脊髓症状非同步起病，先后出现视神经与脊髓症状，但也有同时起病。在视神经方面，可单眼起病，在病程中累及另一只眼。少数病例一种症状反复多次后再出现他处神经征象。也有以下顺序发展：一侧视神经征→脊髓征→另一侧视神经征。视神经与脊髓症状不同时出现时，其间隔期多在 2 个月以内，但也有长达 3~4 年，更有甚者长达 10 年。

3. 眼部症状　常为双眼性，可先后或同时出现。整个病程中仅有单眼受累者很少见。患者主要诉说视力模糊、眼球胀痛，特别是在眼球活动时更为明显或有前额疼痛。病程进展快者，病眼在数小时或数天内完全失明。偶见数年内缓慢进行性视力减退的。视野改变以中央暗点、生理盲点扩大或视野向心性缩小为常见，偏盲和象限盲少见。颜色视野改变常较敏感。眼底改变为以下两种情况：①早期为视神经乳头炎，后期显示视神经萎缩。②早期眼底正常，提示为球后视神经炎，后期呈现原发性视神经乳头萎缩。后者常见。

4. 脊髓症状　脊髓病灶分散，而其临床表现多呈横贯性损害病征。病变部位以胸段为多见，颈段次之，腰段较少见。也有临床表现为播散性、不完全横贯性、半横断或上升性脊髓炎病征的。除出现相应的感觉、运动与括约肌功能障碍外，可有阵发性剧烈抽痛或有烧灼样的局部痛性强直性痉挛性发作。颈髓病变时可能合并 Horner 征。

四、实验室检查

脑脊液检查压力与外观一般正常，脊髓病变发作时，约有半数病例可有脑脊液细胞增多，以淋巴细胞为主，通常不超过 $100 \times 10^6/L$，偶可见多达 $300 \times 10^6/L$ 以上者。脑脊液蛋白质含量正常或轻度增高，大多在 1g/L 以下；γ 球蛋白轻度增高，部分出现寡克隆 IgG 带。糖含量正常或轻度降低。当脊髓肿胀明显或伴发蛛网膜炎时，可出现椎管不完全梗阻，此时脑脊液蛋白含量也可能较为明显升高，每升可达数克。急性发作时，周围血象中白细胞可能增高，以多形核白细胞为主，血沉加快或见血清总补体升高。MRI 检查可见脊髓的斑点状不规则斑块，呈长 T_1、长 T_2 信号。

五、诊断

典型病例诊断不难，即急性或亚急性起病，症状涉及视神经和脊髓，脑脊液中细胞和蛋白质正常或轻度增高。病损段脊髓 MRI 检查可见斑点状不规则斑块，呈长 T_1、长 T_2 信号。若合并中枢神经系统其他病征或 MRI 发现其他部位也存在脱髓鞘病灶，则以诊断多发性硬化症更为合适。

六、鉴别诊断

视神经脊髓炎需要与急性播散性脑脊髓炎和弥漫性轴周性脑炎等相鉴别。急性播散性脑脊髓炎多发生在某些感染或疫苗接种后，病势严重，常有发热、头痛、呕吐、脑膜刺激征、昏迷、抽搐和共济失调等广泛的脑和脊髓受累征象，病程多自限，少有复发。弥漫性轴周性脑炎多发生在儿童期，病程进展很少缓解，脊髓症状也少见。

七、治疗

同多发性硬化。

（魏玲莉）

第五节　脑白质营养不良

一、概述

脑白质营养不良是一组因遗传代谢异常所引起的脑白质髓鞘形成障碍的疾病。目前分类尚不一致，一般根据组织甲苯胺蓝染色的不同分为异染性脑白质营养不良和正染性脑白质营养不良，肾上腺脑白质营养不良属于氧化体病。正染性脑白质营养不良是一组疾病有几十种，临床较少见且无有效治疗方法，本文不再提及。

二、异染性脑白质营养不良

异染性脑白质营养不良又称异染性脑白质脑病、硫酯沉积症（sulfatide lipidosis）、硫脑苷酯沉积症（cerebroside sulftidosis），1910 年由 Alzheimer 首先报道。本病系芳基硫酯酶 – A（arylsulfatase – A）缺乏所引起的常染色体隐性遗传疾病。发病率 1/4 万 ~ 1/13 万。

（一）病因及发病机制

硫脑苷酯（shlfatides）分布于神经组织髓鞘、肾小管上皮细胞等细胞膜中。当机体芳基硫酯酶 – A 缺乏时，不能催化硫脑苷酯水解，引起硫脑苷酯在体内沉积。主要病理改变为中枢神经系统髓鞘脱失，周围神经受累较轻。病理切片甲苯胺蓝染色时，可见神经细胞、胶质细胞和巨噬细胞中有红黄色的异染物质沉积。肝、肾组织亦可同时受累。

（二）临床表现

本病为少见病，有家族性发病史，国内散发病例较多。本病在儿童期多见，男性多于女性，成人少见。不同年龄组临床表现各不相同。先天性异染性脑白质营养不良的新生儿在出生后数天或数周即死亡，但这个年龄发病罕见。

（1）幼儿型：1 ~ 2 岁前发育正常，1 ~ 2 岁后出现双下肢无力，行走易跌到，少数以眼和面部症状开始，先有眼球震颤、眼睑下垂、斜视，以后缓慢加重，出现站立和行走困难。严重者出现构音障碍、共济失调、小便淋漓、行为障碍，甚至痴呆，声响刺激或推动其可出现肢体发作性痉挛强直，似去大脑强直样。体检时可发现由于周围神经损伤出现的肢体肌张力降低、腱反射消失。如果周围神经损害不严重，则肢体肌张力增高、双侧锥体束征阳性。晚期可见视盘苍白萎缩；偶尔在眼底视网膜可见樱桃红点。

（2）少年型和成人型：常以精神障碍、行为异常、记忆力减退为首发症状，这些早期症状与痴呆性疾病的前期鉴别困难，如 Pick 病、Alzheimer 病等。晚期出现构音障碍、四肢活动不灵和锥体束损害的体征、抽搐、共济失调、眼肌麻痹以及周围神经病的表现等。

本病预后差，先天性患者在出生后数天或数周即死亡，婴儿或少年患者发病后存活数年，成人病例存活较长。

（三）辅助检查

脑 CT 可见脑室旁较对称的低密度影，MRI 表现为长 T_1、长 T_2 信号。肌电图显示周围神经传导速度减慢。脑电图为非特异性的弥漫性异常。尿中芳香硫酸脂酶 A 活性消失、硫苷酯阳性支持本病诊断。脑脊液常规检查可以正常或蛋白质含量略增高。在脑脊液的氨基酸测定中发现多种氨基酸含量增高，如脯氨酸、丙氨酸、天冬氨酸、苯丙氨酸等。在血和尿中也有上述多种氨基酸增高。

（四）诊断及鉴别诊断

异染性脑白质营养不良和正染性脑白质营养不良临床上鉴别十分困难。本病没有骨骼异常，可与 Gargolism、Pelizaeus – Merzbacher 病等区别。眼底樱桃红点须与家族性黑矇性白痴等鉴别。

在临床上疑有本病患者可做周围神经的传导速度测定，如神经传导速度减慢，再做该周围神经检查或组织检查，用特殊染色后可发现在周围神经中有颗粒状异染性红棕色物质，有助于本病诊断。在尿中测定芳基硫酸脂酶 A 活性消失有助于本病诊断，而且此方法在患儿神经症状出现前 6 个月就有诊断价值。在 1 岁以上的儿童中测定尿中的硫苷酯，若发现明显增多有助于异染性脑白质营养不良的诊断，但疾病晚期硫苷酯排泄不增多。

（五）治疗

本病尚无有效治疗方法，曾有用芳香基硫酸酯 A 治疗，但未显出明显的疗效。骨髓移植疗法被认为能改变其自然病程及减轻某些症状，但尚不能达到完全有效的目的。近年来有研究试用腺病毒的载体将芳基硫酸酯酶 A 基因转染于患者骨髓进行基因治疗，尚处于探索阶段。目前仍以支持和对症治疗为主。

三、肾上腺脑白质营养不良

肾上腺脑白质营养不良（adrenoleukodystrophy）又称嗜苏丹色脑白质营养不良伴肾上腺萎缩、黑皮病型脑白质营养不良。

（一）病因和发病机制

本病属于过氧化体病，呈 X 性连锁隐性遗传，基因定位在 Xq28。本病是由于过氧化物酶（peroxisomal enzyme）缺乏、长链脂肪酸代谢障碍造成的代谢性脱髓鞘性病。肾上腺脑白质营养不良症患者的脑内和肾上腺发现含有大量的 $C_{22～26}$ 长链脂肪酸，患者血清和皮肤成纤维细胞中长链脂肪酸也显著增多。

本病的主要损害在大脑白质。大脑各部位均可损害，其中以枕叶、顶叶损害最明显，额叶轻微，脑干、视神经也可受累，偶尔也可累及脊髓，但不影响周围神经。在上述区域内可发现髓鞘的大量退行性变。本病于多发性硬化病理不同的是本病血管周围炎性细胞浸润在脱髓鞘病灶的中央，而多发性硬化在脱髓鞘病灶的周围。

（二）临床表现

主要发病于儿童，平均年龄为（8.6±2.7）岁。均为男性，可有家族史。脑部损害症状和肾上腺皮质功能减退均可成为首发症状。约有一半以上的患者有肾上腺皮质功能不足的表现，并可早于神经系统症状，甚至可早 4 年之久。本病也可没有肾上腺损害的症状。病程总是呈缓慢进展状态。

肾上腺病变的临床表现为肾上腺功能不足（Addison 病），皮肤色素广泛沉着，尤其在口周黏膜、乳晕、肘和膝关节、会阴和阴囊处。在用激素替代治疗后色素沉着可减少。个别患者并无皮肤色素沉着。肾上腺皮质功能不全的其他表现为无力、间歇性恶心、血压偏低、血清中低钠、低氯、高血钾的表现。ACTH 激发试验后血清皮质激素分泌减少、血清皮质类固醇水平下降，尿中 17 - 羟类固醇减少。

神经系统表现中首先出现的是学龄儿童的学习成绩下降、视力减退，也有易哭、傻笑等情感障碍和人格改变。早期智能测定可无异常，以后视力减退明显，以皮质盲为主，瞳孔光反应存在。步态不稳，上肢有意向性震颤。检查时可发现共济失调、无症状的双侧锥体束损害。疾病严重后期可有构音不清、吞咽困难、耳聋、痴呆、抽搐发作、四肢瘫、去大脑强直等。

（三）辅助检查

实验室检查部分患者血清皮质醇水平降低。部分患者 ACTH 试验后，17 - 羟类固醇增高，17 - 酮类固醇正常或降低，ACTH 刺激试验阴性，少数患者血清钠低、氯低和血钾增高。血和尿中盐皮质激素分泌减少。血清中极长链脂肪酸（$C_{22～26}$）含量增高，特别是 C_{26} 增高较 C_{22} 增高更明显。脑脊液蛋白含量正常或增高。脑电图示双侧大脑半球后部电活动变慢。CT 示脑白质有可增强的低密度灶，MRI 示大脑白质、胼胝体、皮质脊髓束、视束等两侧对称分布的异常信号，无占位效应，边缘可增强，以双侧脑室后部白质病变为主，成蝶形分布。

（四）诊断及鉴别诊断

在男性儿童中出现步态和行为异常或有偏瘫、视力障碍、耳聋等中枢神经系统白质损害症状且缓慢进行性加重应考虑本病，如有肾上腺皮质功能减退的表现，尤其是 ACTH 试验异常更应该考虑本病。在血清和培养的皮肤成纤维细胞中发现极长链脂肪酸高于正常浓度，则有诊断价值。

（五）治疗

用肾上腺皮质激素替代治疗可延长生命。替代治疗可使色素沉着减少，偶尔可缓解部分患者的神经症状。但在部分患者肾上腺皮质激素的替代不能阻止髓鞘的破坏，肾上腺皮质激素的剂量高低也不影响疾病的发展，大剂量皮质激素治疗反而出现副作用。

避免含长链脂肪酸的食物。Lorezo 油（三芥酸甘油酯与三酸甘油酯按 4 ：1 比例混合）服用 1 年后发现 65% 患者血浆极长链脂肪酸水平可大幅度下降，甚至正常。服用 38 个月后死亡和严重伤残率为 11%，比对照组少。但一般认为不能改变病程的基本规律，对已发生的神经系统征候无效，只能作为辅助剂。要注意对症治疗，有癫痫发作者给予抗癫痫治疗。骨髓移植疗法可能有效，但对重症患者无任何疗效。免疫抑制疗法和逆转录病毒介导的基因治疗的方法和疗效正在研究中。

（魏玲莉）

第六节　急性播散性脑脊髓炎

一、概述

急性播散性脑脊髓炎（ADEM）为一种广泛累及脑、脊髓的急性脱髓鞘病，有多种命名，如：急性播散性血管髓鞘病、过敏性脑脊髓炎、疫苗接种后脑脊髓炎、感染后脑脊髓炎等。多见于青壮年，一年四季散发，常发生于病毒感染后，如麻疹、疱疹、风疹、EB 病毒等。

本病确切的病因尚不清楚，因一般多发生于病毒感染（有报道也发生于支原体感染后），故认为可能系感染造成人体髓鞘的破坏，触发了免疫系统对髓鞘碱性蛋白等髓鞘成分的免疫反应。前提条件是仅发生于特异的人体（可能与遗传易感性有关）。也可能是感染或疫苗接种触发了过强的免疫反应。实验动物研究中，外源性给予 MBP，经过一定的潜伏期后，可发生实验性变态反应性脑脊髓炎（EAE），与临床 ADEM 的发病过程和病理改变均十分相似。

二、临床表现

单相病程，没有缓解期，一般无复发。出现神经症状前 1~3 周，常有感染史如麻疹、水痘、风疹感染，也可是腮腺炎、流感等感染，其他如上感、腹泻、病前受凉史，疫苗接种史和各种手术史也可见到。

神经症状以脑、脊髓的弥散性损害为主，有抽搐、精神症状、意识障碍，头痛、呕吐、脑膜刺激征。患者神情呆滞、注意力下降，定向力、计算力障碍，行为障碍，可有欣快、躁动，也可有高热、谵妄、木僵，直至昏迷。此过程常在 2~3d 至 1~2 周内达高峰，因病灶累及脑干、小脑、脊髓，可出现多脑神经麻痹，交叉瘫，颈项强直，脊髓受累可突发四肢弛缓性瘫伴尿便障碍，可有自主神经受累，多汗，下丘脑病变出现中枢性高热、消化道出血。患者脑水肿明显，常有颅压高，有时出现去脑强直发作。

根据临床症状特点，本症又分为脑型、脊髓型和脑脊髓型。

三、辅助检查

1. 腰穿　压力可有增高，脑脊液中白细胞轻度至中度增高（淋巴细胞为主），脑脊液蛋白增高，鞘内合成 IgG 增多，糖、氯化物正常，OB（+），部分患者脑脊液可正常。

2. EEG　80% 病例出现弥散性慢波，呈中度以上异常，有时有棘波，棘慢综合波。

3. 影像学　CT 为双额、顶叶脑室旁低密度病灶，偶可见于丘脑、基底节区，但不具特异性，可呈结节状或有环状增强。MRI 多为大脑半球白质多发长 T_1、长 T_2 信号，也可见于丘脑、底节和脑干，病灶可有强化，MRI 敏感性高于 CT。

四、诊断及鉴别诊断

主要依据病史，临床表现作出诊断。

好发于儿童，青壮年，一年四季散发，病前往往有感染史或疫苗接种史，1~3 周后出现神经症状（脑和脊髓为主），病灶弥漫、多灶性，病情较重，精神症状、意识障碍等全脑症状明显，EEG、MRI 有助于确诊，但应注意与单纯疱疹脑炎、乙脑、急性 MS 相鉴别。

五、治疗

（一）皮质类固醇

在抗炎、抗过敏、抑制免疫炎症、减轻水肿方面起重要作用，目前主张早期、足量、疗程也要足够，可选用下列治疗：

1. 甲基泼尼松龙（大剂量）　750～1 000mg/d（成人），静点，儿童 15～20mg/（kg 体重·d），3h 滴完，连续 3～7d。后继以地塞米松 15～20mg/d，静点，1～2 周，渐减量；或甲强龙停用后，直接继以口服泼尼松 60～80mg/d，每日顿服。

2. 地塞米松　20mg/d，静点，1～2 周后渐减量，后接口服泼尼松 60mg/d，渐减量至停药。

3. 促肾上腺皮质激素　ACTH 40U，Bid，肌注或静点，7 日后减为 20U，bid，后渐减量。

（二）其他免疫抑制（调节）治疗

1. 静注免疫球蛋白　对不宜使用激素者（如水痘感染后脑炎、严重消化道出血和伴发严重糖尿病），可试用大剂量静点免疫球蛋白（IVIg），常用方法为：0.4g/（kg 体重·d），连续 5d，疗程剂量达 2g/kg。

2. 血浆置换　此方法需要血浆分离装置，每次交换血浆 2～4L，隔日一次或每周 2 次，达 9～12L 为一个疗程，有条件可酌情试用。

3. 其他免疫抑制剂　病程进展严重，可在激素治疗同时，选用环磷酰胺，硫唑嘌呤，或环孢素 A，但疗效尚不肯定。试用时则要注意骨髓抑制、出血性膀胱炎和肾功损害等副反应。

（三）对症及支持治疗

（1）加强脑功能状态和生命体征的观察。
（2）脱水降颅压及抗脑水肿治疗。
（3）控制癫痫发作。
（4）控制和治疗精神症状。
（5）预防和控制继发感染。
（6）加强营养支持治疗和护理。

（魏玲莉）

第七节　脑桥中央髓鞘溶解症

一、概述

脑桥中央髓鞘溶解为代谢急性脱髓鞘病，由 Adams 于 1959 年首先报道，其基本特征为脑桥基底部脱髓鞘，而神经元和轴索相对保留。

二、病因及发病机制

本病为继发性代谢性脱髓鞘病，绝大多数患者伴有严重的疾病，如水电解质代谢紊乱、慢性酒精中毒、营养不良、尿毒症、慢性腹泻、肝硬化、大面积烧伤、败血症等。本病的病因目前仍不十分清楚，许多患者在过快纠正低血钠时发生。动物实验也证实，用高渗氯化钠迅速纠正动物的低钠血症也可导致此病，但不纠正低钠血症不出现此病。因此纠正低钠血症的速度比低血钠本身对导致脑桥中央髓鞘溶解症更重要。

三、临床表现

临床表现因受损程度和部位不同而有所差异，典型者常有四肢瘫和假性球麻痹，大部分病例可出现完全或不完全闭锁综合征。四肢瘫初期多为弛缓性，后期多表现为痉挛性，腱反射亢进和病理反射阳性。由于支配上肢的神经纤维较支配下肢的更靠近桥脑中央，因此上肢无力常重于下肢。当脑桥损害从前向后扩展时，可出现一侧或双侧外展神经麻痹。若病变累及上行网状结构时而出现昏迷。病情严重者，症状出现数天至数周内患者死亡；一些患者的四肢瘫和昏迷一直持续到死亡；部分患者虽然肢体瘫痪恢复满意但遗留严重的语言功能障碍。

四、诊断

以往本病的诊断比较困难，需要尸检才能证实，近年来随着 MRI、CT、脑干诱发电位等现代技术的发展，生前即可确诊。脑 CT 显示脑桥基底部对称的低密度病灶，无占位效应。MRI 对本病的诊断较敏感和准确，脑桥基底部对称的长 T_1、T_2 信号，无占位效应，病灶的对称性和不呈血管分布可与脑梗死鉴别。脑干诱发电位可表现 I～V 波或 III～IV 波间潜伏期延长。

五、治疗

目前主张用生理盐水缓慢纠正低钠血症，同时限制液体入量，积极治疗合并症和早期进行康复治疗。疾病初期应用皮质类固醇可能对抑制本病的发展有一定的效果，但尚需进一步证实。

纠正低钠血症一定要慎重和缓慢，不能急于求成。动物实验已经证实，24h 内血钠升高 15mmol/L 或 48h 内升高 20mmol/L 将导致脑桥中央髓鞘溶解症。临床研究也表明，每日纠正低血钠超过 12mmol/L 也有导致本病的危险。若患者低钠性脑病不重，无抽搐发作，可采用保守治疗，如采用限制水和间断应用利尿剂。当患者低钠性脑病较严重时，如有明显的焦躁不安或有抽搐发作，则采用静脉补钠治疗，一般使用生理盐水，如需使用 3% 高渗盐水最好不超过 100ml。急性低钠血症较慢性低钠血症相对不宜出现本病，对于急性低钠血症的纠正速度可适当快一点。在纠正低钠血症的过程中应经常监测血钠水平，以防过快纠正而发生本病。

（魏玲莉）

第十章　脊髓疾病

第一节　急性脊髓炎

急性脊髓炎（acute myelitis）是一组原因不明的非特异性炎症性疾病，引起脊髓横贯性损害，导致损害平面以下运动、感觉和自主神经功能障碍。

常继发于病毒感染或免疫接种后，病变常累及几个脊髓节段的灰白质及其周围的脊膜，以胸髓最易受侵害。部分患者起病后，瘫痪和感觉障碍的平面不断上升，最终甚至波及上颈髓而引起瘫痪和呼吸肌麻痹，危及生命安全，称为上升性脊髓炎。

病理上有的以软脑膜、脊髓周边的白质炎症和变性为主，有的以中央灰质部受累为主，从轴面损害看，有的横贯性，有的以半侧损害为主。以上胸髓最多见。病变部位的脊髓肿胀、充血、变软，软脊膜充血，浑浊，脊髓切面灰白质分界不清，可见点状出血。镜下见有软脊膜充血和炎性细胞浸润。严重者脊髓软化、坏死，后期可有脊髓萎缩和瘢痕形成。

一、临床表现

多发生在青壮年，男女发病率相似，起病前数天或 1~2 周常有发热、全身不适或上呼吸道感染等症状，或有疫苗接种史。起病急，常先有背部疼痛或胸腰部束带感，随后出现麻木、无力等症状，多于数小时至数天内症状发展至高峰，出现脊髓横贯性损害症状。

1. 运动障碍　以胸髓（$T_3 \sim T_5$）受损害后引起的截瘫最常见，如颈髓受损则出现四肢瘫，并可伴有呼吸肌麻痹。急性期患者出现肢体瘫痪。病变水平以下呈弛缓性瘫痪，肌张力降低，深反射消失，病理反射引不出，尿潴留，此为早期脊髓休克阶段（2~4 周）。3~4 周后进入恢复期，脊髓休克现象逐渐消失，过渡到痉挛性瘫痪，肌张力逐渐升高，尤以伸肌张力增高较明显，深反射出现亢进，病理反射明显，与此同时有时肌力也可能开始有所恢复。恢复一般常需数周、数月之久，多数患者最终残留一些症状和体征。病变严重者，脊髓休克阶段可能延长，有的可表现为长期弛缓性瘫痪，一些患者脊髓休克期过后出现痉挛性屈曲性肢体瘫痪，此时肢体屈肌张力增高，稍有刺激，双下肢屈曲痉挛，伴出汗、竖毛反应和大小便自动排出等症状，称为脊髓总体反射。以上情况常提示预后较差，一些患者可终身瘫痪致残。

2. 感觉障碍　损害平面以下肢体和躯干的各类感觉障碍均有，为传导束型感觉障碍。重者所有感觉完全消失，为双脊髓丘脑束和后索受损所致。在感觉缺失区上缘可有一感觉过敏带或束带样感觉异常区。随着疾病恢复感觉平面逐渐下降。

3. 自主神经功能障碍　脊髓休克期，由于骶髓排尿中枢及其反射的功能受到抑制，排尿功能丧失，膀胱对尿液充盈无任何感觉，逼尿肌松弛，而呈失张力性膀胱，尿容量可达 1 000ml 以上；当膀胱过度充盈时，尿液呈不自主地外溢，称为充盈性尿失禁。当脊髓休克期过后，因骶髓排尿中枢失去大脑的抑制性控制，排尿反射亢进，膀胱内的少量尿液（300～400ml）即可引起逼尿肌收缩和不自主排尿，称为反射性失禁。如病变继续好转，可逐步恢复随意排尿能力。此外，脊髓休克期尚有大便秘结，损害平面以下躯体无汗或少汗，皮肤干燥、苍白、发凉，立毛肌不能收缩；休克期过后，皮肤出汗及皮肤温度均可改善，立毛反射也可增强。可出现阴茎勃起异常，指甲松脆或角化过度。

二、实验室检查

1. **外周血常规**　急性期外周血白细胞计数可稍增高。脑脊液检查，脑脊液压力正常，脑脊液细胞数，特别是白细胞可正常或轻度增高 [（20×10^6～200×10^6）/L]，以淋巴细胞为主。但也可正常。蛋白含量可轻度增高（0.5～1.2g/L），糖和氯化物含量正常。

2. **电生理检查**　①视觉诱发电位（VEP）正常，可与视神经脊髓炎及多发性硬化鉴别；②下肢体感诱发电位阴性或波幅明显降低；③运动诱发电位（MEP）异常；④肌电图呈失神经改变。

3. **影像学检查**　脊髓 MRI 是目前唯一能直接显示急性脊髓炎病灶的影像学检查手段，对急性脊髓炎的最后确诊有非常重要的意义。急性脊髓炎 MRI 表现为：①急性期受累节段脊髓增粗；②受累节段脊髓呈长 T_1W 低信号或等 T_1W 等信号，长 T_2W 高信号且比较均匀；③受累脊髓范围长，以上胸段与颈段为主，往往以 T_3～T_4 为中心，上下延至数个节段；④增强检查不增强或轻度增强；⑤慢性期可出现脊髓萎缩。

三、诊断

根据急性起病，病前的感染史或疫苗接种史，横贯性脊髓损害症状、脑脊液变化及影像学改变，不难诊断。

1. **病史及症状**　青壮年发病多见，病前两周内有上呼吸道感染症状，或免疫接种史。有受凉、过度疲劳、外伤等发病诱因。首发症状病变相应部位背痛和束带感，病变部位平面以下肢体麻木、无力，感觉障碍，尿潴留和大便失禁。

2. **体检**　有脊髓横贯损害的表现：①早期因"脊髓休克期"表现为弛缓性瘫痪，休克期后（3～4周）病变部位以下支配的肢体呈现上运动神经元瘫痪；②病损平面以下深浅感觉消失，部分患者病损平面上方可有感觉过敏带；③自主神经障碍：早期脊髓休克时表现为尿潴留、大量残余尿及充盈性尿失禁，大便失禁。休克期后呈现反射性膀胱，大便秘结，阴茎异常勃起。

3. **辅助检查**　①急性期外周血白细胞计数正常或稍高；②脑脊液压力正常，部分患者白细胞和蛋白轻度增高，糖、氯化物含量正常；③脊髓 MRI 显示病变部位脊髓增粗，信号异常。

四、鉴别诊断

临床需与下列疾病鉴别：

1. **脊髓压迫症**　由脊髓椎间盘突出、血肿、脊髓原发性肿瘤或转移性肿瘤、炎症性肿块压迫所致。脊髓磁共振等检查可以确诊，一般不难鉴别。脊髓原发性肿瘤或转移性肿瘤分为髓内肿瘤和髓外肿瘤。临床上髓内肿瘤的发病缓慢，病史较长，脊髓症状和体征逐步显现，逐渐发展成横贯性脊髓损害症状，脑脊液检查多无异常改变；髓外肿瘤进展过程中，常有神经根性疼痛史，椎管有梗阻。髓内肿瘤 MRI 上表现与急性脊髓炎相似，也可表现脊髓增粗，T_1W 低信号，T_2W 高信号，但下列几点有助于两者鉴别：①急性脊髓炎病变范围长，脊髓增粗较轻，外缘光滑；而髓内肿瘤一般病变较局限，脊髓呈局限性增粗，外缘不规则，瘤体上下段有时可见脊髓空洞形成；②增强扫描，急性脊髓炎多不增强或仅有小斑片状轻度增强，而髓内肿瘤则增强明显，一般来说髓内肿瘤，注射 Gd - DTPA 后多数能看到增强明显的瘤体。硬脊膜外脓肿起病急，但常有局部化脓性感染灶，全身中毒症状较明显，脓肿所在部位有疼痛和叩痛，瘫痪平面常迅速上升，椎管有梗阻。

2. 急性脊髓血管病　脊髓前动脉血栓形成呈急性发病，剧烈根性疼痛，损害平面以下肢体瘫痪和痛温觉消失，但深感觉正常。脊髓血管畸形可无任何症状，也可表现为缓慢进展的脊髓症状，有的也可表现为反复发作的肢体瘫痪及根性疼痛，且症状常有波动，有的在相应节段的皮肤上可见到血管瘤或在血管畸形部位所在脊柱处听到血管杂音，须通过脊髓造影和选择性脊髓血管造影才能确诊。

3. 视神经脊髓炎　急性或亚急性起病，兼有脊髓炎和视神经炎症状，如两者同时或先后相隔不久出现，易于诊断。视神经脊髓炎患者感觉异常和运动障碍较轻，且多双侧不对称，极少发生脊髓休克和排尿困难。本病常有复发缓解，脑脊液白细胞数、蛋白量有轻度增高，寡克隆带阳性，视力减退和（或）视觉诱发电位异常。脊髓 MRI 检查病变呈斑片状，以颈胸段脊髓联合病变为主。

4. 多发性硬化　多发性硬化的病情缓解与复发交替或呈波浪状、阶梯式进展，但累及脊髓时，临床上可出现脊髓炎的表现，在脊髓 MRI 上有时两者表现相似。但多发性硬化，通常 T_2WI 表现为散在高信号斑块，脊髓肿胀不明显，病变累及节段范围短。颅脑 MRI 检查时，可见多发硬化斑，而脊髓炎一般无颅内异常改变。

5. 脊髓损伤　放射性损伤和外伤后脊髓水肿在 MRI 上也可类似于急性脊髓炎的表现。但结合病史不难鉴别。

6. 急性感染性多发性神经炎　这是一种自身免疫性疾病。通常发生在病毒感染或免疫接种后，四肢呈弛缓性瘫痪，可有或不伴有肢体远端套式感觉障碍，病理反射消失，脑神经常受损，一般无大小便障碍，起病 20d 后常出现脑脊液蛋白 - 细胞分离现象。肌电图检查可出现神经传导速度下降或神经轴索损害。

五、治疗

1. 药物治疗

（1）皮质类固醇激素：急性期可以大剂量甲泼尼龙冲击治疗，$500 \sim 1\,000$mg 静脉滴注，每日 1 次，连用 $3 \sim 5$d；地塞米松 $10 \sim 20$mg（溶于 5% 或 10% 葡萄糖液 500ml 中），每日 1 次，$7 \sim 10$d 为 1 个疗程。以后改为口服泼尼松 $40 \sim 60$mg，每日 1 次。病情缓解后逐渐减量。

（2）对症治疗：如合并有呼吸道感染或尿路感染可根据药敏结果选择使用抗生素治疗。

（3）改善神经营养代谢功能：B 族维生素、C 族维生素、ATP、辅酶 A、胞磷胆碱、辅酶 Q_{10} 等药物口服、肌注或静脉滴注。

2. 加强护理，防治并发症

（1）呼吸道管理：保持呼吸道通畅，按时翻身、变换体位、协助排痰，必要时做气管切开，如呼吸功能不全，可酌情做呼吸机辅助呼吸。吞咽困难的患者应及时留置胃管，以免吸入性或坠积性肺炎。

（2）褥疮的防治：①避免局部受压。每 2h 翻身一次，同时按摩受压部位。在骨骼突起处及易受压部位用气圈、棉圈、海绵等垫起保护。②经常按摩皮肤和活动瘫痪肢体。③保持皮肤清洁干燥，对大小便失禁和出汗过多者，要经常用温水擦洗背部和臀部，在洗净后敷以滑石粉。

（3）尿潴留及泌尿道感染的防治：尿潴留阶段，在无菌操作下留置导尿管，每 4h 放尿一次。鼓励患者多饮水，及时清洗尿道口分泌物和保持尿道口清洁。

（4）预防便秘：鼓励患者多吃含粗纤维的食物，并可服缓泻剂，必要时灌肠。

（5）预防肢体挛缩畸形，促进功能恢复：应及时地变换体位和努力避免发生屈曲性瘫痪。

早期进行肢体的被动活动和自主运动，并积极配合按摩、理疗、体疗及康复锻炼等，促进患者功能恢复。

六、预后

如果没有并发症，在发病 3～6 个月后可逐渐恢复，可以生活自理；肢体瘫痪严重，6 个月仍不恢复，脊髓 MRI 显示髓内广泛异常信号，肌电图检查仍为失神经改变则预后不良，遗留严重后遗症；上升性脊髓炎，伴有呼吸功能障碍的患者预后差，甚至可以导致患者死亡。

（吴文波）

第二节　脊髓损伤

脊髓损伤（spinal cord injury，SCI）是一种严重损伤，可因直接或间接暴力作用于脊柱，造成骨折或脱位而伤及脊髓，也可在无骨折或脱位的情况下，通过挥鞭样运动直接伤及脊髓，或因累及脊髓血液供应而造成脊髓损伤。其发病率每年 11.5/100 万～23.0/100 万，发病的高峰年龄为 15～40 岁，男性多于女性，比例为 1.4 : 1～3.0 : 1。

一、病因

最常见原因为车祸，约占全部脊髓损伤的 50%，多数发生于颈段。其次为坠跌伤，约占全部脊髓损伤的 30%，损伤可发生于颈段，亦可发生于胸腰段。其他原因有体育意外、杂技事故、自然灾害引起的建筑物倒塌和工矿企业中的各种事故等，以及战时的火器（枪弹、弹片）伤和刀戳伤。

二、损伤机制

1. 脊柱纵向受力　如在浅水池中跳水，头顶部触及池底，或从高处坠落，足部或臀部着地，或因塌方，大块泥石压于颈背部，造成椎体压缩性骨折和（或）脊柱过度屈曲，甚至呈"折刀样"向前屈曲，引起后纵韧带与棘上韧带断裂，椎间盘后突，上段脊柱向前移位（图 10-1）和（或）骨折片突入椎管内（图 10-2），进而压迫神经根或脊髓。

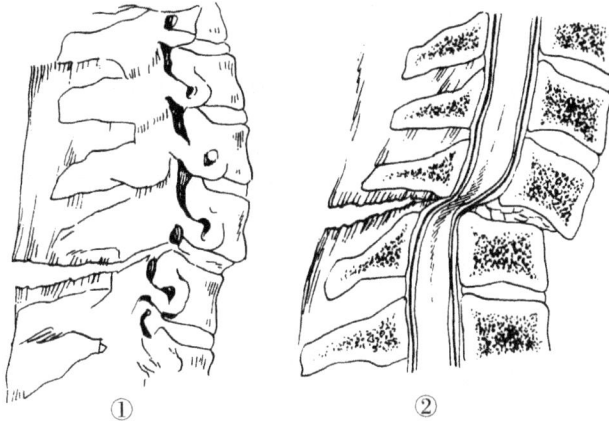

图 10 – 1　Ⅲ～Ⅳ级椎体压缩骨折
①脊椎压缩骨折；②脊髓受压情况

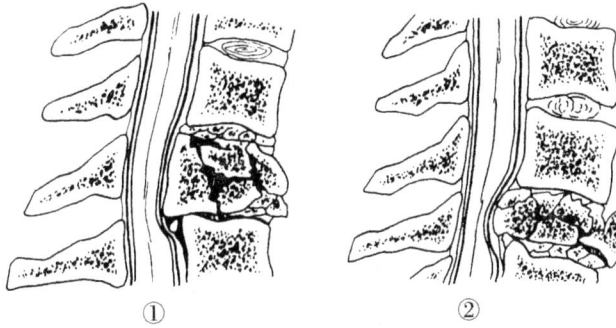

图 10 – 2　Ⅲ～Ⅳ级椎体压缩骨折
①脊椎压缩骨折；②脊髓受压情况

2. 脊柱过伸活动　暴力作用使脊柱发生过伸活动，增厚的黄韧带皱折、向前突入椎管，损伤被挤压于前突黄韧带与骨质增生椎体后缘之间的脊髓（图 10 – 3）。

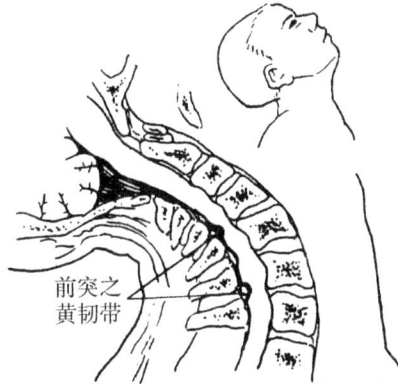

前突之
黄韧带

图 10 – 3　颈脊髓过伸性损伤

3. 鞭索样运动　外力引起躯干加速运动，使颅颈交界处发生强烈的过伸过屈运动，可引起该部韧带、关节囊、寰枢椎和高位颈髓损伤。

4. 脊柱横向受力 暴力作用方向与脊柱几乎垂直，引起脊椎的椎板骨折凹陷、关节突骨折、前后纵韧带撕裂和脊柱前后向脱位，因骨折、脱位而损伤脊髓。

5. 产伤 臀位产时，由于臀部先露，任何牵拉胎儿的力量均集中于颈椎，容易使颈脊髓被拉长而受伤，甚至可撕裂硬脊膜。

6. 火器伤或刀戳伤 多见于战时，火器损伤都伴有一处或多处脊柱伤。脊髓的损害多数为完全性；刀戳伤多引起脊髓的半切性损伤。

三、分类

1. 按照与外界的沟通情况区分

（1）开放性损伤：指脊髓蛛网膜下腔与外界相交通的损伤，多发生在战时。

（2）闭合性损伤：指脊髓蛛网膜下腔与外界无交通的损伤，多见于平时。

2. 按损伤时限与致伤原因区分

（1）原发性损伤：指受伤瞬间由脊柱骨折的移位、脱出的椎间盘或移动的骨折片等压迫、冲击或刺入脊髓而造成的不可逆性损伤（撕裂、挫裂或剪切伤等）。

（2）继发性损伤：由各种因素如脊髓局部出血、水肿、缺血和缺血后再灌注，以及血-脊髓屏障破坏、自由基生成、细胞内外离子紊乱和细胞凋亡等引起的脊髓再损伤。

3. 按损伤程度区分 通常可分为以下几类：

（1）脊髓横断：指解剖学上损伤远近端脊髓完全分离。

（2）完全（即横贯）性损伤：指脊髓在解剖学上连续，但传导功能完全丧失。临床上表现为损伤平面以下的感觉、运动和括约肌功能呈永久性丧失。

（3）不完全性脊髓损伤：指脊髓在解剖学上连续，但传导功能部分丧失，依脊髓横截面上的损伤部位不同，临床上可出现如下不同表现：

1）脊髓半侧损伤综合征：脊髓半侧损伤时，出现脊髓半切综合征。

2）脊髓前部损伤综合征：损伤后立即出现病损节段以下的完全性瘫痪，伴有痛、触觉减退，但深感觉、位置觉、运动觉及振动觉等保留完好。

3）颈脊髓中央损伤综合征：发生于颈椎的过伸性损伤中，伤后出现四肢瘫痪，上肢呈弛缓型瘫痪，下肢多呈痉挛型瘫痪，另有膀胱功能障碍。

4）脊髓后部损伤：出现损伤部位肢体疼痛、神经根刺激症状和损伤平面以下深感觉障碍，少数有锥体束征。

另外，在 Frankel 分级的基础上，美国脊髓损伤协会（ASIA）将脊髓损伤程度区分为：A＝完全性损伤，无运动及感觉功能存留；B＝不完全性损伤，感觉功能保存，无运动功能；C＝不完全性损伤，损伤水平以下的运动功能部分保存，其主要肌力小于 3 度；D＝不完全性损伤，损伤水平以下的运动功能部分保存，其主要肌力大于或等于 3 度；E＝正常，运动及感觉功能正常。

4. 按损伤脊髓的纵向解剖部位区分

（1）上颈髓损伤（$C_1 \sim C_4$）：损伤后可因波及呼吸中枢而迅速致命；存活者损伤平面以下四肢呈痉挛性瘫痪。

（2）颈膨大部位脊髓（$C_5 \sim T_1$）损伤：①中颈髓损伤（$C_5 \sim C_7$）：表现为上肢弛缓性瘫痪，下肢痉挛性瘫痪。②下颈髓损伤（$C_8 \sim T_1$）：表现为手的小肌肉变化及下肢的痉挛性瘫痪。

（3）胸段脊髓（$T_2 \sim T_{11}$）：表现为损伤平面以下感觉障碍与下肢痉挛性瘫痪。

（4）胸腰段脊髓（$T_{12} \sim S_2$）损伤：表现为损伤平面以下感觉障碍、下肢弛缓性瘫痪，以及膀胱、直肠功能障碍。

（5）圆锥（$S_3 \sim C_1$）及马尾损伤：圆锥损伤表现为肛门及会阴部有鞍状感觉减退，性功能障碍和大、小便失禁或潴留，常无明显的下肢运动障碍与反射障碍。马尾损伤的临床表现与脊髓腰段损伤相似，呈弛缓性瘫痪，但感觉障碍呈根性分布，且两侧不对称。

5. 按临床病理区分

（1）脊髓震荡：系脊髓神经细胞受到强烈刺激而发生超限抑制状态所致，是可逆性的生理紊乱，无肉眼和显微镜下可见的病理改变，表现为受伤后立即出现损伤平面以下感觉、运动及反射的完全丧失，病程自数小时至数周，一般为 1~3d，以后可自行缓解而完全恢复。

（2）脊髓挫伤或挫裂伤：轻者仅有脊髓挫伤，软脊膜保存完好；重者脊髓和软脊膜均有不同程度的破裂、出血和坏死，若整个脊髓连续性中断，就构成脊髓横断伤。脊髓损伤后，立即出现损伤平面以下的脊髓功能障碍，初期表现为弛缓性瘫痪，数周后逐渐转变为痉挛性瘫痪。

（3）脊髓蛛网膜下腔出血：指损伤后出血弥散在脊髓蛛网膜下腔，多数预后良好，少数可因血液分解产物引起脊髓血管痉挛而引起严重脊髓功能障碍。

（4）脊髓内血肿：指脊髓实质内出血、局限性积聚，产生压迫或破坏脊髓，从而引起脊髓功能障碍。

（5）脊髓缺血：当椎动脉因颈椎过伸或脱位受牵拉，或脊髓血管本身受损时，可引起脊髓供血障碍而造成脊髓缺血、缺氧，甚至坏死。

（6）脊髓受压：系脊椎骨骨折、脱位，或椎管内血肿压迫脊髓所致，表现为不同程度的弛缓性瘫痪。

以上各种脊髓损伤类型可以单独存在，也可合并发生。

四、临床表现

1. 脊髓休克　是脊髓受到外力打击以后，在损伤平面以下立即发生的完全性弛缓性瘫痪，各种感觉、反射、括约肌功能都消失的一种临床现象。在脊髓轻度损伤如脊髓震荡时，这一现象可于数小时内恢复，不留后遗症。但在大多数较重的损伤如脊髓挫伤或挫裂伤时，这种现象将持续很久，需待 3~6 周后，才逐渐出现损伤水平以下的脊髓功能活动。

2. 感觉障碍　视损伤程度出现损伤平面以下各种感觉完全或部分丧失。

3. 运动功能障碍　脊髓横贯性损伤者，在脊髓休克期过后，损伤平面以下的运动功能仍完全消失，但肌张力增高，反射亢进；脊髓部分损伤者，在脊髓休克期过后，可逐步出现肌肉的自主活动，甚至可以达到自己行走的程度。

4. 反射障碍　在脊髓休克期过后，瘫痪肢体的反射可由消失逐渐转为亢进，并可出现总体反射。

5. 自主神经功能紊乱　可出现直肠膀胱功能障碍、阴茎异常勃起、Horner 综合征、内脏功能紊乱（如腹腔与盆腔内脏感觉缺失和肠道蠕动抑制等）、立毛肌反应及出汗反应异常，甚至引起血压下降（见于颈段脊髓完全性损伤病例）。

五、诊断

根据损伤病史及伤后立即出现的截瘫或四肢瘫，受伤平面以下的感觉障碍等，作出脊髓损伤的诊断并不困难。但需注意下述情况：

（1）10% 以上的颅脑损伤患者伴有脊髓损伤，但由于患者意识不清，不能诉述症状，故必须根据损伤方式分析，以及仔细检查四肢的运动、感觉、反射及脊柱等情况，以免遗漏诊断。

（2）必须兼顾身体其他部位的合并损伤，不能忽略了更危急的内脏伤、内出血等。腹腔或盆腔内空腔器官穿孔患者，可因脊髓损伤失去内脏感觉而无腹痛症状，需依靠 X 线检查和腹腔穿刺等来确诊。

（3）凡疑有脊髓损伤的病例，应尽可能做脊柱的 X 线摄片与脊柱 CT，以了解有无脊椎骨的损伤，及其损伤类型与部位。

（4）做脊髓 MRI，能直观地显示脊柱的稳定性、椎管的形态与大小、脊髓的损伤程度，以及有否脊髓水肿、出血、空洞、蛛网膜下腔梗阻和脊髓受压等继发改变。MRI 上，急性脊髓损伤可表现为出血型、水肿型和挫伤型（出血水肿混合型）。晚期脊髓损伤表现为：①脊髓斑片状信号不匀，提示为不完全性脊髓损伤；②脊髓低信号增宽，表示脊髓内严重变性，大多数为完全性脊髓损伤，少数为不完全性脊髓损伤；③脊髓横断或脊髓损伤段信号很低（表示脊髓损伤段坏死后，由疏松的胶质或纤维组织代替），为完全性脊髓损伤；④脊髓内局限性囊腔大者，多近似完全性脊髓损伤，囊腔小者，为不完全脊髓损伤；⑤脊髓空洞，多为不完全脊髓损伤。

六、治疗

由于脊髓原发性损伤是不可逆的，故脊髓损伤的治疗，实际上就是防治脊髓继发性损伤。

1. 防治脊髓继发性损伤

（1）急救处理：必要时做气管切开和（或）机械通气，以保持呼吸道通畅，保证有效呼吸；防治休克，使平均血压大于 90mmHg。

（2）手术治疗

1）适应证：①开放性脊髓损伤：在纠治内脏出血、休克等前提下，尽早做清创手术，去除压迫脊髓的碎骨片、异物、血块及脱出的椎间盘等，以及清除无生机组织，促使创口 I 期愈合。②闭合性脊髓损伤：神经系统症状体征进行性发展，特别是影像学检查显示椎管内存在血肿、异物、碎骨片、脱出椎间盘，和（或）脊椎骨骨折脱位压迫脊髓者，小关节突交锁经牵引治疗无好转者，以及（脊髓水肿等引起的）蛛网膜下腔阻塞者。③马尾损伤：宜早期探查减压，可发现和缝合离断的神经，以利恢复。

2）不宜手术者：①伤后立即出现完全性、无反射的截瘫或四肢瘫，辅助检查表明脊髓解剖性横断或脊髓蛛网膜下腔畅通、无脊髓受压者；②颈脊髓中央损伤综合征；③特点为 C_2 椎弓撕脱性骨折、椎体向前移位，但齿突仍保持完整的悬吊性骨折；④神经系统症状体征好转与严重恶化反复交替出现，提示由血管痉挛引起者；⑤脊髓损伤已 2 ~ 3 年以上者。

3）手术方法：通过前、后手术入路施行椎管内血块、异物、碎骨片和脱出椎间盘等清除术，脊椎骨折脱位的整复术或椎板切除减压术，以尽早达到解除脊髓受压和稳定脊柱的目的。手术时应尽量避免牵拉脊髓和损伤脊髓血管。发现脊髓已有中央灰质出血性坏死时，可做损伤区脊髓后索正中切开术，以去除坏死物，并用大量生理盐水冲洗残腔。术中硬脊膜切开者应予缝合，以减少胶质瘢痕形成。

（3）药物治疗：应用脱水剂、类固醇制剂、神经节苷酯、促进神经再生药物、钙离子通道阻滞剂、促红细胞生成素、抗氧化药和自由基清除剂以及阿片受体拮抗剂等药物，以减轻或消除脊髓损伤性水肿，改善脊髓血供，保护脊髓神经元免遭毁坏，以及促进神经修复，从而改善脊髓损伤患者的神经功能。

（4）高压氧治疗：高压氧通过抑制自由基介导的脂质过氧化过程，提高细胞膜脂质结构的抗氧张力，减少细胞外钙离子内流，保护脊髓细胞和组织结构，促进神经纤维再生和传导功能的恢复。动物实验证明，在 2～3 个大气压下给氧，可显著改善损伤后的脊髓功能。

（5）康复治疗：进行肌力（包括呼吸肌）训练、关节运动、坐位训练、移动训练、步态或轮椅训练，排尿、排便处理，疼痛处理，以及日常生活能力训练等康复治疗，以提高患者生活、工作和回归社会的能力。

（6）脊髓功能重建的临床研究

1）运动功能的重建：应用功能性电刺激方法，促进神经"发芽"，避免发生失神经性或废用性肌萎缩，从而改善患者的运动功能。或应用肌腱转移手术和交叉步态矫正术等方法，来改善脊髓损伤后的运动功能。

2）自主神经功能的重建：可应用选择性骶神经后根切断，并植入刺激器，行骶神经前根刺激来治疗排尿、排便障碍，或应用有正常或接近正常功能神经支配的腹直肌膀胱移植来治疗神经源性膀胱，以及应用阴茎假体植入等治疗勃起功能障碍。

（7）疼痛处理：应用非固醇类镇痛消炎药、阿片类麻醉止痛药止痛，红外线、激光、超声、中或高频电疗等理疗缓解疼痛，抗抑郁药和各种心理疗法治疗疼痛，局部封闭，神经根或神经干阻滞术止痛，脊髓蛛网膜下腔或硬脊膜外腔注入吗啡镇痛，以及脊神经后根切断术、脊髓背根进入带损毁术和脊髓前外侧束切断术等各种手术止痛。

（8）肌肉痉挛处理：可应用可乐定与替扎尼定等药物治疗、直肠电刺激治疗，以及选择性脊神经后根切断术或神经切断术等手术治疗。

此外，还有尚处于实验阶段的细胞移植治疗和基因治疗。

2. 合并伤处理　脊髓损伤常合并其他组织和器官的损伤，特别是颅脑、胸、腹的损伤，严重者常危及生命，应及时邀请有关科室医生会诊，并积极抢救和处理。

3. 并发症防治

（1）褥疮：对于脊髓损伤患者，必须置于平软的床垫上，有条件的可用气垫床，特别是一些骨性突出部，更应垫好细心保护，定期翻身，做好皮肤护理，避免发生褥疮。

若已发生褥疮，应解除压迫，局部换药，以促进肉芽生长与伤口愈合。必要时可切除坏死组织，修平骨性突起，用转移皮瓣闭合伤口。

（2）排尿障碍：应用留置导尿法、间歇导尿法、各种功能性电刺激、膀胱训练方法、药物治疗、电刺激或神经吻合等方法，促进膀胱排尿功能恢复，缓解尿潴留。

（3）泌尿系统感染与结石：维持膀胱排空，防止泌尿系统感染和膀胱结石的产生。对已发生泌尿系统感染者，宜选用敏感抗生素治疗。对小膀胱结石，宜多饮水和服用中草药；膀胱结石小于2cm者，可行膀胱内碎石术；结石较大者，需行膀胱切开取石术。

（4）呼吸道感染：要注意保暖，定时翻身，鼓励患者咳嗽咯痰、做深呼吸及扩胸动作，以防并发支气管肺炎与坠积性肺炎；有呼吸肌麻痹者应用人工呼吸机；有呼吸道分泌物引流不畅者，给予祛痰剂，必要时可做气管切开。对已发生肺炎者，应根据痰培养结果，选用敏感抗生素。

（5）应激性溃疡与消化道出血：静脉给予氢离子拮抗剂和放置胃管，维持胃分泌物低压引流，以防治应激性溃疡与消化道出血。

（6）便秘：发生便秘时，可应用缓泻剂、中药和灌肠等方法处理；便秘1周以上者，则可戴手套涂以润滑剂，将粪块掏出，并训练患者每日做腹部按摩，以促进肠蠕动；在截瘫后期，应训练患者建立反射性排便，以达到自行排便。

七、预防与预后

1. 一级预防　即伤前预防，指采用一切措施，包括强化交通秩序与交通管理法规，严禁酒后驾车及无证驾车，以及增强生产的安全设施，严格安全操作规章，以预防脊髓损伤的发生。

2. 二级预防　即伤后预防，如现场救护时，需采取多人搬动和应用脊柱板运送，以免不当搬运使骨折、脱位部脊柱移位而引起脊髓再损伤，以及通过积极有效的治疗，避免或减轻脊髓继发性损伤（见治疗段叙述）。

脊髓损伤的预后与损伤程度、手术时机和方法，以及术者的经验和操作技巧等有关，其中与脊髓损伤程度的关系最为密切。

（吴文波）

第三节　脊髓血管病

作为中枢神经系统的一部分，脊髓血管系统一样也可以发生血栓形成、栓塞、缺血、出血、炎症、先天畸形、动脉瘤等情况。脊髓血管病的发生率远低于脑血管病，但其确切的发病率尚不清楚。对脊髓血管病的基础和临床研究亦滞后于脑血管病。虽然两者的疾病谱相似，都可发生出血、缺血、畸形、炎症等病变，但脊髓血液循环有着完全不同的特点，决定了它的临床表现及治疗的明显不同。

脊髓血液循环呈节段性供血，自颈颅交界到圆锥通常有6~8根主要根髓动脉为脊髓提供血流，其充分的侧支循环使脊髓对缺血的耐受性明显高于脑组织。节段性供血的不利因素是在两根动脉供血区域之间存在一个血供的"分水岭"（如T_4和L_2水平），这一区域血供相对较少，因而更易受到缺血性的损害。实验证明颈段和腰段脊髓血流量明显高于胸段，特别是上胸段。

根髓动脉大多起自肋间动脉和腰动脉，胸、腹腔大动脉的压力变化将直接影响脊髓血供，如手术操作、大动脉的阻断均可反映为脊髓缺血。

脊髓静脉回流入胸腹腔，且回流静脉缺乏静脉瓣，胸腹腔的炎症、肿瘤等病变常能轻易侵入椎管腔静脉丛。可以理解，为什么硬脊膜外转移性肿瘤多来自胸腹腔的原发灶。胸腹腔压力的突然变化，可以直接反应为椎管内静脉压力升高，成为椎管内出血的原因之一。

脊髓供血动脉均穿过骨性孔道进入椎管腔，因而这些动脉可因脊椎骨折和椎间盘突出等原因而造成供血动脉被阻断，并因此产生脊髓缺血性损害。脊髓前动脉亦可因后纵韧带钙化等机械因素造成脊髓缺血。

脊髓位于骨性管道之内，且神经结构紧密，即使是较小的血管损害亦可能造成严重的神经功能障碍。

近20年来，由于MRI的问世，选择性血管造影及血管内治疗的广泛应用，显微外科技术的发展，特别是对脊髓显微解剖及血流动力学的研究成果，使人们对脊髓血管病有了更正确的认识，使治疗更趋合理。

一、脊髓缺血

（一）病因

动脉硬化是脊髓缺血的主要原因，而且近年来缺血性脊髓病的发生率趋于上升，对高龄人群的影响更明显。由于血供不足可以造成短暂的脊髓缺血的症状，严重者可发展成为永久性脊髓损害。因其他病因产生的短暂性血压过低，可以使上述病理过程加重或加速发展。但对于自发性脊髓缺血的危险因素知之甚少，而医源性脊髓缺血更为常见。由于脊髓血供大多数来自肋间动脉和腰动脉，主动脉的血流障碍可直接减少脊髓供血，主动脉病变如夹层动脉瘤、损伤和主动脉手术时临时阻断，均可使脊髓缺血加重，甚至产生脊髓软化，造成永久性截瘫。

（二）病理

脊髓缺血相对罕见，临床及实验也均证实脊髓对缺血有较好的耐受性。其明显的抵抗缺血的机制在于大量存在的侧支循环以及脊髓组织对于缺血耐受性的不同。在实验室条件下，狗的脊髓可耐受 $20 \sim 26min$ 的缺血而不致造成永久性神经损害。间歇性供血不足既可因适当的治疗和休息而得到缓解，又可因继发性缺血加重而致病情恶化。轻度神经损害在供血恢复后可完全消失。严重缺血则造成永久性的脊髓梗死。与脑一样，脊髓血管系统有能力自动调节血流来维持稳定的灌注。脊髓不同部位抵抗缺血能力是不一样的。灰质更容易受缺血的影响，它需要白质的 $3 \sim 5$ 倍血流。缺血的敏感性在不同节段也是有变化的，在 $T_4 \sim T_5$ 相对血流分布不足，因而容易出现低灌注性缺血。

（三）临床表现

下肢远端无力和间歇性跛行为其特点。脊髓也可出现短暂性缺血发作，在腰部表现为短暂性"脊髓性跛行"，下肢无力情况在行走后更加明显，同时可以出现下肢腱反射亢进及病理反射。休息或使用扩血管药物可使无力现象缓解，病理反射也可消失。颈髓的短暂性缺血可出现"跌倒发作"。病情继续进展则造成永久性损害，下肢无力不再为休息和药物治疗所缓解，并出现肌肉萎缩、共济失调和感觉障碍，晚期出现括约肌功能障碍。

（四）诊断

虽然近年来本病的发生率有所上升，但较之其他脊髓疾病依然较低。因此，当出现脊髓功能损害时，应首先考虑其他常见的脊髓疾病，以免延误诊断。根据足背动脉搏动的存在可以与周围血管疾病所造成的间歇性跛行相区别。

（五）治疗

主要针对动脉硬化治疗。轻病例早期增强心脏输出功能和服用扩血管药物都有助于症状的缓解；血压较低的患者可使用腹部束紧的办法，以改善脊髓的血液循环状况。任何原因造成的短暂性低血压均可能使症状加重，应尽量避免。

二、脊髓动脉血栓形成

（一）病因

动脉硬化是老年人动脉血栓形成的主要原因。结节性动脉周围炎、糖尿病、大动脉夹层动脉瘤等也可能成为致病原因。梅毒及结核性动脉炎曾经是动脉血栓形成的主要原因。但是，脊髓动脉血栓形成的机会远较脑动脉为少。轻微损伤能够引起脊髓前动脉血栓形成已被尸检证实。但应首先考虑到椎间盘突出、脊髓肿瘤等对动脉压迫所致的闭塞或出血。轻微损伤导致脊髓血管畸形闭塞或出血的报道亦不鲜见。

（二）病理

肉眼观察可见脊髓动脉呈节段性或区域性闭塞，动脉颜色变浅。病变的早期有脊髓充血水肿，可以发生脊髓前部或后部的大片梗死，这要依脊髓前或是脊髓后动脉受累而定。脊髓梗死的范围可达数个乃至十数个节段。组织学改变取决于发病时间的长短和侧支循环建立的情况。

（三）临床表现

1. 脊髓前动脉综合征　脊髓前动脉综合征（ASAS）是由于脊髓前动脉血流受阻导致其供应的脊髓腹侧 2/3 区域缺血而引起的临床综合征。其发病特点为：①多见于中老年，其次为青少年；②急性起病，症状在几小时内达到高峰。颈椎病致脊髓前动脉综合征，部分患者症状缓慢发展，这可能是因为脊髓前动脉受压程度不严重，脊髓并不是完全性缺血；③一般以剧烈神经根痛为首发症状，疼痛的部位一般在受累节段下缘相应的水平；当主动脉夹层合并脊髓缺血时，患者对痛觉的感觉丧失或减弱，故主动脉夹层的表现可不典型；④病灶平面以下分离性感觉障碍为特征的脊髓部分损害表现；⑤上颈髓受累可出现呼吸困难。

脊髓前动脉综合征的超急性期（6h 以内），MRI 表现多无异常。在急性期（6～24h）缺血的脊髓在 T_1WI 也呈等信号，DWI 可以发现病灶超急性期信号变化。在发病 24h 后的亚急性期，开始出现广泛水肿，脊髓增粗，脊髓缺血节段前 2/3 呈 T_1WI 低信号、T_2WI 高信号，横轴面扫描部分患者出现典型的脊髓前角圆形病灶，呈"鹰眼征"。缺血加重可累及后角、外侧的后侧索，包括交叉的皮质脊髓束，重症患者可有横贯性损害表现。Gd - DTPA 增强 MRI，对脊髓前动脉综合征有很高的诊断价值，发病第 1 周病灶部位就可出现条索状明显强化或斑片状轻度强化，一般持续 6～7 周。

目前对脊髓前动脉综合征的诊断，除个别病例尸检病理确诊外，仍以临床症状及体征为主。脊髓血管造影术理论上讲对脊髓前动脉综合征具有确诊价值，但由于急性发病从而限制了这一技术的应用和推广。MRI 能直接显示脊髓缺血性病变的范围，同时在原发病因的鉴别诊断上亦起着重要作用，是脊髓前动脉综合征较有价值的检查手段。

2. 脊髓后动脉血栓形成脊髓　后动脉有较好的侧支循环，因而对血管闭塞有较好的耐受性。当脊髓后动脉闭塞时，经常没有广泛的神经损伤，所以也不构成综合征。临床表现为深反射消失、共济失调、神经根痛和病变水平以下的感觉丧失，但括约肌功能常不受影响。

3. 脊髓中央梗死　梗死可以选择性地累及脊髓中央结构，临床上很难与脊髓前动脉综合征相区别，其介于脊髓前动脉与两条脊髓后动脉之间区域的缺血，可发生于主动脉系统的低灌注条件下。

4. 脊髓的腔隙性梗死　前角的腔隙性梗死可出现亚急性进展性脊髓病的表现，被称为"老年人血管性脊髓病"。典型的症状是下运动神经元性无力，与运动神经元病或脊髓灰质炎相似。

（四）诊断与鉴别诊断

能够造成横断性或部分性脊髓损害的疾病很多，因而为脊髓动脉血栓形成的诊断带来困难。急性脊髓炎的感觉丧失是完全的，没有感觉分离现象，同时伴发热及脑脊液中炎性细胞增加等感染征象，有助于鉴别诊断。如果怀疑有脊髓肿瘤或出血，可借助于腰椎穿刺、脊髓造影、CT 或 MRI 加以鉴别。脊髓静脉梗死也是罕见的，其临床表现与动脉梗死相似。静脉梗死的部位是可变的，表现为亚急性的临床过程，也容易发生出血。

（五）治疗

脊髓动脉血栓形成与脑血栓形成的治疗原则相同。对截瘫患者应注意防止发生褥疮和尿路感染。

三、脊髓血管栓塞

（一）病因

脊髓血管栓塞与脑血管栓塞的病因相同，但其发病率远较后者低。血凝块、空气泡、脂肪颗粒、炎性组织碎块、转移性恶性肿瘤组织和寄生虫都可能成为脊髓血管栓塞的栓子。

（二）临床表现

来自细菌性内膜炎或盆腔静脉炎的炎性组织块所造成的脊髓血管栓塞，除因动脉梗阻产生的局灶坏死外，还可能因炎性栓子的侵蚀造成弥漫性点状脊髓炎或多发性脊髓脓肿，临床表现为严重的截瘫和括约肌功能障碍。

减压病是高空飞行和潜水作业的常见病，气栓栓塞偶尔成为胸腔手术或气胸的并发症。在游离气泡刺激脊髓神经根时，可发生奇痒、剧痛等不愉快的感觉，进而产生感觉障碍，下肢单瘫或截瘫。

转移性肿瘤所致的脊髓血管栓塞，常伴有脊柱和椎管内的广泛转移、根痛和迅速发生的瘫痪为其特点。

（三）治疗

主要治疗措施与脑血管栓塞相同。对截瘫的治疗请参阅有关章节。

四、自发性椎管内出血

椎管内出血不常见。可伴发于外伤特别是脊椎骨折时，或伴发于脊髓血管畸形或椎管内肿瘤等，亦可因腰穿或硬脊膜外麻醉而起病。医源性因素（如使用抗凝剂）或与凝血相关的疾病可使椎管内出血的概率明显增加。患者可因日常活动，如排便、翻身、咳嗽甚至握手等轻微动作而诱发椎管内出血。

（一）硬脊膜外或内血肿

除损伤因素外，硬脊膜外或内血肿的发病大多与抗凝治疗有关，少数与腰穿、肿瘤出血有关。

椎管内血肿大部分为硬脊膜外血肿，血肿几乎全部位于背侧。早期症状为突然发生的背痛，数分钟到数小时之内出现神经根刺激症状，并迅速出现神经损害症状，继而逐步发生脊髓圆锥受累的表现。

除根据典型症状外，腰穿和脑脊液检查、脊髓造影加高分辨率 CT 扫描均有助于确诊。MRI 的诊断意义最大，有条件时可作为首选诊断手段。

所有能引起急性背痛和根性损害的疾病，包括硬脊膜外脓肿及急性椎间盘突出，虽然症状类似，但其感染和外伤史是重要鉴别点。

预后与脊髓损害的程度、患者的年龄及处理是否及时有关。椎管内血肿多采用尽早椎板减压清除血肿的办法。术后近半数病例可望部分或完全恢复。

（二）脊髓蛛网膜下腔出血

自发性脊髓型蛛网膜下腔出血的发病率很低，不及外伤性蛛网膜下腔出血的 1%。常见的出血原因为脊髓动静脉畸形、血管瘤（包括感染性动脉瘤、海绵状血管瘤等）、主动脉缩窄症及脊髓肿瘤，其中许多病例在接受抗凝治疗中发病。突然起病的背痛并迅速出现截瘫，当血液进入颅内时可产生与颅内蛛网膜下腔出血相似的表现。

症状典型者诊断不难。腰穿可获得血性脑脊液。脊髓造影和 MRI 有助于明确病因。本病需与快速累及脊髓的其他脊髓病相鉴别。

如有血肿存在应考虑椎板减压术，同时需注意纠正凝血功能障碍和病因治疗。

（三）脊髓内出血

脊髓内出血（又称出血性脊髓炎）很罕见。通常的致病原因有：①脊髓动静脉畸形；②血友病或其他凝血障碍性疾病；③髓内肿瘤；④脊髓空洞症；⑤其他不明原因。

脊髓内出血起病突然，以剧烈的背痛为首发症状，持续数分钟到数小时后疼痛停止，代之以截瘫，感觉丧失、大小便失控和体温升高。上颈段受累时可发生呼吸停止，重症者可于数小时之内死亡。度过脊髓休克期后出现痉挛性截瘫，轻者可于发病后数日或数周后恢复。但多半会遗留下或轻或重的神经损害，且存在复发的可能性。

急性期主要是对症处理，保持呼吸道通畅，防止并发症。同时注意病因学检查，以确定进一步的诊治方案。

五、脊髓血管畸形

脊髓血管畸形常与其他原因所致的脊髓病相混淆。其临床表现的多变性给诊断带来许多困难。近年来，对脊髓血流动力学和选择性脊髓血管造影的深入研究，使人们对这种疾病有了更正确的认识，治疗也更趋合理。

脊髓血管畸形的分类比较混乱和复杂，常用的有 Heros（1986）的分类，Anson 和 Spetzler（1992）的 4 型分类，以及 Spetzler 等（2002）新的分类系统等。首都医科大学宣武医院根据影像学及临床资料，分析病变的解剖部位、血管构筑、病理生理特点，结合文献中各种分类的优缺点，对以往的分类方法进行改进和补充，提出了新的脊柱脊髓血管畸形的分类标准（表10－1）。

表 10－1　脊柱脊髓血管畸形分类（2006 年宣武医院）

1. 硬膜内病变
  （1）脊髓海绵状血管瘤
  （2）脊髓动静脉畸形（SCAVM）
    1）髓内型
    2）髓周型
    3）髓内－髓周型
  （3）髓周动静脉瘘（SMAVF）
    1）Ⅰ型
    2）Ⅱ型
    3）Ⅲ型
  （4）脊髓动脉瘤
2. 硬脊膜动静脉瘘（SDAVF）
3. 椎管内硬脊膜外病变
  （1）椎管内硬膜外海绵状血管瘤
  （2）椎管内硬膜外动静脉畸形
4. 椎管外病变（包括向髓周静脉、硬膜外静脉和椎旁静脉引流的几个亚型）
  （1）椎旁动静脉畸形（PVAVM）
  （2）椎旁动静脉瘘（PVAVF）
5. 椎体血管瘤
6. 体节性脊柱脊髓血管畸形（Cobb 综合征）
7. 伴有脊髓血管畸形的综合征
  （1）Klipple－Trenaunay Weber（KTW）综合征
  （2）Rendo－Osler Weber（ROW）综合征
  （3）Robertson 巨肢综合征

脊髓血管畸形对临床的影响取决于许多因素，而且这些因素可以单独起作用或相互叠加。①缺血：是引起脊髓损害症状的主要因素之一，缺血可以是盗血、静脉高压所致脊髓低灌注状态的结果，缺血对神经功能的影响是长期渐进的。②压迫作用：常来自扩张的引流静脉或动静脉畸形血管团或海绵状血管瘤。脊髓对压迫的反应很敏感，因而导致神经损害。③出血：可使脊髓血管畸形呈卒中样起病或病情突然恶化。海绵状血管瘤的多次髓内小量出血，可表现为临床症状的反复发作。④血栓形成：血黏度升高，血流淤滞及血管损伤可能是造成血栓形成的基础。动脉血栓形成造成脊髓急性缺血，而静脉受累则加重了静脉淤滞使脊髓低灌注和受压状况进一步恶化。

（一）脊髓海绵状血管畸形

脊髓海绵状血管畸形，以往称为脊髓海绵状血管瘤，是隐匿性脊髓血管畸形的一种。在CT 尤其是磁共振发明后，其病例报道明显增多。

其发生率文献报道不一，占脊髓血管性疾病的 3%～16%。自然史尚不明确，其年出血危险性约为 4.5%，一旦破裂出血后，其再出血的年发生率将高达 66%。发病年龄 5～78岁，以 30～50 岁多见，男女比例 2∶1。

病因起源及机制同颅内海绵状血管瘤，是一种不完全外显性的常染色体显性遗传疾病，目前多认为是起自毛细血管水平的血管畸形。

1. 病理　根据发生位置病变可分为Ⅰ型：髓内型，最多见；Ⅱ型：硬膜内髓外型；Ⅲ型：硬膜外型，最少见；Ⅳ型：椎体型，亦较多见。血管瘤可发生于脊髓的不同节段，好发于颈、胸段，绝大多数位于脊髓背侧。

病变位于脊髓腔内的分叶状薄壁窦样结构，其间没有神经组织，窦内充满血液，病灶内有时可见数目不等的片状出血及坏死囊变灶。病变常位于脊髓表面，有时部分突出到脊髓外，呈紫红色或红褐色，界限清楚。显微镜下脊髓海绵状血管畸形为由单层柱状上皮所组成的窦样结构，由于血管壁菲薄且有明显透明样变性，缺乏弹力纤维和平滑肌，当管腔内血流增加时容易破裂出血。

2. 临床表现　Gristante 和 Zevgaridis 等报道本病有如下临床特点：①病变可多发并有家族史；②女性多见；③中青年多见。椎管内的 CA 由于代偿空间小，主要症状是局部的神经压迫引起的感觉、运动以及括约肌功能障碍。

根据发病特点分为 4 型：①急性起病型：发病后症状迅速加重，严重者可以出现偏瘫或截瘫，可能与出血造成髓内血肿有关。患者病情进展快，神经功能迅速减退，后果严重。②反复发作型：急性起病，但症状并不十分严重，且有一定缓解，数周或数月后症状又突然加重。可能由于反复微小出血或畸形血管内血栓形成，出现间断，反复发作性神经功能障碍，发作间期神经功能有不同程度的恢复，这是海绵状血管瘤的一个主要特点。③慢性进行型：反复小量出血和出血后反应性胶质增生、再管腔化、钙化等使海绵状血管瘤体积增大以及脊髓微循环功能失调，均可能是症状恶化的原因。④无症状型：偶然发现。

3. 诊断　MRI 是脊髓海绵状血管瘤最有价值的诊断方法，可以清晰显示不同时期出血成分的信号变化。瘤腔内的反复慢性出血和新鲜出血内含稀释的游离正铁血红蛋白，使其在所有成像序列中均呈高信号，病灶内胶质间隔和沉积的含铁血黄素表现为网格状长 T_1W、短 T_2W 信号带，T_2W 最明显，典型者可呈“牛眼征”。陈旧血栓以及反应性胶质增生呈长 T_1W、长 T_2W 信号，由此病灶呈桑葚状混杂信号（图 10-4）。

4. 治疗　目前，手术切除病灶是治疗脊髓海绵状血管畸形的首选方法。与脑海绵状血管畸形不同，因脊髓代偿空间狭小，可因急性出血而导致病情急剧恶化。故手术时机也与脑海绵状血管畸形不同，一旦出现症状，明确诊断，应急诊手术行病灶根治性切除，早期手术可获得较好疗效。

（二）脊髓动静脉畸形

脊髓动静脉畸形（SAVM）很少见，真正的髓内动静脉畸形是其最少的一部分，约占中枢神经系统动静脉畸形的 10%，可见于脊髓任何节段。

SAVM 与脑动静脉畸形一样，几乎都是先天性的。髓内的畸形血管团位于脊髓内，可以为一个或多个独立的畸形血管团，由脊髓动脉供血，异常血管团和静脉曲张一般均较小。根据选择性肋间动脉或腰动脉等造影，将 SAVM 分为团块型（glomous type）和幼稚型（juvenile）。团块型是指畸形团位于脊髓实质内，呈团块状。幼稚型是指畸形团结构疏松，侵及脊髓，范围几乎占据整个椎管。供血动脉可以单纯脊髓前动脉（ASA）、单纯脊髓后动脉（PSA），以及前动脉和后动脉及软膜动脉同时供血。病变可位于颈段、胸段或胸腰段，圆锥部少见。

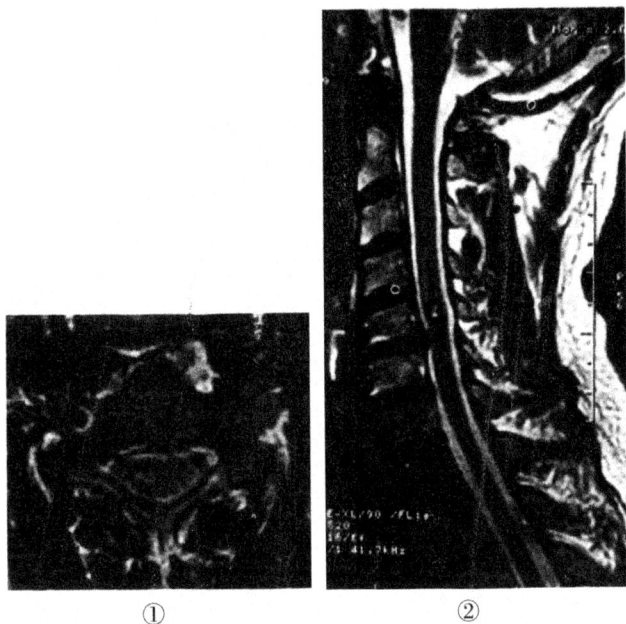

图 10 - 4　脊髓海绵状血管瘤
①MRI 的轴位；②MRI 的矢状位

1. 临床表现　与硬脊膜外动静脉瘘、硬脊膜下髓周动静脉瘘相比，无明显的性别差异。常出现在年幼儿童，>50% 的患者首发症状出现在 16 岁以下。症状及体征的出现是由于出血（蛛网膜下腔出血或脊髓本身出血）、盗血或静脉占位。因此症状及体征是急性的或进行性的。大约 1/3 的患者是以出血为其首发体征，一半的患者在诊断前有出血。由异常血管团、畸形团内动脉瘤和静脉曲张压迫所引起的损害相对要轻。

2. 诊断　常规 MRI 在脊髓动静脉畸形已是最敏感的方法，而诊断和分型则以选择性脊髓动脉造影检查为金标准。

（1）磁共振：很少报道在 MRI 上能显示真正的 SAVM，但对 SAVM 的检出率可达 94%。MRI 上见到典型的血管病变表现位于髓内，可见到脊髓局部扩张，供应及回流血管显示低信号，圆的、长的及蜿蜒的流空信号（由于血流高速）。在冠状位，在 T_2W 及脑脊液的高信号中显示蛇样充盈缺损。在高倍磁共振研究中，有时可见 T_1W 及 T_2W 上显示一个低信号区。这种现象与先前出血后含铁血黄素残留有关。在静脉高压患者中，其脊髓信号与硬脊膜血管瘘患者相似：T_1W 低信号，T_2W 高信号，脊髓由于水肿变粗。SAVM 的 MRA 研究是 MRI 的重要补充，虽然不能取代 DSA 检查（图 10 - 5）。

（2）CT 血管造影：CTA 对畸形血管团的范围和引流静脉显示最清晰、准确，可能是由于增强后畸形血管团本身强化明显及静脉血管直径较粗的缘故，并且对于 SAVM 的供血动脉也可准确辨认。

（3）脊髓血管造影：SAVM 治疗前均需先做一个完整的血管造影研究，需要明确：供应动脉的数量及位置、伴随血流量、病灶范围及位置、引流静脉数量及位置、与正常脊髓血管的吻合处，以及正常的动脉供应（图 10 - 6）。

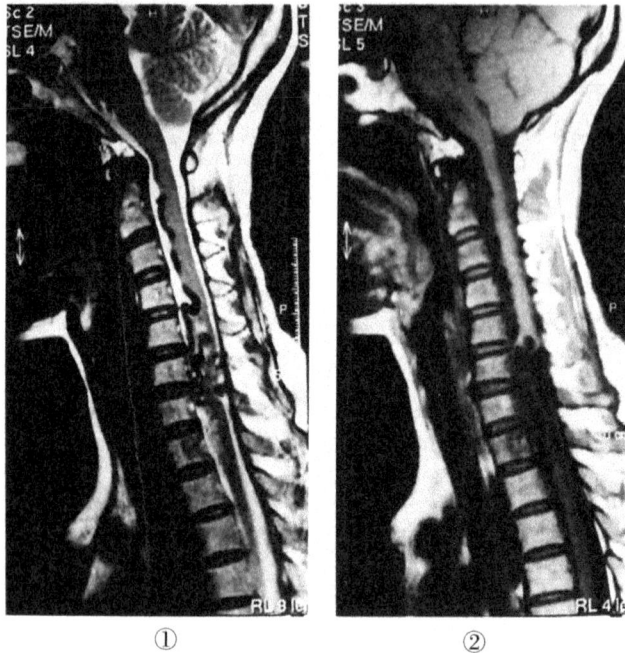

图 10 – 5　脊髓髓内 AVM 图像
①MRI 矢状位 T_2WI；②MRI 矢状位 T_1WI

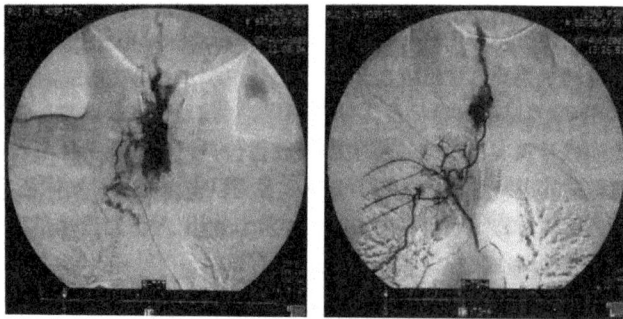

图 10 – 6　脊髓髓内 AVM 的 DSA

3. 治疗　脊髓髓内动静脉畸形治疗原则是尽早去除出血因素，尽可能完全消除畸形血管团，同时保护脊髓功能。目前主要治疗方法有手术、栓塞及手术联合术前或术中栓塞等。如何选择最佳的治疗方式，关键在于对 AVM 的血管构筑进行认真的分析，根据供血动脉及畸形血管团与脊髓实质的位置关系选择治疗方式。

（1）血管内栓塞治疗：对大多数髓内 AVM 经血管内栓塞治疗是目前首选方法。目前常用两种栓塞材料：微粒栓塞物和液体胶。典型的微粒栓塞物质降低了通过畸形血管的血流量，可以减少盗血及降低脊髓缺血危险，使静脉高压得到缓解、恢复，使出血的危险降低或消灭。微粒栓塞物质的主要代表化合物是聚乙烯醇（PVA），有许多不同的直径。使用液体胶可以避免动静脉畸形栓塞后血管再通的缺点。1977 年氰基丙烯酸酯（NBCA）首先成功地应用于脊髓血管畸形的治疗。此液体胶的优点为栓塞区域永久的闭塞而被治愈。其缺点是由于可闭塞正常血管及引起炎症反应而产生较多的并发症。

（2）手术治疗：单独做显微外科手术切除 SAVM 有时会很困难，由于其病变位于髓内及腹侧，会不可避免地发生并发症而引起病情恶化甚至死亡。对已经瘫痪的患者手术也没有帮助。一般完全切除率为 62%，手术前做栓塞更有益手术。手术中应用电生理检查做术中监护，对于保护脊髓功能、降低手术致残情况有很大帮助。

（3）综合性治疗：血管内栓塞和显微外科手术结合是目前治疗颅内动静脉畸形常用的方法，也可以用于脊髓 AVM 的治疗。术前栓塞，可以减少畸形血管团的张力，减少了术中出血，减小畸形团的体积，也可作为术中的标志，使手术更加安全。对进行了多次单纯栓塞后，造影复查仍有残留的 AVM，也可行手术治疗。

（三）髓周动静脉瘘

髓周动静脉瘘（perimedullary arteriovenous fistula，PMAVF）是脊髓动静脉畸形的一种特殊类型，是根髓动脉与脊髓引流静脉之间的直接交通，由脊髓前动脉或（和）脊髓后动脉供血，向髓周静脉引流，其瘘口位于硬脊膜内脊髓表面，不侵犯脊髓实质。男、女性的患病率相差不大，30～40 岁组发病率最高。可发生于颈髓到马尾的任何节段，以胸腰段多见，占同期脊髓血管畸形患者的 11.42%。尽管发病率低，但常导致患者严重的神经功能障碍，且临床表现常常不典型，容易误诊。

本病病因未明，Gueguen 与 Barrow 认为与手术损伤和先天发育异常有关。髓周血管瘘是在脊髓腹侧或背侧的动静脉短路，是脊髓动脉与脊髓静脉的单一分流而无畸形血管团。供应血管是脊髓前动脉或脊髓后动脉，引流通过非常远的升脊髓静脉到上颈段，甚至到后颅窝。

1. 临床表现　本病在年轻或中年起病，以脊髓损伤为主要临床表现，可表现不同节段的上升性运动、感觉功能障碍，并有括约肌功能障碍，且呈现为非对称性，部分表现为多节段的脊髓神经功能障碍。有三种发病形式：①出血，急性起病，表现为髓内或髓外硬膜下血肿。由于瘘管位于硬脊膜下，脊髓蛛网膜下腔出血也是其偶然出现的体征之一。②缺血表现。③髓外硬膜内占位。

2. 诊断　PMAVF 早期临床表现不明显，定位症状较弥散，行 MRI 检查血管流空影不明确等因素，容易误诊。在出血急性期 PMAVF 可能不出现血管流空现象，而只表现为髓内或髓外硬膜下血肿，因此应当注意在血肿吸收期复查 MRI，有助于减少误诊。而在缺血表现的病例中，MRI 影像表现可能只发现脊髓软化灶，但 PMAVF 常表现进行性加重，此时应注意进行 DSA 检查明确诊断。以占位效应为主的病例中，MRI 影像表现髓外硬膜内占位，但占位影像不典型，强化后可有细点状流空现象。

脊髓动脉造影是髓周动静脉瘘诊断和分型的金标准，对选择恰当的治疗方案至关重要。Merland 等按照其大小、流量及静脉回流，将髓周血管瘘分成三型。

A 型：属于小的动静脉瘘，由一根细长的前脊髓动脉或后侧动脉供应，只有很轻微的血管扩张。血管瘘很小，动脉及静脉的流速也很低（图 10-7）。

B 型：属于中等大小的动静脉瘘，由 1～2 条已有明显扩张的动脉供应，血流速度明显增加，引流静脉明显扩张及弯曲（图 10-8）。

C 型：属于一个大的动静脉瘘，有多根大直径动脉供应，血流速度很快，有大的分流量，并有多根扩张的弯曲静脉。

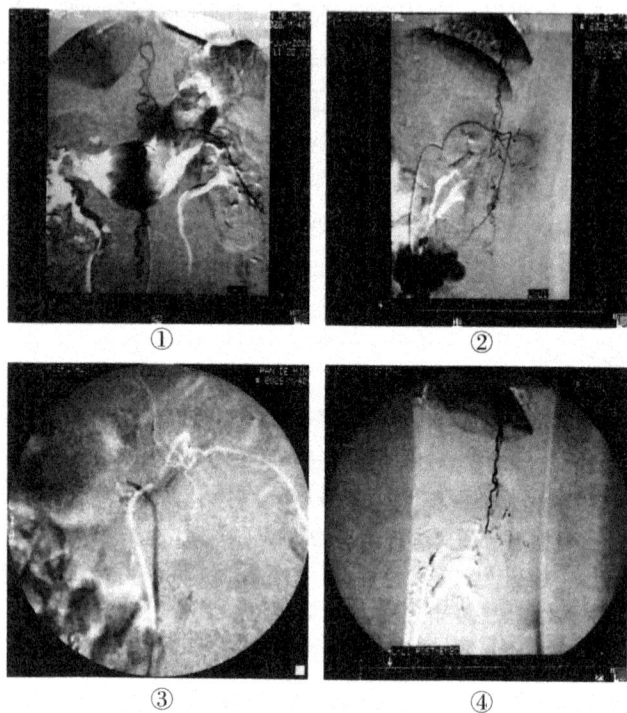

图 10 -7　L₁₁髓周动静脉瘘 A 型

①DSA 造影；②DSA 造影；③置入微导管；④PVA 栓塞后复查造影

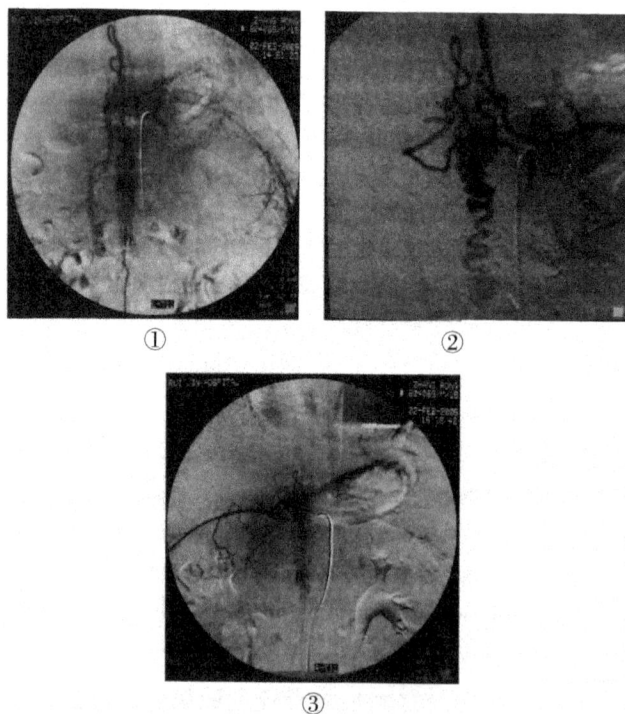

图 10 -8　髓周动静脉瘘 B 型选择性脊髓 DSA 造影

3. 治疗　对治疗方法的选择，主要依据其不同的临床分型。Ⅰ型和Ⅱ型轻度患者，因瘘口小，供血动脉细长以手术为主。若病灶位于脊髓前方，也可采取血管内介入栓塞瘘口。

对于Ⅱ型重度和Ⅲ型患者，以栓塞为主或者首先进行栓塞。不强求完全栓塞，大部栓塞即可，避免加重脊髓缺血损伤。对于复杂瘘口的患者如栓塞后效果仍不理想可以在大部栓塞后再行手术切除病灶，可以提高治疗效果。

术后随访半年，根据 JOA 术前及术后评分，MeHand 分型Ⅰ型效果最好，脊髓神经功能损伤较小的患者神经功能恢复较好。对Ⅱ型重度和Ⅲ型患者，栓塞治疗效果满意。

（四）脊髓动脉瘤

脊髓动脉瘤（spinal cord aneurysms）很少见，只有很零星的报道，加上有文献将一些血管瘘病例的静脉扩张误当作是动脉瘤，故其发生率很难判断。真正意义上的单纯脊髓动脉瘤很少见。其常伴有脊髓其他血管病变，尤其是脊髓血管畸形。脊髓动脉瘤多位于脊髓前动脉上，血管壁上常有先天缺陷，有时可与脑动脉瘤或身体其他部位动脉瘤共存。在伴有脊髓血管畸形的动脉瘤常见于供应血管上，多为囊状的动脉瘤，破裂出血的危险性很大。

脊髓动脉瘤的诊断可用脊髓磁共振、CT 或脊髓椎管造影，但确诊有赖于选择性脊髓血管 DSA。其治疗方法包括载瘤动脉结扎术、动脉瘤夹闭术或动脉瘤切除术等。在伴有脊髓血管畸形的病例中，如切除畸形血管，动脉瘤常会变小或消失。

（五）硬脊膜动静脉瘘

硬脊膜动静脉瘘（spinal dural arteriovenous fistula，SDAVF）是一种临床最常见的脊髓血管畸形，指供应硬脊膜或神经根的小动脉在椎间孔处穿过硬脊膜时，与脊髓引流静脉直接交通。

SDAVF 的病因尚未明确，一般认为是多因素作用导致的获得性的病变，如感染、脊髓空洞症、外伤和手术等。

脊髓静脉高压是 SDAVF 的主要病理生理学机制。在硬脊膜上形成病理性的慢速、低容量、压力较高的动脉向静脉分流，从而使动脉血直接进入脊髓周围蛛网膜下腔内的静脉。SDAVF 的瘘口常位于硬脊膜内或在神经根袖处，使引流硬脊膜的静脉动脉化，血液流入硬脊膜表面冠状静脉丛，由于该静脉丛与髓内根静脉之间缺乏静脉瓣，血流即可通过根静脉反流至脊髓表面正常的静脉回流系统，使髓周静脉内压力增高而迂曲扩张。这种血管内压力的变化，向邻近的脊髓实质传递，髓周静脉压力增高致使髓内静脉压力也随之增高造成脊髓正常静脉回流障碍，脊髓充血，毛细血管内血液淤滞，小动脉缺血，脊髓水肿。严重者造成脊髓脱髓鞘或静脉性脊髓缺血坏死，症状突然恶化，逐渐发展成为不可逆损害，称为 Foix - Alajouanine 综合征。

1. 临床表现　SDAVF 的发病率是每百万人每年 5～10 例，约是颅内动脉瘤发生率的 1/10，约占所有脊髓动静脉畸形的 70%。发病年龄在 28～83 岁，多见于中老年，约有 1/3 的患者在 60～70 岁确诊。本病男性多见，男女发病率之比为 5：1。SDAVF 可以出现在硬脊膜的任何部位，最常见的部位是胸椎下段和腰椎上段。通常是单发的，出现双瘘管的机会为 1%～7%，没有发现 2 个以上瘘的患者。

SDAVF 没有特异性的症状，临床过程为隐匿起病，进展缓慢，大多数患者的病程＜2～3 年。部分病例在病程中病情突然加重。首发症状是典型的背痛、下肢麻木及肌无力。以两便功能障碍起病的并不常见，但在诊断时常可见到。严重的坏死或急性起病的很少，SDAVF病例中呈急性、亚急性进展的约占 10%。神经学检查常发现锥体束损害、深浅感觉障碍和周围神经损害。感觉障碍平面常与实际病变水平不一致，因为感觉障碍平面为静脉回流障碍所致的脊髓水肿平面，而非病灶部位本身。

2. 影像学检查

（1）脊髓 MRI 检查：SDAVF 的初步诊断需要靠脊髓 MRI，而确诊则有赖于脊髓血管造影。MRI 是诊断 SDAVF 的重要依据，主要表现为：①脊髓内呈长 T_2W 信号影；②脊髓周围蚓蚓状迂曲血管流空影，表示扩张的脊髓静脉，可视为 SDAVF 的直接 MRI 征象；③脊髓不均匀斑片状强化。具体表现在 T_2W 上见较长节段脊髓实质的连贯纵行的条状高信号，病灶位于脊髓中心呈"铅笔样"改变和脊髓增粗。在 T_1W 上多呈等信号改变，提示病变以淤血、水肿为主，说明本病具有可逆性。脊髓病变部位与瘘口常不一致，特别是位于颈、腰骶部脊柱两端的 SDAVF（图 10-9）。

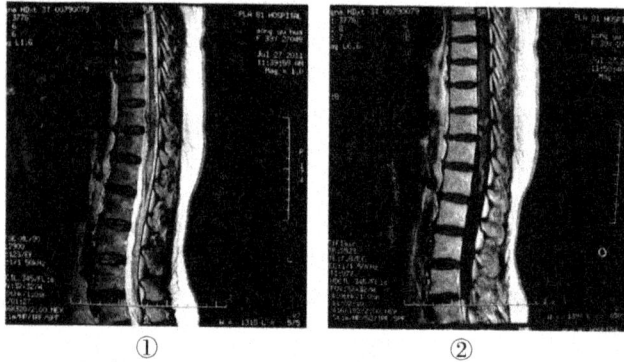

图 10-9 T_{10} 硬脊膜动静脉瘘的 MRI

①T_2W 图像；②T_1W 图像

（2）脊髓血管造影：脊髓 DSA 显示根动脉的硬脊膜支在神经根袖套穿过硬脊膜形成动静脉瘘口，其特点是：①位于椎间孔附近的动静脉交通，瘘口多为 1 个，偶可 2 个，多位于上胸段以下至骶段水平，其供血动脉多为 1 支，少数为 2 支；②瘘口后的引流静脉穿过硬脊膜向脊髓表面走行，引流静脉较长，可以上行或下行很长距离，呈迂曲匍行的血管影，汇入脊髓后或脊髓前静脉（图 10-10）。

3. 诊断和鉴别诊断　根据患者临床表现结合影像学、脊髓血管造影结果可以确诊。临床上和一些急性、亚急性进展的其他脊髓疾病（如感染、出血、脱髓鞘病变、运动神经元病、脊髓肿瘤等）不易区别。

4. 治疗　本病的治疗原则是完全永久性封闭瘘管。目前主要是通过外科手术和介入血管内栓塞等方法治疗，目前治疗 SDAVF 首选是手术。

（1）手术治疗：直接手术的方法提供了脊髓硬脊膜动静脉瘘的一种简单及成功的治疗。手术治疗的目的是解除椎管内静脉高压，保持脊髓静脉通畅，促进脊髓功能恢复。该手术在显微外科的条件下进行，对脊髓的干扰非常小，显微手术创伤并不大，手术简单易行，术后无复发。

（2）血管内治疗：除了手术治疗，可以经根动脉超选择性插管，将组织丙烯酸栓塞剂注射进供血动脉封闭瘘口方法来治疗，其优势在于创伤小、诊断和治疗可以一次完成。假如闭塞成功，可以不做手术；假如闭塞不能完全成功，可以做部分闭塞的血管瘘切除术。

（3）联合治疗：即先进行血管内栓塞治疗，然后采用手术治疗。如果瘘口被完全封闭，4/5 的患者部分症状会立即好转，其中以运动障碍和疼痛缓解最为突出。

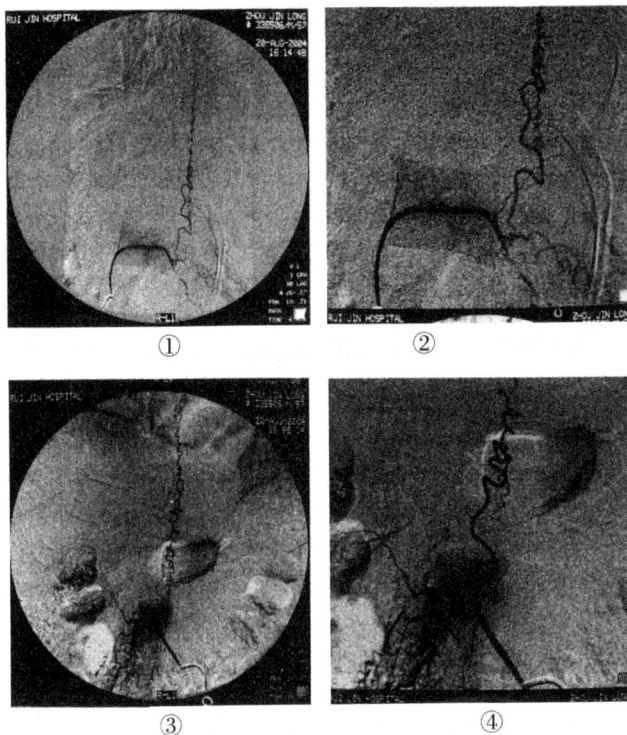

图 10－10　硬脊膜动静脉瘘右侧 L_1 选择性脊髓 DSA
①斜位；②斜位放大；③正位；④正位放大

（吴文波）

第四节　椎管狭窄症

一、概述

椎管狭窄症是一组慢性进行性脊髓及脊神经根疾病，主要由于脊椎骨的增生性改变，导致椎管的继发性狭窄，压迫脊髓、脊神经根、椎动脉及交感神经丛，使之发生退行性变，并出现相应的神经功能障碍。根据狭窄的部位不同，可分为中央型、侧隐窝型与神经孔型狭窄三类，而根据病因不同，又分为先天性和获得性椎管狭窄。

正常人椎管腔的大小存在着显著的个体差异，即使同一个人，各不同节段的管腔大小亦很不一致。在解剖学上每一个脊椎骨的椎管大小取决于：①椎弓根的高低；②左、右椎弓根的间距；③左、右椎板连合角的大小；④左、右椎板的厚度（图 10－11）。此外，椎管的大小在一定程度上取决于上、下关节突的大小及周围软组织，特别是黄韧带的肥厚程度。但是单纯先天性（又称发育性）的椎管狭小，一般不致产生脊髓及神经根病变；只有在原有椎管先天性狭小的基础上，再附加有其他病变，使管腔有进一步的不规则狭窄时，才产生神经系统的病变。原有的管腔越窄，引起的神经系统病变进展越快，症状亦越重。

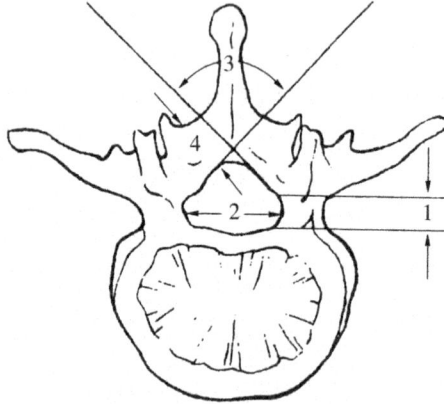

图 10 - 11　决定椎管大小的因素

1. 椎弓根的高低，2. 椎弓根间距；3. 左右椎板连合的角度；4. 椎板的厚度

一般认为颈椎管腔以 C_3 ~ C_7 段较狭窄，如这段椎管中它的最小矢径在 16mm 以上，基本上不致发生脊髓病变；如最小矢径小于 14mm，则多数患者可出现不同程度的脊髓病变；如最小径被缩小至 8mm 以下，则将无例外地均有脊髓病变的出现。此外，椎管矢径的中径与相应椎体矢径的中径之比，也是决定椎管是否狭窄的指标，正常的比值应为 ≥0.91，如此比值 ≤0.77 则表示有椎管狭窄。如测量 C_3 ~ C_7 各椎骨的此比值，有 3 个以上椎骨管腔比值 <0.75，即可诊断为颈椎椎管狭窄症（图 10 - 12）。

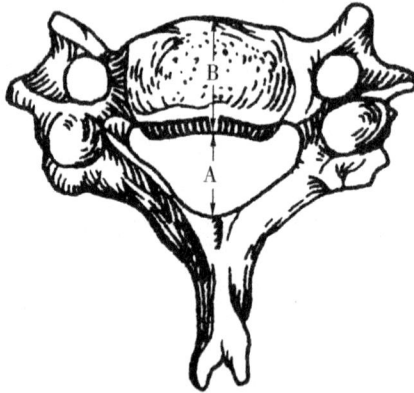

图 10 - 12　决定颈椎管狭窄的测量指标之一，椎管矢
径中径（A）与椎体矢径中径（B）之比

A/B≥0.91 正常，A/B≤0.77 狭窄

对腰椎管来说，狭窄最多见的部位是 L_3 ~ L_5 节段，该处的脊髓已经终止而成为马尾，故狭窄引起的影响只限于马尾神经根，可影响其一部分或全部。正常腰椎椎管的矢径应为 22 ~ 25cm，在这样大的椎管中，即使有明显的骨赘形成，将不致引起马尾神经的损害。如腰椎椎管的矢径减少到 15mm 以下，则马尾病变的发生机会将大为增加。测定腰椎椎管狭窄的指标，为椎体骨的横径与矢径的乘积与该椎骨管腔的横径与矢径乘积之比（图 10 - 13）。

C×D/A×B≤4.5，如此值＞4.5可诊断为腰椎管狭窄。

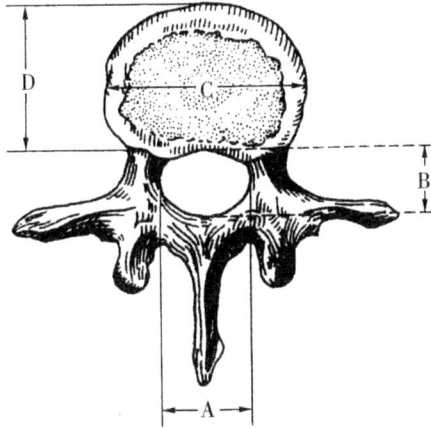

图 10 - 13　决定腰椎管狭窄的测量指标

C×D/A×B值≤4.5为正常，此值＞4.5为狭窄

先天性椎管狭窄的主要病理改变为椎弓根缩短、椎管均匀狭窄。其病因可以是特发性狭窄，也可以由软骨发育不全、黏多糖病、脊髓骨骺发育不全、唐氏综合征等引起，多系胚胎3个月~3岁之间形成，但多在成年后才出现症状。

获得性椎管狭窄的病因很多，多为退行性疾患、椎间盘突出、手术创伤及外伤所致。此外全身代谢性病变如Paget病、慢性氟中毒、肢端肥大症也可导致椎管狭窄。

椎管狭窄的确切发病率尚不清楚，无症状而行CT及MRI检查者中，4%~25%可见影像学上的腰椎管狭窄。限于篇幅，本节仅对颈椎病、后纵韧带骨化症、胸椎管狭窄症、腰椎管狭窄症和椎间盘突出临床常见的几种疾病进行综合性的介绍。而其他少见类型的疾患，如破坏性脊椎骨关节病变（destructive spondyloarthritis，DSA）、手术及麻醉过程中脊髓或马尾的意外损伤、软骨发育不良症、假性甲状旁腺功能不良症和慢性氟中毒等。

二、临床表现

单纯先天性发育不全造成的椎管狭窄，可没有任何临床症状，但继发外伤、骨质增生、椎间盘突出或韧带肥厚等因素时，椎管狭窄进一步加重后才出现症状。临床上大多数的椎管狭窄为获得性，多数表现为缓慢进展性发展。病史的长短，与受压部位、程度和有无加重狭窄的诱发因素存在关联。

临床表现根据狭窄节段的不同而有差异，主要是脊髓、神经根和血管受压后的缺血性或刺激性表现。

1. 颈椎病（cervical spondylosis）　是一种常见病和多发病，其患病率为3.8%~17.6%，男女之比为6∶1。病变主要累及颈椎骨、椎间盘和周围韧带及纤维结构，伴有较明显的脊神经根和脊髓病变。第二届全国颈椎病专题座谈会（1992年，青岛）明确了颈椎病的定义：即颈椎间盘退行性改变及其继发病理改变累及其周围组织结构（神经根、脊髓、椎动脉、交感神经等），出现相应的临床表现。仅有颈椎的退行性改变而无临床表现者称为颈椎退行性改变。此疾病好发于40~60岁之间，外伤与本病的发生有一定关系，有时可成为促使产生临床症状或使症状加重的诱因。

根据受累组织和结构的不同，颈椎病分为：颈型（又称软组织型）、神经根型、脊髓型、交感型、椎动脉型、其他型（目前主要指食管压迫型）。如果以上两种类型同时存在，称为"混合型"。

（1）颈型颈椎病：①颈项强直、疼痛，可有整个肩背疼痛发僵，不能做点头、仰头及转头活动，呈斜颈姿势。需要转颈时，躯干必须同时转动，也可出现头晕的症状。②少数患者可出现反射性肩臂手疼痛、胀麻，咳嗽或打喷嚏时症状不加重。③临床检查：急性期颈椎活动绝对受限，颈椎各方向活动范围近于零度。颈椎旁肌、$T_1 \sim T_7$ 椎旁或斜方肌、胸锁乳头肌有压痛，冈上肌、冈下肌也可有压痛。如有继发性前斜角肌痉挛，可在胸锁乳头肌内侧，相当于 $C_3 \sim C_6$ 横突水平，扪到痉挛的肌肉，稍用力压迫，即可出现肩、臂、手放射性疼痛。

（2）神经根型颈椎病：①颈痛和颈部发僵，常是最早出现的症状。有些患者还有肩部及肩胛骨内侧缘疼痛。②上肢放射性疼痛或麻木：疼痛和麻木沿着受累神经根的走行和支配区放射，具有特征性，因此称为根型疼痛；疼痛或麻木可以呈发作性，也可以呈持续性。有时症状的出现与缓解和患者颈部的位置和姿势有明显关系。颈部活动、咳嗽、喷嚏、用力及深呼吸等，可以造成症状的加重。③患侧上肢感觉沉重、握力减退，有时出现持物坠落；可有血管运动神经的症状，如手部肿胀等；晚期可以出现肌肉萎缩。④临床检查：颈部僵直、活动受限；患侧颈部肌肉紧张，棘突、棘突旁、肩胛骨内侧缘以及受累神经根所支配的肌肉有压痛；椎间孔部位出现压痛并伴上肢放射性疼痛或麻木，或者使原有症状加重具有定位意义；椎间孔挤压试验阳性，臂丛神经牵拉试验阳性。

（3）脊髓型颈椎病：①多数患者首先出现一侧或双侧下肢麻木、沉重感，随后逐渐出现行走困难，下肢各组肌肉发紧，抬步慢，不能快走；继而出现上下楼梯时需要借助上肢扶着拉手才能登上台阶；严重者步态不稳、行走困难，患者双脚有踩棉感；有些患者起病隐匿，往往是自己想追赶即将驶离的公共汽车，却突然发现双腿不能快走。②出现一侧或双侧上肢麻木、疼痛，双手无力、不灵活，写字、系扣、持筷等精细动作难以完成，持物易落；严重者甚至不能自己进食。③躯干部出现感觉异常，患者常感觉在胸部、腹部或双下肢有如皮带样的捆绑感，称为"束带感"，同时下肢可有烧灼感、冰凉感。④部分患者出现膀胱和直肠功能障碍，如排尿无力、尿频、尿急、尿不尽、尿失禁或尿潴留等排尿障碍，大便秘结，可能有性功能减退；病情进一步发展，患者须拄拐或借助他人搀扶才能行走，直至出现双下肢呈痉挛性瘫痪，卧床不起，生活不能自理。⑤临床检查：颈部多无体征；上肢或躯干部出现节段性分布的浅感觉障碍区，深感觉多正常，肌力下降，双手握力下降；四肢肌张力增高，可有折刀感；腱反射活跃或亢进：包括肱二头肌、肱三头肌、桡骨膜、膝腱、跟腱反射；髌阵挛和踝阵挛阳性；上肢 Hoffmann 征、下肢 Babinski 征、Chadock 征可能阳性；腹壁反射、提睾反射减弱或消失。

（4）交感型颈椎病：①头部症状：头晕或眩晕、头痛或偏头痛、头沉、枕部痛，睡眠欠佳、记忆力减退、注意力不易集中等；偶有因头晕而跌倒者。②眼耳鼻喉部症状：眼胀、干涩或多泪、视力变化、视物不清、眼前好像有雾等；耳鸣、耳堵、听力下降；鼻塞、"变应性鼻炎"，咽部异物感、口干、声带疲劳等；味觉改变等。③胃肠道症状：恶心甚至呕吐、腹胀、腹泻、消化不良、嗳气以及咽部异物感等。④心血管症状：心悸、胸闷、心率变化、心律失常、血压变化等。⑤面部或某一肢体多汗、无汗、畏寒或发热，有时感觉疼痛、麻木但是又不按神经节段或走行分布。以上症状往往与颈部活动有明显关系，坐位或站立时加重，卧位时减轻或消失；颈部活动多长时间低头、在电脑前工作时间过长或劳累时明显，休息后好转。⑥临床检查：颈部活动多正常、颈椎棘突间或椎旁小关节周围的软组织压痛；有时可伴有心率、心律、血压等的变化。

（5）椎动脉型颈椎病：①发作性眩晕，复视伴有眼震；有时伴随恶心、呕吐、耳鸣或听力下降；这些症状与颈部位置改变有关。②下肢突然无力猝倒，但神志清醒，多在头颈处于某一位置时发生。③偶有肢体麻木、感觉异常。可出现一过性瘫痪，发作性昏迷。

2. 后纵韧带骨化症（OPLL） 是日本 Tsukimoto（1960 年）首先报道，临床表现与脊髓型颈椎病相似，现已明确将它作为一种独立的疾病认识。OPLL 的主要病理变化发生于后纵韧带的颈椎上段，沿该韧带向下有不规则的异常骨化。在韧带与椎间盘附着区，骨化可中断或减少，或代之以纤维软骨整个骨化带与其相邻的硬脊膜紧密粘连，并突入硬脊膜腔内，使椎管的矢径明显缩减，造成脊髓的压迫。脊髓前动脉与正中沟动脉亦可被累及，使脊髓前部及两侧的灰质前角供血缺乏，出现两上肢运动障碍重于感觉障碍。由于骨化组织的制动作用，使病变部位的颈椎活动范围受限，而病变以下节段的活动有代偿性增加，容易导致颈椎下段的失稳、劳损，并加速下段颈椎的退行性变及骨赘形成。由此可见 OPLL，与颈椎病常可同时存在，并互相促进。

OPLL 的发展缓慢，病程很长。自出现初期症状至就诊的时间，常超过 1 年甚至可长达数十年。疼痛常不明显，一般均于颈椎过度活动时出现，只限于颈后、肩部等区。初期症状以神经根受压为主，表现有手指麻木、酸胀、伸屈不便及手指活动不灵活等。神经障碍逐渐向颈、肩、上臂等处发展，可以先在一侧扩张，也可两侧同时出现症状。继而出现两下肢麻木、酸胀、沉重，逐渐上肢无力、持物困难、下肢僵硬、步履艰难、四肢肌张力均有增高，并有阵挛。严重者卧床不起，翻身及行动都感困难，排尿功能亦有困难。神经系统的主要体征为四肢的不完全性痉挛性瘫，伴有反射亢进，病理发射阳性。感觉障碍常不规则而弥散，无明显的感觉缺失平面。颈部的伸、屈活动常受限制，如超过此限度可引起疼痛。脑脊液动力试验可以正常、部分阻塞或完全阻塞。脑脊液内蛋白质含量多数正常，但亦有增高者，其他生化指标均属正常。

3. 胸椎管狭窄症 胸椎管腔是整个椎管最狭小的部位，它与脊髓之间的剩余空间亦最小，但这里发生椎管狭窄的情况却最少见。胸椎管狭窄症是临床的罕见病，其原因是胸段脊柱的活动幅度比颈、腰段要小得多。由于受两旁肋骨及前面胸骨的支撑，胸段脊柱的前后伸曲、左右侧弯及旋转运动都受到较大的限制，从而使胸椎骨的慢性劳损、骨赘的形成及后关节的退行性增生等改变都发生较迟而缓慢。另外，病变的进展慢、病程长，症状变化小，常引起患者及医师双方的忽视，导致诊断率低。

临床表现大多发病缓慢，开始时常为一侧或双侧下肢发麻、发凉，逐渐发展为无力。下肢活动僵硬不便，出现跛行。约有半数患者可伴有腰背酸痛，并可累及臀部及大腿，但多不严重。大小便障碍及性功能障碍常见，但一般发生较晚。部分病例可发展为不全截瘫或截瘫。多数患者无外伤史。神经系统检查脑神经及上肢均较正常，下肢肌力可有不同程度的减弱，行走缓慢，呈痉挛性步态。膝、踝反射亢进，病理反射呈阳性，腹壁反射及提睾发射较弱或消失。脊柱多数无明显畸形，少数可有轻度佝偻畸形，或局部压痛。

4. 腰椎管狭窄 腰椎骨关节肥大性马尾病变（LSS），简称腰椎管狭窄，是在认识颈椎病的基础上才被发现的。20 世纪 50 年代，Verbiest 最早描述了腰椎管狭窄的症状，并对 4 例患者采用椎板切除术治疗，获得了缓解根性疼痛的疗效。

与颈椎病一样，本病是由于腰骶段椎管的先天狭小，再加上腰骶椎骨关节的肥大性改变，使马尾神经根受压及血供障碍所致。椎骨腔的狭小主要决定于矢径的减小，与椎弓根间距的宽窄关系不大。

腰椎管狭窄可分为先天性和继发性两类。前者的特点是椎弓根短且矢状面上椎管直径 < 10mm，最典型的先天性腰椎管狭窄为软骨发育不全；后者椎管直径最初正常，但发病后将前后径在 10 ~ 12mm 之间，腰椎的退行性变如椎板增厚、内侧小关节增生、黄韧带增生等可导致椎管狭窄进行性加重。此外内分泌疾病，例如帕吉特病、肢端肥大症和氟中毒等，也可导致腰椎管狭窄。

本病发展缓慢，常影响多个节段，并伴有明显的关节突粗大，椎板增厚，黄韧带肥厚内突及椎间盘后突等。腰椎管狭窄可发生在 1 个或 2 个节段，也可影响整个腰椎椎管。狭窄最常见的部位为 $L_4 \sim L_5$，其次为 $L_3 \sim L_4$，$L_2 \sim L_3$，$L_5 \sim S_1$，$L_1 \sim S_1$ 较少见。

先天性者的症状出现较早，常在 30 岁或 40 岁左右发病，而继发性者常在 50 岁或 60 岁左右出现根性症状或跛行主诉。病程多较隐袭，发病缓慢。多数患者有长期下背、腰、臀及大腿后部的疼痛史。但疼痛的性质都不很严重，开始是肌肉的疲劳感，稍休息或更换体位可以好转，逐渐发展为间歇性跛行。疼痛的位置亦可逐渐下移到小腿的前外侧，有时伴有麻木及感觉异常，但很少像坐骨神经痛那样典型。咳嗽、打喷嚏通常并不加重疼痛，与负重关系亦不大。多数患者都能提供发病是与某一活动或某种体位有关，而且患者发病时可能无法行走，但却可长时间驾车。患者的临床表现，主要可分为位置性跛行及缺血性跛行两种类型。

（1）位置性跛行：发生于行走或长时间地站立不动时。发病后只要改变体位，将身体前屈或蹲下或弯腰行走，疼痛即消失。因此，患者常保持着弯腰的姿势。这种发作与腰椎的伸曲活动有关，因为腰椎背伸时不仅黄韧带的突入增加，马尾的截面积亦加大，增加了压迫的程度，有些患者不能卧下，俯卧或仰卧均可增加疼痛，只有侧卧屈膝才可使疼痛消除。对于某些不引起伸腰活动的姿势，患者仍能参与，例如骑自行车、打网球等。因此常被误诊为神经症或诈病。这类跛行占 LSS 的大多数。

（2）缺血性跛行：发生于行走或下肢活动时，疼痛呈肌痉挛性，以两小腿前外侧的肌群受累较多。停止行走或下肢的活动时，疼痛即消失。这种发病与腰椎的伸直无关，改变体位将不受影响，但与血内氧张力有明显关系。改变吸入气体中的氧浓度，常可直接影响发作情况。在肌肉活动时有关的脊髓血供增加，相应神经根在传导冲动时需氧量亦大为增加。马尾神经的血供都来自前、后根动脉，都是末梢终动脉，只供应自身神经根，不与其他血管发生侧枝联系。当腰椎管狭窄时，这些根动脉大多受到部分梗阻或压迫，使在活动时不能扩张，引起马尾神经的血供不足而发生症状。停止活动后症状即可改善。这类跛行占 LSS 的少数。

5. 椎间盘突出症（herniation of intervertebral disc） 是指椎间盘的髓核或部分软骨盘，通过环状韧带的薄弱点向外突出而言。髓核向椎管内突出，临床上都有不同程度的神经根或脊髓受压的表现。

损伤或突然的负重常为椎间盘突出的直接原因，约半数以上的患者，都可以清楚地诉说发病是与一次突然的"扭伤"有关，如发生于拎举重物、扛抬东西、长时间的弯腰活动或摔跌之后。

（1）好发部位：除 $C_1 \sim C_2$ 及骶段因没有椎间盘外，其他部位均可发生。最常见的为颈段，胸段较少见。发生于腰段的椎间盘突出，以 $L_4 \sim L_5$ 最多见，其次为 $L_5 \sim S_1$，$L_3 \sim L_4$ 再次之，$L_1 \sim L_2$ 及 $L_2 \sim L_3$ 较少见。发生于颈段的椎间盘突出以 $C_5 \sim C_6$ 和 $C_6 \sim C_7$ 最多见，其次是 $C_4 \sim C_5$ 和 $C_7 \sim T_1$。发生于胸段的椎间盘突出很少见，发生者以下胸段 $T_9 \sim T_{12}$ 的诸节段相对较多。

（2）髓核突出的程度：自上而下各椎间盘的体积是逐渐增大的。髓核的体积，一般只有整个椎间盘的15%。颈段椎间盘的平均体积约为1.5ml，而其髓核的体积只有约0.2ml。腰段椎间盘体积平均为10ml，髓核的体积可达1.5ml。由此可见同为髓核突出，发生在颈部者要比腰部者小得多，因此造成的大块突出也少得多。髓核突出不伴有环状韧带破裂者称为部分突出，髓核突出伴有环状韧带破裂，并游离于椎管内者称为完全性突出。后者多见于胸段及腰段，颈段者少见。

（3）神经组织的受压：向后外侧突出的椎间盘，可压迫到该侧的神经根。颈部的神经根走向接近水平，故突出的髓核压迫同节段的神经根；例如 $C_5 \sim C_6$ 椎间盘突出，压迫及此间隙的神经根（即 C_6 神经根）；$C_6 \sim C_7$ 椎间盘突出压迫 C_7 神经根，余类推之（图10-14）。在腰段神经根的走向垂直，且椎间孔的位置高于椎间隙的位置，同节段的神经根都在突出的椎间盘以上离开椎管，故压迫的神经根常为其下一节段的神经根；例如 $L_4 \sim L_5$ 椎间盘突出压迫 L_5 神经根，$L_5 \sim S_1$ 椎间盘突出压迫 S_1 神经根，余类推之（图10-15）。

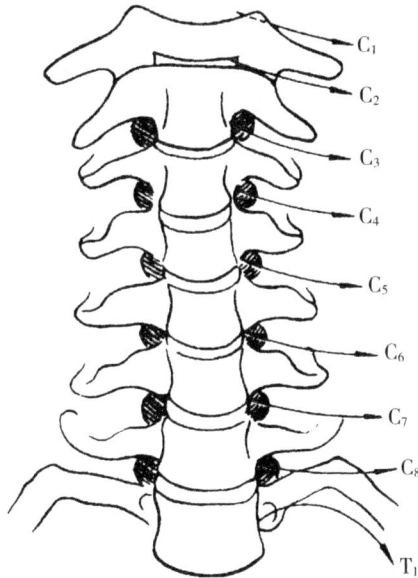

图10-14　颈椎间盘突出的部位与颈神经根的关系（示意图）

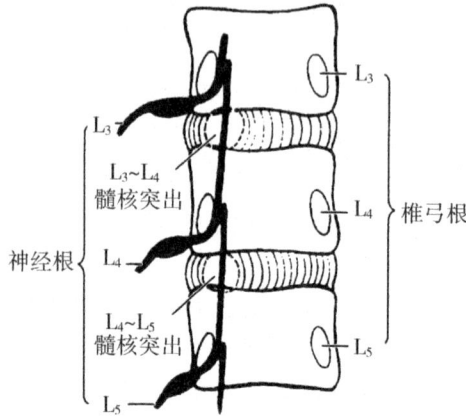

图 10 – 15　腰椎间盘突出的部位与马尾神经根的关系

（4）常见症状和体征

1）颈椎间盘突出症：主要表现有颈、背、肩胛前胸等部位疼痛，相应节段的肌萎缩，上臂、前壁及手部有麻木或浅感觉减退，肱二头肌、肱三头肌、肱桡肌等的腱反射减退或消失，有时可出现脊髓半切综合征，严重者可有两下肢的进行性痉挛性瘫痪，双侧锥体束征阳性，及膝、踝反射亢进等。体检可见颈神经根牵引试验阳性、颈椎间盘孔压迫试验阳性。颈椎牵引试验时，可使根痛缓解。

2）胸椎间盘突出症：主要表现有神经根痛，常迅速出现下肢的痉挛性截瘫，伴有广泛的感觉、运动与括约肌功能障碍。

3）腰椎间盘突出症：主要表现为长时间的下背部疼痛病史。劳累、弯腰、负重、咳嗽等均可诱发。发作时在小腿、足背及足底等皮肤上有针刺或麻木样感觉障碍。少数者可有小便困难、尿潴留。体检：腰椎的正常前凸曲度消失，椎旁肌肉强直、弯腰动作明显受到限制，背伸动作可诱发或加重疼痛及引起下肢皮肤的麻木感，病变的两旁及棘突处有压痛及叩痛，压迫颈静脉常引起病变部位的疼痛，病侧直腿高举试验不能超过 30° 及病侧下肢皮肤有感觉减退等。

三、影像学检查及其他辅助检查

1. X 线片检查　是判断损伤的疾患严重程度、治疗方法选择、治疗评价的影像学基础。X 线片上常见的异常表现包括椎体后缘骨质增生肥大、骨桥形成，椎间小关节肥大，椎管管径变小，后纵韧带骨化或钙化，椎间隙变窄等。

Tsuyama 将 OPLL 的 X 线征象分为四类：①连续型：骨化阴影呈条索状，跨越数个椎体；虽然厚薄不匀，但呈连续性；②间断型：骨化组织呈片状，都位于椎体的后面，在相当于椎间隙处骨化组织中断；③混合型：骨化组织的上段呈连续性，其下段呈间断性；④孤立型：骨化组织较短，限于颈段，且都向后凹，引起脊髓受压（图 10 – 16）。

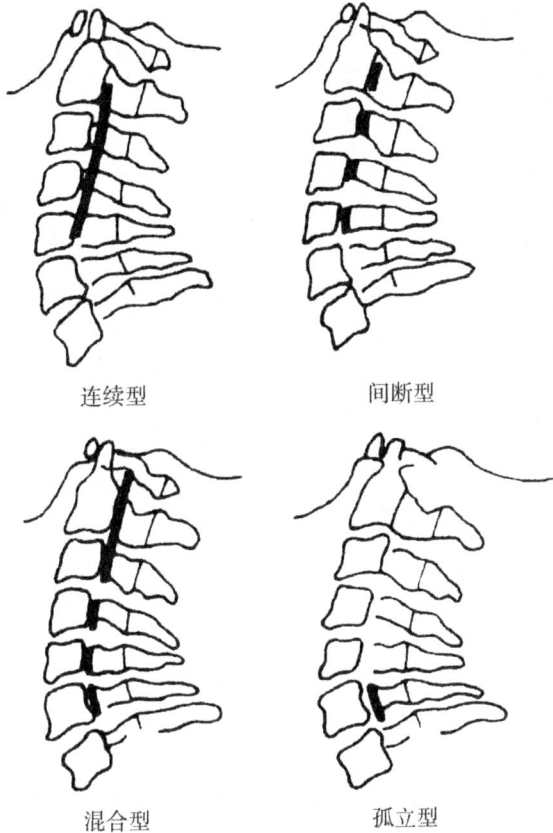

连续型　　　　　　间断型

混合型　　　　　　孤立型

图 10 - 16　后纵韧带骨化的四种类型

2. CT 扫描　CT 能清除显示骨赘的部位、范围和大小，以及椎管周围的软组织病变，如椎间盘突出、纤维环膨出、髓核钙化、椎体小关节的关节突骨赘和后纵韧带骨化等，有助于明确导致椎管狭窄的原因、了解脊髓和神经根受压的程度和与脊髓萎缩的鉴别。先天性椎管狭窄时，CT 扫描可见椎弓根发育短小，椎管前后径明显缩短。椎间盘突出时，CT 扫描上可显示突出的部位和程度。

CT 平扫可见椎管管径的窄小。文献报告颈椎椎管 <10mm 即可确立诊断，腰椎椎管前后径≤11.5mm 时即可确诊，其面积 <1.45cm^2 即为异常。此外，椎管狭窄后椎管正常的形态消失，椎管内的组织结构也可发生继发性改变，如硬脊膜外脂肪层变薄或消失，硬脊膜囊受压变形，严重者可有脊髓缺血软化灶形成。

3. MRI 检查　MRI 检查则可以清晰地显示出椎管内、脊髓内部的改变及脊髓受压部位及形态改变，由于 MRI 可矢状面、冠状面和横断面三维成像，对显示软组织的改变更清晰和直接。矢状面上可见蛛网膜下腔变窄、闭塞，脊髓受压变形，以及相应神经根受压（图 10 - 17）。同时，显示椎间盘突出的部位、程度以及黄韧带肥厚的形态，较 CT 扫描更清晰（图10 - 18）。但对骨质增生、小关节退行性变及韧带钙化或骨化的观察，则不如 CT 扫描。颈椎病严重者，颈髓可因继发性水肿、炎性改变和缺血性改变而发生软化及胶质增生，在 MRI 的 T_1W 上表现为低信号，而在 T_2W 上表现为高信号。同时，MRI 检查有助于椎管内占位性病变如肿瘤、脓肿、血肿和血管畸形等的鉴别。

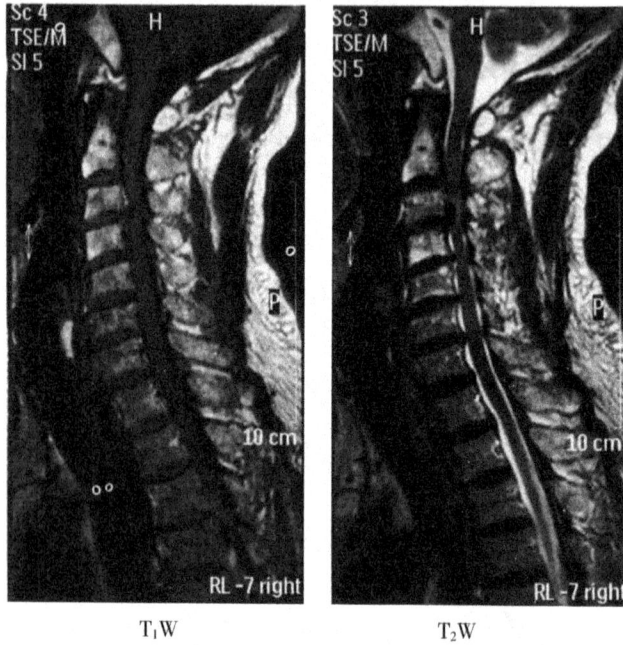

T_1W T_2W

图 10 - 17　颈椎病 MRI 所见（颈 3、4 后纵韧带骨化伴椎间盘突出，相应节段颈髓受压呈线状）

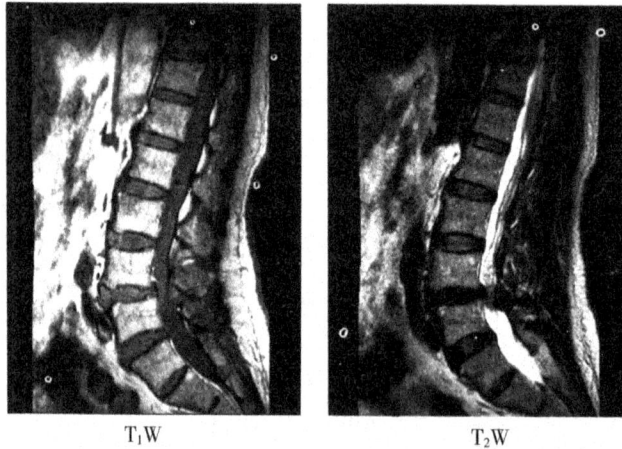

T_1W T_2W

图 10 - 18　腰椎间盘突出合并椎管狭窄 MRI 所见

4. 其他影像学检查　经颅彩色多普勒（TCD）、DSA、MRA 可探查基底动脉血流、椎动脉颅内血流，推测椎动脉缺血情况，是检查椎动脉供血不足的有效手段，也是临床诊断颈椎病，尤其是椎动脉型颈椎病的常用检查手段。

5. 脑脊液检查　椎管狭窄患者，腰穿脑脊液检查可见蛛网膜下腔程度不同的狭窄，脑脊液蛋白质含量常可有不同程度增高，但细胞数检查无增多。椎管造影可见狭窄的部位，但目前临床上已应用较少。

6. 体感诱发电位（somatosensory evoked potential，SSEP）　有助于术前了解脊髓受压程

度和受损的状态，可为治疗策略的制定提供辅助的信息。

四、诊断和鉴别诊断

临床上缓慢起病，主要表现为脊髓、神经根受压症状者，要高度怀疑椎管狭窄的存在。结合前述的 CT 及 MRI 检查所见，不难作出椎管狭窄的诊断。

2007 年，中国康复医学会颈椎病专业委员会发布了《颈椎病诊治与康复指南》，有关不同类型颈椎病的诊断标准，请参照《颈椎病诊治与康复指南》的相关内容。

颈椎病和颈椎间盘突出症的临床表现颇多相似之处，但两者的病因及病理并不相同，治疗原则亦有出入，因此应注意加以区别。颈椎间盘突出症远较颈椎病为少见，多为外伤后急性发病，一般只影响单个椎间隙；颈椎病则多为缓慢发病，且常为多节段性病变。颈椎病尚需要与 OPLL、肌萎缩侧索硬化、脊髓空洞症、亚急性脊髓炎合并变性、脊髓肿瘤、枕大孔区脑膜瘤、颈肋、前斜角肌综合征、脊柱结核、耳源性眩晕、椎 - 基动脉供血不足和椎弓根发育畸形等相鉴别。

腰椎管狭窄：需要与下肢动脉闭塞性疾病做鉴别，特别是髂总动脉的闭塞。髂总动脉闭塞也可引起下背部、腰部、臀部、大腿后部的疼痛。但由于缺血，它常伴有皮肤的苍白发冷；股、腘等动脉波动消失；发作时很少有感觉、运动及反射的改变；没有肌肉痉挛；在动脉阻塞或狭窄部位，可以听到血管性杂音；腰椎 X 线片中没有椎管腔的狭小；腰穿检查见椎管通畅，脑脊液检查正常，足以与本病鉴别。下肢血管闭塞性脉管炎者，有足背及胫后动脉的脉搏消失，皮肤色泽改变，没有椎骨的变化及神经根症状，不难鉴别。本病长期以来一直与腰椎间盘突出混淆，其实这是两种完全不同的疾病。其主要区别在于椎间盘突出起病较急，有明显外伤的诱发因素，常只影响单个神经根，不伴有椎管的狭小，及对手术与非手术治疗的效果较明显的特点。其他如马尾肿瘤、脊柱结核、脊柱蛛网膜炎等，一般均不引起间歇性跛行，故亦不难鉴别。糖尿病周围神经病变，可能被误诊为腰椎神经根病或神经性跛行。倾向于糖尿病而非椎管狭窄的临床症状包括突然出现的疼痛、夜间痛、烧灼样疼痛和改变姿势无法缓解疼痛。

五、治疗原则和预后

椎管狭窄的治疗有手术和非手术之分。大部分患者经非手术治疗效果优良，仅一小部分患者经非手术治疗无效或病情严重而需要手术治疗。

1. 非手术治疗　目前主要是采用中医、西医、中西医结合以及康复治疗等综合疗法。主要包括中医中药治疗（包括中医辨证处方、中药外治法、推拿和正骨手法、针灸疗法）、康复治疗（包括物理因子疗法、牵引治疗、手法治疗、运动治疗和矫形器具）和西医的对症、扩张血管、利尿脱水、营养神经等类药物治疗。对椎管狭窄严重者，切忌过度牵引或推拿，以免造成已受压脊髓组织的急性损害发生。

2. 手术治疗　对非手术治疗无效者，依据造成椎管狭窄的病因不同，采用不同的手术入路和手术治疗策略。总体原则为解除造成椎管狭窄的致病因素，扩大椎管腔，从而缓解脊髓、神经根和相应血管的受压，同时要兼顾脊柱的稳定型，必要时给予植骨固定或（和）异体材料内固定。

主要的手术方法包括前路手术摘除突出的椎间盘、骨化的后纵韧带和骨赘后的椎体融合，后路包括椎板切除术、椎板切开术、椎管扩大成形术、髓核摘除术、椎弓根部分切除术、椎间孔扩大术等。

内镜下髓核摘除术，对部分早期椎间盘突出患者和有经验的术者来说，是种创伤相对较小的手术治疗方法选择。

3. 疗效评估　随着影像诊断技术、微创手术技术、内固定材料和早期康复的发展，椎管狭窄患者早期诊断后及时治疗，手术治疗的疗效也不断提高。手术治疗的预后，与术前有无脊髓组织的永久性缺血损害密切相关，术后的早期康复治疗也是影响预后的主要因素之一。少数患者可能术后复发，而再次手术的疗效则明显差于首次手术。因此在初次手术时，要充分评估患者的临床表现和影像学的结果，考虑稳定性的同时，做到彻底和充分的减压，尽可能避免再次手术。

（魏秀燕）

第五节　脊髓压迫症

一、概述

脊髓压迫症是指发生于椎管内的具有占位性特征的病变，随病情发展而不断扩大，压迫脊髓、脊神经根以及供应血管，从而逐渐导致脊髓功能障碍，出现受损平面以下的运动、感觉、反射及自主神经功能障碍等一系列临床表现。脊髓压迫症的病因以椎管内肿瘤最为常见，约占脊髓压迫症的 1/3 以上。另外，椎管内脓肿、椎管内结核瘤、脊柱损伤的椎体脱位、骨折和椎管内血肿、椎管狭窄、椎间盘突出症、脊髓血管畸形以及某些先天性脊柱病变等均可引起脊髓压迫症。脊髓压迫症的起病和发展具有较明显的渐进性，根据导致压迫的病因不同，可有急性型、慢性型和亚急性型之分。急性压迫多因脊柱损伤、转移性肿瘤、急性硬膜外脓肿、椎管内出血等原因造成，患者起病急骤，进展迅速，通常在数小时至数天之内脊髓功能即可完全丧失；慢性压迫则见于椎管内良性肿瘤如神经鞘膜瘤、脊膜瘤、脂肪瘤、脊索瘤等以及脊柱结核和有些先天性脊柱畸形，在典型病例中其自然病程可分 3 个阶段，即根痛期、脊髓部分受压期和脊髓完全受压期。

脊髓压迫症诊断应根据病史和体格检查，并结合适当的辅助检查对病变做出准确的定位、定性诊断。定位诊断包括脊髓压迫节段的定位和髓内、外及硬脊膜内外的定位。定性诊断则需明确造成脊髓压迫的原因，是肿瘤性的还是炎症性的，是良性肿瘤还是恶性肿瘤，这对治疗有很大的指导意义。只要进行全面细致的询问病史和查体，结合各项重要辅助检查的综合分析，上述诊断应不难作出。脊髓压迫症的治疗原则是去除病因，手术是唯一有效的治疗方法。应做到尽早诊断、尽早治疗，尽可能保护患者神经功能，手术后可辅以放疗、药物治疗、物理疗法、加强功能锻炼、加强护理，以促进脊髓神经功能的恢复，对瘫痪或年老的患者应注意预防压疮、尿路感染及肺炎等并发症。

二、椎管内肿瘤

（一）概述

发生于椎管内各种组织的原发性和继发性肿瘤。椎管内肿瘤的发病率约为颅内肿瘤发病率的 1/7。椎管内肿瘤的分类方式很多，按肿瘤生长的部位，可分为颅颈交界区、颈段、胸段、腰段和骶段肿瘤；按肿瘤的病理分类，有良性和恶性，原发性和继发性之分；按肿瘤与脊髓、硬脊膜的关系，可分为髓内、髓外硬膜下、硬膜外和所谓的"哑铃型肿瘤"；按肿瘤的组织来源，可分为神经鞘膜瘤、脊膜瘤、胶质瘤、脂肪瘤、先天性肿瘤、血管瘤、转移性肿瘤等。髓外硬脊膜下肿瘤是椎管内肿瘤最常见的一类，主要是神经鞘膜瘤和脊膜瘤，少数为先天性肿瘤；髓内肿瘤主要为星形胶质细胞瘤和室管膜瘤，也可为先天性肿瘤、转移性肿瘤等；硬脊膜外肿瘤多为恶性肿瘤，如肉瘤和转移癌，此外还有脂肪瘤、血管瘤、软骨瘤、骨瘤、神经鞘膜瘤、脊膜瘤和囊肿等；哑铃型肿瘤是指肿瘤骑跨于髓内、外或硬脊膜内、外，呈哑铃状，常见的有神经鞘膜瘤。

椎管内肿瘤逐渐生长而产生的一系列病理生理变化主要有 3 个方面，一是肿瘤不断增大，压迫脊髓及神经根使其受损；二是肿瘤直接浸润、破坏神经组织；三是肿瘤影响脊髓的血液循环。此外肿瘤生长还会影响脊髓蛛网膜下腔脑脊液循环。其中肿瘤对脊髓的压迫是造成这些病理生理变化的基本原因。

（二）临床表现

椎管内肿瘤根据其发病部位、发病时期以及病理类型不同，可有不同的临床表现。依其病程发展过程可分为 3 个阶段：神经根痛期、脊髓半截综合征期和脊髓横断性损害期。

髓外硬膜下肿瘤占椎管内肿瘤的 60%～70%，好发于胸段及颈段。肿瘤性质以神经纤维瘤及脊膜瘤最多见，其次为血管瘤、上皮样及皮样囊肿、神经胶质瘤以及转移瘤等。临床表现根痛多见，为早期较为突出的症状，随着病情的发展逐渐出现脊髓受压的表现，患者的痛温觉障碍一般由下而上发展，直到病变相应水平。且患者的括约肌功能障碍一般出现较晚。由于肿瘤在蛛网膜下腔生长，椎管梗阻出现较早，脑脊液检查蛋白含量多明显增高，尤其是神经鞘膜瘤。

髓内肿瘤占椎管内肿瘤的 10%～15%。较多发生于胸段及颈段，多为神经胶质瘤，其中以室管膜瘤最为多见，其次为星型胶质细胞瘤。肿瘤由于侵犯脊髓实质，累及脊髓白质前联合，早期可有感觉分离现象，痛温觉障碍由上而下发展，但感觉水平的上界常不恒定，运动障碍亦多呈离心性发展，即先出现于病变节段，逐步向远侧扩展。括约肌功能障碍的出现常较其他肿瘤为早。脑脊液检查蛋白含量变化不大，常在正常范围，其病程常较髓外肿瘤短。

硬脊膜外肿瘤占椎管内肿瘤的 15%～25%。常见的脊膜瘤、神经纤维瘤、骨瘤、软骨瘤、脊索瘤、血管瘤、脂肪瘤以及各种转移性肿瘤等，其中以转移性肿瘤最多见。转移性肿瘤或其他恶性肿瘤一般病程较短，部分病例起病急骤，在较短的时间内即发展至脊髓横断损害期。且患者根痛剧烈，病变节段棘突可有压痛。生长于硬脊膜外的神经纤维瘤及脊膜瘤与生长于脊膜内者临床表现相类似。

（三）诊断

据上述特点，仔细询问病史并详细地进行神经系统检查，结合必要的辅助检查，如脑脊液检查、脊柱 X 线平片、脊髓造影、CT 及 MRI 检查等，特别是 MRI 和脊髓血管造影检查，对椎管内肿瘤定位及定性诊断不难，但需注意早期诊断对椎管内肿瘤治疗的必要性和重要性。

（四）治疗

椎管内肿瘤的治疗以手术切除肿瘤为主，对恶性肿瘤，可采用手术辅以放疗、化疗、免疫治疗和中医中药等综合治疗。治疗过程中注意防止并发症和加强功能锻炼。椎管内肿瘤的预后取决于肿瘤的性质、部位、治疗早晚及手术切除程度。

1. 手术治疗　目前认为治疗椎管内肿瘤最有效的方法仍是手术切除。脊髓肿瘤的切除最好能在显微镜下进行，可提高手术成功率，减少术中神经损伤，减少术后并发症。

2. 放射治疗　用于椎管内恶性肿瘤的辅助治疗。近年来大多主张采用大剂量短期治疗方案，如可用每日 500rad，并可同时使用激素及利尿剂，以防止产生严重的脊髓水肿。

3. 化学治疗　也用于椎管内恶性肿瘤的综合治疗。一般根据肿瘤的病理性质选用化疗药物。常用的药物有卡莫司汀（BCNU）或环己亚硝脲（CCNU）等。化疗的同时应注意防止化疗后并发症的发生。

4. 免疫治疗　恶性肿瘤的患者免疫力低下已被证实，目前非特异性免疫疗法已经应用于临床，如卡介苗、转移因子、干扰素及白细胞介素的应用。这对于椎管内恶性肿瘤的治疗也是一个有益的补充。

三、椎管内脓肿

（一）概述

椎管内脓肿（intraspinal abscess）是指发生于硬脊膜外间隙、硬脊膜下间隙或脊髓内的急性化脓性感染。其中以硬脊膜外脓肿最为常见。

（二）病因及发病机制

（1）硬脊膜外脓肿（epidural abscess）：绝大多数为继发性。原发感染灶可为邻近或远隔部位的疮疖、痈肿或蜂窝织炎，或为各脏器感染如肺脓肿、腹膜炎、卵巢脓肿等，也可为全身败血症的并发症。感染途径可为血液或淋巴道传播、直接扩散、手术感染、开放性创伤等。致病菌大多为金黄色葡萄球菌，少数为革兰阳性双球菌、革兰阳性链球菌及乙型溶血性链球菌。病变部位多位于中下胸段及腰段。细菌侵入硬膜外间隙而形成感染，急性期形成脓液积存，使硬脊膜外压力增高，脓液可沿硬膜外间隙纵行扩散，多者达十多个脊柱节段，脓肿除广泛地压迫脊髓和神经根以外，还可阻碍脊髓静脉回流，产生脊髓水肿，引起脊髓及蛛网膜的炎性反应，使脊髓血管内发生炎性血栓，导致脊髓坏死软化；如脓肿感染较轻，病变逐渐局限，则转为亚急性和慢性，亚急性期脓液与肉芽组织并存，慢性期病变部位则无脓液，为肉芽组织所填充，仍可压迫脊髓。

（2）硬脊膜下脓肿（subdural abscess）：硬脊膜下脓肿发生于硬脊膜与蛛网膜之间，临床少见。感染来源多由于血行或直接播散，好发于颈椎、胸椎，致病菌以金黄色葡萄球菌多见。造成脊髓功能障碍的原因仍为直接压迫和血管炎性栓塞。

（3）脊髓内脓肿（intramedullary ahscess）：脊髓内脓肿极罕见，多继发于血行感染如呼吸系或泌尿系感染，其次为感染直接蔓延。致病菌多为金黄色葡萄球菌。好发于胸段脊髓，常累及多个脊髓节段。患者疼痛远不如硬膜外脓肿，但下肢感觉、运动障碍、括约肌功能障碍出现较早，病程发展快，可能数日内即发展至全瘫。

（三）诊断

对有化脓性感染病史，在数小时或短期内出现脊髓功能障碍症状伴高热者，应高度怀疑脊髓硬脊膜外脓肿的可能，再结合 MRI 及实验室检查可予确诊；硬脊膜下脓肿表现与硬膜外脓肿相似；脊髓内脓肿较难诊断，根据有脊髓功能障碍并有化脓性感染病史，结合影像学检查提示髓内占位病变者，应想到脊髓内脓肿的可能。

（四）治疗

（1）硬脊膜外脓肿：硬脊膜外脓肿是一种神经外科急症，手术疗效与治疗时机有密切关系，应在早期尚未出现完全截瘫以前做出诊断，并给予手术治疗则预后较好，一旦延误手术时机而出现完全性截瘫才进行手术，则瘫痪往往难以恢复。因此，对确诊为急性硬脊膜外脓肿的患者，应做急诊手术处理。

（2）硬脊膜下脓肿：凡术前考虑硬脊膜下脓肿的脊髓压迫症，经检查证实有蛛网膜下腔阻塞时，应尽早急诊手术。

（3）脊髓内脓肿：此病极为罕见，多继发于全身其他部位感染。一旦考虑本病，均应早行脊髓探查术。

四、脊髓结核和椎管内结核瘤

脊髓结核是结核杆菌经循环系统或脊柱骨结核累及脊膜、脊髓血管，继而形成蛛网膜炎、结核性肉芽肿等，因压迫供应脊髓的血管产生脊髓缺血，或由肉芽肿压迫脊髓而出现症状。椎管内结核瘤则是指椎管内硬脊膜内、外并侵犯脊髓的结核性肉芽肿，不包括脊柱结核所引起的椎旁脓肿压迫脊髓的情况。

脊髓结核和椎管内结核瘤继发于身体其他部位的结核病变，如肺结核、结核性脑膜炎等，感染途径为血行传播和直接脊髓内播散。可发生于脊髓任何节段及硬脊膜内外。结核瘤除压迫脊髓、神经根和影响脊髓血液循环，产生类似椎管内肿瘤的脊髓压迫症症状外，还可造成蛛网膜、软脊膜、硬脊膜以及脊髓的广泛粘连，并常常直接侵犯脊髓，破坏脊髓神经细胞和传导束。

脊髓结核多数起病缓慢，亦有呈亚急性起病者，出现病变水平以下的肢体瘫痪和大小便功能障碍，这种脊髓损害常为不完全性，早期可出现锥体束损害的表现。腰穿显示脑脊液通畅或有部分梗阻，脑脊液无色透明，白细胞可轻度升高，一旦和细胞增多为主，蛋白质轻度增高，糖及氯化物降低。根据结核病史、慢性或亚急性起病、特殊的脑脊液改变，如再有脊柱 X 线的改变，脊髓结核的诊断一般不难。

椎管内结核瘤发展较快，且以直接侵犯脊髓组织的硬膜内型为多见，其病程常较短，一般为半年以内，很少超过一年。临床表现有根痛、截瘫及病变以下的感觉障碍。腰椎穿刺试验显示不同程度的椎管内梗阻，脑脊液检查蛋白增高，白细胞计数轻度增加，糖及氯化物含量多为正常范围，脊椎 X 线扫描均正常，CT 扫描可发现椎管内有密度增高的影像。椎管内结核瘤因临床表现多样，诊断较为困难，不易与其他椎管内占位病变相鉴别，但仍可能通过结核感染病史、特殊的脑脊液改变及 CT、MRI 检查在术前作出诊断。

治疗方面对处于急性结核性脊膜脊髓炎阶段的患者，明确诊断后应行正规的抗结核治疗。常用方法有异烟肼 + 链霉素 + 对氨基水杨酸联合应用，或异烟肼 + 利福平 + 链霉素联合应用。用药原则是长期、足量。对椎管内结核瘤患者，治疗原则是一经诊断尽早手术，且手术切除和正规抗结核治疗相结合。

（魏秀燕）

第六节　脊髓空洞症

一、概述

脊髓空洞症是由于各种原因引起脊髓内囊性空腔形成，导致脊髓功能障碍的一类疾病。脊髓内空腔可与 CSF 通路相通，或不相通而成为一局限性囊腔。当脊髓内囊性空腔扩展到延髓时就称为延髓空洞症。交通性脊髓空洞症多与先天性颅底发育畸形如 Chiari Ⅰ 型畸形有关，而阻塞性脊髓空洞症则可以由脊髓肿瘤、外伤、蛛网膜炎和血管意外引起。

二、病因及发病机制

由于脊髓空洞症形成的原因各异，对各种脊髓空洞症形成及扩大的病理生理有不同的学说。①流体动力学说：基于脊髓空洞症与 Chiari 畸形同时存在，Gardner 提出了流体动力学说，他认为由于第四脑室出口阻塞或狭窄，来源于脉络丛的颅内动脉搏动通过 CSF 被传至脊髓中央管，通过液体冲击作用，使脊髓中央管扩大形成脊髓空洞症。当脊髓中央管进行性扩大时，随着脊髓变薄，脊髓空洞扩大所需的力量也减小。所以维持脊髓空洞所需的压力较最初扩张脊髓中央管时所需的压力大为减少。②颅内 – 椎管压力分离学说：Williams 提出颅内和椎管内存在的压力差是由于小脑扁桃体下疝的单向活瓣作用所致，下疝的小脑扁桃体使 CSF 可以向上流动而难以向下流动。当患者胸腹腔压力增高时，如咳嗽、用力、打喷嚏等，椎旁静脉丛压力增加，椎管内 CSF 压力升高，CSF 推动打开下疝的小脑扁桃体而流入颅内，而当椎管内压力下降时，小脑扁桃体又下疝至枕骨大孔，阻止 CSF 回流入椎管。从椎管内流入颅内的 CSF 经第四脑室出口回流入第四脑室内，由于椎管内压力低于颅内压，CSF 就被吸入脊髓中央管引起脊髓中央管扩张。③脊髓水肿学说：Aboulker 提出，由于有 30% 的 CSF 产生于椎管内，当患者因外伤、出血和炎症而发生脊髓蛛网膜下腔粘连时，CSF 不能向上流动而引起脊髓水肿，后期演变为空洞。CSF 也可沿后根进入区透过脊髓实质内引起脊髓空洞症。

三、临床表现

由于脊髓空洞症进展缓慢，只有极少数脊髓空洞症在儿童期出现症状。主要临床表现有：①节段性感觉分离，表现为受损节段的痛温觉丧失而触觉和深感觉完好。这是由于脊髓白质前联合受累，引起脊髓丘脑侧束功能障碍所致。②混合性运动障碍，表现为受损节段的下运动神经元性损害和受损节段以下的上运动神经元性损害，这是由于脊髓空洞的扩大损害了脊髓前角细胞和皮质脊髓束所致。③自主神经功能障碍，表现为受损节段皮肤干燥、无汗、皮肤溃疡、括约肌功能障碍及霍纳综合征（Homer syndrome）。

四、诊断

有典型的节段性感觉分离、混合性运动障碍和自主神经功能障碍表现的患者，临床诊断不难。MRI是目前最佳的辅助检查方法，可对本病做出早期诊断。它可显示病变的准确部位，病变的上下界，空洞内分隔，伴有疾病和病变周围情况。

五、治疗

目前，手术是治疗脊髓空洞症的主要办法。但目前尚缺乏公认统一的手术方式，手术效果仍需要较大量病例的实践与较长时间的观察。

其他治疗：B族维生素、血管扩张剂、神经细胞代谢功能活化剂等均可应用。还可根据病情采用体疗、理疗、针刺疗法，以促进术后神经功能恢复。

（魏秀燕）

第七节　脊髓亚急性联合变性

一、概述

脊髓亚急性联合变性又称后、侧索联合变性，是由于维生素 B_{12} 缺乏引起脊髓后索、侧索及周围神经变性导致的脊髓病。

二、病因和发病机制

人体的维生素 B_{12} 主要从食物中摄取，内因子是胃黏膜分泌的黏蛋白，为人体吸收维生素 B_{12} 所必需。内因子缺乏导致肠道维生素 B_{12} 吸收障碍。多种原因可引起内因子缺乏，如胃、回肠切除术后，原发性或继发性小肠吸收不良综合征、节段性回肠炎、胃黏膜萎缩、恶病质等，恶性贫血常合并本病（但亚洲人不多见），部分患者有轻度缺铁性贫血。

病理主要累及脊髓和周围神经，上胸段及下颈段最先受累，脊髓可有轻度萎缩。镜下见后、侧索轴索变性和脱髓鞘，白质破坏后可形成少量海绵状坏死，伴胶质增生，周围神经和大脑半球也可出现少量类似改变。

三、临床表现

发病于中年，无性别差异，亚急性或慢性起病，进行性发展。以深感觉障碍和周围神经损害为突出症状，如：四肢麻木，针刺感、烧灼感，渐出现下肢无力，行走不稳，感觉性共济失调，走路有踩棉花样感觉，夜间加重。病变累及双侧锥体束，下肢无力会加重，双手动作笨拙，如不治疗，可出现截瘫，晚期可出现括约肌障碍。体检：下肢为主的音叉觉、关节位置觉减退或缺失，Romberg征阳性；如锥体束损害明显，患者肌张力增高，腱反射亢进，巴氏征（＋）；若周围神经损害为主，也可腱反射减弱，但巴氏征（＋）。

少数患者可有视神经萎缩和视野改变，脊髓以外症状还包括轻度高级神经功能紊乱，易激惹、情绪不稳、幻觉，定向力、记忆力下降或淡漠、嗜睡等。

四、辅助检查

周围血象及骨髓涂片提示贫血，部分为巨细胞性高色素性贫血。注射组胺胃液分析发现抗组胺性胃液缺乏。血清维生素 B_{12} 水平如低于 100ng/L 有助于诊断。

五、诊断及鉴别诊断

中年起病，亚急性或慢性起病，进行性发展，以深感觉障碍，周围神经病变和锥体束损害为主，伴贫血、胃酸缺乏，结合血中维生素 B_{12} 含量降低，可确诊本病。

本病应注意与脊髓压迫症相鉴别，后者多有神经根性疼痛，渐进性脊髓半横贯或横贯性损害，有明确感觉平面，椎管梗阻，MRI 提示病灶；本病与营养不良伴发的周围神经病相鉴别，后者有营养不良病史及表现，一般无脊髓受累表现；本病还应与脊髓型 MS 鉴别，后者病灶局限于脊髓、病灶多发，一般起病较快，锥体束损害突出，常有尿便障碍，无周围神经病变（或偶见），病程中有缓解复发，MRI 可发现脊髓多发性散在长 T_2 信号，诱发电位及头 MRI 可发现脑干、大脑半球白质散在有脱鞘性病灶。

六、治疗

以大剂量维生素 B_{12} 治疗为主，可每日肌注 500 ~ 1 000μg，2 ~ 3 周后改每周 2 次；对治疗反应差者，加大剂量和疗程，同时予以维生素 B_1 肌注，周围神经症状改善后改口服，一般疗程不少于半年。对缺血性贫血应辅以铁剂，硫酸亚铁 0.3g ~ 0.6g，tid，10% 枸橼酸铁胺 10mg，tid，对伴恶性贫血者，可试用叶酸，5 ~ 10mg，tid，但应与维生素 B_{12} 合用。

（常文广）